Manual de
INFECTOLOGIA

Manual de INFECTOLOGIA

Rodrigo Siqueira Batista
Professor Adjunto da Disciplina de Clínica Médica da
Faculdade de Medicina de Teresópolis, Fundação Educacional Serra dos Órgãos
Especialista em Doenças Infecciosas e Parasitárias pela Universidade Federal do Rio de Janeiro
Mestre em Doenças Infecciosas e Parasitárias pela Universidade Federal do Rio de Janeiro
Coordenador do Núcleo de Filosofia e Saúde da Fundação Educacional Serra dos Órgãos
Médico-Infectologista da Superintendência de Saúde Coletiva, Secretaria Estadual de Saúde (SUSC-SES-RJ)
Membro Titular da Sociedade Brasileira de Médicos Escritores
Membro da Sociedade Brasileira de Medicina Tropical
Columnista Médico Experto de la Sociedad Iberoamericana de Información Científica

Andréia Patrícia Gomes
Professora Adjunta das Disciplinas de Clínica Médica e Propedêutica Médica da
Faculdade de Medicina de Teresópolis, Fundação Educacional Serra dos Órgãos
Especialista em Doenças Infecciosas e Parasitárias pela Universidade Federal do Rio de Janeiro
Mestre em Medicina Tropical pelo Instituto Oswaldo Cruz, Fundação Oswaldo Cruz
Médica-Infectologista da Superintendência de Saúde Coletiva, Secretaria Estadual de Saúde (SUSC-SES-RJ)
Columnista Médico Experto de la Sociedad Iberoamericana de Información Científica

Sávio Silva Santos
Professor Adjunto da Disciplina de Clínica Médica da
Faculdade de Medicina de Teresópolis, Fundação Educacional Serra dos Órgãos
Tutor do Internato de Clínica Médica da Faculdade de Medicina
de Teresópolis, Fundação Educacional Serra dos Órgãos
Coordenador do Núcleo de Educação Médica da Faculdade de Medicina
de Teresópolis, Fundação Educacional Serra dos Órgãos
Especialista em Clínica Médica pela Sociedade Brasileira de Clínica Médica
Mestrando em Educação Médica pela Universidade Católica de Petrópolis
Columnista Médico Experto de la Sociedad Iberoamericana de Información Científica

Loriléa Chaves de Almeida
Professora Assistente da Disciplina de Clínica Médica da
Faculdade de Medicina de Teresópolis, Fundação Educacional Serra dos Órgãos
Professora Auxiliar da Disciplina de Doenças Infecciosas e Parasitárias da Faculdade de Medicina de Teresópolis,
Fundação Educacional Serra dos Órgãos (1977-1982)
Especialista em Doenças Infecciosas e Parasitárias do Instituto de Pós-Graduação Médica do Rio de Janeiro
Médica Clínica da Fundação Municipal de Saúde de Niterói, RJ

Carlos Eduardo da Silva Figueiredo
Professor Auxiliar da Disciplina de Clínica Médica da
Faculdade de Medicina de Teresópolis, Fundação Educacional Serra dos Órgãos
Especialista em Doenças Infecciosas e Parasitárias pela
Secretaria Estadual de Saúde, Instituto Estadual de Infectologia São Sebastião
Médico-Infectologista da Secretaria Estadual de Saúde (SES-RJ)
Mestrando em Epidemiologia pelo Núcleo de Estudos de Saúde Coletiva da
Universidade Federal do Rio de Janeiro

Sandro Javier Bedoya Pacheco
Especialista em Epidemiologia e Saúde Pública pela
Escola Nacional de Saúde Pública, Fundação Oswaldo Cruz
Mestre em Virologia pelo Instituto Oswaldo Cruz, Fundação Oswaldo Cruz
Doutorando em Epidemiologia pelo Instituto de Medicina Social da Universidade do Estado do Rio de Janeiro

Apoio

Fundação Educacional Serra dos Órgãos
Faculdades Unificadas
Av. Alberto Torres, 111 – Alto de Teresópolis – Teresópolis – RJ – 25964-000 – Tel.: (21) 2641-7700
E-mail: labfeso@gbl.com.br – www.feso.br

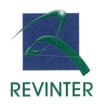

REVINTER

Manual de Infectologia

Copyright © 2003 by Livraria e Editora Revinter Ltda.

Todos os direitos reservados.
É expressamente proibida a reprodução
deste livro, no seu todo ou em parte, por
quaisquer meios, sem o consentimento
por escrito da Editora e dos autores.

ISBN 85-7309-629-2

Capa:
Netsu, ideograma japonês que significa *febre*. Cortesia do Consulado Geral do Japão – RJ

A precisão das indicações, as reações adversas e as dosagens para os fármacos citados neste livro podem sofrer alterações de acordo com novos conhecimentos ao longo do tempo.
Solicitamos ao leitor que reveja sistematicamente a farmacologia dos medicamentos mencionados. Os autores desta obra e a editora não podem ser responsabilizados pelo uso impróprio ou pela aplicação incorreta das informações contidas nesta obra.
Envidamos todos os esforços para mantermo-nos fiéis ao material recebido. Caso, inadvertidamente, tenha havido alguma omissão, faremos os ajustes necessários na primeira oportunidade.

Livraria e Editora REVINTER Ltda.
Rua do Matoso, 170 — Tijuca
20270-130 — Rio de Janeiro, RJ
Tel.: (21) 2563-9700
Fax: (21) 2563-9701
E-mail: livraria@revinter.com.br
www.revinter.com.br

Aos amados Gabriel, Andréia, Velhos e Mano.
(R. S. B.)

Ao Gabriel, vida nascente que ilumina meus olhos.
(A. P. G.)

Ao Prof. Nelson Gonçalves Pereira.
(S. S. S.)

Aos meus alunos, com muito carinho e esperança.
(L. C. A.)

Aos meus filhos Bernardo, Leonardo e Fabrício e à querida Alessandra.
(C. E. S. F.)

Aos meus pais.
(S. J. B. P.)

Homenagem

Há homens que não cansamos de homenagear;
uns pela envergadura que alcançam ao longo das suas vidas,
outros por sua arte e outros tantos pela grandiosidade dos seus espíritos.
Mas, merecem ainda mais homenagens aqueles que, especialmente, se colocam na
interseção dos referidos quesitos, como o ilustre **Prof. Carlos Alberto Argento**,
perene fonte de conhecimento e humildade, pressuposto primeiro daqueles
que podemos, verdadeiramente, chamar de Mestres.

Os Autores

Apresentação

Os pressupostos do paradigma epidemiológico para o início do século XXI apontavam para o predomínio de enfermidades crônico-degenerativas, genéticas e as decorrentes do desequilíbrio do meio ambiente. Entretanto, neste início de século, a realidade nos coloca de frente com o recrudescimento da dengue, cólera, febre amarela e novas devastações infecto-contagiosas como a AIDS e os Prions. Deste modo, em oportuno momento, a seleção de textos que nos é apresentada pelo *Manual de Infectologia* é capaz de demonstrar, para o estudante de medicina, a relevância e as possibilidades de intervenção, assim como para os graduados, especialistas ou não, a possibilidade de atualizarem-se ou procederem a consultas preciosas, considerando a construção objetiva, sintética e muito bem embasada na experiência dos autores e de ampla revisão bibliográfica, referente às moléstias infecciosas, parasitárias e assuntos correlatos.

Cabe ressaltar que a presença de cinco professores do Curso de Graduação em Medicina da Fundação Educacional Serra dos Órgãos, no conjunto de seis organizadores, assim como de vários colaboradores professores e alunos desta instituição, ao lado de outros pertencentes à Universidade Federal do Rio de Janeiro, Universidade do Estado do Rio de Janeiro, Universidade Federal de Pernambuco e Fundação Oswaldo Cruz, nos serve de estímulo e compromisso de cada vez mais fomentar o crescimento profissional e acadêmico dos nossos professores e discentes, bem como promover a sua interação com representantes de múltiplas instituições científicas.

Também é marco fundamental desta produção intelectual a capacidade de diagnosticar necessidades e organizar a vontade coletiva dos participantes para atingir a meta definida. São ações como esta que, diante de uma formação política, social, econômica e cultural dominante e arraigada, permitem a superação de obstáculos ora intransponíveis e poderão convencer a maioria de que tal empreitada é, não só necessária, como também, possível.

José Feres Abido Miranda
Diretor Acadêmico
Faculdades Unificadas Serra dos Órgãos

Primevas Palavras...

"Em geral, as mudanças de estação provocam moléstias, e o mesmo acontece quando as grandes mudanças ocorrem dentro da mesma estação, seja para o calor ou para o frio."
Hipócrates de Cós

Vivemos hoje, nos primeiros anos século XXI, algo que se pode chamar de *pós-modernidade da Infectologia*. A aplicação do conceito filosófico à especialidade médica não é arbitrária. Após a implementação da terapia com antimicrobianos e quimioterápicos e a "revolução" representada pelas modernas técnicas de imunização, imaginou-se que o fim das doenças infecciosas estaria prestes a ser decretado. Pensou-se, inclusive, na possibilidade de extinção da especialidade! Sem embargo, rapidamente se percebeu que o *ideário iluminista da Infectologia* não passara de efêmera quimera: as doenças infecciosas e parasitárias transformaram-se, como mudam as estações, a natureza e o próprio homem; algumas surgiram, outras reemergiram, tornando necessária a adoção de uma inovadora postura, a construção de um novo paradigma para que a especialidade pudesse postar-se diante dos novos desafios que se colocam. E é neste momento de dúvida, mas também de esperança, que ora nos encontramos.

As matizes que compõem este novo horizonte pressupõem uma formação sólida e a atualização constante para todos aqueles, estudantes e médicos, que dispensam atenção a enfermos com doenças infecciosas e parasitárias, independente da especialidade. Obviamente, não é o infectologista que mais comumente faz o diagnóstico das doenças exantemáticas da infância, como também não é este profissional que mais amiúde intervém em enfermos com doenças sexualmente transmissíveis. Entretanto, ambos os exemplos apontam para moléstias em que há interação parasito-hospedeiro, condições que, por conceito, se situam no vasto campo da Infectologia. Desta feita, o adequado conhecimento destas enfermidades, tão comuns na clínica diária, torna-se verdadeiro esteio para uma boa prática médica.

Esta é a tessitura na qual se torna imanente a presente obra, o *Manual de Infectologia:* trata-se de um livro "jovem", voltado para os estudantes e para os não-especialistas em Doenças Infecciosas e Parasitárias, trazendo informações básicas e atualizadas – dentro do que é possível no atual contexto das incríveis velocidades exibidas pelo "progresso" da Medicina. Diria tratar-se de um livro jovem, por ter sido elaborado, em grande parte, por médicos que se iniciam na arte, com o auxílio e orientação de profissionais atuantes na Infectologia e em outras áreas de interface, muitos dos quais com longa e frutífera trajetória nas suas respectivas especialidades. Trata-se do resultado de dois anos de trabalho, traduzidos na totalidade dos capítulos que seguem este breve prolegômeno, trabalho este apresentado pelo Professor José Feres Abido Miranda, diretor acadêmico e ilustre docente da Fundação Educacional Serra dos Órgãos, e brindado por um belíssimo prefácio do célebre Professor Doutor Walter Tavares, profissional ilibado e grande nome da Infectologia, com uma trajetória vitoriosa na Medicina brasileira, caracterizada por anos de dedicação à causa maior de formar jovens médicos.

Jovem livro, repleto de joviais colaboradores, imbuídos do precípuo desejo de aprender e de estudar. Este é o espírito, uma vez que todos nós, médicos, devemos cultivar sempre a compleição de um estudante, porque enquanto estudantes não descuidamos de buscar, não cansamos de aprender e não olvidamos de escutar e ajudar os nossos pacientes, finalidade última da nossa "ciência", da nossa inspiração, da nossa arte...

Rodrigo Siqueira Batista

Prefácio

O advento da terapêutica antimicrobiana e antiparasitária, aliado à introdução e ao desenvolvimento de vacinas como métodos profiláticos ativos contra diferentes agressões microbianas e à melhoria de condições de saneamento básico, educação para a saúde e o progresso socioeconômico fizeram com que fosse vaticinado o fim das doenças infecciosas e parasitárias no século XX.

Ora! Chegamos ao século XXI, e as enfermidades infecciosas, assim consideradas as doenças resultantes da penetração e desenvolvimento dos agentes infecciosos no interior do corpo, continuam a causar sofrimento físico, originar e agravar distúrbios emocionais e psicológicos, provocar a morte, desestruturar famílias e sociedades e causar o caos social nas diferentes regiões do planeta. Igualmente, o parasitismo externo por piolhos, pulgas, ácaros e percevejos e, por extensão, as alterações orgânicas resultantes da agressão por animais peçonhentos continuam motivo de atendimento médico em inúmeros países.

Se é verdade que o desenvolvimento da ciência e o progresso social e econômico trouxeram a diminuição e, mesmo, o desaparecimento de várias doenças infecciosas e parasitárias em muitos países, isto não se aplica de forma globalizada em nosso mundo. Por conseguinte, mesmo nos países onde o desenvolvimento socioeconômico e a melhoria do sistema de saúde permitiram a redução ou a extinção de diferentes enfermidades infecciosas, é necessária a manutenção de um sistema de vigilância epidemiológica e de atendimento a pacientes com este tipo de agravo à saúde, sobretudo nos modernos tempos em que a movimentação de pessoas entre países e regiões da face terrestre se faz em questão de horas.

A importância das doenças infecciosas e parasitárias na medicina humana pode ser avaliada por documentação histórica e por dados de prevalência atuais, os quais revelam a sua extensão e gravidade. Vale referir que no passado distante se atribuiu a ocorrência das doenças infecciosas e parasitárias à ira dos deuses, aos miasmas, ao castigo pelos pecados. Mais recentemente, a existência de doenças endêmicas e epidêmicas foi relacionada a condições climáticas e geográficas, utilizando-se, mesmo, o termo doenças tropicais com um sentido de enfermidades que agrediam a saúde das populações da região tropical do planeta, num fatalismo geográfico que desconsiderava outros fatores envolvidos na ocorrência dos processos infecciosos e parasitários. A conotação colonialista dada por autores de países de clima temperado à chamada medicina tropical relegava os países dos trópicos à condição de focos de doenças graves, pestilentas, e para onde não se aconselhava a viagem, excetos aos aventureiros, exploradores, desbravadores em busca de riquezas, ou a poucos cientistas motivados por interesse genuíno da ciência ou de outra natureza. Na França, foi, inclusive, fundada a Société de Pathologie Exotique, que até hoje publica o seu Bulletin e realiza reuniões científicas sobre enfermidades que predominam em países tropicais. Na justificativa para a fundação desta Sociedade foi dito por Laveran: *"justifie cette création par l'extension des empires coloniaux (et) la multiplicité et la rapidité des moyens de transports qui favorisent la dissémination des maladies"*.

A História da Medicina ensina, porém, que, afora poucos exemplos, a existência das doenças infecciosas e parasitárias resulta de uma multicausalidade, na qual a geografia nem sempre é o fator principal, mas onde os fatores sociais, econômicos, educacionais e culturais desempenham, amiúde, papel preponderante. A título de recordação, a história médica informa que a malária, infecção que ao final do século XX foi causadora de 300 a 500 milhões de casos, anualmente, no mundo; dos quais 90% em países africanos, e no Brasil atingiu cerca de 600.000 pessoas, que foi descrita por Hipócrates, na Grécia, dizimou exércitos invasores na Itália, na Antiguidade, e foi causa de cerca de 500.000 casos anuais nos Estados Unidos da América e Canadá no início do século XX. A amebíase, manifestada por quadros disentéricos e diarréicos em grande parte dos países em desenvolvimento, teve seu agente etiológico descrito por Losch, em São Petersburgo, na Rússia, em 1875. A cólera e a peste grassaram na Europa na Idade Média; a hanseníase é doença bíblica, a febre amarela já foi endêmica nos Estados Unidos da América, e a sífilis e a tuberculose causaram, respectivamente, a morte de Henrique VIII, rei da Inglaterra, e do compositor Frederic Chopin, na França. A febre maculosa e outras riquetsioses, que ocorrem em regiões tropicais, são endêmicas em países de clima temperado, e o tifo epidêmico acompanha as guerras, a subnutrição, a falta de higiene e a miséria.

Este é o cenário de grande parte das doenças infecciosas e parasitárias endêmicas: a carência de água, a falta de cuidado com os dejetos humanos, a falta de tratamento do lixo urbano, a falta de combate a vetores de doenças transmissíveis, a falta de moradia digna, a ignorância para a saúde, a incultura, a desnutrição, a pobreza, a miséria.

Nos dias atuais, a sífilis e outras doenças sexualmente transmissíveis, a tuberculose, a síndrome de imunodeficiência adquirida, as pneumonias comunitárias, as sepses em pacientes imunocomprometidos, as meningoencefalites, as infecções hospitalares por microrganismos multirresistentes constituem desafios em todos os países, agravadas na maioria dos países da região tropical pela co-existência de doenças endêmicas e de quadros mórbidos infecciosos e parasitários relacionados ao subdesenvolvimento. Por outro lado, doenças endêmicas em uma região do globo terrestre podem ser rapidamente levadas para outras regiões, como foi o caso da reintrodução da cólera e do dengue em nosso país há poucos anos, ou a ocorrência, em 1992, de surto de poliomielite na Holanda, onde a doença havia sido erradicada. É, portanto, necessário ao médico o estudo e o conhecimento das doenças infecciosas e parasitárias.

No contexto do Brasil, qualquer que seja a especialidade que o médico venha a ter, é importante o conhecimento destas enfermidades, que continuam presentes, muitas vezes com novos caracteres, na prática médica. Aí estão, a título de exemplo, no campo da oftalmologia, as uveítes causadas pelo *T. gondii* ou pelo citomegalovírus ou pelo *P. carinii*; na área da ginecologia e da urologia, as infecções urinárias e as doenças sexualmente transmissíveis; na ortopedia, as osteomielites, as infecções em próteses articulares e a tuberculose ou a paracoccidioidomicose ósseas; no campo da gastroenterologia, a amebíase e outras diarréias infecciosas e a infecção pelo *H. pylori*; na cirurgia, as várias infecções cirúrgicas. E, em todas as especialidades, a necessidade do conhecimento dos

princípios básicos da terapêutica antimicrobiana e do uso das drogas específicas.

Neste sentido, os editores deste *Manual de Infectologia* merecem congratulações por trazerem à luz um livro que expõe, de maneira didática e objetiva, os aspectos relevantes das doenças infecciosas e parasitárias, dos acidentes por animais e das intoxicações por plantas. Contando com a colaboração de vários profissionais da área da saúde, com destaque para a participação de jovens médicos, valorizados em seu trabalho pela companhia de proeminentes professores e especialistas, este livro atinge o objetivo de trazer o conhecimento do universo das infecções e temas correlatos de maneira ordenada, clara, precisa e prática. Certamente em resultado da orientação dos editores, os autores discutem a temática de modo homogêneo, enfocando os aspectos fundamentais das enfermidades infecciosas, com ênfase no diagnóstico e na terapêutica.

Em um país em transição social e econômica, como é o Brasil, onde endemias, como a esquistossomose, o calazar e a malária, e as infecções bacterianas e virais comunitárias convivem com as infecções hospitalares e as infecções em pacientes imunocomprometidos, é oportuna a editoração de um livro que trate da temática relacionada à Infectologia objetivando a atividade prática da arte médica. *Manual de Infectologia* é uma obra de ensino e de aprendizado, que apraz a professores, médicos e alunos de Medicina pela atualização da matéria, pela qualidade do texto e pela organização e empenho de seus editores.

Walter Tavares

Colaboradores

ADAUCTO HISSA-ELIAN
Professor Adjunto da Disciplina de Dermatologia, Faculdade de Medicina de Teresópolis, Fundação Educacional Serra dos Órgãos
Chefe do Serviço de Dermatologia do Hospital das Clínicas de Teresópolis Costantino Ottaviano, Fundação Educacional Serra dos Órgãos
Mestrando em Dermatologia, Faculdade de Medicina, Universidade Federal do Rio de Janeiro

ADBEEL FRANCO-BARBOSA
Diplomado em Medicina, Faculdade de Medicina de Teresópolis, Fundação Educacional Serra dos Órgãos
Columnista Médico Experto de la Sociedade Iberoamericana de Información Científica

ALESSANDRA LATINI VOGAS
Professora Auxiliar da Disciplina de Pediatria, Faculdade de Medicina de Teresópolis, Fundação Educacional Serra dos Órgãos
Especialista em Pediatria, Faculdade de Medicina de Teresópolis, Fundação Educacional Serra dos Órgãos
Especialista em Pneumologia Pediátrica, Hospital dos Servidores do Estado, Ministério da Saúde, RJ
Título de Especialista em Pediatria (TEP), Sociedade Brasileira de Pediatria

ALEXANDRE GALERA B. LOBO
Diplomado em Medicina, Faculdade de Medicina da Universidade Federal Fluminense
Médico-Residente de Clínica Médica, Hospital das Clínicas de Teresópolis Costantino Ottaviano, Fundação Educacional Serra dos Órgãos

ALEXANDRE MOLINARO CORREA
Professor Adjunto e Regente da Disciplina de Clínica Cirúrgica, Faculdade de Medicina de Teresópolis, Fundação Educacional Serra dos Órgãos
Tutor do Internato em Clínica Cirúrgica, Hospital das Clínicas de Teresópolis Costantino Ottaviano, Fundação Educacional Serra dos Órgãos
Especialista em Cirurgia Geral e Cirurgia Vascular
Mestrando em Cirurgia, Faculdade de Medicina, Universidade Federal do Rio de Janeiro

ANA CÂNDIDA ARRUDA VERZOLA
Diplomada em Medicina, Faculdade de Medicina de Teresópolis, Fundação Educacional Serra dos Órgãos

ANDRÉ LUIS PEREZ SOLERA
Diplomado em Medicina, Faculdade de Medicina de Teresópolis, Fundação Educacional Serra dos Órgãos

ANDRÉ WATS SANTOS
Diplomando em Medicina, Faculdade de Ciências Médicas, Universidade do Estado do Rio de Janeiro
Monitor da Diciplina de Patologia Geral, Faculdade de Ciências Médicas, Universidade do Estado do Rio de Janeiro

ANDRÉIA PATRÍCIA GOMES (EDITORA)
Professora Adjunta da Disciplina de Clínica Médica e Professora Assistente de Propedêutica, Faculdade de Medicina de Teresópolis, Fundação Educacional Serra dos Órgãos
Especialista em Doenças Infecciosas e Parasitárias, Universidade Federal do Rio de Janeiro
Mestre em Medicina Tropical, Instituto Oswaldo Cruz, Fundação Oswaldo Cruz
Médica-Infectologista da Superintendência de Saúde Coletiva, Secretaria Estadual de Saúde (SUSC-SES-RJ)
Columnista Médica Experta de la Sociedad Iberoamericana de Información Científica

ANGÉLICA CRISTINA PEZZIN-PALHETA
Médica-Otorrinolaringologista
Membro da Sociedade Brasileira de Otorrinolaringologia
Mestre em Otorrinolaringologia, Universidade Federal do Rio de Janeiro

ANNA MARIA SALES
Médica do Laboratório de Hanseníase do Instituto Oswaldo Cruz
Mestre em Dermatologia, Universidade Federal do Rio de Janeiro

ANTÔNIO JOSÉ DOS SANTOS
Professor Assistente da Disciplina de Ginecologia e Obstetrícia, Faculdade de Medicina de Teresópolis, Fundação Educacional Serra dos Órgãos
Tutor do Internato em Ginecologia e Obstetrícia, Hospital das Clínicas de Teresópolis Costantino Ottaviano, Fundação Educacional Serra dos Órgãos
Título de Especialista em Ginecologia e Obstetrícia, Federação Brasileira de Ginecologia e Obstetrícia
Especialista em Tecnologia Educacional, Universidade Católica de Petrópolis
Mestrando em Educação, Universidade Católica de Petrópolis

BRUNO SARNO VIDAL CHAVES
Diplomado em Medicina, Faculdade de Medicina de Teresópolis, Fundação Educacional Serra dos Órgãos

CARLA APARECIDA BRAZ GOUVÊA
Médica-Infectologista do Serviço de Doenças
Infecciosas e Parasitárias, Hospital Universitário
Clementino Fraga Filho, Universidade Federal do
Rio de Janeiro
Mestre em Doenças Infecciosas e Parasitárias,
Universidade Federal do Rio de Janeiro

CARLOS ALBERTO ARGENTO
Professor Adjunto da Disciplina de Doenças
Infecciosas e Parasitárias, Faculdade de Medicina,
Universidade Federal do Rio de Janeiro

CARLOS ALBERTO KREWER FEIER
Médico-Otorrinolaringologista
Membro da Sociedade Brasileira de
Otorrinolaringologia
Mestre em Otorrinolaringologia, Universidade
Federal do Rio de Janeiro

CARLOS CLEBER NACIF
Especialista em Cirurgia Geral pelo Colégio Brasileiro dos
Cirurgiões – TCBC
Especialista em Gastroentereologia pela FBG
Especialista em Ultra-Sonografia Geral – TCBR
Diretor da Hepatoclin, Clínica do Fígado e Aparelho
Digestivo
Chefe do Serviço de Videocirurgia da Santa Casa de São
José dos Campos, São Paulo
Diretor Clínico da Santa Casa de São José dos Campos,
São Paulo
Membro da Equipe de Transplante de Fígado da Santa
Casa de São José dos Campos, São Paulo (Equipe do
Professor Doutr Luiz Augusto Carneiro D'Albuquerque)

CARLOS EDUARDO DA SILVA FIGUEIREDO (EDITOR)
Professor Auxiliar da Disciplina de Clínica Médica,
Faculdade de Medicina de Teresópolis, Fundação
Educacional Serra dos Órgãos
Especialista em Doenças Infecciosas e Parasitárias,
Secretaria Estadual de Saúde, Instituto Estadual de
Infectologia São Sebastião
Médico-Infectologista da Secretaria Estadual de Saúde
(SES–RJ)
Mestrando em Epidemiologia, Núcleo de Estudos de
Saúde Coletiva, Universidade Federal do Rio de Janeiro

CARLOS EDUARDO SALGADO COSTA
Diplomado em Medicina, Faculdade de Medicina de
Teresópolis, Fundação Educacional Serra dos Órgãos

CARLOS PEREIRA NUNES
Professor Assistente de Clínica Médica da Faculdade de
Medicina de Teresópolis
Médico-Pneumologista do Hospital das Clínicas de
Teresópolis Costantino Ottaviano
Vice-Presidente da Região Serrana da Sociedade de
Pneumologia e Tisiologia do Estado do Rio de Janeiro

CRISTIANO HAYOSHI CHOJI
Diplomado em Medicina, Faculdade de Medicina de
Teresópolis, Fundação Educacional Serra dos Órgãos
*Columnista Médico Experto de la Sociedad
Iberoamericana de Información Científica*

CRISTIANO MELO GAMBA
Diplomado em Medicina, Faculdade de Medicina de
Teresópolis, Fundação Educacional Serra dos Órgãos
Membro da Liga Científica de Tuberculose do
Rio de Janeiro

CRISTIANO RAMOS MONTE-ALTO
Diplomando em Medicina, Faculdade de Medicina de
Teresópolis, Fundação Educacional
Serra dos Órgãos

CRISTIANO TORRES
Diplomado em Medicina, Faculdade de Medicina de
Teresópolis, Fundação Educacional
Serra dos Órgãos

DANIEL CHAMIÉ
Diplomado em Medicina, Faculdade de Medicina de
Teresópolis, Fundação Educacional Serra dos Órgãos
Pós-Graduando em Cardiologia, Instituto de
Pós-Graduação Médica do Rio de Janeiro
Médico-Residente do Serviço de Clínica Médica do
Hopital Municipal Lourenço Jorge, Secretaria
Municipal de Saúde do Rio de Janeiro
Médico-Associado da Equipe de Hemodinâmica
Pediátrica do Instituto Estadual de Cardiologia
Aloysio de Castro
*Columnista Médico Experto de la Sociedad
Iberoamericana de Información Científica*

DANIEL RODRIGUES DE OLIVEIRA
Diplomado em Medicina, Faculdade de Medicina de
Teresópolis, Fundação Educacional Serra dos Órgãos

DÉLIA CELSER ENGEL
Professora Convidada da Faculdade de Odontologia de
Nova Friburgo
Especialista em Doenças Infecciosas e Parasitárias,
Universidade Federal do Rio de Janeiro
Médica do Serviço de Doenças Infecciosas e
Parasitárias, Hospital Universitário Clementino Fraga
Filho, Universidade Federal do Rio de Janeiro
Infectologista do Hospital Municipal Raul Sertã,
Nova Friburgo
Coordenadora do Programa DST/AIDS da Secretaria
Municipal de Saúde de Nova Friburgo, Rio de Janeiro
(1992-1997)

DOMENICO CAPONE
Professor Assistente da Disciplina de Pneumologia,
Faculdade de Ciências Médicas, Universidade do
Estado do Rio de Janeiro
Chefe do Setor de Radiologia do Instituto de
Doenças do Tórax, Universidade Federal do
Rio de Janeiro

DONALD WILLIAM HUGGINS
Professor Adjunto da Disciplina de Doenças Infecciosas e
Parasitárias, Universidade Federal de Pernambuco
Membro Efetivo da Sociedade Brasileira de Medicina
Tropical
*Membership of the American Association for the
Advancement of Science*

EDUARDO CESAR FARIA
Professor da Disciplina de Pneumologia e Tisiologia,
Faculdade de Ciências Médicas, Universidade do
Estado do Rio de Janeiro (2000-2001)
Especialista em Pneumologia, Universidade do
Estado do Rio de Janeiro
Especialista em Doenças Infecciosas e Parasitárias,
Universidade Federal do Rio de Janeiro
Médico-Infectologista da Comissão de Controle de
Infecção Hospitalar, Hospital Municipal Cardoso Fontes,
Rio de Janeiro
Mestrando em Medicina Tropical, Instituto Oswaldo
Cruz, Fundação Oswaldo Cruz
Médico-Infectologista do Instituto Estadual de
Cardiologia Aloysio de Castro, Rio de Janeiro

EDUARDO DE MORAIS-SILVA
Diplomado em Medicina, Faculdade de Medicina de
Teresópolis, Fundação Educacional Serra dos Órgãos

ELIZABETH DE ANDRADE
Professora Assistente de Doenças Infecciosas e
Parasitárias, Faculdade de Medicina de Teresópolis,
Fundação Educacional Serra dos Órgãos
Professora Assistente de Histologia, Faculdade de
Medicina de Teresópolis, Fundação Educacional
Serra dos Órgãos
Professora Assistente de Medicina Preventiva,
Faculdade de Medicina de Teresópolis, Fundação
Educacional Serra dos Órgãos
Pós-Graduada em Práticas Integradas de Saúde,
Faculdade de Medicina de Teresópolis, Fundação
Educacional Serra dos Órgãos
Curso de Aperfeiçoamento em Medicina Tropical,
Faculdade de Medicina do Triângulo Mineiro, Uberaba,
Minas Gerais

EUGÊNIA F. COSTA DE LACERDA
Especialista em Pediatria, Faculdade de Medicina de
Teresópolis, Fundação Educacional Serra dos Órgãos
Pós-Graduanda em Gastroenterologia Pediátrica,
Instituto de Pediatria e Puericultura Martagão Gesteira,
Universidade Federal do Rio de Janeiro

FABIANA RIBEIRO QUEIROZ DE OLIVEIRA
Diplomada em Medicina, Faculdade de Medicina de
Teresópolis, Fundação Educacional Serra dos Órgãos

FABIANO ALVES SQUEFF
Diplomado em Medicina, Faculdade de Medicina de
Teresópolis, Fundação Educacional Serra dos Órgãos
Columnista Médico Experto de la Sociedad
Iberoamericana de Información Científica

FABRÍCIO AGUIAR BELLINI
Diplomado em Medicina, Faculdade de Medicina de
Teresópolis, Fundação Educacional Serra dos Órgãos

FERNANDO NETO TAVARES
Mestrando em Medicina Social, Instituto de Medicina
Social, Universidade do Estado do Rio de Janeiro

FLÁVIO TAIRA KASHIWAGI
Diplomado em Medicina, Faculdade de Medicina de
Teresópolis, Fundação Educacional Serra dos Órgãos

FRANCISCO CHAMIÉ
Mestre em Cardiologia pela Universidade do Estado do
Rio de Janeiro
Médico-Cardiopediatra da CARPE – Cardiologia
Pediátrica e Fetal, Rio de Janeiro
Chefe do Setor de Cardiologia Pediátrica do Hospital
Municipal Jesus, Rio de Janeiro
Chefe do Setor de Cardiologia Pediátrica do Serviço de
Cardiologia, Hospital dos Servidores do Estado,
Ministério da Saúde, Rio de Janeiro
Responsável pelo Setor de Hemodinâmica Pediátrica,
Instituto Estadual de Cardiologia Aloysio de Castro

FRANCISCO XAVIER PALHETA-NETO
Médico-Otorrinolaringologista
Membro da Sociedade Brasileira de
Otorrinolaringologia
Mestre em Otorrinolaringologia, Universidade
Federal do Rio de Janeiro

FREDERICO DE CASTRO ESCALEIRA
Diplomado em Medicina, Faculdade de Medicina de
Teresópolis, Fundação Educacional Serra dos Órgãos
Médico-Residente do Serviço de Clínica Médica,
Hospital Universitário Pedro Ernesto, Universidade do
Estado do Rio de Janeiro

GETULIO MENEGAT
Professor Adjunto da Disciplina de Clínica Médica,
Faculdade de Medicina de Teresópolis, Fundação
Educacional Serra dos Órgãos
Chefe do Serviço de Nefrologia, Hospital de Clínicas de
Teresópolis Constantino Ottaviano, Fundação
Educacional Serra dos Órgãos
Chefe do Serviço de Clínica Médica, Hospital das
Clínicas de Teresópolis Costantino Ottaviano, Fundação
Educacional Serra dos Órgãos
Especialista em Nefrologia

GIBRAN RODER FEGURI
Diplomado em Medicina, Faculdade de Medicina de
Teresópolis, Fundação Educacional Serra dos Órgãos
Médico-Residente do Serviço de Cirurgia
Cardiovascular – Equipe do Dr. José Pedro da Silva –
Hospital Benemérita Beneficência Portuguesa de
São Paulo

GISELE BIANCHINI MACACCHERO
Diplomada em Medicina, Faculdade de Medicina de
Teresópolis, Fundação Educacional Serra dos Órgãos

GISELLE FRAUCHES-CAMPOS
Diplomada em Medicina, Faculdade de Medicina de
Teresópolis, Fundação Educacional Serra dos Órgãos
Especialista em Clínica Médica, Faculdade de Medicina
de Teresópolis, Fundação Educacional Serra dos Órgãos

GUSTAVO COLAGIOVANNI GIROTTO
Diplomado em Medicina, Faculdade de Medicina de
Teresópolis, Fundação Educacional Serra dos Órgãos
Estagiário do Laboratório de Biologia Molecular,
Fundação Educacional Serra dos Órgãos

IANICK SOUTO MARTINS
Especialista e Mestra em Doenças Infecciosas e
Parasitárias, Faculdade de Medicina, Universidade
Federal do Rio de Janeiro
Médica da Coordenação Estadual de Infecção Hospitalar,
Secretaria de Estado de Saúde, Rio de Janeiro

JOAQUIM MAURÍCIO DA MOTTA-LEAL-FILHO
Diplomado em Medicina, Faculdade de Medicina de
Teresópolis, Fundação Educacional Serra dos Órgãos
*Columnista Médico Experto de la Sociedad
Iberoamericana de Información Científica*

JORGE LUIZ DUTRA GAZINEO
Médico-Infectologista do Serviço de Doenças Infecciosas
e Parasitárias, Hospital Universitário Clementino Fraga
Filho, Universidade Federal do Rio de Janeiro
Médico-Infectologista do Serviço de Doenças Infecciosas
e Parasitárias, Hospital dos Servidores do Estado
Mestre em Doenças Infecciosas e Parasitárias,
Universidade Federal do Rio de Janeiro

JOSÉ AUGUSTO DA COSTA NERY
Professor da Disciplina de Dermatologia da
Universidade Gama Filho
Pesquisador Adjunto do Laboratório de Hanseníase do
Instituto Oswaldo Cruz
Mestre em Dermatologia, Universidade Federal
Fluminense
Doutor em Doenças Infecciosas e Parasitárias,
Universidade Federal do Rio de Janeiro

JOSÉ CERBINO NETO
Especialista em Doenças Infecciosas e Parasitárias,
Universidade Federal do Rio de Janeiro
Mestrando em Doenças Infecciosas e Parasitárias,
Universidade Federal do Rio de Janeiro
Médico-Infectologista da Superintendência de Saúde
Coletiva, Secretaria Estadual de Saúde (SUSC–SES–RJ)

JULIANA ELVIRA HERDY GUERRA
Diplomada em Medicina, Faculdade de Medicina de
Teresópolis, Fundação Educacional Serra dos Órgãos

JULIO MARIA DE OLIVEIRA
Professor Adjunto de Clínica Médica da Faculdade de
Medicina de Teresópolis
Especialista em Alergia e Imunopatologia pela
Universidade do Rio de Janeiro
Especialista em Pneumologia pela Pontifícia
Universidade Católica do Rio de Janeiro

LEÔNIDAS BRAGA DIAS
Pesquisador Aposentado do Instituto Evandro Chagas
Professor Assistente Aposentado da Universidade
Federal do Pará
Especialista em Patologia pela Associação Médica
Brasileira
Membro Titular da Academia de Medicina do Pará
Sócio Fundador da Sociedade Brasileira de História da
Medicina
Membro Efetivo do Instituto Histórico e Geográfico do Pará
Membro Suplente do Conselho Estadual de Cultura do Pará

LÉO DE OLIVEIRA FREITAS
Professor Titular da Disciplina de Radiologia,
Faculdade de Medicina de Teresópolis, Fundação
Educacional Serra dos Órgãos
Mestre em Radiologia, Universidade Federal do
Rio de Janeiro

LIDIANA LOBO-MAGALHÃES
Diplomanda em Medicina, Faculdade de Medicina de
Teresópolis, Fundação Educacional Serra dos Órgãos

LILIANE MILLER REDER ELIAS
Diplomada em Medicina, Faculdade de Medicina de
Teresópolis, Fundação Educacional Serra dos Órgãos
Especialista em Clínica Médica, Hospital das Clínicas de
Teresópolis Costantino Ottaviano, Fundação
Educacional Serra dos Órgãos

LORILÉA CHAVES DE ALMEIDA (EDITORA)
Professora Assistente da Disciplina de Clínica Médica,
Faculdade de Medicina de Teresópolis, Fundação
Educacional Serra dos Órgãos
Professora Auxiliar da Disciplina de Doenças Infecciosas e
Parasitárias, Faculdade de Medicina de Teresópolis,
Fundação Educacional Serra dos Órgãos (1977-1982)
Médica-Clínica da Fundação Municipal de Saúde de
Niterói
Especialista em Doenças Infecciosas e Parasitárias,
Instituto de Pós-Graduação Médica, Rio de Janeiro

LÚCIA BRANDÃO DE OLIVEIRA
Professora Assistente da Disciplina de Clínica Médica,
Faculdade de Medicina de Teresópolis, Fundação
Educacional Serra dos Órgãos
Mestranda em Cardiologia, Faculdade de Medicina,
Universidade Federal Fluminense

LUCIANO PEREIRA MIRANDA
Diplomado em Medicina pela Faculdade de Ciências
Médicas, Universidade do Estado do Rio de Janeiro

LUIS CARLOS RAMOS MAGGIONI
Professor Titular de Clínica Cirúrgica da Faculdade de
Medicina de Teresópolis, Fundação Educacional
Serra dos Órgãos
Especialista em Cirurgia Geral pelo Colégio
Brasileiro de Cirurgiões
Mestre em Cirurgia Gastroenterológica, Faculdade de
Medicina, Universidade Federal Fluminense

LUIS EDUARDO MENEZES QUINTAS
Diplomado em Farmácia, Universidade Federal do
Rio de Janeiro
Mestre em Farmacologia, Centro de Ciências da Saúde,
Universidade Federal do Rio de Janeiro
Doutor em Biofísica, Centro de Ciências da Saúde,
Universidade Federal do Rio de Janeiro
Professor Adjunto de Farmacologia, Centro de
Ciências da Saúde, Universidade Federal do Rio de Janeiro

LUIZ AFFONSO MASCARENHAS
Mestre em Doenças Infecciosas e Parasitárias,
Universidade Federal do Rio de Janeiro

LUIZ ANTONIO LOPES PEREIRA
Professor Assistente da Disciplina de Doenças
Infecciosas e Parasitárias, Faculdade de Medicina de
Teresópolis, Fundação Educacional Serra dos Órgãos
Especialista em Medicina do Trabalho, Instituto de
Pós-Graduação Médica do Rio de Janeiro

LUIZ ESTEVES P. DE LACERDA NETO
Diplomando em Medicina, Faculdade de Medicina, de
Teresópolis, Fundação Educacional Serra dos Órgãos
Especialista em Clinica Médica, Faculdade de Medicina
de Teresópolis, Fundação Educacional Serra dos Órgãos
Especializando em Pneumologia, Hospital Antônio
Pedro, Universidade Federal Fluminense

LUIZ GUILHERME DE MOURA-LOPES
Diplomado em Medicina, Faculdade de Medicina de
Teresópolis, Fundação Educacional Serra dos Órgãos

LUIZ GUILHERME PEIXOTO DO NASCIMENTO
Médico-Pediatra e Sanitarista
Professor Assistente da Disciplina de Saúde Coletiva,
Faculdade de Medicina de Teresópolis, Fundação
Educacional Serra dos Órgãos
Professor Assistente da Disciplina de Saúde Ambiental,
Faculdade de Enfermagem de Teresópolis, Fundação
Educacional Serra dos Órgãos
Mestrando em Educação, Universidade Católica de
Petrópolis

LUZIDALVA BARBOSA DE MEDEIROS
Professora Adjunta da Disciplina de Iniciação ao Exame
Clínico, Universidade Federal de Pernambuco.
Especialista em Clínica Médica, Sociedade Brasileira de
Clínica Médica
Mestre em Medicina Tropical, Universidade Federal de
Pernambuco

MANUELA RODRIGUES MULLER
Diplomanda em Medicina, Faculdade de Medicina de
Teresópolis, Fundação Educacional Serra dos Órgãos

MARCELO LUIZ CARVALHO GONÇALVES
Especialista em Doenças Infecciosas e Parasitárias,
Universidade Federal do Rio de Janeiro
Mestre em Doenças Infecciosas e Parasitárias,
Faculdade de Medicina, Universidade Federal do
Rio de Janeiro
Doutorando em Saúde Pública, Escola Nacional de
Saúde Pública, Fundação Oswaldo Cruz

MARCELO MARI DE CASTRO
Diplomado em Medicina, Faculdade de Medicina de
Teresópolis, Fundação Educacional Serra dos Órgãos

MARCELO RICIO FACIO
Diplomando em Medicina, Universidade Federal do
Rio de Janeiro
Especialista em Pediatria pela Universidade Federal do
Rio de Janeiro
Mestrando do Núcleo de Estudos em Saúde Coletiva,
Universidade Federal do Rio de Janeiro

MARCELO SOUTO NACIF
Diplomado em Medicina, Faculdade de Medicina de
Teresópolis, Fundação Educacional Serra dos Órgãos
Professor da Disciplina de Radiologia, Faculdade de
Medicina de Teresópolis, Fundação Educacional Serra
dos Órgãos
Médico Pós-Graduando do Instituto de Pós-Graduação
Médica Carlos Chagas

MARCELO VIANNA VETTORE
Professor Auxiliar da Disciplina de Ginecologia e
Obstetrícia, Faculdade de Medicina de Petrópolis
Professor da Disciplina de Ginecologia e Obstetrícia,
Faculdade de Medicina de Teresópolis, Fundação
Educacional Serra dos Órgãos
Especialista em Ginecologia e Obstetrícia, Universidade
Federal do Rio de Janeiro
Mestrando em Doenças Infecciosas e Parasitárias,
Faculdade de Medicina, Universidade Federal do
Rio de Janeiro

MÁRCIA RACHID
Médica de Assessoria de DST/AIDS da Superintendência
de Saúde Coletiva, Secretaria de Estado de Saúde –
Rio de Janeiro
Médica do Grupo de Consenso para Terapia
Anti-Retroviral do Ministério da Saúde
Coordenadora da Câmara Técnica de AIDS do CREMERJ
Pós-Graduada em Imunologia Clínica
Mestre em Doenças Infecciosas e Parasitárias,
Universidade Federal do Rio de Janeiro

MARCÍLIO LISBÔA VITAL
Diplomado em Medicina, Faculdade de Medicina de
Teresópolis, Fundação Educacional Serra dos Órgãos

MARCO ANTÔNIO NASLAUSKI MIBIELLI
Professor Titular da Disciplina de Ortopedia da Faculdade
de Medicina de Teresópolis, Centro de Ciências
Biomédicas, Fundação Educacional Serra dos Órgãos
Mestre em Medicina, Área de Concentração Ortopedia,
Universidade Federal do Rio de Janeiro
Membro Fundador da Sociedade Brasileira de Ortopedia
Pediátrica
Membro Titular da Sociedade Brasileira de Ortopedia e
Traumatologia e da Sociedade Latino-Americana de
Ortopedia e Traumatologia

MARCUS ANDRÉ ACIOLY DE SOUZA
Diplomado em Medicina, Faculdade de Medicina de
Teresópolis, Fundação Educacional Serra dos Órgãos
Médico-Residente do Serviço de Neurocirurgia,
Faculdade de Ciências Médicas, Universidade do
Estado do Rio de Janeiro

MARIA APARECIDA ROSA MANHÃES
Professora Adjunta da Disciplina de Propedêutica,
Faculdade de Medicina de Teresópolis, Fundação
Educacional Serra dos Órgãos
Especialista em Cardiologia
Coordenadora Geral do Internato, Faculdade de
Medicina de Teresópolis, Fundação Educacional
Serra dos Órgãos

MARIA DE FÁTIMA DA SILVA MOREIRA JORGE
Professora Assistente da Disciplina de Clínica Médica, Faculdade de Medicina de Teresópolis, Fundação Educacional Serra dos Órgãos
Coordenadora do Programa DST/AIDS, Secretaria Municipal de Saúde de Teresópolis

MARIA JOSÉ CONCEIÇÃO
Professora Adjunta da Disciplina de Doenças Infecciosas e Parasitárias, Faculdade de Medicina, Universidade Federal do Rio de Janeiro
Doutora em Doenças Infecciosas e Parasitárias, Faculdade de Medicina, Universidade Federal do Rio de Janeiro

MARIA SUELI CORRÊA
Professora Assistente da Disciplina de Clínica Médica, Faculdade de Medicina de Teresópolis, Fundação Educacional Serra dos Órgãos
Especialista em Clínica Médica e Nefrologia, Hospital Geral de Bonsucesso, Rio de Janeiro
Título de Especialista em Nefrologia, Conselho Regional de Medicina do Rio de Janeiro

MÁRIO FRANCISCO SOARES JR.
Diplomado em Medicina pela Faculdade de Medicina de Teresópolis, Fundação Educacional Serra dos Órgãos
Médico-Residente em Clínica Médica, Hospital das Clínicas de Teresópolis Costantino Ottaviano, Fundação Educacional Serra dos Órgãos

MAURO GELLER
Professor Titular de Microbiologia e Imunologia, Faculdade de Medicina e Odontologia de Teresópolis, Fundação Educacional Serra dos Órgãos
Fellow do *American College of Physicians, USA*
Fellow pela *Royal Academy of Medicine*
Membro do *Board of Directors of the International NF Association, USA*
Membro da *American Society of Gene Therapy* e da *European Society of Gene Therapy*

MICHELE DA SILVA CATALDI
Diplomada em Medicina, Faculdade de Medicina de Teresópolis, Fundação Educacional Serra dos Órgãos

MIGUEL BAILAK NETO
Diplomado em Medicina, Faculdade de Medicina de Teresópolis, Fundação Educacional Serra dos Órgãos

NELSON AUGUSTO FREIRE DA COSTA
Professor Assistente da Disciplina de Clínica Cirúrgica, Faculdade de Medicina de Teresópolis, Fundação Educacional Serra dos Órgãos
Tutor do Internato em Cirurgia, Hospital das Clínicas de Teresópolis Costantino Ottaviano, Fundação Educacional Serra dos Órgãos
Especialista em Cirurgia Geral, Hospital Municipal Miguel Couto
Especialista em Cirurgia Torácica, Hospital dos Servidores do Estado
Membro da Sociedade Brasileira de Cirurgia Torácica
Membro da Sociedade Brasileira de Pneumologia

NELSON GONÇALVES PEREIRA
Professor Adjunto da Disciplina de Doenças Infecciosas e Parasitárias, Faculdade de Medicina, Universidade Federal do Rio de Janeiro
Mestre em Doenças Infecciosas e Parasitárias, Universidade Federal do Rio de Janeiro

NELSON LUIS DE-MARIA-MOREIRA
Diplomado em Medicina, Faculdade de Medicina de Teresópolis, Fundação Educacional Serra dos Órgãos
Columnista Médico Experto de la Sociedad Iberoamericana de Información Científica

PAULA MONARCHA BASTOS
Diplomada em Medicina, Faculdade de Medicina de Teresópolis, Fundação Educacional Serra dos Órgãos
Médica-Residente do Serviço de Pediatria, Instituto Fernandes Figueira, Fundação Oswaldo Cruz

PAULO CESAR DE OLIVEIRA
Professor Titular de Propedêutica Médica da Faculdade de Medicina de Teresópolis
Mestre em Pneumologia pela Universidade Federal Fluminense
Médico-Pneumologista do Hospital das Clínicas de Teresópolis Costantino Ottaviano, Fundação Educacional Serra dos Órgãos

PEDRO ALBAJAR I VIÑAS
Llicenciat en Medicina i Cirurgia, Facultat de Medicina, Universitat de Barcelona
Diploma de Postgrau en Medicina Tropical da Universidad de Barcelona
Diploma *in Tropical Medicine & Hygiene, Master of Science in Infection and Health in the Tropics by the London School of Tropical Medicine, University of London, England*

RAIMUNDO NONATO QUEIROZ DE LEÃO
Professor Titular Aposentado da Disciplina de Doenças Tropicais e Infectuosas, Universidade do Estado do Pará

RAPHAEL ABREU SEPULCRI
Diplomado em Medicina, Faculdade de Medicina de Teresópolis, Fundação Educacional Serra dos Órgãos
Médico-Residente de Cirurgia Geral, Hospital das Clínicas de Teresópolis Costantino Ottaviano, Fundação Educacional Serra dos Órgãos

RAPHAEL DOS SANTOS COELHO
Diplomado em Medicina, Faculdade de Medicina de Teresópolis, Fundação Educacional Serra dos Órgãos
Médico-Residente de Cirurgia Geral, Hospital das Clínicas de Teresópolis Costantino Ottaviano, Fundação Educacional Serra dos Órgãos

RENATA ANTUNES JOFFE
Diplomada em Medicina, Faculdade de Medicina de Teresópolis, Fundação Educacional Serra dos Órgãos
Pós-Graduanda em Dermatologia, Hospital Universitário Clementino Fraga Filho, Universidade Federal do Rio de Janeiro

RENATO HENRIQUES TAVARES

Diplomado em Medicina, Faculdade de Medicina de Teresópolis, Fundação Educacional Serra dos Órgãos
Columnista Médico Experto de la Sociedad Iberoamericana de Información Científica

RICARDO PEREIRA IGREJA

Professor Adjunto da Disciplina de Doenças Infecciosas e Parasitárias, Faculdade de Medicina, Universidade Federal do Rio de Janeiro
Professor Adjunto de Doenças Infecciosas e Parasitárias, Universidade do Rio de Janeiro
Mestre e Doutor em Doenças Infecciosas e Parasitárias, Universidade Federal do Rio de Janeiro
Diplôme d'Université de Médecine Tropicale "Santé dans le Monde", Faculté de Médecine Pitié-Salpêtrière, Université Pierre et Marie Curie, Paris VI, France
Diplôme de Mycologie Médicale, Institut Pasteur, Paris, France

RODOLPHO JACQUES MELO FARINAZZO

Professor Auxiliar da Disciplina de Clínica Médica, Faculdade de Medicina de Teresópolis, Fundação Educacional Serra dos Órgãos
Pós-Graduando em Cardiologia, Universidade do Estado do Rio de Janeiro

RODRIGO MONTEIRO RIBEIRO

Médico-Residente de Clínica Médica, Hospital das Clínicas de Teresópolis Costantino Ottaviano, Fundação Educacional Serra dos Órgãos

RODRIGO OTÁVIO DA SILVA ESCADA

Diplomado em Medicina, Faculdade de Medicina de Teresópolis, Fundação Educacional Serra dos Órgãos
Médico-Residente do Serviço de Doenças Infecciosas e Parasitárias, Hospital Universitário Pedro Ernesto, Universidade do Estado do Rio de Janeiro

RODRIGO RIBEIRO DA SILVA

Diplomado em Medicina, Faculdade de Medicina de Teresópolis, Fundação Educacional Serra dos Órgãos

RODRIGO SIQUEIRA-BATISTA (EDITOR)

Professor Adjunto da Disciplina de Clínica Médica, Faculdade de Medicina de Teresópolis, Fundação Educacional Serra dos Órgãos
Diplomado em Medicina, Faculdade de Ciências Médicas, Universidade do Estado do Rio de Janeiro
Especialista em Doenças Infecciosas e Parasitárias, Universidade Federal do Rio de Janeiro
Mestre em Doenças Infecciosas e Parasitárias, Universidade Federal do Rio de Janeiro
Coordenador do Núcleo Filosofia e Saúde, Fundação Educacional Serra dos Órgãos
Médico-Infectologista da Superintendência de Saúde Coletiva, Secretaria Estadual de Saúde (SUSC–SES–RJ)
Membro Titular da Sociedade Brasileira de Médicos Escritores
Membro da Sociedade Brasileira de Medicina Tropical
Columnista Médico Experto de la Sociedad Iberoamericana de Información Científica

ROGÉRIO CALDAS LOPES

Professor Adjunto da Disciplina de Cardiologia, Faculdade de Medicina de Teresópolis, Fundação Educacional Serra dos Órgãos
Médico do Serviço de Cardiologia, Hospital das Clínicas de Teresópolis Costantino Ottaviano, Fundação Educacional Serra dos Órgãos

ROSANE RODRIGUES COSTA

Professora Auxiliar da Disciplina de Obstetrícia, Faculdade de Medicina de Teresópolis, Fundação Educacional Serra dos Órgãos
Tutora do Internato em Ginecologia e Obstetrícia, Hospital das Clínicas de Teresópolis Costantino Ottaviano, Fundação Educacional Serra dos Órgãos
Diplomada em Medicina pela Escola de Medicina e Cirurgia, Universidade do Rio de Janeiro
Especialista em Ginecologia e Obstetrícia
Especialista em Medicina Preventiva e Social, Núcleo de Estudos em Saúde Coletiva, Universidade Federal do Rio de Janeiro

SANDRO JAVIER BEDOYA PACHECO (EDITOR)

Diplomado en Medicina, Universidad Nacional de Cordoba, Argentina
Especialista em Epidemiologia e Saúde Pública, Escola Nacional de Saúde Pública, Fundação Oswaldo Cruz
Mestre em Virologia, Instituto Oswaldo Cruz, Fundação Oswaldo Cruz
Doutorando em Epidemiologia, Instituto de Medicina Social, Universidade do Estado do Rio de Janeiro

SÁVIO SILVA SANTOS (EDITOR)

Professor Adjunto da Disciplina de Clínica Médica, Faculdade de Medicina de Teresópolis, Fundação Educacional Serra dos Órgãos
Tutor do Internato de Clínica Médica, Faculdade de Medicina de Teresópolis, Fundação Educacional Serra dos Órgãos
Coordenador do Núcleo de Educação Médica, Faculdade de Medicina de Teresóplis, Fundação Educacional Serra dos Órgãos
Diplomado em Medicina, Faculdade Nacional de Medicina, Universidade Federal do Rio de Janeiro
Especialista em Clínica Médica, Sociedade Brasileira de Clínica Médica
Mestrando em Educação Médica, Universidade Católica de Petrópolis
Columnista Médico Experto de la Sociedad Iberoamericana de Información Científica

SÉRGIO PETTENDORFER

Professor Titular de Clínica Médica, Faculdade de Medicina de Teresópolis, Fundação Educacional Serra dos Órgãos
Mestre em Medicina, Área de Concentração: Gastroenterologia, Faculdade de Medicina, Universidade Federal do Rio de Janeiro

THIAGO ALESSI RABELO MARINHO

Diplomado em Medicina, Faculdade de Medicina de Teresópolis, Fundação Educacional Serra dos Órgãos

THIERS SOARES
Diplomado em Medicina, Faculdade de Medicina de
Teresópolis, Fundação Educacional Serra dos Órgãos
Médico-Residente de Ginecologia e Obstetrícia,
Instituto Fernandes Figueira, Fundação Oswaldo Cruz

VALDINER PIRES FILHO
Diplomado em Medicina, Faculdade de Medicina de
Teresópolis, Fundação Educacional Serra dos Órgãos
Especialista em Clínica Médica, Hospital das Clínicas de
Teresópolis Costantino Ottaviano, Fundação
Educacional Serra dos Órgãos

VALÉRIA FRANCISCA DO NASCIMENTO
Professora Auxiliar da Disciplina de Obstetrícia,
Faculdade de Medicina de Teresópolis, Fundação
Educacional Serra dos Órgãos

VICENTE P. PESSOA-JÚNIOR
Diplomando em Medicina, Faculdade de Medicina de
Teresópolis, Fundação Educacional Serra dos Órgãos.
Membro da Liga de Infectologia Prof. Dr. Walter
Tavares, Teresópolis

WALDIR FERRETI JÚNIOR
Diplomado em Medicina, Faculdade de Medicina de
Teresópolis, Fundação Educacional Serra dos Órgãos

WILLIAM DE MATTOS SANTUSSI
Diplomando em Medicina, Faculdade de Medicina de
Teresópolis, Fundação Educacional Serra dos Órgãos

Sumário

Parte I – Generalidades em Infectologia

1 Antimicrobianos 3
Rodrigo Siqueira-Batista

2 Antibioticoprofilaxia em Cirurgia. 27
Raphael Abreu Sepulcri ◆ Cristiano Torres ◆ Alexandre Molinaro Correa
Nelson Augusto Freire da Costa ◆ Andréia Patrícia Gomes ◆ Délia Celser Engel

3 Acidentes com Material Biológico 32
Andréia Patrícia Gomes ◆ Rodrigo Siqueira-Batista ◆ Délia Celser Engel

4 Febre de Origem Obscura. 35
Nelson Gonçalves Pereira ◆ Alexandre Galera B. Lobo ◆ Rodrigo Siqueira-Batista
Sávio Silva Santos

5 Imunobiológicos – Vacinação e Soroterapia. 40
Rodrigo Siqueira-Batista ◆ Andréia Patrícia Gomes
Luiz Guilherme Peixoto do Nascimento ◆ Ricardo Pereira Igreja

6 Infecções Hospitalares 45
Délia Celser Engel ◆ Andréia Patrícia Gomes ◆ Rodrigo Siqueira-Batista
Loriléa Chaves de Almeida

7 Infecções em Pacientes Imunodeprimidos 49
José Cerbino Neto ◆ Rodrigo Siqueira-Batista ◆ Andréia Patrícia Gomes

8 Infecções no Puerpério 53
Thiers Soares ◆ Paula Monarcha Bastos ◆ Rosane Rodrigues Costa
Valéria Francisca do Nascimento

9 Infecções Transfusionais. 56
Rodrigo Siqueira-Batista ◆ Andréia Patrícia Gomes
Carlos Eduardo da Silva Figueiredo ◆ Sávio Silva Santos

Parte II – Síndromes Infecciosas

10 Diarréias Infecciosas. 61
Gustavo Colagiovanni Girotto ◆ Lidiana Lobo-Magalhães ◆ Luiz Antonio Lopes Pereira

11 Doenças Sexualmente Transmissíveis. 64
Adaucto Hissa-Elian ◆ Renata Antunes Joffe ◆ Rodrigo Siqueira-Batista

12 Infecções Cardiovasculares 75
Daniel Chamié ◆ Francisco Chamié ◆ Andréia Patrícia Gomes ◆ Gibran Roder Feguri
Rodrigo Siqueira-Batista ◆ Maria Aparecida Rosa Manhães ◆ Vicente P. Pessoa-Júnior

13 Infecções Intra-Abdominais 103
Luiz Carlos Ramos Maggioni ◆ Marcelo Souto Nacif
Joaquim Maurício da Motta-Leal-Filho ◆ Carlos Cleber Nacif

14 Infecções Osteoarticulares 110
Marco Antônio Naslauski Mibielli ◆ Marcelo Souto Nacif ◆ Loriléa Chaves de Almeida
Léo de Oliveira Freitas

15 Infecções do Trato Urinário 119
Luiz Esteves P. de Lacerda Neto ◆ *Andréia Patrícia Gomes*
Eugênia F. Costa de Lacerda ◆ *Rodrigo Siqueira-Batista*

16 Infecções em Ginecologia 124
Valéria Francisca do Nascimento ◆ *Thiers Soares* ◆ *Paula Monarcha Bastos*
Rosane Rodrigues Costa ◆ *Antônio José dos Santos*

17 Infecções das Vias Aéreas Superiores 127
Carlos Alberto Krewer Feier ◆ *Angélica Cristina Pezzin-Palheta*
Francisco Xavier Palheta-Neto ◆ *Cristiano Ramos Monte-Alto*
Juliana Elvira Herdy Guerra ◆ *Andréia Patrícia Gomes*

18 Infecções das Vias Aéreas Inferiores 132
Eduardo Cesar Faria ◆ *Rodrigo Siqueira-Batista* ◆ *Andréia Patrícia Gomes*
Domenico Capone ◆ *José Manoel Jansen*

19 Infecções do Sistema Nervoso Central. 142
Rodrigo Siqueira-Batista ◆ *Marcus Acioly* ◆ *Andréia Patrícia Gomes*
Sandro Javier Bedoya Pacheco ◆ *Michele da Silva Cataldi* ◆ *Sávio Silva Santos*

20 Sepse 156
Rodrigo Siqueira-Batista ◆ *Andréia Patrícia Gomes* ◆ *Daniel Chamié*
Vicente P. Pessoa-Júnior ◆ *Sávio Silva Santos*

21 Síndrome de Mononucleose Infecciosa. 163
Luiz Antonio Lopes Pereira ◆ *Gustavo Colagiovanni Girotto*
Daniel Rodrigues de Oliveira

Parte III – Doenças Causadas por Vírus

**22 AIDS
(Síndrome de Imunodeficiência Adquirida)** 169
Andréia Patrícia Gomes ◆ *Rodrigo Siqueira-Batista* ◆ *Márcia Rachid*

23 Arboviroses 190
Rodrigo Siqueira-Batista ◆ *Sandro Javier Bedoya Pacheco* ◆ *Ricardo Pereira Igreja*

24 Caxumba. 193
Eugênia F. Costa de Lacerda ◆ *Daniel Rodrigues de Oliveira*
Luiz Antonio Lopes Pereira ◆ *Sandro Javier Bedoya Pacheco*

25 Citomegalovirose 196
Raphael dos Santos Coelho ◆ *Nelson Luis De-Maria-Moreira*
Sandro Javier Bedoya Pacheco ◆ *Daniel Chamié* ◆ *Rodrigo Siqueira-Batista*

26 Dengue 201
Daniel Chamié ◆ *Gibran Roder Feguri* ◆ *Willian de Mattos Santussi*
Gisele Bianchini Macacchero ◆ *Andréia Patrícia Gomes* ◆ *Rodrigo Siqueira-Batista*

27 Exantema Súbito 206
Nelson Luis De-Maria-Moreira ◆ *Alexandre Galera B. Lobo*
Sandro Javier Bedoya Pacheco

28 Febre Amarela 208
Rodrigo Siqueira-Batista ◆ *Andréia Patrícia Gomes* ◆ *Ricardo Pereira Igreja*
Sandro Javier Bedoya Pacheco

29 Hantaviroses 211
Sandro Javier Bedoya Pacheco ◆ *Liliane Miller Reder Elias* ◆ *Fernando Neto Tavares*
Ricardo Pereira Igreja

30 Hepatites Virais 216
Rodrigo Siqueira-Batista ◆ *Andréia Patrícia Gomes* ◆ *Frederico de Castro Escaleira*
Ricardo Pereira Igreja

31 HTLV (Vírus Linfotrópico T Humano) 223
Mauro Geller ◆ *Frederico de Castro Escaleira* ◆ *Andréia Patrícia Gomes*
Marcus Acioly ◆ *Rodrigo Siqueira-Batista*

32 Infecções por Herpes Simples 226
Valdiner Pires Filho ◆ *Vicente P. Pessoa-Júnior* ◆ *Sandro Javier Bedoya Pacheco*

33 Influenza 231
Sandro Javier Bedoya Pacheco ◆ *Thiago Alessi Rabelo Marinho*
Rodrigo Siqueira-Batista

34 Parvovírus 234
Rodrigo M. Ribeiro ◆ *Sávio Silva Santos* ◆ *Sandro Javier Bedoya Pacheco*

35 Poliomielite 237
Luiz Guilherme de Moura-Lopes ◆ *Loriléa Chaves de Almeida*

36 Raiva Humana 240
Sávio Silva Santos ◆ *André Wats Santos* ◆ *Marcus Acioly*
Rodrigo Siqueira-Batista

37 Rubéola 243
Daniel Rodrigues de Oliveira ◆ *Gustavo Colagiovanni Girotto* ◆ *Luiz Antonio Lopes Pereira*
Sandro Javier Bedoya Pacheco ◆ *Ricardo Pereira Igreja*

38 Sarampo 246
Luiz Antonio Lopes Pereira ◆ *Sandro Javier Bedoya Pacheco*
Daniel Rodrigues de Oliveira ◆ *Gustavo Colagiovanni Girotto*

39 Varicela e Herpes Zoster 250
Adaucto Hissa-Elian ◆ *Renata Antunes Joffe*

40 Varíola 253
Rodrigo Siqueira-Batista ◆ *Sandro Javier Bedoya Pacheco*

41 Prions 255
Sandro Javier Bedoya Pacheco ◆ *Alexandre Galera B. Lobo* ◆ *Rodrigo Siqueira-Batista*

Parte IV – Doenças Causadas por Bactérias

42 Actinomicose 259
Daniel Chamié ◆ *Carlos Eduardo Salgado Costa* ◆ *Eduardo Cesar Faria*
Andréia Patrícia Gomes

43 Antraz (Bacillus anthracis) 261
Andréia Patrícia Gomes ◆ *Rodrigo Siqueira-Batista*

44 Bartonelose 263
Luciano Pereira Miranda ◆ *Valdiner Pires Filho* ◆ *Sávio Silva Santos*

45 Bouba 265
Rodrigo Siqueira-Batista ◆ *Andréia Patrícia Gomes* ◆ *Vicente P. Pessoa-Júnior*
Adaucto Hissa-Elian

46 Botulismo 267
André Luis Perez Solera ◆ *Andréia Patrícia Gomes*

47 Brucelose 269
Sávio Silva Santos ◆ *Luciano Pereira Miranda* ◆ *Rodrigo Siqueira-Batista*
Andréia Patrícia Gomes ◆ *Loriléa Chaves de Almeida*

48 Cólera 272
Loriléa Chaves de Almeida ◆ *Andréia Patrícia Gomes*

49 Coqueluche 275
Paula Monarcha Bastos ◆ *Thiers Soares* ◆ *Alessandra Latini Vogas*
Andréia Patrícia Gomes

50 Difteria 277
Carla Aparecida Braz Gouveia ◆ *Jorge Luiz Dutra Gazineo* ◆ *Andréia Patrícia Gomes*

51 Doença da Arranhadura do Gato 279
Valdiner Pires Filho ◆ *Loriléa Chaves de Almeida*

52 Doença de Lyme 281
Gibran Roder Feguri ◆ *Gisele Bianchini Macacchero* ◆ *Andréia Patrícia Gomes*
Rodrigo Siqueira-Batista

53 Doença de Whipple 284
Carlos Cleber Nacif ◆ *Marcelo Souto Nacif*

54 Enterobacteriose Septicêmica Prolongada 286
Mário Francisco Soares Jr. ◆ *Rodrigo Otávio da Silva Escada*

55 Enterococcias 288
Cristiano Torres ◆ *Gibran Roder Feguri* ◆ *Gisele Bianchini Macacchero*
Rodrigo Siqueira-Batista

56 Erlichiose 291
Liliane Miller Reder Elias ◆ *Sávio Silva Santos* ◆ *Lidiana Lobo-Magalhães*
Andréia Patrícia Gomes

57 Estafilococcias 293
Andréia Patrícia Gomes ◆ *Rodrigo Siqueira-Batista*

58 Estreptococcias 299
Marcelo Ricio Facio ◆ *Andréia Patrícia Gomes* ◆ *Rodrigo Siqueira-Batista*
Ricardo Pereira Igreja ◆ *Sávio Silva Santos*

59 Febre Purpúrica Brasileira 305
Marcílio Lisbôa Vital ◆ *Andréia Patrícia Gomes* ◆ *Sávio Silva Santos*

60 Febre Tifóide 307
Cristiano Melo Gamba ◆ *Luiz Antonio Lopes Pereira* ◆ *Rodrigo Siqueira-Batista*
Sávio Silva Santos

61 Gangrena Gasosa 311
Gisele Bianchini Macacchero ◆ *Gibran Roder Feguri* ◆ *Cristiano Torres*
Raphael Abreu Sepulcri ◆ *Andréia Patrícia Gomes*

62 Hanseníase 313
José Augusto da Costa Nery ◆ *Anna Maria Sales* ◆ *Andréia Patrícia Gomes*

63 Infecções por *Helicobacter pylori* 317
Sérgio Pettendorfer

64 Infecções por *Pseudomonas aeruginosa* 319
Rodrigo Siqueira-Batista ◆ *Andréia Patrícia Gomes* ◆ *Vicente P. Pessoa-Júnior*

65 Legionelose 324
Rodrigo M. Ribeiro ◆ *Andréia Patrícia Gomes* ◆ *Sávio Silva Santos*

66 Leptospirose 326
Sávio Silva Santos ◆ *Rodrigo Siqueira-Batista* ◆ *Andréia Patrícia Gomes*
Délia Celser Engel

67 Micobacterioses Não-Tuberculosas 331
Daniel Chamié ◆ *Cristiano Melo Gamba* ◆ *Eduardo Cesar Faria*
Rodrigo Siqueira-Batista

68 Nocardiose 335
Giselle Frauches-Campos ◆ *Andréia Patrícia Gomes* ◆ *Rodrigo Siqueira-Batista*
Eduardo Cesar Faria

69 Peste 337
Alexandre Galera B. Lobo ◆ *José Cerbino Neto* ◆ *Sávio Silva Santos*

70 Pinta 339
Rodrigo Siqueira-Batista ◆ *Andréia Patrícia Gomes* ◆ *Ricardo Pereira Igreja*

71 Riquetsioses 341
Carlos Eduardo da Silva Figueiredo ◆ *Fabrício Aguiar Bellini*
Cristiano Melo Gamba ◆ *Cristiano Hayoshi Choji*

72 Tétano 345
Andréia Patrícia Gomes ◆ *Luiz Affonso Mascarenhas* ◆ *Nelson Gonçalves Pereira*

73 Tuberculose 350
Paulo Cesar de Oliveira ◆ *Carlos Pereira Nunes* ◆ *Julio Maria de Oliveira*

74 Tularemia 357
Alexandre Galera B. Lobo ◆ *Andréia Patrícia Gomes* ◆ *Sávio Silva Santos*

Parte V – Doenças Causadas por Protozoários

75 Amebíase 361
Donald William Huggins ◆ *Luzidalva Barbosa de Medeiros*
Cristiano Hayoshi Choji ◆ *Carlos Eduardo da Silva Figueiredo*

76 Amebas de Vida Livre 363
Donald William Huggins ◆ *Rodrigo Siqueira-Batista*

77 Babesiose Humana 366
Rodrigo Siqueira-Batista ◆ *Andréia Patrícia Gomes* ◆ *Ricardo Pereira Igreja*

78 Criptosporidíase 368
Cristiano Hayoshi Choji ◆ *Carlos Eduardo da Silva Figueiredo* ◆ *Sávio Silva Santos*

**79 Doença do Sono
(Tripanossomíase Humana Africana)** 370
Rodrigo Siqueira-Batista ◆ *Ricardo Pereira Igreja* ◆ *Pedro Albajar i Viñas*

80 Giardíase 375
Luzidalva Barbosa de Medeiros ◆ *Donald William Huggins*
Cristiano Hayoshi Choji ◆ *Carlos Eduardo da Silva Figueiredo*

81 Isosporose 377
Maria de Fátima da Silva Moreira Jorge ◆ *Loriléa Chaves de Almeida*

82 Leishmaniose Tegumentar 378
Adaucto Hissa-Elian ◆ *Renata Antunes Joffe*

**83 Leishmaniose Visceral
(Calazar)** 381
Frederico de Castro Escaleira ◆ *Cristiano Torres* ◆ *Rodrigo Siqueira-Batista*
Sálvio Silva Santos ◆ *Donald William Huggins*

84 Malária 384
Andréia Patrícia Gomes ◆ Rodrigo Siqueira-Batista ◆ Ricardo Pereira Igreja

85 Microsporidiose 389
Cristiano Hayoshi Choji ◆ Carlos Eduardo da Silva Figueiredo

86 Moléstia de Chagas 391
Rodrigo Siqueira-Batista ◆ Andréia Patrícia Gomes ◆ Rodolpho J. M. Farinazzo
Rogério Caldas Lopes ◆ Lúcia Brandão de Oliveira

87 Rinosporidiose 394
Angélica Cristina Pezzin-Palheta ◆ Francisco Xavier Palheta-Neto
Carlos Alberto Krewer Feier ◆ Rodrigo Siqueira-Batista

88 Toxoplasmose 396
Rodrigo Otávio da Silva Escada ◆ Vicente P. Pessoa-Júnior
Carlos Eduardo da Silva Figueiredo

89 Tricomoníase 400
Antônio José dos Santos ◆ Paula Monarcha Bastos ◆ Thiers Soares
Rodrigo Siqueira-Batista

Parte VI – Doenças Causadas por Helmintos

90 Ancilostomíase 405
Sávio Silva Santos ◆ Loriléa Chaves de Almeida ◆ Andréia Patrícia Gomes
Donald William Huggins

91 Angiostrongilíase Abdominal 408
Bruno Sarno Vidal Chaves ◆ Miguel Bailak Neto ◆ Donald William Huggins
Carlos Eduardo da Silva Figueiredo

92 Ascaridíase 410
Carlos Eduardo Salgado Costa ◆ Daniel Chamié ◆ Rodrigo Ribeiro da Silva
Donald William Huggins ◆ Luzidalva Barbosa de Medeiros

93 Capilaríase 412
Marcelo Souto Nacif ◆ Rodrigo Siqueira-Batista ◆ Carlos Cleber Nacif

94 Cisticercose Humana 414
Francisco Xavier Palheta-Neto ◆ Angélica Cristina Pezzin-Palheta
Carlos Alberto Krewer Feier ◆ Manuela Rodrigues Muller ◆ Andréia Patrícia Gomes

95 Clonorquíase 416
Rodrigo Siqueira-Batista ◆ Ricardo Pereira Igreja ◆ Marcelo Souto Nacif

96 Difilobotríase 418
Carlos Eduardo da Silva Figueiredo ◆ Fabiano Alves Squeff ◆ Cristiano Hayoshi Choji

97 Enterobíase 420
Carlos Alberto Argento ◆ Andréia Patrícia Gomes ◆ Loriléa Chaves de Almeida

98 Esquistossomoses Humanas 422
Rodrigo Siqueira-Batista ◆ Andréia Patrícia Gomes ◆ Carlos Alberto Argento
Sávio Silva Santos ◆ Maria José Conceição ◆ Luis Eduardo M. Quintas

99 Estrongiloidíase 429
Donald William Huggins ◆ Carlos Eduardo Salgado Costa
Daniel Chamié ◆ Vicente P. Pessoa-Júnior

100 Fasciolíase Hepática 431
  Rodolpho J. M. Farinazzo ◆ Marcelo Souto Nacif
  Rodrigo Siqueira-Batista ◆ Donald William Huggins

101 Filaríases. 433
  Rodrigo Otávio da Silva Escada ◆ Loriléa Chaves de Almeida
  Carlos Eduardo da Silva Figueiredo

102 Hidatidoses Humanas (Equinococose). 439
  Marcelo Souto Nacif ◆ Luiz Guilherme de Moura-Lopes ◆ Carlos Cleber Nacif
  Rodrigo Siqueira-Batista ◆ Donald William Huggins

103 Himenolepíase 442
  Angélica Cristina Pezzin-Palheta ◆ Francisco Xavier Palheta-Neto
  Andréia Patrícia Gomes ◆ Rodrigo Siqueira-Batista

104 Lagoquilascaríase. 444
  Raimundo Nonato Queiroz de Leão ◆ Francisco Xavier Palheta-Neto
  Angélica Cristina Pezzin-Palheta ◆ Rodrigo Siqueira-Batista
  Carlos Alberto Krewer Feier

105 Larva Migrans Cutânea
  (Helmintíase Migrante, Bicho Geográfico). 446
  Renata Antunes Joffe ◆ Adaucto Hissa-Elian

106 Larva Migrans Visceral 447
  Frederico de Castro Escaleira ◆ Sávio Silva Santos ◆ Donald William Huggins

107 Opistorquíase 449
  Marcelo Souto Nacif ◆ Rodrigo Siqueira-Batista ◆ Ricardo Pereira Igreja

108 Paragonimíase 450
  Angélica Cristina Pezzin-Palheta ◆ Francisco Xavier Palheta-Neto
  Andréia Patrícia Gomes ◆ Rodrigo Siqueira-Batista ◆ Carlos Alberto Krewer Feier

109 Teníase 452
  Vicente P. Pessoa-Júnior ◆ Andréia Patrícia Gomes ◆ Francisco Xavier Palheta-Neto
  Angélica Cristina Pezzin-Palheta ◆ Carlos Alberto Krewer Feier

110 Triconstrongilíase. 454
  Luis Eduardo M. Quintas ◆ Giselle Frauches-Campos

111 Tricuríase 455
  Giselle Frauches-Campos ◆ Rodrigo Siqueira-Batista ◆ Donald William Huggins

112 Triquinelose 456
  Adbeel Franco-Barbosa ◆ Marcus Acioly ◆ Andréia Patrícia Gomes
  Renato Henriques Tavares ◆ Sávio Silva Santos

Parte VII – Doenças Causadas por Fungos

113 Aspergilose 461
  Julio Maria de Oliveira ◆ Carlos Pereira Nunes ◆ Paulo Cesar de Oliveira

114 Candidíase 465
  Marcelo Vianna Vettore

115 Coccidioidomicose 470
  Flávio Taira Kashiwagi ◆ Sávio Silva Santos ◆ Eduardo Cesar Faria

116 Criptococose 472
Ricardo Pereira Igreja ◆ *Rodrigo Siqueira-Batista*

117 Cromomicose
(Cromoblastomicose, Dermatite Verrucosa Cromoparasitária ou
Cromomicótica, Micose de Petroso e Lane) 474
Renata Antunes Joffe ◆ *Adaucto Hissa-Elian*

118 Doença de Jorge Lobo 476
Flávio Taira Kashiwagi ◆ *Ricardo Pereira Igreja*

119 Esporotricose 477
Thiago Alessi Rabelo Marinho ◆ *Ricardo Pereira Igreja* ◆ *Sávio Silva Santos*

120 Histoplasmose 479
Domenico Capone ◆ *Andréia Patrícia Gomes* ◆ *Eduardo Cesar Faria*
Flávio Taira Kashiwagi

121 Infecções por *Fusarium* e *Penicillium* 481
Rodrigo Siqueira-Batista ◆ *Andréia Patrícia Gomes*

122 Micoses Superficiais 482
Adaucto Hissa-Elian ◆ *Renata Antunes Joffe*

123 Mucormicose 486
Rodrigo Siqueira-Batista ◆ *Andréia Patrícia Gomes*
Francisco Xavier Palheta-Neto ◆ *Angélica Cristina Pezzin-Palheta*

124 Paracoccidioidomicose 488
Sávio Silva Santos ◆ *Flávio Taira Kashiwagi* ◆ *Eduardo Cesar Faria*
Domenico Capone

Parte VIII – Doenças Causadas por Algas

125 Algas Tóxicas 493
Andréia Patrícia Gomes ◆ *Rodrigo Siqueira-Batista*

126 Infecções por *Prototheca* 495
Rodrigo Siqueira-Batista

Parte IX – Animais e Plantas de Importância Médica

127 Araneísmo 499
Marcílio Lisbôa Vital ◆ *Rodrigo Siqueira-Batista* ◆ *Andréia Patrícia Gomes*
Marcelo Luiz Carvalho Gonçalves

128 Escorpionismo 503
Marcílio Lisbôa Vital ◆ *Andréia Patrícia Gomes* ◆ *Marcelo Luiz Carvalho Gonçalves*
Rodrigo Siqueira-Batista

129 Ofidismo 506
Rodrigo Siqueira-Batista ◆ *Marcelo Luiz Carvalho Gonçalves* ◆ *Sávio Silva Santos*

130 Pararama 514
Marcelo Luiz Carvalho Gonçalves ◆ *Rodrigo Siqueira-Batista*

131 Acidentes por Outros Animais de Importância Médica 515
Marcelo Luiz Carvalho Gonçalves ◆ *Marcílio Lisbôa Vital*
Andréia Patrícia Gomes ◆ *Rodrigo Siqueira-Batista* ◆ *Elizabeth de Andrade*

132 Plantas Tóxicas 518
Elizabeth de Andrade

133 Mordedura Animal 520
Ianick Souto Martins ◆ *Andréia Patrícia Gomes* ◆ *Nelson Gonçalves Pereira*

Parte X – Doenças Causadas por Ectoparasitas

134 Escabiose..527
Adaucto Hissa-Elian ◆ Renata Antunes Joffe

135 Miíase...529
Marcelo Mari de Castro ◆ Rodolpho J. M. Farinazzo
Donald William Huggins

136 Pediculose..531
Eduardo de Morais-Silva ◆ Rodolpho J. M. Farinazzo

137 Tungíase..533
Marcus Acioly ◆ Rodolpho J. M. Farinazzo

Parte XI – Enfermidades de Etiologia Desconhecida

138 Aftas e Úlceras Aftóides.................................537
Cristiano Hayoshi Choji ◆ Carlos Eduardo da Silva Figueiredo

139 Doença de Kawasaki......................................539
Francisco Chamié ◆ Daniel Chamié ◆ Gibran Roder Feguri

140 Febre Negra de Lábrea...................................541
Renato Henriques Tavares ◆ Joaquim Maurício da Motta-Leal-Filho
Adbeel Franco-Barbosa ◆ Fabiano Alves Squeff ◆ Leônidas Braga Dias
Rodrigo Siqueira-Batista

141 Síndrome Hemorrágica de Altamira....................543
Fabiano Alves Squeff ◆ Renato Henriques Tavares ◆ Adbeel Franco-Barbosa
Joaquim Maurício da Motta-Leal-Filho ◆ Ricardo Pereira Igreja
Rodrigo Siqueira-Batista

Parte XII – Temas Correlatos de Importância em Infectologia

142 Suporte Ventilatório......................................547
Cristiano Hayoshi Choji ◆ Daniel Chamié ◆ Carlos Eduardo da Silva Figueiredo

**143 Tratamento da Insuficiência Circulatória
(Choque)**..551
Carlos Eduardo da Silva Figueiredo ◆ Andréia Patrícia Gomes
Loriléa Chaves de Almeida ◆ Cristiano Hayoshi Choji

144 Tratamento da Insuficiência Renal Aguda............554
Getulio Menegat ◆ Maria Sueli Corrêa

145 Tratamento da Insuficiência Hepática Aguda.........558
Joaquim Maurício da Motta-Leal-Filho ◆ Ana Cândida Arruda Verzola
Fabiana Ribeiro Queiroz de Oliveira ◆ Waldir Ferreti Júnior
Sérgio Pettendorfer ◆ Rodrigo Siqueira-Batista

Índice Remissivo..563

PARTE I

Generalidades em Infectologia

CAPÍTULO 1
Antimicrobianos

Rodrigo Siqueira-Batista

CONCEITOS GERAIS

O uso de antimicrobianos pode ser considerado um dos principais avanços terapêuticos do século passado. Estes fármacos são, *stricto senso*, moléculas produzidas por organismos vivos capazes de matar ou de inibir o crescimento de outros microrganismos. De forma menos rigorosa, podemos dizer que os antibióticos seriam substâncias – naturais, sintéticas ou semi-sintéticas – com capacidade antimicrobiana.

A instituição de tratamento antimicrobiano não é isenta de risco, devendo este ser implementado de forma conscienciosa. Vale sempre ressaltar que o objetivo da terapia antimicrobiana não é, de forma alguma, "esterilizar" o paciente, mas sim coadunar para que a resposta orgânica do hospedeiro possa mais efetivamente resolver o processo infeccioso instalado. Desse modo, antes de se prescrever um antibiótico é lícito ponderar sobre uma série de questões, em especial as relativas ao enfermo, ao patógeno provavelmente implicado e ao antimicrobiano a ser utilizado (Fig. 1-1).

O ENFERMO

O paciente apresenta realmente uma enfermidade infecciosa? Essa deve ser a pergunta inicial a ser respondida. A anamnese detalhada e o exame físico bem feitos quase sempre são capazes de pôr fim à dúvida, sendo necessário, em um selecionado número de casos, o uso de exames complementares.

Algumas considerações importantes referem-se à existência ou não de febre. Este achado, em muitas ocasiões, relaciona-se à invasão de um agente infeccioso passível de tratamento. Sem embargo, outras condições clínicas cursam com febre – neoplasias, colagenoses – devendo, posto isso, ser estabelecido o diagnóstico diferencial quando pertinente. Ademais, algumas doenças infecciosas habitualmente não cursam com febre – por exemplo, boa parte dos casos de tétano, sífilis, hanseníase –, além de algumas condições do paciente predisporem a não ocorrência de febre, mesmo em infecções graves – uremia, diabetes *mellitus*, hipotiroidismo, insuficiência hepática grave, uso de corticosteróides, entre outros.

Se o paciente está realmente infectado – e aqui cabe, em algumas circunstâncias, a diferenciação entre colonização e infecção[1] –, deve-se estabelecer o provável local onde grassa a infecção. Isso tem implicação nos patógenos a serem considerados, bem como nos fármacos a serem escolhidos, dada a não distribuição homogênea dos medicamentos pelo organismo – por exemplo, no tratamento de infecções do sistema nervoso central por alguns gram-negativos emprega-se ceftriaxona em vez de aminoglicosídeos, pois esses fármacos não atravessam a barreira hematoencefálica.

É mister que se leve em consideração, igualmente, a necessidade de uso premente de antimicrobiano (por exemplo, meningite, sepse), a necessidade de coleta de material para estudo microbiológico (necessário na maior parte das vezes – por exemplo, mandatória para todos os doentes hospitalizados ou que requerem hospitalização) e a existência de fatores que possam influenciar na escolha do antimicrobiano e da via de administração – gravidez, insuficiência renal, distúrbios da função circulatória, história de alergias medicamentosas (a qual deverá ser sempre investigada) e outros.

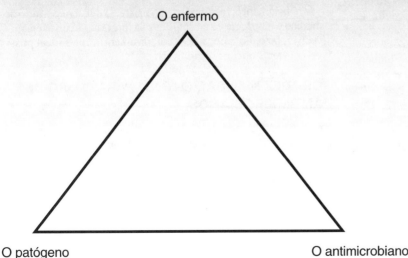

Fig. 1-1. Abordagem "triangular" para instituição de terapia antimicrobiana.

---

1. Colonização refere-se à presença de microrganismos em um determinado local, sem que esteja ocorrendo dano ao hospedeiro. **Infecção** refere-se à presença de um determinado agente que esteja causando dano ao hospedeiro (há presença de resposta inflamatória ao microrganismo).

O PATÓGENO

A partir da anamnese e exame físico minuciosos é quase sempre possível estabelecer o provável foco infeccioso do paciente. Isso tem importância na suspeição dos possíveis patógenos implicados, muitas vezes com estimativas da sensibilidade a antimicrobianos do microrganismo (por exemplo, diferenciando-se a infecção como comunitária ou hospitalar). É assim, pois, que se pensaria em *Streptococcus pneumoniae* causando pneumonia comunitária típica, *Escherichia coli* nas infecções comunitárias do trato urinário, *Staphylococcus epidermidis* na sepse associada a cateter venoso profundo.

Fica claro, posto isso, que antes da instituição da terapia antimicrobiana o patógeno provável deverá ser considerado, prescrevendo-se assim um fármaco com ação sobre o microrganismo em questão, respeitadas as considerações acima sobre as características do paciente.

O ANTIMICROBIANO

Somente após as ponderações acerca do enfermo e do patógeno estarem claras ao médico é que se justifica iniciar a escolha do melhor antimicrobiano a ser usado. Nesse mister, alguns conceitos extremamente úteis devem ser mencionados:

Concentração inibitória mínima (CIM/MIC). Menor concentração de antibiótico capaz de inibir o crescimento de bactérias após 18 a 24 horas em cultura. .

Susceptibilidade. É definida pela ocorrência de níveis séricos/tissulares de antimicrobianos superiores à concentração inibitória mínima; quando esta é maior que os níveis do fármaco fica caracterizada a **resistência.**

Sinergismo. É conceituado como uma otimização da atividade antimicrobiana quando se empregam dois fármacos simultaneamente – o resultado da associação é superior ao obtido com cada antibiótico isoladamente. Como exemplos de importância na prática clínica mencionam-se a associação ampicilina + gentamicina para *Enterococcus* spp, ceftazidima + amicacina para infecções graves por gram-negativos – como *Pseudomonas aeruginosa* – e na febre em neutropênicos.

Atividade bactericida. Os fármacos que possuem esta característica são capazes de destruir microrganismos independentemente dos mecanismos de defesa do hospedeiro (por exemplo, antibióticos β-lactâmicos); se houver apenas inibição do crescimento sem lise do patógeno, o antibiótico é chamado de bacteriostático (por exemplo, tetraciclina). Sem embargo, um antibiótico caracteristicamente *bactericida* pode ser bacteriostático em alguns casos (por exemplo, ampicilina para *Enterococcus* spp) e vice-versa (cloranfenicol, tipicamente bacteriostático, é bactericida para *Neisseria meningitidis* no liquor).

Via de administração. Os antimicrobianos podem ser administrados por distintas vias, mencionando-se a importância das formas de uso a seguir.

- *Uso tópico:* reservado para algumas infecções dermatológicas (clindamicina para acne), oftalmológicas (polimixina B ou neomicina para conjuntivites bacterianas), otorrinolaringológicas (mupirocin para descolonização por *Staphylococcus aureus* meticilina-resistente) e ginecológicas (nistatina para *Candida albicans*).
- *Uso em aerossol:* uso de pentamidina inalatória para profilaxia de pneumocistose em pacientes com AIDS alérgico ao cotrimoxazol.
- *Uso retal:* não empregável habitualmente.

- *Uso intracavitário:* utilizável no tratamento de infecções em cavidades – pleural, peritoneal, pericárdica, articular e outras (por exemplo no tratamento de peritonite fúngica com instilação de anfotericina B na cavidade peritoneal).
- *Uso intra-raquiano e intraventricular:* empregável para o tratamento de infecções nas quais o antimicrobiano não atravessa bem a barreira hematoencefálica (por exemplo, terapia de algumas infecções fúngicas com anfotericina B intratecal).
- *Uso intramuscular:* boa via para alguns fármacos (por exemplo, estreptomicina), tendo como principal inconveniente a possibilidade de complicações (dor local, abscesso, lesão de estruturas nobres, entre outros).
- *Uso intravenoso:* praticamente restrita aos pacientes graves ou naqueles casos em que não se dispõe de antimicrobiano para uso por via oral e/ou intramuscular (por exemplo, anfotericina B e vancomicina).
- *Uso oral:* mais cômodo, sendo recomendada sempre que possível, em geral nos pacientes com infecções menos graves, como a maior parte dos enfermos em tratamento ambulatorial.

O Antibiótico ideal. De acordo com Schechter (1998), como características fundamentais que, ao menos em tese, os antimicrobianos deveriam possuir, tem-se:

- Ação seletiva contra os microrganismos: toxicidade zero para o paciente.
- Manutenção da microbiota saprófita inalterada.
- Não indutor de mecanismos de resistência em patógenos inicialmente sensíveis.
- Ação bactericida.
- Biodisponibilidade mantida em relação à via de administração.
- Estabilidade em solução.
- Meia-vida prolongada.
- Excelente penetração em todos os órgãos, fluidos e tecidos.
- Eficácia elevada independente das condições locais (por exemplo, pH).
- Baixo custo.

Obviamente, tal fármaco não existe. O que é necessário ao médico é empregar os antibióticos da forma mais conscienciosa cabível, fazendo a opção pelo medicamento "mais ideal possível" entre as opções disponíveis.

OS "DEZ MANDAMENTOS" PARA O USO DE ANTIMICROBIANOS

- Avaliar criteriosamente todo paciente com suspeita de infecção através de anamnese e exame físico minuciosos.
- Averiguar a necessidade de coletar material para exame microbiológico, encaminhando-o para pesquisa direta e culturas.
- Ponderar necessidade de uso imediato, ou não, do fármaco.
- Avaliar a melhor via para administração do antimicrobiano.
- Certificar-se de que o antibiótico a ser prescrito atinge concentração satisfatória no local em que está instalado o processo infeccioso.
- Investigar condições que interfiram diretamente na escolha do fármaco (gravidez, história de alergias, insuficiência renal, entre outros).

- Averiguar a possibilidade de infecção por germes resistentes (por exemplo, em pacientes hospitalizados).
- Conhecer bem os efeitos adversos dos fármacos utilizados, para que estes possam ser prontamente identificados.
- No caso de uso por via intravenosa, nunca empregar medicamentos em *bolus* (utilizá-los sempre diluídos, em infusão lenta).
- Usar o bom senso, característica que deve ser inerente a todo e qualquer ato médico.

PRINCIPAIS GRUPOS DE FÁRMACOS

Penicilinas

Mecanismo de ação. Relaciona-se à presença do anel β-lactâmico. O fármaco liga-se a *penicillin-binding proteins* (PBP) localizadas na superfície externa da membrana citoplasmática, o que impede a formação de peptidoglicanos constituintes da parede celular, ocasionando lise osmótica das células bacterianas (Quadro 1-1).

Cefalosporinas

Mecanismo de ação. Como antibióticos β-lactâmicos, cefalosporinas atuam na síntese de parede celular, ligando-se as *penicillin-binding proteins* (PBP). O grupamento característico do grupo é o núcleo central, o ácido 7-aminocefalosporânico, responsável pelas características farmacológicas do grupo.

De um modo geral, a cada nova geração **aumenta** a atividade contra gram-negativos e **diminui** a atividade contra gram-positivos. Outra característica relacionada à "progressão" de gerações é a capacidade de atravessar a barreira hematoencefálica: penetram bem as cefalosporinas de terceira e quarta gerações; cefuroxima (2ª geração) e cefodizima (3ª geração) não devem ser empregadas para tratamento de infecções do sistema nervoso central (Quadro 1-2).

Outros β-lactâmicos

Mecanismo de ação. Os monobactâmicos (aztreonam) e as carbapenemas são fármacos também pertencentes ao grupo dos β-lactâmicos, atuando na síntese de parede celular, ligando-se as *penicillin-binding proteins* (PBP). Penetram razoavelmente bem no SNC, sendo antibióticos de uso predominantemente hospitalar (Quadro 1-3).

Quadro 1-3. Outros β-lactâmicos disponíveis para uso clínico	
Monobactâmicos	**Carbapenemas**
Aztreonam	Imipenem Meropenem

Glicopeptídeos

Mecanismo de ação. Os glicopeptídeos agem na inibição da síntese de parede celular por antagonizarem, competitivamente, a polimerização (transglicosilação) das cadeias de peptidoglicana (Quadro 1-13).

Os fármacos disponíveis, para uso terapêutico, são a vancomicina e a teicoplanina, sendo apenas o primeiro capaz de atravessar a barreira hematoencefálica (se inflamada, há melhor penetração).

Estreptograminas

Mecanismo de ação. São antimicrobianos capazes de se ligar ao ribossomo (subunidade 50 S), impedindo a síntese protéica bacteriana. Tem-se disponível a associação dalfopristina/quinupristina, com emprego precípuo em infecções por cocos gram-positivos multirresistentes (ver Quadro 1-13).

Aminoglicosídeos

Mecanismo de ação. Ligam-se irreversivelmente ao ribossomo bacteriano (subunidades 30S e 50S), produzindo bloqueio ou alterações profundas na síntese de proteínas. São formados polipeptídeos "aberrantes" que, por sua inatividade bioquímica, são incapazes de funcionar adequadamente, levando a célula bacteriana à morte. São bactericidas na maior parte das situações (Quadro 1-4).

Quadro 1-1. Penicilinas disponíveis para uso clínico				
Penicilinas "naturais"	**Isoxazolilpenicilinas**	**Aminopenicilinas**	**Carboxipenicilinas**	**Ureidopenicilinas**
Penicilina G Penicilina V	Oxacilina Meticilina Nafcilina Dicloxacilina Cloxacilina	Ampicilina Amoxicilina Bacampacilina Metampicilina	Carbenicilina Ticarcilina	Azlocilina Mezlocilina Piperacilina

Quadro 1-2. Cefalosporinas disponíveis para uso clínico				
Primeira geração	**Segunda geração**	**Terceira geração**	**Terceira geração anti-P. aeruginosa**	**Quarta geração**
Cefalotina Cefazolina Cefalexina Cefadroxil Cefapirina Cefradina Ceforanida	Cefuroxima Cefaclor Cefoxitina Cefotetam Cefmetazol Cefamandole	Ceftriaxona Cefotaxima Cefodizima Cefixima Cefetamet	Ceftazidima Cefoperazona	Cefpiroma Cefepima

Quadro 1-4. Aminoglicosídeos disponíveis para uso clínico

Aminoglicosídeos naturais	Aminoglicosídeos sintéticos
Estreptomicina	Amicacina
Espectinomicina	Netilmicina
Neomicina	
Gentamicina	
Canamicina	
Tobramicina	
Paromomicina	

Polimixinas

Mecanismo de ação. São antibióticos polipeptídicos que exercem ação antimicrobiana por ligação aos constituintes lipoprotéicos da membrana plasmática, destruindo sua barreira osmótica seletiva. Apresentam marcante toxicidade, estando disponíveis para uso clínico apenas a polimixina B e polimixina E (esta última também conhecida por colistina). São bactericidas para gram-negativos (incluindo *P. aeruginosa*), não possuindo atividade sobre bactérias gram-positivas (Quadro 1-13).

Quinolonas

Mecanismo de ação. Inibem a DNA-girase bacteriana, enzima fundamental no processo de replicação do DNA. Disso resulta um relaxamento do superespiralamento das cadeias de DNA, com conseqüente degradação cromossomial. São bactericidas (Quadro 1-5).

Quadro 1-5. Quinolonas disponíveis para uso clínico

Primeira geração	Segunda geração	Terceira geração	Quarta geração
Ácido nalidíxico	Ácido pipemídico	Norfloxacina	Levofloxacina
Ácido oxolínico		Ofloxacina	Esparfloxacina
		Ciprofloxacina	Trovafloxacina
		Pefloxacina	Moxifloxacina
		Lomefloxacina	Gatifloxacina

Macrolídeos

Mecanismo de ação. Ligam-se à fração 50S do ribossomo bacteriano inibindo a translocação do RNA transportador, o que acaba por bloquear a união de aminoácidos para a síntese de proteínas. São antimicrobianos primariamente bacteriostáticos (Quadro 1-6).

Quadro 1-6. Macrolídeos disponíveis para uso clínico

Número de átomos na estrutura cíclica do macrolídeo		
14 átomos	15 átomos	16 átomos
Eritromicina	Azitromicina	Espiramicina
Roxitromicina		Miocamicina
Claritromicina		

Clindamicina

Mecanismo de ação. Inibem a síntese protéica por ligação à subunidade 50S do ribossomo bacteriano. Para a maior parte das bactérias sensíveis, a clindamicina tem ação bactericida (Quadro 1-14).

Tetraciclinas

Mecanismo de ação. Ligam-se à subunidade 30S do ribossomo, impedindo a ligação do RNA transportador, bem como o aporte de aminoácidos e a síntese de proteínas. São antimicrobianos bacteriostáticos. Os principais fármacos disponíveis são a tetraciclina, a doxiciclina e a minociclina (Quadro 1-15).

Tuberculostáticos

Vários fármacos quimicamente diferentes são preconizados atualmente para o tratamento da tuberculose, com destaque para rifampicina, isoniazida, pirazinamida, etambutol, etionamida e estreptomicina (este último, um aminoglicosídeo). O **mecanismo de ação** de cada um desses fármacos é apresentado no Quadro 1-7.

Quadro 1-7. Mecanismo de ação dos principais fármacos empregados no tratamento da tuberculose

Tuberculostático	Mecanismo de ação
Rifampicina	Ligação irreversível à RNA-polimerase DNA-dependente, impedindo a produção de RNA e a síntese de proteínas
Isoniazida	Quelação de íons cobre essenciais para a célula bacteriana; interfere também na enzima micolase-sintetase, importante na síntese de ácido micólico, constituinte básico da parede celular das micobactérias
Pirazinamida	Pouco conhecido (similar à isoniazida -?)
Etambutol	Inibição da síntese de ácidos nucléicos da célula bacteriana
Etionamida	Age sobre a enzima nicotinamida adenina-dinucleotídeo, tornando-a defeituosa

Sulfas e trimetoprim

Mecanismo de ação. Estes antimicrobianos atuam na síntese de ácidos nucléicos, impedindo a síntese de compostos necessários à formação do DNA. As sulfas são análogos do ácido paraaminobenzóico (PABA), impedindo a síntese de ácido fólico; o trimetoprim bloqueia a ação da enzima diidrofolato redutase, a qual converte o ácido fólico em ácido folínico (Quadro 1-15).

Cloranfenicol

Mecanismo de ação. Inibe a fixação do RNA mensageiro aos ribossomos (liga-se à subunidade 30S), além de atuar impedindo a união de aminoácidos na formação do polipeptídeo (por ligação irreversível à subunidade 50S). É antimicrobiano bacteriostático (exceto para *Neisseria meningitidis*, no liquor, onde o cloranfenicol é bactericida) (Quadro 1-15).

Antivirais

Um grande número de fármacos quimicamente distintos tem ação antiviral, agindo em diferentes etapas do metabolismo viral. Uma breve apreciação do mecanismo de ação dos principais medicamentos empregados na terapia antiviral é apresentada no Quadro 1-8.

Quadro 1-8. Mecanismo de ação dos principais antivirais

Antiviral	Mecanismo de ação
Aciclovir	Inibição de polimerases virais impedindo a síntese de DNA viral
Valaciclovir	Prodroga do aciclovir
Fanciclovir	Inibição de polimerases virais impedindo a síntese de DNA viral
Ganciclovir	Inibe a ligação de deoxiguanosina com a DNA-polimerase impedindo o alongamento do DNA e a replicação viral
Foscarnet	Inibição da DNA-polimerase viral
Cidofovir	Análogo de nucleotídeo que impede a adequada síntese de DNA
Ribavirina	Nucleosídeo análogo à guanosina, inibindo a síntese de RNA e DNA virais
Osetalmivir	Age inibindo a neuraminidase do vírus influenza

Anti-retrovirais

São discutidos no Capítulo 22.

Antifúngicos

Atualmente dispõe-se de um bom número de antifúngicos para uso clínico, a maior parte dos quais tem atuação sobre o metabolismo lipídico do fungo, conforme o apresentado no Quadro 1-9.

Quadro 1-9. Mecanismo de ação dos principais antifúngicos

Antifúngico	Mecanismo de ação
Cetoconazol	Inibição da biossíntese de esteróis fúngicos essenciais para o metabolismo celular
Itraconazol	Idem cetoconazol
Fluconazol	Idem cetoconazol
Anfotericina B	Atuação sobre o ergosterol da membrana celular, aumentando a permeabilidade da célula
Griseofulvina	Impedimento à função de microtúbulos
Flucitosina	Inibição da enzima timidilato sintetase, reduzindo a síntese de DNA
Acetato de Caspofungina	Inibição da produção de β (1,3)-D-glucana, composto fundamental para a síntese de parede celular

Antiparasitários

Os principais fármacos e seus respectivos mecanismos de ação são apresentados no Quadro 1-10.

Quadro 1-10. Antiparasitários e seu mecanismo de ação

Antiparasitário	Mecanismo de ação
Metronidazol	Interação de produtos do metabolismo celular do fármaco com macromoléculas do patógeno, matando-o
Secnidazol	Similar ao metronidazol
Tinidazol	Similar ao metronidazol
Quinino	Ligação à dupla fita de DNA inibindo a separação dos filamentos, transcrição e síntese de proteínas
Cloroquina	Inibição da atividade de heme polimerase de *Plasmodium* spp; bloqueio da síntese de DNA do parasito (?)
Mefloquina	Inibição da síntese enzimática de DNA e RNA por ligar-se ao DNA do parasito (similarmente ao quinino)
Primaquina	Inibição da DNA e RNA polimerases; alteração em processos oxidativos celulares
Halofantrine	Sugerido mecanismo similar ao da cloroquina (?)
Atovaquone	Interferência seletiva sobre o transporte de elétrons em nível mitocondrial e processos relacionados à biossíntese de pirimidinas (?)
Artemisinina	Atuação lesiva sobre as membranas celulares de *Plasmodium* spp (?)
Pentamidina	Interação direta com DNA, RNA, fosfolipídios e proteínas do parasito (?)
Pirimetamina	Inibição da diidrofolato redutase (impede a síntese de ácido folínico a partir do ácido fólico)
Antimoniato de Meglumina	Bloqueio de processos localizados nos glicossomas – enzimas fosfofrutoquinase e desidrogenase pirúvica (?)
Benzonidazol	Interações de intermediários de nitrorredução com componentes celulares (DNA, lipídios e proteínas)
Nifurtimox	Formação de ânions superóxido e outros radicais livres de oxigênio capazes de interagir com macromoléculas do parasito
Suramina	Inibição de várias etapas do metabolismo energético de tripanossomos

8 ❑ PARTE I ✔ GENERALIDADES EM INFECTOLOGIA

Quadro 1-10. Antiparasitários e seu mecanismo de ação *(Continuação)*	
Antiparasitário	*Mecanismo de ação*
Eflornitina	Inibição da ornitina descarboxilase (enzima necessária a síntese de poliaminas)
Melasorprol	Atuação como quelante de metais pesados essenciais aos parasitos (?)
Albendazol	Inibição da polimerização de microtúbulos (pela ligação a β-tubulina), havendo imobilização e morte do parasito
Mebendazol	Idem albendazol; atua também na inibição da captação de glicose, provocando depleção de glicogênio
Tiabendazol	Idem albendazol
Cambendazol	Idem albendazol
Levamisol	Inibição da succino-desidrogenase dos músculos do helminto
Dietilcarbamazina	Diminuição da atividade muscular e imobilização do parasito; despolimerização microtubular (?)
Ivermectina	Intensificação da neurotransmissão de sinais mediada por ácido γ-aminobutírico, paralisando o helminto
Praziquantel	Aumento da permeabilidade da membrana a cátions (Ca^{++}) levando à paralisia espástica do parasito
Oxaminiquine	Ligação ao DNA do parasito (?)
Bitinol	Inibição da fosforilação oxidativa do helminto causando sua morte

ESPECTRO, EFEITOS ADVERSOS, POSOLOGIA (INCLUINDO DOSES NAS INSUFICIÊNCIAS RENAL E HEPÁTICA) E ANTIMICROBIANOS NA GRAVIDEZ

Os aspectos mais importantes acerca do espectro antimicrobiano dos principais fármacos apresentados, bem como seus efeitos adversos e as doses mais usuais preconizadas são apresentados nos Quadros 1-11 a 1-21.

Quadro 1-11. Aspectos gerais importantes das penicilinas e inibidores das β-lactamases				
PENICILINAS				
Fármaco	*Espectro*	*Efeitos adversos*	*Dose*	*Observações*
Penicilina G	*Streptococcus* spp, *Neisseria* spp, anaeróbios, *Clostridium* spp, *Corynebacterium diphteriae*, *Treponema pallidum*, *Leptospira* spp e *Actinomyces* spp	Hipersensibilidade é o principal paraefeito; convulsões podem ocorrer sobretudo em pacientes com disfunção renal, sendo também descritos mioclonia, parestesia, hiper-reflexia e coma	**Pen. cristalina**: 50 a 300 mil U/kg/dia, de 3/3h ou de 4/4h (IV) **Pen. procaína**: 400 mil a 1,2 milhão U/dia, 12/12 h ou 24/24 h (IM) **Pen. benzatina**: 600 mil a 2,4 milhões U/dia (IM)	*Staphylococcus aureus* de comunidade com resistência superior a 95%. Cepas de *Clostridium* spp, *Streptococcus pneumoniae* e *Neisseria gonorrhoeae* vêm apresentando crescente resistência; não usar para meningite por *S. pneumoniae*
Penicilina V	Semelhante à penicilina G	Semelhante à penicilina G, exceto alterações do SNC	40 a 500 mil U/kg/dia, 6/6 h	Menos ativa que penicilina G; pouco usada pela absorção errática
Ampicilina	*Streptococcus* spp, *Enterococcus* spp, *Neisseria* spp, pouco ativa contra anaeróbios; alguns gram-negativos entéricos (*Salmonella* spp, *Shigella* spp), *Haemophilus influenzae*	Hipersensibilidade e aumento transitório de aminotransferases; já descritos nefrite intersticial e trombocitopenia. Diarréia, náuseas e vômitos, quando usada por via oral	50 a 400 mg/kg/dia, 4/4h ou 6/6 h (vias IV e VO)	Apenas 40% de absorção por via oral Várias cepas de *Salmonella* spp e *H. influenzae* são resistentes. Ampicilina é bacteriostática para *Enterococcus* spp. Não usar para tratamento de infecções por *S. aureus*
Amoxicilina	Espectro similar ao da ampicilina	Similar à ampicilina, sendo também relatados raros casos de leucopenia	20 a 100 mg/kg/dia, 8/8 h (vias IV e VO)	Melhor absorção oral que a ampicilina. Não usar para tratamento de infecções por *S. aureus*

Capítulo 1 ✔ ANTIMICROBIANOS ❑ 9

Quadro 1-11. Aspectos gerais importantes das penicilinas e inibidores das β-lactamases *(Continuação)*

PENICILINAS

Fármaco	Espectro	Efeitos adversos	Dose	Observações
Oxacilina	*Staphylococcus aureus* (não MRSA), *Streptococcus* spp; inativas contra *Enterococcus* spp	Hipersensibilidade, aumento transitório de aminotransferases (já descrita hepatite colestática) e leucopenia	50 a 200 mg/kg/dia fracionados em seis aplicações (IV)	Tem indicação primeva nas infecções por *S. aureus* em pacientes oriundos da comunidade
Carbenicilina	Gram-positivos sensíveis à penicilina (porém é menos ativa que este fármaco) e gram-negativos como *Pseudomonas aeruginosa*	Hipersensibilidade, distúrbios da coagulação (disfunção plaquetária), hepatite medicamentosa e convulsões (em pacientes com insuficiência renal crônica); risco de sobrecarga de sódio	100 a 600 mg/kg/dia fracionados em seis ou doze aplicações (IV)	Inativa, na maior parte das vezes, contra *Klebsiella* spp e *Serratia* spp

PENICILINAS/INIBIDORES DAS β-LACTAMASES

Fármaco	Espectro	Efeitos adversos	Dose	Observações
Amoxicilina/ ácido clavulânico	Bactérias sensíveis à amoxicilina e mais *S. aureus* (não MRSA), *H. influenzae*, *Moraxella catarrhalis*, *Escherichia coli*, *Klebsiella* spp, *Eikenella corrodens*, anaeróbios	Mesmos paraefeitos da amoxicilina	30-50 mg/kg/dia, fracionados em três doses (vias IV e VO)	Inativo contra *Pseudomonas* spp, *Serratia* spp e *Enterobacter* spp e MRSA
Ticarcilina/ ácido clavulânico	*S. aureus* (não MRSA), *Streptococcus* spp, gram-negativos (incluindo *Klebsiella* spp e *P. aeruginosa*), anaeróbios	Hipersensibilidade, distúrbios da coagulação (disfunção plaquetária), hepatite medicamentosa, convulsões	200-300 mg/kg/dia, 4/4h ou 6/6 h ou 8/8 h (uso IV)	Inativo contra *Enterococcus* spp e MRSA
Ampicilina/ sulbactam	Espectro similar ao da amoxicilina/ácido clavulânico; ação sobre *Acinetobacter baumanii*	Mesmos paraefeitos da ampicilina	Adultos: 1,5-3,0 g, 6/6 h; Crianças: 150 mg/kg/dia, 6/6 h (uso IV)	Boa opção para tratamento de infecções por *A. baumanii*
Piperacilina/ tazobactam	*S. aureus* (não MRSA), *Streptococcus* spp, alguns *Enterococcus* spp, gram-negativos (incluindo *Klebsiella* spp e *P. aeruginosa*), anaeróbios	Hipersensibilidade, convulsões, risco de hemorragias (alterações da função plaquetária)	4,5 g, 6/6 ou 8/8 horas (uso IV)	Indicada particularmente nas infecções por *P. aeruginosa* e *Acinetobacter* spp

Quadro 1-12. Aspectos gerais importantes das cefalosporinas

CEFALOSPORINAS

Fármaco	Espectro	Efeitos adversos	Dose	Observações
Cefalotina (primeira geração)	*Streptococcus* spp, *S. aureus* (não MRSA), alguns gram-negativos (como cepas de *Klebsiella* spp, *E. coli*, *Proteus* spp)	Hipersensibilidade é o principal paraefeito (5% a 10% de reação cruzada em alérgicos à penicilina) e elevação transitória de aminotransferases	50 a 200 mg/kg/dia, de 4/4h ou de 6/6 h (IV)	Não atua contra *H. influenzae*, *P. aeruginosa*, *Acinetobacter* spp, *Enterococcus* spp e anaeróbios. Associação com aminoglicosídeo pode ser extremamente lesiva ao rim, causando insuficiência renal aguda
Cefazolina (primeira geração)	Semelhante à cefalotina	Semelhante à cefalotina	30 a 100 mg/kg/dia, 8/8 h (IV)	Empregada em profilaxia cirúrgica por sua maior meia-vida
Cefalexina (primeira geração)	Semelhante à cefalotina	Semelhante à cefalotina, associando-se distúrbios gastrointestinais	30 a 50 mg/kg/dia, 6/6 h (VO)	Usada em infecções menos graves ou para complementação de tratamento parenteral
Cefadroxil (primeira geração)	Espectro similar ao da cefalotina	Similar à cefalexina	15 a 30 mg/kg/dia, 8/8 h ou 12/12 h (VO)	Semelhante à cefalexina
Cefuroxima (segunda geração)	*S. aureus* (não MRSA), *Streptococcus* spp, *H. influenzae*, *N. meningitidis*, *M. catarrhalis*, *E. coli*, *K. pneumoniae* e *Proteus* spp	Hipersensibilidade, aumento transitório de aminotransferases, leucopenia e trombocitopenia (raras)	50 a 100 mg/kg/dia, 8/8 h (uso IV); 125 a 500 mg, 12/12 h (VO)	Inativa contra *Enterococcus* spp e *P. aeruginosa*. Não usar no tratamento de infecção do sistema nervoso central, pois as cefalosporinas de terceira geração têm melhor penetração neste sítio
Cefaclor (segunda geração)	*S. aureus* (não MRSA), *Streptococcus* spp, *H. influenzae*, *N. meningitidis*, *M. catarrhalis*, *E. coli*, *K. pneumoniae* e *Proteus* spp	Hipersensibilidade e distúrbios gastrointestinais	20 a 40 mg/kg/dia, 6/6 ou 8/8 h (VO)	Inativa contra *Enterococcus* spp e *P. aeruginosa*
Cefoxitina (segunda geração)	Menos potente que cefalotina e cefuroxima contra gram-positivos; potência similar às demais cefalosporinas de segunda geração para gram-negativos; excelente ação para anaeróbios (*B. fragilis*)	Hipersensibilidade e raros casos de neutropenia	100-200 mg/kg/dia, 4/4 ou 6/6 h (via IV)	Antimicrobiano bastante empregado em profilaxias cirúrgicas Pode induzir rapidamente a resistência de gram-negativos (produção de β-lactamases)
Ceftriaxona (terceira geração)	*Enterobacteriaceae*, *Streptococcus* spp, *Neisseria* spp, *H. influenzae*, *M. catarrhalis* e *Treponema pallidum*. Desprezível atuação sobre anaeróbios. Inativa para *P. aeruginosa*	Hipersensibilidade, aumento transitório de aminotransferases, "lama" biliar; risco teórico de *kernicterus* em recém-nascidos (nestes prefere-se cefotaxima)	50-100 mg/kg/dia, 12/12 ou 24/24 h (vias IM ou IV)	Inativo contra *Enterococcus* spp, MRSA (possui MIC para *S. aureus* meticilina-sensível ainda que não seja empregada com esta finalidade), *P. aeruginosa* e *Acinetobacter* spp. Usada na profilaxia de meningite meningocócica
Cefotaxima (terceira geração)	*Enterobacteriaceae*, *Streptococcus* spp, *Neisseria* spp, *H. influenzae*, *M. catarrhalis* e *T. pallidum*. Desprezível atuação sobre anaeróbios. Inativa para *P. aeruginosa*	Hipersensibilidade é o principal paraefeito	40-100 mg/kg/dia, 4/4 ou 6/6 h (via IM ou IV)	Inativo contra *Enterococcus* spp, MRSA, *P. aeruginosa* e *Acinetobacter* spp. Fármaco de escolha para meningite em neonatos pelo menor risco de efeitos adversos que a ceftriaxona ("lama" biliar)
Cefodizima (terceira geração)	*Enterobacteriaceae*, *Streptococcus* spp, *Neisseria* spp, *H. influenzae*, *M. catarrhalis* e *Treponema pallidum*. Desprezível atuação sobre anaeróbios. Inativa para *P. aeruginosa*	Hipersensibilidade é o efeito adverso mais relevante	1-2 g, 24/24 h (uso IM ou IV)	Ação imunoestimuladora da função fagocitária e do crescimento linfocitário (linfócitos OKT4) Não empregar nas infecções do sistema nervoso central Não ativo contra MRSA e *Enterococcus* spp

Capítulo 1 ✔ ANTIMICROBIANOS ❑ **11**

Quadro 1-12. Aspectos gerais importantes das cefalosporinas *(Continuação)*

CEFALOSPORINAS

Fármaco	Espectro	Efeitos adversos	Dose	Observações
Ceftazidima (terceira geração)	*P. aeruginosa, Enterobacteriaceae* e algumas espécies de *Acinetobacter* spp	Hipersensibilidade, leucopenia e trombocitopenia (raros) e elevações transitórias de AST e ALT	60 a 100 mg/kg/dia, 8/8 h (via IV)	Fármaco de escolha para tratamento de infecções por *P. aeruginosa*
Cefpiroma (quarta geração)	*Enterobacteriaceae, P. aeruginosa, Streptococcus* spp, *S. aureus* (não MRSA)	Hipersensibilidade, elevações transitórias de AST e ALT	1-2 g, 12/12 h (uso IV); nas infecção por *Pseudomonas* spp e *S. aureus* 2 g, 8/8 h	*Enterococcus* spp, MRSA, *B. fragilis, Acinetobacter* spp são resistentes à cefpiroma
Cefepima (quarta geração)	*Enterobacteriaceae, P. aeruginosa, Streptococcus* spp, *S. aureus* (não MRSA)	Hipersensibilidade, elevações transitórias de AST e ALT	1 g, 12/12 (uso IV); nas infecção por *Pseudomonas* spp e *S. aureus* 2 g, 8/8 h	*Enterococcus* spp, MRSA, *B. fragilis, Acinetobacter* spp são resistentes à cefepima

12 ❑ Parte I ✔ Generalidades em Infectologia

Quadro 1-13. Aspectos gerais importantes das carbapenemas, monobactâmicos, glicopeptídeos, estreptograminas, aminoglicosídeos e polimixinas

CARBAPENEMAS

Fármaco	Espectro	Efeitos adversos	Dose	Observações
Imipenem	Antimicrobiano de amplo espectro com excelente ação contra gram-positivos e negativos; não atua sobre MRSA, *Enterococcus* spp, *Stenotrophomonas maltophilia*, germes sem parede celular	Hipersensibilidade é pouco usual; convulsões podem ocorrer (em infecções do SNC é, em geral, preferível o uso do meropenem)	Adultos: 0,5-1 grama 6/6 h (via IV) Crianças: 50 mg/kg/dia, 6/6 h (via IV)	É descrita reação alérgica "cruzada" com as penicilinas, embora rara; deste modo, seu uso em pacientes com antecedentes de alergia grave às penicilinas deve ser bem ponderado. Discreta ação sobre *C. difficile*
Meropenem	Semelhante ao imipenem	Hipersensibilidade; tem menor potencial epileptogênico que o imipenem	Adultos: 1-2 g, 8/8 h (via IV) Crianças: 10-20 mg/kg/dia, 8/8 h (via IV); nas meningites 40 mg/kg/dose	Costuma ser preferível ao imipenem em infecções do sistema nervoso central (SNC) pelo menor potencial epileptogênico – fármaco de escolha para recém-natos e lactentes

MONOBACTÂMICOS

Fármaco	Espectro	Efeitos adversos	Dose	Observações
Aztreonam	Exclusivo para gram-negativos, incluindo *Enterobacteriaceae* e *Pseudomonas* spp	Hipersensibilidade, icterícia, aumento transitório de aminotransferases, leucopenia e trombocitopenia	50-200 mg/kg/dia, 6/6 h ou 8/8 h (uso IV)	Não atua contra germes gram-positivos e anaeróbios. Não apresenta reação alérgica "cruzada" com outros β-lactâmicos

GLICOPEPTÍDEOS

Fármaco	Espectro	Efeitos adversos	Dose	Observações
Vancomicina	*S. aureus* (MRSA), *Enterococcus* spp, *C. difficile*; sem efeito sobre gram-negativos	Ototoxicidade, nefrotoxicidade, síndrome do homem vermelho e *rash* cutâneo	30-40 mg/kg/dia, 6/6 ou 12/12 h (vias IV ou VO = na enterocolite pseudomembranosa)	Indicado para o tratamento de infecções por cocos gram-positivos resistentes ao β-lactâmicos. Por via oral para enterocolite pseudomembranosa
Teicoplanina	Idem vancomicina	Idem vancomicina (teicoplanina é menos otonefrotóxica)	Adultos: 400 mg no primeiro dia; depois 200-400 mg (vias IM ou IV) Crianças: 3 mg/kg/dia, 24/24 h (via IM ou IV)	Não penetra no SNC

Quadro 1-13. Aspectos gerais importantes das carbapenemas, monobactâmicos, glicopeptídeos, estreptograminas, aminoglicosídeos e polimixinas *(Continuação)*

ESTREPTOGRAMINAS

Fármaco	Espectro	Efeitos adversos	Dose	Observações
Dalfopristina/qui nupristina	*S. aureus* (incluindo MRSA e GISA), *Streptococcus* spp, *Enterococcus* spp, *L. monocytogenes*	Artralgia, aumento transitório de bilirrubina indireta	7,5 mg/kg, a cada 8 horas (via IV)	Indicado para tratamento de infecções por *S. aureus* com sensibilidade intermediária aos glicopeptídeos (GISA) e *Enterococcus* spp resistente aos glicopeptídeos

AMINOGLICOSÍDEOS

Fármaco	Espectro	Efeitos adversos	Dose	Observações
Gentamicina	*Enterobacteriaceae* e *P. aeruginosa* (maioria das cepas é resistente à gentamicina). Sinergismo com ampicilina para *Enterococcus* spp	Nefrotoxicidade (menor com dose única diária), e ototoxicidade; injeção em *bolus* associado a bloqueio neuromuscular; alergia pouco usual	3-5 mg/kg/dia, dose única diária (via IV), exceto na endocardite 8/8 h (via IV)	Inativo contra anaeróbios, *Burkolderia cepacia, Listeria monocytogenes* e *H. influenzae* (naturalmente resistentes). Não atravessa a barreira hematoencefálica (não usar para infecções do SNC)
Amicacina	*Enterobacteriaceae, P. aeruginosa* e *Nocardia* spp; atua contra *Mycobacterium* spp	Idem gentamicina	15 mg/kg/dia, dose única diária (via IV), exceto na endocardite 8/8 h ou 12/12 h (via IV)	Aminoglicosídeo a ser utilizado nos casos de infecção por *P. aeruginosa*
Tobramicina	*P. aeruginosa, Enterobacteriaceae*	Idem gentamicina	4-8 mg/kg/dia, 8/8 h ou 12/12 h (via IM ou IV)	Fármaco de escolha para tratamento de infecções por *P. aeruginosa*
Estreptomicina	Semelhante à gentamicina, atuando contra *Mycobacterium* spp (principal indicação)	Idem gentamicina (é mais ototóxico que os demais)	20-40 mg/kg/dia, 24/24 h (uso IM ou IV)	Fármaco que compõe o esquema 3 contra infecções por *Mycobacterium tuberculosis*
Neomicina	Semelhante à gentamicina	Idem gentamicina (é mais nefrotóxico que os demais)	100 mg/kg/dia, 6/6 h (uso VO)	Indicado atualmente para "esterilizar" o cólon de pacientes em hepatopatas

POLIMIXINAS

Fármaco	Espectro	Efeitos adversos	Dose	Observações
Polimixina B	*Enterobacteriaceae* e *P. aeruginosa*	Nefrotoxicidade e ototoxicidade	1,5-2,5 mg/kg/dia, 6/6 h (IV) 2,5-3,0 mg/kg/dia, 6/6 h (IM)	Fármaco muito tóxico usado basicamente em infecções por gram-negativos multirresistentes
Polimixina E (colistina)	*Enterobacteriaceae* e *P. aeruginosa*	Similar à polimixina B	2,5-5,0 mg/kg/dia, 12/12 h (vias IM ou IV)	Fármaco muito tóxico usado basicamente em infecções por gram-negativos multirresistentes

Parte I ✔ Generalidades em Infectologia

Quadro 1-14. Aspectos gerais importantes das quinolonas, macrolídeos e lincosamidas

QUINOLONAS

Fármaco	Espectro	Efeitos adversos	Dose	Observações
Norfloxacina	*Enterobacteriaceae, Neisseria* spp, *H. influenzae, M. catarrhalis, Vibrio cholerae, Pasteurella multocida, Eikenella corrodens*; algo ativa contra *S. aureus*	Hipersensibilidade, toxicidade no SNC (convulsões, cefaléia, insônia), Fotossensibilidade, deposição em cartilagens de crescimento (em animais); não usar quinolonas em menores de 18 anos	400 mg, 12/12 h (via oral)	Não atua contra a maioria das cepas de *P. aeruginosa*, MRSA, *Enterococcus* spp, *Streptococcus* spp e anaeróbios. Níveis séricos pouco elevados; empregável para infecções do trato urinário (altas concentrações neste sítio)
Ofloxacina	Semelhante à norfloxacina	Semelhante à norfloxacina	200-400 mg/dia, 12/12 ou 24/24 h (vias IV e VO)	É a mais efetiva contra *Mycobacterium* spp; alcança níveis de 50-60% no LCR
Pefloxacina	Semelhante à norfloxacina	Semelhante à norfloxacina	400 mg, 12/12 h (vias IV e VO)	Atinge níveis séricos mais altos que ciprofloxacina no SNC (pode ser usada em infecções nestes sítios)
Ciprofloxacina	Semelhante à norfloxacina, com excelente efeito em *P. aeruginosa* (quinolona usada para tratamento deste germe)	Semelhante à norfloxacina	VO = 500-750 mg, 12/12 h; IV = 200-400 mg, 12/12 h	Atinge, de forma errática, níveis variáveis no SNC. Não é aconselhável o uso concomitante com teofilina pelo risco de surgimento de crises convulsivas
Levofloxacina (quarta geração)	Semelhante à norfloxacina, mas com ganho para *Streptococcus* spp e germes "atípicos" (*Mycoplasma* spp, *Chlamydia* spp e *Legionella* spp)	Semelhante à norfloxacina	500 mg, 12/12 ou 24/24 h (vias IV e VO)	Não é aconselhável o uso concomitante com teofilina
Gatifloxacina (quarta geração)	Semelhante à levofloxacina	Semelhante à norfloxacina	400 mg, 24/24 h (vias IV ou VO)	Não é aconselhável o uso concomitante com teofilina
Moxifloxacina (quarta geração)	Semelhante à levofloxacina	Semelhante à norfloxacina	400 mg, 24/24 h (VO)	Pode aumentar o intervalo QT se usado com quinidina, procainamida, sotalol e amiodarona

Capítulo 1 ✔ ANTIMICROBIANOS ❑ **15**

Quadro 1-14. Aspectos gerais importantes das quinolonas, macrolídeos e lincosamidas *(Continuação)*

MACROLÍDEOS E LINCOSAMIDAS

Fármaco	Espectro	Efeitos adversos	Dose	Observações
Eritromicina	Gram-positivos (exceto *Enterococcus* spp), cocos gram-negativos, *Legionella* spp, *Mycoplasma* spp, *Chlamydia* spp, *Mycobacterium* spp	Intolerância gastrointestinal (sobretudo em adultos), hipersensibilidade e hepatotoxicidade (sal estolato, principalmente em gestantes)	30-40 mg/kg/dia, 6/6 h (VO)	Atua contra algumas poucas cepas de *H. influenzae* e de *M. catarrhalis*; sem atividade sobre *Enterobacteriaceae*. Não usar o sal de estolato durante a gravidez
Espiramicina	Semelhante à eritromicina e *Toxoplasma gondii*	Hipersensibilidade; mais bem tolerado que a eritromicina	50-100 mg/kg/dia, 6/6 h ou 8/8 h (VO)	Indicado na toxoplasmose durante o período gravídico
Roxitromicina	Semelhante à eritromicina	Hipersensibilidade e intolerância gastrointestinal	5 mg/kg/dia (300 mg adultos), 12/12 ou 24/24 h (VO)	Inativo contra *Enterococcus* spp, *Enterobacteriaceae* e *P. aeruginosa*
Claritromicina	Gram-positivos (exceto *Enterococcus* spp), *H. influenzae*, *M. catarrhalis*, *Legionella* spp, *Mycoplasma* spp, *Chlamydia* spp, *N. gonorrhoeae*, *T. gondii*, *Mycobacterium* spp	Efeitos gastrointestinais; raramente trombocitopenia, reação miastenia "símile" e hipoacusia (altas doses)	Adultos: 250-500 mg, 12/12 h (vias IV e VO) Crianças: 15 mg/kg/dia, 12/12 h (vias IV e VO)	Mais potente sobre gram-positivos em relação à azitromicina. Único macrolídeo disponível por via intravenosa no Brasil
Azitromicina	Gram-positivos (exceto *Enterococcus* spp), *H. influenzae*, *M. catarrhalis*, *Legionella* spp, *Mycoplasma* spp, *Chlamydia* spp, *N. gonorrhoeae*, algumas *Enterobacteriaceae*	Raros efeitos gastrointestinais	Adultos: 500 mg no 1º dia e 250 mg nos subseqüentes (VO); Crianças: 10 mg/kg/dia no 1º dia e 5 mg/kg/dia nos dias subseqüentes (VO)	Mais potente contra os gram-negativos em relação à claritromicina. Ingerir "longe" das refeições. Não tem atividade sobre *M. tuberculosis*. Age sobre *Toxoplasma gondii*
Clindamicina	*S. aureus* (não MRSA), *Streptococcus* spp e anaeróbios; ativo também contra *Plasmodium* spp, *Babesia* spp, *Pneumocystis carinii* e *T. gondii*	Hipersensibilidade, diarréia (mais freqüente), elevação transitória de AST; injeção em *bolus* pode causar arritmia e parada cardíaca	25-50 mg/kg/dia, 6/6 h (uso vias IV, IM, VO)	Inativo contra *Enterococcus* spp e gram-negativos. Como outros antimicrobianos não deve ser feito em *bolus* (administrá-lo sempre diluído)

Quadro 1-15. Aspectos gerais importantes das tetraciclinas, cloranfenicol, sulfas e tuberculostáticos

TETRACICLINAS E CLORANFENICOL

Fármaco	Espectro	Efeitos adversos	Dose	Observações
Tetraciclina	Alguns cocos gram-positivos (não *Enterococcus* spp e MRSA), alguns gram-negativos, *Mycoplasma* spp, *Chlamydia* spp, *Rickettsia* spp, *Plasmodium* spp	Hipersensibilidade, fotossensibilização, hepatotóxico para gestantes, além de promover malformações ósseas e dentárias no concepto	20-40 mg/kg/dia, 6/6 h (VO)	Resistência às tetraciclinas é bastante ampla. Uso de fármaco após prazo de validade pode desencadear síndrome de Fanconi. Fármaco de escolha para tratamento de riquetsioses
Doxiciclina	Semelhante à tetraciclina	Similares à tetraciclina	100 mg, 12/12 h no 1º dia e depois 24/24 h (VO)	Não usar na gestação
Minociclina	Semelhante à tetraciclina; mais ativa contra *Nocardia* spp, *Staphylococcus* spp e *Neisseria* spp	Similares à tetraciclina	100 mg/dia (VO)	Não usar na gestação
Cloranfenicol	Alguns gram-positivos, gram-negativos (em especial *N. meningitidis*), *Rickettsia* spp, anaeróbios (incluindo *B. fragilis*)	Aplasia de medula óssea, síndrome do bebê cinzento, hipersensibilidade, neurite óptica	50-100 mg/kg/dia, 6/6 h (vias IV ou VO)	Seu uso é cada vez mais restrito, restando como indicações o tratamento de meningite meningocócica em alérgicos à penicilina (se não disponível outra opção) e da febre maculosa (se houver impedimento para usar tetraciclinas)

SULFAS

Fármaco	Espectro	Efeitos adversos	Dose	Observações
Sulfadiazina	Alguns gram-positivos e gram-negativos, *Actinomyces* spp, *Nocardia* spp, *Paracoccidioides brasiliensis*, alguns protozoários (*T. gondii*)	Hipersensibilidade, hiperbilirrubinemia (risco de *kernicterus*), citopenias, cristalúria e alterações gastrointestinais	75-100 mg/kg/dia, 6/6 h (VO)	Não usar no primeiro e terceiro trimestres de gestação (risco de teratogenicidade e *kernicterus*, respectivamente). Reações alérgicas graves são descritas (incluindo Stevens-Johnson)
Sulfametoxazol/ trimetoprim (cotrimoxazol)	Alguns gram-positivos, cepas de *N. gonorrhoeae*, *H. influenzae* e *Salmonella* spp; *Burkolderia cepacia*, *Nocardia* spp, *Plasmodium* spp, *T. gondii*, *P. carinii*, *P. brasiliensis*	Semelhantes às sulfonamidas	5-20 mg/kg/dia (de trimetoprim), 12/12 h (vias IV e VO)	Trimetoprim pode precipitar supressão medular severa, sobretudo nos pacientes com deficiência de folato. *Enterococcus* spp e anaeróbios são resistentes

Capítulo 1 ✔ ANTIMICROBIANOS ❑ 17

Quadro 1-15. Aspectos gerais importantes das tetraciclinas, cloranfenicol, sulfas e tuberculostáticos *(Continuação)*

TUBERCULOSTÁTICOS

Fármaco	Espectro	Efeitos adversos*	Dose	Observações
Rifampicina**	*M. tuberculosis*, outros *Mycobacterium* spp, *S. aureus* (incluindo MRSA e GISA), *Streptococcus* spp, *Neisseria* spp, *H. influenzae* e *Rhodococcus* spp	Hipersensibilidade (incluindo reações cutâneas), efeitos adversos gastrointestinais, anemia hemolítica, leucopenia, plaquetopenia, nefrite intersticial, hepatite medicamentosa, síndrome gripal	10 mg/kg/dia, 24/24 h (VO) – máximo 600 mg/dia (exceto na quimioprofilaxia para meningite = 1.200 mg/dia, 12/12 h, por dois dias)	Indicado para tratamento de tuberculose (esquemas que não utilizem rifampicina devem ser mantidos por pelo menos um ano). Usada na quimioprofilaxia da doença meningocócica. Aumenta o metabolismo de contraceptivos orais, sulfoniluréias, cetoconazol e diazepam (entre outros)
Isoniazida**	*M. tuberculosis*	Hepatotoxicidade, neurites periféricas (em alcoólatras e na AIDS, principalmente), neurite óptica, convulsões, anemia hemolítica, leucopenia e plaquetopenia	10 mg/kg/dia, 24/24 h (VO) – máximo 400 mg/dia	Empregada para a quimioprofilaxia de tuberculose Nos pacientes com AIDS, em alcoólatras desnutridos e em gestantes associar piridoxina ao fármaco
Pirazinamida**	*M. tuberculosis*	Hepatotoxicidade, artralgia, hiperuricemia, gota, rabdomiólise	35 mg/kg/dia, 24/24 h (VO) – máximo de 2 g/dia	Quando utilizada em esquemas com rifampicina há redução da chance de hiperuricemia
Etambutol	*M. tuberculosis* e outros *Mycobacterium* spp	Náuseas, vômitos, neurite óptica, hipersensibilidade	25 mg/kg/dia, 24/24 h (VO) – máximo de 1.200 mg/dia	Averiguar alterações visuais nos pacientes em uso de etambutol
Etionamida**	*M. tuberculosis*	Neuropatias periféricas, convulsões, distúrbios da afetividade, ginecomastia, *rash*, hepatotoxicidade e irregularidades menstruais	12 mg/kg/dia, 24/24 h (VO) – máximo 750 mg/dia	A maioria das cepas de *M. tuberculosis* resistentes a múltiplos fármacos é sensível à etionamida

* São efeitos adversos que indicam a interrupção do tratamento: hipersensibilidade cutânea, distúrbios do sistema nervoso central (convulsões, alterações afetivas, neurite óptica), nefropatias, rabdomiólise, alterações hematológicas e hepatotoxicidade.

** Pacientes etilistas e em uso de anticonvulsivantes (ou outros fármacos hepatotóxicos) têm maior risco de hepatite medicamentosa.

18 ❑ PARTE I ✔ GENERALIDADES EM INFECTOLOGIA

Quadro 1-16. Aspectos gerais importantes dos antifúngicos e antivirais

ANTIFÚNGICOS

Fármaco	Espectro	Efeitos adversos	Dose	Observações
Cetoconazol	Ativa contra *Candida* spp, *P. brasiliensis*, *H. capsulatum* e *Cryptococcus neoformans* (principalmente estes fungos)	Náuseas, vômitos, hepatite medicamentosa, supressão adrenal, ginecomastia, impotência	200-400 mg/dia, de 12/12 h ou 24/24 h (VO)	Não penetra no SNC. Pouco ativo contra *Aspergillus* spp. Associação com rifampicina potencializa hepatotoxicidade
Itraconazol	Similar ao cetoconazol; mais ativo contra *Aspergillus* spp	Náuseas, vômitos, elevação transitória de AST e ALT	100-400 mg/dia, 24/24 h (VO)	Penetra mal no SNC
Fluconazol	*Candida* spp, *P. brasiliensis*, *H. capsulatum*, *C. neoformans* e *C. immitis*	Náuseas, vômitos, *rash*, elevação transitória de AST e ALT	200-400 mg/dia, 12/12 h ou 24/24 h (vias IV e VO)	Penetra bem no SNC; alcança boa concentração em próstata e vias urinárias
Anfotericina B	Ativa contra *Candida* spp, *P. brasiliensis*, *H. capsulatum*, *C. neoformans*, *Aspergillus* spp e quase todos os demais fungos causadores de micoses sistêmicas	Nefrotoxicidade, hipocalemia (que pode ser grave), anemia, febre, calafrios e flebites são os principais paraefeitos	Até 1 mg/kg/dia, dose única diária (via IV) – dose máxima de 50 mg/dia	Diluir a dose em 500 ml SG (5%) e associar, **no mesmo frasco**, 1.000U de heparina e 50 mg de hidrocortisona; infundir em 4-6 horas. Trinta minutos antes de aplicar o fármaco, administrar 750 mg de paracetamol e 25 mg de prometazina (por via oral)
Nistatina	*Candida* spp	Dermatite atópica	500.000 U (solução), 4 x/dia; uso sob a forma de cremes na candidíase vaginal	Indicada para candidose oral e vaginal
Griseofulvina	*Epidermophyton* spp, *Microsporum* spp, *Tricophyton* spp	Intolerância gastrointestinal, cefaléia, reações alérgicas, hepatopatias	20-30 mg/kg/dia, dose única diária (VO)	Fármaco que se deposita nas células queratinizadas da pele, cabelo e unhas, exercendo atividade fungistática sobre dermatófitos. É contra-indicada para hepatopatas
Flucitosina	*Candida* spp, *C. neoformans*	Náuseas, diarréia, pancitopenia e aumentos de AST e fosfatase alcalina	150-200 mg/kg/dia, 6/6 h (VO)	Usada sempre em associação com anfotericina B; é a primeira escolha na cromoblastomicose
Acetato de Caspofungina	*Candida* spp e *Aspergillus* spp	Febre, náuseas, vômitos, rubor facial e do pescoço	Dose de ataque: 70 mg (IV); doses diárias subseqüentes de 50 mg/dia (via IV)	Liberado para tratamento de aspergilose invasiva. Infundir em 1 hora

Capítulo 1 ✔ ANTIMICROBIANOS ❑ **19**

Quadro 1-16. Aspectos gerais importantes dos antifúngicos e antivirais *(Continuação)*

ANTIVIRAIS

Fármaco	Espectro	Efeitos adversos	Dose	Observações
Aciclovir	Herpes simples, vírus varicela-zoster	Diarréia, artralgias, *rash* cutâneo, elevação de AST e ALT e cristalúria	2-4 g, 5 vezes/dia (VO); 10 mg/kg/dia, 8/8 h (via IV)	Inativo contra citomegalovírus (CMV)
Valaciclovir	Similar ao aciclovir	Similar ao aciclovir	3 g/dia, 8/8 h (via IV)	É uma prodroga do aciclovir sendo mais bem absorvido por via oral
Fanciclovir	Similar ao aciclovir; é também ativo contra o vírus da hepatite B (HVB)	Similar ao aciclovir	750-1.500 mg/dia, 8/8 h (VO)	É a prodroga do penciclovir
Ganciclovir	Herpes simples, vírus varicela-zoster, CMV	Pancitopenia	10 mg/kg/dia, 12/12 h (via IV)	Indicado para infecções graves por CMV
Foscarnet	Similar ao ganciclovir	Nefrotoxicidade e hipocalcemia	120-180 mg/kg/dia, 8/8 ou 12/12 h (via IV)	Indicado para infecções graves por CMV
Cidofovir	Similar ao ganciclovir	Nefrotoxicidade, neutropenia e neuropatia periférica	5 mg/kg/semana (via IV)	Indicado para infecções graves por CMV
Ribavirina	Vírus sincicial respiratório, vírus da hepatite C (HCV), hantavírus, febre de Lassa	Anemia, teratogenicidade	600-1.200 mg/dia, 6/6 h (VO); 1-2 g/dia, 6/6 h (via IV); por via aerossol 20 mg/ml, durante 12-18 h/dia	Tratamento de infecções pelo vírus sincicial respiratório e HCV (em associação com α-interferon)
Osetalmivir	Vírus influenza	Náuseas e vômitos	150 mg/dia, 12/12 h (VO)	Indicado para o tratamento de influenzae (iniciar até 36 horas de iniciados os sintomas)

20 ❏ PARTE I ✔ GENERALIDADES EM INFECTOLOGIA

Quadro 1-17. Aspectos gerais importantes dos antiprotozoários

ANTIPROTOZOÁRIOS

Fármaco	Espectro	Efeitos adversos	Dose	Observações
Metronidazol	Anaeróbios (incluindo *B. fragilis*), *Gardnerella vaginalis, Helicobacter pylori, Giardia intestinalis, Trichomonas vaginalis* e *Entamoeba hystolitica*	Cefaléia, parestesias, convulsões (raras), gosto "metálico" na boca e reações do tipo dissulfiram	500 mg, de 8/8 h ou 15 mg/kg (dose inicial), seguida de 7mg/kg, 8/8 h	Penetra no SNC
Secnidazol	Similar ao metronidazol	Náuseas, vômitos, efeito do tipo dissulfiram	Adultos: 2 g dose única (VO); Crianças: 30 mg/kg (VO)	A absorção é melhor quando ingerido junto com alimentos
Tinidazol	Similar ao metronidazol	Similar ao metronidazol	150 mg/dose, 12/12 h ou 2 g/dia em dose única (VO)	Mais ativo que metronidazol contra *T. vaginalis*
Quinino	*Plasmodium* spp	Cinchonismo (*tinnitus*, dor abdominal, cefaléia, vômito e alterações visuais); também descritos arritmias, hipotensão e hipoglicemia	15-40 mg/kg/dia, 6/6 h (VO e IV)	Empregado no tratamento de malária por *Plasmodium falciparum*. Arritmias clinicamente importantes são indicações formais para a suspensão do fármaco
Cloroquina	*Plasmodium* spp (exceto *P. falciparum*, habitualmente resistente)	Cefaléia, alterações visuais, distúrbios gastrointestinais, *rash* cutâneo e arritmias cardíacas	VO = 10 mg/kg na primeira dose seguido por 5 mg/kg seis, 24 e 48 horas após IV = 5 mg/kg em cada dose	Pode ser usada com segurança em gestantes
Mefloquina	*Plasmodium* spp	Distúrbios gastrointestinais, arritmias cardíacas e alterações psiquiátricas (delírio, ideação suicida)	15-25 mg/kg em dose única	Não tem atividade contra esporozoítas ou estágios extra-eritrocíticos
Primaquina	*Plasmodium* spp (ação contra gametócitos e formas exoeritrocíticas)	Distúrbios gastrointestinais, neutropenia, hipertensão, arritmias e hemólise (na deficiência de G-6-PD)	0,25 mg/kg/dia (15 mg/dia), (VO)	Ação contra hipnozoítas (*P. vivax* e *P. ovale*). Quando possível averiguar deficiência de G-6-PD antes de usar o fármaco
Halofantrina	*Plasmodium* spp	Dor abdominal, náuseas, vômitos, diarréia e arritmias (prolongamento do intervalo QT)	8 mg/kg/dose (500 mg), 8/8 h (VO)	É esquizonticida de ação rápida para as quatro espécies de *Plasmodium* spp. Não usar, se mefloquina tiver sido empregada nas últimas três semanas (risco de grave distúrbio da condução)

Capítulo 1 ✔ ANTIMICROBIANOS ❑ 21

Quadro 1-17. Aspectos gerais importantes dos antiprotozoários (Continuação)

ANTIPROTOZOÁRIOS

Fármaco	Espectro	Efeitos adversos	Dose	Observações
Atovaquone	*Plasmodium* spp, *P. carinii* e *T. gondii*	Erupção maculopapular, febre, elevação de AST e ALT	750 mg/dose, 8/8 h	A rifampicina reduz o nível sérico de atovaquone em até 50%
Artemisinina	*Plasmodium* spp	Náuseas, vômitos, BAV de 1° grau	Artesunato = 2 mg/kg na primeira dose e 1 mg/kg/dose a cada 12 h (IV ou IM) Artemeter = 3,2 mg/kg na primeira dose e 1,6 mg/kg/dose, 12/12 h (IM)	São os mais rápidos esquizonticidas conhecidos para *P. falciparum*
Pentamidina	*P. carinii, Trypanosoma brucei*	Hipotensão, síncope, náuseas, vômitos, tonteiras, salivação excessiva, dispnéia, taquicardia, cefaléia e disglicemia; necrose tubular aguda, hepatotoxicidade e pancreatite também descritos	4 mg/kg/dia, dose única diária, via IV	Não usar por via intramuscular pelo grande risco de abscesso "frio". Na administração o fármaco deve ser diluído em 150 ml SG (10%) e infundido em 60-120 minutos
Pirimetamina	*Plasmodium* spp, *T. gondii*	Náuseas, anemia megaloblástica, leucopenia e plaquetopenia	25-75 mg/dia (VO)	Quando usada deve ser associado ácido folínico (não ácido fólico)
Antimoniato de Meglumina	*Leishmania* spp	Artralgias, náuseas, arritmias, icterícia e exantemas	20 mg/kg/dia, l/dia (IV)	Monitorar eletrocardiograma durante o tratamento
Benzonidazol	*Trypanosoma cruzi*	Púrpura, leucopenia (com agranulocitose), dermatite, neuropatia periférica, doença do soro, febre	Adultos = 5 mg/kg/dia, 8/8 h; crianças = 10 mg/kg/dia, 8/8 h (VO)	Único fármaco antichagásico disponível no Brasil
Nifurtimox	*T. cruzi*	Epigastralgia, náuseas, vômitos, emagrecimento, púrpura, leucopenia (com agranulocitose), dermatite, neuropatia periférica	Adultos = 8-10 mg/kg/dia; crianças = 20 mg/kg/dia (VO)	Pode provocar oligospermia temporária
Suramina	*Trypanosoma brucei*	Náuseas, vômitos, febre, erupção cutânea, anemia hemolítica, hematúria, cilindrúria, coma	100-200 mg/dia nos 2 primeiros dias e 15-20 mg/semana (IV)	Empregada no tratamento da tripanossomíase africana (período hemolinfático)
Eflornitina	*T. brucei, P. carinii*	Leucopenia, plaquetopenia, anemia, exantemas, convulsões, febre e hipoacusia	400 mg/kg/dia, 6/6 h (IV)	Tratamento da tripanossomíase africana (períodos hemolinfático e neurológico)
Melasorprol	*T. brucei*	Encefalopatia fatal, hipotensão, sudorese, neurite óptica	90-180 mg/dia (IV)	Consultar textos específicos para uso do fármaco (doses, efeitos adversos)

22 ❏ Parte I ✔ Generalidades em Infectologia

Quadro 1-18. Aspectos gerais importantes dos anti-helmínticos

ANTI-HELMÍNTICOS

Fármaco	Espectro	Efeitos adversos	Dose	Observações
Albendazol	*Ascaris lumbricoises, Ancylostoma duodenale, Necator americanus, Taenia* spp, *Strongyloides stercoralis, Enterobius vermicularis, Trichuris trichiura, Echinococcus* spp, *Giardia intestinalis*	Intolerância gastrointestinal, cefaléia, tonteiras passageiras	400 mg, dose única diária (VO)	É formalmente contra-indicado nas gestantes. Nas infecções por *S. stercoralis* e *Taenia* spp manter fármaco por três dias
Mebendazol	*A. lumbricoises, A. duodenale, N. americanus, Taenia* spp, *E. vermicularis, T. trichiura, Capilaria philippinensis, G. intestinalis*	Semelhantes aos descritos para o albendazol, acrescentando-se hepatotoxicidade e leucopenia (raramente)	100 mg, 12/12 h (em geral por três dias)	Contra-indicado em gestantes
Tiabendazol	*S. stercoralis, Capillaria* spp, *Toxocara* spp, *Ancylostoma* spp	Intolerância gastrointestinal, cefaléia, tonteiras, prurido, hipotensão arterial, hepatotoxicidade	50 mg/kg (dose máxima de 3 g), VO <u>ou</u> 25 mg/kg/dia, dois a cinco dias, VO <u>ou</u> 10 mg/kg/dia, trinta dias	Atualmente usado quase que exclusivamente na estrongiloidíase
Cambendazol	*S. stercoralis*	Intolerância gastrointestinal, gosto "metálico"	5 mg/kg, dose única, VO	Usado na estrongiloidíase
Levamisol	*A. lumbricoides, L. minor, Triconstrongylus* spp	Tonteiras, cefaléias, insônia e, raramente, convulsões	Adultos: 150 mg, dose única (VO); crianças: 80 mg, dose única (VO)	Alguma ação sobre *Wuchereria bancrofti* e *Brugia malayi*
Dietilcarbamazina	*Wuchereria bancrofti, Brugia malayi, Loa loa, Onchocerca volvulus, Dipetalonema perstans*	Intolerância gastrointestinal, cefaléia, mialgias, artralgias, reação de hipersensibilidade (após destruição maciça dos helmintos)	6 mg/kg/dia, 8/8 h, via oral	Na oncocercose pode ocorrer reação grave com choque e óbito
Ivermectina	*W. bancrofti, L. loa, O. volvulus, M. perstans, Dirofilaria immitis, Pediculus* spp, *Sarcoptes scabiei*	Prurido, mialgias, artralgias, reações urticariformes	100-200 µg/kg, dose única, VO	É considerado um dos fármacos de escolha nas filaríases
Praziquantel	*Schistosoma* spp, *Taenia* spp, *Hymenolepis nana, Diphyllobothrium latum, Opisthorchis viverrini, Paragominus westermani, Dipylidium caninum, Fasciolopsis buski, Heterophyes heterophyes, Metagonimus yokogawai, Nanophyetus salmincola, Clonorchis sinensis*	Náuseas, dores abdominais, cefaléia, tonteiras, sonolência, palpitação, prurido, urticária, vômito, cinetose, sensação de "cabeça oca", diarréia, hipoacusia, hiporreflexia, distúrbio visual e tremor	40 mg/kg, dose única (VO)	É contra-indicado na insuficiência hepática, renal e cardíaca graves, bem como na forma hepatointestinal descompensada
Oxaminiquine	*Schistosoma mansoni*	Cefaléia, sonolência, alterações neuropsíquicas (excitação, irritabilidade, convulsão, alucinação, sensação de flutuação); Também descritos febre, hipertensão arterial, leuco e linfopenia transitórias	Adultos = 15 mg/kg, dose única; crianças = 20 mg/kg, dose única (VO)	É contra-indicado em grávidas, em lactantes, em crianças com menos de dois anos de idade, na insuficiência renal, hepática e cardíaca descompensadas, e em casos de hipertensão porta descompensada. Além disso, não deve ser utilizado em pessoas com epilepsia
Bitinol	*Paragominus* spp, *Fasciola hepatica, C. sinensis, Opistorchis* spp	Intolerância gastrointestinal, urticária, cefaléia e febre (rara)	30-50 mg/kg/dia, 12/12 h (VO)	Fármaco de escolha para o tratamento de fasciolíase hepática

Quadro 1-19. Doses dos principais antimicrobianos na insuficiência renal

Fármaco	Dose*	Clearance de Creatinina			Dose extra após hemodiálise
		50-80	10-50	< 10	
ANTIBIÓTICOS					
Amicacina	5-7,5mg/kg	12/12h	24/24 a 36/36h	1/4 da dose 36/36 a 48/48h	sim
Amoxicilina	250-500mg	8/8h	12/12h	12/12 a 24/24h	sim
Amoxicilina/ ác. clavulânico	250-500mg	8/8h	12/12h	12/12 a 24/24h	sim
Ampicilina	1-2g	8/8h	8/8h	12/12h	sim
Azitromicina	500mg/dose	Não é necessária alteração			desconhecido
Aztreonam	0,5-2g	8/8 a 12/12h	0,5 a 1,5g, 8/8 a 12/12h	0,5g, 24/24h a 36/36h	sim
Cefaclor	250-500mg/dose	6/6 a 8/8 h	8/8 a 12/12h	12/12 a 24/24h	sim
Cefadroxil	0,5-1,0g	12/12 a 24/24h	12/12 a 24/24h	36/36h	sim
Cefazolina	0,5-1,5g	8/8h	0,5-1g, 8/8 a 12/12h	0,5-1,0g, 24/24h	sim
Cefepima	2,0g	12/12h	16/16 a 24/24h	24/24 a 48/48h	sim
Cefoperazona	0,5-3g/dose	Não é necessária alteração			não
Cefotaxima	1-2g	4/4 a 8/8h	6/6 a 12/12h	12/12h	sim
Cefpiroma	1-2g 12/12h	1-2g 12/12h	0,5-1g, 12/12h	0,5g, 12/12h	sim
Cefoxitina	0,5-2g	1-2g, 8/8h	1-2g, 12/12h	0,5-1g, 12/12 a 24/24h	sim
Ceftazidima	0,5-2g	8/8 a 12/12h	1g, 12/12 a 24/24h	0,5g, 24/24 a 48/48h	sim
Ceftriaxona	1-2g/dose	Não é necessária alteração			não
Cefuroxima	0,75-1,5g	8/8h	8/8h a 12/12h	24/24h	sim
Cefuroxima axetil	250-500mg/dose	Não é necessária alteração			sim
Cefalexina	0,25-1g	6/6h	8/8 a 12/12h	12/12 a 48/48h	sim
Cefalotina	0,5-2g	6/6h	6/6 a 8/8h	500mg, 6/6 a 12/12h	sim
Cloranfenicol	0,5-1g/dose	Não é necessária alteração			não
Ciprofloxacina	200-750	12/12h	250-500mg, 12/12 a18/18h	250-500mg, 24/24h	não
Claritromicina	250-500mg	12/12h	24/24h	1/2 da dose 24/24h	não
Clindamicina**	150-900mg/dose	Não é necessária alteração			não
Eritromicina	250-500/dose	Não é necessária alteração			não
Estreptomicina	0,5-1g	24/24h	24-72h	72-96h	sim
Gentamicina	1,5mg/kg	8/8 a 12/12h	12/12 a 24/24h	1/4 da dose 24/24 a 48/48h	sim
Imipenem	250-500mg	6/6 a 8/8h	8/8 a 12/12h	12/12h a 24/24h	sim
Isoniazida	300-400mg	24/24h	24/24h	72/72h	sim

(Continua)

24 ❑ Parte I ✔ Generalidades em Infectologia

Quadro 1-19. Doses dos principais antimicrobianos na insuficiência renal *(Continuação)*

Fármaco	Clearance de Creatinina				Dose extra após hemodiálise
	Dose*	50-80	10-50	<10	
ANTIBIÓTICOS					
Levofloxacina	500	24/24h	250mg, 12/12h	125-250mg, 24/24h	Desconhecida
Meropenem	1g	8/8h	12/12h	0,5g, 24/24h	sim
Metronidazol	7,5mg/kg/dose	Não é necessária alteração			não
Norfloxacina	200-400mg	12/12h	12/12 a 24/24h	24/24h	não
Ofloxacina	200-400mg	12/12h	12/12 a 24/24h	meia dose 24/24h	não
Oxacilina	200mg/kg/dia	Não é necessária alteração, salvo se paciente anúrico			não
Penicilina G***	100 a 500.000UI/kg/dia	Insuficiência renal grave: usar no máximo 10 milhões de unidades/dia			sim
Penicilina V	250-500mg/dose	Não é necessária alteração			sim
Piperacilina/tazobactam	2g/250mg-3g/375mg	2g/250mg-3g/375mg	2g/250mg, 6/6h	2g/250mg, 12/12h	sim
Pirazinamida****	25mg/kg	24/24h	24/24h	12-25mg/kg, 24/24h	sim
Rifampicina	600mg	Não é necessária alteração			não
Tetraciclinas	250-500mg	Não usar			não usar
Ticarcilina/ ác. clavulânico	2-3,1g	3,1g, 4/4h	2g, 6/6 a 8/8h	2g, 12/12h	sim
Sulfametoxazol-trimetoprim	4-5mg/kg (TMP)	12/12h	18/18h	não usar	sim
Teicoplanina	100-200mg	12/12h	18/18h	24/24h	sim
Vancomicina	1g	24-72h	3-7 dias	5-10 dias	não
ANTIFÚNGICOS					
Anfotericina B	1mg/kg	Não é necessária alteração			não
Cetoconazol	200mg	Não é necessária alteração			não
Flucitosina	12,5 a 37,5mg/kg	6/6h	12/12 a 24/24h	não usar	sim
Itraconazol	100-200mg	Não é necessária alteração			Não
ANTIVIRAIS					
Aciclovir	5-10mg/kg/dia	8/8h	12/12h a 24/24h	2,5mg/kg, 24/24h	sim
Fanciclovir	500mg	12/12h	24/24h	não usar	sim
Ganciclovir	5mg/kg	2,5mg/kg, 12/12h	1,25-2,5mg/kg, 24/24h	1,25mg/kg, 24/24h	não

* Para detalhamento sobre as doses ver tabelas de 11 a 18.
** No paciente com clearance < 10 usar a cada 12 horas.
*** No paciente anúrico a dose máxima de penicilina G é de 4-6 milhões de unidades por dia.
**** Contra-indicada na insuficiência renal grave pelo risco de hepatotoxicidade.

Quadro 1-20. Precauções de uso de antimicrobianos na insuficiência hepática	
Antimicrobiano	**Precaução na doença hepática grave**
Aztreonam	Redução da dose em 20-25%
Carbenicilina	Máximo de 2 g/dia em pacientes com insuficiências hepática + renal
Cefoperazona	Máximo de 4 g/dia (se houver também insuficiência renal, máximo de 2 g/dia; preferir sempre não usar)
Ceftriaxona	Máximo de 2 g/dia em pacientes com insuficiências hepática + renal
Clindamicina	*Reduzir dose em 30% (de preferência **não usar**)*
Cloranfenicol	Uso cuidadoso em insuficiências renal + hepática (preferível ***não usar***)
Eritromicina	***Não usar***
Isoniazida	Uso cauteloso na doença hepática leve; ***não usar*** *na hepatopatia grave*
Pirazinamida	Uso cauteloso na doença hepática leve; ***não usar*** *na hepatopatia grave*
Rifampicina	Uso cauteloso na doença hepática leve; ***não usar*** *na hepatopatia grave*
Tetraciclina*	***Não usar***

* Exceto doxiciclina.

Quadro 1-21. Antimicrobianos na gravidez		
CONSIDERADOS SEGUROS		
Fármaco	**Risco materno**	**Risco fetal**
Penicilinas	Hipersensibilidade	Não descrito
Cefalosporinas	Hipersensibilidade	Não descrito
Eritromicina base	Hipersensibilidade	Não descrito
USO CUIDADOSO		
Clindamicina	Hipersensibilidade, colite pseudomembranosa	Não descrito
Nitrofurantoína	Neuropatia	Hemólise (G-6-PD)
Metronidazol	Discrasias	?
Sulfonamidas*	Hipersensibilidade	*Kernicterus*, hemólise
Isoniazida**	Hepatotoxicidade	Neuropatias (?), convulsões (?)
CONTRA-INDICADOS		
Aminoglicosídeos	Ototoxicidade e nefrotoxicidade	Tóxico para oitavo par craniano
Cloranfenicol	Aplasia medular	Síndrome do "bebê cinzento"
Estolato de eritromicina	Hepatotoxicidade	Não descrito
Quinolonas	?	Deposição em cartilagens
Sulfametoxazol-trimetoprim	Vasculite	Teratogenia, *Kernicterus*
Tetraciclinas	Hepatotoxicidade, insuficiência renal	Deposição em dentes e ossos

* Há relatos de teratogenicidade; se imperioso o uso na gestação, associar sempre ácido folínico 15 mg/dia.
** Quando utilizar na gravidez, associar vitamina B_6 na dose de 50-150 mg/dia.

BIBLIOGRAFIA RECOMENDADA

Fauci AS, Braunwald E, Isselbacher KJ, Wilson JD, Martin JB, Kasper DL, Houser SL, Longo DL. *Harrison – Medicina Interna*. 14ª ed. Rio de Janeiro: Guanabara-Koogan, 1998.

Huggins DW, Siqueira-Batista R, Medeiros LB, Ramos Jr. AN. *Esquistossomose Mansoni*. São Paulo: Grupo Editorial Moreira Jr., 1998.

Quintas LEM, Mendonça-Silva D. Farmacologia molecular nas enfermidades tropicais. *In* Siqueira-Batista R, Gomes AP, Igreja RP, Huggins DW: *Medicina Tropical – Abordagem Atual das Doenças Infecciosas e Parasitárias*. Rio de Janeiro: Cultura Médica, 2001.

Reese RE, Betts RF. *A Practical Approach to Infectious Diseases*. 4th ed. Boston: Little, Brown & Co., 1996.

Schechter M, Marangoni DV, Carvalho AP. Antimicrobianos. *In* Schechter M, Marangoni DV: *Doenças Infecciosas e Parasitárias – Conduta Diagnóstica e Terapêutica*. 2ª ed. Rio de Janeiro: Guanabara-Koogan, 1998.

Schechter M. Princípios de antibioticoterapia. *In* Schechter M, Marangoni DV: *Doenças Infecciosas e Parasitárias – Conduta Diagnóstica e Terapêutica*. 2ª ed. Rio de Janeiro: Guanabara-Koogan, 1998.

Siqueira-Batista R, Ramos Jr. AN, Pessanha BSS, Sforza-de-Almeida MP, Potsch DVF. Chloroquine and cardiac arrhythmia: Case report. *E Afr Med J* 1998;75:117–9.

Siqueira-Batista R. Atualização terapêutica em tuberculose: principais efeitos adversos dos fármacos. Infokoch – Assessoria de Pneumologia Sanitária, Secretaria de Estado de Saúde – RJ. 2002, p. 4.

Tavares W. *Manual de Antibióticos e Quimioterápicos Antiinfecciosos*. 3ª ed. Rio de Janeiro: Atheneu, 2001.

Tierney LM, McPhee SJ, Papadakis MA. *Current Medical Diagnosis & Treatment*. 40th ed. New York: Lange Medical Books, 2001.

CAPÍTULO 2
Antibioticoprofilaxia em Cirurgia

Raphael Abreu Sepulcri ◆ Cristiano Torres ◆ Alexandre Molinaro Correa
Nelson Augusto Freire da Costa ◆ Andréia Patrícia Gomes ◆ Délia Celser Engel

BREVE COMENTÁRIO HISTÓRICO

Com o advento da anestesia por Morton em 1846, a história da cirurgia ganhou um novo impulso. Mesmo assim, os avanços não foram tão grandiosos quanto o esperado, uma vez que se esbarrava em altas taxas de infecção e em elevada mortalidade conseqüente. Após os trabalhos de Ignaz Semmelweis, Theodore Kocher, Oliver Wendell Holmes, Louis Pasteur, William S. Halsted e, principalmente, Joseph Lister, as práticas *antissépticas* foram difundidas e novamente a história da cirurgia se modificou. À luz de tais práticas, a cirurgia saiu da obscuridade partindo para uma nova era, aliviando o sofrimento e prolongando a vida. Com a implementação da antissepsia, houve uma queda vertiginosa das taxas de infecção (de 90% para 10%), um número ainda considerado muito alto. Faltava algo a percorrer no caminho.

Em meados do século XX, com a descoberta dos antimicrobianos e quimioterápicos, vivenciou-se uma grande euforia no meio científico, acreditando-se que os problemas da infecção estivessem perto do fim. Burke, em 1961, verificou que a administração prévia do antibiótico diminuía a probabilidade de infecção na fase de maior risco de contaminação, a agressão anestésico-cirúrgica. Surgia, a partir desse momento, a utilização profilática do antibiótico em cirurgia

PREVENÇÃO DA INFECÇÃO DO SÍTIO CIRÚRGICO

Durante um procedimento cirúrgico, barreiras são quebradas, expondo o paciente à contaminação da ferida principalmente por microrganismos endógenos, ou seja, provenientes do próprio paciente, geralmente relacionados ao órgão manipulado. O adequado preparo e paramentação da equipe de saúde, a qualidade da esterilização e o ambiente inanimado, embora tenham menor importância, devem seguir medidas básicas de controle.

A instalação da infecção depende de vários fatores como quantidade e virulência da bactéria, duração da cirurgia, quadro clínico do paciente, entre outros. A profilaxia da infecção inicia-se na fase pré-operatória e algumas condutas estão relacionadas à prevenção da infecção no sítio cirúrgico:

- Diminuir o período de hospitalização pré-operatória.
- Banho pré-operatório.
- Realizar tricotomia somente quando estritamente necessária, com área o mais limitada possível. De preferência realizar a poda com tesoura ou através de tricotomizador elétrico.
- Descolonização nasal dos portadores de *S. aureus*: indicado para pacientes de cirurgia cardiotorácica.

- Interromper o uso de cigarros 30 dias antes da cirurgia.
- Tratamento de focos de infecção a distância, como foco urinário, pulmonar, pele etc.
- Antissepsia das mãos e antebraços da equipe cirúrgica com solução degermante de PVPI ou clorexidina, assim como da pele do paciente.
- Adequada paramentação da equipe cirúrgica.
- Antibioticoprofilaxia quando indicada.
- Controle na esterilização do material.

Isoladamente, cabe ao cirurgião o papel mais importante na prevenção da infecção, em especial pela sua habilidade técnica, mas também como líder da equipe. Os princípios fundamentais da técnica cirúrgica devem ser respeitados, assim como o controle sobre o número de pessoas na sala de operações.

CLASSIFICAÇÃO DAS CIRURGIAS

Segundo o Colégio Americano de Cirurgiões, as feridas operatórias são classificadas em:

- *Limpas:* procedimento em condições ideais, com fechamento primário sem drenos ou com drenagem fechada, sem trauma penetrante, sem inflamação. Durante o ato cirúrgico não ocorreu penetração dos tratos respiratório, genitourinário, digestivo, nem houve infração de técnica.
- *Potencialmente contaminadas* (limpas-contaminadas): procedimentos sem trauma penetrante, sem inflamação, com drenagem aberta; ocorre penetração nos tratos respiratório, digestivo ou genitourinário sem contaminação significativa; reoperações em cirurgias limpas; cirurgias com pequenas infrações de técnica.
- *Contaminadas:* cirurgias com grande quebra de assepsia; trato biliar com bilecultura positiva; trato urinário com urinocultura positiva; cirurgias colorretais; feridas traumáticas com menos de quatro a seis horas; presença de inflamação sem pus.
- *Infectadas:* os microrganismos já se encontram no campo operatório. Coleções purulentas, vísceras perfuradas e feridas traumáticas com mais de 6 horas de evolução, presença de tecidos desvitalizados.

A incidência de infecção nas classes citadas varia dentro de alguns limites, segundo o *Centers for Disease Control and Prevention* (CDC). Sendo assim, para as cirurgias consideradas limpas este índice gira em torno de 5%; nas potencialmente contaminadas, em torno de 10%; nas contaminadas, 20% e nas infectadas são aceitos índices em torno de 40%.

ANTIBIOTICOPROFILAXIA: CONCEITOS IMPORTANTES

Primeiramente, vale lembrar que as drogas antimicrobianas usadas para profilaxia devem ser selecionadas de acordo com os prováveis agentes causadores da infecção, que são, habitualmente, os que fazem parte da microbiota do próprio paciente. Portanto, a profilaxia visa evitar a infecção da ferida operatória do sítio cirúrgico e não tem por objetivo prevenir a ocorrência de infecção em outros sítios orgânicos. Outra lembrança que devemos ter em mente é que o uso de antibióticos não é isento de riscos, podendo acarretar anafilaxia, seleção /indução de cepas multirresistentes e colite pseudomembranosa. É necessário que se pese o risco/benefício do uso dos antimicrobianos. Se o risco de infecção é pequeno (menor do que 5%), o risco de reações adversas relacionadas à profilaxia antibiótica pode ser maior.

O antibiótico usado, para atingir seu objetivo, deve manter níveis elevados no sangue e no tecido durante todo o procedimento cirúrgico, pois este é o período de maior suscetibilidade à infecção. Em regra geral, a primeira dose é aplicada no momento da indução anestésica e doses adicionais podem ser necessárias, se o tempo cirúrgico ultrapassar a meia-vida da droga ou se houver perda significativa de sangue. Não esquecer que os aminoglicosídeos devem ser infundidos em 30 minutos e a vancomicina em uma hora. O tempo de utilização do antibiótico profilático é curto, geralmente restrito ao ato cirúrgico, e no máximo por 24 a 48 horas após o mesmo.

INDICAÇÃO DA ANTIBIOTICOPROFILAXIA

De acordo com a classificação das feridas operatórias, a antibioticoprofilaxia encontra-se indicada:

- *Cirurgias limpas:* colocação de próteses ou qualquer corpo estranho; pacientes com doença imunológica ou em uso de imunossupressores; cirurgias cardíacas, vasculares, torácicas, neurológicas e plásticas; amputação de membros; e herniorrafia incisional. Alguns estudos mostraram eficácia em cirurgias de mama e de hérnias em geral.
- *Potencialmente contaminadas:* alguns autores propõem profilaxia para todas as cirurgias desse tipo, embora não haja consenso. Sua eficácia é questionada em algumas cirurgias biliares, gastroduodenais e cesarianas.
- *Contaminadas:* indicada em quase todas, exceto para pequenas cirurgias anais e vaginais, nas quais a ocorrência de infecção é muito baixa, devido a seu pequeno porte e a excelentes condições de defesa locais.
- *Infectadas:* a finalidade do uso é terapêutica, pois já há infecção no local a ser operado.

SITUAÇÕES ESPECIAIS

Reoperação precoce. Reintervenções nos primeiros dias de pós-operatório estão associadas a maior taxa de infecção e aumento na freqüência de germes multirresistentes como agentes etiológicos. A ferida operatória é intensamente colonizada. Sendo assim, a reoperação precoce de uma cirurgia limpa é considerada cirurgia potencialmente contaminada. A antibioticoprofilaxia deve cobrir bacilos gram-negativos e *Staphylococcus* coagulase-negativos multirresistentes.

Pacientes colonizados por MRSA. É necessária descolonização prévia, comprovadamente, em surtos, e provavelmente em cirurgia cardiotorácica, onde há estudo demonstrando diminuição de surto de mediastinite. Alguns trabalhos sugerem que deva ser implementada, também, na profilaxia de cirurgias ortopédicas com prótese. São usados em tal situação, clorexidine e mupirocina tópica, além de vancomicina ou teicoplanina.

Para os portadores de valvulopatias. Os esquemas empregados são suficientes para profilaxia da endocardite bacteriana, exceto para cirurgias de cólon e trato genitourinário, nas quais os esquemas devem cobrir *Enterococcus* spp.

ESQUEMAS RECOMENDADOS

Os esquemas antibióticos recomendados para profilaxia cirúrgica são apresentados nos Quadros 2-1 a 2-7.

Quadro 2-1. Antibioticoprofilaxia nas cirurgias limpas

Sítio de cirurgia	Germes mais associados	Antibiótico	Dose inicial	Doses adicionais per-operatórias	Doses após a cirurgia
Cirurgia cardíaca	*Staphylococcus aureus, Staphylococcus* coagulase-negativos	Cefazolina IV ou Cefalotina IV	2 g 2 g	1 g a cada 4 horas 1 g a cada 2 horas	1 g de 6/6 horas por 24-48 h 1 g de 4/4 horas por 24-48 h
Cirurgia vascular	*Staphylococcus* coagulase-positivos e negativos	Cefazolina IV ou Cefalotina IV	2 g 2 g	1 g de a cada 4 horas 1 g de a cada 2 horas	1 g de 8/8 horas por 24 h 1 g de 4/4 horas por 24 h
Amputação de membros	*S. aureus,* Enterobactérias e anaeróbios	Clindamicina IV associada a Gentamicina IV ou Cefoxitina IV ou Amoxicilina/ácido clavulânico IV	600-900 mg 1,5 mg/kg 2 g 1,5 g	Não recomendado Não recomendado 1 g cada 2 horas 1 g cada 3 horas	600 mg de 6/6 h por 24 h 80 mg de 8/8 h por 24 h 1 g de 4/4h por 24 h 1 g de 8/8 h por 24 h
Neurocirurgias sem próteses	*Staphylococcus* coagulase-positivos e negativos	Cefazolina IV ou Cefalotina IV	2 g 2 g	1 g a cada 4 horas 1 g a cada 2 horas	1 g de 8/8 h por 24 h 1 g de 4/4h por 24 h
Neurocirurgias com próteses	*Staphylococcus* spp e bastonetes gram-negativos	Vancomicina intraventricular associada à gentamicina intraventricular ou Vancomicina IV associada a Ceftriaxona IV	10 mg 3 mg 1 g ou 15 mg/kg	Não recomendado Não recomendado Não recomendado Não recomendado	Não é necessário Não é necessário 1 g de 12/12 h por 24 h 2 g de 12/12 h por 24 h
Cirurgia torácica	Microbiota oral, *Staphylococcus* spp, *Streptococcus* spp, Enterobactérias	Cefazolina IV ou Cefalotina IV	2 g 2 g	1 g cada 4 horas 1 g cada 2 horas	1 g de 8/8 h por 24 h 1 g de 4/4h por 24 h
Cirurgia plástica	*S. aureus*	Cefazolina IV ou Cefalotina IV	2 g 2 g	1 g cada 4 horas 1 g cada 2 horas	1 g de 8/8 h por 24 h 1 g de 4/4h por 24 h
Herniorrafia e cirurgia de mama	*S. aureus*	Cefazolina IV ou Cefalotina IV	2 g 2 g	1 g cada 4 horas 1 g cada 2 horas	1 g de 8/8 h por 24 h 1 g de 4/4h por 24 h
Cirurgia ortopédica (exceto fraturas expostas)	*S. aureus* e *Staphylococcus* coagulase-negativos	Cefazolina IV ou Cefalotina IV	2 g 2 g	1 g cada 4 horas 1 g cada 2 horas	1 g de 8/8 h por 24-48 h 1 g de 4/4h por 24-48 h

IV = Via intravenosa.

Quadro 2-2. Antibioticoprofilaxia alternativa para pacientes alérgicos aos betalactâmicos – cirurgias limpas

	Dose inicial	Doses adicionais	Doses após a cirurgia
Vancomicina IV ou	1 g ou 15 mg/kg	Não é necessário	1 g de 12/12 h por 24 h
Teicoplanina IV ou	400 mg	Não é necessário	400 mg/dia por 24 h
Clindamicina IV	600-900 mg	Não é necessário	600 mg de 6/6 h por 24 h

IV = Via intravenosa.

30 ❑ PARTE I ✔ GENERALIDADES EM INFECTOLOGIA

Quadro 2-3. Antibioticoprofilaxia nas cirurgias potencialmente contaminadas e cirurgias contaminadas

	Germes mais associados	*Antibiótico*	*Dose inicial*	*Doses adicionais*	*Doses após a cirurgia*
Cirurgias da cabeça e do pescoço (acesso por mucosas)	Anaeróbios da cavidade oral, gram-positivos, gram-negativos e *Staphylococcus aureus*	Clindamicina IV com ou sem Gentamicina IV ou Amoxicilina/ ácido clavulânico	600-900 mg 1,5 mg/Kg 1,5 g IV	Não é necessário Não é necessário 1 g cada 3 horas	600 mg 6/6 h por 24 h 80 mg 8/8 h por 24 h 1 g 8/8 h por 24 h
Cirurgias de Vias biliares(com bilecultura positiva ou negativa)	*Escherichia coli*, *Klebsiella* spp, anaeróbios	Cefazolina IV ou Cefalotina IV	2 g 2 g	1 g cada 4 horas 1 g cada 2 horas	Apenas durante cirurgia ou 1 g 8/8 h por 24 h Apenas durante a cirurgia ou 1 g de 4/4h por 24 h
Cirurgia de Esôfago	Anaeróbios de cavidade oral, cocos gram-positivos e Enterobactérias	Amoxicilina/ ácido clavulânico IV ou Clindamicina IV associada à Gentamicina IV	1,5 g 600-900 mg 1,5 mg/Kg	1 g cada 3 horas Não é necessário Não é necessário	1 g de 8/8 h por 24 h 600 mg 6/6 h por 24 h 80 mg de 8/8 h por 24 h
Cirurgias de Estômago e Duodeno	*Streptococcus* anaeróbios da cavidade oral e bastonetes gram-negativos	Cefazolina IV ou Cefalotina IV	2 g 2 g	1 g cada 4 horas 1 g cada 2 horas	1 g de 8/8 h por 24 h 1 g de 4/4 h por 24 h
Cirurgias de jejuno, íleo, cólon e reto	Enterobactérias, e anaeróbios (principalmente *Bacteroides fragilis*)	Clindamicina IV ou Metronidazol IV associado a Gentamicina IV ou Cefoxitina IV ou Amoxicilina/ clavulanato IV	600-900 mg 1 g 1,5 mg/Kg 2 g 1,5 g	Não é necessário Não é necessário Não é necessário 1 g cada 2 h 1 g cada 3 h	600 mg de 6/6 h por 24 h 500 mg 6/6 h por 24 h 80 mg de 8/8 h por 24 h 1 g 4/4h por 24 h 1 g 8/8 h por 24 h
Histerectomia e Cesariana*	*E. coli*, anaeróbios (incluindo *Bacteroides fragilis*), *Enterococcus* ssp, *Streptococcus agalactie, S. aureus*	Cefazolina IV ou Cefalotina IV	2 g 2 g	1 g cada 4 horas 1 g cada 2 horas	Dose única ou 1 g de 8/8 h por 24 h Dose única ou 1 g de 4/4h por 24 h
Cirurgias urogenitais com urinocultura negativa	Enterobactérias, *Enterococcus faecalis* e *Pseudomonas aeruginosa*	Ciprofloxacina ou Pefloxacina ou Ofloxacina	500 mg VO 4 a 6 horas antes e 400 mg IV na indução 400 mg VO 4 a 6 horas antes e 400 mg IV na indução 400 mg VO 4 a 6 horas antes e 400 mg IV na indução	Não é necessário Não é necessário Não é necessário	200 mg IV 12 horas após 400 mg IV 12 horas após 400 mg IV 12 horas após

* Dose única.
IV = Via intravenosa.
VO = Via oral.

Quadro 2-4. Antibioticoprofilaxia alternativa para alérgicos aos betalactâmicos – cirurgias de vias biliares

Antibiótico	*Dose inicial*	*Doses adicionais*	*Doses após a cirurgia*
Gentamicina IV	1,5 mg/kg	Não é necessário	Apenas durante a indução ou 80 mg 8/8 h por 24 h

IV = Via intravenosa.

Quadro 2-5. Antibioticoprofilaxia alternativa para alérgicos aos betalactâmicos – cirurgias do trato digestivo			
	Dose inicial	Doses adicionais	Doses após a cirurgia
Clindamicina IV associada à	600-900 mg	Não é necessário	600 mg 6/6 h por 24 h
Gentamicina IV	1,5 mg/kg	Não é necessário	80 mg 8/8 h por 24 h

IV = Via intravenosa.

Quadro 2-6. Antibioticoprofilaxia nas alternativa para alérgicos aos betalactâmicos – histerectomia e cesariana			
	Dose inicial	Doses adicionais	Doses após a cirurgia
Clindamicina IV	600 a 900 mg	Não é necessário	Dose única ou 600 mg 6-8 h por 24 h

IV = Via intravenosa.

Quadro 2-7. Antibioticoprofilaxia nas cirurgias de cólon e reto (via oral)	
Antibiótico	Esquema utilizado
Neomicina + eritromicina base	1 g às 13 h, 14 h e 23 h no dia anterior à cirurgia, para intervenções eletivas às 8 h

BIBLIOGRAFIA RECOMENDADA

Barbosa H. *Controle Clínico do Paciente Cirúrgico.* 6ª ed. Rio de Janeiro: Atheneu, 1999.

Grinbaum RS. *Prevenção da Infecção de Sítio Cirúrgico.* São Paulo: Associação Paulista de Estudos e Controle de Infecção Hospitalar, 2001.

Marangoni DV, Santos MS. Antibioticoprofilaxia em cirurgia. *J Bras Med* 1998;75:37–47.

Schechter M, Marangoni DV. *Doenças Infecciosas – Condutas Diagnósticas e Terapêuticas.* 2ª ed. Rio de Janeiro: Guanabara-Koogan, 2001.

Siqueira-Batista R, Gomes AP, Igreja RP, Huggins DW. *Medicina Tropical – Abordagem Atual das Doenças Infecciosas e Parasitárias.* Rio de Janeiro: Cultura Médica, 2001.

Tadeu FA. *Infecção Hospitalar e suas Interfaces na Área da Saúde.* Rio de Janeiro: Atheneu, 2000.

Tavares W. *Manual de Antibióticos e Quimioterápicos Antiinfecciosos.* 3ª ed. Rio de Janeiro: Atheneu, 2001.

CAPÍTULO 3
Acidentes com Material Biológico

Andréia Patrícia Gomes ◆ Rodrigo Siqueira-Batista ◆ Délia Celser Engel

CONCEITO

Acidentes com material biológico são eventos relativamente comuns na prática médica, decorrentes sobretudo da não observância de medidas básicas de segurança. No presente capítulo discutir-se-ão as mais importantes condutas pré e pós-exposição visando ao vírus da imunodeficiência humana (HIV), vírus da hepatite B e C (HBV e HCV) e *Trypanosoma cruzi* para os casos de acidentes com material biológico.

PROFILAXIA PRÉ-EXPOSIÇÃO

Seguir as seguintes recomendações na prática clínica diária:

- Não reencapar agulhas em hipótese alguma.
- Desprezar todo material pérfuro-cortante em recipiente próprio para descarte ("caixa amarela").
- Nunca retirar agulhas de seringas (mesmo durante coleta de hemoculturas).
- Cuidado e atenção redobrada quando na manipulação de agulhas e lâminas de bisturi.
- Carregar material pérfuro-cortante sempre em recipientes (por exemplo na cuba "rim").
- Manter sempre precauções básicas quando da manipulação de secreções orgânicas.
- Usar sempre óculos de proteção, máscara cirúrgica, avental e luvas quando, em realização de procedimento, houver risco de contato com secreções corporais.
- Usar, sempre que possível, na realização de suturas, fios já agulhados.
- Evitar o trabalho de sutura de dois cirurgiões ao mesmo tempo no mesmo campo.
- Nunca utilizar dedos como anteparo para sutura, punção e/ou reencapamento de agulhas (a agulha deve "fugir" do corpo do médico).
- Separar sempre o material pérfuro-cortante, durante realização de procedimento.
- Não passar material pérfuro-cortante de um profissional para outro. Utilizar sempre recipiente.
- Orientar todo profissional de saúde para a importância da vacinação para hepatite B.
- Notificar ao setor responsável todo o acidente com material pérfuro-cortante para que sejam tomadas as providências adequadas no mais curto intervalo de tempo.
- Divulgar informações sobre a ocorrência de acidentes com material pérfuro-cortante, educar a população de profissionais e possibilitar o atendimento de forma rápida e eficiente (utilizando os parâmetros apresentados nos Quadros 3-1 a 3-4).

PROFILAXIA PÓS-EXPOSIÇÃO

As medidas preventivas e o acompanhamento pós-exposição para o HIV, HBV e HCV e *T. cruzi*, nos casos de acidentes com material biológico, estão apresentadas nos Quadros 3-1 a 3-4.

Capítulo 3 ✔ ACIDENTES COM MATERIAL BIOLÓGICO ❏ 33

Quadro 3-1. Medidas profiláticas na exposição ocupacional ao vírus da imunodeficiência humana (HIV)		
Tipo de acidente	**Material biológico**	**Fármacos indicados**
Percutâneo	Sangue/"alto" risco – acidente com grande volume de sangue (agulhas calibrosas, lesões profundas), carga viral elevada no sangue (imunodepressão avançada, infecção aguda)	Recomendar AZT + 3TC + NFV ou AZT + 3TCT + IDV/RTV[1])
	Sangue/"médio" risco – grande volume de sangue e carga viral baixa	Recomendar AZT + 3TC
	Sangue/"baixo" risco – pequeno volume de sangue e carga viral baixa	Oferecer AZT + 3TC
	Fluidos contendo sangue visível, tecidos ou fluidos com maior risco (sêmen, secreção vaginal, liquor, sinóvia, líquidos peritoneal, pleural, pericárdico e amniótico)	Oferecer AZT + 3TC
	Outro fluido orgânico (não os anteriormente arrolados – por exemplo, urina e lágrima)	Não oferecer
Mucosa	Sangue	Oferecer AZT + 3TC
	Fluidos contendo sangue visível, tecidos ou fluidos com maior risco (sêmen, secreção vaginal, liquor, sinóvia, líquidos peritoneal, pleural, pericárdico e amniótico)	Oferecer AZT + 3TC
	Outro fluido orgânico (não os anteriormente arrolados – por exemplo, urina e lágrima)	Não oferecer
Pele*	Sangue	Oferecer AZT + 3TC
	Fluidos contendo sangue visível, tecidos ou fluidos com maior risco (sêmen, secreção vaginal, liquor, sinóvia, líquidos peritoneal, pleural, pericárdico e amniótico)	Oferecer AZT + 3TC
	Outro fluido orgânico (não os anteriormente arrolados – por exemplo, urina e lágrima)	Não oferecer
Acidentes de laboratório	Fluidos em que haja alta concentração de HIV (por exemplo, culturas de vírus)	Recomendar AZT + 3TC + NFV ou AZT + 3TC + IDV/RTV

* Indicado nos casos em que a exposição possui maior risco – alta carga viral, contato prolongado, presença de lesões na pele ou grande extensão de contato.
AZT = Zidovudina; 3TC = lamivudina; IDV = indinavir; NFV = nelfinavir; RTV = ritonavir; IDV/R = indinavir + ritonavir
[1]Preferir NFV 1.250 mg VO 12/12 h + AZT 300 mg VO 12/12 h + 3TC 150 mg VO 12/12 h. O esquema IDV 800 mg VO 12/12 h + RTV 100 mg VO 12/12 h é a alternativa ao primeiro esquema. O terceiro esquema é a associação de AZT + 3TC + IDV 800 mg VO 8/8 h, cuja limitação é a dificuldade de adesão.

Quadro 3-2. Medidas profiláticas na exposição ocupacional ao vírus da hepatite B (HBV) com material biológico de paciente HBsAg positivo (Modificado de Oliveira & Soares, 1998)	
Situação*	**Conduta**
Profissional de saúde não vacinado para hepatite B e com testes recentes anti-HBs e HBsAg negativos	Iniciar vacinação para hepatite B** Administrar HBIG*** Acompanhar por 12 meses (HBsAg, anti-HBc e anti-HBs)
Profissional de saúde vacinado para hepatite B, sem avaliação prévia de anti-HBs, com testes atuais anti-HBS e HBsAg negativos	Administrar HBIG Fazer *booster* da vacina Acompanhar por 12 meses (HBsAg, anti-HBc e anti-HBs)
Profissional de saúde vacinado para hepatite B com avaliação prévia de anti-HBs negativa e anti-HBs atual negativo	Administrar HBIG Fazer *booster* da vacina Acompanhar por 12 meses (HBsAg, anti-HBc e anti-HBs)
Profissional de saúde vacinado para hepatite B, com avaliação prévia de anti-HBs positiva e anti-HBs atual negativo	Fazer *booster* da vacina Acompanhar por 12 meses (HBsAg, anti-HBc e anti-HBs)
Profissional de saúde vacinado para hepatite B com teste atual anti-HBs positivo	Não imunizar Não acompanhar
Profissional de saúde HBsAg positivo	Não imunizar Não acompanhar (encaminhar para ambulatório específico)

* Solicitar o anti-HBs do profissional vacinado. Para o profissional não vacinado ou vacinado mas com anti-HBs negativo, solicitar o HBsAg e o anti-HBc. Caso o profissional tenha um teste anti-HBs reativo nos últimos 12 meses, ou seja HBsAg positivo, não realizar testes sorológicos e não acompanhar. Profissional HBsAg reativo deve ser encaminhado para acompanhamento ambulatorial específico.
** Aplicar vacina para HBV (Engerix B® ou Recombivax®), nos meses 0, 1 e 6.
*** Aplicar imunoglobulina (HBIG) na dose de 0,06 ml/kg, nas primeiras 24-48 h do acidente.

Quadro 3-3. Acompanhamento na pós-exposição ocupacional ao vírus da hepatite C (HCV)

Status *sorológico do profissional*	*Conduta*
Profissional anti-HCV negativo	Solicitar aminotransferases no momento do acidente e seis meses após Solicitar anti-HCV seis meses após o acidente (se houver soroconversão encaminhar para acompanhamento; caso o contrário, encerra-se o seguimento)
Profissional anti-HCV positivo	Encaminhar para acompanhamento em ambulatório especializado

Quadro 3-4. Conduta na pós-exposição ocupacional ao *Trypanosoma cruzi*

Tipo de acidente	*Conduta*
Acidente com material biológico contendo *T. cruzi* (pérfuro-cortante ou contato com mucosas)	Início imediato de: **benzonidazol** 7-8 mg/kg/dia ou **nifurtimox** 10 mg/kg/dia manter por 10 dias

BIBLIOGRAFIA RECOMENDADA

Dias JCP. Doença de Chagas, epidemiologia e prevenção. *Arq Bras Cardiol* 1996;63:451–3.

Oliveira MP, Rapparini C. Acidentes ocupacionais com material pérfuro-cortante e fluidos orgânicos. *In* Schechter M, Marangoni DV: *Doenças Infecciosas e Parasitárias – Conduta Diagnóstica e Terapêutica.* 2ª ed. Rio de Janeiro: Guanabara-Koogan, 1998.

Rachid M, Schechter M. *Manual de HIV/AIDS.* 6ª ed. Rio de Janeiro: Revinter, 2001.

Siqueira-Batista R, Gomes AP, Pacheco SJB, Igreja RP. Hepatites virais. *In* Siqueira-Batista R, Gomes AP, Igreja RP, Huggins DW: *Medicina Tropical – Abordagem Atual das Doenças Infecciosas e Parasitárias.* Rio de Janeiro: Cultura Médica, 2001.

Siqueira-Batista R, Gomes AP, Viñas PA, Huggins DW, Storino RA. Moléstia de Chagas. *In* Siqueira-Batista R, Gomes AP, Igreja RP, Huggins DW: *Medicina Tropical – Abordagem Atual das Doenças Infecciosas e Parasitárias.* Rio de Janeiro: Cultura Médica, 2001.

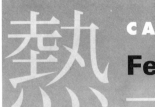

CAPÍTULO 4
Febre de Origem Obscura

Nelson Gonçalves Pereira ◆ Alexandre Galera B. Lobo
Rodrigo Siqueira-Batista ◆ Sávio Silva Santos

CONCEITO

Febre de origem obscura (FOO) foi conceituada por Petersdorf como a elevação de temperatura superior a 38,3°C (medição oral), aferida em várias ocasiões, com duração de pelo menos três semanas e sem diagnóstico evidente após sete dias de investigação hospitalar. Mais recentemente, a FOO poderia ser caracterizada por febre de existência indiscutível, duração mínima de duas ou três semanas, com um quadro clínico inconcluso, que permanece sem diagnóstico definido após a realização do conjunto de exames e procedimentos indicados inicialmente para aquele caso particular.

Nos últimos anos, várias publicações sugerem mudar o conceito das FOO ao aplicar o termo a condições específicas, como se fossem subgrupos das FOO – nos pacientes infectados pelo HIV, nos hospitalizados, nos neutropênicos, nos viajantes, nas crianças – informações estas que podem auxiliar no diagnóstico, por se tornarem mais freqüentes em algumas condições específicas.

CONCEITO DE FEBRE

O nível mínimo de hipertermia seguramente indicativo de febre é muito controverso. Em geral, admite-se como temperatura mínima indicadora de febre, o valor de 37,8°C na aferição axilar. Sem embargo, torna-se mais acertado considerar, além de um determinado nível de temperatura, a existência de outras manifestações da síndrome febril – mialgias, artralgias, cefaléia, sensação de frio, taquicardia – de forma a caracterizar melhor a existência de febre.

ETIOLOGIAS DA FOO

As causas de FOO podem ser alocadas em quatro grupos: infecciosas, neoplásicas, reumatológicas e outras; entretanto, alguns pacientes têm o quadro febril não diagnosticado. Nos Quadros 4-1 a 4-4 listam-se as principais etiologias para as FOO.

Quadro 4-1. Causas infecciosas de FOO e sua investigação

Causa de FOO	Parâmetros para investigação
Complexo primário (TB)	Avaliação radiológica (telerradiografia de tórax ou tomografia computadorizada); a "viragem" no PPD quatro a seis semanas após o início da doença auxilia no diagnóstico
Tuberculose extrapulmonar	Difícil abordagem nos casos em que não existam sinais ou sintomas que orientem para o órgão acometido (trato urinário, pericárdio, linfonodos, e outros)
Tuberculose miliar	Na falta das alterações radiológicas típicas, o diagnóstico é difícil; biópsia do parênquima pulmonar pode confirmar a suspeição
Abscessos	Os mais freqüentes são fígado, baço, pâncreas, rins, próstata e regiões pélvica e subfrênicas; métodos de imagem são úteis para a localização das lesões, além de possibilitar a abordagem diagnóstica (por exemplo, por aspiração)
Osteomielites	As manifestações locais, quando presentes, fornecem a pista diagnóstica e o exame radiológico é de suma importância na investigação
Infecções dentárias	Se não houver sintomas a abordagem é difícil e o diagnóstico dependerá das radiografias panorâmicas das arcadas dentárias
Infecções de vias biliares	A dor abdominal e os antecedentes biliares devem chamar a atenção do médico, sendo a USG o exame de escolha
Infecção urinária	A bacterioscopia pelo Gram e a cultura de urina devem ser realizados na investigação da febre, porém contagens de colônias significativas podem aparecer sem, contudo, serem a causa da FOO
Endocardite infecciosa	Pequenas vegetações, lesões no coração direito e/ou etiologias pouco comuns (por exemplo, germes de crescimento lento) dificultam o diagnóstico. Ecocardiografia transesofágica é melhor que a transtorácica
Sinusites	Quando as manifestações clínicas não forem evidentes, a radiografia de seios da face pode sugerir o diagnóstico; no entanto, o exame de escolha continua a ser a TC
Otites	A otoscopia realizada por profissional experimentado é fundamental para o diagnóstico

(Continua)

36 ❑ Parte I ✔ Generalidades em Infectologia

Quadro 4-1. Causas infecciosas de FOO e sua investigação *(Continuação)*	
Causa de FOO	*Parâmetros para investigação*
Brucelose	A história epidemiológica de contato com animais infectados é muito importante e a sorologia, apesar de não possuir 100% de especificidade, ajuda na confirmação do diagnóstico
Febre tifóide	Continua sendo endêmica no Brasil e, por isso, deve ser considerada; a reação de Widal e as culturas são exames decisivos
Infecção pelo HIV	Causa importante de FOO nos dias de hoje; a febre pode ser o único achado na infecção pelo HIV; a sorologia confirma a infecção, porém não se pode descartar a presença de doenças oportunistas como causa da febre
Vírus de Epstein-Barr	Causador em geral de febre de curta duração; diagnóstico por sorologia
Citomegalovirose	Raramente ultrapassa seis semanas na duração da febre; diagnóstico por sorologia
Paracoccidioidomicose	Micose profunda comum no nosso meio; em geral, a radiografia de tórax com acometimento pulmonar é o ponto de partida para a pesquisa do fungo em material de lavado brônquico ou biópsia
Criptococose	Mais comum em imunocomprometidos; pesquisada em sua forma meníngea pela análise do líquor e pela sorologia
Histoplasmose	O diagnóstico consiste no isolamento do fungo de fluidos biológicos e na sorologia
Moléstia de Chagas aguda	História de viagens a áreas endêmicas ou transfusões é fundamental para gerar a pesquisa de *Tryanosoma cruzi* no sangue
Toxoplasmose	Pode gerar uma síndrome mononucleose-*like* apenas com febre e hemograma inespecífico; diagnóstico feito por sorologia
Malária	A história epidemiológica é a pista diagnóstica; porém, quando a doença é adquirida por transfusão fora da área endêmica existe maior dificuldade na suspeita da mesma; a pesquisa por exame direto é simples e rápida e confirma o quadro. *ParaSight*® é útil nas infecções por *P. falciparum*
Calazar	A proveniência de área endêmica é o ponto de partida; existe alteração de provas hepáticas; a pesquisa de *Leishmania* spp em sangue periférico ou material colhido de biópsia hepática fecha o diagnóstico
Enterobacteriose septicêmica prolongada	Mais encontrada em pacientes imunossuprimidos ou que apresentem infecção conjunta por *Salmonella* ou *Schistosoma* spp; a hemocultura é indicativa do quadro
Esquistossomose aguda	Na forma aguda, em particular, o exame de fezes costuma ser conclusivo; intradermorreação pode ser útil em pacientes não oriundos de área endêmica na fase de lesão pré-postural

Quadro 4-2. Causas reumatológicas de FOO e sua investigação	
Causa de FOO	*Parâmetros para investigação*
Doença de Still	A clínica é arrastada com *rash* relacionado aos episódios febris; adenomegalia e esplenomegalia associados a VHS elevada e fator reumatóide negativo são sugestivos da doença
Arterite temporal	Importante em pacientes acima de 50 anos de idade e diagnosticada por biópsia de artéria temporal
Poliarterite nodosa	O achado de pANCA positivo é bastante sugestivo da doença
Outras angiites	A dosagem de anticorpos anticitoplasma de neutrófilos (ANCA) são os testes diagnósticos de escolha para as angiites de forma geral
Polimiosites	Aumento da VHS e alfa$_1$-glicoproteína ácida e a presença de anticorpos anti-Jo-1 são bastante sugestivos do diagnóstico
Febre reumática	Não é uma causa comum de FOO e é sugerido por alterações significativas na antiestreptolisina O, antiestreptoquinase, e anti-hialuronidase
Artrite reumatóide	O fator reumatóide positivo, apesar de inconclusivo é o dado mais sugestivo da doença, juntamente com o acometimento articular com aspecto radiográfico característico
Esclerodermia	O fenômeno de Raynaud e a modificação da textura da pele são aspectos clássicos da doença; a presença de anticorpo anticentrômero e anti-Scl-70 são subsídios importantes para o diagnóstico
Lúpus eritematoso sistêmico	O diagnóstico é dificultado nas fases iniciais da doença; quando as manifestações clínicas se resumem na febre persistente e a pesquisa de anticorpos específicos antinucleares é a base do diagnóstico

Quadro 4-3. Causas neoplásicas de FOO e sua investigação

Causa de FOO	Parâmetros para investigação
Doença de Hodgkin	Freqüentemente, comportam-se clinicamente como FOO e dificilmente possuem achados de exame físico. Métodos de imagem como a TC e biópsias são indicados
Leucoses	Em geral agudas, não linfocíticas e aleucêmicas, diagnosticadas por hemograma e exame da medula óssea
Outros linfomas	Quando se iniciam em órgãos profundos e linfonodos não superficiais têm seu diagnóstico dificultado; as biópsias podem ser inconclusivas
Hipernefroma	USG e TC de lojas renais e biópsia renal são indicadas
Hepatomas	Os tumores de fígado tanto primários como metastáticos são causa de FOO; a USG, TC e a biópsia hepáticas são diagnósticas
Mixoma	São raros e podem ser confundidos com endocardite; o ecocardiograma transtorácico ou transesofágico é o exame de escolha
Tumores do tubo digestivo	Atentar para mudanças nos hábitos intestinais e pesquisa de sangue nas fezes; o toque retal é de extrema importância; o diagnóstico às vezes é difícil, mesmo com exames de imagem como a seriografia e TC
Retinoblastoma	Mais comum na infância e diagnosticado pelo exame de fundo de olho
Tumores ósseos	São em geral de diagnóstico radiológico com áreas líticas ou proliferativas visualizáveis
Tumor de Wilms	A tríade clínica se constitui em massa palpável abdominal, dor e hematúria; USG, TC e biópsia fecham a investigação
Neoplasias malignas em geral	De modo geral, todas as neoplasias malignas e algumas benignas podem ser causa de FOO, e os exames de imagem seguidos por biópsias confirmatórias são, grosso modo, os métodos empregados para o diagnóstico

Quadro 4-4. Outras etiologias de FOO e sua investigação

Causa de FOO	Parâmetros para investigação
Sarcoidose	A febre pode preceder as alterações mais sugestivas (linfadenomegalias, eritema nodoso, uveíte); eventualmente, a TC de tórax pode ser útil em identificar pequenas adenomegalias intratorácicas
Hepatite granulomatosa	É diagnóstico de exclusão após terem sido afastadas outras causas de lesão hepática (tuberculose, histoplasmose, fármacos); a biópsia hepática é bastante útil
Doença de Crohn	Eventualmente pode se iniciar apenas com febre, sem as características alterações gastrointestinais
Embolias pulmonares de repetição	A presença de fatores predisponentes deve evocar esta possibilidade diagnóstica; em geral, há boa resposta à terapia anticoagulante
Febres por fármacos	Entre os principais temos: anfotericina B, barbitúricos, metildopa, penicilinas, cefalosporinas, fenitoínas, quinidina, sulfonamidas, interferon (comuns); alopurinol, cimetidina, hidralazina, iodetos, isoniazida, rifampicina, imipenem, vancomicina e nifedipina (menos comuns)
Hematomas fechados	História de traumatismo recente e/ou de uso de anticoagulantes auxilia na suspeição diagnóstica
Hepatite alcoólica	São importantes para o diagnóstico: história de ingestão "abusiva" de álcool, icterícia e elevação de AST > ALT
Cirrose hepática	Eventualmente, pode ser causa de FOO; avaliar fatores de risco na anamnese e achados no exame clínico
Febre familiar do Mediterrâneo	Doença autossômica recessiva que cursa com febre, polisserosite e outras manifestações; responde bem à colchicina
Distúrbios hipotalâmicos	Pensar nesta possibilidade em pacientes com seqüelas de encefalites, meningites, acidentes cerebrovasculares e traumatismos cranioencefálicos
Febre factícia	Pode ocorrer por simulação de uma febre inexistente (p. ex., aquecimento do termômetro) ou pela injeção de substâncias ou microrganismos com a finalidade de induzir febre; a observação estrita pela equipe de saúde é fundamental para o diagnóstico

PRINCIPAIS MOTIVOS QUE LEVAM AO INSUCESSO/RETARDO NA INVESTIGAÇÃO DAS FOO

As FOO costumam ser condições de diagnóstico mais difícil, devendo tais pacientes serem criteriosamente avaliados. As principais causas de dificuldade diagnóstica na condução dos casos de FOO são:

- Falhas na anamnese (omissões na história da doença atual, histórias patológica pregressa, familiar/familial e social).

- Negligência a aspectos importantes do exame físico (principalmente no exame da mama, genitália, toque retal, fundo de olho, avaliação da temperatura e outras).

- Uso prévio de fármacos (sobretudo antimicrobianos e corticosteróides).
- Falta de recursos diagnósticos necessários.
- Apresentações atípicas de doenças comuns ou apresentações comuns de moléstias raras.
- Associação de doenças (sempre pensar no caso de pacientes infectados pelo HIV).
- Positivação tardia de exames, "falsos-positivos", "falsos-negativos", qualidade insuficiente do laboratório, interpretação errônea de exames.

INDICAÇÕES DE PROVAS TERAPÊUTICAS

Em algumas situações, torna-se pertinente a instituição de provas terapêuticas em pacientes com FOO. As principais indicações são apresentadas no Quadro 4-5.

Quadro 4-5. Prova terapêutica na FOO		
Causa provável de FOO	**Quando indicar**	**Esquema proposto**
Tuberculose	Avaliar todas as vezes que um resultado histopatológico mostrar granuloma nos quais não se demonstra microrganismos, ou quando houver infiltrados pulmonares ou síndrome de derrame pleural não bem esclarecidos mas com PPD reator	Rifampicina + isoniazida + pirazinamida nas doses usuais preconizadas
Endocardite bacteriana	Se esta condição não pode ser afastada com segurança	Ampicilina + gentamicina (também vancomicina + gentamicina ou amicacina) por 14 dias (para *Enterococcus* spp e *Streptococcus* spp)
Angiites necrotizantes	A mais citada na literatura é a arterite temporal	Corticosteróides (por exemplo, prednisona)
LES	Quadro clínico sugestivo mas sem que estejam presentes todos os critérios	Corticosteróides
Hepatite granulomatosa	Se na biópsia hepática não se demonstra microrganismos, deve se iniciar com prova terapêutica para TB; ausência de resposta pode indicar necessidade de corticosteróide	Corticosteróides
Embolia pulmonar	Condições predisponentes que façam suspeitar o diagnóstico (idosos, cardiopatas, acamados, flebites, outras condições emboligênicas)	Heparinização plena (em geral a febre desaparece em menos de 48 horas)
Fármacos	Uso de medicamentos associados a ocorrência de febre faz pensar nesta possibilidade	Retirada do fármaco (aguarda-se em geral 48-72 horas, após as quais, na maior parte dos casos de FOO por droga, a hipertermia desaparecerá); na persistência de febre por mais de uma semana, afasta-se esta possibilidade (exceto na febre por iodo e penicilina benzatina)

BIBLIOGRAFIA RECOMENDADA

Brusch JL, Weinstein L. Fever of unknown origin. *Med Clin North Am* 1988;72:1247.

Cunha BA. Fever of unknown origin. *In* Gorbach LS, Bartlett JG, Blacklow NR: *Infectious Diseases.* 2nd ed. Philadelphia: WB Saunders, 1998.

Cunha BA. Fever of unknown origin. *Infect Dis Clin North Am* 1996;10:111–27.

Johnson DH, Cunha BA. Drug fever. *Infec Dis Clin North Am* 1996;10:85–99.

Lambertucci JR. Febre de origem indeterminada. Análise de 63 casos. *Rev Soc Bras Med Trop* 1991;24:221.

Lambertucci JR. *Febre, Diagnóstico e Tratamento.* Rio de Janeiro: Medsi, 1991.

Mendelson M. Fever in the imunnocompromised host. *Emerg Med Clin North Am* 1998;16:761–79.

Pereira NG. Febre: Especial referência às febres de difícil diagnóstico. Tese de Mestrado apresentada ao Curso de pós-graduação em Doenças Infecciosas e Parasitárias da UFRJ, 1975.

Pereira NG, Borralho AMV. Febre de origem obscura. *In* Siqueira-Batista R, Gomes AP, Igreja RP, Huggins DW: *Medicina Tropical – Abordagem Atual das Doenças Infecciosas e Parasitárias.* Rio de Janeiro: Cultura Médica, 2001.

Pereira NG, Galhardo MCG, Zajdenverg R. Febre de origem obscura. *J Bras Med* 1992;62:60–85.

Pereira NG, Galhardo MCG, Zajdenverg R. Febre de origem obscura. *In* Schechter M, Marangoni DV: *Doenças Infecciosas – Conduta Diagnóstica e Terapêutica.* 2ª ed. Rio de Janeiro: Guanabara-Koogan, 1998.

Petersdorf RG, Beeson PB. Fever of unexplained origin: Report of 100 cases. *Medicine* 1961;40:1.

Petersdorf RG. FUO: How it has changed in 20 years. *Hospital Practice* 1985;15:84–8.

Schechter M. Febre no indivíduo portador de infecção pelo HIV. *In* Schechter M, Marangoni DV: *Doenças Infecciosas – Conduta Diagnóstica e Terapêutica.* 2ª ed. Rio de Janeiro: Guanabara-Koogan, 1998.

Slater M, Krug SE. Evaluation of the infant with fever without source: An evidence based approach. *Emerg Med Clin North Am* 1999;17:97–126.

CAPÍTULO 5

Imunobiológicos – Vacinação e Soroterapia

Rodrigo Siqueira-Batista ◆ Andréia Patrícia Gomes
Luiz Guilherme Peixoto do Nascimento ◆ Ricardo Pereira Igreja

CONCEITOS GERAIS

A imunidade às doenças infecciosas pode ser adquirida por vias natural ou artificial, de forma ativa – com ativação do sistema imunológico, sendo capaz de deixar "memória" – ou passiva – esta incapaz de manter memória imunológica. Em linhas gerais, teríamos:

- *Imunidade ativa naturalmente adquirida:* infecção natural (por exemplo, pessoas que já tiveram sarampo não adoecem novamente).
- *Imunidade ativa artificialmente adquirida:* vacinação.
- *Imunidade passiva naturalmente adquirida:* passagem de anticorpos maternos para o bebê por via transplacentária.
- *Imunidade passiva artificialmente adquirida:* soroterapia.

Vacinas e soros são imunobiológicos capazes de propiciar imunidade ao hospedeiro, de forma ativa e passiva, respectivamente. Na vacinação, administram-se componentes do patógeno – microrganismos "inteiros" inativados ou atenuados, toxinas, proteínas e outros –, os quais promovem a resposta imunológica, que poderá ser ativada em um momento subseqüente, caso o hospedeiro "entre em contato" novamente com o agente. As vacinas em geral são empregadas nas situações em que não houve exposição ao agente infeccioso (por exemplo, BCG, ao nascer) – profilaxia pré-exposição. Na soroterapia, são aplicados anticorpos pré-formados (obtidos de hospedeiros que foram infectados pelos agentes), sendo reservada para situações em que o indivíduo já se expôs ao microrganismo – profilaxia pós-exposição.

A discussão sobre as principais vacinas e soros empregados na prevenção de moléstias infecciosas é o escopo do presente capítulo.

VACINAS

A mais antiga descrição de vacinação no Ocidente data do século XVIII (1798), tendo sido realizada por Edward Jenner, que utilizou a pústula da varíola bovina para proteger uma criança de oito anos contra varíola humana. Desde então foram desenvolvidas várias estratégias de vacinação, dispondo-se atualmente dos seguintes componentes antigênicos:

- *Bactérias mortas:* coqueluche.
- *Bactérias vivas atenuadas:* BCG (bacilo de Calmette-Guérin).
- *Componentes de bactérias:* polissacarídeos da cápsula de *Streptococcus pneumoniae*.
- *Toxinas modificadas:* toxóide tetânico.
- *Vírus inativados:* raiva, Salk (poliomielite).
- *Vírus vivos atenuados:* febre amarela, Sabin (poliomielite).
- *Frações de componentes virais:* antígeno de superfície do vírus da hepatite B (HBsAg).

Um dado importante em relação à saúde pública é o comportamento térmico das vacinas. Sabin, sarampo, tríplice viral, febre amarela e contra *Neisseria meningitidis* sorogrupo C podem ser congeladas; as demais – Salk, hepatites A e B, influenza, BCG, DPT, dupla tipo adulta e infantil, *Haemophilus influenzae*, *N. meningitidis* sorogrupo B – não podem ser congeladas.

As principais vacinas disponíveis no Brasil, suas indicações, contra-indicações e efeitos adversos são apresentados no Quadro 5-1.

Capítulo 5 ✔ Imunobiológicos – Vacinação e Soroterapia ❑ **41**

Quadro 5-1. Principais vacinas				
Vacina	**Tipo**	**Indicação**	**Contra-indicação**	**Efeitos adversos**
BCG	Germe vivo atenuado	No 1º mês de vida (crianças com > 2,0kg); reforço aos seis anos	Pacientes imunodeprimidos (p. ex., AIDS)	Linfadenite regional e infecção disseminada
DPT: difteria pertussis tétano	Toxina atenuada (toxóide) Germe inativado Toxóide	2º, 4º e 6º mês de vida; reforço no 15º mês	Doença neurológica em atividade Ocorrência das seguintes reações após aplicação: convulsão febril (em até 72 h), encefalopatia (em até 7 dias), síndrome hipotônica-hiporresponsiva ou choro prolongado e incontrolável* (em até 48 horas) e reação anafilática	Mal-estar, irritabilidade, febre (duração não superior a 48 h), convulsão febril, encefalopatia**, síndrome hipotônica-hiporresponsiva ou choro prolongado e incontrolável
Poliomielite (SABIN)***	Germe vivo atenuado	2º, 4º e 6º mês de vida; reforço no 15º mês	Imunodeficiência congênita, infecção pelo HIV, leucemia, linfoma, câncer generalizado ou terapia imunossupressora; não usar em gestantes	Poliomielite paralítica (raros casos) e síndrome de Guillain-Barré (?) Hipersensibilidade à estreptomicina e neomicina
Poliomielite (SALK)	Germe inativado	2º, 4º e 6º mês de vida; reforço no 15º mês	Não usar em gestantes; utilizar Salk em imunodeprimidos	Hipersensibilidade à estreptomicina e neomicina
Haemophilus influnenzae B	Polissacarídeo capsular	2º, 4º e 6º mês de vida; reforço no 15º mês⁹	Hipersensibilidade na primeira dose contra-indica a segunda	Dor, eritema e enduração no local da aplicação; febre e irritabilidade podem ocorrer
Sarampo	Germe vivo atenuado	9º mês	Gravidez****, anafilaxia prévia, trombocitopenia (caso ocorra até seis semanas após aplicação prévia da vacina), reação anafilática prévia à neomicina, imunodepressão (leucemia, linfoma, quimioterapia), infecção pelo HIV sintomática	Febre (5-12 dias após a vacinação), erupção cutânea transitória (em 5% dos vacinados), convulsões febris, trombocitopenia (dois meses após vacinação)
Tríplice viral: Sarampo	Germe vivo atenuado	15º mês	Ver acima	Ver acima
Caxumba	Germe vivo atenuado		Gravidez****, reações alérgicas prévias, imunodepressão grave (como descrito no sarampo)	Parotidite e febre baixa
Rubéola	Germe vivo atenuado		Gravidez****, anafilaxia prévia, trombocitopenia (caso ocorra até seis semanas após aplicação prévia da vacina)	Artrites transitórias (uma a três semanas após aplicação), exantema, linfadenopatia e febre (5 a 12 dias após a vacinação)
Hepatite B	Antígeno de superfície (HBsAg) recombinante	Três doses nos meses 0,1 e 6*****	Reação anafilática à dose prévia	Dor no local da injeção, reação anafilática
Hepatite A	Germe inativado	Primeira dose com 1 ou 2 anos, com a 2ª dose em 6-12 meses	Hipersensibilidade na 1ª dose contra-indica a segunda	Dor local, cefaléia e febrícula
Varicela	Vírus vivo atenuado	12 meses; vacinação de bloqueio (ver Capítulo 39)	Imunocomprometidos, gestantes	Febre, *rash* cutâneo, herpes-zoster, trombocitopenia

(Continua)

42 ❑ PARTE I ✔ GENERALIDADES EM INFECTOLOGIA

Quadro 5-1. Principais vacinas *(Continuação)*				
Vacina	*Tipo*	*Indicação*	*Contra-indicação*	*Efeitos adversos*
Streptococcus pneumoniae	Polissacarídeo capsular	Pacientes acima de dois anos de idade com co-morbidades******	Hipersensibilidade conhecida a elementos da vacina	Dor, eritema e enduração no local; reações sistêmicas são raras
Neisseria meningitidis	Polissacarídeo capsular (A, B e C)	Controle de surtos e epidemias	Reação anafilática à dose prévia	Dor, eritema e enduração no local e febre (primeiras 72 h)
Febre amarela	Vírus vivo atenuado	A partir de seis meses em dose única, repetida a cada 10 anos	Gestantes e imunodeprimidos	Eritema, dor local, cefaléia intensa, mialgia e febre alta; encefalite é raríssima
Anti-rábica (Fuenzalida)	Vírus inativado	Profilaxia pós-exposição (raramente pré-exposição – ver Capítulo 36)	Hipersensibilidade na 1ª dose (neste caso usar a vacina de cultivo celular)	Dor e eritema locais, febre, mal-estar geral, efeitos neurológicos (ver Capítulo 36)
Gripe	Vírus inativado	Anual (antes do inverno)	Hipersensibilidade conhecida a elementos da vacina	Dor no local e febre baixa

* Nesse caso usar a dupla infantil (DT).
** Vacinas acelulares são mais seguras em relação ao risco de paraefeito neurológico grave.
*** Se um contactante domiciliar de um enfermo com imunodeficiência for inadvertidamente vacinado com Sabin, deve ser evitado o contato físico entre ambos por seis semanas (período de eliminação do vírus vacinal).
**** Não aplicar em mulheres que pretendem engravidar em um período de três meses.
***** Atualmente preconiza-se nos meses zero, um e seis de vida.
****** Asplenia funcional ou anatômica, anemia falciforme, esplenectomia, infecção pelo HIV, doença de Hodgkin, síndrome nefrótica, imunodeficiências congênitas, transplantes de órgãos, uso de imunossupressores, cirrose hepática, insuficiência renal e insuficiência cardíaca.
φ O reforço no 15º mês da vacina contra *H. influenzae* é recomendado pela Sociedade Brasileira de Pediatria mas não pelo Ministério da Saúde.

SOROS

Os soros, como comentado anteriormente, promovem imunização passiva e são indicados quando há a necessidade de proteção imediata contra o agente infeccioso, sendo, portanto, utilizados quando da ocorrência de exposição de um suscetível a um determinado patógeno ou à peçonha. O objetivo é alcançado pelo fornecimento de imunoglobulinas ao exposto, podendo ser de origem homóloga ou heteróloga (receptor e doador de espécies diferentes). Os principais paraefeitos ocorrem quando da aplicação de soros heterólogos, que podem trazer complicações graves como a anafilaxia com choque. É necessário comentar que os riscos potenciais não devem afas-

tar o médico da prescrição adequada dessas substâncias, quando houver indicação. Além disso, vale a pena relembrar que os imunobiológicos devem somente ser aplicados em locais onde haja disponibilidade de material de ressuscitação de emergência e profissional treinado para a sua execução, com base nos efeitos adversos já referidos com o uso.

Em relação à realização de testes de sensibilidade cutânea, sabe-se que seus valores preditivos são baixos, sendo extremamente controversa a realização, já que podem falhar como preditores do episódio de anafilaxia e ainda podem também provocá-la. Quando realizados, devem ser efetuados por profissional competente, atentando-se sempre para as medidas de suporte de vida, independente de seu resultado (Quadro 5-2).

Capítulo 5 ✔ IMUNOBIOLÓGICOS – VACINAÇÃO E SOROTERAPIA ❑ **43**

Quadro 5-2. Principais soros em utilização na prática clínica

Soro	Indicação	Dose	Efeitos adversos
Antitetânico (SAT)*	Profilaxia do tétano	5.000 UI, via IM para crianças 10.000 UI, via IM para adultos	Anafilaxia, doença do soro
	Tratamento do tétano	20.000 UI, via IV	
Antidiftérico (SAD)	Tratamento da difteria	Casos graves: 40.000 a 80.000 UI, via IV	Anafilaxia, doença do soro
		Casos leves/moderados: 20.000 a 40.000 UI, via IV	
Anti-rábico (SAR)	Profilaxia da raiva	40 UI/kg (máximo de 3.000 UI, via IM profunda ou IV	Anafilaxia, doença do soro
Antibotrópico**	Picada de jararaca (Bothrops)	Empeçonhamento leve: 100 mg (4 ampolas), via IV	Anafilaxia, doença do soro
		Empeçonhamento moderado: 200 mg (8 ampolas), via IV	
		Empeçonhamento grave: 300 mg (12 ampolas), via IV	
Anticrotálico**	Picada de cascavel (Crotalus)	Empeçonhamento leve: 75 mg (5 ampolas), via IV	Anafilaxia, doença do soro
		Empeçonhamento moderado: 150 mg (10 ampolas), via IV	
		Empeçonhamento grave: 300 mg (20 ampolas), via IV	
Antilaquético**	Picada de surucucu (Lachesis)	150 mg a 300 mg (10 a 20 ampolas), via IV	Anafilaxia, doença do soro
Antielapídico**	Picada de coral (Micrurus)	150 mg (10 ampolas), via IV	Anafilaxia, doença do soro
Antiescorpiônico**	Picada de escorpião (Tityus)	Leve: não usar	Anafilaxia, doença do soro
		Moderado: 2 a 3 ampolas, via IV	
		Grave: 4 a 6 ampolas, via IV	
Antiaracnídico**	Picada de aranha	Phoneutria — Leve: não usar	Anafilaxia, doença do soro
		Phoneutria — Moderado: 2 a 4 ampolas, via IV	
		Phoneutria — Grave: 5 a 10 ampolas, via IV	
		Loxosceles — Leve: não usar	
		Loxosceles — Moderado: 5 ampolas, via IV	
		Loxosceles — Grave: 10 ampolas, via IV	
		Latrodectus — Leve: não usar	
		Latrodectus — Moderado: 1 ampola, via IM	
		Latrodectus — Grave: 1 a 2 ampolas, via IM	

* Pode também ser usada a imunoglobulina antitetânica nas doses de 250 UI para ferimentos "comuns" e 500 UI para grandes queimados e politraumatizados.
** Para classificação dos acidentes ver capítulos 127, 128 e 129.

BIBLIOGRAFIA RECOMENDADA

Artemenko SR. Araneísmo e escorpionismo. *In* Siqueira-Batista R, Gomes AP, Igreja RP, Huggins DW: *Medicina Tropical – Abordagem Atual das Doenças Infecciosas e Parasitárias*. Rio de Janeiro: Cultura Médica, 2001.

Gonçalves MLC, Siqueira-Batista R, Gomes AP, Igreja RP, Argento CA, Santos SS. Ofidismo no Brasil. *Ars Cvrandi* 2000;33:56–64.

Gonçalves MLC, Siqueira-Batista R. Ofidismo. *In* Siqueira-Batista R, Gomes AP, Igreja RP, Huggins DW: *Medicina Tropical – Abordagem Atual das Doenças Infecciosas e Parasitárias*. Rio de Janeiro: Cultura Médica, 2001.

Mandell GL, Bennett JE, Dolin R. *Principles and Practice of Infectious Diseases*. 5th ed. Philadelphia: Churchill Livingstone, 2000.

Moreira BM. Estratégias vacinais contra doenças infecciosas. *In* Schechter M, Marangoni DV: *Doenças Infecciosas e Parasitárias – Conduta Diagnóstica e Terapêutica*. 2ª ed. Rio de Janeiro: Guanabara-Koogan, 1998.

Siqueira-Batista R, Gomes AP, Santos SS, Gonçalves MLC. Venenos animais: Principais serpentes peçonhentas brasileiras e breve estudo clínico. Série de Monografias do Instituto de Ciências Exatas e Naturais – Universidade Católica de Petrópolis, junho, 2001.

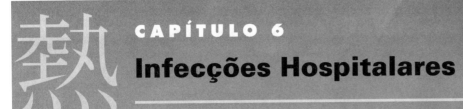

CAPÍTULO 6
Infecções Hospitalares

Délia Celser Engel ♦ Andréia Patrícia Gomes
Rodrigo Siqueira-Batista ♦ Loriléa Chaves de Almeida

CONCEITO

Qualquer infecção adquirida após a internação do paciente e que se manifeste durante a internação ou mesmo após a alta, quando puder ser relacionada com a internação ou procedimentos hospitalares.

São excluídas do conceito toda e qualquer infecção que esteja incubada no momento da internação. No caso de recém-nascidos, são consideradas hospitalares todas as infecções, exceto as de transmissão via placentária ou aquelas associadas à bolsa rota com intervalo de tempo superior a 24 horas.

COMPLICAÇÕES INFECCIOSAS *VERSUS* DOENÇAS INFECCIOSAS

As *doença infecciosas* são enfermidades caracteristicamente comunitárias caracterizadas pela ação patogênica de um agente conhecido por patógeno primário, que produz infecção em indivíduo sadio, sem alterações ou possíveis co-morbidades, a partir do contato deste com o agente. Ao contrário, as infecções nosocomiais são *complicações infecciosas*, ou seja, existem, na maioria das vezes, em decorrência de relação de desequilíbrio entre o indivíduo e sua própria microbiota. Os agentes causadores do processo infeccioso são oriundos do próprio paciente ou adquiridos no contato com o meio hospitalar.

EPIDEMIOLOGIA

No mundo estima-se que a prevalência de infecções nosocomiais varie entre 3% e 21%, segundo a Organização Mundial de Saúde. Alguns estudos realizados mostram que há aumento do custo, elevação do tempo de internação, elevação das taxas de mortalidade e que o controle realizado visando à diminuição de taxas pode conseguir reduzi-las em até um terço. As infecções mais freqüentemente observadas são as de trato urinário, as pneumonias, as da corrente sangüínea e as de sítio cirúrgico, sendo mais isolados como agentes etiológicos responsáveis *Escherichia coli*, *Enterococcus* spp, *Pseudomonas aeruginosa*, *Staphylococcus aureus*, *Staphylococcus* coagulase-negativos, *Enterobacter* spp, *Klebsiella pneumoniae* e *Candida* spp, em trabalhos americanos.

No Brasil, dados mostram uma prevalência de 13% no total de hospitais estudados, sendo maior (18,4%) nos hospitais públicos e menor nos privados (10%). Verifica-se também que as unidades com maiores índices são as de internação de grandes queimados e as unidades de terapia intensiva (UTI). No Estado de São Paulo, é desenvolvido programa visando à prevenção de infecções hospitalares com coleta de dados sistemática, observando-se taxa de infecção de 3,6%, sendo as UTI neonatal e de adulto os locais com maior prevalência (20,3% e 17,7%, respectivamente). Ao analisar as de maior freqüência, verifica-se a presença da infecção urinária, pneumonia e do sítio cirúrgico, seguida pela da corrente sangüínea.

TRATAMENTO E PREVENÇÃO

O tratamento e a prevenção das infecções nosocomiais – com menção aos principais patógenos envolvidos – encontram-se apresentados nos Quadros 6-1 e 6-2.

46 ❑ PARTE I ✔ GENERALIDADES EM INFECTOLOGIA

Quadro 6-1. Local da infecção, provável agente etiológico e tratamento segundo agente presumível

Local da infecção	Patógeno provável	Tratamento indicado
Trato urinário	Mais comumente causada por *Enterobacteriacea* (gram-negativos entéricos). Ex.: *Escherichia coli, Klebsiella pneumoniae. Pseudomonas aeruginosa pode ser causa de infecção em pacientes cateterizados hospitalizados ou após procedimentos genitourinários* Outros patógenos potencialmente causadores são *Enterococcus faecalis* e *Enterococcus faecium,* sobretudo em idosos e pacientes com doenças da próstata Pode haver também infecção por *Candida* spp (diabéticos, imunodeprimidos, ou em uso de antimicrobianos de amplo espectro)	Deve-se sempre valorizar o espectro etiológico da instituição, assim como o perfil bacteriológico. Avaliar se o paciente vinha em uso prévio de antimicrobianos ou possui co-morbidades Norfloxacina, ofloxacina/pefloxacina ou tratamento visando cobertura anti-*P. aeruginosa:* ciprofloxacina, levofloxacina, aztreonam, amicacina, piperacilina+tazobactam, ceftazidima, cefpiroma, cefepima ou imipenem No caso de suspeição de *Enterococcus* spp deve-se associar ampicilina ou, na possibilidade de resistência, à vancomicina Se houver suspeição de infecção fúngica, avaliar uso de anfotericina B ou fluconazol
Pneumonia	Pensar sempre em gram-negativos entéricos, *P. aeruginosa* e *Staphylococcus aureus* MRSA, se perfil microbiológico desconhecido na unidade Deve-se adequar a antibioticoterapia segundo o conhecimento dos patógenos mais freqüentes, sobretudo em relação à prevalência de MRSA no local e de gram-negativos, de acordo com o perfil de sensibilidade aos antimicrobianos locais Além disso, deve-se tentar o isolamento do agente etiológico exaustivamente, através de hemoculturas e métodos invasivos de diagnóstico como a broncofibroscopia com lavado broncoalveolar ou escovado	Piperacilina + tazobactam, ceftazidima, cefpiroma, cefepima, ciprofloxacina, levofloxacina, aztreonam, amicacina, ou imipenem associados à vancomicina Tem-se preferido poupar o uso do ceftazidima, na tentativa de diminuição da ocorrência de cepas produtoras de betalactamases de espectro estendido
Corrente sangüínea	Pensar sempre em *S. aureus* (meticilino-resistente (MRSA) ou MSSA dependendo da instituição), *Staphylococcus epidermidis,* associado a maior adesividade a cateteres, gram-negativos entéricos e *P. aeruginosa* Em nutrição parenteral há aumento do risco de *Candida* spp Avaliar presença de co-morbidades e gravidade (sinais de sepse) Correlacionar a droga de escolha com o perfil microbiológico local Tentar exaustivamente o isolamento do agente	Piperacilina + tazobactam, ceftazidima, cefpiroma, cefepima, ciprofloxacina, levofloxacina, aztreonam, amicacina ou imipenem associados à vancomicina Avaliar a necessidade de cobertura para fungos, com anfotericina B ou fluconazol nos casos de *Candida albicans* quando do crescimento em hemocultura ou piora clínica a despeito do tratamento antibiótico
Sítio cirúrgico	Torna-se extremamente importante a localização da cirurgia na determinação dos possíveis agentes etiológicos, já que a microbiota de pele e do sítio cirúrgico é que irão determinar qual é o agente causador da infecção	Sempre drenar foco, se existente

Quadro 6-2. Prevenção das infecções hospitalares

Local da infecção	Prevenção
Trato urinário	Utilizar cateterização vesical somente quando estritamente indicada Preferir cateterização vesical intermitente (de alívio) à de demora Preferir utilização de fraldas e coletor externo (condom) ao cateter vesical Utilizar somente sistema fechado de cateterização Utilizar técnica asséptica na realização do procedimento Manusear adequadamente o sistema Não manter cateterização vesical além do tempo necessário Não desacoplar o sistema fechado de coleta Manter o coletor abaixo do nível da bexiga Não utilizar antibioticoterapia sistêmica ou local visando à profilaxia de infecção. Não há garantia de sucesso e ainda há a possibilidade de indução de resistência microbiana Não realizar trocas sistemáticas do cateter vesical. Deve-se realizar a troca em casos de obstrução, saída ou quando há infecção urinária e os pacientes não possam permanecer sem a cateterização vesical Lavar adequadamente as mãos antes e após a manipulação de pacientes
Pneumonia	Lavar as mãos antes e após a manipulação de cada paciente Lavar as mãos antes e após a realização de qualquer procedimento Utilizar antibioticoterapia de forma racional e parcimoniosa a fim de evitar emergência de resistência bacteriana Realizar intubação orotraqueal com técnica adequada e asséptica Utilizar técnica adequada e asséptica de aspiração de vias aéreas Não cruzar nebulizadores, aspiradores, máscaras de ventilação entre pacientes Manter cabeceira elevada a 30° Realização de fisioterapia respiratória Mudança de decúbito no leito Evitar fármacos depressores do sistema nervoso central Evitar uso desnecessário de fármacos antagonistas H_2 e inibidores da bomba de prótons na profilaxia de hemorragia digestiva alta. Preferir o uso de sucralfato, se possível (ainda sem comprovação científica) Iniciar o mais precocemente possível a dieta enteral Utilizar sempre dieta enteral em gotejamento contínuo (ainda sem comprovação científica) Utilizar pró-cinéticos, objetivando o esvaziamento gástrico mais rápido e efetivo, já que a estase gástrica é fator de risco Preferir cateter orogástrico a nasogástrico pelo maior risco de sinusite e microaspirações (ainda sem comprovação científica) Utilizar tubo orotraqueal com *cuff* Não trocar circuitos de ventiladores antes do prazo de 48 horas Evitar extubação/reintubação No período pós-operatório, utilizar sempre analgesia adequada para ventilação eficiente e prevenção da retenção de secreção Desmamar o mais precoce possível pacientes da ventilação mecânica
Corrente sangüínea	Lavar as mãos antes e após a realização do procedimento de inserção do cateter Lavar as mãos antes e após manipular qualquer paciente Utilizar técnica asséptica quando da inserção de cateter venoso Usar paramentação quando da inserção de cateter venoso profundo Preferir cateterização de veia periférica à central Trocar a cada três dias a cateterização de veias periféricas Não há benefício na troca sistemática de cateteres de veias profundas Não utilizar antibacterianos no sítio de inserção do cateter Inspecionar diariamente o local de inserção do cateter, procurando sinais flogísticos e secreção Preferir cateteres venosos de uma só luz Preferir cateterização da veia subclávia, seguida da jugular, à femoral Curativos com gaze estéril e esparadrapo ou curativo transparente. No caso do primeiro, a troca deve ser diária; o segundo pode permanecer enquanto não houver presença de umidade, sangue ou secreção Manipulação do cateter com técnica asséptica Preferir cateteres de poliuretano ou silicone

Quadro 6-2. Prevenção das infecções hospitalares *(Continuação)*	
Local da infecção	*Prevenção*
Sítio cirúrgico	Lavar as mãos antes e após a manipulação de todo ou qualquer paciente Lavar as mãos sempre e após a realização de qualquer procedimento Manter o paciente internado o menor tempo possível no pré-operatório Manter o paciente com bom estado de nutrição Manter o paciente o mais estável possível em relação às co-morbidades existentes Realizar tricotomia o mais próximo possível do ato cirúrgico e somente quando estritamente necessária. Preferir aparação dos pêlos Utilizar técnica adequada e asséptica A equipe deve estar adequadamente paramentada Não usar adornos como anéis e pulseiras durante o ato cirúrgico Utilizar antibioticoprofilaxia e preparo cirúrgico adequados quando indicados Utilizar o menor tempo cirúrgico possível Ser o mais perito possível Realizar escovação adequada das mãos com PVPI degermante ou clorexidina, no preparo do cirurgião Utilizar PVP-I detergente ou clorexidina para preparo do campo cirúrgico. Secar adequadamente com compressa estéril. Aplicar PVPI alcoólico, em seguida, e deixar secar espontaneamente Manter o menor número possível de pessoas na sala cirúrgica Manter movimentação cuidadosa na sala Manter as portas fechadas Manter troca de ar adequada Manter a limpeza do sistema de ventilação Manter a esterilização adequada do instrumental cirúrgico

BIBLIOGRAFIA RECOMENDADA

Fernandes AT. *Infecção Hospitalar e suas Interfaces na Área da Saúde.* Vols. 1 e 2. Rio de Janeiro: Atheneu, 2000.

Mandell GL, Bennett JE, Dolin R. *Principles and Practice of Infectious Diseases.* 5th ed. Philadelphia: Churchill Livingstone, 2000.

Siqueira-Batista R, Gomes AP, Igreja RP, Huggins DW. Medicina Tropical. Abordagem Atual das Doenças Infecciosas e Parasitárias. Rio de Janeiro, Cultura Médica, 2001. 2 volumes.

Zanon U, Marangoni DV. Complicações infecciosas hospitalares. *In* Schechter M, Marangoni DV: *Doenças Infecciosas e Parasitárias – Conduta Diagnóstica e Terapêutica.* 2ª ed. Rio de Janeiro: Guanabara-Koogan, 1998.

CAPÍTULO 7

Infecções em Pacientes Imunodeprimidos

José Cerbino Neto ◆ Rodrigo Siqueira-Batista ◆ Andréia Patrícia Gomes

CONCEITOS GERAIS

O avanço da ciência médica tem propiciado, nos últimos anos, o aumento da sobrevida de pacientes com condições graves outrora fatais. Esse contingente de indivíduos que têm sua vida "prolongada" possui, em muitos casos, alterações dos mecanismos de resposta imunológica, tornando-se alvo de diferentes patógenos – habituais e oportunistas.

Em geral, há relação entre as infecções apresentadas pelo enfermo e o tipo e intensidade de imunodepressão. Entretanto, boa parte dos pacientes apresenta depressão de setores "combinados" do sistema imunológico, devendo isto ser levado em conta para início da terapia "empírica", enquanto se aguarda o diagnóstico etiológico.

RELAÇÃO PARASITA *VERSUS* HOSPEDEIRO

O paciente imunodeprimido está exposto a dois tipos de infecção: doenças causadas por patógenos habituais e doenças causadas por patógenos oportunistas.

No primeiro caso, deve-se ter em mente que pacientes imunodeprimidos podem ser acometidos pelas mesmas infecções que os imunocompetentes, em geral com maior freqüência e gravidade. A conduta, que com raras exceções será a mesma, deve, entretanto, assumir uma postura mais agressiva em relação ao diagnóstico etiológico, porque patógenos incomuns podem estar envolvidos e contemplar um limiar mais baixo para o início de terapia empírica nos imunodeprimidos.

No caso das infecções oportunistas, causadas por agentes com baixa patogenicidade em imunocompetentes, algumas características podem ser ressaltadas:

- Os agentes oportunistas com freqüência estão presentes no hospedeiro sem determinar nenhum tipo de doença, até que a deficiência no sistema imune cria condições para seu desenvolvimento e/ou proliferação.

- As infecções oportunistas estão diretamente relacionadas ao tipo de deficiência imunológica (celular, humoral, etc.) e com freqüência à causa específica da imunodepressão (transplante, quimioterapia, HIV, etc.) sendo esse um dos fatores mais importantes para se elaborar uma hipótese diagnóstica.

- Embora existam muitas causas de imunodepressão e muitos tipos de infecção oportunista, de maneira geral o estado imunológico do paciente deve ser melhorado sempre que possível (por exemplo, quando em uso de drogas imunossupressoras), uma vez que tal medida é comprovadamente a de maior impacto sobre o quadro infeccioso.

No Quadro 7-1 são apresentados os principais patógenos causadores de infecções em imunodeprimidos, enquanto no Quadro 7-2 apresentam-se as principais condições clínicas em que estão presentes, alterações do sistema imunológico, as etiologias prováveis e o tratamento.

Quadro 7-1. Principais patógenos causadores de infecção em pacientes imunodeprimidos

Patógeno	Espécie
Bactérias	**Gram-positivos:** *Staphylococcus aureus, Staphylococcus epidermidis, Streptococcus pneumoniae, Streptococcus* do grupo *viridans, Streptococcus pyogenes, Enterococcus* spp **Gram-negativos:** *Pseudomonas aeruginosa, Enterobacteriaceae, Acinetobacter* spp **Anaeróbios:** *Clostridium* spp, *Bacteroides fragilis* **Miscelânea:** *Mycobacterium* spp, *Nocardia* spp, *Legionella* spp
Fungos	*Candida* spp, *Pneumocystis carinii, Aspergillus* spp, *Cryptococcus neoformans, Histoplasma capsulatum, Fusarium* spp, *Mucor* spp
Vírus	*Varicella-zoster,* Herpes simples, Citomegalovírus
Protozoários	*Toxoplasma gondii, Babesia* spp, *Trypanosoma cruzi*
Helmintos	*Strongyloides stercoralis*

50 ❑ PARTE I ✔ GENERALIDADES EM INFECTOLOGIA

		Quadro 7-2. Condições de imunodepressão, patógenos associados e tratamento preconizado	
Tipo de disfunção imune	**Condição**	**Patógenos associados**	**Tratamento proposto**
Pele e mucosas	Cateteres intravasculares	*Staphylococcus epidermidis*, MRSA[1]	Vancomicina
	Mucosite	*Streptococcus* do grupo *viridans*, MRSA, *Enterococcus* spp, *Acinetobacter* spp, *Pseudomonas aeruginosa*, *Enterobacteriaceae*, *Candida* spp, *Aspergillus* spp	Vancomicina + ceftazidima (ou ciprofloxacina); avaliar necessidade de associar antifúngico
	Cateter vesical	*P. aeruginosa*, *Enterobacteriaceae*, *Enterococcus* spp, *Candida* spp	Vancomicina + ceftazidima (ou ciprofloxacina)
Granulocitopenia (< 1.000 células/mm³)	Quimioterapia, aplasia de medula óssea, invasão medular por infecções e neoplasias	*Enterobacteriaceae* e *P. aeruginosa* *Staphylococcus aureus* *Candida* spp *Herpes simples*[2] *Pneumocystis carinii* *Legionella pneumophila* *Aspergillus* spp, *Fusarium* spp[3] *Mucor* spp[3]	Ceftazidima (ou ciprofloxacina) + amicacina Vancomicina Anfotericina B ou fluconazol Aciclovir Sulfametoxazol-trimetoprim Eritromicina ou claritromicina Anfotericina B Anfotericina B + cirurgia
Imunidade humoral	Leucemia linfóide crônica	*Streptococcus pneumoniae*, *Haemophilus influenzae*, *Enterobacteriaceae*	Cefuroxima ou Ceftriaxona
	Mieloma múltiplo	*S. pneumoniae*, *H. influenzae*, *Enterobacteriaceae*	Cefuroxima ou Ceftriaxona
	Esplenectomia	*S. pneumoniae*, *H. influenzae*, *S. aureus*, *Neisseria meningitidis*, *Salmonella* spp (sobretudo em anemia falciforme) *Babesia microti*[4]	Oxacilina + Ceftriaxona (se há risco para MRSA iniciar vancomicina no lugar de oxacilina) Cotrimoxazol + pentamidina
Imunidade celular	Linfoma de Hodgkin	Vírus varicella-zoster[5] *Mycobacterium* spp *Nocardia* spp[6] *P. carinii* *Cryptococcus neoformans*	Aciclovir Esquema RIP ou fármacos alternativos na dependência da espécie de *Mycobacterium* spp Sulfametoxazol-trimetoprim Sulfametoxazol-trimetoprim Anfotericina B
	Uso crônico de corticosteróides	*P. carinii* *Strongyloides stercoralis* (infecção disseminada) *Cryptococcus neoformans*	Sulfametoxazol-trimetoprim Tiabendazol + ceftazidima + amicacina[7] Anfotericina B
	Quimioterapia para linfomas não-Hodgkin	*P. aeruginosa* e *Enterobacteriaceae* *Staphylococcus* spp *P. carinii* *Toxoplasma gondii* *Strongyloides stercoralis* (infecção disseminada) *Cryptococcus neoformans* *Listeria monocytogenes*	Ceftazidima + amicacina Vancomicina Sulfametoxazol-trimetoprim Sulfadiazina + pirimetamina Tiabendazol + ceftazidima + amicacina[7] Anfotericina B Ampicilina
	Transplante de órgãos	Citomegalovírus	Ganciclovir

[1]MRSA = *Staphylococcus aureus* meticilino-resistente.
[2]Costuma ser causa de esofagite (assim como *Candida* spp e gram-negativos) em pacientes granulocitopênicos.
[3]Causas de sinusite em pacientes granulocitopênicos.
[4]*Babesia microti* é agente de infecção grave na Europa, em pacientes esplenectomizados. O tratamento é ainda controverso, sendo a associação pentamidina/sulfametoxazol-trimetoprim o que apresentou melhores efeitos.
[5]Pneumonia e meningite são as infecções com maior letalidade.
[6]Pode ocasionar doença pulmonar semelhante à infecção por *S. pneumoniae*, sendo descrito também acometimento do sistema nervoso central.
[7]Tratamento das infecções por *Enterobacteriaceae* que se associam à estrongiloidíase disseminada.

PREVENÇÃO E PROFILAXIA

Pacientes imunodeprimidos são candidatos a medidas de prevenção, profilaxia primária, profilaxia secundária e imunoprevenção.

Algumas condições de baixa imunidade estão com tal freqüência associadas a infecções oportunistas que justificam o uso de profilaxia em pacientes acometidos ou submetidos a essas condições. O melhor exemplo dessa situação é a prevenção da pneumocistose em pacientes com neoplasias hematológicas. A simples adição do cotrimoxazol ao esquema terapêutico teve impacto positivo sobre a mortalidade dos pacientes. Nesse caso, configura-se a profilaxia primária.

Quando o paciente apresenta uma infecção oportunista e precisa ficar em terapia supressiva, configura-se a profilaxia secundária.

A prevenção de infecções pode ser feita também através de vacinas ou de medidas comportamentais. As vacinas devem ser aplicadas sempre que indicadas, lembrando que quando compostas de organismos vivos atenuados seu uso deve ser evitado em pacientes imunodeprimidos. Já as medidas comportamentais devem sempre ser lembradas e recomendadas, pois visam diminuir a exposição do indivíduo a potenciais patógenos. Dentre elas, lembramos as medidas alimentares, onde os pacientes devem evitar água não tratada, comidas cruas e alimentos vendidos por ambulantes ou de procedência duvidosa. Viagens para áreas de transmissão de doenças endêmicas e exposição a ambientes potencialmente contaminados como praias urbanas e hospitais devem ser evitados.

No Quadro 7-3 são exemplificadas medidas quimioprofiláticas e imunoprofiláticas em pacientes imunodeprimidos. O Quadro 7-4 explicita a conduta para os enfermos granulocitopênicos febris.

Quadro 7-3. Medidas quimioprofiláticas e imunoprofiláticas nos pacientes imunodeprimidos

Condição de base	Infecção a ser prevenida	Medida profilática	Observações
Disfunção da Imunidade Humoral (p. ex., mieloma múltiplo, esplenectomia)	*Streptococcus pneumoniae*	**Penicilina benzatina** (600 mil a 1,2 milhão de unidades/mês, IM) **Vacina antipneumocócica**	Pacientes com infecção prévia por *S. pneumoniae*. Pacientes com anemia falciforme, esplenectomia eletiva (duas semanas antes)
Disfunção da imunidade humoral (p. ex., mieloma múltiplo, esplenectomia)	*Haemophilus influenzae*	**Vacina para *H. influenzae***	Esplenectomia, anemia falciforme
	Vírus *varicella-zoster*	Imunoglobulina *antivaricella-zoster* 1,25 ml/10 kg peso (dose máxima de 6,25 ml)	Aplicar até 72 horas após o contato para máxima eficácia
	Mycobacterium tuberculosis	Isoniazida 5 mg/kg/dia (máximo de 300 mg/dia) durante todo o período de quimioterapia	Pacientes com história prévia de tuberculose e/ou reatividade ao PPD e/ou com história de contato recente com tuberculosos
	Pneumocystis carinii	Sulfametoxazol-trimetoprim 400/80 mg, 12/12 h	Avaliar para pacientes com leucemia linfocítica aguda, doença de Hodgkin e linfomas linfocíticos em uso de corticosteróides
Granulocitopenia (< 1000 células/mm³) associada à febre (dois picos de 38,0°C em 24 horas ou um pico maior que 38,5°C)	*Enterobacteriaceae, Pseudomonas aeruginosa, Staphylococcus* spp, *Streptococcus* spp Fungos (*Candida* spp, *Aspergillus* spp) Anaeróbios	Ceftazidima (ou ciprofloxacina) + amicacina Vancomicina Anfotericina B metronidazol ou clindamicina[1]	Iniciar esquema com ceftazidima + amicacina[2]; 72 horas após, permanecendo a febre, associar vancomicina; após 72 horas, se a febre persiste, iniciar anfotericina B (ver detalhes no Quadro 7-4)

[1]São considerados pacientes de risco para infecção por anaeróbios: mucosite grave, gengivite ou dor perianal.
[2]Nos pacientes com mucosite, lesão cutânea ou com cateteres venosos profundos deverão ter incluído, no esquema inicial, vancomicina, pelo maior risco se infecção por *Staphylococcus* spp.

Quadro 7-4. Conduta nos pacientes granulocitopênicos (células < 1.000/mm³) com febre (dois picos de 38,0°C em 24 horas ou um pico de 38,5°C)

Febre + neutropenia

Coletar culturas e iniciar, rapidamente, esquema antimicrobiano com:

Ceftazidima[1] + amicacina → **Afebril** por 4 a 5 dias: se > 500 granulócitos/mm³ ou clinicamente bem, suspender antimicrobianos

Após três dias mantém **febre,** associar:[2]

Vancomicina → **Afebril** por 4 a 5 dias: se > 500 granulócitos/mm³ ou clinicamente bem, suspender antimicrobianos

Após três dias mantém **febre,** associar

Antofericina B[3] → **Afebril** por 4 a 5 dias: se > 500 granulócitos/mm³ ou clinicamente bem, suspender antimicrobianos

[1]Pode ser usado outro β-lactâmico (como cefalosporina de 4ª geração ou aztreonam) ou ciprofloxacina.
[2]Avaliar conjuntamente as hemoculturas colhidas: se houver crescimento de gram-positivo, iniciar fármaco específico; se houver crescimento de patógeno resistente aos antimicrobianos em uso, acertar esquema de acordo com teste de sensibilidade.
[3]Manter anfotericina B enquanto persistir a febre.

CONSIDERAÇÕES FINAIS

Algumas regras que se deve ter em mente durante o atendimento ao imunodeprimido:

- O paciente imunodeprimido não se comporta como um paciente habitual.
- É principalmente a condição de base que vai determinar quais os patógenos mais comuns para as infecções oportunistas, assim como determina quais profilaxias devem ser feitas. Essa informação vai sempre orientar o diagnóstico e o tratamento.
- Doenças incomuns e manifestações atípicas de doenças comuns podem ocorrer; portanto, deve-se buscar sempre o diagnóstico etiológico, sem nunca postergar a terapia empírica.
- No caso de infecções graves, deve-se sempre que possível reduzir a imunossupressão.
- Como em tudo na medicina, a prevenção sempre deve ser privilegiada.

BIBLIOGRAFIA RECOMENDADA

De Pauw BE, Donnelly JP. Infections in the immunocompromised host: General principles. *In* Mandell G, Bennet JE, Dolin R: *Principles and Practice of Infectious Diseases.* 5th ed. Philadelphia, and New York: Churchill Livingstone, 2000.

Fishman JA, Rubin RH. Infection in organ-transplant recipients. *N Engl J Med* 1998;338:1741–51.

Nucci MLM, Pulcheri WA. Infecções no paciente imunodeprimido. *In* Schechter M, Marangoni DV: *Doenças Infecciosas e Parasitárias – Conduta Diagnóstica e Terapêutica.* 2ª ed. Rio de Janeiro: Guanabara-Koogan, 1998.

Pizzo PA. Empirical therapy an prevention of infection in the immunocompromised host: General principles. *In* Mandell G, Bennet JE, Dolin R: *Principles and Practice of Infectious Diseases.* 5th ed. Philadelphia: Churchill Livingstone, 2000.

Pizzo PA. Fever in immunocompromised patients. *N Engl J Med* 1997;341:893–9.

Siqueira-Batista R, Gomes AP, Igreja RP. Babesiose humana. *In* Siqueira-Batista R, Gomes AP, Igreja RP, Huggins DW: *Medicina Tropical – Abordagem Atual das Doenças Infecciosas e Parasitárias.* Rio de Janeiro: Cultura Médica, 2001.

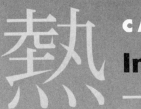

CAPÍTULO 8
Infecções no Puerpério

Thiers Soares ◆ Paula Monarcha Bastos
Rosane Rodrigues Costa ◆ Valéria Francisca do Nascimento

CONCEITO

O puerpério é definido por um período que se inicia logo após o parto, onde observamos involução dos órgãos genitais femininos e que dura em torno de 6 semanas. É dividido em: imediato (1º ao 10º dia), tardio (10º ao 45º dia) e remoto (após o 45º dia).

Infecção puerperal é a que surge nos primeiros 10 dias do período pós-parto, excluídas as 24 horas iniciais, com temperatura de no mínimo 38°C, durante dois dias quaisquer desse período. Temperaturas acima de 39°C, mesmo nas primeiras 24 h, podem indicar infecção grave, causada por germes de alta virulência. Apenas 30% a 50% das pacientes com infecção puerperal são febris. Envolvem, na maioria das vezes, parede uterina, cavidade peritoneal, vias urinárias (quando há uso de cateter vesical) e vias respiratórias e, com freqüência, evoluem para sepse. A endometrite, a infecção de ferida operatória, a mastite, a tromboflebite pélvica séptica e os abscessos secundários à infecção uterina tendem a aparecer mais tardiamente.

FATORES DE RISCO

- Parto cesáreo: está associado ao aumento da freqüência (8% a 30%) e da gravidade das infecções.
- Duração do parto: as horas decorridas entre o primeiro exame vaginal e o parto.
- Trabalho de parto anterior à operação cesariana: mesmo com as membranas íntegras, pode haver ascensão de microrganismos.
- Amniorrexe por período maior que 24 horas é um fator de risco importante, principalmente quando associada a trabalho de parto prolongado, com numerosos toques vaginais e ao baixo nível socioeconômico.
- Partos traumáticos: as lesões de estruturas levam à formação de um meio propício para os germes.
- Monitorização fetal intra-útero.
- Desnutrição materna, obesidade, anemia e anestesia geral.
- Colonização do trato genital inferior por *Streptococcus* beta-hemolítico do grupo A ou B, *Chlamydia* spp, *Mycoplasma* spp, *Gardnerella* spp.
- Idade menor que 20 anos.

ENDOMETRITE

O endométrio, na zona de implantação da placenta, é o local mais freqüente de infecção puerperal, sendo responsável por 1% a 3% dos casos. A endometrite surge com mais freqüência no 4º ou 5º dia de puerpério, estando o aparecimento precoce relacionado a maior virulência. A via de parto é o fator de risco isolado mais significativo para a infecção uterina. A incidência de endometrite é de 1% a 3% nos partos vaginais, podendo atingir entre 13% e 90% nos partos cesáreos, dependendo de outros fatores de risco associados.

O parto cesáreo aumenta o risco de endomiometrites em 30 vezes, de bacteremia em 10 vezes, de abscessos em duas vezes e de morte por infecção em 80 vezes.

Etiologia

Pode ser endógena ou exógena.

Endógena. Causadas por agentes pertencentes à microbiota do trato genital inferior e intestinal como *Enterococcus* spp, *Escherichia coli*, *Streptococcus* beta-hemolítico do grupo B, anaeróbios, *Mycoplasma* spp e *Chlamydia* spp.

Exógena. Causada por agentes externos provenientes da pele, orofaringe e nasofaringe como *Streptococcus* beta-hemolítico do grupo A e *Staphylococcus aureus*.

Quadro clínico

Manifestações clássicas, como febre, taquicardia, dor abdominal, mal-estar e lóquios purulentos ou de odor fétido, não são vistas em todas as pacientes.

As características clínicas da endometrite por *Streptococcus* β-hemolítico do grupo A diferem daquelas causadas por microrganismos endógenos, por terem início precocemente no puerpério e apresentarem lóquios sem odor fétido.

Diagnóstico

O diagnóstico é feito através da bacterioscopia da secreção do trato genital corada pelo Gram e cultura da mesma, e pela hemocultura. O hemograma ajuda, pois leucocitose maior que 20.000 está relacionada com endometrite em 90% dos casos.

Tratamento

A clínica do paciente norteará a conduta terapêutica. Nos casos simples, sem comprometimento sistêmico importante, a escolha inicial é a monoterapia. Nos casos complicados, opta-se pela terapia combinada.

Casos simples: monoterapia com ampicilina ou cefalosporinas.

Casos graves: penicilina cristalina 50 a 300 mil UI/kg/dia, de 4/4h (IV) + gentamicina 3 a 5 mg/kg/dia, em dose única diária, IV (não atua sobre *Bacteroides fragilis*).

- Gentamicina 3 a 5 mg/kg/dia, IV, em dose única diária + clindamicina 25 a 50 mg/kg/dia, IV, de 6/6 h.

- Penicilina cristalina 50 a 300 mil UI/kg/dia, de 4/4h (IV) + gentamicina 3 a 5 mg/kg/dia, em dose única diária, IV + metronidazol 500 mg, IV, de 6/6 h.

A administração por via oral deverá ser avaliada após um período de 24 a 48 h sem febre.

TROMBOFLEBITE PÉLVICA SÉPTICA

É ponto de partida para abscessos renais, pulmonares etc. Não provoca embolia pulmonar maciça mortal. A infecção puerperal pode estender-se ao longo das vias venosas. A infecção bacteriana do sítio placentário causa trombose das veias miometriais, que, por sua vez, sustenta a proliferação de bactérias anaeróbicas. As veias ovarianas drenam a parte superior do útero e recebem sangue infectado que vem do sítio placentário.

Etiologia

Geralmente, a trombose pélvica séptica (TPS) está relacionada à endometrite e os agentes infecciosos responsáveis são os mesmos de outras infecções puerperais, tendo grande importância, neste caso, o *Bacteroides fragilis.*

Quadro clínico

As manifestações iniciais costumam aparecer após o terceiro dia de puerpério e se caracterizam por febre, dor abdominal, principalmente em flanco direito, e taquipnéia, dor torácica e hemoptise nos casos complicados com embolia pulmonar. É comum o diagnóstico inicial ser de endometrite, mas, nesse caso, não haverá resposta à antibioticoterapia.

O exame ginecológico revela dor à palpação das estruturas pélvicas em 50% dos casos. À direita pode ser notada uma massa composta de vasos, ligamento largo e reação inflamatória.

Diagnóstico

Qualquer paciente que apresente febre, que não responda aos antibióticos e com USG que não mostre abscesso pélvico, deve ser investigada para TPS. Os exames laboratoriais demonstram leucocitose com desvio para a esquerda e coagulograma normal. A hemocultura deve ser feita, mas, geralmente, é negativa. A ultra-sonografia com *Doppler* é importante para avaliar o fluxo nas veias pélvicas. A tomografia computadorizada fornece o diagnóstico definitivo, demonstra o aumento do calibre dos vasos e é capaz de delimitar a extensão do processo.

Diagnóstico diferencial

Endometrite, pielonefrite, abscesso pélvico, apendicite, torção anexial, hematoma.

Tratamento

O tratamento é clínico, com antibioticoterapia e anticoagulação. Os antibióticos são os mesmos de outras infecções puerperais, com especial atenção para os anaeróbios (clindamicina e metronidazol). A anticoagulação é feita com heparina na dose de 24 a 36 mil UI /dia, SC, divididas em quatro tomadas por 10 a 14 dias. Se houver embolia pulmonar, a anticoagulação deverá permanecer por 3 a 6 meses com anticoagulante oral. A dose deve ser suficiente para prolongar o tempo de coagulação em duas vezes e meia. O tratamento cirúrgico está indicado nos casos de embolia pulmonar, sendo preconizada a ligadura cirúrgica da veia comprometida em sítio proximal ao coágulo.

MASTITE PUERPERAL

A mastite puerperal é uma infecção com início no tecido conjuntivo ou no tecido glandular, podendo as duas formas evoluírem para abscesso mamário. O principal microrganismo associado é o *Staphylococcus aureus*, sendo transmitido para o leito materno pelo recém-nato através de fissuras da papila, uma vez que cerca de 20% a 40% apresentam a bactéria em sua nasofaringe após 72 horas de vida.

Etiologia

Como citado anteriormente, a maioria dos casos tem como principal agente o *S. aureus*, mas pode haver infecção por *Staphylococcus epidermidis* e *Streptococcus* beta-hemolítico do grupo A.

Quadro clínico

As manifestações clínicas ocorrem na segunda ou terceira semana após o parto ou, tardiamente, no período de aleitamento e se apresentam, inicialmente, com dor, sinais de flogose e febre alta com calafrios. Em alguns casos, pode haver evolução para abscesso.

Tratamento

A amamentação deve ser mantida, mesmo nos casos de formação de abscessos, desde que não haja dificuldade da realização da pega da aréola pelo recém-nato. O calor local, a ordenha e a drenagem, para os abscessos são medidas adicionais para um tratamento adequado. A droga indicada é a cefalexina 500 mg a 1 g, VO, de 6/6 h. Pacientes alérgicas devem fazer uso de eritromicina 250-500 mg, VO, a cada 6 horas. Casos onde a terapêutica por via intravenosa seja necessária devem fazer uso de oxacilina 100 a 200 mg/kg/dia de 4 em 4 horas (máximo de 12 g/dia).

INFECÇÕES DA FERIDA CIRÚRGICA

Abscesso de parede abdominal

A sua incidência varia de 1,6% a 18%, sendo causada principalmente por *S. aureus*, anaeróbios, *E. coli*, *Proteus* spp. e *Streptococcus* beta-hemolítico do grupo A. O seu diagnóstico é clínico, principalmente na presença de febre, edema, calor e rubor no sítio da incisão cirúrgica. A punção com aspiração de secreção purulenta sela o diagnóstico e o material deve ser enviado para cultura.

Para o tratamento adequado, deve ser realizada drenagem, lavagem e iniciada antibioticoterapia. As opções incluem cefalexina 500 mg a 1 g, VO, de 6/6 h, cefalotina 1 g, IV, de 6/6 h ou oxacilina 100 mg/kg/dia IV, de 4/4 h. A escolha do antibiótico deve ser feita de acordo com o germe causador da infecção e a da via de administração, pela estado geral do paciente.

Infecção da episiotomia

As infecções da episiotomia têm incidência muito baixa (0,3% a 0,8%) e geralmente não apresentam gravidade. Porém há relato de comprometimento importante com necrose de estruturas perineais. O diagnóstico é exclusivamente clínico, com a inspeção da ferida evidenciando sinais flogísticos.

O tratamento consiste no desbridamento da lesão, no caso de necrose, e antibioticoterapia, visando *S. aureus*, anaeróbios e *Enterobacteriaceal*. O esquema é amoxicilina + ácido clavulânico 500 mg a 1 g, VO, de 8/8 h. Em casos graves, oxacilina + gentamicina + metronidazol devem ser usados.

INFECÇÃO PUDENDA

É uma infecção rara, sendo mais comumente causada por *E. coli* e anaeróbios. Ocorre principalmente após bloqueio do nervo pudendo. Pode haver formação de abscesso com destruição tissular e sepse.

Os sinais clínicos característicos são dor e redução da mobilidade do quadril, presentes em todos os casos. A febre costuma aparecer após os sintomas iniciais e o processo pode evoluir, acometendo coxa, nádegas e flanco. A ultra-sonografia pode confirmar a presença de abscesso e a tomografia computadorizada ajuda a avaliar a extensão do processo.

Após a coleta de hemocultura e de secreção local para realização de cultura, deve ser iniciada a terapia com antibióticos, visando aos patógenos mais comuns. Nos casos graves, *S. aureus* deve ser coberto. A terapêutica é idêntica à de infecções da episiotomia.

BIBLIOGRAFIA RECOMENDADA

Benzecry R, Oliveira HC, Lemgruber I. Infecção puerperal. *Tratado de Obstetrícia da FEBRASGO* 2000;34:380–4.

Rezende J, Montenegro CA, Zugaib M. Patologia do puerpério. *In* Rezende J: *Obstetrícia*. Rio de Janeiro: Guanabara-Koogan, 1998.

Schechter M, Marangoni DV. *Doenças Infecciosas – Conduta Diagnóstica e Terapêutica*. 2ª ed. Rio de Janeiro: Guanabara-Koogan, 1998.

Siqueira-Batista R, Gomes AP, Igreja RP, Huggins DW. Medicina Tropical. Abordagem Atual das Doenças Infecciosas e Parasitárias. Rio de Janeiro, Cultura Médica, 2001. 2 volumes.

Tierney LM, McPhee SJ, Papadakis MA. Puerperal infection. *Current Medical Diagnosis & Treatment*. 40th ed. New York: McGraw-Hill, 2001.

CAPÍTULO 9
Infecções Transfusionais

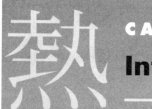

Rodrigo Siqueira-Batista ◆ Andréia Patrícia Gomes
Carlos Eduardo da Silva Figueiredo ◆ Sávio Silva Santos

CONCEITO

São todas aquelas infecções nas quais, entre os mecanismos de transmissão, figura a transfusão sangüínea, ou seja, quando o sangue e/ou seus derivados são carreadores de patógenos virais, bacterianos ou protistas, que desencadearão processos infecciosos no receptor.

Em relação aos possíveis agentes etiológicos causadores, é fato que o risco de transmissão será menor se estratégias adequadas de triagem epidemiológica, clínica e laboratorial forem utilizadas previamente à utilização de sangue e/ou derivado. Além disso, vale a pena recordar que restringir o uso desses produtos a situações em que seja estrita a indicação diminuirá o risco de exposição de diversas pessoas, corroborando para uma menor prevalência de infecções, de tal forma que estas possam se tornar exceção na prática médica.

Atualmente, no Brasil, são enfermidades de triagem obrigatória nos bancos de sangue (Portaria Nº 1.376 de 19/11/93, Ministério da Saúde do Brasil):

- *Hepatite B:* HBsAg, anti-HBc.
- *Hepatite C:* anti-HCV.
- *AIDS:* ELISA anti-HIV.
- *HTLV-I / HTLV-II:* ELISA.
- *Moléstia de Chagas:* são necessários dois testes sorológicos (em geral, ELISA e imunofluorescência).
- *Sífilis:* VDRL

Recomenda-se também a testagem das seguintes doenças (Portaria Nº 1.376 de 19/11/93, Ministério da Saúde do Brasil):

- Malária.
- Infecções por citomegalovírus.

Além da criteriosa testagem dos doadores, Gazineo & Lessa (2001) propõem também como condutas importantes para reduzir a transmissão de infecções transfusionais as seguintes medidas:

- Coleta e estocagem do sangue do próprio paciente, antes da realização de uma cirurgia eletiva (ainda que haja riscos nesta prática, como contaminação bacteriana da unidade e "trocas" de bolsas no momento da administração).
- Uso de produtos que substituam o sangue e seus derivados (hemoglobina encapsulada em lipossomas), os quais ainda encontram-se em investigação.
- Inativação de microrganismos no sangue e seus derivados.

No Quadro 9-1 são apresentados dados acerca dos principais agentes transmissíveis por hemotransfusão, comentando-se o impacto, as técnicas de triagem e as estratégias de prevenção.

Capítulo 9 ✔ INFECÇÕES TRANSFUSIONAIS □ 57

Quadro 9-1. Agentes transmissíveis por hemotransfusão			
Patógeno	**Impacto**	**Triagem**	**Prevenção**
Vírus da hepatite A	Poucos relatos na literatura, graças a curta viremia, baixa concentração de HAV no sangue e transfusão conjunta de anticorpos dirigidos contra o HAV	Não indicada de rotina	Eliminação de pacientes febris da doação; uso de imunoglobulina pode ser considerado em alguns casos. Vacinação para hepatite A
Vírus da hepatite B	Incidência estimada em 0,002% de hepatite B transfusional	HBsAg e anti-HBc	Exclusão de doadores de risco e testagem das unidades de sangue. Vacinação para hepatite B
Vírus da hepatite C	É considerada a infecção crônica transmitida por sangue mais comum nos EUA; atualmente, contudo, transmissão por hemotransfusão é rara	Anti-HCV	Triagem clínico-epidemiológica adequada (exclusão dos doadores de risco); testagem do sangue para anti-HCV
Vírus da hepatite D	Poucos relatos na literatura (por ser vírus defectivo, HDV sempre está associado ao HBV)	Não indicada de rotina	Mesmas medidas descritas para o HBV
Outros vírus de hepatite	CMV, Epstein-Barr, GBV-C/HGV, TTV e outros vírus são descritos em associação a hepatites pós-transfusionais	Não indicada de rotina (exceto recomendação para CMV)	Ainda não estabelecida
Vírus da imunodeficiência humana (HIV)	Estima-se que menos de 5% do total de casos de infecção pelo HIV registrados deva-se à transmissão transfusional; entretanto, a eficácia desta via de transmissão pode chegar a 100%	ELISA anti-HIV 1 e 2	Exclusão de doadores de risco (avaliação clínico-epidemiológica) e testagem das unidades de sangue
Citomegalovírus	É importante pela possibilidade de causar doença grave em pacientes imunodeprimidos (AIDS, doenças mieloproliferativas, quimioterapia, transplantes), gestantes e recém-nascidos prematuros	Teste de aglutinação de partículas de látex, imunofluorescência, ELISA (um método)	Testagem sorológica (não obrigatória mas altamente recomendável, sobretudo para os pacientes com risco de doença grave pelo CMV)
HTLV-I e HTLV-II	Hemotransfusão é a via mais eficiente de transmissão destes vírus (sobretudo produtos que contenham elementos celulares)	ELISA ou aglutinação do látex	Triagem clínico-epidemiológica adequada (exclusão dos doadores de risco); testagem sorológica
Sífilis	Maior risco nas fases primária e secundária da doença (a transmissão transfusional, no entanto, não é freqüente)	VDRL	Triagem clínico-epidemiológica adequada (exclusão dos doadores de risco); testagem sorológica (indicada por seu baixo custo, por apontar doadores de alto risco para outras infecções – HBV, HIV – e pela identificação de pacientes com sífilis que deverão ser encaminhados para tratamento)

(Continua)

Quadro 9-1. Agentes transmissíveis por hemotransfusão *(Continuação)*

Patógeno	Impacto	Triagem	Prevenção
Pseudomonas spp e *Yersinia enterocolitica*	Principais bactérias capazes de contaminar unidades de transfusão (sobretudo concentrado de hemácias)	Inspeção visual Cultura	Inspeção visual (coloração escurecida pode significar contaminação por *Y. enterocolitica*). Cultura em sangue estocado mais de 25 dias
Staphylococcus coagulase-negativa e *Bacillus* spp	Contaminantes mais freqüentes de concentrados de plaquetas	Não indicada de rotina	Ainda não estabelecida
Trypanosoma cruzi	É considerada a segunda mais importante forma de transmissão da moléstia de Chagas	ELISA, imunofluorescência indireta e hemaglutinação	Triagem clínico-epidemiológica adequada (exclusão dos doadores de risco); testagem sorológica. Pode se empregar a violeta de genciana, adicionada ao sangue a ser transfundido
Plasmodium spp	É a mais comum forma de malária "induzida"; sem embargo, esta é considerada uma situação rara	Hematoscopia (realizada, segundo a portaria do MS, *em regiões endêmicas com transmissão ativa*)	**Excluir doadores que**: (1) residentes em áreas não endêmicas (ANE) que tenham estado em áreas de transmissão, nos últimos seis meses; (2) residentes de ANE que apresentaram malária nos últimos três anos; (3) residentes em áreas endêmicas (AE), sem transmissão ativa porém vulnerável, que estiveram em AE com transmissão ativa nos últimos seis meses; (4) residentes em AE, sem transmissão ativa, que apresentaram malária nos últimos 12 anos; (5) residentes em AE com transmissão ativa que refiram febre nos últimos 30 dias; (6) tiveram malária por *P. malariae* (exclusão definitiva)
Babesia spp	Poucos relatos na literatura	Não indicada de rotina	Ainda não estabelecida

BIBLIOGRAFIA RECOMENDADA

Brasil. Portaria nº 1.376 de 19 de novembro de 1993. Aprova alterações na Portaria nº 721/GM de 09/08/89, que aprova normas técnicas para coleta, processamento e transfusão de sangue, componentes e derivados, e dá outras providências. Diário Oficial [da República Federativa do Brasil], Brasília: 2 dez 1993, nº 229, pp 18.405–18.415.

Gazineo JLD, Lessa MPM. Infecções transfusionais. *In* Siqueira-Batista R, Gomes AP, Igreja RP, Huggins DW: *Medicina Tropical – Abordagem Atual das Doenças Infecciosas e Parasitárias.* Rio de Janeiro: Cultura Médica, 2001.

Gomes AP, Siqueira-Batista R, Gonçalves MLC, Igreja RP. Malária. *In* Siqueira-Batista R, Gomes AP, Igreja RP, Huggins DW: *Medicina Tropical – Abordagem Atual das Doenças Infecciosas e Parasitárias.* Rio de Janeiro: Cultura Médica, 2001.

Mandell G, Bennet JE, Dolin R. *Principles and Practice of Infectious Diseases.* 5th ed. Philadelphia: Churchill Livingstone, 2000.

Schechter M, Marangoni DV. *Doenças Infecciosas e Parasitárias – Conduta Diagnóstica e Terapêutica.* 2ª ed. Rio de Janeiro: Guanabara-Koogan, 1998.

Siqueira-Batista R, Gomes AP, Ramos Jr. NA, Trujillo WFC. Epidemiología y control de la malaria. Una perspectiva brasileña. *Rev Med Costa Rica y Centro América* 1999;547:53–8.

Siqueira-Batista R, Gomes AP, Viñas PA, Huggins DW, Storino RA. Moléstia de Chagas. *In* Siqueira-Batista R, Gomes AP, Igreja RP, Huggins DW: *Medicina Tropical – Abordagem Atual das Doenças Infecciosas e Parasitárias.* Rio de Janeiro: Cultura Médica, 2001.

PARTE II

Síndromes Infecciosas

CAPÍTULO 10
Diarréias Infecciosas

Gustavo Colagiovanni Girotto ◆ Lidiana Lobo-Magalhães ◆ Luiz Antonio Lopes Pereira

CONCEITO

Diarréia é um termo originário do grego, *dia* (através) e *rhein* (fluir, escorrer). O peso das fezes, representado em 60% a 85% de água, normalmente pesa 50 a 200 gramas por dia, sendo o número de evacuações variável (de três por dia a três por semana). Ela pode ser definida como peso das fezes acima de 200 gramas por dia em pacientes com dieta pobre em fibras (países industrializados) ou como mais de três evacuações diárias.

CLASSIFICAÇÃO

As diarréias podem ser classificadas também quanto ao **tempo de evolução:**

- *Diarréia aguda:* quando a instalação é súbita e permanece de sete a 14 dias.
- *Diarréia crônica:* quando perdura mais de 14 ou 21 dias.

Mais recentemente, o termo **diarréia persistente** tem sido utilizado para as diarréias que duram cerca de 14 dias, restringindo o termo **diarréia crônica** para aquelas que persistem por pelo menos um mês ou que apresentam intermitência prolongada.

Podem ainda ser classificadas quanto ao **local de origem:**

- *Altas:* quando provenientes do intestino delgado, apresentando fezes líquidas ou pastosas com volume fecal aumentado e geralmente o número de evacuações está ligeiramente elevado.
- *Baixas:* são aquelas originárias do intestino grosso e apresentam dejeções de pequeno volume, com maior freqüência, acompanhada quase sempre de urgência e tenesmo. Quando mucossanguinolentas, são denominadas **disenterias**.

EPIDEMIOLOGIA & PATOGÊNESE

Responsável por mais de cinco milhões de óbitos anuais entre crianças menores de cinco anos, sendo importante causa de desnutrição proteico-calórica e desidratação nos países em desenvolvimento.

Quatro principais **mecanismos patogênicos** da diarréia são descritos:

- Presença de solutos pouco absorvíveis e osmoticamente ativos na luz intestinal (diarréia osmótica).
- Aumento da secreção ativa de íons e secreções gastrointestinais (diarréia secretória).
- Diminuição da absorção de íons por alteração da integridade da mucosa com exsudato de muco ou sangue (diarréia inflamatória).
- Alteração da motilidade intestinal (diarréia motora).

Além dos mecanismos supracitados, estão sendo identificados mais recentemente alguns outros mecanismos, tais como a diarréia por alteração ultra-estrutural do enterócito decorrente da agregação da bactéria à mucosa, com alteração da função absortiva.

Geralmente, dois ou mais mecanismos estão presentes simultaneamente na patogênese. A diarréia ocorre, fundamentalmente, quando os mecanismos de agressão superam os de proteção tais como acidez gástrica, motilidade intestinal, IgA intestinal e suco entérico, ocorrendo uma desordem hidroeletrolítica na luz do intestino.

Diarréia osmótica. Clinicamente, pode ser diagnosticada pelo fato que a mesma cessa quando o paciente faz jejum ou deixa de ingerir o soluto não absorvível.

O sulfato de magnésio ou de sódio (laxativos), manitol, sorbitol, lactulose são causas comuns de diarréia osmótica por ingestão de solutos. Outras causas como a doença celíaca, isquemia intestinal, linfoma intestinal, doença inflamatória intestinal, colagenoses, amiloidose e enterite por radiação também estão correlacionadas. Entre as causas infecciosas temos a gastroenterite viral, infecção bacteriana invasiva, tuberculose ileocecal, diverticulite, síndrome de imunodeficiência adquirida (SIDA/AIDS), doença de Whipple e espru tropical.

Diarréia secretória. É caracterizada pelo grande volume fecal com diarréia aquosa que ultrapassa até um litro e persiste mesmo em jejum. Seu exemplo típico em nosso meio é a diarréia produzida por cepas enterotoxigênicas de *Escherichia coli* (tipos LT e ST), que são responsáveis por episódios da diarréia aguda, sendo também descrita como a principal cauda da diarréia dos viajantes, sendo motivo de pesquisa vacinal. Outros agentes envolvidos neste tipo de diarréia são o *Vibrio cholerae*, endotoxinas bacterianas, doenças não infecciosas como vipomas, tumores carcinóides, síndrome de Zollinger-Ellison (tumor secretor de gastrina), adenomas pancreáticos, carcinoma medular de tireóide e má absorção de ácidos biliares pelo cólon.

Diarréia por lesão da mucosa. É caracterizada por febre, dor abdominal, presença de sangue e leucócitos nas fezes (disenteria). As bactérias invasivas mais comumente envolvidas na invasão do íleo terminal e o cólon com penetração e lesão da mucosa são *E. coli* enteroinvasora, *Salmonella* spp, *Shigella* spp, *Yersinia enterocolitica* e *Campylobacter* spp. Dos agentes virais destacam-se o Rotavírus e o HIV. Alguns parasitos como *Strongyloides stercoralis*, *Ancylostoma duodenale*, *Necator americanus*, *Schistosoma mansoni* e *Entamoeba histolytica*. Entre as causas não infecciosas, podemos citar as doenças inflamatórias intestinais (retocolite ulcerativa e doença de Crohn) como representantes deste grupo.

Diarréia motora. Está relacionada ao volume de líquidos na luz intestinal, levando ao aumento da freqüência das dejeções, com as evacuações tornando-se mais liquefeitas. Inclui-se neste mecanismo a síndrome do cólon irritável, que, apesar de as fezes serem de pequeno volume, está associada a um distúrbio motor de natureza aparentemente funcional.

ETIOLOGIA & ASPECTOS CLÍNICOS

As diarréias agudas têm como causa predominante os agentes infecciosos, destacando-se vírus, bactérias e parasitos. Outras causas seriam decorrentes dos medicamentos e intoxicações. O período de incubação depende do agente etiológico, dose infectante e mecanismos de defesa do hospedeiro. A transmissão geralmente é fecal-oral, também podendo haver transmissão por contaminação de alimentos mal cozidos, ingestão de ostras (cólera e vírus *Norwalk*-like), leite não pasteurizado (*Salmonella* spp, *E. coli* 0157), arroz cozido (*Bacillus cereus*), conservas domésticas (*Clostridium perfringens*), alimentos enlatados, queijos, carnes, contato pessoal (viroses), atividades sexuais e através de piscinas (*Giardia intestinalis* e *Cryptosporidium* spp).

Na diarréia causada pela toxina estafilocócica, os sintomas persistem por cerca de 24 horas, sendo precedida por náuseas, vômitos ou dores abdominais. Hipertermia pode ser também observada.

Outros agentes também envolvidos são os vírus, como o adenovírus entérico, Herpes simples, coronavírus, astrovírus e calicivírus. Como agentes bacterianos encontramos a *Shigella* spp, *Salmonella* spp, *Vibrio cholerae*, *Vibrio furnissi*, *Vibrio fluvialis*, *Vibrio parahemolyticus*; *E. coli* (enterohemorrágica, enteroinvasiva e enterotoxigênica); *Y. enterocolitica*, *Campylobacter fetus*, *Campylobacter coli*, *Campylobacter jejuni*; *Clostridium difficile* (causador da entorocolite pseudomembranosa), *Citrobacter* spp, *Chlamydia* spp, *Neisseria gonorrhoeae*, *Aeromonas hydrophila*. Dentre os protozoários, podemos citar a *G. intestinalis*, *E. histolytica* e *Cryptosporidium* spp como causas de diarréias invasivas associadas à hematoquezia. Como representantes dos fungos, a *Candida* spp cresce em importância principalmente nos pacientes imunocomprometidos.

Outras causas como as drogas (por exemplo, antimaláricos, digitálicos, ferro, colchicina, colinérgicos, antibióticos e o ácido para aminoacético), doenças gastrointestinais, toxinas e venenos (por exemplo, metais pesados e a toxina do *Clostridium botulinum*) acabam fazendo parte do diagnóstico diferencial das diarréias agudas naqueles pacientes cuja identificação do germe patogênico foi excluída.

Exemplos dos mecanismos fisiopatológicos

Produção de toxinas

- *Toxina pré-formada: B. cereus, C. perfringens* e *S. aureus.*
- *Enterotoxina: Aeromonas* spp, *E. coli* enterotoxigênica e *V. cholerae.*
- *Citotoxina: C. difficile* e *E. coli* 0157: H7.

Enteroaderência

- Criptosporidiose, *Cyclospora* spp, *E. coli* enteroaderente e enteropatogênica, helmintos e *G. intestinalis.*

Invasão da mucosa

- *Mínima:* vírus *Norwalk*, Rotavírus, outros vírus.
- *Variável: Aeromonas* spp, *Campylobacter* spp, *Salmonella* spp, *V. parahemolyticus.*

- *Grave: E. histolytica*, *E. coli* enteroinvasiva, *Shigella* spp (agente etiológico na síndrome hemolíticourêmica).

Infecção sistêmica

- Legionelose, listeriose, sarampo, psitacose, febre maculosa das Montanhas Rochosas, síndrome do choque tóxico e hepatite viral.

A infecção por *Yersinia* spp, que infecta freqüentemente o íleo terminal e o ceco, pode manifestar-se com dor e hipersensibilidade em quadrante inferior direito, sugerindo apendicite aguda. Ela também pode estar associada à síndrome de Reiter, tireoidite, pericardite e glomerulonefrite.

DIAGNÓSTICO

É importante que se faça uma cuidadosa anamnese. Nesta, deve-se incluir a procedência do paciente, pois dependendo dela poder-se-á obter informações adicionais relevantes.

Faz-se também necessário classificar a diarréia (alta/baixa, aguda/crônica, osmótica, secretória, invasiva ou motora). Observar se há presença de sinais ou sintomas associados tais como: febre, hepatomegalia, eosinofilia, linfadenopatia, hiperglicemia, neuropatia, *flush* facial, úlcera péptica, sintomas dispépticos, tenesmo, perda de peso, proteinúria, púrpura, colecistectomia prévia, hiperpigmentação cutânea e hipotensão postural.

O aspecto das fezes (aquosa, gordurosa ou sanguinolenta) também deve ser observado, assim como o uso prévio de drogas causadoras de diarréia (antimicrobianos, antiácidos, diuréticos, anti-hipertensivos, antiinflamatórios e antineoplásicos).

No exame físico tem importância o estado nutricional do paciente, assim como se existe referência de temperatura, edema de membros inferiores, adenomegalias, bócio e alterações cutâneas. Deve-se incluir exame oftalmológico, respiratório, cardiovascular e digestivo, assim como toque retal.

Na investigação laboratorial, os exames parasitológicos de fezes através dos métodos de Lutz, Faust, Baerman e Graham (fita gomada) estariam mais bem indicados para as formas crônicas, excetuando-se o Faust para pesquisa de cistos de *G. intestinalis* e *E. histolytica*.

Também devem fazer parte da investigação, de acordo com as hipóteses diagnósticas, a pesquisa de gordura fecal, Ziehl-Neelsen modificado para *Cryptosporidium* spp, testes sorológicos, ionograma, eletrólitos, uréia, creatinina, proteinograma e hemograma.

TRATAMENTO

A diarréia aguda em adultos é uma doença autolimitada e de excelente prognóstico, levando a repercussões graves apenas quando há perda excessiva de água e eletrólitos. O tratamento clínico consiste na reposição das perdas hidroeletrolíticas por terapia de reidratação oral, nos casos mais leves, ou introdução de hidratação por via intravenosa, nos casos de maior gravidade ou em indivíduos idosos e debilitados ou naqueles em que não há resposta à reidratação oral. A dieta deve ser isosmótica, equilibrada, facilmente digerida e com teor normal em fibras, respeitando-se a anorexia do doente quando esta ocorrer. Os **sintomáticos** como antitérmicos, antieméticos e

Quadro 10-1. Tratamento das diarréias infecciosas agudas		
Agente etiológico	Tratamento	Duração
Salmonella spp (salmonelose)	Cotrimoxazol (800/160 mg), duas vezes por dia; quinolonas*	03 dias
E. coli enterotoxigênica e víbrios	quinolonas*	03 dias
E. coli enteroinvasiva e enteroemorrágica	Cotrimoxazol (800/160 mg), duas vezes por dia; quinolonas*	03 dias
C. difficile	Metronidazol (500 mg) três vezes por dia; Vancomicina via oral	7 a 10 dias
Y. enterocolitica	Casos leves: quinolonas* Casos graves: Ceftriaxona 1 g por dia	05 dias
Shigella spp e C. jejuni	cotrimoxazol (800/160 mg duas vezes por dia)	03 dias
Staphylococcus aureus	Não é necessária a cobertura antimicrobiana	–
B. cereus	Não é necessária a cobertura antimicrobiana	–
C. perfringens	Não é necessária a cobertura antimicrobiana	–

* Norfloxacina, ofloxacina e ciprofloxacina.

antiespasmódicos não devem ser usados rotineiramente. O uso de **antimicrobianos** está restrito aos casos graves com manifestações sistêmicas, principalmente em indivíduos idosos e imunodeprimidos, usando-se esquemas terapêuticos diversos e de acordo com a etiologia (Quadro 10-1).

PREVENÇÃO E CONTROLE

A forma mais eficaz de profilaxia das diarréias infecciosas é a erradicação da pobreza, tratamento adequado da água e esgoto e noções universais de higiene pessoal.

BIBLIOGRAFIA RECOMENDADA

Friedman LS, Isselbacher KJ. *Harrison/Tratado de Medicina Interna*. 14ª ed. Rio de Janeiro: McGraw-Hill, 1998.

Hinrichsen SL, Godoi ET, Godoi JT, Silva VTC, Kovacs FT, Coutinho CP. Diarréias infecciosas. *Rev Bras Med* 2001;58(5):335–42.

Oliveira MFB, Marques MA, Messias JAS. Diarréias infecciosas. *In* Siqueira-Batista R, Gomes AP, Igreja RP, Huggins DW: *Medicina Tropical – Abordagem Atual das Doenças Infecciosas e Parasitárias*. Rio de Janeiro: Cultura Médica, 2001.

CAPÍTULO 11
Doenças Sexualmente Transmissíveis

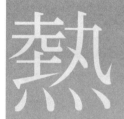

Adaucto Hissa-Elian ◆ Renata Antunes Joffe ◆ Rodrigo Siqueira-Batista

SÍFILIS

INTRODUÇÃO

Conhecida também como *lues*, é uma doença infectocontagiosa, sistêmica (acomete pele, mucosas e qualquer outro órgão do organismo), de evolução crônica, determinada por uma espiroqueta anaeróbia, de alta patogenicidade, chamada *Treponema pallidum*. A transmissão não sexual da sífilis é pouco freqüente; não esquecendo, entretanto, da possibilidade de transmissão transfusional, incluindo a de natureza congênita.

EPIDEMIOLOGIA

Apresenta distribuição universal, com maior prevalência em áreas urbanas de países em desenvolvimento. Nos últimos anos, com o surgimento da AIDS, a incidência da sífilis em associação com o HIV alterou o aspecto clínico e a evolução da doença, nestes casos. É importante lembrar que pacientes com sífilis podem ter associação com outras DSTs, sendo assim, protocolar a solicitação de VDRL em todo paciente com DST e anti-HIV em todo paciente com o diagnóstico de sífilis. Não há predileção por raça ou sexo, sendo mais comum na faixa etária entre 20 e 39 anos. É uma doença de notificação compulsória.

CLASSIFICAÇÃO E ASPECTOS CLÍNICOS

Sífilis primária. A manifestação inaugural da sífilis consiste no cancro duro ou protossifiloma (local de inoculação do treponema). Está presente em 2/3 dos pacientes, e se constitui de uma vasculite linfoplasmocitária. O período de incubação varia de três a quatro semanas. O cancro, em geral, é único, elevado, com bordas rampadas, exulcerado, fundo limpo e cor vermelho-presunto. A base tem consistência cartilaginosa e a lesão é indolor. Micropoliadenopatia regional, geralmente não inflamatória e bilateral acompanha obrigatoriamente o cancro. No homem, a topografia eletiva é no sulco balanoprepucial e na glande; na mulher, no colo uterino. A lesão extragenital é dolorosa e também acompanhada obrigatoriamente de adenite regional. O cancro duro é ricamente habitado por treponemas e muito contagioso; desaparece espontaneamente após 30 dias, sem deixar cicatriz.

Na sífilis transfusional não há cancro – sífilis decapitada.

Sífilis secundária. Esta fase caracteriza-se por treponemias de repetição, determinando diversas manifestações tegumentares que obedecem a uma cronologia lesional, podendo ser precedidas de cefaléia, febre, artralgias, mialgias e adenopatia generalizada. Aproximadamente 40 dias após o início da doença, em torno de 80% a 95% dos casos, surge um *rash* cutâneo exantemático eritematomacular – *roséola sifilítica*, desaparecendo sem deixar vestígios em 5 a 7 dias. Posteriormente, as lesões reaparecem, em princípio, eritematopapulosas, em seguida eritemato-papuloescamosas, podendo acometer as palmas e plantas (sifílides palmo-plantares). O secundarismo da sífilis se estende até o 2º ano, e mesmo até o 5º ano de doença. Nesse período, pode ocorrer alopécia em clareira, "placas mucosas" (principalmente em cavidade oral e língua), condiloma plano e o chamado *cancro redux* (cancro de recidiva no ponto de inoculação). Indivíduos negros podem apresentar placas anulares e circinadas em regiões periorificiais, denominadas – *sifílides elegantes*. Todas as lesões da sífilis secundária são também ricamente habitadas por treponemas e, portanto, contagiosas. Via de regra, não há prurido e as manifestações regridem espontaneamente. As reações sorológicas devem ser sempre positivas.

Recentemente, com o surgimento da AIDS, tem-se observado o aparecimento mais freqüente de uma manifestação clínica conhecida como **sífilis maligna precoce**; é caracterizada por lesões ulceradas, pápulas ou nódulos, recobertas por crostas hemorrágicas (vasculite), acompanhada de febre e profunda sensação de mal-estar. Não se curam espontaneamente, respondendo muito bem, todavia, ao tratamento convencional.

Sífilis latente. Classificada em **recente** e **tardia**. É um período de silêncio clínico, isto é, não há manifestações clínicas aparentes. A história detalhada e provas sorológicas firmam o diagnóstico nesta fase. O liquor é normal.

Sífilis terciária. Evoluem para a chamada sífilis tardia apenas 1/3 dos pacientes que após o primeiro ano de doença não foram tratados ou não receberam tratamento adequado. O terciarismo caracteriza-se, principalmente, por lesões tegumentares, cardiovasculares, ósseas e neurológicas (neurossífilis).

- *Tegumentares:* lesões infiltradas, tuberosas, circinadas, nódulos e gomas de natureza destrutiva. A quantidade de treponemas é inversamente proporcional ao tempo de doença. Assim sendo, as lesões praticamente não são contagiosas, não se resolvem espontaneamente, mas apresentam boa resposta terapêutica.
- *Cardiovasculares:* o comprometimento cardiovascular normalmente ocorre 10 a 30 anos após o início da infecção. O quadro mais freqüente é a aortite sifilítica, podendo causar insuficiência aórtica.
- *Sífilis óssea:* cursa com osteíte gomosa, periostite, osteíte esclerosante, artrites, sinovites e nódulos justa-articulares.
- *Neurossífilis:* tem sido, no momento, mais freqüentemente observado nos pacientes com AIDS. Formas clínicas dependerão do local acometido no sistema nervoso central. Incluem: meningovascular, meningite aguda, paralisia espástica de Erb, goma cerebral e medular, crise epileptiforme, mal perfurante plantar, paralisia geral e *tabes dorsalis*.

DIAGNÓSTICO E TRATAMENTO

Os aspectos de diagnóstico e tratamento da sífilis são apresentados no Quadro 11-1.

Quadro 11-1. Abordagem diagnóstica e terapêutica

Forma clínica	Aspectos clínicos[3]	Diagnóstico	Tratamento
Sífilis primária	Cancro duro e micropoliadenopatia bilateral	*Pesquisa direta de *Treponema pallidum* no cancro e nas lesões Microscopia em campo escuro. (Também pode ser feito a imunofluorescência direta ou o método de impregnação pela prata – Fontana-Tribondeau.) *FTA-abs (mais precoce)[1] *VDRL[2]	*Penicilina G benzatina, 2.400.000UI, IM, dose única (1.200.000UI em cada glúteo)
Sífilis secundária e sífilis latente recente	Roséola sifilítica, sifílides eritêmato-pápulo-escamosas, alopécia em clareira, placa mucosa, condiloma plano, *cancro redux*	Máxima sensibilidade das reações (quase 100%) *VDRL *FTA-abs	*Penicilina G benzatina, 2.400.000UI, IM, 1 vez por semana, durante 2 semanas (dose total 4.800.000UI)
Sífilis terciária (sem acometimento cardiovascular e/ou neurossífilis), sífilis latente tardia ou sífilis com tempo de doença não estabelecido	Lesões destrutivas, nódulo-gomosas, lesões circinadas pápulo-túbero-infiltradas, neurossífilis, lesões ósseas e comprometimento cardiovascular	*VDRL (sensibilidade cai para 70%) *FTA-abs *Exame do liquor	*Penicilina G benzatina 2.400.000UI, IM, 1 vez por semana, durante 3 semanas (dose total de 7.200.000UI)
Sífilis terciária com acometimento cardiovascular e/ou neurossífilis	Aortite sifilítica, paralisia geral, *tabes dorsalis*	*VDRL *FTA-abs *Exame do liquor	Penicilina G cristalina aquosa 3 a 4 milhões UI de 4/4h, EV por 10 dias

[1]Outras reações com antígenos treponêmicos menos utilizados em nosso meio incluem: o TPI (teste de imobilização de treponema), TPHA (teste de hemoaglutinação do *Treponema pallidum*).
[2]Só se positiva sete a 10 dias após o aparecimento do cancro.
[3]Em todo paciente com diagnóstico de sífilis ou de outra doença sexualmente transmissível deverá ser investigada infecção pelo vírus da imunodeficiência humana (HIV).

- Em caso de **alergia** comprovada à penicilina o tratamento alternativo de escolha é eritromicina (estearato) 500 mg, VO, 6/6h por 15 dias.
- Na paciente **grávida**, o tratamento deve ser feito como referido na tabela; entretanto, nas gestantes com sífilis primária deve-se realizar tratamento por duas semanas. No controle de cura pós-tratamento, devem ser realizados exames clínicos e VDRL mensalmente até o parto.
- Pacientes **HIV reativos** devem ser tratados igualmente aos pacientes soronegativos, entretanto, alguns serviços postulam prolongamento do tratamento com penicilina benzatina 2.400.000UI, IM, dose semanal por três semanas (sífilis primária, secundária e latente).
- **Reação de Jarisch-Herxheimer** – reação caracterizada por cefaléia, febre e calafrios, mal-estar geral e piora das lesões. Ocorre aproximadamente 4 a 12 horas após o início de tratamento com a penicilina, especialmente na sífilis secundária. O tratamento libera na corrente sangüínea de uma só vez e subitamente uma maciça carga de fragmentos treponêmicos que funcionam antigenicamente. A reação confunde-se com alergia à penicilina e deverá ser evitada com a administração prévia de corticosteróides sistêmicos (prednisona 20 mg, VO, junto a dose inicial de penicilina).

CONTROLE DE CURA

Sífilis primária e secundária. Reavaliação clínico-sorológica a cada três meses no primeiro ano e a cada 6 meses no segundo ano. Avaliação do liquor deverá ser feita em todos os pacientes com sífilis terciária antes da instituição do tratamento.

Sífilis terciária. Acompanhamento clínico-sorológico por dois anos com avaliação liquórica de seis em seis meses até sua normalização.

- *Indicações do exame do liquor:*
    - sífilis em pacientes não tratados, com 2 a 5 anos de duração, ou tratados com esquemas alternativos;
    - quando as reações sorológicas sangüíneas permanecem com títulos elevados mesmo após o tratamento correto;
    - neurossífilis sintomática;
    - pacientes HIV não reatores com sífilis tardia e sintomas/sinais de comprometimento do SNC e/ou oftalmológico;
    - nos pacientes HIV reatores com sífilis latente, sífilis tardia ou de duração desconhecida;
    - nos casos sugestivos de falência terapêutica;

    - na sífilis terciária ativa;
    - na sífilis congênita.

SÍFILIS CONGÊNITA

É conseqüente à infecção do feto pelo *Treponema pallidum* por via placentária. A transmissão ocorre a partir do 4º mês de gestação, momento em que a membrana celular das vilosidades coriais não constitui mais um obstáculo para o treponema. A mãe, com infecção recente, quando não tratada, tem de 80% a 100% de chance de transmitir sífilis para o feto. É importante lembrar que na rotina pré-natal sempre deve ser solicitado VDRL no primeiro e no terceiro trimestres de gravidez. A infecção do feto pelo canal de parto é considerada sífilis adquirida.

- *Sífilis congênita precoce:* aparecimento das manifestações clínicas antes do segundo ano de vida. Assume diversos graus de gravidade, sendo a sepse maciça com anemia intensa, icterícia e hemorragia, sua forma mais grave. Rinite hemorrágica, hepatoesplenomegalias, erupção eritematopapulosa, placas mucosas, condiloma *latum*, fissuras anais e periorais radiadas, bolhas palmoplantares (pênfigo sifilítico), adenopatia generalizada e pseudoparalisia de Parrot.

- *Sífilis congênita tardia:* sinais e sintomas da sífilis após o segundo ano de vida. As manifestações são semelhantes ao terciarismo do adulto e se caracterizam por processos patológicos ativos e estigmas (malformações).

- *Estigmas*: Tríade de Hutchinson – dentes de Hutchinson (dentes com entalhes semilunares na borda cortante dos incisivos superiores), ceratite parenquimatosa e surdez labiríntica, nariz em sela, fronte olímpica;

- *Manifestações tardias:* gomas em várias localizações, comprometimento do nervo auditivo, iridociclite, osteíte, periostite e outros.

Diagnóstico. Solicitar as reações sorológicas da mãe e do recém-nato e, eventualmente, pela pesquisa de *T. pallidum* na lesão. O FTA-abs IgM presente no sangue do feto fecha o diagnóstico de sífilis congênita, visto que a IgM não ultrapassa a barreira placentária. Na sífilis congênita, deve-se realizar o exame do liquor e pesquisa de HIV. A radiografia de ossos longos é muito útil com apoio ao diagnóstico da sífilis congênita.

A abordagem terapêutica da sífilis congênita é apresentada no Quadro 11-2.

Período do diagnóstico	Status clínico da criança	Status clínico da mãe	Tratamento proposto	Follow-up e observações
Período neonatal	VDRL negativo e sem achados clínicos, sorológicos e/ou radiológicos	Sífilis não tratada ou inadequadamente tratada no período pré-natal	Penicilina benzatina 50.000 UI/kg (IM) em dose única	Acompanhamento clínico com realização de VDRL no 1° e 3° mês após tratamento
		Sífilis tratada adequadamente	Acompanhamento clínico-sorológico	Caso não seja possível acompanhamento, administrar penicilina benzatina 50.000 UI (IM) dose única
	Alterações clínicas e/ou sorológicas e/ou radiológicas sugestivas de sífilis congênita (Nos filhos de mães sifilíticas adequadamente tratadas, considerar sorologia positiva quando VDRL 4 vezes maior que VDRL da mãe)	Independente do status clínico da mãe	Penicilina G cristalina 100.000 UI/kg/dia (IV) divididas em 2 doses (12/12h) nos 7 primeiros dias de vida e 3 doses (8/8h) após, durante 10 dias; ou penicilina procaína 50.000 UI (IM) por 10 dias	Acompanhamento clínico mensal com realização de VDRL de 3-3 meses no primeiro ano e 6-6 meses até negativação deste. Nos casos de elevação da titulação sorológica ou não negativação até os 18 meses de vida, reinvestigar o paciente. O VDRL reativo como resultado da transferência passiva da mãe geralmente torna-se negativo aos 6 meses
	Alterações liquóricas	Independente do status clínico da mãe	Penicilina G cristalina 150.000 UI/kg/dia (IV) em 2-3 doses por 14 dias	–
Após período neonatal	Em toda criança com suspeita de sífilis congênita	Independente do status clínico da mãe	Penicilina G cristalina 150.000 UI/kg/dia (IV) de 4-6/6 h por 10-14 dias	Sempre realizar punção lombar e análise do liquor

IV = Via intravenosa.
IM = Via intramuscular.

CANCRO MOLE (CANCRÓIDE, CANCRO VENÉREO SIMPLES)

CONCEITO

Afecção ulcerada das semimucosas genitais e da pele perigenital (raramente das mucosas) determinado pelo estreptobacilo, aeróbico, gram-negativo *Haemophylus ducreyi* (Augusto Ducrey – 1889).

EPIDEMIOLOGIA

A doença é por excelência venérea. Relaciona-se a condições precárias de higiene e promiscuidade sexual. Admite-se incidência maior ou mais facilmente reconhecida em homens. As mulheres podem ser portadoras sãs do bacilo no muco cervical.

ASPECTOS CLÍNICOS

- *Tempo de incubação:* de dois a cinco dias.
- *Exame objetivo:* lesão ulcerada (cancro), dolorosa (inibindo o ato sexual), bordo irregular, talhado a pique; base amolecida, e fundo recoberto por secreção purulenta. A lesão é auto-inoculável e, portanto, freqüentemente múltipla (observar contraste com caráter solitário e indolor do cancro sifilítico). Dez a 15 dias após o início do cancro, desenvolve-se em 30% a 50% dos casos a adenite inflamatória e supurativa. É dolorosa, na maioria das vezes unilateral, flutuando e fistulizando para um único ponto de drenagem. Tanto no homem como na mulher, as lesões se apresentam em área genital e perigenital (face interna da coxa, região pubiana, por auto-inoculação). Cancro mole extragenital é raro.
- *Complicações mais comuns:* parafimose, nos casos de cancro no folheto interno do prepúcio; e cancrelização da adenite. Fagedenismo e gangrena, entretanto, não têm sido mais observados.

DIAGNÓSTICO DIFERENCIAL

O diagnóstico diferencial se faz com outras DSTs que apresentem ulceração genital e adenite repercussiva: herpes simples genital, cancro duro, linfogranuloma venéreo e donovanose. Não raro, há ocorrência simultânea com cancro sifilítico (cancro misto de Rollet).

É mandatória, como em todas as outras lesões ulceradas genitais, a solicitação de VDRL e teste anti-HIV.

DIAGNÓSTICO

1. Clínico-epidemiológico.
2. Laboratorial – bacterioscopia – pesquisa pelo método de Gram em esfregaços de secreção da base da úlcera, depois de devidamente limpa – ou obtenção do material através de aspiração do bubão. Observam-se bacilos gram-negativos intracelulares, geralmente em cadeias paralelas, acompanhados de cocos gram-positivos (fenômeno de satelismo). Cultura – método mais sensível, porém de difícil realização.

TRATAMENTO

A terapia do cancro mole é apresentada no Quadro 11-3.

A aspiração (punção com agulhas de grosso calibre) da adenite inflamatória pode ser indicada para o alívio da dor. É contra-indicada a incisão com drenagem ou excisão dos linfonodos comprometidos.

Quadro 11-3. Esquemas terapêuticos no cancro mole			
Droga	**Dose**	**Via**	**Tempo de tratamento**
Azitromicina	1 g	VO	Dose única
Ceftriaxona	250 mg	IM	Dose única
Ciprofloxacina	500 mg	VO	De 3 a 5 dias
Sulfametoxazol + Trimetoprim	800/160 mg	VO	Até a cura clínica
Oxitetraciclina	2 g/dia (500 mg – 6/6h)	VO	Até a cura clínica

VO = Via oral.
IM = Via intramuscular.

LINFOGRANULOMA VENÉREO (DOENÇA DE NICOLAS-FAVRE-DURAND, LINFOGRANULOMA INGUINAL, BUBÃO VENÉREO)

CONCEITO

Doença infecto-contagiosa, sindrômica, essencialmente transmitida por via sexual, causada pelo imunotipo L1-3, da *C. trachomatis*.

EPIDEMIOLOGIA

Sua incidência é relativamente rara prevalecendo nas zonas tropicais e subtropicais. Afeta principalmente os adultos jovens do sexo masculino oriundos das áreas de população socioeconômico-cultural desfavorecida, e maior promiscuidade sexual.

ASPECTOS CLÍNICOS

- *Tempo de incubação:* de sete a 30 dias.
- *Exame objetivo:* lesão ulcerada (cancro linfogranulomatoso), discreta e fugaz, desaparece em poucos dias e raramente (3% dos casos em uma pesquisa) é motivo que leva o paciente a uma consulta. Na maioria dos casos, passa despercebido.
- *Síndrome linfonodo-inguinal:* no homem – duas a quatro semanas após o contágio, desenvolve-se uma adenopatia inguinal inflamatória, dolorosa, geralmente unilateral; há presença de vários outros gânglios linfáticos, que vão se fundindo e formando uma massa emplastrada (trombolinfangite e linfoesclerose), conhecida como bubão, que flutua e fistuliza drenando em vários orifícios (bico de regador). Muitas vezes o ligamento inguinal (ligamento de Pou-

pard) divide a massa inguinal formando um sulco ou prega – sinal patognomônico do linfogranuloma. *Síndrome genitorretal*: na mulher – a infecção localiza-se nos gânglios ilíacos profundos ou perirretais. Além da adenite, observam-se abscessos pararetais, fístulas retovaginais, ulcerações, e lesões vegetantes e esclerodeniformes. Elefantíase vulvar, do períneo, pênis e escroto representa uma complicação tardia. O linfedema crônico da genitália externa com presença de fístulas drenando é conhecida como síndrome estiomênica. Febre, calafrios e mialgias são comumente encontrados nos pacientes com linfogranuloma venéreo. Alguns deles têm adenopatia generalizada, além do comprometimento inguinal. Linfogranuloma venéreo tem sido relatado como causa de eritema nodoso.

O diagnóstico diferencial se faz com outras DSTs que apresentam ulceração genital, tuberculose coliquativa e escrofulodérmica e paracoccidioidomicose.

DIAGNÓSTICO

1. **Clínico-epidemiológico.**
2. **Laboratorial:** microimunofluorescência direta.
3. **Sorológico:** reação de fixação de complemento. É o teste mais utilizado apresentando alta sensibilidade e baixa especificidade. Título igual ou superior a 1/64 sugere infecção aguda.
4. **Imunológico:** a clássica intradermorreação de Frei está praticamente abandonada.
5. **Cultura:** com células de McCoy.

TRATAMENTO

A terapia do linfogranuloma venéreo é apresentada no Quadro 11-4.

Quadro 11-4. Esquemas terapêuticos no linfogranuloma venéreo			
Droga	*Dose*	*Via*	*Tempo de tratamento*
Azitromicina	1 g	VO	Dose única
Doxiciclina	100 mg	VO	12/12h, 14 dias
Eritromicina (estearato)	500 mg	VO	6/6h, 14 dias
Sulfametoxazol/Trimetoprim	800/160 mg	VO	12/12h, 14 dias
Tianfenicol	1,5 g	VO	1 vez ao dia, 14 dias

VO = Via oral.

DONOVANOSE (GRANULOMA INGUINAL, GRANULOMA VENÉREO)

Enfermidade de evolução crônica, progressiva, auto-inoculável, podendo provocar lesões granulomatosas e destrutivas. É causada por *Calymmatobacterium granulomatis* (cocobacilo gram-negativo intracitoplasmático, encapsulado, com propriedades antigênicas semelhantes ao grupo da *Klebsiella* e a outros membros da família *Enterobacteriaceae*).

EPIDEMIOLOGIA

A bactéria é encontrada saprofiticamente no intestino, o que é fortemente sugestivo de transmissão por intermédio de relação sexual, sobretudo anal. Sua incidência é maior no homem homossexual entre 20 e 45 anos. Paradoxalmente, acomete crianças e indivíduos sexualmente inativos; é rara em prostitutas e, na maior parte das vezes, não infecta os parceiros sexuais de pacientes com lesões abertas. Fatos, portanto, que não sustentam a hipótese de transmissão sexual.

ASPECTOS CLÍNICOS

*   *Tempo de incubação:* ainda não estabelecido variando registros de 3 a 80 dias (média de 40 a 50 dias).
*   *Exame objetivo:* a doença tem início como uma lesão nodular única ou múltipla que rapidamente se ulcera, constituindo-se numa lesão ulcero-vegetante que cresce lenta e extensivamente, coalescendo com lesões satélites, cor de carne, que sangra com facilidade. Dependendo da resposta imunológica do hospedeiro, a donovanose apresenta lesões genitais e perigenitais, extragenitais e sistêmicas. As manifestações ulcerovegetante genitais e perigenitais parecem ser a forma clínica mais freqüente. É facilmente reconhecida, apresentando um tecido de granulação abundante vermelho vivo no fundo da lesão, o qual ultrapassa o contorno da úlcera.
*   Podem ocorrer complicações como, por exemplo, manifestações elefantiásicas quase sempre decorrentes de formas ulceradas as quais determinam comprometimento linfático, causando fenômeno de estase. São encontradas principalmente na genitália feminina.

Cancro mole, condiloma plano sifilítico, condiloma acuminado gigante, carcinoma espinocelular, leishmaniose e paracoccidioidomicose e herpes genital ulcerovegetante em pacientes infectados pelo HIV são os mais importantes diagnósticos diferenciais.

DIAGNÓSTICO

O diagnóstico laboratorial é estabelecido pela demonstração dos corpúsculos de Donovan obtidos em esfregaço de material de lesões suspeitas, corado pelo Giemsa ou através de exame histopatológico, onde os fragmentos da lesão de donovanose revelam granuloma rico em plasmócitos, macrófagos e corpúsculos de Donovan.

TRATAMENTO

A terapia do linfogranuloma venéreo é apresentado no Quadro 11-5.

Quadro 11-5. Esquemas terapêuticos no linfogranuloma venéreo	
Droga	**Dose, via e tempo de tratamento**
Doxiciclina	100 mg, VO, 12/12h, por três semanas
Sulfametoxazol e trimetoprim	800/160 mg, VO, 12/12h, por no mínimo três semanas
Estreptomicina	1-2 g, IM, durante 15-20 dias
Tetraciclina	500 mg, VO, até a cura clínica
Tianfenicol granulado	2,5 g, VO, dose única, no primeiro dia de tratamento. A partir do segundo dia, 500 mg, VO, de 12/12h até a cura clínica
Eritromicina (estearato)	500 mg, VO, 6/6h, por no mínimo três semanas

GONORRÉIA
(BLENORRAGIA, URETRITE GONOCÓCICA)

CONCEITO

Doença infecto-contagiosa produzida por um diplococo gram-negativo – *Neisseria gonorrhoeae*. Primariamente, é uma doença das membranas mucosas. Considerando que, na maioria das vezes, é transmitida sexualmente, compreende-se que inicial e predominantemente seja afetada a uretra no homem, bem como a uretra, as glândulas uretrais e o colo uterino na mulher.

EPIDEMIOLOGIA

Registra-se que o *N. gonorrhoeae* é capaz de infectar várias outras mucosas com epitélio colunar ou de transição, como, por exemplo, as trompas, o epidídimo, o canal anal, a região distal do reto, as conjuntivas e a faringe.

A maioria dos casos de gonorréia ocorre em pacientes masculinos jovens (15 a 29 anos). Os sinais e sintomas nas mulheres, por serem menos evidentes e mais insidiosos, determinam uma demora maior para o estabelecimento do diagnóstico. O medo da AIDS tem sido um fator decisivo na modificação do comportamento sexual. Observou-se, nos EUA, uma redução global (em torno de 90%) da gonorréia em homossexuais masculinos; após atingir um pico em 1985, a incidência também declinou em homens e mulheres heterossexuais. Hoje, um simples diagnóstico de gonorréia, assim como de outras DSTs, sugere comportamento de alto risco recente para a aquisição da afecção do HIV.

ASPECTOS CLÍNICOS

- *Tempo de incubação:* de dois a cinco dias.
  No homem, as manifestações são as seguintes:

- *Uretrite gonocócica aguda:* traduz a infecção e a inflamação da uretra anterior e 10 a 15 dias após, da uretra posterior. Manifesta-se por secreção abundante (descarga uretral), amarelo-purulenta, espessa e viscosa. O corrimento é acompanhado de desconforto genitourinário com ardor e urgência miccional; disúria franca, polaciúria e algumas vezes raias de sangue na urina podem ser relatadas.

- *Uretrite gonocócica crônica:* trinta a 40 dias após o início da infecção, atenuam-se progressivamente as manifestações clínicas. A sintomatologia tende a limitar-se a um mal-estar no períneo e à micção. O corrimento torna-se discreto (freqüentemente apenas a gota matinal), fluido e escasso, assemelhando-se ao corrimento das uretrites inespecíficas.

Esse estado pode evoluir para a cura, decorridas semanas ou meses; ou manter-se com manifestações ocasionais discretas ou recrudescências circunstanciais que devem ser cuidadosamente ponderadas para distinguir de reinfecções.

Na mulher. Dez por cento a 20% das mulheres contaminadas possuem secreção mucopurulenta endocervical evidente ou corrimento vaginal purulento claramente originado na cérvix. Entretanto, em 60% a 70% dos casos há presença de semiologia inespecífica, como secreção vaginal incipiente, dispareunia, metrorragia e desconforto abdominal baixo. Nessas condições, o diagnóstico sindrômico de doença inflamatória pélvica (DIP) deve ser realizado. A paciente deverá ser encaminhada a um profissional experiente no manejo da DIP, para estabelecimento do diagnóstico etiológico, tratamento e acompanhamento clínico.

Obs.: Outras infecções gonocócicas agudas menos comuns que merecem citação incluem a conjuntivite no recém-nato; e a faringite e retite gonocócica em mulheres e homossexuais masculinos.

Sob o ponto de vista epidemiológico, o diagnóstico diferencial mais importante da gonorréia é com as uretrites inespecíficas (*Chlamydia* spp, *Ureaplasma urealyticum*, *Trichomonas vaginalis*, vaginose por *Gardenerella* spp, e outros). A abordagem sindrômica das uretrites pode e deve ser questionada.

COMPLICAÇÕES

- *Uretrite inespecífica pós-gonocócica:* em torno de 40% dos casos segue-se a uma infecção gonocócica uma uretrite inespecífica (geralmente por *Chlamydia)*, justificando a atenção epidemiológica e terapêutica.

- No homem e na mulher, a evolução da infecção gonocócica sem tratamento ou tratada inadequadamente pode evoluir com epididimite e prostatite; salpingite e ooferite (muitas vezes mimetizando quadros de abdome agudo); esterilidade; artrite séptica e endocardite gonocócica e gonococcemia.

  As discussões referentes à doença inflamatória pélvica são apresentadas no Capítulo 16.

DIAGNÓSTICO LABORATORIAL

Exame bacterioscópico do esfregaço (método de coloração com Gram) – é o mais utilizado. Essa técnica pode ter sensibilidade de até 98%. Devem ser observados cocos gram-negativos arranjados aos pares.

Cultura em meio seletivo (Thayer-Martin) – a cultura acrescenta um custo considerável. É útil, porém, e utilizada por muitos médicos quando o esfregaço corado for negativo ou quando não recomendado.

TRATAMENTO

A resistência terapêutica do *N. gonorrhoeae* é notável; está disseminada e poucas comunidades não a possuem. A *N. gonorrhoeae* demonstrou extraordinária variabilidade genética no desenvolvimento de resistência antimicrobiana clinicamente significativa, seja através de mutações cromossômicas ou pela aquisição de plasmídios completos ou determinantes de resistência em plasmídios de outras espécies.

No início da era penicilínica, bastavam 10.000UI para um tratamento completo de gonorréia. Hoje, o que fazer!?!?! O tratamento da gonorréia é apresentado no Quadro 11-6.

Quadro 11-6. Tratamento das infecções por *N. gonorrhoeae*			
Droga	*Dose*	*Via*	*Tempo de tratamento*
Ofloxacina*	400 mg	VO	Dose única
Cefixima	400 mg	VO	Dose única
Ciprofloxacina*	500 mg	VO	Dose única
Ceftriaxona	250 mg	IM	Dose única
Tianfenicol	2,5 g	VO	Dose única

*Obs.: Lembrar que as quinolonas são contra-indicadas para menores de 18 anos.
VO = Via oral.
IM = Via intramuscular.

URETRITES POR *CHLAMYDIA* SPP

CONCEITO

Chlamydia spp é o principal agente da uretrite não gonocócica (UNG), havendo também importância de outros agentes como *Ureaplasma urealyticum*, *Mycoplasma genitalium* e *Trichomonas vaginalis*, *Candida albicans* e Herpes simples tipo 2 (ver Capítulo 32).

ETIOLOGIA

Chlamydia spp são bactérias intracelulares obrigatórias. Quatro espécies são reconhecidas: *Chlamydia trachomatis*, *Chlamydia pneumoniae*, *Chlamydia psittaci* e *Chlamydia pecorum* (esta última causadora de doença em ruminantes). *C. trachomatis*, além de estar relacionada ao linfogranuloma venéreo e ao tracoma, é causadora de UNG.

EPIDEMIOLOGIA

Em diversas séries, *C. trachomatis* é a principal bactéria sexualmente transmissível nos EUA. A transmissão de *C. trachomatis* é feita por contato sexual direto. A prevalência é maior entre os adultos jovens e em áreas com baixas condições socioeconômicas.

ASPECTOS CLÍNICOS

Uretrite. Nos homens pode ser assintomática em 40% a 60% dos casos; quando há queixas, estas costumam ser leves, com descarga uretral clara e fluida, associada ou não a disúria pouco expressiva. Nas mulheres, é causa de síndrome uretral aguda, provocando disúria e piúria (≥ 5 leucócitos por campo de imersão), sendo importante diagnóstico diferencial de infecção do trato urinário (ITU) baixa.

Outros quadros clínicos associados à infecção por *C. trachomatis* são apresentados no Quadro 11-7.

DIAGNÓSTICO

A confirmação definitiva da infecção por *C. trachomatis* é feita através da identificação do patógeno, cujo padrão-ouro é o isolamento em cultura de células (técnica dispendiosa e pouco disponível em nosso meio). Pesquisa por sonda de DNA e *Polymerase Chain Reaction* (PCR) possuem alta sensibilidade e alta especificidade. ELISA e imunofluorescência do material uretral podem ser empregadas, mas sua interpretação costuma estar prejudicada em áreas de baixa prevalência da enfermidade (até 3% de possibilidade de falsos positivos). Métodos sorológicos possuem pouco uso; quando empregados, o pareamento deve ser feito.

TRATAMENTO

Os esquemas terapêuticos são apresentados no Quadro 11-8.
Não se deve esquecer de proceder o tratamento dos parceiros sexuais.

PREVENÇÃO

É feita a partir das orientações quanto ao sexo "seguro" (uso de preservativos em todas as relações sexuais) e tratamento dos parceiros sexuais dos casos diagnosticados. Vacinas encontram-se em investigação.

Quadro 11-7. Outras infecções por *C. trachomatis*

Quadro	Características importantes
Epididimite	Ocorre em até 3% dos homens com uretrite por *C. trachomatis*; há dor testicular unilateral (também à palpação) e eritema local, em geral associado a tumefação do epidídimo
Cervicite mucopurulenta	É considerada o equivalente clínico das UNG dos homens, ocorrendo em até 50% das mulheres infectadas por *C. trachomatis*; em geral há corrimento mucóide amarelado, sem cheiro (salvo quando há co-infecção por outros agentes), não sendo igualmente descrito prurido; no exame especular, observa-se área hiperemiada na cérvice, facilmente sangrável ao ser tocada com *swab* de algodão
Síndrome de Reiter	Artrite reativa associa-se em alguns casos à infecção por *C. trachomatis*; o quadro clássico é caracterizado pela tríade clássica de artrite (oligoartrite assimétrica mais freqüente nos membros inferiores), uretrite e conjuntivite, manifestações as quais encontram-se presentes em menos de um terço dos pacientes
Doença inflamatória pélvica	Ver considerações no Capítulo 16
Proctite	Mais comum em homens homossexuais "passivos", cursando com dor retal discreta, secreção mucosa, tenesmo em certas ocasiões
Conjuntivite de inclusão	Ocorre em até um terço dos lactentes expostos; cursa com hiperemia ocular e presença de secreção purulenta
Linfogranuloma venéreo	Ver anteriormente neste capítulo

Quadro 11-8. Tratamento das infecções por *C. trachomatis*

Condição	Fármaco e via	Tempo de uso
UNG e cervicite	Doxiciclina 100 mg, 12/12h, via oral	7 dias
	Tetraciclina 500 mg, 6/6h, via oral	
	Eritromicina 500 mg, 6/6h, via oral	
	Ofloxacina 400 mg, 12/12h, via oral	
	Azitromicina 1 g, via oral	Dose única
Epididimite Proctite DIP	Doxiciclina 100 mg, 12/12h, via oral Tetraciclina 500 mg, 6/6h, via oral Eritromicina 500 mg, 6/6h, via oral Ofloxacina 400 mg, 12/12h, via oral	14 dias
Conjuntivite de inclusão	Eritromicina 30-40 mg/kg, 6/6h, via oral	21 dias

BIBLIOGRAFIA RECOMENDADA

Azulay DR, Manela-Azulay M. Doenças sexualmente transmissíveis. *In* Schechter M, Marangoni DV. *Doenças Infecciosas e Parasitárias – Conduta Diagnóstica e Terapêutica.* 2ª ed. Rio de Janeiro: Guanabara-Koogan, 1998.

Barbosa Neto JB, May SB. Gonococcias. *In* Siqueira-Batista R, Gomes AP, Igreja RP, Huggins DW: *Medicina Tropical – Abordagem Atual das Doenças Infecciosas e Parasitárias.* Rio de Janeiro: Cultura Médica, 2001.

Brunham RC. Doenças causadas por *Chlamydia. In* Goldman LG, Bennett JC: *Cecil – Tratado de Medicina Interna.* 21ª ed. Rio de Janeiro: Guanabara-Koogan, 2001.

Gomes Jr. JC. Sífilis. *In* Siqueira-Batista R, Gomes AP, Igreja RP, Huggins DW: *Medicina Tropical – Abordagem Atual das Doenças Infecciosas e Parasitárias.* Rio de Janeiro: Cultura Médica, 2001.

Jones RB, Batteiger BE. *Chlamydia trachomatis* (Trachoma, perinatal infections, lymphogranuloma venereum and other genital infections). *In* Mandell G, Bennet JE, Dolin R: *Principles and Practice of Infectious Diseases.* 5th ed. Philadelphia: Churchill Livingstone, 2000.

Krieger JN. Prostatitis, epididymitis and orchitis. *In* Mandell Gl, Bennett JE, Dolin R: *Principles and Practice of Infectious Diseases.* 5th ed. Philadelphia: Churchill Livingstone, 2000.

McCormack WM, Rein MF. Urethritis. *In* Mandell GL, Bennett JE, Dolin R. *Principles and Practice of Infectious Diseases.* 5th ed. Philadelphia: Churchill Livingstone, 2000.

Rtein MF. Vulvovaginitis and cervicitis. *In* Mandell G, Bennet JE, Dolin R: *Principles and Practice of Infectious Diseases.* 5th ed. Philadelphia: Churchill Livingstone, 2000.

Stamm WE. Infecções por *Chlamydia. In* Fauci AS, Braunwald E, Isselbacher KJ, Wilson JD, Martin JB, Kasper DL, Houser SL, Longo DL: *Harrison – Medicina Interna.* 14ª ed. Rio de Janeiro: Guanabara-Koogan, 1998.

CAPÍTULO 12
Infecções Cardiovasculares

Daniel Chamié ◆ Francisco Chamié ◆ Andréia Patrícia Gomes ◆ Gibran Roder Feguri
Rodrigo Siqueira-Batista ◆ Maria Aparecida Rosa Manhães ◆ Vicente P. Pessoa-Júnior

ENDOCARDITE INFECCIOSA

CONCEITO

A endocardite infecciosa (EI) é um processo que acomete o endocárdio, na maioria das vezes envolvendo o endotélio valvar, podendo também acometer o endotélio mural (por exemplo, envolvendo o endocárdio que recobre uma comunicação interventricular (CIV) ou outra anormalidade cardíaca), material de próteses valvares (sejam elas biológicas ou mecânicas) e enxertos cardíacos. Ademais, pode também se desenvolver em sítios vasculares extracardíacos, como na coarctação da aorta ou persistência do canal arterial (PCA), sendo, então, mais apropriadamente chamado de endarterite.

A incidência de EI tem variado de 1,7 a 9,3 por 100.000 indivíduos/ano nos EUA. Idade avançada e sexo masculino são fatores de risco significantes. A incidência em indivíduos acima de 65 anos é quase 9 vezes maior que naqueles abaixo dos 65 anos. A relação homem/mulher é de 2,5:1. É uma condição que apresenta alta taxa de letalidade, sendo quase sempre fatal se não tratada.

Para que se possa alcançar o máximo sucesso terapêutico, é necessário um alto índice de suspeição, diagnóstico precoce e instituição da terapêutica adequada o mais breve possível.

PATOGÊNESE

A endocardite usualmente resulta da interação entre defeitos cardíacos estruturais, que predispõem à lesão e infecção do endotélio valvar ou mural e bacteremia temporária por organismos com um certo "tropismo" pelo endocárdio, que irão colonizar a vegetação formada no local da lesão endotelial. O endotélio normal não é trombogênico, mas quando lesado, torna-se um potente estimulador da coagulação sangüínea. Certos tipos de defeitos cardíacos congênitos ou adquiridos podem originar um fluxo de sangue em jato de alta velocidade de uma cavidade de alta pressão para outra de baixa, ou criar um gradiente de pressão através de um orifício estreitado entre duas câmaras, propagando a lesão do endotélio valvar e do endocárdio. Como exemplo de cardiopatias congênitas, as associadas a maior risco são a comunicação intraventricular (CIV), a persistência do canal arterioso (PCA), a tetralogia de Fallot, a estenose pulmonar, a estenose subaórtica, a estenose aórtica e a coarctação da aorta. Em relação às doenças cardíacas adquiridas, as de maior risco são as valvopatias reumáticas, principalmente as lesões aórticas, e a insuficiência mitral, sendo de menor importância a estenose mitral isolada.

O jato de alta velocidade pode levar a um fluxo turbulento na câmara de baixa pressão, lesando o endotélio valvar e endocárdio. Plaquetas se depositam na superfície do endotélio lesado e, quando aderidas, degranulam estimulando a deposição local de fibrina. É então formado um trombo "estéril" na superfície endotelial, sendo chamado de *endocardite trombótica não bacteriana (ETNB)*. Por razões ainda não conhecidas, ETNB é também encontrada em algumas doenças consumptivas crônicas (endocardite marântica) e no lúpus eritematoso sistêmico (endocardite de Libman-Sacks). Havendo, então, a ocorrência de bacteremia, microrganismos podem se fixar e proliferar na ETNB, gerando, por conseguinte, a endocardite infecciosa.

Outras condições associadas com o aumento da incidência de EI incluem má higiene dentária, hemodiálise de repetição e diabetes *mellitus*. Infecção pelo vírus da imunodeficiência humana (HIV) pode independentemente aumentar o risco de EI; entretanto, entre estes pacientes, EI está geralmente associada ao uso de drogas intravenosas ilícitas ou ao uso de cateteres intravenosos por tempo prolongado.

ETIOLOGIA E CLASSIFICAÇÃO

Freqüentemente, o isolamento do agente etiológico só se faz cerca de 24 a 48 horas após a admissão do doente e, em determinadas situações, é necessário que seja instituída terapêutica antimicrobiana precocemente e de forma empírica. Além disso, algumas vezes não se consegue identificar nenhum agente etiológico por meio das hemoculturas. Portanto, é importante que se conheçam os principais patógenos implicados como causadores de EI baseado em dados epidemiológicos, história clínica e exame físico.

Outrora, a EI foi classificada em *aguda* e *subaguda*, terminologia em desuso. Atualmente, o sistema de classificação baseia-se preponderantemente na etiologia da enfermidade.

Na maioria das casuísticas, os agentes mais freqüentemente identificados foram *Streptococcus* spp (principalmente do grupo *viridans*), *Enterococcus* spp, *Staphylococcus* spp e bactérias do grupo HACEK (*Haemophilus* spp, *Actinobacillus actinomycetemcomitans*, *Cardiobacterium hominis*, *Eikenella corrodens* e *Kingela kingae*). Segundo Mylonakis e colaboradores (2001), em séries recentes, *Staphylococcus aureus* ultrapassou *streptococcus* spp como agente mais comum nas EI. Ainda segundo os mesmos autores este patógeno é mais prevalente que *Streptococcus* spp na EI de valvas nativas e na EI de valva protética precoce (menos de 60 dias após o procedimento cirúrgico) e intermediária (entre 60 dias e 12 meses após a intervenção cirúrgica). Nos demais casos o *Streptococcus* spp mantém sua importância como causador de EI. Entretanto, praticamente todas as bactérias de importância médica já foram descritas como responsáveis por EI. Contudo, na maioria das vezes, ela é causada por um grupo relativamente restrito de germes. Assim, foi formulado o conceito de que há microrganismos "tipicamente" associados à EI. A freqüência desses microrganismos varia se a EI tem curso mais agudo ou indolente, se ocorre em valva natural ou protética, ou ainda se ocorre em situações que determinem uma maior probabilidade de infecção por um determinado agente etiológico, como, por exemplo, nos usuários de drogas intravenosas ilícitas, imunodeprimidos e pacientes que se submetam a procedimentos invasivos.

Na EI de instalação aguda, os agentes são em sua grande maioria patógenos primários, sendo o mais importante o *Staphylococcus aureus*. Outros agentes igualmente implicados são *Streptococcus pneumoniae*, *Streptococcus pyogenes* e *Neisseria gonorrhoeae*.

A EI com curso clínico mais indolente geralmente é causada por germes pouco virulentos, com grande adesividade às válvulas cardíacas e que, habitualmente, fazem parte da microbiota normal do indivíduo. Os mais freqüentes são os *Streptococcus* spp do grupo *viridans* (microbiota da cavidade oral). Também são importantes *Enterococcus faecalis* e *Streptococcus bovis* (*Streptococcus* do grupo D, parte da microbiota intestinal normal e que causa EI associada à neoplasia intestinal).

Importante lembrar que os bacilos gram-negativos, apesar de freqüentes causadores de sepse, aderem muito mal às válvulas cardíacas, não sendo, portanto, agentes etiológicos freqüentes de EI, podendo, no entanto, juntamente com *S. epidermidis* e fungos, serem importantes causadores de EI em pacientes com próteses valvares e em drogaditos.

As principais etiologias das endocardites infecciosas são apresentadas no Quadro 12-1.

VALVAS ACOMETIDAS

EI em valvas nativas

Streptococcus spp são responsáveis por cerca de 55% dos casos de EI de valva nativa em pacientes não usuários de drogas intravenosas. Os *Streptococcus* do grupo *viridans* (mais comumente *Streptococcus sanguis*, *Streptococcus mutans*, *Streptococcus mitis* ou *Streptococcus milleri*) contam com cerca de 75% desses casos. *S. bovis* e outros são responsáveis por 20% e 5%, respectivamente.

Staphylococcus spp causam cerca de 30% dos casos de EI em valva nativa, sendo o *S. aureus* 5 a 10 vezes mais freqüente que o *S. epidermidis*. A doença assume um curso fulminante, com morte por bacteremia dentro de dias ou por insuficiência cardíaca em semanas.

Enterococcus spp causam cerca de 6% dos casos. São mais comuns em homens, com média de idade de 60 anos. Muitos pacientes têm uma história recente de manipulação do trato genitourinário, trauma ou doença preexistente (por exemplo cistoscopia, cateterismo uretral, prostatectomia, aborto, gravidez ou cesariana).

As **bactérias do grupo HACEK** são organismos difíceis de serem isolados no sangue e causam endocardite de curso clínico mais indolente com formação de grandes vegetações.

Os **fungos** raramente causam endocardite em valvas nativas em indivíduos que não usam drogas intravenosas. Contudo, endocardite por *Candida* spp e *Aspergillus* spp pode ocorrer em pacientes com cateteres intravasculares, que recebam terapia com glicocorticóides, antibióticos de largo espectro ou agentes citotóxicos. O curso da doença é geralmente subagudo e as vegetações são grandes e friáveis, podendo gerar grandes êmbolos, geralmente para os membros inferiores. O prognóstico é reservado, principalmente pela relativa ineficácia dos agentes antifúngicos disponíveis.

Os pacientes que desenvolvem endocardite de valva nativa são mais freqüentemente do sexo masculino e na faixa etária acima dos 50 anos, sendo o acometimento de valvas nativas em crianças menos encontrado. Cerca de 60% a 80% dos pacientes têm uma lesão cardíaca predisponente identificável, sendo a doença valvar reumática responsável por aproximadamente 25% dos casos (em primeiro lugar há o acometimento da valva mitral, estando a valva aórtica como a segunda mais acometida nas origens reumáticas, sendo raro o acometimento da tricúspide).

EI em valvas protéticas

A endocardite de valva protética é responsável por cerca de 10% a 20% dos casos de endocardite. A maioria dos pacientes são homens acima dos 60 anos. A endocardite ocorre em 1% a 2% desses pacientes durante o primeiro ano após a cirurgia de troca valvar e em cerca de 0,5%/ano nos anos subseqüentes. As próteses aórticas são muito mais propensas a serem envolvidas que as mitrais e a infecção usualmente se dá na linha da sutura.

Podem ser classificadas em precoces (até dois meses de ocorrido o procedimento) ou tardias (a partir de dois meses), na dependência do tempo decorrido entre a cirurgia e os primeiros sinais e sintomas.

Na endocardite precoce, acredita-se que a infecção ocorra por contaminação durante o procedimento ou bacteremia perioperatória, estando envolvidos principalmente *S. epidermidis*, *S. aureus*, bacilos gram-negativos, *Streptococcus* spp, *Enterococcus* spp e fungos (*Candida* spp e *Aspergillus* spp). Já na endocardite tardia, os *Streptococcus* spp são os principais responsáveis (cerca de 40% dos casos), podendo-se encontrar também *S. aureus*, *S. epidermidis*, *Enterococcus* spp, bacilos gram-negativos e fungos.

A evolução da enfermidade é geralmente insidiosa e deve ser suspeitada em todo paciente submetido à cirurgia cardíaca, que passe a apresentar febre sem outra causa aparente. Contudo, a endocardite precoce pode estar associada com deiscência ou disfunção valvar, evoluindo com um curso fulminante.

Quadro 12-1. Agentes implicados na etiologia da endocardite infecciosa (Scheld & Sande, 1995; Fortes & Korzeniowski, 1998)

Espécies	Freqüência relativa (%)
• *Streptococcus*	55-62
– Grupo *viridans*	30-40
– Outros *Streptococcus*	15-25
• *Enterococcus* spp	5-18
• *Staphylococcus*	20-35
– Coagulase positiva	10-27
– Coagulase negativa	1-3
• Bacilos aeróbios gram-negativos	1,5-13
• Fungos	2-4
• Outras bactérias	< 5
• Infecções mistas	1-2
• Culturas negativas	< 5-24

El em usuários de drogas intravenosas ilícitas

Os usuários de drogas intravenosas com EI na grande maioria são homens e geralmente mais jovens que os não usuários de drogas. A pele é a principal fonte dos microrganismos, sendo a contaminação da droga menos comum. *S. aureus* é usualmente o principal patógeno, respondendo por mais de 50% dos casos. *Streptococcus* spp e *Enterococcus* spp representam cerca de 20% e os fungos (principalmente *Candida* spp) e bacilos gram-negativos (usualmente *Pseudomonas aeruginosa*), cerca de 6% cada um. Infecção com múltiplos organismos é comum.

A doença costuma assumir um caráter mais agudo, com a febre sendo geralmente a manifestação inicial. A valva mais acometida é a tricúspide (cerca de 50% dos casos), seguida pela valva aórtica (25% dos casos) e valva mitral (20% dos casos), com o acometimento de múltiplas valvas perfazendo o restante. Na EI de valva tricúspide, os sopros e sinais de insuficiência cardíaca estão geralmente ausentes, mas complicações sépticas pulmonares (p. ex. êmbolos pulmonares e pneumonia) ocorrem em cerca de 75% desses pacientes, tendo o *S. aureus* como principal agente. O acometimento das cavidades esquerdas se assemelha àquele dos não usuários de drogas, geralmente manifesto por sopros (mitral ou aórtico), insuficiência cardíaca, danos neurológicos, embolização sistêmica, estigmas mucocutâneos periféricos de EI, ou infecções metastáticas sistêmicas, como osteomielite e artrite séptica. Na EI de cavidades esquerdas, os agentes etiológicos são semelhantes entre os usuários e não usuários de drogas intravenosas ilícitas, com uma participação importante do *S. aureus* nos primeiros.

ASPECTOS CLÍNICOS

Os sintomas de endocardite geralmente começam dentro de duas semanas do evento precipitante e têm relação com a agressividade do agente causal. Com organismos de baixa patogenicidade (por exemplo *Streptococcus* do grupo *viridans*) o início é mais gradual com febre baixa e mal-estar. Já com os agentes de alta patogenicidade (por exemplo, *S. aureus*), o início é geralmente agudo, com febre alta. A febre é a queixa mais comum, estando presente em quase todos os pacientes, costumando ser elevada e acompanhada de calafrios na EI aguda e de menor intensidade na subaguda. Lembrar que pacientes idosos, pacientes com insuficiência renal, insuficiência cardíaca, ou debilidades severas, podem não apresentar febre.

Sintomas inespecíficos, como fraqueza, sudorese noturna, mal-estar, anorexia, emagrecimento, cefaléia e dores no corpo são muito freqüentes, principalmente nas EI subagudas. Artralgias e mialgias, principalmente na região lombar, são freqüentes e artrite ocorre ocasionalmente.

O Quadro 12-2 mostra a freqüência de aparecimento dos sinais e sintomas da EI.

Sintomas	Percentagem	Sinais	Percentagem
Febre	80	Febre	90
Calafrio	40	Sopro cardíaco	85
Fraqueza	40	Mudança no sopro	5-10
Dispnéia	40	Novo sopro	3-5
Sudorese	25	Fenômeno embólico	> 50
Anorexia	25	Manifestações cutâneas	18-50
Emagrecimento	25	Nódulos de Osler	10-23
Mal-estar	25	*Splinter*	15
Tosse	25	Petéquias	20-40
Lesões cutâneas	20	Manchas de Janeway	< 10
AVC	20	Esplenomegalia	20-57
Náuseas e vômitos	20	Complicações sépticas (pneumonias, meningite)	20
Cefaléia	15	Aneurisma micótico	20
Mialgia e artralgia	15	Baqueteamento digital	12-52
Edema	15	Lesão retiniana	2-10
Dor torácica	15	Sinais de insuficiência renal	10-15
Dor abdominal	10-15		
Delírio e coma	10		
Hemoptise	10		
Lombalgia	10		

Adaptado de Scheld M, Sande M. Endocarditis and intravascular infections. In: Mandell GL *et al. Principles and Practice of Infectious Diseases.* 5th ed., Philadelphia: Churchill Livingstone 2000.

Sopros cardíacos estão quase sempre presentes, exceto em pacientes com EI aguda precoce ou usuários de drogas IV com EI de valva tricúspide. O sinal clássico de alteração na qualidade de um sopro já existente ou aparecimento de um novo sopro é incomum, exceto na endocardite aguda, onde um novo sopro (principalmente de regurgitação aórtica) é freqüente. Contudo, mesmo quando aparecem alterações na qualidade do sopro, não significa necessariamente alterações valvares cardíacas, podendo representar apenas mudanças na freqüência cardíaca e/ou no débito cardíaco.

Insuficiência cardíaca pode ocorrer durante o curso da doença, ou tempos após a cura. Os fatores predisponentes são destruição valvar, miocardite, infarto miocárdico (decorrente de êmbolos para artérias coronárias) e abscessos miocárdicos. Este último é mais comum nas EI agudas (principalmente causadas por *S. aureus*) ou EI protética.

Defeitos de condução cardíacos podem resultar de invasão do septo ventricular por extensão do processo infeccioso. Menos comumente, abscessos miocárdicos podem se estender ao epicárdio e causar pericardite. Abscessos de anel valvar, ocasionalmente, provocam aneurismas subvalvares.

Esplenomegalia e **petéquias** tendem a ocorrer na doença de longa duração, estas geralmente vistas nas conjuntivas, palato, mucosa oral e extremidades superiores. Podem aparecer hemorragias subungueais em "lasca" de coloração vermelho-escurecida e aspecto linear *(splinter hemorrhages)*. As "**manchas" de Roth** são hemorragias retinianas ovais com centro claro, que também podem ocorrer em doenças dos tecidos conjuntivos e anemias severas. Os **nódulos de Osler** são pequenos e dolorosos, que persistem por horas a dias, encontrados nas pontas dos dedos das mãos e dos pés. As **lesões de Janeway** são pequenas hemorragias de caráter levemente nodular encontradas nas palmas e plantas. Baqueteamento digital pode aparecer nas doenças de longo prazo.

Os **episódios embólicos** podem ocorrer durante ou depois do tratamento. Costumam estar presentes nas EI por fungos, que se apresentam com grandes vegetações friáveis, geralmente embolizando para grandes artérias (p. ex., artérias femorais). Nas EI de valva tricúspide, são comuns as embolias pulmonares – bem como nas endocardites de cavidades esquerdas com *shunt* esquerda-direita – geralmente se manifestando com pneumonias de repetição.

Os **aneurismas micóticos** ocorrem em cerca de 10% dos casos, sendo assintomáticos, a não ser aqueles decorrentes de uma massa em expansão, podendo se romper durante o tratamento, ou mesmo anos após.

Sintomas neurológicos são mais comuns nas EI esquerdas e ocorrem, principalmente, nas infecções por *S. aureus*. Êmbolos cerebrais clinicamente importantes ocorrem em cerca de 20% dos casos; encefalopatia (por microêmbolos com ou sem formação de microabscessos) em 10%; ruptura de um aneurisma micótico em menos de 5%. A maioria dos pacientes com abscessos cerebrais ou meningite purulenta tem EI por *S. aureus*.

ACHADOS LABORATORIAIS

A EI é uma condição cujo diagnóstico é sindrômico (ver adiante) não havendo testes definitivos que estabeleçam o diagnóstico. Entretanto, existem uma série de exames laboratoriais e procedimentos inespecíficos que devem ser solicitados no momento da internação, cujos resultados auxiliam no diagnóstico, ditam condutas terapêuticas e determinam o prognóstico. O Quadro 12-3 mostra a freqüência de ocorrência de algumas manifestações laboratoriais.

Quadro 12-3. Freqüência de ocorrência de algumas manifestações inespecíficas na EI	
Achados laboratoriais	***Percentagem***
Anemia	70-90
Leucocitose	20-30
Proteinúria	50-65
Hematúria microscópica	30-50
VHS elevada	> 90
Fator reumatóide	50
Complexos imunes circulantes	65-100
Complemento sérico diminuído	5-40

Adaptado de Kaye D. Endocardite infecciosa. In: Fauci AS, Braunwald E, Isselbacher KJ, Wilson JD, Martin JB, Kasper DL, Houser SL, Longo DL. Harrison Tratado Medicina Interna. 14ª edição. Rio de Janeiro: Guanabara Koogan, 1998.

A seguir, serão descritos os achados em exames laboratoriais inespecíficos que podem auxiliar no diagnóstico, dando ênfase à hemocultura e ao ecocardiograma, principais exames para a confirmação diagnóstica (ver Quadro 12-4).

Quadro 12-4. Exames laboratoriais na endocardite infecciosa

Exame	Aspectos importantes
Hemograma	A maioria dos pacientes com EI rapidamente desenvolve anemia normocítica/normocrômica. A contagem de leucócitos pode estar normal ou discretamente elevada em pacientes com EI subaguda, embora a maioria dos pacientes com endocardite por *S. aureus* apresente leucocitose. Velocidade de hemossedimentação (VHS) e níveis de proteína C reativa elevados estão usualmente presentes, mas, quando analisados sozinhos, têm pouco valor diagnóstico
Fator reumatóide, complemento sérico e complexos imunes circulantes	Níveis elevados de globulinas séricas, presença de crioglobulinas e complexos imunes circulantes, hipocomplementemia e testes sorológicos para sífilis falso-positivos também podem ocorrer, mas, igualmente, nenhum deles isoladamente tem valor diagnóstico. Contudo, níveis elevados de fator reumatóide (FR) podem, ocasionalmente, ser úteis no diagnóstico, principalmente quando a duração da doença é superior a seis semanas; quando presente em indivíduos sem doença reumatológica prévia conhecida, é considerado um dos seis critérios menores nos critérios diagnósticos de Duke
Avaliação da função renal	Deve ser solicitada quando da admissão do doente, a fim de que se possa ter um valor basal inicial para efeito de comparação posterior para detecção de futuros comprometimentos da função renal, seja por evolução da própria doença (como resultado de embolização para os rins ou deposição de complexos imunes) ou devido aos medicamentos utilizados
Sedimento urinário (EAS)	O EAS pode mostrar hematúria (microscópica ou macroscópica), proteinúria ou piúria. A hematúria microscópica e proteinúria discreta ocorrem em muitos casos e geralmente sem outras complicações renais. Assim como a VHS, essas alterações não têm especificidade para a doença. Todavia, a presença de cilindros hemáticos e complemento sérico baixo podem ser um indicador de doença glomerular mediada por imunocomplexos. Este achado incomum também é um importante critério *minor* de diagnóstico
Eletrocardiograma (ECG)	Também deve fazer parte da avaliação inicial. Além de alterações sugestivas de isquemia ou infarto, o ECG pode mostrar a presença ou o aparecimento de um bloqueio atrioventricular ¾importante indicador de extensão da infecção para o anel valvar e sistema de condução adjacente. A presença de um novo prolongamento do intervalo P-R num paciente com endocardite (se não relacionado às drogas empregadas no tratamento ou a cirurgia recente) é virtualmente diagnóstica da presença de abscesso do anel valvar
Radiografia de tórax	Útil na identificação de lesões inflamatórias parenquimatosas que podem ter sido a fonte da bacteremia ou representarem focos metastáticos. Tem grande importância no diagnóstico e acompanhamento dos pacientes com suspeita de EI de câmaras direitas. Por exemplo, pacientes com endocardite de valva tricúspide geralmente se apresentam com evidências radiográficas de êmbolos sépticos pulmonares. Neste caso, podem existir poucos ou vários infiltrados pulmonares focais. Alguns desses infiltrados podem revelar cavitação central (principalmente quando de etiologia por *S. aureus*). Além disso, também, pode ser útil em identificar condições cardíacas predisponentes ao desenvolvimento de EI, como presença de prótese valvar, calcificação valvar (raramente vista), sinais característicos de coarctação da aorta, tetralogia de Fallot, ou de lesões orovalvares. Também auxilia na determinação do grau de insuficiência cardíaca, pela avaliação da área cardíaca e sinais de congestão pulmonar
Ecocardiograma (ECO)	O ECO é capaz de demonstrar a vegetação em cerca de 80% dos casos, devendo, portanto, ser realizado em todo paciente em que se suspeite de EI. Embora a presença da vegetação confirme o diagnóstico, sua ausência não o exclui. Deve-se lembrar que, quando o ECO é realizado muito precocemente, a vegetação pode não ser identificada. Ademais, o ECO não confirma somente a presença de vegetações em vigência de bacteremia, mas também fornece importantes informações fisiológicas a cerca da função ventricular direita e esquerda, além de estimar a gravidade das obstruções ou regurgitações valvares. Também, é útil no acompanhamento dos pacientes, uma vez que permite diagnosticar complicações, como fechamento precoce da mitral em casos de insuficiência aórtica aguda (o que requer intervenção mais urgente), ruptura de cordoalha, abscesso miocárdico e outros (ver **Quadro 12-5**). É importante lembrar que o ecocardiograma pode ser uma ferramenta de grande utilidade nos casos de EI com hemoculturas negativas ou em casos de bacteremia persistente em que a fonte permanece desconhecida, apesar da correta investigação diagnóstica. O ecocardiograma transtorácico (ETT) modo M só era capaz de mostrar as vegetações em valvas nativas em cerca de 50% dos casos. Quando a valva é protética essa sensibilidade cai para 35%. Nos últimos 25 anos ocorreram três avanços importantes na tecnologia ecocardiográfica: 1. o advento da ecocardiografia bidimensional; 2. a instituição da tecnologia de mapeamento de fluxo em cores; 3. introdução do ECO transesofágico (ETE).

(Continua)

80 ❑ PARTE II ✔ SÍNDROMES INFECCIOSAS

Quadro 12-4. Exames laboratoriais na endocardite infecciosa *(Continuação)*	
Exame	*Aspectos importantes*
Ecocardiograma (ECO)	O ETT modo M tem sido intensamente substituído pelo ECO transtorácico bidimensional, que, embora permita uma acentuada melhora em visualizar as relações anatômicas espaciais, tem apresentado uma sensibilidade de somente 60% em detectar as vegetações. Além disso, bem como o modo M, tem utilidade limitada em detectar vegetações em pacientes obesos, enfisematosos e com deformidades da parede torácica. A introdução do ETE, especialmente quando são usados transdutores multiplanares, tem aumentado significativamente a sensibilidade em detectar vegetações em valvas nativas para 90% até 95% e em valvas protéticas para mais de 95%. É útil também em visualizar estruturas no coração direito, massas em cabos de marca-passo ou linhas intravenosas e, em identificar anormalidades na valva pulmonar, bem como detectar abscessos de anéis valvares ou fístulas intracardíacas. A excelente performance do ETE torna-o método de escolha no diagnóstico de EI em pacientes nas quais se tem uma visualização difícil com o ETT, em pacientes com possibilidade de EI de valva protética, pacientes com suspeita clínica intermediária ou alta de EI e naqueles com um alto risco de complicações relacionadas a EI. O ETE, principalmente o multiplano, apresenta uma particular superioridade em relação ao ETT na detecção de vegetações pequenas ³⁄podendo até detectar vegetações de 1 mm. Contudo, a sensibilidade de ambos os métodos é aproximadamente igual quando as vegetações atingem dimensões maiores que cinco milímetros Atualmente se recomenda que se após um ETT e dois ETE, preferencialmente multiplano e com quatro a sete dias de intervalo, não forem vistas imagens compatíveis com EI, outras hipóteses sejam consideradas. Quando tanto o ETT e o ETE são negativos, o valor preditivo negativo é de cerca de 95% Ainda permanece controverso se as características ecocardiográficas das vegetações fornecem informações preditivas de risco de subseqüentes fenômenos embólicos. Alguns poucos estudos têm sugerido que as seguintes características podem aumentar o risco de embolia: tamanho (vegetações maiores que 10 milímetros têm sido associadas com resolução mais lenta durante tratamento antimicrobiano e maior incidência de embolia em alguns estudos), aparência (se pediculadas ou sésseis) e mobilidade (por exemplo se está prolabando ou não). Mesmo que o diagnóstico já tenha sido fornecido pelo ETT, alguns autores recomendam que se faça também o ETE, uma vez que permite identificar mais precocemente complicações (como abscessos, fístulas e formações aneurismáticas), que por si só podem constituir-se em indicação cirúrgica. Além disso, o ETE no pré-operatório permite um melhor planejamento do plano cirúrgico O *Doppler* também tem tido grande utilidade, pois permite a quantificação de lesão valvar e, dessa forma, tem substituído, em alguns casos, estudos hemodinâmicos e angiográficos pré-operatórios
Cateterismo cardíaco	Seu papel na avaliação de pacientes com EI ainda permanece controverso. Atualmente tem sido raro o uso de cateterismo cardíaco e angiografia para identificar e diagnosticar EI. Tem tido também um papel secundário no estudo e quantificação de lesões valvares durante a fase ativa da doença, seja visando avaliar a necessidade de troca valvar, ou como exame pré-operatório quando a cirurgia está claramente indicada, situações em que o ECO e o Doppler são usados para diagnosticar, localizar e quantificar a lesão valvar
Outros métodos de imagem	Cintigrafia (com gálio, tecnécio 99 ou leucócitos marcados com índio 111, tomografia computadorizada (TC) e ressonância magnética (RM) têm sido usadas para avaliar a presença de complicações paraórticas, como abscesso anular ou suspeita de embolia de origem cardíaca. Esses exames são raramente necessários, mas têm algum valor naqueles pacientes que não podem realizar o ETE ou nos quais o ECO produz resultados inconclusivos. A RM pode ser particularmente útil em avaliar fenômenos embólicos para o SNC
Hemoculturas	São os testes mais importantes na confirmação da EI. Permitem a identificação do agente etiológico, informação decisiva para a escolha do esquema antimicrobiano mais apropriado. As hemoculturas costumam ser positivas em mais de 95% dos casos, embora sua positividade em diferentes séries possa variar de 50% a 100%, dependendo das condições de coleta, uso prévio de antibióticos e processamento do material no laboratório de microbiologia. O diagnóstico bacteriológico da EI é facilitado pela relativa constância da bacteremia, típico dessa infecção. As bactérias são liberadas das vegetações de maneira relativamente constante e não de forma esporádica como acontece em outras fontes infecciosas. Desse modo, essa constância da bacteremia na EI permite que não se tenha uma preocupação com a cronologia de coleta das hemoculturas, nem que seja necessário esperar pelo pico febril para sua coleta. Também torna desnecessário um intervalo prolongado entre as mesmas. Ademais, as coletas em sítios venosos produzem praticamente os mesmos resultados que aquelas realizadas em sítios arteriais

Capítulo 12 ✔ Infecções Cardiovasculares ❑ **81**

Quadro 12-4. Exames laboratoriais na endocardite infecciosa *(Continuação)*	
Exame	***Aspectos importantes***
Hemoculturas	Para obtenção de um melhor rendimento das hemoculturas, preconiza-se que sejam colhidas três amostras com um volume mínimo de 10 ml de sangue em cada uma. Em crianças, os volumes coletados podem ser menores, cerca de 1 a 3 ml, em virtude de maior bacteremia que ocorre nessa faixa etária. Na semeadura, deve ser mantida uma relação de 1:10 entre o sangue e o meio de cultura. Recomenda-se que cada amostra seja colhida com um intervalo suficientemente grande – 15 minutos no mínimo – para que se possa caracterizar a bacteremia como contínua. Mais duas ou três amostras adicionais devem ser colhidas naqueles pacientes que fizeram uso de antibiótico nas duas semanas anteriores e naqueles cujas hemoculturas revelaram-se negativas após 24-48 horas. Como precauções básicas na coleta, deve-se lavar adequadamente as mãos com água e sabão, utilizar luva estéril para a coleta (de preferência), utilizar material descartável, usar óculos de proteção, descartar o material pérfuro-cortante em recipiente adequado e não retirar agulhas das seringas O local de venopunção deve ser o menos propenso à contaminação possível, por exemplo, a prega pré-cubital, realizando-se em diferentes locais para diminuir o risco de contaminação. A assepsia da pele é feita com álcool iodado, o qual deve permanecer por cerca de 60 segundos, sendo retirado posteriormente com álcool a 70% ou éter, uma vez que se inoculado no meio de cultura pode inibir o crescimento de germes. Além disso, é recomendado que se faça a assepsia da tampa do frasco de hemocultura com álcool. **Não é mais recomendado que se troque a agulha antes de se inocular o sangue no frasco de cultura, uma vez que não se justifica do ponto de vista de custo/benefício, além de aumentar as chances de acidentes com as agulhas** A interpretação de hemoculturas positivas pode ser dificultada quando crescem bactérias como *S. epidermidis*, difteróides e *Propionibacterium acne,* que podem representar contaminação da amostra no momento da coleta, uma vez que estas bactérias fazem parte da microbiota normal da pele, além de poderem ser responsáveis pela doença, principalmente nos casos de EI de valva protética recente. Nem todos os microrganismos têm a mesma propensão em causar EI. Por exemplo, *S. viridans* e *S. aureus* são agentes etiológicos mais prováveis de EI do que bastonetes gram-negativos, como *E. coli* e *Proteus*. Essa distinção tem importância clínica, uma vez que os critérios de Duke (ver adiante) diferem em relação aos organismos isolados nas hemoculturas. Os agentes considerados como "causas prováveis" de EI quando isolados em duas ou mais amostras são: *S. aureus, S. viridans* e *Enterococcus* spp (estes últimos nas infecções adquiridas na comunidade e não nosocomialmente) As condições em que a bacteremia ocorre também têm importância na probabilidade de um paciente apresentar EI. Por exemplo, pacientes que se apresentam com bacteremia por *Enterococcus* spp adquirida na comunidade são mais propensos a terem EI do que indivíduos que desenvolvem bacteremia enterocócica enquanto hospitalizados por outra causa. Em geral, em pacientes com suspeita de bacteremia, o crescimento em hemoculturas de *Streptococcus* do grupo A, S. pneumoniae, E. coli, Proteus spp, Haemophilus influenzae, Bacteroidaceae, S. aureus, Klebsiella spp, *P. aeruginosa* e *Candida* spp quase sempre tem importância clínica, enquanto o crescimento de *Streptococcus* do grupo viridans e os do grupo D podem ou não ter significado clínico. Igualmente, difteróides, *Bacillus* spp e *S. epidermidis,* para terem significado clínico, devem ser isolados em mais de uma amostra de hemocultura e dentro de um contexto clínico apropriado, como pacientes com prótese valvar Quando se interpreta um resultado de hemocultura positivo num contexto de EI, observa-se que o isolamento persistente de Streptococcus do grupo viridans nas hemoculturas quase sempre indica EI. Já o isolamento de *E. coli* raramente indica envolvimento valvar. Quando se isolam *H. influenzae* e *S. pneumoniae,* apesar de poderem estar associados à EI, geralmente representam infecção em outros focos Culturas são negativas em ≤ 5% dos pacientes diagnosticados por critérios diagnósticos estritos. Evidências sugerem que em casuísticas brasileiras este percentual seja maior. As principais causas são: técnicas microbiológicas inadequadas; infecção por bactérias fastidiosas (tais como os *Streptococcus* spp nutricionalmente exigentes, agora chamados de espécies *Abiotrophia*, bactérias do grupo HACEK – *Haemophilus* spp, *A. actinomycetemcomitans, C. hominis, E. corrodens* e *K. kingae* –, *Neisseria* spp, *Brucella* spp, *Legionella* spp), bem como por fungos, *Chlamydia* spp, *Bartonella (Rochalimaea)* spp, *Coxiella burnetii* e *Rickettsia* spp. Esses microrganismos, além de necessitarem de meios específicos de cultivo, requerem um tempo maior de incubação – sete a 21 dias (a maioria dos laboratórios descartam as amostras de hemoculturas para bactérias piogênicas quando não houve crescimento em cerca de sete dias). Outras causas de hemoculturas negativas são infecções que acometem cavidades cardíacas direitas; infecções com curso muito prolongado; e presença de uremia. Embora um contexto de hemoculturas negativas sempre traga à mente a possibilidade de infecção por agentes incomuns ou bactérias fastidiosas, a causa mais comum – e que não pode ser esquecida – é o uso prévio de antibióticos

Quadro 12-5. Situações clínicas que constituem alto risco para complicações da EI

Valvas protéticas

EI em câmaras esquerdas

EI por *S. aureus*

EI fúngica

EI prévia

Sintomas clínicos prolongados (≥ 3 semanas)

Doença cardíaca congênita cianótica

Pacientes com *shunt* sistêmico-pulmonar

Pobre resposta clínica à terapia antimicrobiana

Adaptado de Bayer *et al.* Diagnosis and Management of Infective Endocarditis and its Complications. *Circulation,* 98:2936-2948, 1998.

Quadro 12-6. Critérios clínicos de Duke para o diagnóstico de EI

Diagnóstico definitivo de EI

Critérios patológicos

Microrganismos: demonstrados por cultura ou histopatologia numa vegetação, que tenha embolizado, ou num abscesso intracardíaco, ou

Lesões patológicas: vegetação ou abscesso intracardíaco presente, confirmado por histopatologia, mostrando endocardite ativa

Critérios clínicos, utilizando definições específicas listadas no Quadro 12-7

2 critérios maiores, ou

1 critério maior e 3 menores, ou

5 critérios menores

Diagnóstico possível de EI

Achados consistentes com EI que não são suficientes para o diagnóstico "Definitivo", mas também não sejam compatíveis com "Rejeitado"

Diagnóstico rejeitado de EI

Outro diagnóstico alternativo confirmado para as manifestações que sugeriam EI, ou

Resolução das manifestações da EI com antibiótico por 4 dias ou menos, ou

Nenhuma evidência patológica de EI na cirurgia ou autópsia, após terapia antibiótica por 4 dias ou menos

Adaptado de Durack DT, Lukes AS, Bright DK. New criteria for diagnosis of infective endocarditis: utilization of especific echocardiographic findings. *Am J Med, 96:200-209, 1994.*

DIAGNÓSTICO

Como dito anteriormente, o diagnóstico da EI é sindrômico. Contudo, em virtude da variabilidade nas suas apresentações clínicas, tornaram-se necessárias estratégias diagnósticas que fossem tanto sensíveis para a detecção da doença como específicas para sua exclusão. Com isso, foi criado em 1981, por Von Heyn, um esquema para definição de casos (critérios de Beth Israel). Com base nesses critérios, eram considerados como casos "definitivos" apenas aqueles que tivessem demonstração patológica, fosse de peça cirúrgica ou autópsia, de EI. Os casos "prováveis" incluíam pacientes com bacteremia persistente e evidência tanto de "nova" regurgitação valvar como de fenômenos vasculares, em vigência de doença cardíaca subjacente. Os critérios de Beth Israel apresentavam algumas falhas, por exemplo: pouco mais de um terço dos pacientes na fase aguda da doença necessitam troca valvar, o que tornava muito difícil se firmar o diagnóstico definitivo de EI por esses critérios. O uso de drogas intravenosas ilícitas não era reconhecido como uma importante condição predisponente ao desenvolvimento de EI. E, por último, os achados ecocardiográficos não eram incluídos no esquema de estratificação. Como resultado dessas limitações, muitos usuários de drogas intravenosas com evidente EI de cavidade direita por *S. aureus* eram rejeitados como casos definitivos, assim como pacientes com EI com hemoculturas negativas.

Frente a essas limitações, recentemente foram criadas estratégias diagnósticas, propostas por Durack e colaboradores da Universidade de Duke em 1994 (são os **critérios de Duke**), que combinam os importantes parâmetros diagnósticos contidos nos critérios de Beth Israel (bacteremia persistente, "**novos**" sopros de regurgitação e complicações vasculares) com achados ecocardiográficos. Além disso, o uso de drogas intravenosas são agora reconhecidos como condições subjacentes extremamente importantes para o desenvolvimento de EI. Os critérios de Duke são apresentados nos Quadros 12-6 e 12-7.

Convém comentar e esclarecer que os critérios são mais relacionados à possibilidade de homogeneização de casos para comparação de série de casos oriundas de locais diferentes, diagnosticadas por diversos métodos, do que para a formatização de diagnóstico individual de endocardite infecciosa, que continua devendo ser realizado pela utilização de dados clínicos, epidemiológicos e de propedêutica armada.

TRATAMENTO

O reconhecimento do agente etiológico é fundamental no tratamento da EI, sendo realizado, como dissertado anteriormente, pela coleta de pelo menos três amostras de hemoculturas, de preferência antes da introdução da antibioticoterapia. Vale lembrar que a principal causa de hemoculturas negativas na EI é o uso de antibióticos prévios à coleta. Entretanto, em alguns pacientes mais graves a EI é considerada uma emergência infecciosa, tornando-se necessário o início de tratamento empírico, mesmo antes de disponíveis os resultados das hemoculturas. Portanto, nesses casos, é de fundamental importância a realização de história e exame clínico, bem como conhecimento dos principais agentes envolvidos na EI de curso agudo. O Quadro 12-8 mostra de forma didática o tratamento empírico preconizado para as diversas situações encontradas na prática clínica, com vistas aos agentes etiológicos prováveis, e o Quadro 12-9 mostra o tratamento preconizado para a EI cujo agente etiológico é conhecido.

Quadro 12-7. Definição dos termos utilizados nos critérios de Duke para o diagnóstico de EI

- Critérios maiores

1. Hemoculturas positivas para EI

    A) Microrganismos típicos consistentes com EI obtidos em 2 amostras separadas*:

    – *Streptococcus viridans, Streptococcus bovis*, ou grupo HACEK, ou

    – *Staphylococcus aureus ou Enterococcus* spp adquiridos na comunidade, na ausência de um foco primário, ou

    B) Microrganismos consistentes com EI obtidos de hemoculturas persistentemente positivas, definidas como:

    – Duas ou mais culturas positivas colhidas com intervalo maior que 12 h, ou

    – Todas as 3, ou a maioria de 4 ou mais amostras separadas, sendo a primeira amostra colhida com intervalo de pelo menos 1 hora de intervalo para a última

2. Evidência de envolvimento endocárdico

    A) Ecocardiograma positivo para EI, definido como:

    – Massa intracardíaca oscilante, sobre uma valva ou estrutura de suporte, no trajeto de jatos regurgitantes, ou em materiais implantados na ausência de uma explicação anatômica alternativa, ou

    – Abscessos, ou

    – Valva protética apresentando deiscência parcial que não existia previamente, ou

    B) Regurgitação valvar que não existia previamente (piora ou mudança no padrão do sopro preexistente não é suficiente)

- Critérios menores

1. Predisposição: condição cardíaca predisponente, ou uso de drogas intravenosas

2. Febre: temperatura $\geq 38°$ C

3. Fenômenos vasculares: grandes êmbolos arteriais, infartos sépticos pulmonares, aneurismas micóticos, hemorragia intracraniana, hemorragias conjuntivais e lesões de Janeway

4. Fenômenos imunológicos: glomerulonefrite, nódulos de Osler, manchas de Roth e fator reumatóide (FR)

5. Evidência microbiológica: hemoculturas positivas, mas não satisfazendo os "critérios maiores", mencionados acima[#] ou evidências sorológicas de infecção ativa com organismos consistentes com EI

6. Achados ecocardiográficos: consistentes com EI, mas que não satisfazem os "critérios maiores" mencionados acima

*Incluindo cepas nutricionalmente exigentes (espécies *Abiotrophia*).
[#] Excluindo culturas únicas positivas para *Staphylococcus* coagulase-negativa e outros organismos que não causam EI.
Adaptado de Durack DT, Lukes AS, Bright DK. New criteria for diagnosis of infective endocarditis: utilization of especific echocardiographic findings. *Am J Med.*, 96:200-209, 1994.

84 ❑ Parte II ✔ Síndromes Infecciosas

Quadro 12-8. Agentes etiológicos principais e terapia empírica preconizada na endocardite infecciosa		
Condição	*Germes*	*Tratamento empírico preconizado*
El de curso agudo em valva nativa	*S. aureus, E. faecalis,* bacilos gram-negativos aeróbios (enterobactérias e *P. aeruginosa*), *S. pneumoniae, S. pyogenes* e *N. gonorrhoeae*	1. Penicilina G cristalina 18-30 milhões de UI/dia, divididos em 6 doses ou em infusão contínua + oxacilina 2 g, IV, 4/4h (máx. 12 g/dia) + gentamicina 1 mg/kg, IV, 8/8h, (máx. 80 mg) por **4-6 semanas** 2. Nos alérgicos a β-Lactâmicos: vancomicina 30 mg/kg/dia, IV, divididos em 2 doses, não excedendo 2 g/dia + gentamicina 1 mg/kg, IV, 8/8h (máx. 80 mg), por **4-6 semanas**
El de curso indolente em valva nativa	*Streptococcus* do grupo *viridans, S. bovis* e *E. faecalis*	1. Penicilina G cristalina 18-30 milhões de UI/dia, divididos em 6 doses ou em infusão contínua + gentamicina 1 mg/kg, IV, 8/8h, (máx. 80 mg) por **4-6 semanas** 2. Nos alérgicos a β-Lactâmicos: vancomicina 30 mg/kg/dia, IV, divididos em 2 doses, não excedendo 2 g/dia + gentamicina 1 mg/kg, IV, 8/8h (máx. 80 mg), por **4-6 semanas**
El de valva protética precoce	*S. epidermidis, S. aureus,* bacilos gram-negativos aeróbios, difteróides, *Streptococcus* spp, *Enterococcus* spp e fungos (*Candida* spp e *Aspergillus* spp)	1. Vancomicina 30 mg/kg/dia, IV, divididos em 2 doses, não excedendo 2 g/dia + gentamicina 1 mg/kg, IV, 8/8h (máx. 80 mg), por **4-6 semanas**
El de valva protética tardia	*Streptococcus* spp, *S. aureus, S. epidermidis, Enterococcus* spp, bacilos gram-negativos e fungos	1. Vancomicina 30 mg/kg/dia, IV, divididos em 2 doses, não excedendo 2 g/dia + gentamicina 1 mg/kg, IV, 8/8h (máx. 80 mg), por **4-6 semanas**
El em usuários de drogas IV**	*S. aureus, Streptococcus* spp, *Enterococcus* spp, bacilos gram-negativos (*P. aeruginosa*), fungos (principalmente *Candida* spp)	1. Vancomicina 30 mg/kg/dia, IV, divididos em 2 doses, não excedendo 2 g/dia + amicacina 75 mg/kg, IV, 12/12h + ceftazidima 2 g, IV, 8/8h, por **4-6 semanas**

*Quando a EI se inicia 12 meses após a cirurgia, deve-se começar o tratamento com o esquema preconizado para a EI em valva protética precoce, acrescido de ampicilina, visando cobrir cocobacilos, que podem ser os agentes etiológicos da EI em valva protética tardia.
**No caso de endocardite por fungo o tratamento é feito com anfotericina B associado à intervenção cirúrgica.

Capítulo 12 ✔ Infecções Cardiovasculares ❏ **85**

Quadro 12-9. Tratamento da EI cujo agente etiológico é conhecido

Patógeno	Condição	Antibiótico e dose	Comentários
S. viridans e S. bovis sensíveis à penicilina	Valva nativa	1. Penicilina G cristalina 12-18 milhões UI/24 h, IV, em infusão contínua ou dividido em 6 doses, por **4 semanas** ou Ceftriaxona 2 g 1 ×/dia, IV, por **4 semanas** 2. Penicilina G cristalina 12-18 milhões UI/24 h, IV, em infusão contínua ou dividido em 6 doses, por **4 semanas** + gentamicina 1 mg/kg, IV, de 8/8h, por **4 semanas** 3. Vancomicina 30 mg/kg/dia, IV, divididos em 2 doses, não ultrapassando 2 g/dia, por **4 semanas**	Preferido na maioria dos pacientes maiores de 65 anos e naqueles com alterações do VIII par craniano ou da função renal Vancomicina é recomendada para os pacientes alérgicos a β-lactâmicos
S. viridans e S. bovis relativamente resistentes à penicilina	Valva nativa	1. Penicilina G cristalina 12-18 milhões UI/24 h, IV, em infusão contínua ou dividido em 6 doses, por **4 semanas** + gentamicina 1 mg/kg, IV, de 8/8h, por **2 semanas** 2. Vancomicina 30 mg/kg/dia, IV, divididos em 2 doses, não ultrapassando 2 g/dia, por **4 semanas**	Cefazolina pode substituir a penicilina naqueles pacientes cuja hipersensibilidade à penicilina não seja do tipo imediato ou *rash* bolhoso. Vancomicina é recomendada para os pacientes alérgicos a β-lactâmicos
Enterococcus spp*	Valva nativa	1. Penicilina G cristalina 18-30 milhões UI/24 h, IV, em infusão contínua ou dividido em 6 doses, por **4-6 semanas** + gentamicina 1 mg/kg ou, IV, de 8/8h, por **4-6 semanas** 2. Ampicilina 12 g/24 h, IV, em infusão contínua ou dividido em 6 doses, por **4-6 semanas** + gentamicina 1 mg/kg, IV, de 8/8h, por **4-6 semanas** 3. Vancomicina 30 mg/kg/dia, IV, divididos em 2 doses, não ultrapassando 2 g/dia, por **4-6 semanas** + gentamicina 1 mg/kg, IV, de 8/8h, por **4-6 semanas**	Terapia por 4 semanas é recomendada para pacientes com duração dos sintomas < 3 meses; Terapia por 6 semanas, é recomendada para aqueles pacientes com sintomas de duração > 3 meses Vancomicina é recomendada para pacientes alérgicos a β-lactâmicos; as cefalosporinas não são uma alternativa aceitável aos pacientes alérgicos à penicilina
S. aureus e S. epidermidis	Valva nativa	1. Oxacilina 2 g, IV, cada 4 h, por **4-6 semanas**, com opcional de gentamicina 1 mg/kg, IV, de 8/8h, por **3-5 dias** 2. Cefalotina 2 g, IV, cada 4 h, por **4-6 semanas** (ou outra cefalosporina de 1ª geração em doses equivalentes), com opcional de gentamicina 1 mg/kg, IV, de 8/8h, por **3-5 dias** 3. Vancomicina 30 mg/kg/dia, IV, divididos em 2 doses, não ultrapassando 2 g/dia, por **4-6 semanas**	Esquema recomendado para pacientes não alérgicos aos β-lactâmicos; o benefício dos aminoglicosídeos neste esquema ainda não foi estabelecido. Cefalosporinas devem ser evitadas em pacientes com hipersensibilidade do tipo imediato às penicilinas Recomendado para pacientes alérgicos à penicilina e para *Staphylococcus* resistentes à meticilina

(Continua)

86 ❑ PARTE II ✔ SÍNDROMES INFECCIOSAS

Quadro 12-9. Tratamento da EI cujo agente etiológico é conhecido *(Continuação)*

Patógeno	Condição	Antibiótico e dose	Comentários
S. aureus e S. epidermidis sensíveis à meticilina	Valva protética	1. Oxacilina 2 g, IV, cada 4 h, por ≥ **6 semanas** + rifampicina 300 mg VO 8/8h, por ≥ **6 semanas** + gentamicina 1 mg/kg, IV, de 8/8h, por **2 semanas**	Cefalosporinas de 1ª geração ou vancomicina devem ser usados em pacientes alérgicos aos β-lactâmicos; Cefalosporinas devem ser evitadas em pacientes com hipersensibilidade à penicilina do tipo imediato
S. aureus e S. epidermidis resistentes à meticilina	Valva protética	1. Vancomicina 30 mg/kg/dia, IV, divididos em 2 doses, não ultrapassando 2 g/dia, por ≥ **6 semanas** + rifampicina 300 mg, VO, 8/8h, por ≥ **6 semanas** + gentamicina 1 mg/kg, IV, de 8/8h, por **2 semanas**	Rifampicina aumenta a quantidade de warfarin necessário para terapia antitrombótica
Microrganismos do grupo HACEK (*H. parainfluenzae, H. aphrophilus, A. actinomycetemcomitans, C. hominis, E. corrodens* e *K. kingae*)	—	1. Ceftriaxona 2 g dose única diária, IV, ou IM, por **4 semanas** 2. Ampicilina 12 g/24 h, IV, em infusão contínua ou dividido em 6 doses, por **4 semanas** + gentamicina 1 mg/kg, IV, de 8/8h, por **4 semanas**	Cefotaxima ou outras cefalosporinas de 3ª geração podem ser usadas

*Todos os *Enterococcus* spp como causa de EI devem ser submetidos a teste de sensibilidade antimicrobiana, com o objetivo de selecionar a terapia ótima a ser empregada. Esses esquemas são para *Enterococcus* spp suscetíveis a gentamicina ou vancomicina, *Streptococcus* do grupo *viridans* com uma MIC > 0,5 µg/ml, *Streptococcus* do grupo *viridans* nutricionalmente variantes, ou EI de valva protética causada por *Streptococcus* do grupo *viridans* ou *S. bovis*. As dosagens antibióticas são para pacientes com função renal normal (ver Capítulo 1).

PREVENÇÃO

Como mencionado anteriormente, para que se desenvolva endocardite bacteriana, são necessárias algumas condições, como uma anormalidade cardíaca que predisponha à lesão endotelial com formação das vegetações (inicialmente estéreis) e uma bacteremia temporária por organismos com uma certa virulência e "tropismo" pelo endocárdio. O Quadro 12-10 separa as condições cardíacas em alto, moderado e baixo risco para o desenvolvimento de EI. Vale aqui comentar o prolapso de valva mitral (PVM), uma condição extremamente comum, cuja necessidade para profilaxia é controversa.

Quadro 12-10. Condições cardíacas associadas com EI e indicação de profilaxia

Profilaxia para EI recomendada

- Categoria de alto risco
  - Valvas protéticas, incluindo biopróteses e homoenxertos
  - Endocardite bacteriana prévia
  - Doenças cardíacas congênitas cianóticas complexas (p.ex., ventrículo único, transposição dos grandes vasos, Tetralogia de Fallot
  - *Shunts* pulmonares sistêmicos construídos cirurgicamente
- Categoria de risco moderado
  - A maioria das malformações congênitas (que são classificadas como de alto ou de baixo risco)
  - Disfunção valvar adquirida (p. ex., doença cardíaca reumática)
  - Miocardiopatia hipertrófica
  - Prolapso de valva mitral com regurgitação valvar e/ou espessamento dos folhetos valvares

Profilaxia para EI não recomendada

- Condições de risco mínimo (não apresenta maior risco que a população geral)
  - CIA tipo óstio *secundum* isolado
  - Reparo cirúrgico de CIA, CIV ou PCA, sem defeito residual após 6 meses da cirurgia
  - Cirurgia de revascularização miocárdica prévia
  - Prolapso de valva mitral sem regurgitação valvar ou sem folhetos espessados
  - Sopros cardíacos fisiológicos, funcionais ou inocentes
  - Doença de Kawasaki prévia, sem disfunção valvar
  - Febre reumática prévia, sem disfunção valvar
  - Marca-passo cardíaco (intravascular e epicárdico) e desfibriladores implantáveis

Adaptado de Dajani AS, Taubert KA, Wilson W, Bolger AF, Bayer A, Ferrieri P, Gewitz MH, Shulman ST, Nouri S, Newburger JW, Hutto C, Pallasch TJ, Gage TW, LIVison ME, Peter G, Zuccaro G. Prevention of Bacterial Endocarditis. Recommendations by the American Heart Association. *Circulation*, 96:358-366, 1997.

Quando as valvas normais prolabam sem fluxo regurgitante, como nos pacientes em que são auscultados um ou mais *clicks* sistólicos sem sopros e sem regurgitação mitral demonstrada pelo *Doppler*, o risco de se desenvolver EI não é maior que o da população normal, não sendo, portanto, necessária profilaxia antibiótica. Isso se explica por que não é o movimento anormal valvar prolapsante que aumenta o risco, mas sim a presença de um jato regurgitante pela insuficiência mitral que cria alteração de fluxo e forças que podem lesar o endotélio, aumentando a probabilidade de aderência bacteriana ao folheto valvar lesado, durante um período de bacteremia. Com isso, a profilaxia antimicrobiana só vai estar indicada naqueles pacientes com PVM com presença de *clicks* e sopros de regurgitação mitral e insuficiência mitral demonstrada pelo *Doppler*.

Os Quadros 12-11 e 12-12 mostram procedimentos de risco em que está indicada profilaxia e procedimentos em que a mesma não está indicada. Os Quadros 12-13 e 12-14 mostram os esquemas antibióticos recomendados para esses procedimentos de risco.

Quadro 12-11. Procedimentos dentários e profilaxia para EI	
Profilaxia recomendada	**Profilaxia não recomendada**
Extrações dentárias	Procedimentos de restauração (cirúrgicos ou protéticos) com ou sem corda de retração
Procedimento periodontal incluindo cirurgia (raspagem), mensuração da bolsa periodontal e reavaliação do tratamento	Injeção de anestésico local (não intraligamentar)
Colocação de implante dentário e reimplante de dente avulsionado	Tratamento endodôntico intracanal
Instrumentação endodôntica (canal) ou cirurgia endodôntica (apicetomia)	Colocação de bandas de borracha
Colocação subgengival de fibras ou cordões com antibiótico	Remoção de sutura pós-operatória
Colocação inicial de bandas ortodônticas, mas não de aparelhos fixos	Colocação de instrumentos ortodônticos ou protéticos removíveis
Injeções intraligamentares com anestésicos locais	Tomada de impressões orais
Limpeza profilática de dentes ou implantes onde o sangramento é esperado	Tratamentos com flúor
	Radiografias orais
	Ajuste de aparelho ortodôntico
	Queda de dentes de leite

Adaptado de Dajani AS, Taubert KA, Wilson W, Bolger AF, Bayer A, Ferrieri P, Gewitz MH, Shulman ST, Nouri S, Newburger JW, Hutto C, Pallasch TJ, Gage TW, Livison ME, Peter G, Zuccaro G. Prevention of Bacterial Endocarditis. Recommendations by the American Heart Association. *Circulation*, 96:358-366, 1997.

88 ❏ Parte II ✔ Síndromes Infecciosas

Quadro 12-12. Outros procedimentos e suas indicações para profilaxia para EI

Profilaxia recomendada	Profilaxia não recomendada
Trato respiratório Tonsilectomia e/ou adenoidectomia Cirurgias que envolvem mucosa respiratória Broncoscopia com broncoscópio rígido	**Trato respiratório** Intubação endotraqueal Broncoscopia com broncoscópio flexível, com ou sem biópsia Inserção de tubo de timpanostomia
Trato gastrintestinal Escleroterapia de varizes esofagianas Dilatação de estenose esofágica Colangiografia endoscópica retrógrada com obstrução biliar Cirurgias do trato biliar Cirurgias que envolvem a mucosa intestinal	**Trato gastrintestinal** Ecocardiograma transesofágico Endoscopia digestiva com ou sem biópsia
Trato genitourinário Cirurgia prostática Cistoscopia Dilatação uretral	***Trato genitourinário*** Histerectomia vaginal Parto vaginal Cesariana Cateterismo uretral na ausência de infecção Dilatação uterina e curetagem na ausência de infecção Aborto terapêutico na ausência de infecção Procedimentos de esterilização na ausência de infecção Inserção ou remoção de dispositivos intra-uterinos na ausência de infecção **Outros** Cateterismo cardíaco, incluindo angioplastia com balão Marca-passos implantados, desfibriladores implantados e *stents* coronários Incisão ou biópsia de pele abrasada cirurgicamente Circuncisão

Adaptado de Dajani AS, Taubert KA, Wilson W, Bolger AF, Bayer A, Ferrieri P, Gewitz MH, Shulman ST, Nouri S, Newburger JW, Hutto C, Pallasch TJ, Gage TW, Livison ME, Peter G, Zuccaro G. Prevention of Bacterial Endocarditis. Recommendations by the American Heart Association. *Circulation*, 96:358-366, 1997.

Quadro 12-13. Regimes profiláticos para procedimentos dentários, orais, do trato respiratório e do esôfago

Situação	Antibiótico	Regime
Profilaxia padrão	Amoxicilina	*Adultos:* 2 g, VO; Crianças: 50 mg/kg, VO, 1 h antes do procedimento
Pacientes incapazes de ingerir	Ampicilina	*Adultos:* 2 g, IV; Crianças: 50 mg/kg, IV, 30 min. antes do procedimento
Alérgicos à penicilina	Clindamicina ou Cefalexina ou Cefadroxil Azitromicina ou Claritromicina	*Adultos:* 600 mg; Crianças: 20 mg/kg, VO, 1 h antes do procedimento *Adultos:* 2 g; Crianças: 50 mg/kg, VO, 1 h antes do procedimento *Adultos:* 500 mg a 1 g; Crianças: 15 mg/kg, VO, 1 h antes do procedimento
Alérgicos à penicilina incapazes de tomar medicação oral	Clindamicina ou Cefazolina	*Adultos:* 600 mg; Crianças: 20 mg/kg, IV, 30 min. antes do procedimento *Adultos:* 1 g; Crianças: 25 mg/kg, IV, 30 min. antes do procedimento

Adaptado de Dajani AS, Taubert KA, Wilson W, Bolger AF, Bayer A, Ferrieri P, Gewitz MH, Shulman ST, Nouri S, Newburger JW, Hutto C, Pallasch TJ, Gage TW, Livison ME, Peter G, Zuccaro G. Prevention of Bacterial Endocarditis. Recommendations by the American Heart Association. *Circulation*, 96:358-366, 1997.

Quadro 12-14. Regimes profiláticos para procedimentos genitourinários/gastrointestinais (excluindo procedimentos esofágicos)

Situação	Antibiótico	Regime
Pacientes de alto risco	Ampicilina + gentamicina	*Adultos*: ampicilina 2 g, IV + gentamicina 1,5 mg/kg (não exceder 120 mg) 30 minutos antes do procedimento; 6 horas após, ampicilina 1 g, IV, ou amoxicilina 1 g VO *Crianças*: ampicilina 50 mg/kg IV (não exceder 2 g) + gentamicina 1,5 mg/kg 30 minutos antes do procedimento; 6 horas após, ampicilina 25 mg/kg, IV ou amoxicilina 25 mg/kg, VO
Pacientes de alto risco alérgicos à ampicilina/amoxicilina	Vancomicina + gentamicina	*Adultos*: vancomicina 1 g, IV, durante 1-2 horas + gentamicina 1,5 mg/kg, IV (não exceder 120 mg); completar injeção/infusão 30 minutos antes do procedimento *Crianças*: vancomicina 20 mg/kg, IV, durante 1-2 horas + gentamicina 1,5 mg/kg, IV, completar injeção/infusão 30 minutos antes do procedimento
Pacientes de risco moderado	Amoxicilina ou ampicilina	*Adultos*: amoxicilina 2 g, VO, 1 hora antes do procedimento ou ampicilina 2 g, IV, 30 minutos antes do procedimento *Crianças*: amoxicilina 50 mg/kg, VO, 1 h antes do procedimento ou ampicilina 50 mg/kg, IV, 30 minutos antes do procedimento
Pacientes de risco moderado alérgicos à amoxicilina/ampicilina	Vancomicina	*Adultos*: vancomicina 1 g, IV, durante 1-2 horas Completar a infusão 30 minutos antes do procedimento *Crianças*: vancomicina 20 mg/kg, IV, durante 1-2 horas Completar a infusão 30 minutos antes do procedimento

Adaptado de Dajani AS, Taubert KA, Wilson W, Bolger AF, Bayer A, Ferrieri P, Gewitz MH, Shulman ST, Nouri S, Newburger JW, Hutto C, Pallasch TJ, Gage TW, Livison ME, Peter G, Zuccaro G. Prevention of Bacterial Endocarditis. Recommendations by the American Heart Association. *Circulation*, 96:358-366, 1997.

PERICARDITES

CONCEITO

O pericárdio é um "saco" seroso de parede dupla que recobre o coração e a raiz dos grandes vasos da base. É composto de dois folhetos com vasos sangüíneos, linfáticos e nervos: o **pericárdio parietal** – uma membrana fibrosa, resistente que protege o coração contra um superenchimento repentino – e o **pericárdio visceral** – uma membrana serosa, mais fina, que se reflete sobre o coração formando o epicárdio. O espaço "virtual" formado entre esses dois folhetos serosos é chamado **cavidade pericárdica**, que normalmente tem uma pressão negativa e é preenchida por uma pequena quantidade de líquido (15 a 35 ml), o **líquido pericárdico**, que nada mais é que um ultrafiltrado do plasma.

Pericardite nada mais é que o acometimento inflamatório dos folhetos pericárdicos, que pode ser causado por uma série de doenças locais ou sistêmicas, infecciosas ou não. O pericárdio, geralmente, é envolvido por processos que afetam o coração, mas também pode ser acometido por doenças provenientes de órgãos adjacentes, bem como pode ser o sítio primário da doença. Sejam quais forem seus fatores determinantes, o diagnóstico das pericardites depende essencialmente de três tipos de manifestações clínicas: (1) sinais de inflamação ativa (pericardite aguda); (2) sinais de derrame pericárdico; (3) sinais de compressão cardíaca, seja por aumento do líquido pericárdico sob pressão (tamponamento cardíaco), seja por fibrose retrátil obliterando a cavidade pericárdica e envolvendo o coração (pericardite constrictiva).

As pericardites podem ser classificadas quanto a sua etiologia ou quanto a forma clínica, mostradas no Quadros 12-15 e 12-16.

ASPECTOS CLÍNICOS

A **dor torácica** é o sintoma mais comum, geralmente do tipo pleurítica, que piora com a inspiração profunda, tosse e posição supina, melhorando quando adota-se posição sentada com inclinação do tronco para frente. Pode ser de localização retroesternal ou precordial, podendo durar horas a dias e se irradiar para as costas e para o trapézio. Vale aqui frisar a necessidade de diferenciar a dor irradiada para o ombro da dor irradiada para o trapézio (geralmente do lado esquerdo). *A dor irradiada para o trapézio é transmitida pelo nervo frênico e é virtualmente patognomônica de irritação pericárdica.* Eventualmente, a dor pode ser de caráter constrictivo, retroesternal, com irradiação para mandíbula ou braço esquerdo, simulando um quadro de dor anginosa. Pode ser precedida por febre – o aparecimento concomitante de febre e dor precordial, geralmente 10 a 12 dias após um quadro de doença viral, ajuda muito na diferenciação de pericardite aguda e infarto agudo do miocárdio (neste, a dor precede a febre).

Uma tosse não produtiva é comum e pode exacerbar a dor pleurítica. Já o surgimento de tosse produtiva sugere doença associada. Odinofagia, raramente presente como o único sinal de pericardite, pode ocorrer em virtude da íntima relação entre o esôfago e o pericárdio parietal posterior. Em casos de tamponamento, o paciente pode apresentar tonturas ou mesmo síncope.

90 ❑ PARTE II ✔ SÍNDROMES INFECCIOSAS

Quadro 12-15. Classificação das pericardites

Classificação clínica

- Pericardite aguda (< 6 semanas)
  - Fibrinosa
  - Efusiva (serosa ou sanguinolenta)
- Pericardite subaguda (6 semanas a 6 meses)
  - Efusivo-constrictiva
  - Constrictiva
- Pericardite crônica (> 6 meses)
  - Constrictiva
  - Efusiva
  - Adesiva

Classificação etiológica

- Pericardite infecciosa
  - Viral (coxsackievírus A e B, echovirus, vírus da caxumba, adenovírus, hepatites, HIV)
  - Bacteriana (*S. pneumoniae, Streptococcus* spp, *Staphylococcus* spp, *Neisseria* spp, *Legionella* spp)
  - Tuberculosa (*Mycobacterium tuberculosis*)
  - Fúngica (histoplasmose, coccidioidomicose, candidíase, blastomicose)
  - Outras (sífilis, parasitas)
- Pericardite não infecciosa
  - Idiopática
  - Infarto agudo do miocárdio
  - Uremia
  - Neoplasia
    1. Tumores primários (benignos ou malignos)
    2. Tumores metastáticos (câncer de pulmão, câncer de mama, melanoma, linfoma, doença de Hodgkin)
  - Hipotireoidismo
  - Colesterol
  - Quilopericárdio
  - Trauma
    1. Penetrante
    2. Não penetrante
  - Dissecção aórtica (com ruptura para dentro do saco pericárdico)
  - Pós-irradiação (especialmente para câncer de mama e doença de Hodgkin)
- Pericardite relacionada a hipersensibilidade ou auto-imunidade
  - Febre Reumática
  - Doença vascular do colágeno (LES, artrite reumatóide, esclerodermia, febre reumática aguda, granulomatose de Wegener)
  - Induzida por drogas (procainamida, hidralazina, isoniazida, fenitoína, doxorrubicina)
  - Pós-injúria cardíaca
    1. Pós-infarto agudo do miocárdio (síndrome de Dressler)
    2. Pós-pericardiotomia
    3. Pós-traumática

Modificado de Braunwald E. Pericardial Disease. *In:* Fauci AS, Braunwald E, Isselbacher RJ, Wilson JD, Martin JB, Kasper DL, Hauser SL, Longo DL. Harrison's Tratado de Medicina Interna. 14th edição. Guanabara-Koogan, 1998.

Capítulo 12 ✔ Infecções Cardiovasculares ❑ 91

Quadro 12-16. Clínica, diagnóstico e tratamento das pericardites infecciosas

Tipo de pericardite	Agentes	Clínica	Diagnóstico	Tratamento
Viral	Vírus Coxsackie A e B e o Echovirus tipo 8 são os mais freqüentes. Outros: vírus *Influenza*, vírus Epstein-Barr, citomegalovírus, vírus da caxumba, hepatite B, rubéola, HIV e outros.	É a causa mais comum de pericardite aguda. A maioria dos casos de pericardites de origem desconhecida é provavelmente viral. Freqüentemente o quadro se inicia com um pródromo de síndrome viral de vias aéreas superiores ou gastrointestinal, precedendo as manifestações típicas de pericardite aguda como dor torácica e atrito pericárdico, em uma a três semanas. Muitos pacientes têm infiltrados pulmonares e derrames pleurais, geralmente acompanhados de tosse. Qualquer pericardite viral pode se apresentar com derrame pericárdico e desenvolver tamponamento, embora não seja o mais freqüente na maioria dos casos. Assim como na maioria das pericardites agudas, tem preponderância pelo sexo masculino (3:1 a 4:1). A doença geralmente é autolimitada e a clínica dura de dias a poucas semanas, geralmente melhorando dentro de duas semanas. As complicações incluem inflamação não resolvida, com pericardites recorrentes, caracterizada por dor e, em alguns casos, recorrência do derrame. Derrames pleurais são comuns, principalmente à esquerda	O diagnóstico é geralmente clínico, após serem excluídas outras causas. O ECG pode mostrar as características da pericardite aguda, já descritas no texto acima. Pode haver elevação dos reagentes de fase aguda (VHS e proteína C-reativa), febre, leucocitose e aumento variável das enzimas cardíacas, com seus níveis refletindo o grau de acometimento miocárdico. Novas técnicas: o genoma viral pode ser demonstrado por reação de cadeia em polimerase (PCR). Imunoensaios reversos (RIA) podem demonstrar imunoglobulinas vírus-específicas como IgM, IgG e IgA. Na ausência de tamponamento, pericardiocentese e outros procedimentos invasivos acrescentam pouco e trazem risco	O tratamento visa à melhora dos sintomas e complicações. A dor, usualmente pleurítica, geralmente cede com o uso de AINES. Indometacina deve ser evitada em adultos a menos que as outras alternativas falhem, pois reduz o fluxo coronariano e tem acentuados efeitos colaterais. O **ibuprofeno**, em contrapartida, aumenta o fluxo coronariano, além de permitir uma ampla faixa de doses. Dependendo da severidade clínica, o tratamento deve ser iniciado com ibuprofeno 300-800 mg a cada 6-8 horas, podendo-se aumentar esta dose. Em muitos casos leves, particularmente de pericardite idiopática, o tratamento por 1 a 4 dias parece adequado. Existem evidências de que a colchicina em associação ao AINE, ou isoladamente, seria eficaz para o ataque inicial e para prevenir ou tratar as recorrências. Corticóides devem ser evitados, a menos que necessário para doenças específicas, como as do tecido conjuntivo, devendo ser usados em doses mínimas. Se o paciente requer anticoagulantes (p. ex., valvas cardíacas protéticas), heparina pode ser usada sob estrita observação enquanto a pericardite está em curso

(Continua)

Quadro 12-16. Clínica, diagnóstico e tratamento das pericardites infecciosas *(Continuação)*

Tipo de pericardite	Agentes	Clínica	Diagnóstico	Tratamento
Bacteriana	Os mais comuns são: *Streptococcus* spp e *Staphylococcus* spp. Outros organismos freqüentes são *E. coli*, *Salmonella* spp, outras infecções nosocomiais e organismos oportunistas. Raramente, organismos produtores de gás, como o *Clostridium* spp, causam pneumopericárdio. Pericardite efusiva não bacteriana preexistente pode ser infectada por via hematogênea. Provavelmente essa é a patogênese da pericardite bacteriana "primária", onde apenas o pericárdio parece ser envolvido. Por exemplo, *Neisseria meningitidis* do grupo C pode envolver o pericárdio sem causar meningite, produzindo uma pericardite meningocócica "primária"	A pericardite supurativa é geralmente mais aguda e fulminante, surgindo em alguns dias com rápido desenvolvimento de tamponamento ou já se apresentando como tamponamento. O derrame pericárdico é a regra. Existe tipicamente taquicardia, febre alta (39° a 40°C), calafrios, sudorese, toxicidade e dispnéia. A dor torácica é variável e o atrito pericárdico é audível na maioria dos pacientes. Tosse é comum, especialmente no envolvimento pleuropulmonar. Em alguns pacientes idosos, a infecção pode ser clinicamente silenciosa ou ser mascarada por sintomas de doença sistêmica. Pericardite ocorrendo durante evolução de endocardite infecciosa (EI) pode ser um quadro dramático, sendo geralmente encontrada na autópsia. A pericardite pode ocorrer por processo imunopatológico, com deposição de complexos imunes, na EI aguda, ou por extensão do processo infeccioso na EI subaguda, por erosão de um abscesso no anel valvar ou ruptura de um abscesso no seio aórtico ou miocárdico. Os organismos mais encontrados são *S. viridans* e *S. aureus*	Leucocitose com acentuado desvio à esquerda é tipicamente encontrado, embora possa estar ausente em pacientes idosos, debilitados e imunodeprimidos. A análise do líquido do derrame pericárdico geralmente mostra um exsudato turvo, caracterizado por leucócitos polimorfonucleares (PMN), LDH aumentada e glicose diminuída. O líquido deve ser colhido e enviado para coloração por Gram, Ziehl-Neelsen, pesquisa de fungos, com culturas para aeróbios e anaeróbios, com testes de sensibilidade antibiótica. Hemoculturas podem revelar o agente etiológico. O ECG geralmente mostra supradesnível côncavo do segmento ST, com ondas T apiculadas difusamente, com infra de ST caracteristicamente em aVR e V_1. Radiografia de tórax usualmente mostra aumento da silhueta cardíaca. Quando é causada por organismos produtores de gás, a radiografia pode mostrar "bolhas" ou níveis hidroaéreos ao nível da silhueta cardíaca. Infiltração inflamatória do pericárdio pode ser identificada por cintigrafia com Índio[111] ou Gálio[67]. Pode haver uma tendência a loculação do derrame com formação de abscessos que se assemelham a cistos. O diagnóstico etiológico depende de bacterioscopia, culturas e métodos mais sofisticados como detecção antigênica, especialmente quando parece ter havido esterilização do líquido pelo tratamento	Antibióticos sistêmicos atingem excelente níveis no líquido pericárdico (para espectro de antimicrobianos ver Capítulo 1). Drenagem e exploração pericárdica, monitorados por ETE, são desejáveis, uma vez que a infecção tende a locular, formar adesões e constrições. No tamponamento cardíaco crítico, procede-se à simples drenagem para alívio, postergando-se a exploração pericárdica. Drenagem cirúrgica deve ser preferida à drenagem percutânea, particularmente quando a etiologia é incerta. Com ou sem intervenção cirúrgica definitiva, uroquinase ou estreptoquinase podem ser usadas dentro do pericárdio para destruir coágulos e adesões por fibrina

Capítulo 12 ✔ Infecções Cardiovasculares ❏ **93**

Quadro 12-16. Clínica, diagnóstico e tratamento das pericardites infecciosas *(Continuação)*				
Tipo de pericardite	**Agentes**	**Clínica**	**Diagnóstico**	**Tratamento**
Tuberculosa	*Mycobacterium tuberculosis*	O quadro clínico é geralmente tempo-dependente, com desenvolvimento insidioso e indolente de sintomas não específicos, como emagrecimento, astenia, febre e sudorese noturna. Às vezes, é uma descoberta acidental como resultado da investigação de um grande derrame pericárdico. Ocasionalmente, pode ter um curso mais agressivo, com tamponamento agudo geralmente associado a componentes constritivos. Crianças e pacientes imunodeprimidos, geralmente se apresentam com pericardite aguda clássica. A maioria dos pacientes não tem história de fase aguda de tuberculose ou mesmo de tuberculose prévia. Evidência de tuberculose pulmonar é rara O derrame tuberculoso cresce lentamente com poucos (ou nenhum) sintomas, levando a tamponamento, ou após a reabsorção ou drenagem, à pericardite efusivo-constritiva ou constritiva. Congestão clinicamente silenciosa pode causar congestão hepática e ascite, simulando cirrose (doença de Pick) Poucos pacientes se apresentam com atrito ou dor precordial. Dispnéia, principalmente aos esforços, pode surgir por compressão cardíaca ou restrição pulmonar por derrame pericárdico muito grande, geralmente associado a derrame pleural Quando se apresenta como febre de origem obscura, o diagnóstico é sugerido pelo aumento da silhueta cardíaca, especialmente se os exames de imagem conseguem identificar um derrame pericárdico de evolução crônica	Identificação do *M. tuberculosis* no líquido ou tecido pericárdico é específica, mas resultados negativos não descartam o diagnóstico. Os organismos são tão difíceis de serem identificados que todo líquido drenado deve ser centrifugado e mandado para esfregaço, cultura e se necessário amplificação de DNA Tuberculose extrapericárdica (pulmonar, pleural, linfonodos) indiretamente sugerem o diagnóstico, mas tecido pericárdico deve ser biopsiado por incisão subxifóide ou pericardioscopia. Mesmo biópsias negativas não excluem o diagnóstico Contudo, PPD negativo implica um baixo risco para tuberculose (não tem muito valor em pacientes anérgicos, com doenças sistêmicas severas ou HIV) O ecocardiograma revela derrame pericárdico de moderado a grande volume, por vezes com imagens hiperecogênicas sugestivas de fibrina, cuja presença sugere o diagnóstico. Na pericardiocentese, o líquido pode apresentar-se como um exsudato, com celularidade aumentada e predomínio de linfócitos T (nas fases iniciais, pode haver predomínio de PMN) Captação de *radionuclídeos* como Índio[111] ou Gálio[67] indica inflamação pericárdica, mas estes são inespecíficos, pois podem ocorrer também em pericardites purulentas, virais, infiltração leucêmica, ou mesmo mesotelioma	Esquema RIP por 6 meses (ver doses no Capítulo 1) (RIP por 2 meses e RI por 4 meses) Pacientes com doença severa podem se beneficiar da associação de prednisona ou outros corticosteróides, diminuindo o curso da doença, reduzindo dramaticamente os sinais e sintomas na fase aguda e reduzindo a mortalidade O alívio do tamponamento cardíaco deve ser feito em vigência da quimioterapia para prevenir a disseminação extrapericárdica Tendência a não resolução do quadro ou mesmo piora (em 6 a 8 semanas), significativo espessamento pericárdico ou sinais de constrição requerem pericardiectomia o mais precocemente possível

(Continua)

94 ❏ PARTE II ✔ SÍNDROMES INFECCIOSAS

Quadro 12-16. Clínica, diagnóstico e tratamento das pericardites infecciosas (Continuação)

Tipo de pericardite	Agentes	Clínica	Diagnóstico	Tratamento
Fúngica	As pericardites fúngicas são mais comumente causadas por 2 "fungos geográficos": *Histoplasma* spp e *Coccidioidis* spp e pelos fungos "não geográficos" *Candida* spp e *Aspergillus* spp *Blastomyces* spp e *Cryptococcus* spp são igualmente raros, bem como o *Pneumocystis carinii*	***Histoplasma capsulatum.*** É a infecção fúngica "naturalmente adquirida" mais comum. Pericardite por *Histoplasma* spp é geralmente comum em jovens e imunocompetentes, enquanto histoplasmose disseminada, bem como infecção por outros fungos, é mais comum em imunodeprimidos. O envolvimento pericárdico se assemelha a pericardite idiopática, melhorando em cerca de duas semanas. Contudo, em cerca de metade dos casos, o derrame leva a comprometimento hemodinâmico. Envolvimento pleuropulmonar produz manifestações clínicas mistas: precede doença respiratória, com dor pleurítica, tosse e dispnéia se assemelhando a pericardite viral ou tuberculosa. Só ocasionalmente se desenvolvem constrição ou calcificação pericárdica	Altos níveis (> 40 UI/L) de adenosina deaminase (ADA) no líquido pericárdico são "quase específicos" de pericardite tuberculosa (níveis muito altos de ADA parecem ser um preditor de eventual constrição pericárdica). Quando todos os exames são negativos e o quadro clínico muito sugestivo, pode-se tentar uma prova terapêutica. O líquido pericárdico costuma ser seroso, xantocrômico ou hemorrágico e predominantemente leucocítico. O diagnóstico deve ser suspeitado em áreas endêmicas. Títulos altos de fixação de complemento e testes de imunodifusão são úteis. Com doença persistente, biópsia de linfonodos, particularmente mediastinais, com culturas e coloração pela prata podem ser decisivos	***Histoplasma capsulatum.*** Na maioria das vezes, a resolução é espontânea, não necessitando de tratamento específico. AINES podem ser usados para reduzir a dor torácica, febre e para reduzir o derrame e o atrito. Tratamento antifúngico com anfotericina B ou cetoconazol está indicado para histoplasmose disseminada ou inflamação pericárdica severa. Corticosteróides predispõem a disseminação, mas podem ser usados em pacientes com doença severa. Nos casos de histoplasmose disseminada, a função adrenal deve ser avaliada, uma vez que as adrenais podem ser acometidas, necessitando de tratamento com corticosteróides
		Coccidioidis spp. A pericardite por este agente é usualmente uma complicação de infecção disseminada progressiva, embora em casos raros possa ser primária (confinada ao pericárdio). Envolvimento dos nodos hilares se assemelha a tuberculose. O espectro clínico é amplo, podendo variar de pericardite aguda clássica a pericardite crônica adesiva e, raramente, pericardite efusivo-constritiva. A pericardite aguda, geralmente, é acompanhada por pneumonia pelo mesmo agente, algumas vezes com adenopatia sistêmica, osteomielite ou meningite. Os principais sintomas podem ser pulmonares: tosse, dispnéia, febre e dor pleurítica. Usualmente, os pacientes estão cronicamente doentes, debilitados, mal nutridos e imunodeprimidos	A infecção causa um derrame serofibrinoso, com potencial para adesão. O diagnóstico requer documentação histológica, mas a pericardite por ***Coccidioidis*** spp é sugestivo de zonas endêmicas, principalmente em vigência de coccidioidomicose disseminada	A pericardite geralmente se resolve sem tratamento específico, mas agentes como fluconazol podem ser necessários dependendo da severidade e progresso da doença

Febre, geralmente menor que 39°C, é comum como resultado da própria pericardite ou de uma doença concomitante. Pacientes idosos, cujos mecanismos liberadores de citocinas estão insuficientes, podem não apresentar febre, e alguns com doenças como insuficiência renal podem até ser hipotérmicos.

O aparecimento de **derrame pericárdico** está usualmente associado à dor torácica, às alterações eletrocardiográficas características da pericardite, além de aumento da silhueta cardíaca vista na radiografia de tórax. É clinicamente importante, quando se desenvolve subitamente em curto período de tempo, uma vez que pode evoluir para tamponamento cardíaco.

Ao exame físico, o achado de **atrito pericárdico** é patognomônico de pericardite. É um som áspero, de alta freqüência, que não coincide exatamente com as bulhas cardíacas, geralmente sisto-diastólico (mais intenso na sístole), melhor audível na expiração e com o paciente sentado, fazendo-se uma leve pressão com o diafragma do estetoscópio ao longo da borda esternal esquerda. Tem como característica ser inconstante, evanescente, podendo desaparecer e reaparecer em intervalos variáveis, mas geralmente dura de horas a dias. Também pode ser alterado com a movimentação do doente. Atritos incomumente persistentes indicam uma tendência a cronicidade ou irritação pericárdica contínua, como nos casos de infiltração maligna.

EXAMES COMPLEMENTARES

Alterações eletrocardiográficas. Em alguns casos são as únicas evidências de pericardite. O eletrocardiograma (ECG), geralmente, mostra um supradesnível do segmento ST com concavidade para cima em diversas derivações acompanhado de onda T apiculada. Tem que haver pelo menos envolvimento das seguintes derivações: D_1, D_2, aVL, e $V_3 - V_6$. As derivações que teoricamente refletem envolvimento "endocárdico", aVR e V_1, apresentam infradesnível do segmento ST. Os complexos QRS não costumam apresentar alterações significativas, exceto por uma baixa voltagem nos casos de grandes derrames pericárdicos. Após cerca de dois a cinco dias, o segmento ST retorna à linha de base, com a onda T achatada, posteriormente se tornando invertida. Notar que diferentemente do IAM, só ocorre a inversão da onda T após o segmento ST ter retornado à linha de base. Além disso, no IAM, o QRS pode sofrer alterações, como o aparecimento de ondas Q e amputação nas ondas R. Na pericardite aguda, também é comum a depressão do segmento PQ, refletindo o envolvimento atrial.

Outros exames. Na ausência de derrame pericárdico acima de 200 ml, a **radiografia de tórax** geralmente é normal, mas evidências de tuberculose, pneumonia ou câncer de pulmão podem ser de utilidade diagnóstica. O **ecocardiograma** pode mostrar espessamento do pericárdio e eventualmente quantidade variável de derrame, uma vez que pela própria inflamação é freqüente um aumento de líquido pericárdico acima dos 15-35 ml normalmente encontrados. Quanto ao laboratório, leucopenia é incomum e pode estar associada a acometimento medular por doença associada. Reagentes de fase aguda, como VHS e proteína C reativa, podem ter discretas a acentuadas elevações, com seus níveis refletindo a intensidade do processo inflamatório, da doença causadora ou envolvimento do miocárdio subepicárdico. Pode, ainda, haver um aumento de CK-MB, AST, LDH e troponina I, refletindo o grau de envolvimento miocárdico. A mioglobina sérica é usualmente normal.

DERRAME PERICÁRDICO

Geralmente está associado a dor e/ou alterações eletrocardiográficas características da pericardite, mencionadas acima, e a um aumento da silhueta cardíaca. Tem especial importância clínica quando se desenvolve rapidamente, uma vez que pode evoluir para tamponamento. Quando o líquido se acumula lentamente, o pericárdio se distende de forma gradual, permitindo acúmulo de grande quantidade de líquido sem que a pressão intrapericárdica se eleve e, conseqüentemente, interfira com o enchimento adequado das câmaras cardíacas.

Ao exame físico, as bulhas podem se tornar hipofonéticas, os impulsos apicais podem ser mais fracos ou mesmo impalpáveis; o atrito pericárdico pode desaparecer ou mesmo se tornar mais audível. Turgência jugular com rápida queda do "colapso x" do pulso venoso jugular é observada com freqüência, mostrando aumento da pressão venosa central. Ademais, pode-se notar o **sinal de Bamberger-Pins-Ewart**, comum em grandes derrames, que é caracterizado por macicez e som bronquial entre a escápula esquerda e a coluna espinhal, conseqüente à compressão da base pulmonar esquerda decorrente da extensão posterior do derrame. O **sinal de Rotch**, aumento da macicez paraesternal direita tornando obtuso o ângulo cardiohepático, também foi relatado, mas é de pouco valor, pela imprecisão da macicez nessa área.

Quando os derrames são de grande monta, o ECG costuma apresentar baixa voltagem do QRS, principalmente nas derivações periféricas dos membros, e a onda T fica aplainada. Eventualmente, nos casos de grandes derrames que não tamponam, pode-se observar ao ECG o fenômeno de *alternância elétrica*, conseqüente a maior movimentação do coração dentro do excesso de líquido pericárdico.

Na radiografia de tórax, a presença de aumento da silhueta cardíaca, com o coração em forma de "moringa", é bem sugestiva, principalmente quando os campos pulmonares não estão congestos.

O ecocardiograma é o melhor exame para confirmação diagnóstica do derrame, podendo detectar derrames posteriores tão pequenos quanto 20 ml, apenas na sístole. Com maior acúmulo, o líquido aparece tanto na sístole quanto na diástole, e com grandes derrames já nota-se a presença de líquido anterior ao ventrículo direito. À medida que o líquido aumenta, a mobilidade do pericárdio parietal diminui. Com derrames muito grandes, o ecocardiograma pode mostrar a oscilação cardíaca *(swinging)* dentro do pericárdio. Além disso, a função cardíaca pode ser avaliada pelo *eco-Doppler*.

TAMPONAMENTO CARDÍACO

Definido como significativa "compressão" do coração pelo acúmulo de conteúdo intrapericárdico – líquidos, pus, sangue, coágulos e gás, isolada ou concomitantemente – com aumento da pressão intrapericárdica, levando a uma significativa redução do enchimento ventricular com conseqüente queda do débito cardíaco (DC).

As manifestações clínicas devem-se fundamentalmente à queda no DC e à congestão venosa sistêmica, ocorrendo o tamponamento seja de maneira aguda ou crônica. A forma crônica pode surgir em quase todos os processos inflamatórios do pericárdio, sejam infecciosos (tuberculose, vírus, parasitas, etc.) como não infecciosos (uremia, neoplasia, pós-irradiação, síndrome pós-pericardiectomia, doenças sistêmicas do tecido conjuntivo e outros), podendo ocorrer até mesmo em hidropericárdio não inflamatório (mixedema, insuficiência cardíaca). A forma aguda pode ocorrer nas pericardites agudas (bacteriana, tuberculosa, urêmica e outros) bem como nas neoplasias do pericárdio. Freqüentemente resulta de hemopericárdio decorrente de traumas torácicos, penetrantes ou não, cirurgia cardíaca, dissecção aórtica para dentro do saco pericárdico, ruptura da parede livre do VE secundário a IAM e outros. Os pacientes geralmente se queixam de dispnéia e dor torácica, que pode ser do tipo "pleurítica", ou mais freqüentemente surda e opressiva. No tamponamento crônico, além da dor torácica e dispnéia, é freqüente o relato de fraqueza, mal-estar, inapetência, perda de peso, sudorese e ansiedade.

Ao exame físico, pode-se perceber o **sinal de Bamberger-Pins-Ewart**, taquicardia (FC > 100 bpm), que geralmente é a regra, exceto em pacientes hipotireóideos ou urêmicos, que podem apresentar-se com freqüência menor. Os achados de turgência jugular, bulhas hipofonéticas e hipotensão (**tríade de Beck**) sugerem o diagnóstico. Hepatomegalia, ascite e mesmo edema de membros inferiores podem estar presentes. Embora mais sugestivo de pericardite constritiva, o **sinal de Kussmaul** (aumento da turgência jugular à inspiração) também pode ser observado. A maioria dos pacientes com tamponamento cardíaco tem algum grau de **pulso paradoxal**, queda na PA sistólica em mais de 10 mmHg durante a inspiração.

O ECG pode ser normal ou mostrar as alterações que ocorrem freqüentemente na pericardite aguda (já descritos acima). Porém, o achado característico é a *alternância elétrica* do QRS. A baixa voltagem é usualmente devida à redução no tamanho do coração.

Todos os métodos de imagem podem demonstrar o derrame pericárdico. A radiografia de tórax mostra uma silhueta cardíaca aumentada, com campos pulmonares limpos (na ausência de doença pulmonar). A ecocardiografia com *Doppler*, idealmente mas não necessariamente transesofágica, praticamente elimina a necessidade de avaliação hemodinâmica invasiva, por revelar as alterações anatômicas e fisiológicas.

MIOCARDITES

São caracterizadas pelo envolvimento do coração – miocárdio – por um processo inflamatório, geralmente causado por um agente infeccioso, ou como conseqüência de um estado de hipersensibilidade, agressão por agentes físicos, químicos e drogas. A inflamação pode envolver o miocárdio, interstício, elementos vasculares e/ou pericárdio (este último já abordado acima).

A miocardite tem sido descrita durante ou mesmo após uma variedade de doenças infecciosas: virais, bacterianas, por protozoários e metazoários. Virtualmente qualquer agente infeccioso pode causar inflamação cardíaca. Os agentes infecciosos causam lesão miocárdica por três mecanismos básicos: (1) invasão do miocárdio; (2) produção de toxina miocárdica (p. ex., difteria); e (3) lesão miocárdica imunomediada.

Miocardite pode ser um processo agudo ou subagudo, ou mesmo ocorrer no período periparto. O envolvimento miocárdico pode ser focal ou difuso. Parece que a miocardite começa como um processo focal que então se dissemina pelo miocárdio em um período de algumas semanas.

Na América do Norte, os vírus (especialmente os enterovírus) são considerados os agentes mais comuns. Na América do Sul, a moléstia de Chagas (produzida pelo *Trypanossoma cruzi*) é considerada uma causa comum. O Quadro 12-17 mostra as principais etiologias infecciosas das miocardites.

Quadro 12-17. Principais causas infecciosas das miocardites	
Viral	**Fúngica**
Adenovírus	*Sporotrix* spp
Arbovírus (dengue, febre amarela)	*Aspergillus* spp
Arenavírus (febre de Lassa)	*Blastomyces* spp
Citomegalovírus	*Candida* spp
Echovírus	*Coccidioidis* spp
Vírus de encefalomiocardite	*Cryptococcus* spp
Vírus Epstein-Barr	*Histoplasma* spp
Hepatite B	
HIV-1	
Vírus *influenzae*	
Vírus da caxumba	**Rickettsia**
Vírus da poliomielite	Febre Maculosa das Montanhas Rochosas
Raiva	Febre Q
Vírus sincicial respiratório	*Scrub typhus*
Vírus da rubéola	Tifo
Varicela	
Varíola	

Quadro 12-17. Principais causas infecciosas das miocardites *(Continuação)*

Bacteriana	Espiroquetas
Brucella spp	*Borrelia burgdorferi*
Clostridium spp	*Leptospira* spp
Corynebacterium diphteriae	*Treponema pallidum*
Francisella tularensis	
Neisseria gonorrhoeae	**Helmintos**
Haemophilus spp	*Taenia solium*
Legionella spp	*Echinococcus spp*
Neisseria meningitidis	*Schistosoma spp*
Mycobacterium spp	*Toxocara spp*
Mycoplasma spp	*Trichinella spp*
Nocardia spp	
Chlamydia spp	**Protozoários**
Salmonella spp	*Entamoeba spp*
Staphylococcus spp	*Leishmania spp*
Streptococcus spp	*Trypanosoma cruzi*
Tropheryma whipelii (doença de Whipple)	*Toxoplasma gondii*
Actinomyces spp	

Adaptado de Braunwald, Zipes, Libby. Heart Disease – A Textbook of Cardiovascular Medicine, 2001.

ASPECTOS CLÍNICOS

O quadro clínico pode variar de um estado assintomático associado com inflamação limitada e focal até insuficiência cardíaca congestiva fulminante e fatal, devido à miocardite difusa. Como o envolvimento miocárdico é subclínico na maior parte das doenças infecciosas agudas, a maioria não tem queixas específicas referentes ao sistema cardiovascular. Os sintomas encontrados são freqüentemente inespecíficos incluindo fadiga, dispnéia, palpitações e desconforto precordial. Dor torácica usualmente reflete pericardite associada e, em alguns casos, um desconforto precordial sugestivo de isquemia miocárdica é observado.

Ao exame físico, taquicardia é comum e pode ser desproporcional à febre do processo infeccioso geral. A primeira bulha (B_1) pode estar abafada e um galope protodiastólico pode estar presente. Um sopro sistólico apical transitório pode estar presente, mas sopros diastólicos são raros. Nos casos mais severos, pode existir evidência clínica de insuficiência cardíaca congestiva com dilatação do coração. Embolia pulmonar e sistêmica podem ocorrer e tornam o prognóstico sombrio.

EXAMES COMPLEMENTARES

As anormalidades no ECG são usualmente transitórias e suas alterações podem preceder as manifestações clínicas ou serem as únicas evidências de um grau inicial, subclínico de envolvimento miocárdico, sendo úteis no diagnóstico precoce das miocardites. As alterações mais comuns são anormalidades no segmento ST e achatamento das ondas T, mas arritmias atriais e em particular ventriculares, defeitos de condução atrioventriculares e intraventriculares e, raramente, ondas Q

podem ser vistos. Bloqueio atrioventricular completo é usualmente temporário e se resolve sem seqüelas, mas ocasionalmente é causa de morte súbita. Defeitos de condução intraventriculares estão associados com lesão miocárdica mais severa e pior prognóstico.

A radiografia de tórax pode ser normal nos casos leves ou mostrar estase pulmonar, derrame pericárdico ou pleural, infarto pulmonar ou cardiomegalia, nos casos de grande agressão cardíaca. Importante é lembrar que as alterações radiológicas, mesmo discretas, quase sempre surgem posteriormente às alterações no ECG, que, como dito acima, é de maior utilidade no diagnóstico precoce da miocardite.

Níveis sangüíneos das enzimas cardíacas podem estar normais ou elevados, refletindo a presença ou ausência de necrose miocárdica clinicamente detectável. As troponinas cardíacas são mais sensíveis à lesão miocárdica e podem ser detectadas quando outras enzimas ainda não estão elevadas.

O ecocardiograma mostra algum grau de disfunção ventricular esquerda (geralmente de natureza regional) em muitos pacientes com miocardite clínica, embora os movimentos das paredes cardíacas estejam normais.

DIAGNÓSTICO

Habitualmente, se manifesta como uma taquicardia desproporcional à febre e às alterações transitórias do ECG. A presunção do agente etiológico se faz baseada no quadro clínico extracardíaco e seus aspectos característicos, uma vez que os sinais e sintomas das miocardites são geralmente incaracterísticos. Biópsia endomiocárdica é freqüentemente usada para confirmar o diagnóstico de miocardite. Uma biópsia *borderline* ou negativa não exclui o diagnóstico; se clinicamente indicado, repetir-se a biópsia pode ser adequado para definição diagnóstica. Técnicas de biologia molecular, como reação em cadeia de polimerase (PCR), utilizando o tecido obtido pela biópsia endomiocárdica, são promissoras em fornecer um diagnóstico rápido e preciso das miocardites agudas.

TRATAMENTO

A maioria das miocardites agudas evoluem de forma benigna, com cura total, sem seqüelas, passando freqüentemente despercebidas. Com isso, o tratamento é geralmente de suporte e dirigido às manifestações sistêmicas mais proeminentes da doença. Como medidas gerais, deve ser adotado repouso no leito, dieta hipercalórica e ingestão líquida adequada. O repouso no leito é de fundamental importância, reduzindo o trabalho cardíaco. Recomenda-se que atletas se abstenham de esportes por pelo menos seis meses, e até que o tamanho e a função cardíacas tenham voltado ao normal.

O paciente deve ser acompanhado, tendo-se em mente detectar e tratar as complicações. Insuficiência cardíaca congestiva responde ao tratamento de rotina, incluindo digitalização e diuréticos. Deve-se ter em mente que alguns pacientes têm propensão aumentada à intoxicação digitálica. Arritmias sintomáticas devem ser tratadas com antiarrítmicos, evitando-se os betabloqueadores em virtude de seus efeitos inotrópicos negativos.

O uso de corticóides é controverso. Embora seu emprego fosse proscrito em casos de miocardite viral aguda, devido ao aumento de necrose tecidual e da replicação viral serem documentados em miocardites experimentais, seu uso em um pequeno grupo de pacientes não mostrou essas conseqüências a curto prazo. Contudo um *trial* de imunossupressão em miocardite não encontrou melhora na fração de ejeção ventricular esquerda ou na sobrevida, sendo seu uso de valor limitado.

Os antiinflamatórios não esteroidais (AINEs) – indometacina, salicilatos e ibuprofeno –, além da ciclosporina, são contra-indicados durante a fase aguda da miocardite viral (nas primeiras duas semanas), pois eles levaram a aumento da lesão miocárdica em modelos animais. Por outro lado, os AINEs parecem ser úteis nas fases mais tardias da miocardite.

Altas doses de gamaglobulina intravenosa parecem estar associadas com resolução mais rápida da disfunção ventricular esquerda, pelo menos em crianças (e em um pequeno número de adultos que também foram submetidos a essa terapêutica).

Quanto à conduta nas etiologias específicas, esta será abordada no Quadro 12-18, junto com as características clínicas e diagnósticas de cada tipo de miocardite.

Capítulo 12 ✔ Infecções Cardiovasculares ❑ 99

Quadro 12-18. Clínica, diagnóstico e tratamento das miocardites infecciosas

Tipo de miocardite	Agentes	Clínica e diagnóstico	Tratamento
Viral	*Coxsackie A e B* (este último é o mais comum, sendo a causa de mais de metade dos casos). Outros: *Echovirus, Adenovirus,* vírus varicella-zoster, caxumba, sarampo, poliomielite, hepatite B, raiva, citomegalovírus, dengue, febre amarela, mononucleose infecciosa, herpes simples	Há um período de latência de algumas semanas entre o início dos sintomas agudos da infecção virótica e o início da miocardite clínica, sugerindo um mecanismo auto-imune da doença. Certos fatores como gravidez, desnutrição, alcoolismo, radiação, exercício, corticóides e lesão miocárdica prévia aumentam a susceptibilidade de lesão miocárdica. As miocardites por vírus podem se acompanhar de quadro de pericardite aguda, e sua manifestação varia de um quadro oligossintomático até arritmias graves, insuficiência cardíaca, bloqueios e morte súbita. Embora a maioria das infecções seja benigna, as infecções por *coxsackie* vírus parecem ser particularmente virulenta em neonatos e crianças. Em adultos são geralmente benignas, predominando outras manifestações de envolvimento viral como pleurodinia, mialgia, sintomas respiratórios altos e artralgias. Muitos pacientes com envolvimento miocárdico evidente desenvolvem insuficiência cardíaca congestiva com cardiomegalia e edema pulmonar. O ECG é quase sempre anormal, com alterações do segmento ST e onda T e arritmias, geralmente de origem ventricular. Distúrbios de condução atrioventriculares são comuns. O ECO pode revelar alterações difusas ou regionais na movimentação da parede do VE. O diagnóstico de miocardite viral pode ser feito por identificação do vírus nas fezes, lavados de orofaringe, sangue, miocárdio ou líquido pericárdico. Os vírus também podem ser identificados por distintos aumentos (cerca de 4 vezes) nos anticorpos vírus-neutralizantes, fixação de complemento, ou títulos de inibição de hemaglutinação. As culturas são geralmente negativas e os testes sorológicos não diagnósticos	O paciente geralmente se recupera dentro de semanas, embora o ECG e a função ventricular necessitem de meses para retornar ao normal. O tratamento é apenas sintomático, com atenção às possíveis complicações
Bacteriana	Ver Quadro 12-7	Envolvimento cardíaco na **brucelose** é incomum, usualmente se manifestando por endocardite. O envolvimento miocárdico, quando ocorre, se manifesta por alterações na onda T e prolongamento da condução atrioventricular. O envolvimento cardíaco é comum em pacientes com infecção por ***Clostridium*** spp. A lesão miocárdica resulta de toxina produzida pela bactéria. Os achados patológicos são distintos, com presença de bolhas de gás no miocárdio. ***Clostridium perfringens*** pode causar abscessos miocárdicos, com perfuração miocárdica e pericardite purulenta. O envolvimento cardíaco é uma das complicações mais sérias da **difteria** e ocorre em mais de um quarto dos casos. Exame microscópico revela característica infiltração gordurosa dos miócitos, geralmente com um infiltrado inflamatório intersticial, miocitólise e necrose hialina das fibras musculares. Sinais de IC tipicamente aparecem no final da primeira semana da doença. Cardiomegalia e ICC estão geralmente presentes. Um galope protodiastólico e edema pulmonar podem ser aspectos proeminentes. Pode haver aumento das transaminases séricas, sendo um alto nível associado a pior prognóstico	

(Continua)

100 ❑ PARTE II ✔ SÍNDROMES INFECCIOSAS

		Quadro 12-18. Clínica, diagnóstico e tratamento das miocardites infecciosas *(Continuação)*	
Tipo de miocardite	**Agentes**	**Clínica e diagnóstico**	**Tratamento**
Bacteriana	Ver Quadro 12-17	Embora pneumonia, rabdomiólise, insuficiência renal e hepática sejam comuns na infecção por ***Legionella pneumophila***, o envolvimento cardíaco é raro, consistindo primariamente de alterações de ST – T. Envolvimento miocárdico é comum em casos de **infecção meningocócica** fatal, mas é menos comumente reconhecido nos casos usuais. Pode resultar em ICC, bem como derrame pericárdico com tamponamento. Pode haver morte súbita, geralmente devido ao envolvimento do nó AV. Achados patológicos consistem em lesões miocárdicas hemorrágicas, ocasionalmente associadas a organismos intracelulares. Nas infecções por ***Mycoplasma pneumoniae***, alterações no ECG são comuns durante o curso de uma pneumonia atípica, embora cardite clinicamente aparente não o seja. Alterações não específicas de ST – T são os achados mais comuns. Essas alterações eletrocardiográficas se resolvem dentro de uma a duas semanas. Pericardite pode ser um achado proeminente e ICC é ocasionalmente vista. A recuperação completa é a regra na maioria dos pacientes, embora uns poucos possam ter seqüelas persistentes, particularmente arritmias. Miocardite complicando infecção por ***Chlamydia psittaci*** *é relativamente comum e caracterizada por ICC e pericardite aguda. Febre, dor torácica, alterações no ECG, cardiomegalia, êmbolos sistêmicos, taquicardia e hipotensão podem ocorrer. Envolvimento miocárdico em infecções por* ***Salmonella*** **spp** é raro, embora alterações no ECG (alterações de ST-T, intervalo PR prolongado e QRS de baixa voltagem) sejam geralmente vistas, sugerindo miocardite subclínica. Outras complicações cardiovasculares incluem trombo mural infectado, podendo resultar em êmbolos pulmonares e sistêmicos, e aneurismas micóticos. Abscessos miocárdicos podem romper, causando tamponamento cardíaco fatal. Miocardite com ICC ocorre mais comumente em crianças severamente doentes e com salmonelose, e está associada a maior mortalidade. Envolvimento do coração por ***Streptococcus*** **spp** pode produzir uma miocardite distinta da cardite reumática, caracterizada por infiltrados intersticiais compostos de mononucleares com ocasionais leucócitos polimorfonucleares. Pode haver pequenas áreas de necrose miocárdica. O ECG pode mostrar freqüentemente prolongamento dos intervalos PR e QT. O envolvimento miocárdico pelo ***Mycobacterium tuberculosis*** (não como complicação de pericardite tuberculosa) é raro. A maioria dos casos é silenciosa e estes só são diagnosticados na autópsia. Pode levar a arritmias como fibrilação atrial e taquicardia ventricular, bloqueio AV completo, ICC, aneurismas ventriculares esquerdos e morte súbita	Antibióticos podem ser usados visando o agente etiológico isolado ou mais provável. No caso de miocardite pelo bacilo diftérico, devido aos sérios efeitos de suas toxinas no miocárdio, a antitoxina diftérica deve ser administrada o mais rapidamente possível

Quadro 12-18. Clínica, diagnóstico e tratamento das miocardites infecciosas *(Continuação)*			
Tipo de miocardite	**Agentes**	**Clínica e diagnóstico**	**Tratamento**
Fúngica	*Actinomyces* spp, *Aspergillus* spp, *Blastomyces* spp, *Candida* spp, *Coccidioidomycosis*, *Cryptococcus* spp, *Histoplasma* spp, agentes da mucormicose	As infecções cardíacas por fungos ocorrem mais freqüentemente em pacientes com doença maligna e/ou que estejam recebendo quimioterapia, corticóides, radioterapia ou terapia imunossupressora. Cirurgia cardíaca, uso de drogas intravenosas e infecção pelo HIV são fatores predisponentes. A actinomicose, candidíase, aspergilose e histoplasmose são as que mais causam miocardite. O grau de comprometimento é variável com um quadro oligossintomático e evidências de importante agressão miocárdica, com IC, arritmias e bloqueios. Na actinomicose, a lesão miocárdica é um abscesso necrotizante, supurativo, contendo o organismo, circundado por tecido de granulação. O envolvimento miocárdico na aspergilose generalizada não é infreqüente e, quando ocorre, pode ser fatal	Visa eliminar o agente causador e corrigir as complicações da miocardite
Protozoários	*Entamoeba* spp, *Leishmania* spp, *T. cruzi, T. gondii*	No Brasil, a doença de Chagas e a toxoplasmose são as mais freqüentes causas de miocardite por protozoários. Para maior detalhe sobre a moléstia de Chagas, reportar-se ao Capítulo 86. A toxoplasmose pode determinar agressão miocárdica tanto na forma congênita como na forma adquirida, principalmente quando houver baixa resistência orgânica (tumores malignos, uso de imunossupressores e quimioterápicos). Há muitos casos de miocardite por toxoplasma fatal, mas a doença pode adquirir o caráter de uma miocardite crônica, como na moléstia de Chagas. O quadro clínico inclui febre, astenia, sinais de envolvimento neurológico, podendo haver somente taquicardia persistente, indicando miocardite inaparente ou quadro característico de IC, arritmias, bloqueios e sinais de pericardite associada. A recuperação completa de uma miocardite por toxoplasma é rara, havendo alterações residuais no ECG e/ou radiografia	Tratamento da miocardite por toxoplasma é feito com a combinação de pirimetamina e sulfonamidas, mas a resposta à terapia é variável. O tratamento parece não ter efeito na forma de cisto

BIBLIOGRAFIA CONSULTADA

ACC/AHA Guidelines for the Clinical Application of Echocardiography. A Report of the American College of Cardiology/American Heart Association. Task Force on Practice Guidelines (Committee on Clinical Application of Echocardiography). Developed in collaboration with the American Society of Echocardiography. *Circulation* 1997;95:1686–1744.

Bayer et al. Diagnosis and management of infective endocarditis and its complications. *Circulation* 1998;98:2936–48.

Benchimol AB, Benchimol CB, Albanesi F.º FM. Doenças do pericárdio. *In* Azevedo AC: *Cardiologia*. São Paulo: Sarvier, 1984.

Braunwald E. Pericardial Disease. *In* Fauci, Braunwald E, Isselbacher KJ, Wilson JD, Martin DL, Kasper DL, Hauser SL, Longo DL: *Harrison's Principles of Internal Medicine*. 14th ed. New York: McGraw-Hill, 1998.

Dajani AS, Taubert KA, Wilson W, Bolger AF, Bayer A, Ferrieri P, Gewitz MH, Shulman ST, Nouri S, Newburger JW, Hutto C, Pallasch TJ, Gage TW, Livison ME, Peter G, Zuccaro G. Prevention of bacterial endocarditis. Recommendations by the American Heart Association. *Circulation* 1997;96:358–66.

Durack DT, Lukes AS, Bright DK. New criteria for diagnosis of infective endocarditis: Utilization of specific echocardiographic findings. *Am J Med* 1994;96:200–9.

Fortes CQ, Korzeniowski OM. Endocardite infecciosa. *In* Schechter M, Marangoni DV: *Doenças Infecciosas – Conduta Diagnóstica e Terapêutica*. 2ª ed. Rio de Janeiro: Guanabara-Koogan, 1998.

Garzon SAC, Lorga AM. Doenças do miocárdio. *In* Azevedo AC: *Cardiologia*. São Paulo: Sarvier, 1984.

Gomes AP, Siqueira-Batista R, Mascarenhas LA, Barroso DE. Estafilococcias. *In* Siqueira-Batista R, Gomes AP, Igreja RP, Huggins DW: *Medicina Tropical – Abordagem Atual das Doenças Infecciosas e Parasitárias*. Rio de Janeiro: Cultura Médica, 2001.

Kaye D. Infective endocarditis. *In* Fauci, Braunwald, Isselbacher, Wilson, Martin, Kasper, Hauser, Longo: *Harrison's Principles of Internal Medicine*. 14th ed. New York: McGraw-Hill, 1998.

Levison ME. Infective endocarditis. *In* Goldman, Bennett, Drazen, Gill, Griggs, Kokko, Mandell, Powell, Schafer L: *Cecil Textbook of Medicine.* 21st ed. Philadelphia: WB Saunders, 2000.

Manning WJ. Pericardial disease. *In* Goldman LG, Bennett, JC: *Cecil Textbook of Medicine.* 21st ed. Philadelphia: WB Saunders, 2000.

Mansur AJ. Endocardite Infecciosa – conceito, etiopatogenia, fisiopatologia e diagnóstico. *In* Timerman A, César LAM: *Manual de Cardiologia* – Sociedade de Cardiologia do Estado de São Paulo – SOCESP. Rio de Janeiro: Atheneu, 2000.

Mylonakis E. Infective endocarditis in adults New Eng. J. Med 2001; 345:1318-1329.

O'Grady NP, Barie PS, Bartlett J, Bleck T, Garvey G, Jacobi J, Linden P, Maki DG, Nam M, Pasculle W, Pasquale MD, Tribett DL, Masur H. Practice parameters for evaluating new fever in critically ill adult patients. *Crit Care Med* 1998;26:392–408.

Sampaio RO, Grinberg M. Endocardite infecciosa – princípios de tratamento e prognóstico. *In* Timerman A, César LAM:

Manual de Cardiologia – Sociedade de Cardiologia do Estado de São Paulo – SOCESP. Rio de Janeiro: Atheneu, 2000.

Sexton DJ, Bashore TM. Infective endocarditis. *In* Topol E: *Cardiovascular Medicine.* Philadelphia: Lippincott Raven, 1998.

Sohsten RV, Kaye D. Endocardite infecciosa. *In* Veronesi R, Focaccia R: *Tratado de Infectologia.* Rio de Janeiro: Atheneu, 1997.

Spodick DH. Pericardial diseases. *In* Braunwald E, Zipes L, Libby GI: *Heart Disease – A Textbook of Cardiovascular Medicine.* 6th ed. Philadelphia: WB Saunders, 2001.

Wilson WR, Karchmer AW, Dajani AS, Taubert KA, Bayer A, Kaye D, Bisno AL, Ferrieri P, Schulman ST, Durack DT, Phil D. Antibiotic treatment of adults with infective endocarditis due to streptococci, enterococci, staphylococci, and HACEK microorganisms. *JAMA* 1995;274:1706–13.

Wynne J, Braunwald E. The cardiomyopathies and myocarditides. *In* Braunwald E, Zipes L, Libby GI: *Heart Disease – A Textbook of Cardiovascular Medicine.* 6th ed. Philadelphia: WB Saunders, 2001.

CAPÍTULO 13
Infecções Intra-Abdominais

Luiz Carlos Ramos Maggioni ◆ Marcelo Souto Nacif
Joaquim Maurício da Motta-Leal-Filho ◆ Carlos Cleber Nacif

INTRODUÇÃO

As infecções intra-abdominais compreendem todas as infecções situadas na cavidade abdominal, tais como as **peritonites**, que podem ser difusas e localizadas (abscessos), as **infecções retroperitoneais** (abscesso pancreático) e as **infecções viscerais** (vísceras ocas e maciças). Existem várias classificações das infecções intra-abdominais, e optamos pela classificação abaixo por acreditarmos que seja a mais didática. As infecções das vísceras ocas são abordadas geralmente em capítulos específicos, tais como as colecistites, as enterites difusas (GECA) e regionais (doença de Crohn) e outras.

CLASSIFICAÇÃO

A) Peritonite
  1. Primária
     - Espontânea.
     - Na infância.
     - Na infecção genital.
     - Nos imunodeprimidos.
     - Na tuberculose.
     - Na diálise peritoneal contínua (CAPD).
     - Por outros agentes.
  2. Secundária
     - Supurativa aguda.
     - Traumática.
     - Química.
     - Pós-operatória.
  3. Terciárias
B) Abscessos intra-abdominais
  1. Intraperitoneais (36%)
     - Subfrênico.
     - Pélvicos.
     - Entre alças (bloqueados).
  2. Retroperitoneais entre peritônio e fáscia transversalis (38%)
     - Abscessos anteriores: lesões do tubo digestivo (duodeno e cólons).
     - Abscessos posteriores: peripancreático, perirrenal e coluna vertebral.
     - Abscesso retrofascial: músculo psoas.
  3. Viscerais (26%)
     - Hepático.
     - Esplênico.
     - Pancreático.
     - Renais.

PERITONITE

Consiste na inflamação do peritônio, localizada ou generalizada, devido à contaminação por microrganismos, irritantes químicos ou outras causas. Pode acontecer em qualquer faixa etária. Na criança, houve um grande declínio na incidência, devido ao uso de antibióticos para tratamento de infecções das vias aéreas superiores.

PRIMÁRIA

Ocorre quando a infecção peritoneal não está diretamente relacionada com outra anormalidade intra-abdominal, sendo monobacterianas em geral. Podem apresentar diversas formas.

Peritonite bacteriana espontânea

É uma complicação grave observada em cirróticos com hipertensão portal que desenvolvem infecção no líquido ascítico. Por definição, não pode existir uma causa intra-abdominal de infecção. Em 70% dos casos, são causadas por bactérias gramnegativas, sendo as mais comuns: *Escherichia coli* e *Klebsiella pneumoniae*. *Streptococcus pneumoniae* também é responsável por um número razoável de casos, sobretudo em infecções associadas a síndrome nefrótica. Raramente, anaeróbios estão envolvidos. A sobrevida em dois anos é menor que 50% e a evolução para o óbito relaciona-se com a ocorrência de sangramentos gastrointestinais, septicemia e falência de múltiplos órgãos.

Os pacientes apresentam-se como imunodeprimidos, possuindo alterações da fagocitose (dos macrófagos do baço e fígado) e diminuição da concentração de albumina, o que leva à passagem de bactérias entéricas para o interior da cavidade abdominal, desenvolvendo-se, então, a peritonite bacteriana espontânea (PBE).

Observa-se, geralmente, um quadro inespecífico, sem dor ou irritação peritoneal e, raramente, dor abdominal com descompressão dolorosa. Em geral, verifica-se febre, ascite dolorosa e sinais de sepse, podendo estar presentes sinais de descompensação da função hepática (encefalopatia e/ou insuficiência renal).

Dez por cento (10%) dos casos evoluem de forma assintomática, exigindo para seu diagnóstico, alto grau de suspeição, sendo de extrema importância o diagnóstico laboratorial do líquido ascítico, obtido por paracentese. Os exames a serem solicitados são: pH (< 7,35), citologia total e específica (neutrófilos >250 PMN/mm^3 – sensibilidade de 93%), lactato (> 32 mg/dl), técnica de coloração pelo Gram e cultura com antibiograma. Se a contagem de células for superior a 500 por mm^3, é considerada diagnóstica, mesmo na ausência de clínica. A LDH está aumentada e a concentração de albumina do líquido ascítico < 1 g/L eleva 10 vezes o risco de PBE.

Os exames de imagem devem ser realizados para afastar peritonite secundária, porém, já nos exames do líquido ascítico, podemos encontrar na cultura crescimento de mais de um germe e mais, pelo menos, dois destes itens: proteínas do líquido ascítico > 1 g/dL, LDH > 225 UI, glicose < 50 mg/dL, leucócitos > 10.000/mm^3 ou ausência de resposta ao tratamento em 48 horas, o que falaria a favor de peritonite secundária.

O tratamento deve ser empírico e de início precoce sendo a droga de escolha uma cefalosporina de terceira geração (Ceftriaxona 1 g de 12/12h ou cefotaxime 2 g, EV, de 8/8h por 14 dias) e uma nova paracentese deve ser realizada em 48 horas, devendo apresentar redução de 50% na contagem de PMN. Pode ser realizada a descontaminação intestinal profilática com norfloxacina 400 mg/dia por tempo prolongado, evitando-se assim a PBE recorrente. Porém o melhor tratamento para esses pacientes será o transplante de fígado.

Na infância

É mais comum em meninas, aos dois meses de idade, porém após os cinco anos a incidência por sexo se equivale, sendo mais freqüente em crianças com síndrome nefrótica ou cirrose hepática. Os germes mais encontrados são os cocos gram-positivos, *S. pneumoniae* e *Streptococcus pyogenes*, principalmente e em cirróticos, os bacilos gram-negativos. A infecção pode ser ascendente, via trompa de Falópio, hematogênica (bacteremia) e por contigüidade, como nas pneumonias de base.

O paciente encontra-se com dor abdominal (descompressão dolorosa), febre, náuseas e vômitos com redução do peristaltismo. O diagnóstico pode ser firmado pelo exame do líquido peritoneal com coloração de Gram e análise do líquido (cultura e antibiograma, pH e celularidade). O tratamento é clínico, com antibioticoterapia com penicilina G cristalina, devendo os abscessos serem drenados cirurgicamente.

Na infecção genital

É causada principalmente por *Neisseria gonorrhoeae* e *Chlamydia trachomatis*, muitas vezes em associação com doenças sexualmente transmissíveis. Podem ser restritas à pelve, caracterizando a doença inflamatória pélvica, ou causar peritonite difusa. Também podem desencadear a peri-hepatite (síndrome de Fitz-Hugh-Curtis). Nos casos restritos à pelve, a leucorréia e a dor à mobilização do colo uterino e anexos são os sinais mais prevalentes, porém quando de caráter difuso podem apresentar febre e calafrios, náuseas e vômitos, dor no hipocôndrio direito, defesa abdominal e sinal de "Kerr". Desta forma, o diagnóstico é clínico sendo complementado pela ultra-sonografia abdominal e pélvica (endovaginal) e pela laparoscopia. A microscopia direta e a cultura da secreção peritoneal ou da endocérvix revelarão o agente etiológico. Assim, o tratamento de escolha é Ceftriaxona 250 mg, IM, dose única e doxiciclina 100 mg, VO, 2 vezes ao dia durante 14 dias, cobrindo *N. gonorrhoeae* e *C. trachomatis*, respectivamente. O tratamento deve ser precoce para prevenir a infertilidade, prenhez ectópica e infecção residual crônica, sempre tendo em mente que em alguns pacientes o tratamento hospitalar ou cirúrgico serão indicados.

Nos imunodeprimidos

É um diagnóstico difícil, muitas vezes pelo quadro oligossintomático ou pela sobreposição de sintomas. Desta forma, o diagnóstico precoce é incomum e exige alto grau de suspeição, sendo os exames complementares e de imagem de extrema importância. Assim, a ultra-sonografia pode ser realizada na busca de líquido livre, necessitando-se de uma paracentese com posterior análise direta, Gram e cultura com antibiograma. Se não for evidente a presença de líquido livre, devem ser realizadas tomografia computadorizada e laparoscopia. Os principais agentes etiológicos são as bactérias oportunistas e os fungos, sendo que nos pacientes com Síndrome da Imunodeficiência Adquirida (AIDS), o citomegalovírus pode ser a causa da peritonite. A terapêutica deve ser empírica e poderá ser modificada posteriormente conforme os resultados da cultura.

Na tuberculose

A tuberculose extrapulmonar, ocorre em 10% dos pacientes sem infecção pelo HIV e em mais de 70% dos pacientes com a infecção, sendo o foco peritoneal comum em apenas 2% dos casos nos EUA, porém esta incidência aumenta nos países subdesenvolvidos. O agente etiológico é o *Mycobacterium tuberculosis*, sendo a faixa etária mais acometida a terceira ou quarta décadas de vida. Pode ser por contaminação hematogênica ou direta a partir de focos abdominais. Existem duas formas clínicas: a primeira decorrente do aumento do volume abdominal, por ascite (95% dos casos) e a segunda caracterizada por dor abdominal e febre baixa, e pela palpação, eventualmente, de plastrão devido às aderências, ao espessamento do mesentério e das alças juntamente com linfonodomegalia. Poderão estar presentes febre com sudorese noturna, astenia, anorexia e perda de peso. O exame do líquido ascítico, obtido por paracentese, revela exsudato inflamatório linfocítico com alto conteúdo protéico (2,5 g/dl), LDH > 90 U/L, baixos níveis de glicose (<30 mg/dl) e leucocitose maior que 500/µL, o que traz uma sensibilidade de 70%, porém com baixa especificidade. A radiografia do tórax mostra doença pulmonar em 25% dos pacientes. A ultra-sonografia e a tomografia computadorizada podem ajudar na avaliação abdominal, porém, o diagnóstico é firmado pela laparoscopia com biópsia do peritônio ou laparotomia, onde é observado espessamento peritoneal com implantes branco-amarelados, cujo exame histopatológico revela processo inflamatório granulomatoso específico. O tratamento é clínico com o esquema tríplice (RIP) por seis meses.

Na diálise peritoneal contínua

De incidência variável, é mais comum em portadores nasais de *S. aureus*, porém após um ano 70% dos pacientes já apresentaram peritonite, que pode ser recorrente. Geralmente, é monomicrobiana sendo os gram-positivos da superfície cutânea (*Staphylococcus epidermidis*, *S. aureus*, *Streptococcus* spp e difteróides) os agentes mais comuns, podendo mais raramente ser por gram-negativos e fungos (*Candida* spp). Sabe-se que os pacientes submetidos a CAPD possuem uma redução na defesa celular e humoral, de modo que, mesmo contaminações mínimas podem desencadear a peritonite. Esta pode ser por contaminação do cateter, translocação bacteriana, via hematogênica ou ainda, por via vaginal ascendente. A turvação do líquido de diálise poderá ser o único achado, mas os sinais mais freqüentes são: dor abdominal, náuseas. vômitos, febre e diarréia. A contagem de leucócitos no líquido de diálise peritoneal acima de 100/mm^3 com predomínio de neutrófilos confirma o diagnóstico. Deve-se realizar a cultura e antibiograma do líquido peritoneal e iniciar o tratamento empírico com vancomicina e gentamicina pelo próprio líquido de diálise, aumentando o número de diálises para cinco ou seis nas primeiras 24 horas, sendo a melhora esperada em 48 a 96 horas, podendo-se deixar o uso do antibiótico parenteral para os casos mais graves. Assim, se necessário o uso parenteral, deve-se realizar o Gram do líquido e se forem visualizados cocos gram-positivos, está indicada a administração de vancomicina. No caso de visualização de bacilos gram-negativos, são indicadas cefalosporinas de terceira geração ou aminoglicosídeos, ambos com ação antipseudomonas. É necessário avaliar a troca do cateter, principalmente nos casos de difícil controle. Na peritonite por *Candida* spp, o fluconazol é a droga de escolha, sendo necessário retirar o cateter. Se não houver resposta, a anfotericina B deverá ser a droga utilizada.

Por outros agentes

A peritonite primária já foi descrita em contaminações por *Pityrosporum* spp, *Nocardia* spp, *Strongyloides stercoralis*, actinomicose e amebíase, sendo necessário um alto índice de suspeição nesses casos, principalmente se os pacientes são **imunodeprimidos**.

OBS.: O tratamento da peritonite primária é eminentemente clínico, com medidas de suporte (CTI), boa hidratação e antibioticoterapia adequada. Podem existir dúvidas no diagnóstico, principalmente em locais onde o serviço de radiologia não está disponível. Assim, não é infreqüente que cirurgiões experientes sejam levados a fazer laparotomias exploradoras devido a peritonites difusas (em imunodeprimidos) ou em abscessos intracavitários bloqueados (imunocompetentes) e que, por mais exaustivo que seja o inventário abdominal, não encontrem a lesão causal. Acaba-se fazendo uma lavagem abdominal exaustiva com desbridamento e o paciente, freqüentemente, tem evolução satisfatória.

SECUNDÁRIA

É quando um processo intra-abdominal, como perfuração do apêndice ou ruptura de uma víscera oca, é evidente.

Na peritonite aguda, temos os seguintes elementos essenciais para o seu diagnóstico:

- História de doença abdominal.
- Dor abdominal, vômitos, febre e prostração.
- Rigidez abdominal e dor difusa ou localizada à palpação (muitas vezes dor à descompressão).
- Distensão abdominal e íleo paralítico, tardiamente.
- Leucocitose.

Supurativa aguda

É a mais freqüente forma de infecção peritoneal. Geralmente, se dá após processo inflamatório agudo de vísceras abdominais ou por extravasamento de conteúdo intestinal, promovendo, assim, infecção polimicrobiana. As causas mais comuns são apendicite aguda supurativa, perfuração de vísceras ocas (úlcera duodenal perfurada e colecistite aguda com necrose e perfuração) e diverticulite. É importante saber que na forma supurativa aguda existe uma primeira fase séptica (toxemia) e outra caracterizada pela formação de abscessos, sendo que, para a evolução do quadro, o sinergismo bacteriano torna-se muito importante.

Deve-se ter em mente os principais agentes etiológicos causadores da peritonite, para realizar-se um tratamento antimicrobiano adequado. Os gram-negativos aeróbios (*E. coli*, *Proteus* spp, *Klebsiella* spp e *Enterobacter* spp), gram-positivos aeróbios (*Enterococcus faecalis* e *Streptococcus* spp) e *Bacteroides fragi-*

lis, *Clostridium* spp, *Peptostreptococcus* spp devem ser os principais patógenos cobertos pela antibioticoterapia. Caso esta tenha uma evolução insatisfatória, deve-se pensar em *P. aeruginosa*. Os sinais e sintomas variam de acordo com a doença de base e, quando existe a predominância de um quadro de abdome agudo inflamatório, deve-se lembrar que, apesar do sinal de Blumberg ser clássico, está presente em apenas 50% dos casos. Desta forma, na abordagem diagnóstica, a anamnese e o exame clínico são de extrema importância e poderão fechar o diagnóstico da doença de base, na grande maioria dos casos. Todavia, os exames laboratoriais e os de imagem, atualmente, tornaram-se importantes meios para a complementação diagnóstica.

Os exames de imagem a serem solicitados são:

- *Rotina radiológica para o abdome agudo:* tórax em incidência póstero-anterior (PA), decúbito dorsal e ortostática, sendo que o decúbito lateral direito (diverticulite) ou esquerdo (apendicite, perfuração de víscera oca) poderá ser solicitado dependendo da suspeita diagnóstica.

- *Ultra-sonografia:* exame de fácil realização e baixo custo, que pode trazer informações importantes sobre: líquido na cavidade, patologias das vias biliares, apendicite, entre outras.

- *Tomografia computadorizada:* confirma o diagnóstico em mais de 90% dos casos.

A laparoscopia diagnóstica tornou-se, atualmente, essencial porque freqüentemente, além de diagnóstica poderá ser terapêutica, o que irá trazer grandes benefícios aos pacientes. Infelizmente, esta técnica ainda não está disponível em todos os hospitais, principalmente em situações de urgência, continuando a punção e o lavado peritoneal, de grande ajuda. Em alguns casos, a laparotomia exploradora torna-se vital.

O tratamento, geralmente, é realizado em duas etapas:

- Suporte clínico para estabilização do paciente com antibioticoterapia adequada, o que poderá durar até 6 horas.

- Tratamento cirúrgico para a remoção do foco infeccioso e resolução da patologia de base.

O esquema antimicrobiano deverá ser iniciado após colheita de material para cultura e antibiograma e deverá cobrir, empiricamente, os patógenos citados acima. Assim, inicialmente, um esquema com gentamicina, metronidazol e ampicilina será adequado.

Traumática

O traumatismo abdominal pode produzir peritonite por, pelo menos, três maneiras: feridas penetrantes com lesão de vísceras, feridas penetrantes sem lesão de vísceras com corpo estranho e trauma abdominal fechado. Pacientes com traumatismo abdominal fechado, com dificuldade semiótica inicial e retardo diagnóstico, evoluem como na peritonite aguda supurativa, devendo ser tratados cirurgicamente após medidas iniciais de suporte clínico e antibioticoterapia. A principal forma de prevenção deste tipo de peritonite é a abordagem correta do paciente politraumatizado conforme as orientações da literatura e o uso dos exames complementares de imagem nos pacientes com quadro clínico inconclusivo.

Química

Considerada inflamação peritoneal causada por agentes não bacterianos. Desta forma, suco gástrico, pancreático, bile, sangue, urina, mecônio, quilo e bário tornam-se os agentes mais importantes. Na maioria dos casos, são estéreis ou com pequeno número de microrganismos, sendo a proliferação bacteriana encontrada, nos pacientes, nos quais ocorre o retardo no diagnóstico. Assim, o diagnóstico precoce e o tratamento cirúrgico tornam-se necessários.

Pós-cirúrgica

Ocorre, geralmente, em deiscências de anastomoses (5° ou 7°dia de pós-operatório) sem bloqueio e, conseqüente, peritonite difusa. Um alto índice de suspeição diagnóstica é necessário, pois o diagnóstico precoce é muitas vezes difícil, mas necessário. Observa-se que freqüentemente os sinais desta patologia são mascarados pela resposta metabólica ao trauma cirúrgico. O tratamento utilizado consta de: amicacina ou ceftazidima ou ciprofloxacina com ação para gram-negativos entéricos, inclusive *P. aeruginosa* associados a metronidazol ou clindamicina para os anaeróbios, já que agora trata-se de infecção hospitalar.

TERCIÁRIA

Apesar de esta terminologia ser questionável, é considerada como um estágio terminal da peritonite secundária com abscessos associados ou não, já que mesmo com o tratamento correto os sinais de sepse abdominal persistem e apenas microrganismos comuns são isolados do exsudato peritoneal. Geralmente, são os pacientes que estão em peritoneotomia, que permanecem em sepse e com quadro de peritonite difusa, algumas vezes já sem lesões de vísceras intra-abdominais, porém com grande seleção e resistência dos microrganismos devido ao grande número de antibióticos já utilizados. Desta forma, os patógenos mais importantes são: *Enterobacteriaceae* resistentes, *P. aeruginosa*, *Acinetobacter baummanni*, *Enterococcus* spp, *S. epidermidis*, *S. aureus* multirresistente ou fungos *(Candida* spp). Assim, sempre que se for realizar um procedimento cirúrgico, deve-se realizar novas culturas.

ABSCESSOS INTRA-ABDOMINAIS

Os abscessos intra-abdominais são considerados como seqüelas evolutivas das peritonites difusas ou localizadas, indicando um equilíbrio entre o organismo e a infecção. Este equilíbrio pode ser ameaçado, caso o paciente apresente uma evolução desfavorável, com catabolismo intenso, comprometendo seu estado imunológico, que pode levar ao desenvolvimento de infecção generalizada. A antibioticoterapia indicada é a associação de um aminoglicosídeo com o metronidazol ou uma cefalosporina de terceira geração com a ampicilina. Nos casos de pacientes graves, em CTI, as culturas e antibiogramas são de extrema importância, sendo a cobertura contra gram-negativos indispensável, e os esquemas poderiam ser: imipenem com cilastatina, aztreonam associado à clindamicina ou à ciprofloxacina e adicionar, se necessário, um fungicida como a anfotericina B.

INTRAPERITONEAIS

Podem decorrer de peritonite difusa, por contigüidade com foco séptico ou por contaminação de coleções. Os abscessos intraperitoneais compreendem os que se localizam nos seguintes espaços: espaço subfrênico direito e esquerdo, espaço sub-hepático direito (Morrison, mais freqüente), retrocavidade dos epíploons, goteiras parietocólicas direita e esquerda e fundo de saco de Douglas. Possuem como principais agentes: apendicite aguda, diverticulite aguda, lesões do trato biliar, úlcera péptica perfurada, pós-operatórios (deiscências anastomóticas) e traumáticas. Tendem a se localizar nas regiões de maior declive da cavidade abdominal, para onde tendem a descer o exsudato sob ação da gravidade. Os abscessos que se localizam na pelve evoluem de forma favorável e os das regiões subfrênicas evoluem com maior gravidade. Os sinais e sintomas são os de um quadro infeccioso peritoneal, porém a sintomatologia pode estar mascarada devido à doença de base.

A ultra-sonografia (US) e a tomografia computadorizada (TC) tornaram-se exames de grande importância na abordagem dos abscessos intra-abdominais. A etiologia do abscesso dependerá da patologia que o formou, levando-se em consideração os patógenos mais freqüentes nas diferentes regiões do trato gastrointestinal. O diagnóstico precoce das patologias primárias é o principal método de prevenção da formação de abscessos. O esquema antimicrobiano deve ser o mesmo para a peritonite supurativa aguda, porém se o paciente tiver uma boa evolução após a drenagem do abscesso, pode-se utilizar o antibiótico por menor tempo, como 5 dias, por exemplo.

O tratamento dos abscessos intra-abdominais é atualmente realizado por drenagem percutânea guiada pela US ou TC. A drenagem cirúrgica quando necessária deve ser, preferencialmente, extraperitoneal. Esses procedimentos devem ser realizados o mais precocemente possível, tendo o paciente que ser acompanhado no pós-operatório com medidas de suporte clínico e antibioticoterapia adequada. No entanto, nos casos de evolução grave (pancreatite necro-hemorrágica infectada, por exemplo) ou de diagnóstico retardado, o estado clínico do paciente agrava-se, tornando um dos maiores desafios para os cirurgiões. Nesses pacientes, o acompanhamento no CTI é importantíssimo e a peritoneostomia (laparostomia) deverá ser realizada, pois facilitará as laparotomias programadas, que serão fundamentais para a recuperação do paciente.

Subfrênico

São abscessos mais raros e localizados no espaço entre o diafragma e o mesocólon transverso. Sua localização profunda e a difícil abordagem ao exame físico, devido a poucos sinais inflamatórios locais, tornam seu diagnóstico e tratamento precoce de extrema importância, já que reduz a mortalidade a 10%. Devemos ressaltar que existem quatro espaços subfrênicos divididos em: supra-hepático direito e supra-hepático esquerdo pelo ligamento falciforme, o sub-hepático direito (Morrison) e a retrocavidade dos epíploons, sendo qualquer outra denominação um erro anatômico segundo Harley e Mitchell, na Inglaterra, e Boyd, na literatura americana. Os sintomas mais comuns são a dor no abdome superior e na porção inferior do tórax, podendo irradiar-se para o ombro e dificuldade respiratória, com tosse ou soluços. Sinais de pequeno derrame pleural, elevação e/ou espessamento do diafragma, nível hidroaéreo, atelectasias e até pneumonia de base podem ser visualizados à radiografia simples de tórax.

Pélvicos

Podem ser identificados como massa dolorosa no fundo de saco de Douglas pelo toque retal ou vaginal. Sinais de desconforto abdominal baixo, com disúria, polaciúria, diarréia e tenesmo são freqüentes. O tratamento é realizado através de drenagem trans-vaginal ou trans-retal quando este estiver bem delimitado e for de pequeno tamanho; caso contrário, a drenagem suprapúbica é indicada.

Entre alças (bloqueados)

Também são de difícil abordagem, pois, muitas vezes, o organismo na tentativa de isolar a infecção promove o que chamamos de bloqueio, o que pode levar a quadros gastrointestinais importantes como diarréia, enterorragia ou obstrução intestinal por bridas ou aderências, além de – não muito infreqüente – drenarem espontaneamente para a luz intestinal. Dessa forma, os sinais de irritação peritoneal e os quadros álgicos abdominais ficam mascarados.

RETROPERITONEAIS

O retroperitônio é considerado como o espaço entre o peritônio, anteriormente, e a fáscia *transversalis*, posteriormente. Podemos também subdividir o retroperitônio em três espaços, que são: anterior, que fica entre o peritônio e a fáscia renal anterior, posterior ou perinefrético e espaço retrofacial, onde se localiza o músculo psoas. Geralmente, compreendem os abscessos secundários às lesões ou traumas duodeno-pancreáticos, pancreatite aguda supurativa, traumas renais com lesões do parênquima renal e formação de hematoma e contaminação por urina (urinomas), abscesso do psoas (psoíte), diagnóstico diferencial com apendicite aguda. Todos os casos devem ser tratados com suporte clínico, antibioticoterapia adequada e drenagem do abscesso, seja pela punção direta por radiologia intervencionista e/ou drenagem extraperitoneal. Os métodos de imagens hoje em dia são de extrema importância para o diagnóstico diferencial dessas patologias.

VISCERAIS

Hepático

São pouco comuns e têm geralmente etiologia piogênica ou amebiana. São os mais freqüentes abscessos viscerais. Também podem decorrer de cistos hepáticos simples ou cistos hidáticos infectados, que merecem uma abordagem etiológica ou grandes tumores hepáticos com necrose central e supuração secundária.

Abscesso piogênico. Sofreram grande impacto com o surgimento dos antibióticos, sendo, no passado, mais freqüentes nos jovens com apendicite e hoje, nos idosos com obstrução biliar (icterícia obstrutiva) e doenças como o câncer, diabetes *mellitus* e doenças do cólon (diverticulites). Quando em jovens,

deve-se, sempre, atentar para infecções por *S. aureus* de outros sítios. As bactérias podem atingir o fígado de vários modos, como o trato biliar, a veia porta, a artéria hepática ou a extensão direta de um foco infeccioso ou de um ferimento penetrante. O quadro clínico pode ser agudo, mas geralmente é insidioso, com febre a esclarecer e vários outros sinais e sintomas inespecíficos como astenia, anorexia e perda de peso. Pode existir também dor no hipocôndrio direito (hepatomegalia dolorosa, visto em 50% dos casos) e atelectasia, derrame pleural e pneumonia (20% a 50%). O quadro agudo, geralmente, apresenta-se como quadros abdominais graves, colangite supurativa ou peritonite com pileflebite e sepse, evoluindo com icterícia e falência de múltiplos órgãos. Hemograma com leucocitose importante e desvio à esquerda ocorre freqüentemente nos quadros agudos, a TC tem sensibilidade diagnóstica de aproximadamente 95% e a US, de 90%. Como a US é um exame mais barato, tornou-se o exame inicial de eleição na maioria dos centros médicos. O tratamento deve englobar cobertura para gram-negativos entéricos, anaeróbios e *S. aureus*, sendo indicado oxacilina, gentamicina e metronidazol, após cultura e antibiograma, porém a drenagem percutânea sob controle de US ou CT deverá ser realizada, se o quadro se prolongar.

Abscesso amebiano. Causado pela *Entamoeba histolytica*, que chega ao fígado pelo sistema porta, alojando-se freqüentemente no lobo direito. Possui enzimas proteolíticas que destroem o parênquima hepático, formando uma grande área necrótica contendo "pus", espesso, castanho-avermelhado ("calda de chocolate"), que é característico desta enfermidade. A sintomatologia muitas vezes vai depender do tamanho do abscesso, sendo a disenteria amebiana presente em apenas 10% dos casos e cistos nas fezes presente em 15% dos casos. O início costuma ser insidioso, com calafrios e sudorese. A febre é variável, podendo ser o único sintoma ou mesmo estar ausente. Quando o abscesso sofre infecção secundária, o que ocorre em 20% dos casos, tornando o pus verde ou amarelo e de odor fétido, a febre estará presente. A icterícia é rara ou leve, estando presente nos grandes e múltiplos abscessos, que podem estar comprimindo ductos biliares. Pode apresentar dor em hipocôndrio direito e ser referida no ombro, piorando com a inspiração profunda e tosse. Os exames de fezes são inconclusivos, não descartando a presença da infecção. A US e a TC são de grande utilidade no diagnóstico e acompanhamento da evolução dos pacientes, porém as alterações não são específicas de abscesso amebiano. A aspiração diagnóstica só deverá ser realizada em casos onde a epidemiologia, a clínica e os exames laboratoriais, incluindo a sorologia, não foram capazes de diferenciar os abscessos amebianos dos piogênicos. Dessa forma, os critérios diagnósticos principais estão expostos no Quadro 13-1.

Quadro 13-1. Critérios diagnósticos principais para o abscesso hepático amebiano

- Fígado doloroso e aumentado em paciente jovem do sexo masculino
- Resposta ao metronidazol
- Leucocitose acentuada sem anemia nos quadros agudos e leucocitose menos acentuada e anemia nos quadros insidiosos
- Achados radiológicos sugestivos (elevação do diafragma direito, opacificação dos seios costofrênico e cardiofrênico direito por aderências, derrame pleural ou pneumonia basal direita)
- Demonstração de "pus" amebiano com identificação de trofozoítas, o que ocorre em 20% dos casos, já que o parasita se encontra junto à parede do abscesso. Devemos ressaltar que em 20% dos casos existe infecção bacteriana secundária, tendo o abscesso as mesmas características de um abscesso piogênico
- Defeito de enchimento demonstrado por um método de imagem (US ou TC)
- Reação de hemoaglutinação amebiana positiva

O tratamento é clínico com metronidazol 750 mg, três vezes ao dia durante 10 dias. A cirurgia só está indicada nos casos de infecção secundária ou de complicações como, por exemplo, ruptura para cavidade peritoneal ou pleural. A fim de evitar recidivas, deve-se dar um amebicida luminal como o furoato de diloxanida (500 mg, VO, três vezes ao dia por 10 dias) ou idoquinol (650 mg, VO, três vezes ao dia por 20 dias) para cobrir as amebas que persistirem no intestino.

Esplênico

Causa incomum de abscesso intra-abdominal, podendo estar associado a infecções sistêmicas (endocardite bacteriana e sepse), trauma abdominal fechado (hematoma subcapsular infectado) ou rafias *(S. aureus)* e hemoglobinopatias (infarto esplênico das talassemias ou anemia falciforme). Atualmente, devemos estar atentos para os pacientes usuários de drogas injetáveis e os imunodeprimidos, já que existe uma incidência maior nesses grupos de pacientes. A clínica é semelhante à de um abscesso subfrênico esquerdo, onde a esplenomegalia dolorosa pode ser evidenciada. De forma geral, os bacilos gram-negativos são encontrados em 40% dos casos, *S. aureus* em 15%, anaeróbios em 10%, *Streptococcus* spp em 10% e *Candida* spp também podendo estar presente. As hemoculturas tornam-se positivas em 30% a 50% dos pacientes, assim a cultura do conteúdo do abscesso é essencial para o manejo terapêutico. O tratamento consiste em antibioticoterapia e drenagem percutânea. Nos casos de esplenomegalia volumosa e múltiplos abscessos, devemos recorrer à esplenectomia.

Abscesso pancreático (ou infecção pancreática)

A infecção peripancreática e o abscesso pancreático surgem, quase sempre, no decorrer da pancreatite aguda grave. A presença de necrose pancreática caracteriza a pancreatite grave (ou necrotizante) e é o substrato para a infecção secundária e para elevada mortalidade. Nos casos de necrose, a infecção é o fator responsável por 80% da mortalidade.

O diagnóstico da infecção no curso da necrose pancreática dificilmente pode ser feito em bases clínicas. O método preconizado é a punção com agulha fina orientada por TC ou por US. A TC reconhece a presença de necrose em 90% dos casos com área extensa e em 79% dos casos com áreas menores. No relato de Bradley & Allen, em 194 pacientes com pancreatite aguda inequívoca, a TC contrastada (dinâmica) demonstrou necrose em 38 (20%); nestes, a punção com agulha fina TC-orientada encontrou infecção em 71%.

Considerando o impacto que a infecção traz para a mortalidade dos pacientes, deve-se pensar em antibioticoterapia. A escolha dos antibióticos depende da flora bacteriana encontrada, da penetração dos antibióticos no pâncreas sadio e na necrose e dos resultados dos testes clínicos. A microbiota é de origem entérica (transmigração), predominando *E. coli,* seguida de *K. pneumoniae, S aureus, P. aeruginosa* e *Proteus mirabilis*. Nos últimos anos, têm sido descritas infecções por *Enterococcus faecalis, E. aerogenes, B. fragilis* e finalmente *Candida* spp, *Serratia marcescens* e *Serratia putrefaciens*. Os antibióticos de escolha são o imipenen ou, como segunda escolha, uma quinolona associada com metronidazol ou clindamicina.

Diagnosticada a infecção peripancreática, além do uso dos antibióticos indicados, é indispensável drenagem cirúrgica. As técnicas operatórias compreendem a drenagem aberta seguida de lavagem contínua ou drenagem aberta seguida de tamponamento (nesse caso com reoperação a cada dois a três dias). Mesmo com tratamento intensivo, nutrição parenteral total, drenagem cirúrgica e antibioticoterapia, a mortalidade é elevada, cerca de 30%.

Abscesso pancreático é uma coleção purulenta, intra-abdominal, próxima ao pâncreas, com pouca ou nenhuma necrose, em conseqüência de pancreatite aguda ou trauma pancreático. Eventualmente, podem ocorrer abscessos por via hematogênica, sobretudo em pacientes imunodeprimidos (infecção por HIV).

Deve-se pensar neste diagnóstico, no paciente com pancreatite aguda que, por volta da quarta semana, apresenta piora do quadro clínico, febre, massa abdominal e leucocitose. A TC confirma o diagnóstico. O tratamento consiste no uso dos antibióticos já relacionados e na drenagem cirúrgica, ou em casos selecionados, quando são pequenos e bem circunscritos, na drenagem percutânea. Embora esses pacientes não sejam tão graves quanto aqueles com necrose pancreática infectada, a mortalidade incide em 14% a 57% dos casos.

Renais

Podem ser do parênquima renal (abscessos corticais ou corticomedulares) ou do tecido perinefrético. Os abscessos corticais resultam de êmbolos sépticos, sendo o *Staphylococcus aureus* o agente etiológico mais comum. Os abscessos corticomedulares são resultantes das patologias do trato urinário baixo, onde os agentes mais freqüentes são os coliformes fecais. Os abscessos perinefréticos ocorrem por extensão direta de infecção do parênquima renal (gram-negativos: *E. coli, Proteus* spp, *P. aeruginosa* e *Klebsiella* spp) ou por via hematogênica (gram-positivos: *S. aureus*). A sintomatologia pode ser de um quadro agudo com febre alta, calafrio e dor lombar de aparecimento tardio. Os sintomas urinários são infreqüentes, podendo existir dor à palpação do ângulo costovertebral e massa renal palpável. Os exames de urina são negativos nos abscessos corticais, mas ajudam no diagnóstico das infecções medulares e perinefréticas na maioria dos casos, sendo o Gram de urina de extrema importância para a orientação terapêutica, nestes casos. Os métodos de imagem tornam-se de extrema valia, sendo a US o exame de eleição e a TC indicada nos casos duvidosos ou complicados. A urografia excretora deverá ser realizada quando houver indicação de nefrectomia. O tratamento baseia-se na antibioticoterapia e drenagem percutânea guiada por US ou TC, porém se o diagnóstico for precoce apenas a antibioticoterapia poderá ser realizada com grande índice de cura. A drenagem cirúrgica ou a nefrectomia dependerá da função renal, do tamanho do abscesso, da função do rim comprometido e do contralateral. A antibioticoterapia empírica consta de aminoglicosídeos em associação com drogas com ação sobre *S. aureus,* como oxacilina durante 14 dias, por via parenteral.

BIBLIOGRAFIA RECOMENDADA

Barkin JS, Lankisch PG. Pancreas update. 1ª ed. *Gastroenterol Clin North Am*. Philadelphia: WB Saunders, 1999.

Bradley III EL. *Acute Pancreatitis. Diagnosis and Therapy*. 1ª ed. New York: Raven Press, 1994.

Dani R. Abscessos intra-abdominais. *In* Dani R: *Gastroenterologia Essencial*. Rio de Janeiro: Guanabara-Koogan, 2001.

Ferreira EA, Barros MS. Infecções Abdominais e Peritoneais. *In* Veronesi: *Tratado de Infectologia*. Rio de Janeiro: Atheneu, 1997.

Levison ME, Bush LM. Peritonitis and other intra-abdominal infections. *In* Mandell GL, Bennett JE, Dolin R: *Principles and Practice of Infectious Diseases*. 5th ed. Philadelphia: Churchill Livingstone, 2000.

Motta-Leal-Filho JM, Franco-Barbosa A, Squeff FA, Tavares RH, Molinaro Correa A, Siqueira-Batita R. Abscessos hepáticos: piogênicos (parte 1 de 3). Ars Cvrandi 2002;35(1):48-53.

Motta-Leal-Filho JM, Franco-Barbosa A, Squeff FA, Tavares RH, Molinaro Correa A, Siqueira-Batista R. Abcessos hepáticos: amebianos Ars Cvrand 2002;35(2): 42-47.

Neto GP. Sepse abdominal: Peritonite e abscesso intra-abdominal. *In* Schechter M, Marangoni DV: *Doenças Infecciosas – Conduta Diagnóstica e Terapêutica*. Rio de Janeiro: Guanabara-Koogan, 1998.

Sittig KM, Rohr MS, McDonald JC. Abdominal wall, umbilicus, peritoneum, mesenteries, omentum, and retroperitoneum. *In* Sabiston: *Textbook of Surgery*. 15th ed. Philadelphia: WB Saunders, 1997.

CAPÍTULO 14
Infecções Osteoarticulares

Marco Antônio Naslauski Mibielli ◆ Marcelo Souto Nacif
Loriléa Chaves de Almeida ◆ Léo de Oliveira Freitas

Os distúrbios infecciosos osteoarticulares podem ter subjacentes diversas etiologias. A suspeição diagnóstica ocorre a partir de achados locais comuns (eritema, calor, dor e tumefação) ou sistêmicos (rigidez matinal prolongada, fadiga, febre, perda ponderal), além da presença de evidências laboratoriais de inflamação, velocidade de hemossedimentação elevada, proteína C reativa elevada, ou trombocitose), sendo a rigidez articular comum nos casos crônicos.

A artrite séptica e a osteomielite são as principais infecções musculoesqueléticas e o diagnóstico precoce com um correto tratamento são a única maneira de evitar seqüelas futuras.

ARTRITE INFECCIOSA

Como o próprio nome diz, artrite é a inflamação da articulação, que pode ser aguda ou crônica, consecutiva a traumatismo ou devido a processo patológico, infeccioso ou não. Assim, neste capítulo iremos abordar apenas as artrites de caráter infeccioso.

EPIDEMIOLOGIA

As infecções em crianças com menos de três anos de idade representam 31% a 48% dos casos agudos. O joelho e o quadril são os locais mais comuns de acometimento na artrite séptica. O prognóstico é excelente, se diagnosticada e tratada precocemente, atingindo níveis de cura sem seqüelas de até 90% dos casos. As vias de disseminação mais importantes são: hematogênica (semeadura da membrana sinovial), contígua (de infecção adjacente: epifisária, metafisária ou tecidos moles), direta (trauma penetrante, artrografia) ou pós-operatória (artroscopia, artroplastia).

ETIOLOGIA

Os agentes etiológicos mais comuns variam conforme a idade do paciente ou condições predisponentes. Assim a artrite séptica pode ser dividida em seis grupos, para que se possa direcionar o diagnóstico etiológico e auxiliar no início do tratamento:

1. Recém-nascidos: (Quadro 14-1).
2. Crianças entre um mês e cinco anos de idade: (Quadro 14-2).
3. Crianças entre cinco e 15 anos: (Quadro 14-3).
4. Adolescentes e adultos sexualmente ativos (entre 15 e 40 anos): (Quadro 14-4).
5. Adultos mais idosos (> 40 anos): (Quadro 14-5).
6. Outras formas importantes: (Quadro 14-6).

Quadro 14-1. Artrite em recém-nascidos	
Patógenos	*Streptococcus* do grupo B *(Streptococcus agalactiae)* e *Enterobacteriaceae*
Clínica	Evolução clínica muitas vezes devastadora. Pode se apresentar como infecção multifocal em 70% dos casos e/ou com sepse de origem musculoesquelética
Tratamento antimicrobiano	**Escolha**: ceftriaxona ou cefotaxima **Alternativo**: ampicilina + gentamicina
Observações	Uma mãe infectada com *Neisseria gonorrhoeae* pode transmitir este agente ao filho. A artite gonocócica é a principal complicação musculoesquelética da gonorréia, ocorrendo em 17% a 33% com doença disseminada. Várias articulações podem estar envolvidas, e a tenossinovite surge em aproximadamente um terço dos casos

Capítulo 14 ✔ INFECÇÕES OSTEOARTICULARES ❏ **111**

Quadro 14-2. Artrite em crianças entre um mês e cinco anos de idade

Patógenos	*Haemophilus influenzae* tipo b (mais comum em menores de dois anos), *Staphylococcus aureus e Streptococcus* (ex.: *S. pyogenes, S. pneumoniae*)
Clínica	Inicialmente pode ser sistêmica, caracterizada por irritabilidade, apreensão, anorexia, perda de peso, espasmo muscular, taquicardia, anemia e pseudoparalisia do membro envolvido. A localização do processo infeccioso na articulação nem sempre é óbvia
Tratamento antimicrobiano	**Escolha**: cefalosporina de 3ª geração sem atividade contra pseudomonas + oxacilina **Alternativo**: amoxicilina/ácido clavulânico
Observações	A amoxicilina/ácido clavulânico não deve ser a primeira escolha, devido a sua atuação desnecessária sobre anaeróbios

Quadro 14-3. Artrite em crianças entre cinco e 15 anos

Patógenos	*S. aureus* e *Streptococcus* spp
Clínica	Clinicamente, a maioria dos casos é monoarticular, atingindo as grandes articulações e apresentando-se com febre, dor aguda, calor, vermelhidão e edema na articulação envolvida; a mobilidade local é limitada
Tratamento antimicrobiano	**Escolha**: oxacilina **Alternativo**: cefalosporina de 1ª geração ou cefuroxima

Quadro 14-4. Artrite em adolescentes e adultos sexualmente ativos (geralmente entre 15 e 40 anos)

Patógenos	*N. gonorrhoeae* (mais freqüente) e *S. aureus*
Clínica	Podemos observar uma poliartrite migratória prodrômica, tenossinovite como sintoma mais comum, monoartrite purulenta. Em 50% dos casos há eritema local; é mais comum em mulheres jovens durante a gestação, sendo que sinais de uretrite não precisam estar presentes
Tratamento antimicrobiano	**Escolha**: cefalosporina de 3ª geração sem atividade contra *Pseudomonas aeruginosa* + oxacilina **Alternativo:** cefalosporina de 1ª geração + ciprofloxacina* penicilina cristalina + oxacilina

*Só usar em maiores de 18 anos.

Quadro 14-5. Artrite em adultos mais idosos (> 40 anos)

Patógenos	*S. aureus* é o patógeno predominante
Clínica	É, habitualmente, associada a outras doenças, como o diabetes *mellitus*. O quadro clínico é pouco expressivo, caracterizado por febre baixa, observação de alterações articulares preexistentes afetando, em especial, o joelho
Tratamento antimicrobiano	**Escolha**: oxacilina **Alternativo**: cefalosporina de 1ª geração

112 ❑ PARTE II ✔ SÍNDROMES INFECCIOSAS

		Quadro 14-6. Artrite em outros grupos de pacientes	
Grupos	*Patógenos*	*Tratamento antimicrobiano*	*Observações*
Imunodeprimidos, diabéticos, doenças crônicas debilitantes, pacientes com artrite reumatóide	*S. aureus* e *Enterobacteriaceae*	**Escolha**: oxacilina + cefalosporina de 3ª geração sem atividade contra *P. aeruginosa* **Alternativo**: cefalosporina de 4ª geração ou imipenem ou meropenem ou fluoroquinolonas + oxacilina	– Para artrites hospitalares: vancomicina ou teicoplanina associada à ceftazidima – Imipenem ou meropenem devem ser usados apenas se não houver possibilidade de outras opções devido a sua atuação desnecessária em anaeróbios
Usuários de drogas injetáveis ilícitas	*S. aureus, P. aeruginosa* e *Enterobacteriaceae*	**Escolha**: oxacilina + ceftazidima **Alternativo**: oxacilina + cefalosporina de 4ª geração (ou aztreonam, ciprofloxacina ou carbapenemas)	– Imipenem ou meropenem devem ser usados apenas se não houver possibilidade de outras opções – Atenção para a possibilidade de *S. aureus* resistente a meticilina (MRSA) em infecções comunitárias neste grupo de pacientes
Infecção de próteses	*S. epidermidis, S. aureus* e *Enterobacteriaceae* e *P. aeruginosa*	**Escolha**: vancomicina ou teicoplanina + cefalosporina de 3ª geração com atividade contra *P. aeruginosa* **Alternativo**: vancomicina ou teicoplanina + ciprofloxacina ou aztreonam ou cefalosporina de 4ª geração, vancomicina ou teicoplanina devem ser substituídos por oxacilina se houver isolamento de *Staphylococcus* spp sensíveis à oxacilina	—

DIAGNÓSTICO

A aspiração do líquido sinovial com envio para a bacterioscopia pelo Gram e cultura ou a biópsia articular são os métodos mais sensíveis, sendo o diagnóstico de certeza realizado pela identificação da bactéria. As indicações para a aspiração são: osso "macio", edema de tecidos moles profundos, alterações radiológicas e derrame articular. Os parâmetros para a análise do líquido sinovial são apresentados no Quadro 14-7.

	Quadro 14-7. Análise do líquido sinovial		
Característica	**Normal**	**Inflamatório**	**Séptico**
Opacidade	Transparente	Translúcido	Opaco
Cor	Claro	Amarelo	Branco
Leucócitos	< 200 (mm^3)	200–50.000 (mm^3)[1]	> 50.000 (mm^3)[1]
Polimorfonucleares	$< 25\%$	25–50% ou mais	$>75\%$ ou mais
Gram	Negativo	Negativo	30–$40\ \%$ positivo
Cultura	Negativa	Negativa	Geralmente positiva

[1] Os valores podem ser menores sob o uso de antibióticos ou infecções por organismos de baixa virulência.

As hemoculturas são positivas em aproximadamente 50% dos casos e devem ser colhidas antes do início dos antimicrobianos.

A proteína C reativa é um indicador de inflamação e com seus níveis elevados, pode ser usada para a avaliação do tratamento já que seus valores voltam à normalidade após sete dias de tratamento antimicrobiano correto. A velocidade de hemossedimentação, também, pode ser utilizada, apesar de mais demorada.

A ultra-sonografia é útil para demonstração de efusão, especialmente quando ocorre no quadril. As radiografias do local afetado são muito úteis para o diagnóstico e para o segmento do paciente, podendo revelar aumento da opacidade pelo derrame articular e edema de partes moles, deslocamento muscular por distensão capsular e subluxação. Podemos observar, também, destruição da cartilagem e invasão do osso com redução do espaço articular e erosão articular, respectivamente.

Os métodos mais avançados, como a tomografia computadorizada (TC), útil no estudo do osso e a ressonância magnética (RM), para avaliar a extensão a tecidos moles, são reservados para a suspeita de complicações das artrites (ex.: compressão medular, necrose avascular, fratura e outras).

TRATAMENTO

Apesar de a seleção das drogas antimicrobianas para a artrite séptica, em última análise, ter que ser específica e baseada na cultura (líquido sinovial, sangue e outros sítios conforme indicado) e nos dados de suscetibilidade, indica-se inicialmente o tratamento empírico, já que o diagnóstico precoce e um rápido tratamento evitam ou diminuem os danos da cartilagem articular. Dessa forma, a seleção inicial dos medicamentos baseia-se na idade do paciente e nos resultados da coloração do Gram do líquido sinovial, quando possível, já que este é positivo em 75% das infecções por *Staphylococcus* spp e em 50% de infecções por gram-negativos. São recomendados antibióticos parenterais, mas deve-se evitar a injeção intra-articular. Também é necessária a remoção do líquido sinovial purulento, diariamente, já que a tendência deste é se reacumular rapidamente, causando sintomas (ex.: aspiração por agulha, que deve ser inicialmente tentada e drenagem aberta, na ineficiência da primeira). A duração do antibiótico e da imobilização respeita critérios clínicos.

PREVENÇÃO

O tratamento precoce é a principal forma de se evitar seqüelas. O uso de preservativos está indicado para a profilaxia das artrites gonocócicas (no contexto das gonocócicas). A antibioticoprofilaxia cirúrgica correta associada a uma adequada técnica cirúrgica reduzirá as complicações, principalmente na colocação de materiais de dispositivos internos e próteses.

OSTEOMIELITES

É a inflamação aguda ou crônica dos ossos, causada geralmente por bactérias, mas podendo ser também devido a *Mycobacterium* spp e fungos, que se instalam de preferência em ossos bem vascularizados e com rica polpa medular.

A classificação de Waldvogel tem sido a mais utilizada, subdividindo as osteomielites em hematogênicas, sistêmicas e secundárias a foco infeccioso ou por contigüidade, com ou sem insuficiência vascular.

Principais vias de disseminação das quais as osteomielites são adquiridas: hematogênica, por contigüidade de uma infecção adjacente (celulite, sinusite, infecção dentária), implantação direta (feridas penetrantes) e infecção pós-operatória. Existem importantes fatores predisponentes associados com infecções específicas e que devem ser abordados antes de qualquer terapêutica (Quadro 14-8).

Quadro 14-8. Fatores predisponentes na osteomielite

Condição	Patógeno
Varicela recente	*Streptococcus* spp/ *S. aureus*
Trauma (infecção aguda ou celulite)	*S. aureus*
Otite média	*H. influenzae* e *Streptococcus* spp
Anemia falciforme	*Salmonella* spp

OSTEOMIELITE AGUDA

Conceito

É uma doença mais freqüentemente encontrada em crianças, onde os meninos são mais acometidos. Estima-se que de cada 5.000 crianças com menos de 13 anos uma poderá ter osteomielite. Porém, pode ocorrer em todas as faixas etárias e as metáfises de crescimento de ossos longos (tíbia e fêmur) são as mais envolvidas. A etiologia microbiana está relacionada com idade e presença de fatores de risco associados. Desta forma, tem-se quatro grupos principais:

1. Neonatos e lactentes (< três meses): (Quadro 14-9).
2. Crianças (> três meses) e adultos: (Quadro 14-10).
3. Crianças e adultos com hemoglobinopatia associada (doença falciforme): (Quadro 14-11).
4. Outros grupos importantes: (Quadro 14-12).

Epidemiologia

S. aureus é o patógeno responsável pelo maior número de casos. Vários focos infecciosos iniciais são relatados, incluindo cateterização venosa, onfalites, infecções de pele, tonsilites e otites médias, porém, na maioria dos casos, não se identifica a porta de entrada do processo.

Ao contrário da artrite séptica, o *H. influenzae* tipo B é causa relativamente incomum de osteomielite em lactentes e crianças menores de seis anos de idade. Contudo, a maioria dos especialistas em doenças infecciosas utiliza tratamentos antimicrobianos empíricos que fornecem cobertura contra este microrganismo, especialmente em crianças menores de três anos de idade. Os bacilos gram-negativos (ex.: *Enterobacteriaceae, P. aeruginosa*) causam osteomielite com maior probabilidade em pacientes de alto risco, incluindo usuários de drogas injetáveis ilícitas, pacientes sob hemodiálise, diabéticos e enfermos com doenças debilitantes (ex.: alcoolismo, neoplasias).

Do nascimento até cerca de um ano, vasos metafisários penetram na placa de crescimento cartilaginosa, estendendo-se e ramificando-se dentro da epífise. Esses vasos permitem a disseminação hematogênica da infecção para a epífise até cerca de um ano, quando são obliterados. Por isso, a osteomielite epifisária é uma raridade após esta idade.

114 ❑ PARTE II ✔ SÍNDROMES INFECCIOSAS

Quadro 14-9. Osteomielite em neonatos e lactentes (< três meses)	
Patógenos	*Streptococcus* do grupo B (*Streptococcus agalactiae*), *S. aureus* e bacilos entéricos gram-negativos (*E. coli*)
Clínica	Pode apresentar dor limitante, febre de início abrupto, irritabilidade, letargia e sinais locais de inflamação. A efusão articular adjacente à infecção óssea está presente em 60% dos casos, sendo que as alterações derivadas da periostite e da destruição óssea são mais rapidamente observadas na radiologia
Tratamento empírico	**Escolha**: oxacilina + cefotaxima ou ceftriaxona **Alternativo**: oxacilina + gentamicina

Quadro 14-10. Osteomielite em crianças (> três meses) e adultos	
Patógenos	*S. aureus* (mais freqüente), *Streptococcus* spp, *H. influenzae*
Clínica	As crianças possuem o tecido mole próximo a área infectada normal e com uma eficiente resposta metabólica de reabsorção do seqüestro (osso morto na região de infecção) e resposta perióstea. Os adultos referem sintomas vagos, tais como dor não característica, poucos sintomas constitucionais, podendo ocorrer febre, calafrios, edema e eritema local. Os abscessos iniciais podem ficar contidos nas metáfises ou eventualmente estender-se por estruturas adjacentes. Muitas vezes, nas formas mais graves da doença, a presença de edema e eritema local dificulta o diagnóstico diferencial com celulite
Tratamento empírico	**Escolha**: oxacilina + ceftriaxona (parenteral) **Alternativo**: cefuroxima (parenteral)

Quadro 14-11. Osteomielite em crianças e adultos com hemoglobinopatia associada (doença falciforme)	
Patógenos	*S. aureus*, *Salmonella* spp e outras *Enterobacteriaceae*
Clínica	A doença pode se apresentar de várias formas, sendo muito semelhante ao grupo anterior, porém, muitas vezes recidivantes. Para diferenciar de crises trombóticas, deve-se aspirar material da diálise e realizar hemocultura
Tratamento empírico	**Escolha**: oxacilina e cefotaxima (ou ceftriaxona) **Alternativo**: ciprofloxacina* (oral ou venosa) com ou sem oxacilina

*Somente para maiores de 18 anos.

Quadro 14-12. Osteomielite em outros grupos importantes de pacientes		
Grupos	*Patógenos*	*Tratamento empírico*
Crianças (> 5 anos) e adultos	*S. aureus* e *Streptococcus spp.*	**Escolha**: oxacilina (parenteral) ou cefalexina (oral)* **Alternativo**: cefazolina ou cefalotina (parenteral), cefuroxima (parenteral ou oral) ou clindamicina (parenteral ou oral)
Usuários de drogas ilícitas	*P. aeruginosa, S. aureus* e *Enterobacteriaceae*	**Escolha**: vancomicina ou teicoplanina + ciprofloxacina (IV) **Alternativo**: vancomicina ou teicoplanina + ceftazidima ou amicacina ou aztreonam
Próteses	*P. aeruginosa, S. aureus* e *Enterobacteriaceae*	**Escolha**: vancomicina ou teicoplanina + Ciprofloxacina (IV) **Alternativo**: vancomicina ou teicoplanina + ceftazidima ou amicacina ou aztreonam

*Sempre se inicia o tratamento com antibioticoterapia intravenosa (quatro semanas) passando-se após para oral.

Diagnóstico

Deve ser realizado pela história e exame clínico, associados aos atuais métodos complementares de imagem. Será confirmado, quando presentes dois dos seguintes achados: pus no osso, cultura do osso ou sangue positiva, edema ou eritema local e um exame radiológico positivo (radiografia, cintilografia, ressonância magnética (RM) ou tomografia computadorizada (TC)).

É de extrema valia a realização de aspirado local guiado pela ultra-sonografia (US) ou TC para identificação do microrganismo e início do esquema antimicrobiano. A cultura do líquido é positiva em 85% a 90% dos casos e o Gram, positivo em 30% a 40% dos casos. Na fase aguda, a proteína C reativa pode ser realizada para auxiliar no diagnóstico precoce. Pode haver leucocitose, aumento de velocidade de hemossedimentação (VHS) e alfaglicoproteína ácida.

O estudo radiológico convencional na fase inicial da doença não apresenta alterações, as quais só estarão presentes a partir do sétimo ao 10º dia, onde podem ser vistas áreas maldefinidas de luscência dentro do osso infectado e reações periosteais. No entanto, é de extrema importância para exclusão de outras hipóteses (tumor de Ewing e leucemia) e para estabelecer a base de interpretação das alterações subseqüentes. A TC e a RM identificam com maior precisão as alterações ocorridas no osso, bem como os abscessos subperiosteais, além de avaliarem a extensão a tecidos moles adjacentes.

A cintilografia óssea de três fases também é útil no diagnóstico de osteomielite inicial, já que uma captação anormal torna-se mais intensa e focal sobre o osso infectado na fase tardia, diferenciando-se da celulite. Possui alta precisão e baixo custo-benefício. Dessa forma, a RM deve ficar reservada aos casos mais complicados (pós-cirúrgico, trauma, infecção crônica ou artrite). Já na infecção de coluna, a RM é o principal método para a avaliação.

Diagnóstico diferencial

Artrite piogênica, celulite, tromboflebite, febre reumática, infarto ósseo, piomiosite e malignidade (osteossarcoma, tumor de Ewing, leucemia, neuroblastoma metastático e tumor de Wilms).

Tratamento

Apesar de, em última análise, a seleção das drogas antimicrobianas para a osteomielite aguda hematogênica ter que ser específica e baseada na cultura (sangue, aspirado de pus subperiósteo ou de lesões intra-ósseas) e nos dados de sensibilidade, indica-se inicialmente o tratamento empírico. São recomendados antibióticos parenterais em altas doses, por quatro a seis semanas, dependendo da etiologia, local e extensão da infecção, clínica e evolução laboratorial, quando a maioria dos pacientes irá necessitar, também, de um desbridamento do osso necrótico. A proteína C reativa poderá ser um fator importante no controle clínico, já que é o primeiro exame a se normalizar.

As drogas a serem usadas no tratamento empírico são: oxacilina 200 mg/kg/dia, cefazolina 100 mg/ kg/dia, clindamicina 40 mg/kg/dia ou vancomicina 40 mg/kg/dia (ver Quadros 14-9 a 14-12).

Prevenção

As complicações pós-osteomielite são esperadas em 4% a 10% dos casos, necessitando de acompanhamento semanal para os pacientes que realizaram tratamento parenteral.

Os pacientes que utilizarem cefazolina e oxacilina por tempo prolongado, mais de duas semanas, deverão ser acompanhados pelo risco de neutropenia.

OSTEOMIELITE AGUDA E CRÔNICA SECUNDÁRIA A FOCOS DE INFECÇÃO CONTÍGUOS OU INSUFICIÊNCIA VASCULAR

Conceito

A classificação de Waldvogel, baseada na via pela qual o microrganismo atinge o osso, tenta distinguir entre a osteomielite pós-traumática e a originada por contigüidade do tecido mole infectado. Sem embargo, na prática, esta diferenciação é problemática. A osteomielite aguda (e crônica) em adultos é freqüentemente secundária a um foco contíguo de infecção – infecções pós-operatórias e pós-traumáticas – sendo importante observar se existe ou não insuficiência vascular associada, já que o principal problema é a persistência prolongada de microrganismos patogênicos.

Embora a maioria dos cirurgiões tenha a visão histórica de que a presença de implantes em fraturas abertas representa risco de infecção, estudos recentes sugerem que a natureza e a magnitude da ferida na fratura aberta são mais importantes do que o método de fixação.

Etiologia e epidemiologia

Quando ausente a insuficiência vascular, o *S. aureus* ainda é o agente etiológico mais comum, podendo também ser isolados bacilos gram-negativos aeróbios (ex.: *Enterobacteriaceae, P. aeruginosa*), *Streptococcus* spp, *S. epidermidis* e bactérias anaeróbias. Freqüentemente, essas infecções são polimicrobianas. Quando a osteomielite é secundária a uma ferida perfurante no pé, usualmente o microrganismo é *P. aeruginosa*.

A osteomielite aguda (ou crônica) em adultos pode também ser secundária à insuficiência vascular, principalmente em pacientes entre 50 a 70 anos que apresentam diabetes *mellitus*. É comum a etiologia polimicrobiana: *S. aureus*, bacilos aeróbios gram-negativos *(Enterobacteriaceae, P. aeruginosa)* e bactérias anaeróbias gram-positivas e gram-negativas.

Aspectos clínicos

Em pacientes sem insuficiência vascular, estão presentes febre baixa, dor, eritema e, muitas vezes, drenagem através de fístulas, perda de estabilidade, necrose óssea e alteração do tecido mole. Nos enfermos com insuficiência vascular generalizada, principalmente pacientes com diabetes *mellitus*, cujos ossos dos pés são os mais envolvidos, a infecção cursa motivada pela má perfusão. O paciente apresenta febre baixa, diminuição dos pulsos pediosos e tibiais posteriores, e alterações da percepção da dor pela neuropatia periférica. Úlcera perfurante de pé e celulite são achados constantes.

Diagnóstico

Pela avaliação radiológica, pode-se comparar os achados com exames prévios, nos casos de doença crônica, observando-se alterações como osteólise, periostite e seqüestro à extensão da doença, detalhes topográficos e de alterações ósseas. Estes distúrbios devem ser analisados pela TC ou pela RM.

Tratamento

A seleção de antimicrobianos para essas infecções deve ser, em última análise, específica e baseada em dados de cultu-

116 ❑ PARTE II ✔ SÍNDROMES INFECCIOSAS

ra e de sensibilidade obtidos de espécimes de biópsia óssea. Contudo, geralmente é indicado inicialmente o tratamento empírico, conforme o apresentado no Quadro 14-13.

A duração do tratamento é usualmente de quatro semanas. Na osteomielite crônica, é comum o tratamento subseqüente com agentes antimicrobianos orais por três meses ou mais. O debridamento cirúrgico adequado é extremamente importante, já que o objetivo principal é o de preservar a integridade funcional do membro. Geralmente, as taxas de cura da osteomielite crônica são piores que as da osteomielite aguda.

INFECÇÕES FÚNGICAS OSTEOARTICULARES

As infecções micóticas dos ossos são geralmente secundárias a uma infecção primária em um outro órgão, habitualmente o pulmão. Entretanto, as lesões ósseas têm predileções pelas *cancellous*, porções (esponjosas) dos ossos longos e dos corpos vertebrais, e a lesão predominante é a de um granuloma com variados graus de necrose e formação de abscessos. Atualmente, têm sido observadas em pacientes com imunodepressão, em especial na síndrome da imunodeficiência adquirida (AIDS) (Quadro 14-14).

Diagnóstico

A diferenciação de outras infecções focais dependerá da cultura e análises do líquido sinovial ou biópsias. Testes sorológicos trazem um diagnóstico presuntivo. Na coccidioidomicose, o achado do *Coccidioides immitis* na cultura ou na histologia faz o diagnóstico de certeza, e o aumento progressivo dos títulos de fixação de complemento do anticorpo específico mostra doença disseminada. No caso da criptococose é necessário alto índice de suspeição; os exames microscópicos com tinta-da-China podem ser positivos em 75% dos pacientes com AIDS; a cultura do material em meio de Sabouraud é positiva em 95% dos casos e o exame histopatológico de fragmentos do osso com coloração de mucicarmim é importante para o diagnóstico. As discussões sobre os aspectos clínicos e diagnósticos das osteomielites fúngicas são apresentadas no Quadro 14-14.

Profilaxia

Para a histoplasmose, deve-se evitar a inalação de propágulos ou conídios, utilizando-se de máscaras, quando em locais suspeitos. Também pode ser realizada a descontaminação ambiental com solução de formalina. Nos paciente com AIDS há indicações específicas para profilaxia com antifúngicos (ver Capítulo 22).

TUBERCULOSE OSTEOARTICULAR

Na maioria dos casos, um único local do osso está comprometido, sendo o corpo vertebral das vértebras torácicas inferiores (mal de Pott ou espondilite tuberculosa), o quadril e o joelho os locais mais afetados. A radiografia de tórax possui sinais de doença em menos de 50% dos casos.

Etiologia e epidemiologia

Causada pelo *Mycobacterium tuberculosis*. Surge após disseminação hematogênica de uma lesão primária pulmonar e pode ocorrer temporalmente, próximo da doença primária ou anos após, como uma forma de reativação da doença.

Aspectos clínicos

Caracteristicamente é monoarticular. Possui curso insidioso, não se acompanhando de sinais sistêmicos como: febre, anorexia, emagrecimento, prostração, toxemia ou sudorese noturna. A dor é moderada, piora durante a noite e, geralmente, possui endurecimento local, associado a deformações e abscessos, às vezes com fístulas. Com a evolução da doença, não tratada, ocorre destruição da articulação e contração muscular que levam a incapacidade do membro. No local da lesão, observa-se edema, derrame articular, dor e hiperemia. Quando presente na coluna vertebral, pode evoluir com gibosidade e paraplegia.

Diagnóstico

É realizado pela observação do bacilo álcool-ácido resistente na coloração de Ziehl-Neelsen no líquido sinovial, pus ou biópsias. As biópsias de osso ou linfonodos regionais podem mostrar a necrose caseosa com as células gigantes.

Radiologicamente, as alterações são inespecíficas inicialmente. Observa-se aumento das partes moles e derrame articular com distensão da cápsula. Evoluindo, pode-se observar estreitamento do córtex e alargamento do canal medular. A típica tríade de Phemister é composta por osteoporose periarticular, erosões ósseas periféricas e redução gradual do espaço articular, eventualmente, presente. A perda tardia ou gradual do espaço articular é a marca da artrite tuberculosa mais indolente, o que a distingue de uma artrite piogênica, na qual a perda do espaço articular é mais rápida. A artrite tuberculosa é mais comumente secundária a uma osteomielite tuberculosa adjacente. A TC pode ajudar a demonstrar a extensão para tecidos moles.

Tratamento

Pelo *Manual de Normas para o Controle da Tuberculose* do Ministério da Saúde – 2002, deve ser realizado um tratamento em duas fases. Para pacientes com mais de 45 kg, a primeira fase, rifampicina 600 mg/dia, isoniazida 400 mg/dia e pirazinamida 2.000 mg/dia por dois meses e a segunda fase, rifampicina 600 mg/dia e isoniazida 400 mg/dia por quatro meses (ver Quadro 14-15).

Profilaxia

É a mesma utilizada para a tuberculose em outros órgãos e sistemas (ver Capítulo 73). Deve-se realizar a vacinação com BCG, quimioprofilaxia e diminuição das fontes de infecção com tratamento apropriado dos pacientes com tuberculose ativa.

Quadro 14-13. Tratamento da osteomielite secundária a foco de infecção contíguo ou insuficiência vascular		
Grupo	*Patógenos*	*Tratamento*
Adultos	*S. aureus, Enterobacteriaceae, P. aeruginosa*, bactérias anaeróbias	**Escolha**: oxacilina e aminoglicosídeo (gentamicina ou amicacina) ou cefalosporinas de terceira geração (cefotaxime, ceftriaxona, ceftazidima, cefoperazona) com ou sem oxacilina **Alternativo**: ticarcilina/clavulanato de potássio com ou sem aminoglicosídeo; ou imipenem/ciclastatina ou ciprofloxacina (oral ou intravenosa)

Quadro 14-14. Osteomielites fúngicas

Fungo	Aspectos etiológicos e epidemiológicos	Clínica	Tratamento
Candida spp	Ocorre em pacientes debilitados, imunodeprimidos, geralmente hospitalizados para tratamento de câncer, trauma, cirurgias complicadas e de alto risco ou em usuários de drogas venosas ilícitas. Cateterização venosa profunda é um importante fator para a disseminação hematogênica	A candidíase não apresenta uma característica clínica especial	Para espécies suscetíveis o fluconazol 200 mg, via oral, duas vezes ao dia é, provavelmente, tão eficaz como a anfotericina B
Coccidioides immitis	Geralmente é secundária a uma infecção pulmonar, acometendo principalmente os ossos do cancellous (esponjosas) da vértebra ou em inserções tendinosas nos ossos. Inicialmente, são lesões líticas e podem imitar tumores metastáticos ou mieloma múltiplo	A coccidioidomicose apresenta dor e edema periarticular, especialmente nos joelhos e nos tornozelos, ocorrendo como manifestação não específica da coccidioidomicose sistêmica e necessitando da diferenciação entre infecções agudas de outras causas	Itraconazol 200 mg, duas vezes por dia por seis a 12 meses é o tratamento de escolha para doenças do osso ou articulações, podendo-se utilizar, também, a anfotericina B. Doença crônica pode requerer excisão cirúrgica do osso infectado e partes moles, podendo a amputação ser a única opção em alguns casos. A imobilização do membro é necessária e a sinovectomia, o debridamento da articulação e a artrodese são reservados para casos mais avançados
Histoplasma capsulatum	É muito rara a infecção óssea. Habitualmente representa disseminação de uma doença primária pulmonar. Atinge predominantemente os pacientes lactentes e aqueles com idade acima de 50 anos	Na histoplasmose, a lesão óssea pode ser única ou múltipla e também não apresenta nenhuma forma clínica especial	A primeira opção de tratamento é a anfotericina b, 0,25 a 1 mg/kg/dose até que se atinja a dose cumulativa de 500 miligramas a um grama. O itraconazol, também, é efetivo no tratamento, na dose de 200 mg/dia, oral, por um período de seis a 12 meses
Cryptococcus neoformans	Com a eclosão da epidemia de síndrome da imunodeficiência adquirida (AIDS), a criptococose cresceu em importância. Este fungo pode ser encontrado em muitos tipos de solo, em animais (pombo) e até como colonizador do homem	A criptococose ocorre quase sempre no pulmão, mas pode se disseminar para outros tecidos, principalmente o SNC. O osso é um local raramente acometido, mas deve ser pesquisado, sobretudo em pacientes com AIDS	Anfotericina B, 1 a 1,5 mg/kg por dia ou a cada dois dias ou seis semanas de anfotericina B, 0,5 a 0,6 mg/kg/dia. O fluconazol 400 mg/dia dividido em duas tomadas, após dose de ataque de 800 mg/dia, é uma boa alternativa. A associação de 5-fluorocitosina 150 a 200 mg/kg/dia com anfotericina B é defendida por alguns autores

Quadro 14-15. Esquema 1 – 2 RIP/4RI – Indicados nos casos novos infectados ou não pelo HIV, de todas as formas de tuberculose pulmonar e extrapulmonar, exceto meningoencefalite

Fases do tratamento	Drogas	Peso do Doente			
		Até 20 kg	de 20-35 kg	de 35-45 kg	Mais de 45 kg
		mg/kg/dia	mg/dia	mg/dia	mg/dia
1ª fase (2 meses)	RMP	10	300	450	600
	INH	10	200	300	400
	PZA	35	1.000	1.500	2.000
2ª fase (4 meses)	RMP	10	300	450	600
	INH	10	200	300	400

BIBLIOGRAFIA RECOMENDADA

Gomes AP, Siqueira-Batista R, Mascarenhas LA, Barroso DE. Estafilococcias. *In* Siqueira-Batista R, Gomes AP, Igreja RP, Huggins DW: *Medicina Tropical – Abordagem Atual das Doenças Infecciosas e Parasitárias.* Rio de Janeiro: Cultura Médica, 2001.

Hellmann DB, Stone JH. Infections of bones. *In* Tierney Jr. LM, McPhee SJ, Papadakis MA: *Current Medical Diagnosis and Treatment.* New York: McGraw-Hill, 2000.

Mader JT, Calhoun J. Osteomyelitis. *In* Mandell GL, Bennett JE, Dolin R: *Principles and Practice of Infectious Diseases.* Philadelphia: Churchill Livingstone, 2000.

Marangoni DV, Gouvêa MI, Gomes MZ. Infecções osteoarticulares. *In* Schechter M, Marangoni DV: *Doenças Infecciosas, Conduta Diagnóstica e Terapêutica.* 2ª ed. Rio de Janeiro: Guanabara-Koogan, 1998.

Math KR, Ghelman B. Infecções musculoesquelética. *In* Katz DS, Math KR, Groskin AS: *Segredos em Radiologia.* Porto Alegre: Artes Médicas, 2000.

Ministério da Saúde. Cadernos de Atenção Básica. Manual Técnico para o Controle de Tuberculose. Brasília – D.F., 2002.

Shaughnessy WJ. Pediatric osteomyelitis and septic arthritis. Pediatric Orthopaedic Society of North America. Rochester, Mayo Clinic, 1996.

Smith JW, Hasan MS. Infectious arthritis. *In* Mandell GL, Bennett JE, Dolin R: *Principles and Practice of Infectious Diseases.* Philadelphhia: Churchill Livingstone, 2000.

Uip DE. Infecções de ossos e articulações (osteomielites, artrite séptica e infecções em próteses ortopédicas). *In* Veronesi R, Foccacia R: *Tratado de Infectologia.* Rio de Janeiro: Atheneu, 1997.

CAPÍTULO 15
Infecções do Trato Urinário

Luiz Esteves P. de Lacerda Neto ◆ Andréia Patrícia Gomes
Eugênia F. Costa de Lacerda ◆ Rodrigo Siqueira-Batista

CONCEITO

A infecção do trato urinário (ITU) é um termo abrangente, que inclui a colonização microbiana assintomática da urina (bacteriúria assintomática), bem como a invasão por patógenos de qualquer estrutura do trato urinário, desde o meato uretral até os rins; estando incluído uretra, bexiga, próstata e epidídimo.

Classicamente, a ITU é dividida em infecção do trato urinário baixo e alto.

A infecção baixa é a invasão de uretra e bexiga, sendo denominada de cistite; de outro modo, a infecção alta é a invasão dos rins, sendo denominada pielonefrite.

A ITU pode ainda ser subdividida em complicada e não complicada. A não complicada refere-se a ITU na ausência de fatores predisponentes, como lesões estruturais ou neurológicas e adquiridas fora do ambiente hospitalar. Na ITU complicada existem fatores predisponentes, como alterações estruturais das vias urinárias, obstruções (litíase, aumento prostático), doenças associadas (diabetes *mellitus*, anemia falciforme, doença policística renal), presença de cateterização vesical ou internação hospitalar.

ETIOLOGIA

As infecções do trato urinário podem ser causadas por vírus, fungos e principalmente – e mais comumente – por bactérias. Dentre elas, a principal é a *Escherichia coli* (gram-negativo entérico), sendo responsável por cerca de 80% a 90% das ITUs.

Várias outras bactérias podem estar envolvidas na gênese da ITU como *Staphylococcus saprophyticus*, *Klebsiella pneumoniae*, *Proteus mirabilis*, *Pseudomonas aeruginosa*, *Enterococcus* spp, *Providencia* spp, *Serratia marcescens*, *Salmonella* spp, *Enterobacter* spp, *Staphylococcus aureus*, *Staphylococcus epidermidis*, entre outras. Maiores detalhes são apresentados no Quadro 15-1.

EPIDEMIOLOGIA

Nos primeiros meses de vida, a ITU é mais comum no sexo masculino. A partir desse período, as meninas passam a ser mais afetadas do que os meninos. Durante a fase pré-escolar, escolar e vida adulta, o sexo feminino mantém uma incidência maior que a do sexo masculino, havendo equilíbrio na terceira idade.

Os principais fatores predisponentes são:

* *Mulheres:*
  – proximidade do ânus com a vagina;
  – uretra curta;
  – uso de diafragma;
  – gravidez;
  – pacientes idosas: diminuição do glicogênio vaginal, aumento do pH e conseqüente aumento de colonização por bactérias gram-negativas entéricas;
  – infância: malformações das vias urinárias (mais comuns no sexo feminino).
* *Homens:*
  – primeiros meses de vida: refluxo vesicoureteral;
  – idade avançada: prostatismo (obstrução prostática).
* *Ambos os sexos:*
  – urolitíase;
  – hábitos sexuais (sexo anal);
  – doenças neurológicas (bexiga neurogênica);
  – cateterização vesical;
  – doenças associadas, como diabetes *mellitus*.

PATOGÊNESE

Via ascendente. É a principal forma de infecção das vias urinárias, por bactérias entéricas, sendo as mulheres mais suscetíveis, devido às características anatômicas (uretra curta).

Via hematogênica. É menos comum, ocorrendo em sepse e tuberculose.

Outras vias possíveis, mas raras, são a **linfática e por contigüidade**.

ASPECTOS CLÍNICOS

Infecção baixa. Os achados mais comuns são urgência urinária, aumento da freqüência (polaciúria), com micções de pequeno volume, dor suprapúbica ou pélvica e, principalmente, disúria e estrangúria. Pode ocorrer a presença de hematúria macroscópica; contudo, febre e sinais sistêmicos estão ausentes.

Infecção alta. Manifestações sistêmicas como febre, calafrios, lombalgia e dor abdominal podem estar presentes; pode haver, também, disúria, estrangúria e polaciúria. A tríade clássica consiste em **febre, calafrios e lombalgia**.

Deve-se fazer diagnóstico diferencial com doença inflamatória pélvica (DIP) , abdome agudo, infarto enteromesentérico, entre outros.

DIAGNÓSTICO LABORATORIAL

* *Gram de urina:* permite o diagnóstico através da detecção de bactérias coradas, à observação pela microscopia óptica. Há correlação entre a presença de uma unidade de bactéria por campo de imersão e resultados de cultura com crescimento de 10^5 unidades formadoras de colônias (UFC)/ml de urina. Quando a presença é de mais de cinco bactérias, a sensibilidade do teste aumenta de 90% para 99%. Além disso, em caso de dificuldade de diferenciação

clínica do agente etiológico provável, o exame possibilita a orientação terapêutica, através da observação das características morfotintoriais, o que é extremamente útil, sobretudo em casos de maior gravidade e necessidade iminente de antibioticoterapia acertada.

- *Cultura de urina:* permite identificar o patógeno, a contagem de colônias e a realização do antibiograma. É o exame confirmatório da condição clínica suspeitada e permite o conhecimento do perfil de sensibilidade do organismo isolado, podendo-se adequar o tratamento, utilizando-se a droga de menor espectro, efeitos adversos e custo. Os valores a serem considerados como infecção são variáveis. No caso do critério tradicional, os valores são de 10^5 UFC/ml de urina, quando coleta de jato médio, por micção espontânea. Podem ser considerados valores entre 10^2 e 10^4 em pacientes sintomáticos. Em caso de coleta por punção suprapúbica, todo e qualquer crescimento deve ser considerado.

- *EAS:* permite avaliar a presença de hematúria, piúria e proteinúria. Não permite a conclusão diagnóstica, já que hematúria e proteinúria podem, por exemplo, ocorrer em glomerulopatias, como glomerulonefrite difusa aguda (GNDA) e síndrome nefrótica (ex.: doença de Berger), respectivamente. Além disso, a piúria pode se dar por contaminação a partir de trato genital ou ser causada por infecção por *Mycobacterium tuberculosis.* Deste modo, o EAS **não confirma** diagnóstico de infecção do trato urinário.

- *Hemograma:* leucocitose com desvio para a esquerda pode ser observada na pielonefrite; contudo, o hemograma é sabidamente um exame inespecífico que não comprova o diagnóstico.

- *Ultra-sonografia de abdome:* possibilita a avaliação da morfologia renal e de vias urinárias, a presença de litíase e/ou de hidronefrose. É um excelente método, tem custo acessível, não usa radiação, pode ser feito na gestação e permite orientar a realização de procedimentos percutâneos de drenagem, se necessários. Tem indicação de realização em pielonefrites que evoluem com sepse, infecção do trato urinário em homens, crianças e cistites de repetição em mulheres, visando à identificação de condições predisponentes.

- *Urografia excretora:* indicado na pielonefrite crônica, vem sendo substituído por métodos não contrastados nos quadros agudos. Pode sugerir o diagnóstico de tuberculose das vias urinárias, mas o diagnóstico confirmatório é feito por cultura e antibiograma.

Caso persistam dúvidas ou haja necessidade de investigações mais específicas, pode-se ainda fazer uso de outros exames como a tomografia computadorizada (TC) de abdome, a cistoscopia, a pielografia retrógrada e a ressonância magnética (RM), segundo indicação.

TRATAMENTO

Os esquemas terapêuticos para as infecções no trato urinário são apresentados no Quadro 15-1.

Capítulo 15 ✔ INFECÇÕES DO TRATO URINÁRIO ❑ 121

Quadro 15-1. Tratamento das infecções do trato urinário (ITU)

Tipo de ITU	Grupo de pacientes	Germes esperados	Fármacos de escolha[1]	Tempo de tratamento
Assintomática	Mulheres adultas	E. coli, S. saprophyticus, outros gram-negativos	—	Não tratar
	Gravidez	E. coli, S. saprophyticus, outros gram-negativos	Ampicilina, amoxicilina, cefalexina, nitrofurantoína, e no 2° trimestre pode ser usado SMZ + TMP	7 dias
	Homens adultos	E. coli, outros gram-negativos	—	Não tratar
	Crianças	E. coli, outros gram-negativos	—	Não tratar
	Idosos	E. coli, outros gram-negativos, Enterococcus spp	—	Não tratar
	Imunossuprimidos e transplantados	E. coli, outros gram-negativos	Norfloxacina, ofloxacina, ampicilina, amoxicilina, SMZ + TMP	De um modo geral, tratar somente em transplante renal por 7 dias
Infecção sintomática do trato urinário baixo	Mulheres adultas	E. coli, S. saprophyticus, outros gram-negativos	Norfloxacina, ampicilina, amoxicilina, nitrofurantoína, SMZ + TMP	3 dias[2]
	Gravidez	E. coli, S. saprophyticus, outros gram-negativos	Nitrofurantoína, ampicilina, amoxicilina, cefalexina	7 dias
	Homens adultos	E. coli, outros gram-negativos	Norfloxacina, ampicilina, amoxicilina, SMZ + TMP, nitrofurantoína	7 dias
	Crianças	E. coli, outros gram-negativos	Ampicilina, amoxicilina, SMZ + TMP, cefalexina	5 dias
	Idosos	E. coli, Enterococcus spp (homens), outros gram-negativos	Norfloxacina, ampicilina, amoxicilina, SMZ + TMP	7 dias[3]
	Pielonefrite enfisematosa	Enterobacteriaceae, Pseudomonas aeruginosa e anaeróbios (Clostridium spp); descrita mais amiúde em diabéticos	Ceftazidima ou ciprofloxacina + metronidazol	14 a 21 dias
Pielonefrite aguda	Adultos	E. coli, outros gram-negativos, Enterococcus spp (nos homens idosos)	Ofloxacina, gentamicina, ceftriaxona[4]	14 dias
	Crianças	E. coli, outros gram-negativos	Ceftriaxona, gentamicina	14 dias
	Gravidez	E. coli, outros gram-negativos	Ceftriaxona	14 dias
Pielonefrite crônica	Homens[5]/mulheres	E. coli, outros gram-negativos	Norfloxacina, SMZ + TMP, ampicilina, amoxicilina	6 semanas

(Continua)

Quadro 15-1. Tratamento das infecções do trato urinário (ITU) (Continuação)

Tipo de ITU	Grupo de pacientes	Germes esperados	Fármacos de escolha[1]	Tempo de tratamento
Abscesso perinefrético e intra-renal	Comunitários	E. coli, outros gram-negativos, S. aureus (se infecção de outros sítios)	Ofloxacina, gentamicina, ceftriaxona; associar oxacilina se infecção de outros sítios)	30 dias drenagem cirúrgica
Prostatite aguda	Comunitária	E. coli, outros gram-negativos, Enterococcus spp	Norfloxacina, ampicilina, amoxicilina, SMZ + TMP	30 dias
	Hospitalar	E. coli, S. aureus, Enterococcus spp, outros gram-negativos	Ofloxacina, cefalotina, ampicilina[6] ou ampicilina ou amoxicilina associada à oxacilina	30 dias
Prostatite crônica	Homens	E. coli, Enterococcus spp e outros gram-negativos	Norfloxacina, SMZ + TMP	6 semanas
ITU no paciente cateterizado	Tempo de cateter < 30 dias	E. coli, outros gram-negativos	Cistite[7]	7 dias
			Pielonefrite[8]	14 dias
	Tempo de cateter > 30 dias	E. coli, outros gram-negativos, Proteus spp e Providencia spp	Norfloxacina, SMZ + TMP, ofloxacina	Se assintomático, triar e tratar se Proteus spp e Providencia spp Sintomáticos, utilizar o mesmo tempo de tratamento em cistite e pielonefrite comuns
ITU hospitalar	Todos os pacientes	Enterobacteriaceae, P. aeruginosa, Enterococcus spp	Ciprofloxacina, aztreonam, amicacina, ceftazidima, cefpiroma, cefepima, imipenem, piperacilina + tazobactam, No caso de suspeição de Enterococcus spp, deve-se associar ampicilina ou, na possibilidade de resistência, vancomicina.	14 dias
ITU fúngica	Todos os pacientes	Candida spp	Anfotericina B vesical ou intravenosa, fluconazol intravenoso	Tratamento não é obrigatório Analisar situação clínica

[1] ITU baixa deve ser tratada por via oral, a não ser que haja algum problema associado como náuseas ou vômitos. ITU alta deve ter tratamento por via intravenosa, por sua potencial gravidade, pelo menos no início, podendo ser substituído posteriormente pela via oral.

[2] O tratamento por três dias é superior à dose única. Quando da utilização de betalactâmicos, o tempo de tratamento deve ser aumentado para cinco dias.

[3] Homens devem ser tratados por sete dias; mulheres por três dias ou cinco dias (se betalactâmicos).

[4] Se idoso e possibilidade de Enterococcus spp, deve-se adicionar ampicilina ao esquema empírico inicial.

[5] Considerar Enterococcus spp em homens idosos.

[6] Considerar a possibilidade de S. aureus MRSA e o uso de vancomicina. Se idoso, considerar Enterococcus spp e adição de ampicilina, se opção de uso for cefalosporina.

[7] Cistite, considerar os agentes habituais para o tratamento.

[8] Pielonefrite, considerar os agentes habituais para o tratamento.

PREVENÇÃO

O uso profilático de antimicrobianos está indicado nas seguintes condições:

- Mulheres que apresentam ITU de repetição (mais que dois episódios em seis meses ou três episódios em um ano): empregar uma das opções apresentadas no Quadro 15-2.
- Prostatite crônica: indicada nos casos em que haja mais de três episódios de ITU por ano (esquemas, ver Quadro 15-2).
- Gravidez: nos casos de ITU recorrente, iniciar nitrofurantoína 50-100 mg à noite.
- Crianças com refluxo vesicoureteral: cotrimoxazol (2 mg/kg de trimetoprim) ou nitrofurantoína (2 mg/kg), à noite, ao deitar, enquanto persistir o refluxo.

Quadro 15-2. Principais esquemas de antibioticoprofilaxia em infecções do trato urinário

Antibióticos	Esquema de uso
Nitrofurantoína	50-100 mg, ao deitar
Cotrimoxazol	200/40 mg ou 400/80 mg, ao deitar
Cefalexina	125-250 mg, ao deitar
Norfloxacina	200 mg, ao deitar
Ofloxacina	100 mg, ao deitar
Ciprofloxacina	125 mg, ao deitar

- Pós-transplante renal: discutível a manutenção por um a seis meses após o transplante; a melhor opção é o emprego de quinolonas.

A prevenção das infecções urinárias nosocomiais é apresentada no Capítulo 6.

BIBLIOGRAFIA RECOMENDADA

Hinrinchsen SL, Tavares Neto JI, Pinheiro MRS, Pontes Neto NTP, Mendonça PM, Silva PFS, Silva PLS. Enterococcias. *In* Siqueira-Batista R, Gomes AP, Igreja RP, Huggins DW: *Medicina Tropical – Abordagem Atual das Doenças Infecciosas e Parasitárias.* Rio de Janeiro: Cultura Médica, 2001.

Krieger JN. Prostatitis, epididymitis and orchitis. *In* Mandell G, Bennet JE, Dolin R: *Principles and Practice of Infectious Diseases.* 5th ed. Philadelphia: Churchill Livingstone, 2000.

Marangoni DV, Soares CR, Moreira BM. Infecções do trato urinário. *In* Schechter M, Marangoni DV: *Doenças Infecciosas e Parasitárias – Conduta Diagnóstica e Terapêutica.* 2ª ed. Rio de Janeiro: Guanabara-Koogan, 1998.

Sobel JD, Kaye D. Urinary tract infections. *In* Mandell GL, Bennett JE, Dolin R: *Principles and Practice of Infectious Diseases.* 5th ed. Philadelphia: Churchill Livingstone, 2000.

CAPÍTULO 16

Infecções em Ginecologia

Valéria Francisca do Nascimento ◆ Thiers Soares ◆ Paula Monarcha Bastos
Rosane Rodrigues Costa ◆ Antônio José dos Santos

Inúmeros patógenos podem provocar infecções no trato genital feminino, ocasionando diversas condições clínicas. No presente capítulo serão discutidas a vaginose bacteriana e a doença inflamatória pélvica; as infecções puerperais e as doenças sexualmente transmissíveis são abordadas em capítulos específicos – 8 e 11, respectivamente.

VAGINOSE BACTERIANA

A vaginose bacteriana (VB) representa, até o momento, a causa mais freqüente de queixa de corrimento vaginal. O termo vaginose é usado em substituição à vaginite, pois é característica de tal entidade clínica a ausência de processo inflamatório.

Etiologia
A vaginose bacteriana ocorre por alteração da flora bacteriana vaginal normal, que resulta na diminuição de lactobacilos e proliferação maciça de uma flora mista, incluindo *Peptostreptococcus* spp, *Bacteroides* spp, *Gardnerella vaginalis*, *Mobiluncus* spp e *Mycoplasma hominis*.

Epidemiologia
A vaginose bacteriana ocorre com maior freqüência em mulheres na menacme, sugerindo um possível papel dos hormônios sexuais nesse quadro clínico. Sua prevalência parece estar associada ao uso de dispositivo intra-uterino, número de parceiros sexuais e história pregressa de doenças sexualmente transmissíveis.

É importante salientar a associação da vaginose com corioamnionite, trabalho de parto prematuro, amniorrexe prematura, infecções pré e pós-operatórias.

Aspectos clínicos
Manifesta-se clinicamente pelo odor desagradável, que se intensifica após o coito e a menstruação por serem alcalinos e possibilitarem a volatização das aminas presentes no conteúdo vaginal. O corrimento vaginal está presente em 50% a 70% dos casos, é fluido, homogêneo, esbranquiçado, acinzentado ou amarelado em moderada quantidade, que, por vezes, passa despercebido à paciente.

Diagnóstico
O diagnóstico presuntivo é baseado nos seguintes fatores:

- Presença de conteúdo vaginal com as características descritas anteriormente.
- pH vaginal igual ou superior a 5,0.

- Teste das aminas *(sniff test)* positivo ou teste do KOH: adiciona-se uma gota de KOH a 10% a uma gota de conteúdo vaginal, ocorre alcalinização e conseqüente desprendimento de odor fétido.
- Presença de *clue-cells* (exame a fresco da secreção vaginal ou após coloração pelo método de Gram). *Clue-cells* são células do epitélio vaginal, cuja superfície é recoberta por bactérias, adquirindo o citoplasma aspecto granulado e escuro.

O diagnóstico definitivo requer:

- Recuperação dos microrganismos em meios de cultura.
- Demonstração quantitativa de mais que 10^8 unidades formadoras de colônias de bactérias por grama de fluido vaginal.
- Exclusão de co-patógenos potenciais.

Tratamento
A terapêutica medicamentosa visa à erradicação (ou diminuição no número) das bactérias patogênicas e ao restabelecimento da flora vaginal fisiológica. Como drogas de primeira escolha, temos os derivados imidazólicos por via sistêmica ou tópica. Os imidazólicos podem ser empregados tanto em dose única (2,0 g, VO) como em doses fracionadas (400 mg, VO, a cada 8 horas, durante sete dias). As doses fracionadas são indicadas para recidivas e insucessos terapêuticos. Entre essas drogas, as mais efetivas são metronidazol, tinidazol e secnidazol. O tratamento do parceiro é controverso, alguns autores demonstraram que o tratamento concomitante dos parceiros sexuais não reduziu as taxas de recorrência a curto prazo.

Outra droga que tem sido empregada, em particular, na gravidez é a clindamicina tópica a 2%, um aplicador vaginal ao deitar, durante sete dias ou por via oral. na dosagem de 300 mg de 12/12 horas, durante sete dias.

DOENÇA INFLAMATÓRIA PÉLVICA

A doença inflamatória pélvica (DIP) é um dos mais importantes problemas de saúde na mulher, pois é a complicação mais freqüente das infecções cervicovaginais. É definida como a infecção ascendente do útero, principalmente endométrio, tubas uterinas e anexos fora do ciclo gravidopuerperal. Uma grande preocupação são as seqüelas causadas por esta condição (infertilidade, dor pélvica crônica e gravidez ectópica), já que o grupo mais acometido é o das jovens, que poderão ter seu futuro obstétrico comprometido.

O termo DIP é hoje em dia mais freqüentemente usado em referência a casos de infecção aguda.

Etiologia

Os agentes mais comumente implicados na DIP aguda incluem os que são a causa primária da cervicite, *Neisseria gonorrhoeae* e *Chlamydia trachomatis*, e aqueles que compõem a microbiota vaginal.

Microrganismos anaeróbios facultativos ou não (*Prevotella* spp, *Peptostreptococcus* spp, *Escherichia coli* e estreptococos do grupo B) e *Mycoplasma hominis* foram isolados de amostras obtidas por laparoscopias do líquido peritoneal ou das trompas uterinas.

Em geral, os primeiros episódios agudos de DIP são causados por *N. gonorrhoeae* e/ou *C. trachomatis*. É freqüente a associação entre esses dois patógenos, e observou-se que o *N. gonorrhoeae* facilita a replicação da clamídia no epitélio cervical. Essas informações levaram o *Centers for Disease Control and Prevention* (CDC) e o Ministério da Saúde a recomendarem o tratamento empírico para ambas, numa abordagem sindrômica. Na crise recorrente de DIP aguda, em mulheres com DIU, em episódios precipitados por procedimentos invasivos diagnósticos ou terapêuticos, são freqüentemente associados à infecção ascendente causada por certos componentes da flora vaginal endógena.

Epidemiologia

Estão relacionados principalmente ao comportamento sexual das mulheres, sendo importante uma adequada abordagem epidemiológica das pacientes com o intuito de auxiliar no diagnóstico. Os principais fatores são:

- Idade: mulheres mais jovens (menores que 25 anos) são mais acometidas.
- Atividade sexual precoce.
- Não utilização de preservativos.
- Dois ou mais parceiros nos últimos dois meses.
- Baixo nível socioeconômico.
- Uso de drogas.
- Uso de DIU.
- Outros: parceiros com doenças sexualmente transmissiveis (DST), DIP anterior, duchas vaginais e outros.

Os anticoncepcionais orais e os métodos de barreira parecem reduzir o risco de DIP. A laqueadura diminui, mas não elimina o risco de salpingite.

Em relação ao uso de DIU, acredita-se que a DIP esteja associada ao procedimento de colocação do mesmo, o que leva alguns ginecologistas a prescreverem doxiciclina profilático nos primeiros meses (conduta questionavel).

Aspectos clínicos

O principal sintoma é a dor abdominal aguda localizada em baixo ventre. Geralmente, é de início súbito, podendo haver a presença de sinais de irritação peritoneal. Outros sintomas encontrados são: febre, corrimento vaginal, dor à mobilização do colo e presença de tumores anexiais.

Ao exame especular, observamos corrimento mucopurulento através do colo uterino e endocérvice edemaciado e friável. É imprescindível a coleta da secreção cervical e realização de bacterioscopia (Gram), cultura (meio de Thayer-Martin) ou PCR para *Chlamydia* spp (sensibilidade e especificidade de 100%). Outros exames como hemograma, VHS, ultra-sonografia transvaginal e videolaparoscopia pélvica auxiliam o diagnóstico.

Por apresentar um quadro clínico muito variável, foram desenvolvidos critérios pelo CDC para orientar o diagnóstico (Quadro 16-1).

Monif elaborou o estadiamento de Gainesville (Quadro 16-2), com base na evolução de DIP sintomática em sua gravidade. Este estadiamento é útil, pois permite uma abordagem terapêutica diferenciada em cada um deles.

Quadro 16-1. Diagnóstico de DIP

Critérios	Definição clínica
Maiores	Dor no abdome inferior Dor à palpação dos anexos Dor à mobilização uterina
Menores	Temperatura axilar > 37,8° C Secreção vaginal ou cervical anormal Massa pélvica Leucocitose e desvio Mais de cinco leucócitos por campo de imersão na secreção cervical VHS ou proteína C reativa elevada Comprovação laboratorial de infecção por *Neisseria gonorrhoeae*, *Chlamydia* spp ou *Mycoplasma* spp
Elaborados	Evidência histopatológica de endometrite Abscesso tubovariano em estudo de imagem (USG) Laparoscopia

Quadro 16-2. Estadiamento de Gainesville para DIP

Estágio I	Endometrite e salpingite aguda sem peritonite
Estágio II	Salpingite com peritonite/pelviperitonite (sem abscesso)
Estágio III	Salpingite aguda com oclusão tubária ou comprometimento tubovariano (com abscesso íntegro)
Estágio IV	Abscesso tubovariano roto ou choque séptico

Diagnóstico diferencial

As principais condições que devem ser pesquisadas como diagnóstico são:

- Gravidez ectópica.
- Apendicite retrocecal.
- Infecção urinária
- Endometriose.
- Rotura ou torção de cistos ovarianos.

Tratamento

Inicialmente, deve-se avaliar a necessidade ou não de internação baseado nos parâmetros propostos pelo CDC:

- Estadiamento II, III e IV.
- Diagnóstico duvidoso.
- Suspeita de abscesso pélvico.
- Paciente adolescente.
- Paciente inábil para seguir ou tolerar o tratamento ambulatorial.
- Falha na resposta ao tratamento ambulatorial em 48 horas.
- Impossibilidade de acompanhamento clínico nas 72 horas posteriores ao início do tratamento.
- Paciente infectada pelo vírus da imunodeficiência humana (HIV).

A terapia deve ser iniciada o mais precocemente possível com objetivo de prevenir seqüelas como esterilidade e prenhez ectópica e evitar infecção residual. A antibioticoterapia deve ser instituída somente após coleta de material da endocérvice. Em pacientes graves devemos também solicitar hemoculturas.

Tratamento ambulatorial (estágio I)

- Ceftriaxona 250 mg, IM (dose única) + doxiciclina 100 mg, VO, duas vezes ao dia, por 14 dias.
- Cefoxitina 2 g, IM (dose única) + probenecida 1 g, VO + doxiciclina 100 mg, duas vezes ao dia, por 14 dias.
- Ofloxacina 400 mg, VO, de 12/12h + clindamicina 450 mg, VO, de 6/6h ou metronidazol 500 mg, VO, 12/12h, por 14 dias.

Tratamento hospitalar (estágios II e III)

- Cefoxitina 2, g IV, 6/6h + doxiciclina 100 mg, IV, 12/12h.
- Gentamicina 3 mg/kg/dia, IV, de 8/8h + clindamicina 900 mg, IV, de 8/8h.
- Ofloxacina 400 mg, IV, de 12/12h + clindamicina 900 mg, IV, de 8/8h ou metronidazol 500 mg, IV, de 8/8h.

No estágio IV, a paciente deve ser internada (considerar a necessidade de manutenção em unidade de terapia intensiva) e submetida à drenagem cirúrgica quando necessário. Antibioticoterapia deverá ser iniciada com premência, devendo-se sempre que possível discutir o caso com o infectologista para otimização terapêutica.

Esses esquemas são mantidos por até 48 horas após melhora clínica substancial e desaparecimento da febre, depois continuar com doxiciclina até completar 14 dias. O parceiro deve ser tratado com azitromicina 1 g, VO, em dose única.

Complicações agudas

- *Peri-hepatite* (síndrome de Fitz-Hugh-Curtis): consiste na inflamação da cápsula hepática e do peritônio, levando à formação de aderências em forma de "corda de violino".
- *Periapendicite*.
- *Ascite exsudativa maciça:* é rara, sendo resultado da obstrução de vasos linfáticos.

Complicações crônicas

- *Dor pélvica crônica:* está relacionada com o número de episódios ocorridos.
- *Infertilidade:* mais comum em DIP por *Chlamydia* spp.
- *Gravidez ectópica:* há risco sete vezes maior do que em pacientes hígidas.
- *Síndrome de Reiter:* também pode ocorrer após DIP por *Chlamydia* spp.
- *Carcinoma epidermóide de ovário:* há uma maior incidência em pacientes com DIP comprovada antes dos 20 anos, e que sejam nulíparas.

BIBLIOGRAFIA RECOMENDADA

Barbosa Neto JB, May SB. Gonococcias. *In* Siqueira-Batista R, Gomes AP, Igreja RP, Huggins DW: *Medicina Tropical – Abordagem Atual das Doenças Infecciosas e Parasitárias.* Rio de Janeiro: Cultura Médica, 2001.

Brunham RC. Doenças causadas por *Chlamydia. In* Goldman LG, Bennett JC: *Cecil – Tratado de Medicina Interna.* 21ª ed. Rio de Janeiro: Guanabara-Koogan, 2001.

Jones RB, Batteiger BE. *Chlamydia trachomatis* (Trachoma, perinatal infections, lymphogranuloma venereum and other genital infections). *In* Mandell G, Bennet JE, Dolin R: *Principles and Practice of Infectious Diseases.* 5th ed. Philadelphia: Churchill Livingstone, 2000.

MacKay. Pelvic inflammatory disease. *In* Tierney LM, McPhee SJ, Papadakis MA: *Current Medical Diagnosis & Treatment.* New York: McGraw-Hill, 2001.

MacKay. Vaginitis. *In* Tierney LM, McPhee SJ, Papadakis MA: *Current Medical Diagnosis & Treatment.* New York: McGraw-Hill, 2001.

Pires SM. Vulvovaginites. *In* Viana LC, Martins GS: *Ginecologia.* Rio de Janeiro: Medsi, 1998.

Rtein MF. Vulvovaginitis and cervicitis. *In* Mandell GL, Bennett JE, Dolin R: *Principles and Practice of Infectious Diseases.* 5th ed. Philadelphia: Churchill Livingstone, 2000.

CAPÍTULO 17
Infecções das Vias Aéreas Superiores

Carlos Alberto Krewer Feier ◆ Angélica Cristina Pezzin-Palheta ◆ Francisco Xavier Palheta-Neto
Cristiano Ramos Monte-Alto ◆ Juliana Elvira Herdy Guerra ◆ Andréia Patrícia Gomes

CONSIDERAÇÕES INICIAIS

O estudo das infecções de vias aéreas superiores é de suma importância em nossos dias. Clínicos, pediatras, otorrinolaringologistas e infectologistas deparam-se na lida diária com quadros de difícil manuseio, sobretudo em crianças, quase sempre carregados de enorme pressão familiar para uma imediata solução. Neste capítulo, serão abordadas de forma objetiva as sinusites, faringoamigdalites, epiglotites e laringites.

SINUSITES

A sinusite é um processo inflamatório e/ou infeccioso das cavidades paranasais, podendo ser de caráter agudo, subagudo, recorrente e crônico. A sinusite aguda é aquela em que os sintomas duram dias ou semanas; a subaguda tem duração arbitrária de três semanas a três meses e a sinusite crônica, duração superior a um mês, para alguns autores, ou mesmo anos para outros.

Freqüentemente observa-se a infecção de mais de uma cavidade concomitantemente, principalmente das chamadas anteriores (maxilar, frontal e etmóide anterior). Os germes mais freqüentes nas sinusites agudas são: *Streptococcus pneumoniae* e *Haemophylus influenzae*, seguidos pela *Moraxella catarrhalis*, *Staphylococcus aureus*, *Streptococcus pyogenes*, anaeróbios; rinovírus, vírus da influenza A e parainfluenza são outros possíveis agentes. A sinusite hospitalar, entretanto, é causada por: *Pseudomonas*, *Klebsiella* e outros gram-negativos. Nos indivíduos imunodeficientes ou portadores de fibrose cística, encontramos *P. aeruginosa* e fungos, como o *Pseudallescheria boydii*, como agentes etiológicos. Nas sinusites crônicas os germes mais freqüentes são anaeróbios, *Streptococcus* spp, *S. aureus*, *H. influenzae*, enterobactérias, *Pseudomonas aeruginosa* e fungos, como o *Aspergillus* spp.

A sinusite aguda se apresenta como uma infecção de vias aéreas superiores com duração superior a 10 dias, dor ou pressão facial, principalmente ao abaixar a cabeça; eliminação de secreções pelo vestíbulo nasal ou pela rinofaringe com mudança na consistência, que pode ser purulenta, escura, mucóide, espessa ou fina; obstrução nasal; febre baixa; tosse diária que piora à noite; cefaléia; dor dentária; astenia, inapetência e mal-estar geral. A localização da dor serve como guia para identificação da cavidade envolvida.

O diagnóstico da sinusite aguda é eminentemente clínico. Confirma-se através de exame físico realizado através da rinoscopia anterior e posterior, endoscopia nasal, palpação dos seios da face e, em caso de dúvida, estudo radiográfico. Ao exame físico, pode-se observar hiperemia, edema da mucosa nasal e presença de secreção nasal e pós-nasal. Os exames de imagem auxiliam o diagnóstico. A radiografia simples é solicitada nas posições mentonasal (para avaliar seios anteriores, notadamente os maxilares), frontonasal (avaliação dos seios frontais e etmoidais anteriores), perfil (todas as cavidades em perfil) e submentovértice ou axial de Hirtz (para seios esfenoidais e etmoidais).

O tratamento consiste em antibioticoterapia, sendo a amoxicilina e axetil cefuroxima os antibióticos de primeira escolha, seguida pela associação de amoxicilina com ác. clavulânico e cefalosporinas de segunda geração, como cefaclor (ver doses no Quadro 17-1). O tempo de tratamento varia de 14 a 21 dias ou por uma semana além do desaparecimento dos sintomas. Limpeza freqüente das fossas nasais com instilações de soro fisiológico.

Pode-se observar como complicações das sinusites: osteomielite dos ossos do crânio, tromboflebite do seio cavernoso, abscessos extradural e cerebral, meningite sinusógena e complicações oculorbitárias (como celulite orbitária, abscesso de pálpebra, dacriocistite supurada e fleimão da órbita).

Na sinusite crônica a secreção nasal é um sintoma importante, de coloração amarelada, esverdeada ou mesmo marrom, podendo apresentar cheiro desagradável, geralmente devido à presença de anaeróbios. Observa-se gotejamento pós-nasal, dor de garganta e tosse crônica com ou sem rouquidão. Obstrução nasal, alterações do olfato e do paladar e comprometimento auditivo por edema tubário podem estar presentes. A dor apresenta características e localizações variáveis. Deve-se lembrar da associação sinusite e asma brônquica ou a sinusobronquite.

O diagnóstico de suspeição da sinusite crônica baseia-se na anamnese e no exame otorrinolaringológico (rinoscopia anterior e posterior e endoscopia nasal) e é confirmado através do estudo radiológico. A radiografia simples auxilia, mas em alguns casos é inadequada. Atualmente, o exame de escolha é a tomografia computadorizada (TC) das cavidades paranasais nos planos axial e coronal. A ressonância nuclear (RN) encontra sua indicação nos casos de impossibilidade do emprego de radiação (gravidez), alergia ao contraste iodado, avaliação de complicações, na tentativa de comprovação de infecção por fungos e no diagnóstico diferencial de neoplasias.

O tratamento das sinusites crônicas é inicialmente clínico por um período de 21 dias, empregando-se antibióticos por via oral com atividade contra germes produtores de β-lactamases e que tenham cobertura para anaeróbios. Podemos citar vários esquemas: amoxicilina associada ao ácido clavulânico, associações de cefalosporinas de segunda geração (cefaclor, cefprozil e cefuroxime) ou terceira geração (ceftriaxone) com metronidazol ou clindamicina. Nas crianças, devido à microbiologia *(S. pneumoniae, H. influezae, M. catarrhalis, S. aureus, Streptococcus* alfa-hemolítico e raramente anaeróbios), recomenda-se a associação de amoxicilina com ácido clavulânico ou cefalosporinas de segunda ou terceira gerações, por um período médio de três semanas ou por até sete dias após a criança tornar-se assintomática (ver doses desses fármacos no Quadro 17-1).

128 ❑ PARTE II ✔ SÍNDROMES INFECCIOSAS

Quadro 17-1. Tratamento antimicrobiano das infecções das vias aéreas superiores

Condição		Principais patógenos	Fármacos	Tempo de uso (dias)
Sinusites	Agudas	Streptococcus pneumoniae Haemophilus influenzae	**Escolha**: amoxicilina 500 mg, VO, 8/8 h ou axetil cefuroxima 250 mg, VO, 12/12 h	14
			Alternativas: amoxicilina/ácido clavulânico 500 mg, VO, 8/8 h; cefaclor 250-500 mg, VO, 8/8 h; cotrimoxazol 800 mg (SMX) 160 mg (TMP), VO, 12/12 h	
	Crônicas	Streptococcus spp, S. aureus; H. influenzae, anaeróbios (50%), gram-negativos entéricos, Pseudomonas aeruginosa (em imunodeprimidos) e fungos*	**Escolha**: amoxicilina/ácido clavulânico 500 mg, VO, 8/8; na suspeita (ou confirmação) de infecção por P. aeruginosa, utilizar ciprofloxacina 500 mg, VO, 12/12 h ou 200-400 mg, IV, 12/12 h	21-28
			Alternativas: axetil cefuroxima 250-500 mg, VO, 12/12 h + metronidazol (500 mg, VO, 8/8 h) ou clindamicina (600 mg, VO, 6/6 h); amoxicilina 500 mg, VO, 8/8 h + clindamicina (600 mg, VO, 6/6 h)	
Faringoamigdalites		Streptococcus pyogenes (15-30%), vírus, H. influenzae, Streptococcus pneumoniae, Moraxella catarrhalis, Staphylococcus aureus	**Escolha**: penicilina benzatina 1.200.000 UI (> 25 kg), IM	Dose única
			Alternativas: 1. Alergia a β-lactâmicos: eritromicina 250-500 mg, VO, 6/6 h ou azitromicina 250-500 mg, VO, 24/24 h 2. Resistência à β-lactamase: amoxicilina/ácido clavulânico (500 mg, VO, 8/8 h)	7-10
Epiglotites		H. influenzae, Streptococcus pyogenes, Staphylococcus aureus	**Escolha**: axetil cefuroxima 250 mg, VO, 12/12 h (ou IV, 50-100 mg/kg/dia)** ou ceftriaxona, 100 mg/kg/dia, IV	10-14
			Alternativas*: 1. Ampicilina/sulbactam 150 mg/kg/dia, IV** 2. Alérgicos a β-lactâmicos: claritromicina**** 15 mg/kg/dia, IV, 12/12 h ou cotrimoxazol 800 mg (SMX) 160 mg (TMP), VO, 12/12 h	
Laringites		Vírus, H. influenzae	**Escolha**: axetil cefuroxima 250 mg, VO, 12/12 h ou amoxicilina/ácido clavulânico 500 mg, VO, 8/8 h	10-14
			Alternativas: alérgicos a β-lactâmicos; azitromicina 10 mg/kg/dia, VO, dose única diária, (ou claritromicina 15 mg/kg/dia, IV, 12/12 h)** ou cotrimoxazol 800 mg (SMX) 160 mg (TMP), VO, 12/12 h	

* No caso de suspeita ou confirmação de sinusites por fungos consultar o especialista em Doenças Infecciosas e Parasitárias.
** Avaliar uso oral ou parenteral na dependência da gravidade do paciente.
*** Na ausência de opções para alérgicos à β-lactâmicos pode ser empregado o cloranfenicol, lembrando-se dos riscos inerentes ao uso do fármaco (ver Capítulo 1).
**** Nos pacientes com risco de vida não empregar macrolídeos.
VO = Via oral.
IV = Via intravenosa.

A falta de resposta ao tratamento clínico implica necessidade de cultura e avaliação do estudo anatômico das cavidades paranasais através da endoscopia nasal e TC.

Chama-se atenção para a ocorrência da sinusite fúngica fulminante, que principalmente em imunodeprimidos (síndrome de imunodeficiência adquirida – AIDS, diabetes *mellitus*, leucemia, linfoma, sarcoidose, alcoolismo, leucopenia, disgamaglobulinemia, alterações da imunidade celular e os submetidos a longos tratamentos com antibióticos, corticóides e imunossupressores) tende à expansão rápida, podendo levar à morte em questão de dias, ou de horas, geralmente por acometimento intracraniano. O tratamento da sinusite fúngica é cirúrgico.

FARINGOAMIGDALITES

O anel linfático de Waldeyer é constituído pelas amígdalas palatinas, amígdala faríngea, tecido linfático peritubário, amígdalas linguais e grânulos linfóides laterais ou parafaríngeos. As faringoamigdalites ou anginas são quadros inflamatórios e/ou infecciosos, de origem local ou geral, da mucosa faríngea.

A faringoamigdalite é rara em menores de um ano de idade e aumenta progressivamente sua incidência depois dos dois anos. Na idade pré-escolar e escolar pode aumentar ainda mais, na vigência de processos alérgicos associados. São mais comuns em épocas ou meses frios, sendo a viral a mais freqüente em crianças pequenas.

Além da microbiota habitual do trato respiratório superior, as amígdalas palatinas podem abrigar bactérias potencialmente patogênicas, como o *H. influenzae, Streptococcus* β-hemolítico do grupo A, *S. pneumoniae, M. catarrhalis e o S. aureus*. É consenso que as bactérias que predominam nos pacientes com quadro de amigdalites de repetição são *H. influenzae, S. aureus* e *Streptococcus* β-hemolítico de grupo A. Enfatiza-se o aspecto polimicrobiano das amigdalites recorrentes.

O quadro clínico das faringoamigdalites se caracteriza por um conjunto de sintomas: odinofagia, febre alta, calafrios, comprometimento do estado geral, astenia, mialgia, cefaléia, artralgia, otalgia reflexa e aumento dos linfonodos cervicais.

De acordo com o quadro clínico e bacteriológico, as anginas são classificadas em:

1. Inespecíficas
   - *Angina eritematosa: agente etiológico*: viral: influenza, adenovírus e parainfluenza. *Exame físico*: mucosa faríngea congesta, levemente edemaciada, principalmente as amígdalas palatinas e, às vezes, depósito esbranquiçado, facilmente destacável recobrindo-as (eritematopultácea). Duração de 3 a 7 dias. O diagnóstico diferencial é difícil entre o exsudato viral e o bacteriano. Quase sempre evolui sem complicações. *Tratamento*: viral: sintomáticos (associação de analgésicos e antipiréticos); hidratação, anestésicos tópicos (antes da alimentação) e gargarejos com anti-sépticos.
   - *Eritematopultácea: agente etiológico: Streptococcus* β-hemolítico do grupo A, *H. influenzae, S. aureus, M. catarrhalis*. Amigdalite estreptocócica é mais freqüente na faixa etária de 3 a 12 anos. *Exame físico*: exsudato esbranquiçado ou purulento não aderente nas criptas e na superfície das amígdalas. *Tratamento*: antibioticoterapia de acordo com agente etiológico envolvido. Direciona-se o tratamento empírico para o principal patógeno, o *Streptococcus* β-hemolítico do grupo A.
   - *Pseudomembranosa ou difteróide*: agente etiológico: *Streptococcus* spp. *Exame físico*: temperatura elevada, mucosa faríngea intensamente congesta, de coloração vermelho-vinhosa, placas brancas mais ou menos aderentes às amígdalas que, freqüentemente, invadem o palato mole e a úvula. Deve-se fazer diagnóstico diferencial com a difteria, utilizando-se, quando necessário, exame bacteriológico (ver Capítulo 50).
   - *Gangrenosa*: de ocorrência excepcional. *Quadro clínico*: início abrupto, febre alta, hálito fétido, salivação abundante sanguinolenta, ingurgitamento de linfonodo cervical acentuado e profunda agressão do estado geral. *Exame físico*: placas de gangrena, de coloração acinzentada, nitidamente delimitadas na periferia, observando-se quase sempre eliminação de tecidos esfacelados. De regra, ocorre morte por colapso cardíaco.

2. Específicas
   - *Fusoespiralar ou De Plaut-Vincent: agente etiológico*: simbiose – bacilo fusiforme e espirilo. *Quadro clínico*: disfagia dolorosa unilateral. Geralmente sem febre. *Exame físico*: ulceração de uma única amígdala palatina, recoberta por pseudomembrana com necrose e eliminação de exsudato de odor fétido. *Diagnóstico*: unilateralidade da doença. Lesões gengivais concomitantes, principalmente no capucho gengival do último molar. *Tratamento*: embrocações à base de bismuto ou arsênico + penicilina por via intramuscular (benzatina) ou intravenosa (cristalina).

   - *Diftérica: agente etiológico: forma comum: Corynebacterium diphteriae* (bacilo de Klebs-Löeffler). *Forma comum*: início insidioso. Estado geral comprometido (toxemia): moderada elevação da temperatura; pulso rápido; palidez; adinamia. *Forma maligna*: temperatura elevada (39-40°C), estado geral com sinais de profunda impregnação tóxica – prostração acentuada, taquipnéia, pulso rápido e filiforme. Pode complicar com arritmia cardíaca; hipotensão, astenia e dores abdominais; paralisia do véu palatino, dos membros inferiores e dos músculos da acomodação visual; paralisia dos músculos respiratórios (diafragma e intercostais); morte súbita por colapso cardíaco ou na primeira semana (síndrome secundária da difteria ou de Marfan) ou seis a oito semanas após a convalescença. *Exame físico*: forma comum: falsas membranas branco-acinzentadas sobre as amígdalas e que se estendem para o terço superior dos pilares anteriores até a úvula, às vezes, para a hipofaringe e laringe (grave); não destacáveis e nem dissociam em água. Ingurgitamento linfonodal submandibular. *Diagnóstico*: cultura dos exsudatos faríngeos ou até de um fragmento de pseudomembrana, com realização de teste ELEK. *Tratamento*: soroterapia específica precoce de acordo com o caso clínico (Ver capítulo 50), por via intramuscular ou subcutânea. A antibioticoterapia com eritromicina oral ou penicilina cristalina venosa, dependendo da gravidade (maiores detalhes no capítulo 50).

   - Sifilítica: *agente etiológico: Treponema pallidum. Quadro clínico*: primária acomete amígdala palatina; disfagia dolorosa e otalgia unilaterais. *Exame físico*: primária: uma das amígdalas muito congesta, edemaciada e endurecida; formas: anginosa comum, erosiva, ulcerosa. Linfadenopatia submandibular. Secundária: caracteristicamente – placas mucosas no véu palatino, pilares, amígdalas e mucosa oral, respeitando a parede posterior da faringe e halo hiperêmico circundante; enantema escarlatiniforme, congestão intensa e vinhosa, especialmente na borda livre do véu palatino; caráter papuloso, hipertrófico ou ulceroso. *Diagnóstico*: bacterioscopia do exsudato amigdaliano + biópsia + reações sorológicas para LUES (VDRL, FTA-ABS). *Tratamento*: primária: penicilina G benzatina – 2.4000.000 UI, IM, dose única. *Outras*: 2.4000.000 UI/ semana/ 3 semanas – IM segunda escolha: tetraciclina ou eritromicina – 2 g/dia/15 dias (maiores detalhes no Capítulo 11).

Hemopáticas

- *Leucemia aguda: quadro clínico*: temperatura elevada, vômitos, diarréia, anorexia, fraqueza, dores ósseas e articulares. *Exame físico*: angina e estomatite; tendência a sangramento e necrose da mucosa bucofaríngea; acentuada infiltração dos tecidos amigdalianos e periamigdalianos. Hipertrofia linfonodal generalizada e esplenomegalia. *Diagnóstico*: hemograma: leucocitose exagerada; células blásticas no sangue circulante. Se necessário, mielograma. *Tratamento*: tratamento da doença de base.

- *Agranulocitose verdadeira ou angina de Schultz: agente etiológico*: desconhecido. Excluir agranulocitose medicamentosa. *Quadro clínico*: temperatura elevada, calafrios, astenia profunda e sinais gerais de toxiinfecção grave; icterícia freqüente. *Exame físico*: eritema à ulceração e necrose da mucosa bucofaríngea. *Diagnóstico*: hemograma: acentuada leucocitopenia; neutropenia; linfócitos e monócitos podem estar diminuídos. Mielograma comprova o diagnóstico. *Tratamento*: por se tratar de um paciente granulocitopênico, a presença de febre indica a necessidade de um esquema que contemple gram-negativos (incluindo *P. aeruginosa*), além da cobertura de patógenos da cavidade oral (*Streptococcus* spp, *Peptostreptococcus* spp, *Peptococcus* spp, *Eikenella corrodens*, alguns gram-negativos entéricos como *K. pneumoniae*), sugere-se esquema com associação de amicacina + ticarcilina/ácido clavulânico, ampicilina/sulbactam + amicacina ou piperacilina/tazobactam + amicacina seriam satisfatórios para atuação nestes patógenos. Prognóstico grave.

- *Mononucleose infecciosa ou febre ganglionar de Pfeiffer ou angina monocítica: agente etiológico*: vírus Epstein-Barr. *Quadro clínico*: temperatura elevada e irregular, astenia acentuada, cefaléia e mal-estar geral. *Exame físico*: angina eritematosa, às vezes com enduto fibrinoso. Ingurgitamento linfonodal localizado, axilar e inguinal acentuados e esplenomegalia. *Diagnóstico*: monoteste. Reação de Paul-Bunnel – valores significativos de 10 a 12 dias após a instalação da doença. Hemograma – linfocitose acentuada, com ou sem monocitose e neutropenia. *Tratamento*: sintomático.

O tratamento clínico das faringoamigdalites virais é sintomático. Em caso de infecção bacteriana utiliza-se antimicrobiano de forma empírica, visando ao principal patógeno que é o *Streptococcus* β-hemolítico do grupo A. Nesses casos, pode-se utilizar: penicilina G benzatina – dose única; amoxicilina, via oral, por 10 dias; macrolídeos (cinco a sete dias, sobretudo em pacientes alérgicos às opções anteriores): azitromicina, claritromicina, roxitromicina; ou cefalexina (via oral) por 10 dias.

Nas faringoamigdalites de repetição e nas falhas terapêuticas com o uso das penicilinas, seja por resistência bacteriana, por co-patogenicidade de bactérias produtoras de β-Lactamase ou pelo uso indiscriminado de antibióticos, indica-se nas fases de agudização a associação de amoxicilina e clavulanato de potássio ou as cefalosporinas de segunda geração ou ainda, eventualmente, as cefalosporinas de terceira geração. Nos casos rebeldes ou de infecções de repetição, solicita-se cultura de secreções de orofaringe e antibiograma e se investiga associação com imunodeficiências.

Suas principais complicações são o fleimão da loja amigdaliana, adenofleimão laterofaríngeo e adenofleimão retrofaríngeo.

LARINGITES

As laringites são processos infecciosos ou alérgicos (Quadro 17-2) que podem determinar obstrução das vias aéreas superiores. As crianças são as mais acometidas devido ao menor diâmetro das vias aéreas e por apresentarem defesas imunológicas deficitárias.

Devemos ter sempre em mente que o acometimento laríngeo pode refletir a ocorrência de alterações puramente locais, como também de aspectos laríngeos de enfermidades sistêmicas. Dentro deste pensamento, exemplificamos as diversas laringites agudas da infância: estridulosa, diftérica e gripal, ou ainda as das febres eruptivas (sarampo, escarlatina, varíola e varicela). Laringites crônicas decorrentes de tuberculose e sífilis são outros exemplos. Dessa forma, cada doença resguarda uma conduta específica a seu correto diagnóstico e tratamento.

É de suma importância também referirmos a possível ocorrência de alterações unilaterais das pregas vocais (monocordites), como em neoplasias ou em estágios iniciais da tuberculose. No Quadro 17-2 abordam-se as doenças inflamatórias e/ou infecciosas mais freqüentes da laringe.

EPIGLOTITE (CRUPE)

O principal agente implicado na ocorrência de epiglotite, tanto em adultos quanto em crianças, é *Haemophilus influenzae*. Outros agentes incluem vírus (influenza, parainfluenza, adenovírus, vírus sincicial respiratório, rinovírus), *S. aureus, S. pyogenes* e *Mycoplasma pneumoniae*, principalmente. A enfermidade pode ter um curso grave, podendo ocasionar insuficiência respiratória e óbito, sobretudo em crianças menores de cinco anos.

As principais manifestações clínicas incluem febre (habitualmente elevada), disfagia, salivação, desconforto respiratório e estridor, que evoluem em algumas horas ou poucos dias. Eventualmente há hipersensibilidade cervical e linfadenomegalia.

A laringoscopia – a qual deve ser realizada apenas por especialistas, dada a possibilidade de ocorrência de obstrução respiratória aguda – mostra epiglote edemaciada, de coloração avermelhada, com superfície brilhante. O tratamento é feito, preferencialmente, com cefalosporinas de segunda ou terceira geração, com cefuroxime e ceftriaxone, respectivamente. Tratamento adjuvante com corticosteróides vem demonstrando eficácia em várias investigações. Sem embargo, a despeito da antibioticoterapia e da corticoidoterapia, alguns pacientes evoluem com quadro de insuficiência respiratória, sendo então necessária obtenção de uma via aérea pérvia (intubação nasotraqueal ou traqueostomia) e ventilação mecânica quando necessário.

Quadro 17-2. Doenças inflamatórias e/ou infecciosas mais freqüentes da laringe

	Laringite catarral aguda	Laringite fusoespiralar	Epiglotite aguda	Laringite flegmonosa	Rinolaringites descendentes
Agentes etiológicos	Vírus, mudanças térmicas, ingerir líquidos gelados, inalar substâncias irritantes	Secundária à estomatite ou à angina de Plaut-Vincent	H. influenzae com ou sem associação de S. pyogenes ou S. aureus	Decorrentes de traumas ou corpos estranhos; ou ainda como complicação de outras laringites	Secundária à aspiração de exsudatos
Quadro clínico	Início súbito, dor, tosse, rouquidão, expectoração	Dor à deglutição, disfonia, alterações respiratórias	Dor à deglutição. Voz normal. Estridor e dispnéia	Disfagia dolorosa intensa, tosse, rouquidão, dispnéia	Rouquidão, sobretudo matinal
Exame físico	Congestão da mucosa laríngea, exsudato e paresia das pregas vocais, fenda glótica ovalada	Laringite ulceromembranosa com presença de placas difteróides. Úlcera geralmente supraglótica	Epiglote volumosa, congesta e edemaciada	Inflamação da mucosa, edema acentuado. Pode ocorrer empastamento cervical perilaríngeo	Hiperemia e acúmulo de exsudatos
Diagnóstico	Exame laringoscópico	Exame bacteriológico/ laringoscópico	Exame laringoscópico	Exame laringoscópico	Exame bacteriológico/ laringoscópico
Tratamento	Repouso vocal, evitar contato com agentes irritantes, inalações com preparados balsâmicos, além de medidas terapêuticas antimicrobianas específicas para cada caso (Ver Quadro 17-1)				
Complicações	Laringite catarral crônica simples	Pericondrite laringo-traqueal com estenose cicatricial	Formação de abscessos	Atingir planos cervicais ou mediastinais	Traqueobronquites nos casos crônicos

BIBLIOGRAFIA RECOMENDADA

Carvalho BTC, Carneiro-Sampaio MMS. A criança com infecções recorrentes. *Pediatria Moderna* 1996;32:344–6.

Hungria H. *Otorrinolaringologia*. 7ª ed. Rio de Janeiro: Guanabara-Koogan, 1995.

Lopes Filho O, Campos CAH. *Tratado de Otorrinolaringologia*. São Paulo: Roca, 1994.

Pastorino AG, Grumach AS. Infecções das vias aéreas superiores de repetição. *In* Carneiro-Sampaio MMS, Grumach AS: *Alergia e Imunologia em Pediatria*. São Paulo: Sarvier, 1988.

Pichichero ME, Cohen R. Shortened course of antibiotic therapy for acute otitis media, sinusitis and tonsillopharyngitis – Clinical implications of antibiotic resistance for management of acute otitis media. *Pediatr Infect Dis J* 1997;16:680–95.

Sih T. *Infectologia em Otorrinopediatria*. Rio de Janeiro: Revinter, 2001.

Siqueira-Batista R, Gomes AP, Igreja RP, Huggins DW. Medicina Tropical. Abordagem atual das doenças infecciosas e parasitárias. Rio de Janeiro, Cultura Médica, 2001. 2 volumes.

Wald ER. Sinusitis. *Pediatr Ann* 1998;27:811–8.

Weckx LLM, Figueiredo CR, Silva VC, Oliveira CS. Como diagnosticar e tratar infecções nas vias aéreas superiores. *Rev Soc Bras Med Trop* 1971;5:291–7.

CAPÍTULO 18

Infecções das Vias Aéreas Inferiores

Eduardo Cesar Faria ◆ Rodrigo Siqueira-Batista ◆ Andréia Patrícia Gomes
Domenico Capone ◆ José Manoel Jansen

CONCEITOS GERAIS

As pneumopatias infecciosas estão entre o grupo de maior importância das doenças infecciosas e parasitárias, quer por sua elevada incidência (são responsáveis por até 10% das internações de adultos nos EUA), quer pelo potencial de morbidade e mortalidade, sobretudo em grupos especiais de pacientes, extremos etários e imunodeprimidos (ver Quadro 18-1). A instalação dos germes nas vias aéreas inferiores pode ocorrer basicamente por três mecanismos:

- Aspiração da microbiota orofaringiana.
- Inalação de partículas infectadas sob a forma de aerossóis.
- Disseminação hematogênica por foco infeccioso obscuro (mais freqüente nas pneumonias nosocomiais).

Diferentes patógenos podem causar infecções das vias aéreas inferiores, havendo várias possibilidades etiológicas na dependência de condições associadas (Quadro 18-2). A seguir são discutidas as principais enfermidades infecciosas que podem acometer o pulmão e originar quadros de maior gravidade (Quadro 18-3).

INFECÇÕES POR BACTÉRIAS AERÓBIAS

Gram-positivos

Dentre os agentes de infecções comunitárias habituais, citaremos os de maior participação nas doenças pulmonares. *S.*

aureus – coco gram-positivo coagulase positivo – e *S. pneumoniae* são as principais bactérias a serem pensadas de um modo geral, em relação ao grupo dos gram-positivos. *S. pneumoniae* é um coco gram-positivo, capsulado, disposto aos pares, capaz de

---

Quadro 18-1. Fatores considerados "agravantes" nos casos de infecção respiratória

- Asplenia funcional ou anatômica
- Agamaglobulinemia
- Deficiência seletiva de imunoglobulina G
- Mieloma múltiplo
- Leucemia linfocítica crônica
- Linfoma
- Infecção pelo HIV
- Desnutrição
- Tratamento com corticosteróides
- Diabetes *mellitus*
- Alcoolismo
- Cirrose hepática
- Insuficiência renal
- Infecção por vírus influenza
- Doença pulmonar obstrutiva crônica (DPOC)
- Deficiência do complemento (C_1, C_2, C_3 e C_4)

Quadro 18-2. Patógenos que causam pneumonias em diferentes circunstâncias (modificado de Waetge, 1998)

Circunstância clínica	Microrganismo
Adulto jovem saudável	*Streptococcus pneumoniae*, *Mycoplasma pneumoniae*, e vírus
Idosos (> 60 anos)	*S. pneumoniae*, bacilos gram-negativos, *Haemophilus influenzae*, *Moraxella catarrhalis*, vírus influenza
Hospitalizados	Microbiota oral, *Staphylococcus aureus* (incluindo MRSA), *Pseudomonas aeruginosa*, enterobactérias, *Legionella* spp
Distúrbios da consciência / Alcoolismo	Anaeróbios da cavidade oral, *S. pneumoniae*, *Klebsiella pneumoniae*, *Mycobacterium tuberculosis* (em alcoólatras)
Diabetes *mellitus*	S. pneumoniae, bacilos gram-negativos
Anemia falciforme	*S. pneumoniae*, *M. pneumoniae*
Mucoviscidose (fibrose cística)	*S. aureus*, *P. aeruginosa*, *Burkholderia cepacia*
Doença pulmonar obstrutiva crônica	*S. pneumoniae*, *H. influenzae*, *M. catarrhalis*, bacilos gram-negativos, *Legionella* spp, vírus
Neutropênicos / Pós-transplantes	Bacilos gram-negativos, *P. aeruginosa*, *S. aureus*, citomegalovírus, *Mycobacterium* spp, *Pneumocystis carinii*, *Aspergillus* spp, *Candida* spp

causar inúmeras infecções, entre as quais pneumonias graves. Além dos sintomas e sinais clássicos, tosse com escarro amarelado ou ferruginoso, dor pleurítica, febre alta e síndrome de condensação pulmonar, podemos ter icterícia (pneumonia dos "olhos de ouro") e os critérios de gravidade arrolados no Quadro 18-3. Infiltrados alveolares com presença de broncograma aéreo ocupando mais de um lobo (broncopneumonia) é também critério de gravidade sendo este um padrão comum nas crianças. Deve-se estar atento para as leucometrias maiores que $20.000/mm^3$.

As doenças relacionadas no Quadro 18-1 associam-se a uma maior freqüência de infecções por *S. pneumoniae*, especialmente no que se refere aos bronquíticos, pacientes com síndrome de imunodeficiência adquirida (AIDS), asplênicos, falcêmicos, cardiopatas e renais crônicos.

O diagnóstico pode ser altamente presumível com bases clínicas, radiológicas e laboratoriais (bacterioscopia pelo Gram mostrando cocos gram-positivos isolados e aos pares). Apesar do baixo rendimento, as hemoculturas devem ser colhidas nos casos graves.

Em relação ao *S. aureus,* há importância nos casos em que o paciente, oriundo da comunidade, apresentar-se toxêmico, padrão radiológico de broncopneumonia com ou sem derrame pleural e/ou pneumatoceles. A história clínica deve ser minuciosa, buscando indícios de "portas de entrada" cutâneas, o que deve ser complementado com o exame físico (lesões de pele, pregas, intertrigos). A drenagem bacteriana por aspiração de vias aéreas pode ser outro mecanismo da patogênese, principalmente se associado a doenças pulmonares estruturais, como a bronquiectasias. *S. aureus* também será pensado em pacientes com fibrose cística (assim como P. *aeruginosa).*

Endocardite bacteriana (principalmente direita) com embolização a distância deverá ser afastada. Em um paciente com estafilococcia, lesões "metastáticas" deverão ser buscadas, mencionando-se o sistema nervoso central, vísceras abdominais, endocárdio, pericárdio, articulações e esqueleto, entre outros.

Em relação aos exames complementares, não se deve esquecer a coleta de hemoculturas. Outros métodos poderão ser úteis de acordo com a evolução da doença: tomografia computadorizada (TC) de tórax e/ou crânio, ecocardiograma (ECG), ultra-sonografia (US) abdominal e cintilografia óssea, entre outros.

Quadro 18-3. Critérios de gravidade nas pneumonias comunitárias (modificado de Waetge, 1998)

- Freqüência respiratória > 30 incursões respiratórias por minuto

- Insuficiência respiratória grave – relação PaO_2/FiO_2 < 250 mmHg

- Necessidade de suporte respiratório: intubação orotraqueal e/ou ventilação mecânica

- Radiografia de tórax com envolvimento bilateral ou de múltiplos lobos; aumento da opacidade em 50% ou mais nas primeiras 48 horas após a internação

- Choque circulatório (PA sistólica < 90 mmHg ou PA diastólica < 60 mmHg)

- Necessidade de aminas vasoativas por um período superior a 4 horas

- Comprometimento da função renal: débito urinário < 20 ml/h ou < 80 ml em quatro horas; insuficiência renal necessitando de diálise

---

O tratamento das pneumonias por *S. aureus* e *S. pneumoniae* é apresentado no Quadro 18-4.

Gram-negativos

Nesse tópico dar-se-á ênfase principal aos gram-negativos causadores de infecções respiratórias nos pacientes oriundos da comunidade (em geral com condições associadas conforme o apresentado no Quadro 18-1). Com exceção dos neutropênicos, transplantados, pacientes em esquemas de hemodiálise, em uso de imunossupressores e enfermos com fibrose cística, nos quais *P. aeruginosa* ganha relevância, encontraremos com maior freqüência os seguintes gram-negativos: *H. influenzae*, *M. catarrhalis* e *Enterobacteriaceae*.

H. influenzae é um cocobacilo, em 95% das vezes não capsulado, freqüente causador de doença na faixa etária de menores que seis anos. Nos bronquíticos com DPOC, predomina a forma encapsulada. Na radiografia de tórax o padrão é variável de alveolar uni ou bilateral à intersticial. Em infecções no paciente HIV reator pode simular doença por *P. carinii.*

M. catarrhalis é um patógeno gram-negativo freqüente nos pacientes com DPOC.

Entre os pertencentes à família *Enterobacteriaceae,* bacilos gram-negativos fermentadores, destacamos *K. pneumoniae*, *Proteus mirabilis*, *Escherica coli* e *Serratia marcescens*. Mais raramente são descritos *Enterobacter* spp. e *Salmonella* spp.

K. pneumoniae está mais freqüentemente relacionada aos pacientes alcoólatras e diabéticos, e de uma maneira geral é o agente mais comum nas pneumonias por gram-negativos. Além da dor pleurítica, febre e tosse, a secreção é muito sugestiva, com aspecto mucopiossanguinolento em "geléia de groselha". A apresentação radiológica é normalmente de coalescências alveolares com broncograma aéreo, podendo haver cavitação. Há uma forma de apresentação radiológica considerada "típica", a pneumonia do lobo pesado, normalmente uma opacidade no lobo superior com bombeamento da cisura para baixo ou opacidade no lobo inferior com bombeamento da cisura para cima.

A infecção por *E. coli* tem maior importância em neonatos, por aspiração de líquido amniótico ou na disseminação de infecções urinárias e gastrointestinais.

Salmonelose deve sempre ser lembrada nos pacientes infectados pelo HIV. Recentemente, Faria e colaboradores (2001) relatam um caso de forma pulmonar com efusão pleural. Classicamente é uma causa relativamente freqüente de infecção nos pacientes falcêmicos.

O rendimento de culturas para infecções respiratórias é pequeno, principalmente para os germes gram-negativos. O isolamento no sangue ou em fluidos previamente estéreis, por exemplo, líquido pleural, pode ser útil no diagnóstico.

O tratamento das pneumonias por bactérias gram-negativas é apresentado no Quadro 18-5.

BACTÉRIAS ANAERÓBIAS

As infecções por anaeróbios apresentam-se muitas vezes relacionadas às grandes supurações pulmonares. O mecanismo patogênico principal consiste na aspiração de germes anaeróbios localizados na orofaringe, sendo considerados fatores predisponentes: dentição em precárias condições, alcoolismo (facilita a broncoaspiração), fístulas broncoesofágicas, obstrução brônquica por tumor, rotura esofagiana, infarto pulmonar e abscessos subdiafragmáticos.

134 ❑ Parte II ✔ Síndromes Infecciosas

	Quadro 18-4. Tratamento da pneumonia por bactérias gram-positivas	
Patógeno	**Esquema terapêutico**	**Duração**
S. pneumoniae	**Escolha**: penicilina G cristalina 200.000 UI/kg, 4/4h, IV (casos graves) **ou** penicilina procaína 600.000UI, 12/12h, IM **ou** amoxicilina 30 a 50 mg/kg/dia, 8/8h, VO (casos para tratamento ambulatorial)	10-14 dias
	Alternativas*: amoxicilina/clavulanato 1 g, 8/8h (IV ou VO) **ou** ampicilina/sulbactam 1,5 g, 6/6h (IV)	
	Alternativas: cefuroxima 750 mg, 8/8h (IV) **ou** ceftriaxona 1 g, 12/12h (IV **ou** cefotaxima 1 g, 8/8 h (IV)	
	Alternativas**: vancomicina 30-40 mg/kg/dia, 12/12h (IV) nos casos graves ou claritromicina 500 mg, 12/12h nos casos ambulatoriais	
S. aureus (meticilina-sensível)	**Escolha**: oxacilina, 200 mg/kg/dia, 4/4h (dose máxima 12 g/dia)	21 dias
	Alternativas: cefalotina 100 mg/kg/dia, 4/4 ou 6/6h, **ou** vancomicina, 30-40 mg/kg/dia, 12/12h	
S. aureus (meticilina-resistente)***	**Escolha**: vancomicina, 30-40 mg/kg/dia, 12/12h	21 dias
	Alternativa: teicoplanina – adultos: 400 mg no primeiro dia; depois 200-400 mg (vias IM ou IV); crianças: 3 mg/kg/dia, 24/24h (via IM ou IV)	

* Se houver morbidades associadas ou quando há possibilidade de outros agentes – *H. influenzae, M. catharralis*, anaeróbios e outros.
** Alérgicos a β-lactâmicos.
*** Pensar nos seguintes casos: pacientes em hemodiálise, enfermos neutropênicos, indivíduos que adoeceram em ambiente hospitalar e usuários de drogas injetáveis ilícitas (nesse caso, a indicação de vancomicina é baseada no risco de infecções por *Staphylococcus* spp coagulase negativo e de multirresistência).

Os germes habitualmente responsáveis são os bacilos gram-negativos *Bacteroides melaninogenicus* e *Fusobacterium nucleatum*, os cocos gram-positivos como *Peptostreptococcus* spp e, mais raramente, bacilos gram-negativos não esporulados como *Actinomyces* spp.

A apresentação mais freqüentemente inclui febre, tosse e expectoração com odor fétido, podendo também ocorrer vômica. Na história clínica, devemos atentar para relatos de perda temporária da consciência, libação alcoólica broncoaspiração, convulsões e acidente vascular encefálico.

A apresentação radiológica clássica mostra consolidações segmentares nos segmentos basais direitos, circunstância favorecida pela anatomia deste lobo. Cavitações freqüentemente são visualizadas, assim como níveis hidroaéreos no seu interior.

Entretanto, as infecções por gram-positivos (*S. pneumoniae* tipo 3 e *S. aureus*), *Enterobacteriaceae, P. aeruginosa, Mycobacterium* spp, fungos, *Actinomyces* spp., *Rhodococcus equi* (particularmente nas fases avançadas da AIDS), bem como tumores, podem se apresentar radiologicamente como imagens cavitadas.

Convém lembrar que a presença de supuração ou abscesso pulmonar também não afasta a possibilidade de microbiota mista, além de ser fundamental a diferenciação com a tuberculose.

Se a história clínica não for soberana quanto ao agente, devemos iniciar antibioticoterapia visando a agentes gram-positivos, gram-negativos e anaeróbios.

O tratamento das pneumonias por anaeróbios é apresentado no Quadro 18-6.

	Quadro 18-5. Tratamento das pneumonias por gram-negativos	
Patógeno	**Esquema terapêutico**	**Duração**
Tratamento empírico*	**Escolha**: amoxicilina/clavulanato 1 g, 8/8h (IV ou VO) **ou** ampicilina/sulbactam 1,5 g, 6/6h (IV)	10-14 dias
	Alternativas: cefuroxima 750 mg, 8/8h (IV) **ou** ceftriaxona 1 g, 12/12h (IV **ou** cefotaxime 1 g, 8/8 h (IV)	
	Alternativas**: ciprofloxacina 200-400 mg, 12/12h (IV) ou 500 mg, 12/12h (VO) **ou** levofloxacina 500 mg, 12/12 ou 24/24h (vias IV e VO)	
Pseudomonas aeruginosa	**Escolha**: ceftazidima 60 a 100 mg/kg/dia, 8/8h (IV)	14-21 dias
	Alternativa: piperacilina/tazobactam 4,5 g, 6/6 ou 8/8h (IV) **ou** ticarcilina/clavulanato 3,1 g, 6/6h (IV)	
	Alternativas**: ciprofloxacina 200-400 mg, 12/12h (IV) ou 500 mg, 12/12h (VO)	

* Situações em que há grande chance de processo causado por gram-negativos.
** Alérgicos a β-lactâmicos.

Capítulo 18 ✔ Infecções das Vias Aéreas Inferiores ❑ **135**

	Quadro 18-6. Pneumonias por anaeróbios e seu tratamento	
Patógeno	**Esquema terapêutico**	**Duração**
Anaeróbios	**Escolha**: penicilina G cristalina 200.000 UI/kg, 4/4h, IV (casos graves) **ou** clindamicina 25-50 mg/kg/dia, 6/6h (uso vias IV, IM, VO).	4-6 semanas
	Alternativas*: amoxicilina/clavulanato 1 g, 8/8h (IV ou VO) **ou** ampicilina/sulbactam 1,5 g, 6/6h (IV)	
Tratamento empírico*	**Escolha (paciente grave):** clindamicina 25-50 mg/kg/dia, 6/6h (IV) + ceftriaxona 1 g, 12/12h (IV)	14-21 dias***
	Escolha (paciente menos grave): amoxicilina/clavulanato 1 g, 8/8h (IV ou VO) **ou** ampicilina/sulbactam 1,5 g, 6/6h (IV)	
	Alternativas**: clindamicina 25-50 mg/kg/dia, 6/6h (IV) + ciprofloxacina 200-400 mg, 12/12h (IV)	

* Situações em que há grande chance de processo causado por associações com gram-positivos e gram-negativos.
** Alérgicos a β-lactâmicos.
*** Se confirmada pneumonia por anaeróbios, manter antimicrobiano por pelo menos quatro semanas.

Além da terapêutica antimicrobiana, torna-se fundamental a drenagem postural e fisioterapia respiratória, sendo a broncoscopia indicada para pacientes que não apresentem eliminação espontânea de secreção. A necessidade de abordagem cirúrgica inclui os casos de empiemas, abscessos periféricos e a pleuropneumectomia na gangrena pulmonar.

ABSCESSO PULMONAR

O abscesso de pulmão é conceituado como a ocorrência de necrose circunscrita de tecido pulmonar, com acúmulo de secreção purulenta, e a formação, geralmente, de cavidades com diâmetro superior a dois centímetros. Predomina entre homens (3:1), com maior incidência entre 30 e 50 anos. A classe economicamente menos favorecida é a mais acometida, dada a freqüente associação com precários hábitos de higiene, desnutrição, mau estado de conservação da dentição e alcoolismo (ainda que essas características possam também ser encontradas em classes mais abastadas). Situações especiais que causam imunodepressão, como radioterapia, uso de corticosteróides ou outros fármacos imunodepressores e diabetes *mellitus*, também podem estar associadas ao quadro.

Patogênese. De uma maneira geral os germes anaeróbios isolados respondem por aproximadamente 60% dos abscessos, seguidos por microbiota mista (gram-negativos e anaeróbios) em 30% dos casos. Os anaeróbios mais freqüentemente implicados são *Peptostreptococcus* spp, *Bacteroides* spp, principalmente *B. fragilis e os bacilos fusiformes. Dentre os germes aeróbios, os gram-negativos são os mais importantes, destacando-se K. pneumoniae, E. coli e P. aeruginosa.* Em uma menor proporção de casos, podem ser isolados *S. pneumoniae* e *S. aureus*.

Independente da etiologia, o processo inflamatório segue, em geral, a mesma seqüência de eventos: foco pneumônico periférico que evolui com necrose e liquefação, havendo eliminação de seu conteúdo por brônquio de drenagem, com a formação de cavitação com nível hidroaéreo. A origem pode ser por (1) aspiração, (2) pós-pneumônico, (3) por via hematogênica e (4) obstrutiva.

No *abscesso por aspiração,* há microaspiração de material infectado proveniente da naso ou orofaringe. O risco é maior em pacientes desnutridos, inconscientes ou acometidos por períodos de inconsciência, como alcoólatras, diabéticos, epilépticos, vítimas de traumatismo cranioencefálico ou comatosos por outras causas. Habitualmente, os abscessos por aspiração se localizam nos segmentos apicais dos lobos inferiores e nos segmentos posteriores dos lobos superiores, com predomínio à direita.

O *abscesso pós-pneumônico* é mais raro devido ao amplo uso de terapia antimicrobiana. Eventualmente, na dependência da virulência do agente infectante, a evolução poderá ser rápida para o óbito, como, por exemplo, no caso de pneumonias graves por *S. aureus.*

No *abscesso por via hematogênica,* os pulmões são atingidos por êmbolos sépticos, dando origem a abscessos, geralmente múltiplos e bilaterais. No *abscesso por obstrução,* as principais causas são tumores (intrínsecos ou causando compressão brônquica extrínseca), tampões mucosos e corpos estranhos, fatores que facilitam a infecção por germes anaeróbios.

Aspectos clínicos. O quadro é geralmente insidioso, evoluindo com mal-estar, febre alta com calafrios, sudorese, dor pleurítica, tosse seca ou produtiva (expectoração volumosa de material pútrido caracteriza a vômica, surgindo eventualmente raias de sangue no material expectorado). Eventualmente, observa-se ocorrência de halitose.

Diagnóstico. O abscesso caracteriza-se, radiologicamente, pela presença de imagem cavitária, de paredes espessas, lisas, com nível hidroaéreo, geralmente localizada nos segmentos posteriores dos lobos superiores ou segmentos apicais dos lobos inferiores. O exame de escarro tem pouco valor devido à contaminação pela microbiota da orofaringe e a característica polimicrobiana da maior parte dos abscessos pulmonares. A coleta de material pode ser realizada através da broncofibroscopia com lavado broncoalveolar ou com cateter protegido. Bacterioscopias pelo Gram e por Ziehl-Neelsen devem ser realizadas. A cultura quantitativa para bactérias deve ser utilizada em todo o material coletado.

O diagnóstico diferencial em termos radiológicos deve ser feito com a tuberculose pulmonar (geralmente não há nível hidroaéreo, sendo freqüente a presença de lesões "satélites"), carcinoma brônquico escavado (lesões apresentam contornos internos irregulares e anfractuosos), empiema pleural e fístula broncopleural. De todo modo, tuberculose pulmonar *deverá ser sempre excluída por baciloscopia de escarro*, dada a possibilidade de semelhança clínico-radiológica e a existência de elementos predisponentes em comum em ambas as condições (alcoolismo, nível socioeconômico desfavorecido).

Tratamento. É baseado na correção da doença de base, reposição hidroeletrolítica, analgesia e fisioterapia respiratória (com drenagem postural) estas importantes medidas de suporte. A antibioticoterapia preconizada é apresentada no Quadro 18-7.

A resposta à terapêutica é inicialmente manifesta por melhoras clínica e laboratorial, as quais se segue a melhora radiológica.

GERMES "ATÍPICOS"

Nas situações comunitárias, destacam-se como agentes etiológicos *Legionella pneumophila*, *Chlamydia pneumoniae* (TWAR), *Chlamydia psittaci* e a *Coxiella burnetti*, bem como o *Mycoplasma pneumoniae* e, menos comumente, a *Leptospira interrogans*. *Pneumocystis carinii* será discutido entre os fungos, respeitando a sua taxonomia mais atual; os vírus também serão abordados em particular.

De todos os citados, *M. pneumoniae* é o agente mais comum, na maioria das vezes subestimado pelo difícil diagnóstico, acometendo preferencialmente escolares, adolescentes e adultos jovens. Os sintomas são generalizados ocorrendo normalmente faringite, traqueobronquite, podendo ou não haver acometimento do trato respiratório baixo. Inicialmente, há infiltrado intersticial localizado, que pode evoluir com preenchimento alveolar difuso. Derrame pleural é muito incomum.

Hipoxemia pode estar presente, com evolução para franca insuficiência respiratória em alguns casos. Manifestações articulares, hematológicas, hepáticas, renais, oculares e pancreáticas podem estar associadas. O diagnóstico dependerá basicamente da suspeita clínica, podendo-se, nos grandes centros, proceder-se a confirmação laboratorial através da imunofluorescência direta do escarro e da sorologia específica (ELISA e FC) no sangue. O diagnóstico diferencial será sempre com todos os agentes "atípicos" e os típicos que podem se comportar com atípicos, como, por exemplo, *H. influenzae.*

A infecção causada por *L. pneumophila* tem maior freqüência nos pacientes com DPOC, em alcoólatras e usuários crônicos de corticosteróides. Dos agentes "atípicos", é o que mais freqüentemente acomete os idosos. A apresentação clínica varia de um quadro gripal autolimitado (febre de Pontiac) que "poupa" o pulmão, até as formas mais graves com evolução para insuficiência respiratória. Opacidades alveolares (com broncograma aéreo) uni ou bilaterais e nodulações podem estar presentes na radiografia de tórax; raramente, há cavitação ou derrame pleural.

A suspeita diagnóstica deve ser direcionada para todo idoso com infecção respiratória grave oriundo da comunidade. Imunofluorescência direta e PCR (*polimerase chain reaction*) no escarro apresentam elevada especificidade com sensibilidade variável. Antigenúria é específica (99%) e sensível (90%).

C. psittaci e *C. pneumoniae* são igualmente causadores de pneumonia "atípica". História de exposição a aves (papagaios, periquitos, pombos e galinhas) faz pensar no diagnóstico de psitacose, porém a sua ausência não afasta essa probabilidade. A apresentação mais comum é o infiltrado intersticial localizado ou difuso. O curso pode ser arrastado com boa evolução ou fulminante, evoluindo com insuficiência respiratória. Testes sorológicos auxiliam a selar o diagnóstico, de forma retrospectiva. A imunofluorescência direta para *C. pneumoniae* tem boa sensibilidade e alta especificidade.

C. burnetti, agente etiológico da febre Q, está mais relacionada aos criadores e abatedores de gado. O quadro respiratório não costuma ser exuberante, podendo estar associado à endocardite e hepatite. A apresentação radiológica mais comum mostra um padrão de nodulações disseminadas. Fixação de complemento e imunofluorescência indireta podem ajudar no diagnóstico. O tratamento é o mesmo descrito para *L. pneumophila.*

O tratamento das pneumonias "atípicas" é apresentado no Quadro 18-8.

Quadro 18-8. Tratamento das pneumonias por germes "atípicos"		
Patógeno	**Esquema terapêutico**	**Duração**
M. pneumoniae, L. pneumophila C. pneumoniae (TWAR), C. psittaci, C. burnetti	**Escolha (paciente grave):** claritromicina 500 mg, 12/12h (IV)	14-21 dias
	Escolha (paciente ambulatorial): eritromicina 30-50 mg/kg/dia, 6/6h (VO), azitromicina*	
	Alternativa (paciente grave): levofloxacina 500 mg 12/12 ou 24/24h (IV)	
	Alternativa (paciente ambulatorial): tetraciclina 500 mg, 6/6h (VO)**	

*Tratamento por sete dias.
** Alérgicos a macrolídeos.

INFECÇÕES POR MICOBACTÉRIAS

Ver Capítulos 67 e 73.

INFECÇÕES POR FUNGOS

Os fungos são importantes agentes etiológicos de doenças pulmonares, sendo os principais microrganismos apresentados no Quadro 18-9. Informações adicionais podem ser obtidas nos Capítulos 113 a 124.

Quadro 18-7. Tratamento do abscesso pulmonar		
Fármaco	**Posologia**	**Duração**
Penicilina G cristalina	200.000 UI/kg, 4/4h, IV (casos graves)	4-6 semanas
Clindamicina	25-50 mg/kg/dia, 6/6h (uso vias IV, IM, VO)	
Amoxicilina /clavulanato	1 g, 8/8h (IV ou VO)	
Ampicilina/ sulbactam	1,5 g, 6/6h (IV)	

Quadro 18-9. Principais fungos causadores de pneumopatia: aspectos importantes e tratamento

Patógenos	Aspectos importantes	Tratamento
P. carinii	Mais comum nos pacientes com AIDS que não estejam utilizando a profilaxia específica. O quadro costuma ser insidioso com tosse seca, febre, piora da função respiratória e evolução para hipoxemia. O infiltrado intersticial na radiografia de tórax é muito característico, principalmente no terço médio. LDH sérica em valores acima de 900 UI, em um contexto clínico pertinente, reforça a possibilidade de pneumocistose. O diagnóstico laboratorial poderá ser confirmado com a pesquisa do P. carinii no escarro ou na secreção traqueal	**Escolha**: cotrimoxazol (75-100 mg/kg de sulfametoxazol; trimetoprim 15-20 mg/kg), preferencialmente por via IV, por 21 dias; **alternativa**: pentamidina (4 mg/kg, IV), 21 dias. Se $paO_2 < 70$ mmHg associar corticosteróide (em doses equivalentes a prednisona: 80 mg nos 5 primeiros dias; 40 mg nos dias 6-10; 20 mg nos 11 dias subseqüentes)
Histoplasma capsulatum Cryptococcus neoformans	A apresentação clínica de ambas é semelhante, com um quadro de evolução subaguda caracterizado por febre e tosse produtiva. O comportamento em pacientes imunodeprimidos é distinto, costumando ser muito grave (ver Capítulo 22); os achados radiológicos são variados, incluindo grandes opacidades pulmonares, nódulos, micronódulos, infiltrado intersticial com confluência alveolar e derrame pleural. O diagnóstico diferencial deverá ser feito com infecções por germes piogênicos, P. carinii e micobactérias. A pesquisa direta e as culturas em espécimes (escarro, secreção traqueal, lavado brônquico) selam o diagnóstico	**Pacientes graves**: anfotericina B 0,3 a 1,0 mg/kg (dose máxima diária 50 mg); **pacientes menos graves**: fluconazol 400 mg/dia 12/12h (para C. neoformans) e itraconazol 200-400 mg/dia 24/24h (para H. capsulatum)
Aspergillus spp	Pode cursar como aspergilose broncopulmonar alérgica, "bola fúngica" ou causar graves infecções em imunodeprimidos (ver Capítulo 113)	**Pacientes graves**: anfotericina B 0,3 a 1,0 mg/kg (dose máxima diária 50 mg); mais recentemente em uso o acetato de caspofungina – dose de ataque: 70 mg (IV); doses diárias subseqüentes de 50 mg/dia (via IV); **pacientes menos graves**: itraconazol 200-400 mg/dia 24/24h
Paracoccidioides brasiliensis	Quadro de evolução subaguda caracterizado por febre e tosse produtiva, podendo haver acometimento de mucosas, linfonodos e sistema nervoso central, principalmente; os achados radiológicos são variados, incluindo grandes opacidades pulmonares, nódulos, micronódulos, infiltrado intersticial com confluência alveolar e derrame pleural. A pesquisa direta e a cultura em espécimes (escarro, secreção traqueal, lavado brônquico) selam o diagnóstico (ver capítulo 124)	**Pacientes graves**: anfotericina B 0,3 a 1,0 mg/kg (dose máxima diária 50 mg); **pacientes menos graves**: cotrimoxazol 1.200/240 mg 12/12h por dois meses seguidos por 800/160 mg por mais 22 meses **ou** fluconazol 400 mg/dia 12/12h (para C. neoformans) **ou** itraconazol 200-400 mg/dia 24/24h (para H. capsulatum)

INFECÇÕES POR VÍRUS

A maioria das infecções virais das vias aéreas inferiores apresenta quadro clínico semelhante, com sinais e sintomas inespecíficos, muitas vezes autolimitados. Por outro lado, essas infecções podem se apresentar como pneumonite comunitária grave e broncopneumonia, havendo, inclusive, evolução para insuficiência respiratória e necessidade de assistência ventilatória. Os quadros graves são mais freqüentes nos extremos da vida e nos imunossuprimidos, como os pacientes transplantados, usuários de terapia imunossupressora, neoplásicos, portadores de diabetes *mellitus* e de AIDS.

Os principais agentes virais causadores de infecções das vias aéreas inferiores e o respectivo tratamento são apresentados no Quadro 18-10.

BRONQUIECTASIAS

As bronquiectasias são dilatações brônquicas permanentes (irreversíveis), em geral secundárias a processos infecciosos e lesões inflamatórias locais.

Obstruções locais e infecções são as mais importantes causas de bronquiectasias. A **patogênese** é mais usualmente relacionada à invasão por patógenos, sendo evocados complexos mecanismos de resposta inflamatória crônica – com ação de citocinas, enzimas, lesão mediadas por células e outras –, os quais acabam por promover destruição de tecidos – fibras elásticas, cartilagens, tecidos musculares – e aparecimento de importantes alterações estruturais brônquicas. Como resultado há acúmulo de secreções, propiciando a colonização e novas infecções, estabelecendo um *feedback* positivo de lesão.

Quadro 18-10. Aspectos gerais das pneumonites virais

Patógeno	Aspectos clínicos	Diagnóstico	Tratamento
Vírus sincicial respiratório	Família *Paramyxoviridae*. Associados a surtos na comunidade e nosocomiais. Possibilidade de transmissão pelas mãos. É o agente mais recuperado de crianças com pneumonia e bronquiolite na infância. Imunidade naturalmente adquirida é incompleta. São comuns infecções de repetição, com gravidade menor. As complicações são insuficiência respiratória aguda e infecções bacterianas secundárias	Confirmação pelo isolamento viral em cultura de secreção nasal e PCR. Sorologias em estudos epidemiológicos	Ribavirina em aerossol, durante 8 a 20 horas por dia, durante dois a cinco dias. Corticosteróides, adrenalina e broncodilatadores podem ser utilizados
Vírus influenza A e B	Família *Orthomyxoviridae*, causa comum de surtos sazonais. Em geral os quadros cursam com tosse, febre e descarga nasal e sintomas sistêmicos. Pode evoluir para pneumonias graves e insuficiência respiratória. Acomete todas as faixas etárias, porém a gravidade é maior nos extremos da vida	Confirmação pelo isolamento viral em cultura em secreção respiratória. Sorologias não são utilizadas na prática clínica devido ao tempo necessário para soroconversão. PCR já descrito	Fosfato de osetalmivir 150 mg/dia, 12/12h (VO); Indicado para o tratamento de influenza (iniciar até 36 horas de iniciados os sintomas)
Vírus parainfluenza tipos 1, 2, 3	Família *Paramyxoviridae*. Causam infecções do trato respiratório. O subtipo 3 é o mais freqüentemente isolado. Os subtipos 2 e 3 cursam com bronquiolite e o subtipo 1, com crupe. É causa de doença grave em transplantados de medula óssea e pulmão	Isolamento viral em cultura. ELISA ainda não comercializado. PCR já descrito para o subtipo 3	Antivirais sem efetividade comprovada. Em estudos ribavirina e aprotinina aerossol. Corticos teróides em aerossol e epinefrina podem ser usados no crupe
Adenovírus tipos 1, 2, 3, 5	Família *Adenoviridae*. Pode ocasionar pneumonia ou bronquiolite fulminante em crianças. Pode ser causa de pneumonia atípica	Isolamento viral em cultura de secreção respiratória. Soroconversão detectada por ELISA	Tratamento sintomático
Rinovírus	Família *Picornaviridae*. Acomete preferencialmente as vias aéreas superiores; entretanto, pode desencadear graves crises de asma. Pode ser transmitido pelas mãos	Isolamento viral em cultura. Pode ser feito por sorologia	Tratamento sintomático. Em estudos ainda a possibilidade de uso de antivirais
Vírus coxsackie	*Enterovirus* causador de resfriados. Apresenta maior incidência de febre. Cursa com dor de garganta, traqueobronquite e pneumonia	Isolamento viral em cultura de material de orofaringe. PCR já descrito	Tratamento sintomático
Echovírus	Sorotipo 11 é o mais relacionado a quadros respiratórios. Cursa com coriza, laringotraqueobronquite, bronquiolite e pneumonia	Isolamento em cultura de material de orofaringe	Tratamento sintomático
Herpes simples	Família *Herpesviridae*. Pode causar quadros de traqueobronquite e pneumonia em imunocomprometidos	Isolamento viral é caro para uso de rotina, mas pode ser feito. Sorologia com aferição de IgM é um método alternativo	Aciclovir (10 mg/kg dose em três aplicações)
Varicella-zoster	Família *Herpesviridae*. Disseminação de doença para o pulmão, com pneumonite pode acontecer em imunocomprometidos	Isolamento em cultura. Soroconversão ou PCR podem ser utilizados	Aciclovir (10 mg/kg dose em três aplicações)
CMV	Família *Herpesviridae*. Causa pneumonite e disseminação para outros órgãos em imunossuprimidos	Detecção de antígeno. Detecção de anticorpos do tipo IgM ou soroconversão. Hibridização	Ganciclovir (500 mg/dia, via intravenosa, em duas aplicações). Alternativas: foscarnet 5 mg/kg/dose duas vezes ao dia
Epstein-Barr	Família *Herpesviridae*. Causa pneumonite e disseminação para outros órgãos em imunossuprimidos	Reação de Paul-Bunnell-Davidsohn. Detecção de anticorpos específicos	Tratamento sintomático

As principais **etiologias** para as bronquiectasias são apresentadas no Quadro 18-11.

Os principais patógenos relacionados à infecção nas bronquiectasias são S. pneumoniae, H. influenzae, além de P. aeruginosa, S. aureus e B. cepacia (estes três últimos, sobretudo nos pacientes com fibrose cística).

Em relação aos **aspectos clínicos**, a tosse é o principal sintoma, em geral associada a abundante expectoração mucopurulenta e dispnéia. Febre e hemoptise (por vezes vultosa) são achados eventualmente associados. No exame físico, encontram-se crepitações, roncos e sibilos, sendo o baqueteamento digital um raro achado. Muitos enfermos referem uma história de "pneumonia de repetição", a qual deverá ser investigada, sem "perder de vista" a possibilidade de se tratar de bronquiectasia.

O **diagnóstico** é feito a partir da suspeição com base clínica, mencionando-se, entretanto, a importância da TC de tórax, método de escolha para o diagnóstico (observa-se dilatação das vias aéreas e espessamento da parede brônquica). As radiografias de tórax costumam ser anormais, mas sua utilidade para fechar o diagnóstico é pequena na maioria dos casos. Broncofibroscopia (BFC) é importante para se investigar uma suspeita de obstrução da luz brônquica, além de ser terapêutica nos casos de hemoptise maciça. As provas de função respiratória são úteis para avaliação funcional. Na exacerbação infecciosa aguda, métodos de investigação bacteriológica como Gram de escarro, lavado broncoalveolar (obtido por BFC) para cultura e hemoculturas são importantes para instituição da terapêutica antimicrobiana empírica (bem como para posterior mudança do tratamento).

As linhas gerais para o **tratamento** das bronquiectasias são apresentadas no Quadro 18-12.

EMPIEMA PLEURAL

O empiema pleural é o processo infeccioso localizado entre os folhetos pleurais espaço normalmente estéril, caracterizado

Quadro 18-11. Etiologias para as bronquiectasias

Etiologia	Comentários
Infecções[1]	Pneumonias necrotizantes, pneumonias virais na infância, broncoaspirações, sinusites com aspiração retronasal, tuberculose, aspergilose broncopulmonar alérgica
Obstruções brônquicas (intrínsecas)	Neoplasias, corpos estranhos
Compressões extrínsecas	Neoplasias, trações por fibrose
Distúrbios hereditários/genéticos	Fibrose cística, malformações genéticas, imunodeficiências (IgA, IgG)
Fatores ambientais	Inalação de gases tóxicos, fumaça
Outros	Síndrome de Kartagener,[2] síndrome de Young,[3] doenças reumáticas[4]

[1] Infecções extensas e graves podem originar bronquiectasias difusas.
[2] Caracterizada pela presença de dextrocardia, sinusite e bronquiectasia.
[3] Caracterizada por bronquiectasia, sinusite e azoospermia.
[4] Pode estar relacionada à artrite reumatóide e a síndrome de Sjögren.

Quadro 18-12. Terapêutica das bronquiectasias

Medidas	Comentários
Antibioticoterapia[1]	**Pacientes ambulatoriais**: amoxicilina (0,5-1 g, 8/8h), cefuroxima (500 mg 12/12h) ou sulfametoxazol-trimetoprim (800/160 mg 12/12h)[2]. O tempo de tratamento habitual é de 10 dias **Pacientes graves**[3]: Cefalosporina de quarta geração (cefepima ou cefpiroma – ver doses no Capítulo 1) associada a amicacina é um bom esquema[4]; outras possibilidades incluem ticarcilina/clavulanato (ver doses no Capítulo 1) associada a amicacina. O tempo de tratamento habitual é de 14 a 21 dias
Corticosteróides	Podem ser usados por via sistêmica (oral ou intravenosa) nos casos de exacerbação, para redução do processo inflamatório; são indicados por alguns autores fora dos períodos de exacerbação, por via inalatória, nos casos de bronquiectasias difusas
Fisioterapia	Propicia uma melhor drenagem das secreções acumuladas e utilização mais correta da musculatura respiratória
Cirurgia	Indicada para bronquiectasias localizadas que freqüentemente complicam (infecções e/ou hemoptises); nas lesões difusas pode ser tentado o transplante de pulmão
Outras	Hidratação e nebulização com broncodilatadores são igualmente úteis em alguns enfermos. Oxigenoterapia pode ser necessária

[1] O papel da antibioticoprofilaxia na bronquiectasia é controverso. O uso intermitente e "em rodízio" de antimicrobianos pode expor o paciente aos efeitos adversos dos fármacos, bem como propiciar infecções por patógenos resistentes.
[2] Sulfametoxazol-trimetoprim é o fármaco de escolha para o tratamento de infecções por B. cepacia.
[3] Em especial nestes pacientes, deve-se colher material para exame bacteriológico para averiguar o crescimento de P. aeruginosa (se infecção por este agente é excluída, trocar fármaco com ação contra P. aeruginosa para ceftriaxona). Associar oxacilina se há suspeita de participação de S. aureus.
[4] Neste caso, S. pneumoniae, H. influenzae e P. aeruginosa são os principais patógenos contemplados.

pela presença de bactérias nesta cavidade. Em geral, ocorre como complicação de pneumonias. Outros mecanismos de instalação seriam por contigüidade (mediastinite, rotura esofagiana, coleção subdiafragmática, osteomielite costal e/ou vertebral), inoculação direta de germes (traumática ou iatrogênica) ou por disseminação hematogênica.

Os principais germes implicados são gram-positivos — S. pneumoniae, S. aureus –, gram-negativos — K. pneumoniae spp, H. influenzae e P. aeruginosa – e anaeróbios. Há estreita relação entre o mecanismo de chegada e o patógeno causador de infecção na cavidade pleural, por exemplo, S. pneumoniae na pneumonia comunitária (contigüidade ao processo pneumônico) e S. aureus na sepse estafilocócica (disseminação hematogênica). Outros germes que merecem lembrança são *M. tuberculosis*, *Nocardia* spp e *Actinomyces*.

Em relação à síndrome de derrame pleural associada à pneumonia, cabe diferenciar o derrame parapneumônico do empiema. O primeiro é um processo reacional, caracterizando-se como um transudato de celularidade reduzida, níveis de lactato desidrogenase (LDH), glicose, proteínas e pH próximo da normalidade, com ausência de bactérias, enquanto o empiema é um exsudato com níveis elevados de proteínas e de LDH, glicose e pH baixos e celularidade elevada. De um modo geral, o derrame pleural associado à pneumonia é inicialmente um líquido reacional, estéril, que posteriormente é invadido por germes, com desenvolvimento de resposta inflamatória local e surgimento das características que definem o empiema.

No exame físico, encontramos redução no frêmito toraco-vocal, macicez à percussão e redução do murmúrio vesicular sobre a área do derrame. Na radiografia de tórax, volumes de líquido superiores a 250 mililitros já são passíveis de observação (apagamento do seio costofrênico). A US é empregada para delimitação de derrames loculados ou entremeados por áreas de parênquima pulmonar, o mesmo sendo válido para a TC de tórax.

A toracocentese é fundamental para o estabelecimento do diagnóstico. Para análise do líquido obtido, o material deverá ser encaminhado para estudo de **citometria** (total, diferencial e avaliação citopatológica), **bioquímica** (dosagem de proteínas, glicose, pH e LDH) e **avaliação bacteriológica** (bacterioscopia pelo Gram e pelo Ziehl-Neelsen – ainda que a sensibilidade desta última seja muito reduzida –, cultura para aeróbios, anaeróbios, *M. tuberculosis* e para fungos). O diagnóstico diferencial entre transudato e exsudato é apresentado no Quadro 18-13.

Outros testes adicionais, na dependência das hipóteses diagnósticas, incluem a dosagem de amilase, adenosina deaminase (ADA – valores superiores a 40 UI/l são sugestivos de tuberculose), fator reumatóide, dosagem de complemento e marcadores tumorais. Biópsia pleural transcutânea por agulha com avaliação histopatológica e por cultura é auxílio premente nos casos de suspeita de tuberculose (cultura do fragmento é posi-tiva em mais de 90% dos casos, em contraste com a do líquido pleural, apenas em cerca de 25%), de neoplasia maligna ou em pacientes com infecção pelo HIV.

O tratamento do empiema pleural é realizado com antibioticoterapia – a qual será indicada de acordo com a etiologia mais provável, drenagem do espaço pleural e expansão pulmonar. Os critérios clínicos e laboratoriais para a drenagem do derrame pleural são apresentados no Quadro 18-14. O uso de trombolíticos – como estreptoquinase (250.000 UI) ou uroquinase (100.000 UI) – está indicado nos casos de existência de loculações ou em presença de secreção francamente purulenta, como forma de prevenção de aderências pleurais que posteriormente comprometam a mecânica respiratória.

Quadro 18-14. Critérios de drenagem dos derrames pleurais (adaptado de Waetge, 1998)

Indicações absolutas de drenagem	Reavaliar (nova toracocentese) em 24 horas*
Secreção francamente purulenta Bacterioscopia pelo gram-positiva Cultura positiva pH < 7,0$^\Psi$	Derrame pleural volumoso Proteína > 3,0 g/dl Glicose < 60 mg/dl$^\#$ 7,0 < pH < 7,2$^\phi$ LDH > 1000 UI/l

* No contexto de pneumonia.
$^\Psi$ No contexto de infecção + pH sérico normal + derrame volumoso.
$^\#$ Nos casos em que a glicemia esteja normal.
$^\phi$ Se o pH sérico estiver dentro dos valores normais.
$^{\Psi\phi}$ o pH deve ser analisado imediatamente, pois variações consideráveis poderão ocorrer ao longo do tempo.

PNEUMONIA NOSOCOMIAL

Ver Capítulo 6.

Quadro 18-13. Diagnóstico diferencial e etiologias entre transudato e exsudato pleurais

Parâmetro	Transudato	Exsudato
Proteína no líquido pleural	< 3,0 g/dl	> 3,0 g/dl
Relação proteína pleural/sérica	< 0,5	> 0,5
LDH no líquido pleural	< 200 UI/l	> 200 UI/l
Relação LDH pleural/sérica	< 0,6	> 0,6
Etiologias mais freqüentes	Insuficiência cardíaca congestiva, hipoalbuminemias diversas (síndrome nefrótica e outras causas), ascite e diálise peritoneal	Neoplasias (câncer broncogênico, mesotelioma, linfoma, metástases), embolia e infarto pulmonar, doença do colágeno (artrite reumatóide e lúpus eritematoso sistêmico), doenças intra-abdominais (abscesso subfrênico, pancreatite, pós-operatório de cirurgia abdominal), traumatismos, mixedema, asbestose, uremia

BIBLIOGRAFIA RECOMENDADA

Bethlem N. *Pneumologia*. 4ª ed. Rio de Janeiro: Atheneu, 1996.

Donowitz GR, Mandell GL. Acute pneumonia. *In* Mandell G, Bennet JE, Dolin R: *Principles and Practice of Infectious Diseases*. 5th ed. Philadelphia: Churchill Livingstone, 2000.

Faria EC, Capone D. Métodos radiológicos em enfermidades tropicais. *In* Siqueira-Batista R, Gomes AP, Igreja RP, Huggins DW: *Medicina Tropical – Abordagem Atual das Doenças Infecciosas e Parasitárias*. Rio de Janeiro: Cultura Médica, 2001.

Faria EC, Siqueira-Batista R, Gomes AP, Capone D, Almeida MAF, Judice MM, Gonçalves MLC. Manifestações respiratórias da AIDS. *In* Siqueira-Batista R, Gomes AP, Igreja RP, Huggins DW: *Medicina Tropical – Abordagem Atual das Doenças Infecciosas e Parasitárias*. Rio de Janeiro: Cultura Médica, 2001.

Faria EC, Siqueira-Batista R, Gomes AP, Sampaio MS, Lima F, Jansen U, Jansen JM. Pneumopatias infecciosas. *In* Siqueira-Batista R, Gomes AP, Igreja RP, Huggins DW: *Medicina Tropical – Abordagem Atual das Doenças Infecciosas e Parasitárias*. Rio de Janeiro: Cultura Médica, 2001.

Faria EC. Pneumonia estafilocócica: Relato de caso. XXIX Congresso Brasileiro de Pneumologia e Tisiologia (resumos). *J Pneumologia* 1998;24(Supl.):110.

Goldman L, Bennett J. *Cecil Textbook of Medicine*. 21ª ed. Philadelphia: WB Saunders, 2000.

Gomes AP, Facio MR, Siqueira-Batista R, Igreja RP, Santos SS. Estreptococcias. *In* Siqueira-Batista R, Gomes AP, Igreja RP, Huggins DW: *Medicina Tropical – Abordagem Atual das Doenças Infecciosas e Parasitárias*. Rio de Janeiro: Cultura Médica, 2001.

Gomes AP, Siqueira-Batista R, Mascarenhas LA, Barroso DE. Estafilococcias. *In* Siqueira-Batista R, Gomes AP, Igreja RP, Huggins DW: *Medicina Tropical – Abordagem Atual das Doenças Infecciosas e Parasitárias*. Rio de Janeiro: Cultura Médica, 2001.

Jansen JM. *Prática Pneumológica*. 1ª ed. Rio de Janeiro: Atheneu, 1998.

Silveira IC. *O Pulmão na Prática Médica*. 4ª ed. Rio de Janeiro: EPUB, 2000.

Siqueira-Batista R, Gomes AP. *AIDS. Conhecer É Transformar*. Petrópolis: Editora Vozes, 2000.

Waetge D. Pneumonias e supurações pulmonares. *In* Schecter M, Marangoni D: *Doenças Infecciosas e Parasitárias*. 2ª ed. Rio de Janeiro: Guanabara-Koogan, 1998.

CAPÍTULO 19
Infecções do Sistema Nervoso Central

Rodrigo Siqueira-Batista ◆ Marcus Acioly ◆ Andréia Patrícia Gomes
Sandro Javier Bedoya Pacheco ◆ Michele da Silva Cataldi ◆ Sávio Silva Santos

CONCEITO

Infecções do sistema nervoso central (SNC) são situações de grande relevância clínica, pela morbidade e letalidade associadas, bem como pela necessidade de terapia imediata na maior parte dos casos. Diferentes patógenos podem invadir o SNC, entre os quais bactérias, vírus, fungos, helmintos e protozoários, causando quadros de meningoencefalites e supurações intracranianas. Os aspectos etiológicos, clínicos e terapêuticos das infecções do SNC são o escopo do presente capítulo.

MENINGITE BACTERIANA AGUDA

Constitui o grupo mais freqüente de infecções do SNC, acometendo pacientes de diferentes faixas etárias.

Etiologia e epidemiologia. A maior parte dos casos de meningite bacteriana aguda (MBA) ocorrem na infância (até 80% a 90% dos casos de 0 a 5 anos). De modo geral, a incidência é maior nos meses frios, em virtude da possibilidade de maior aglomeração em ambientes fechados – facilitando a transmissão dos patógenos.

Inúmeros agentes podem causar MBA, havendo particularidades em relação à faixa etária do enfermo e à existência ou não de co-morbidades. As principais situações clínicas e etiologias associadas são apresentadas no Quadro 19-1.

N. meningitidis, H. influenzae e *S. pneumoniae* são os principais agentes causadores de MBA. O primeiro, diplococo gram-negativo à coloração de Gram, permanece como o mais freqüente em nosso país. Os mais importantes sorogrupos associados à MBA são A, B, C, W135 e Y. A doença por *N. meningitidis* pode ter comportamento endêmico e hiperendêmico, além de também associar-se a surtos e epidemias, muitas vezes de proporções devastadoras.

S. pneumoniae vem ganhando importância nos últimos anos, sobretudo após o advento de vacinação para *N. meningitidis* e *H. influenzae*. É o patógeno mais prevalente após os 50 anos de idade, causando infecção no SNC com marcante letalidade e grande potencial para seqüelas.

Em relação ao *H. influenzae*, há importância na faixa etária pediátrica (sobretudo até o segundo ano de vida) e nos pacientes com fístula liquórica. Com a introdução da vacina contra o *H. influenzae* do tipo B (HI-B), houve marcante redução na incidência de meningite pelo agente (em algumas áreas de 90% a 95%).

Patogênese. A maior parte dos casos de MBA é de origem hematogênica, havendo como eventos básicos na patogênese a seguinte seqüência:

Quadro 19-1. Etiologia das meningites bacterianas agudas	
Situação clínica	**Patógenos associados**
Recém-natos	*Enterobacteriaceae, Streptococcus agalactiae, Listeria monocytogenes* e *Staphylococcus aureus* (se ocorrência de surtos hospitalares)
Primeiro ao terceiro mês	*Enterobacteriaceae, Neisseria meningitidis, Haemophilus influenzae* e *Streptococcus pneumoniae*
Três meses a seis anos	*N. meningitidis, H. influenzae* e *S. pneumoniae*
A partir de seis anos	*N. meningitidis* e *S. pneumoniae*
Fístula liquórica e fraturas de base de crânio	*S. pneumoniae* e *H. influenzae*
Derivação ventriculoperitoneal	*Staphylococcus epidermidis, S. aureus* e *Enterobacteriaceae*
Trauma craniano aberto	*S. aureus* e *Enterobacteriaceae*
Pós-neurocirurgia	*S. aureus* e *Enterobacteriaceae, P. aeruginosa*
Sinus dermal	*S. aureus* e *Enterobacteriaceae*
Pós-raquicentese	*S. aureus* e *Pseudomonas aeruginosa*
Estrongiloidíase disseminada	*Enterobacteriaceae*
Otite média crônica	*S. pneumoniae* e *Enterobacteriaceae*
Alcoolismo	*S. pneumoniae* e *Enterobacteriaceae*
MBA de repetição	*S. pneumoniae* e *H. influenzae*

- Colonização da nasofaringe.
- Invasão das células da nasofaringe.
- Incursão na corrente sangüínea.
- Bacteremia com sobrevida intravascular.
- Cruzamento da barreira hematoencefálica e penetração no liquor.
- Replicação no espaço subaracnóideo.

Em relação às "etapas" acima arroladas, os eventos críticos na patogenia da MBA são a colonização da nasofaringe e a penetração através da barreira hematoencefálica. Uma vez no liquor, os patógenos desencadeiam processo inflamatório no espaço subaracnóideo, com conseqüências fisiopatológicas tais como:

1. Aumento da permeabilidade da barreira hematoencefálica.
2. Edema cerebral.
3. Hipertensão intracraniana.
4. Redução do fluxo sangüíneo cerebral com hipóxia cortical.
5. Alterações no liquor: acidose, pleocitose neutrofílica, hipoglicorraquia e elevação da proteinorraquia.

O agravamento da reação inflamatória pode originar como complicações a elevação dramática da pressão intracraniana com conseqüente herniação cerebral, déficits neurológicos (nervos cranianos, espinhais), crises convulsivas, encefalopatia e derrames subdurais.

Aspectos clínicos. O quadro clássico de MBA – febre, cefaléia intensa e vômitos "em jato" – nem sempre está presente, sendo mais encontrado em crianças a partir da faixa pré-escolar, adolescentes e adultos. Neonatos, lactentes e pacientes imunodeprimidos podem desenvolver MBA sem sinais clássicos da doença, sendo necessário, posto isso, um alto grau de suspeição clínica. Abaixo são apresentadas particularidades do quadro de MBA em diferentes circunstâncias:

- *Recém-natos:* febre (ou hipotermia), comprometimento geral (irritabilidade, choro constante, recusa alimentar, sonolência, torpor, coma), vômitos, abaulamento de fontanela. Eventualmente há quadro de sepse, sem que se possa localizar a origem do mesmo no SNC. Sinais de irritação meníngea podem estar ausentes nessas faixas etárias.
- *Crianças maiores, adolescentes e adultos:* febre, cefaléia intensa, vômitos, alterações de sensório (torpor, coma), hipotensão ou hipertensão arterial (esta última no contexto de hipertensão intracraniana – HAS, bradicardia, cefaléia, arritmia respiratória, papiledema). Sinais de irritação meníngea (rigidez de nuca, sinais de Kernig e Brudzinski) costumam estar presentes. Crises convulsivas e déficits neurológicos focais (paresias, alterações de nervos cranianos) são observadas em alguns casos, sobretudo na meningite por *S. pneumoniae* (mas não somente neste caso).
- *N. meningitidis:* MBA causada por este patógeno costuma ocasionar importante vasculite cutânea, exteriorizada como lesões purpúricas: petéquias e equimoses. *H. influenzae* também pode originar lesões cutâneas, sobretudo o biotipo *aegyptius,* o que é raramente observado nas MBA por *S. pneumoniae.* Ademais, em alguns casos, as infecções por *N. meningitidis* podem ter um comportamento de sepse – meningococcemia –, extremamente grave, caracterizada por febre, hipotensão arterial e vasculite, muitas vezes com exame liquórico normal (o que se associa a péssimo prognóstico).

Diagnóstico. O exame mais importante no diagnóstico de MBA é a avaliação liquórica. A obtenção do liquor é feita por raquicentese, procedimento contra-indicado nos casos de **hipertensão intracraniana** (arritmia respiratória, anisocoria, hipertensão arterial com bradicardia), **plaquetopenia** (< 50.000/mm³) e **infecção no sítio de punção.** Jamais se deve postergar o início da terapia antibiótica na suspeita de meningite, com a justificativa de aguardar a raquicentese; nesses casos, inicia-se o antimicrobiano e, posteriormente, realiza-se o procedimento.

O liquor na MBA apresenta celularidade muito aumentada (> 500 células/mm³ – normal de 0-5 células/mm³), glicorraquia baixa (normal = 40-60 mg/dl) e proteinorraquia elevada (normal = 20-40 mg/dl). Deve ser também solicitada a bacterioscopia pelo Gram, com a seguinte interpretação:

- Diplococos gram-negativos: *N. meningitidis.*
- Cocobacilos gram-negativos: *H. influenzae.*
- Diplococos gram-positivos: *S. pneumoniae.*

A pesquisa de antígenos bacterianos no liquor pela técnica de látex tem alta sensibilidade (90% a 95%), enquanto a cultura liquórica é diagnóstica em cerca de 70% dos casos. Todo paciente com suspeita de MBA deve ter coletadas amostras de sangue para hemoculturas antes do início da antibioticoterapia (colher três amostras com intervalo de 15 minutos entre elas), exceto se o paciente estiver muito grave – neste caso, colher duas amostras com intervalo de cinco minutos e iniciar logo o antimicrobiano.

Em relação aos métodos de imagem – tomografia computadorizada de crânio (TCC) e ressonância nuclear magnética (RNM) –, as principais indicações para seu uso seriam:

- MBA com presença de sinais focais.
- Dúvida em relação ao diagnóstico de MBA: suspeita de abscesso cerebral e/ou supuração intracraniana.
- Enfermos com história de otite média crônica e sinusite de repetição.
- Manutenção de coma ou crises convulsivas após 72 horas do início da terapêutica.
- Meningites de repetição.
- Quadro sugestivo de MBA em pacientes com diagnóstico inicial de endocardite infecciosa.
- Nas crianças com aumento do perímetro cefálico (se fontanela aberta, dar preferência à ultra-sonografia transfontanela).
- Quando associada (ou suspeitada) à malformação congênita.
- Quadros de infecção do SNC em pacientes com síndrome de imunodeficiência adquirida (SIDA/ AIDS).

Diagnóstico diferencial. Inclui meningoencefalites virais, meningotuberculose, supurações intracranianas, sepse, sinusite, tétano, raiva, uso de fármacos (p. ex., metoclopramida) e acidentes vasculares encefálicos (p. ex., hemorragia subaracnóidea).

Tratamento. A MBA é uma emergência infecciosa. Ao ser considerada esta possibilidade diagnóstica o tempo entre a suspeição e o início da terapia antimicrobiana não deve ser superior a 30 minutos. Em hipótese alguma são tolerados atrasos terapêuticos para coleta de liquor ou "transferência" do paciente para unidades de maior porte. **O início dos antibióticos não deve ser postergado por qualquer motivo que seja!**

Um algoritmo para a conduta inicial dos pacientes com MBA é apresentado na Fig. 19-1.

Conforme já mencionado, o tratamento antimicrobiano dos pacientes com MBA deve ser precoce. O Quadro 19-2 explicita os principais fármacos indicados no tratamento da MBA, enquanto o Quadro 19-3 apresenta o tratamento preconizado para cada agente específico.

Além da terapia com antimicrobianos, são medidas importantes nos pacientes com MBA:

- Reposição volêmica (nos hipotensos), mas com parcimônia para se evitar hiperidratação.
- Diurese osmótica com manitol (dose inicial de 0,5-1,0 g/kg, seguidos por manutenção de 0,25-0,3 g/kg) nos pacientes com hipertensão intracraniana.
- Corticosteróides (dexametasona 0,6 mg/kg/dia): indicado apenas na meningite por *H. influenzae* – 15 a 30 minutos antes de iniciar o antimicrobiano, mantendo por quatro dias.
- Intubação orotraqueal (para pacientes em coma com Glasgow ≤ 7 e/ou para aqueles que necessitem de hiperventilação: na hipertensão intracraniana).
- Difenil-hidantoína ou fenobarbital para o controle de crises convulsivas (usar benzodiazepínico durante a crise).
- Manter cabeceira elevada.

Prevenção. Como medidas profiláticas para a MBA temos a quimioprofilaxia e a vacinação, conforme o apresentado a seguir:

- Quimioprofilaxia para *N. meningitidis*: indicada para contatos familiares e íntimos (creches, orfanatos, quartéis, tur-

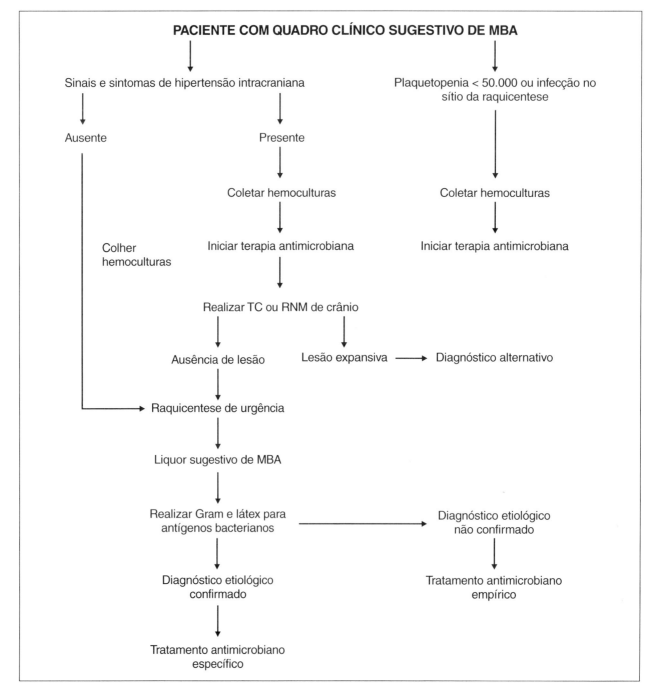

Fig. 19-1. Condução dos casos suspeitos de MBA (Modificado de Scheld, 1998).

Capítulo 19 ✔ Infecções do Sistema Nervoso Central □ **145**

Quadro 19-2. Terapia da meningite bacteriana aguda (Siqueira-Batista et al. 2001)

Característica do paciente	Patógenos implicados	Fármaco de escolha	Terapia alternativa (em alérgicos a β-lactâmicos)
Recém-natos	Enterobacteriaceae, S. agalactiae, S. aureus* e L. monocytogenes	Ampicilina + cefotaxima (ou ceftriaxona)	Aztreonam (para gram-negativos) + vancomicina (para S. agalactiae e S. aureus) sulfametoxazol / trimetoprim (para L. monocytogenes)
Primeiro ao terceiro mês	Enterobacteriaceae, N. meningitidis, H. influenzae e S. pneumoniae	Ceftriaxona (ou cefotaxima)	Vancomicina + aztreonam
Três meses a seis anos	N. meningitidis, H. influenzae e S. pneumoniae	Ceftriaxona	Vancomicina + aztreonam
A partir de seis anos	N. meningitidis e S. pneumoniae	Ceftriaxona	Vancomicina + aztreonam
Fístula liquórica e fraturas de base de crânio:	S. pneumoniae e H. influenzae	Ceftriaxona	Vancomicina + aztreonam
Derivação ventriculoperitoneal	S. epidermidis, S. aureus e Enterobacteriaceae e Pseudomonas aeruginosa	Vancomicina + Ceftriaxona	Vancomicina + aztreonam
Trauma craniano aberto	S. aureus e Enterobacteriaceae	Oxacilina + Ceftazidima	Vancomicina + aztreonam
Pós-neurocirurgia	S. aureus, Enterobacteriaceae e P. aeruginosa	Vancomicina + Ceftazidima	Vancomicina + aztreonam
Sinus dermal	S. aureus e Enterobacteriaceae	Oxacilina + Ceftriaxona	Vancomicina + aztreonam
Pós-raquicentese	S. aureus, Enterobacteriaceae e P. aeruginosa	Vancomicina + Ceftazidima	Vancomicina + aztreonam
Estrongiloidíase disseminada	Enterobacteriaceae	Ceftriaxona	Aztreonam
Otite média crônica	S. pneumoniae e Enterobacteriaceae	Ceftriaxona	Vancomicina + aztreonam
Alcoolismo	S. pneumoniae e Enterobacteriaceae	Ceftriaxona	Vancomicina + aztreonam
MBA de repetição	S. pneumoniae e H. influenzae	Ceftriaxona	Vancomicina

*S. aureus é relacionado à presença de surtos em Unidades de Terapia Intensiva Neonatais.

Quadro 19-3. Terapia antibiótica específica na MBA

Patógeno	Fármaco	Dose	Tempo de tratamento
N. meningitidis	Penicilina cristalina	300-500.000 UI/kg/dia	sete dias
H. influenzae	Ceftriaxona	100 mg/kg/dia, 12/12h	dez dias
S. pneumoniae	Ceftriaxona	100 mg/kg/dia, 12/12h	14 dias
Enterobacteriaceae	Ceftriaxona	100 mg/kg/dia, 12/12h	21 dias
L. monocytogenes	Ampicilina	300-400 mg/kg/dia, 6/6h	21 dias
S. aureus	Oxacilina ou vancomicina (se MRSA)	200 mg/kg/dia, 4/4h 30-40 mg/kg/dia, 6/6h	21 dias
S. epidermidis	Vancomicina	30-40 mg/kg/dia, 6/6h	21 dias
P. aeruginosa	Ceftazidima	60-100 mg/kg/dia, 8/8h	21 dias

mas de pré-primários, jardim, maternal, outros contatos de cerca de 4 horas/dia por mais de cinco dias) e profissionais de saúde (respiração boca a boca, intubação orotraqueal, aspiração de secreção respiratória e exame de fundo de olho – desde que realizados sem máscara de proteção): usar rifampicina 20 mg/kg/dia (crianças) ou 600 mg/dose (adultos), 12/12h, VO, por dois dias **ou** ceftriaxona 250 mg, dose única, IM **ou** ciprofloxacina 500 mg, dose única, VO.

- Quimioprofilaxia para *H. influenzae*: indicada para contatos familiares quando existir outra criança suscetível (< seis anos) ou quando há um caso em creches, orfanatos, turmas de pré-primários, jardim e maternal (deverá ser feito para todas as crianças e adultos): usar rifampicina 20 mg/kg/dia (para crianças) ou 600 mg/dia (adultos), dose única diária, VO, por quatro dias.
- Vacina para *N. meningitidis*: indicada em casos de surtos por sorogrupos A, B e C.
- Vacina para *H. influenzae:* deverá ser aplicada em toda a criança aos dois, quatro e seis meses, com um reforço aos 18 meses.

Além de quimioprofilaxia e vacinação, deve-se lembrar de medidas outras na MBA por *N. meningitidis* e *H. influenzae*, de importância comprovada no acompanhamento da doença:

- Notificação obrigatória em 24 horas.
- Precaução respiratória contra gotículas, anteriormente conhecida por "isolamento respiratório", deve ser mantida por um período de 24 horas após a primeira dose de antibiótico.

MENINGOENCEFALITE VIRAL

Para melhor entendimento das meningoencefalites virais é necessário conceituar a *síndrome de meningite asséptica*, termo inicialmente introduzido para dar conta de meningites em que há negatividade das culturas para bactérias. Hoje em dia, é aplicado para caracterizar um processo inflamatório meníngeo, acompanhado de pleocitose celular mononuclear e causado por um sem-número de agentes infecciosos, como vírus, *Mycoplasma* spp, agentes etiológicos das riquetsioses, leptospirose, doença de Lyme, entre outros. Nesta seção, apenas as meningites virais serão abordadas.

Epidemiologia e etiologia. Não obstante alguns autores relatarem uma incidência muito próxima da meningite bacteriana, sua determinação exata é muito difícil de ser alcançada, pois grande número de casos não é notificado para a vigilância epidemiológica. Alguns vírus têm caráter sazonal, dando-nos uma ótima pista para diagnóstico como, por exemplo, no verão, enterovírus; no inverno, vírus da coriomeningite linfocítica (CML); e inverno-primavera, caxumba. Outros vírus como o da imunodeficiência humana (HIV) e o do herpes simples (HSV) não obedecem a este caráter sazonal. A incidência é maior no verão, devido à predominância dos enterovírus.

Os enterovírus (coxsackie, echovírus e poliomielite não paralítica) são responsáveis por 70% a 80% dos casos de meningite asséptica. Os arbovírus, que são transmitidos por picadas de artrópodes, são causas comuns, sendo o vírus da encefalite da Califórnia um dos mais importantes. Os vírus da encefalite de St. Louis, da febre do Colorado e da encefalite eqüina do leste e oeste também podem ser incriminados. Vale ressaltar que geralmente os arbovírus causam encefalite ou meningoencefalite. O HIV é bem reconhecido atualmente como causador de meningite asséptica na fase aguda da doença; no entanto, a soroconversão só ocorre na convalescença.

O vírus caxumba, os HSV 1 e 2, o vírus da CML, o citomegalovírus (CMV) e o adenovírus também são encontrados em casos de meningite viral. Em um terço ou mais dos casos, um agente específico não é determinado.

Aspectos clínicos. O quadro tem início agudo com febre alta, 38°C a 40°C, mal-estar geral associados ou não a náuseas e vômitos, dor nas costas e pescoço, tosse e diarréia. A cefaléia é intensa de localização frontal ou retrorbitária, freqüentemente acompanhada de fotofobia e dor à movimentação ocular. Letargia, irritabilidade e sonolência podem acontecer, sendo raros estupor e coma. A rigidez de nuca é discreta. Os sinais de Kernig e Brudzinski são de pouca ajuda, pois costumam estar ausentes. Sinais neurológicos leves, como parestesia em um dos membros, diplopia ou reflexos assimétricos e exantemas típicos (varicela, rubéola) ou erupção maculopapular eritematosa não pruriginosa (enterovírus) podem ser observados.

Diagnóstico. Tendo em vista o grande número de agentes etiológicos da meningite asséptica, a diferenciação clínica é uma tarefa árdua de ser realizada; entretanto certos detalhes da história e exame físico ajudam no diagnóstico presuntivo. Questionar sobre sintomas respiratórios ou gastrintestinais, imunização, história pregressa de doença infecciosa, picada de insetos, contato com animais, viagens recentes, localização geográfica e estação do ano são dados de fundamental importância.

Os enterovírus têm transmissão fecal-oral, sendo freqüentes os surtos familiares e o comprometimento de crianças. Muitas dessas infecções relacionam-se a um exantema que acompanha o início da febre, perdurando por quatro a 10 dias. Ademais, pleurodinia e vesículas cinzas em palato mole e fossa tonsilar também são indicativos de infecção enteroviral.

A meningite pelo vírus da caxumba pode se acompanhar de outras manifestações como parotidite, orquite, ooforite ou pancreatite, sendo três vezes mais freqüente em homens que em mulheres. A história confirmada de caxumba pregressa descarta esta possibilidade diagnóstica, pois a imunidade é duradoura.

Achados laboratoriais. O exame do liquor é de fundamental importância para o diagnóstico. Entretanto se houver indícios de hipertensão intracraniana dever-se-á realizá-lo posteriormente aos exames de imagens, como TC ou RNM. A pleocitose linfocítica, que geralmente não ultrapassa mil células, é característica, podendo aparecer até 48 horas após o início da doença. Nesta fase, pode haver um predomínio de células polimorfonucleares, principalmente quando se trata de infecção enteroviral. Há uma hiperproteinorraquia, de 50 a 100 mg/dL, e a glicose está normal ou levemente baixa, nas infecções por caxumba e CML, principalmente. Se a concentração de glicose no liquor for baixa, menor ou igual a 25 mg/dL, deve-se desconfiar de meningite fúngica, tuberculosa ou por *Listeria* spp. A coloração pelo Gram e pela tinta nanquim são negativas.

A cultura do liquor é de baixo rendimento. Outras culturas podem ser realizadas, como coprocultura, para enterovírus e adenovírus; urinocultura, para caxumba e CMV; e lavados da orofaringe, para enterovírus, caxumba e adenovírus. O achado de enterovírus nas fezes não é diagnóstico, tendo em vista que a sua eliminação é prolongada por várias semanas, mesmo após o término da doença.

Atuamente, a reação em cadeia de polimerase (PCR) é um ótimo exame para identificação dos vírus, dentre eles CMV, HSV, EBV (Epstein-Barr Vírus) e VZV (vírus varicella-zoster).

Muitas das vezes, o diagnóstico de infecção viral é realizado através dos painéis de testes sorológicos para os principais vírus causadores de meningite viral, sendo demonstrada infecção quando há aumento de quatro vezes no título entre os soros coletados na fase aguda e convalescente, com intervalo de duas semanas. O achado de bandas oligoclonais na eletroforese do liquor pode ser útil, pois nas infecções por arbovírus, enterovírus ou HSV elas estão freqüentemente ausentes.

Hemograma, glicemia, prova de função hepática e amilase (encontra-se elevada na caxumba) são inespecíficas, embora importantes para o diagnóstico diferencial. TC e RNM não oferecem grande ajuda, com exceção da meningoencefalite por HSV em que geralmente há lesão no lobo temporal. A importância da realização desses exames seria a exclusão de outros diagnósticos.

No **diagnóstico diferencial** são importantes leptospirose, febre Q, doença de Lyme, mononucleose infecciosa, meningite fúngica e tuberculosa.

Tratamento. O tratamento é sintomático, utilizando como base os analgésicos e antitérmicos. O uso do aciclovir é requerido nas infecções por HSV e VZV. A hospitalização é necessária nos pacientes imunossuprimidos ou que tenham alguma evidência de meningite bacteriana. Deve haver monitorização de eletrólitos devido à SIADH (secreção inapropriada de ADH).

Vacinação. A vacinação para poliomielite, sarampo, caxumba e rubéola tem diminuído a incidência dessas doenças e doenças relacionadas nos países com estratégias adequadas de vacinação.

Prognóstico. Recuperação total que ocorre dentro de uma a duas semanas é a regra. Apesar disso, alguns pacientes podem apresentar cefaléia leve, astenia e fadiga por meses. Em crianças, diminuição da capacidade no aprendizado e perda da audição, em graus variáveis, têm sido relatadas.

MENINGITE FÚNGICA

Etiologia e epidemiologia. As infecções fúngicas das meninges decorrem, freqüentemente, de condições causadoras de leucopenia, função inadequada dos linfócitos T ou anticorpos insuficientes. Os pacientes com AIDS, transplantados, portadores de neoplasia maligna ou em tratamento com agentes citotóxicos, leucemia, linfoma, colagenoses, uso de corticosteróides em doses imunossupressoras, diabéticos, usuários de droga intravenosa ou graves queimados são exemplos de enfermos predispostos ao aparecimento de infecção fúngica. Por outro lado, nada impede que a infecção se instale em pessoas não portadoras das condições supracitadas, sendo evento bastante incomum, embora observado.

A história de viagens para áreas endêmicas de infecção por fungos pode ser de auxílio diagnóstico para coccidioidomicose, histoplasmose ou paracoccidioidomicose. A criptococose tem como porta de entrada a via respiratória através da inalação de organismos aerossolizados ou, mais raramente, através de pele e mucosas. No Brasil, esta é a segunda infecção fúngica mais freqüente.

Algumas espécies dos gêneros *Candida* e *Aspergillus* e o *Cryptococcus neoformans* são os fungos que mais regularmente acometem o sistema nervoso central (SNC). No entanto, candidíase e aspergilose raramente causam meningite, sendo os patógenos mais observados em abscessos cerebrais e granulomas não caseificantes de cérebro e meninges. Mucormicose *(Rhizomucor)*, coccidioidomicose *(Coccidioidis immitis)*, blastomi-

cose *(Blastomyces dermatitidis)*, actinomicose *(Actinomyces)*, histoplasmose *(Histoplasma capsulatum)* e esporotricose *(Sporothrix sckenckii)* são muito menos freqüentes. A meningite criptocócica tem sido mais observada, visto que houve um grande impulso com a emergência da AIDS.

Patogênese. Os fungos geralmente atingem o SNC através da disseminação hematogênica, excetuando-se os casos de mucormicose e aspergilose em que há disseminação local da sinusite crônica ou osteomielite dos ossos da base do crânio, nesta, e infecção dos cornetos nasais e seios paranasais com progressão para vasos e tecidos retrorbitários e conseqüente comprometimento do SNC, naquela.

Aspectos clínicos. A meningite fúngica tem caráter insidioso, desenvolvendo-se num período de dias a semanas. Cefaléia, febre, náuseas e vômitos geralmente são os sintomas iniciais. Nucalgia ou dorsalgia também podem ser observadas. Em cerca de metade dos pacientes, ocorrem alterações da função mental. Alguns apresentam sinais progressivos de aumento da pressão intracraniana, devido à hidrocefalia por obstrução do fluxo liquórico nos forames (Luschka e Magendie) ou granulações aracnóideas, enquanto outros evoluem com estados confusionais, desorientação, perda da memória, demência e ataxia cerebelar. Crises convulsivas não são comuns. Se porventura houver maior comprometimento inflamatório em redor do tronco cerebral, além da porção inferior dos lobos temporais e frontais, a condição é denominada meningite basal. Nesta condição, o acometimento dos nervos cranianos é mais proeminente, havendo perda visual e auditiva, diplopia, fraqueza muscular (masseter) e alterações sensitivas em face e orofaringe.

Rigidez de nuca e os sinais de Kernig e Brudzinski são pouco observados. A presença de sinais focais é mais sugestiva de lesões expansivas intracranianas.

Diagnóstico. As manifestações clínicas associadas ao achado de pleocitose, hipoglicorraquia (em 75% dos pacientes) e hiperproteinorraquia fazem pensar na possibilidade diagnóstica. A pleocitose pode ser discreta, até 15 células/mm^3 na criptococose, ou moderada, até 2.000 células/mm^3 na candidíase. O predomínio celular é linfocítico na maior parte dos casos; entretanto, os polimorfonucleares predominam na candidíase e os eosinófilos podem ser encontrados na coccidioidomicose. Na AIDS, há uma redução ou, até mesmo, ausência de leucócitos no liquor.

O exame direto do liquor é de fundamental importância para o achado de *Cryptococcus*, *Candida* spp e *H. capsulatum*. Para a meningite criptocócica, é de alta sensibilidade, encontrando o agente na grande maioria dos pacientes. A detecção de antígenos no liquor e sangue, através do teste de aglutinação do látex, e culturas também é utilizada para o diagnóstico. Mais uma vez, a meningite criptocócica é a que proporciona os melhores rendimentos desses métodos. Se o látex para *C. neoformans* for negativo, exclui-se a meningite com mais de 90% de confiabilidade.

A doença extraneural pode estar presente concomitantemente ao quadro, sendo, portanto, a biópsia dos tecidos, auxiliar para a determinação do fungo. TC e RM são necessárias na presença de sinais focais. Hemograma e bioquímica são inespecíficos.

No **diagnóstico diferencial**, são importantes meningite tuberculosa, sarcoidose, leucoencefalopatia multifocal progressiva, linfomatose ou carcinomatose das meninges e meningoencefalites virais.

Tratamento. Quanto à meningite criptocócica, o tratamento é baseado na utilização da anfotericina B, na dose de 0,3 a 0,6 mg/kg/dia (ver Capítulo 116). Alguns autores recomendam uma dose – teste de 5 mg para só então iniciar a terapêutica com dose plena; outros iniciam com a dose citada e aumentam-na progressivamente até alcançar 1 mg/kg/dia. A terapêutica é realizada com o paciente internado. Quando se acumula a dose de 500 a 800 mg, pode-se tentar o tratamento ambulatorial em dias alternados, perfazendo um total de 2 a 3 g. A anfotericina B é uma droga que tem um sem-número de efeitos colaterais, além de certa toxicidade para alguns órgãos, sendo preconizada a adição de hidrocortisona, 50 a 100 mg, e heparina, 1.000 UI, no soro glicosado a 5%, reduzindo a incidência de calafrios e flebite, respectivamente. Antitérmicos e antieméticos devem ser administrados 30 minutos antes da infusão. Devem ser monitorizadas a uréia e a creatinina sangüíneas, assim como potássio sérico, devido à nefrotoxidade, efeito este observada em praticamente todos os pacientes. A dosagem de uréia acima de 40 mg/dL ou creatinina acima de 3 mg/dL contra-indicam o uso. Pode-se associar a flucitosina, na dose de 150 mg/kg/dia. Este esquema é utilizado por seis semanas ou por 15 dias, seguidos do uso de tazólicos (fluconazol), sendo capaz de reduzir a mortalidade, levar a uma esterilização rápida do liquor e minimizar os efeitos colaterais da anfotericina B isolada ou em combinação com a flucitosina (agressão medular e disfunção hepática). O fluconazol é então continuado por seis a oito semanas, na dose de 400 mg/dia uma vez ao dia. A elevação das transaminases hepáticas ou plaquetopenia reversível é observada com esta droga.

A anfotericina B é o fármaco de escolha para o tratamento de mucormicose, candidíase, coccidioidomicose, histoplasmose e blastomicose, associada ou não a outros antifúngicos. Para a meningite por *Aspergillus* spp, é requerida a utilização de anfotericina B, 5-fluorocitosina e agentes imidazólicos. Quanto a actinomicose, a penicilina é o tratamento recomendado.

O critério de cura para criptococose é a ausência do fungo ou antígeno por três exames de liquor consecutivos. Cabe ressaltar que para os pacientes com AIDS, este critério não se aplica, sendo recomendada a profilaxia secundária.

Profilaxia. A utilização de fluconazol, na dose de 200 mg/ dia por tempo indeterminado, mostrou-se extremamente eficaz para a redução do risco de recidivas, principalmente nos pacientes com criptococose e AIDS. Por outro lado, a profilaxia primária não é preconizada.

Prognóstico. Os pacientes com meningite criptocócica e grande quantidade de antígenos no liquor têm mortalidade elevada. A meningite por *Candida* spp é extremamente grave, assim como por *Aspergillus* spp em que o tratamento não é tão eficaz. A meningite por *C. immitis* apresenta letalidade de 50%, a despeito do tratamento correto.

MENINGITE TUBERCULOSA

A meningoencefalite causada pelo *Mycobacterium tuberculosis* é uma entidade infecciosa de evolução arrastada, sendo no Brasil a causa mais freqüente de meningite crônica ou subaguda em indivíduos sem alterações da imunidade. Apesar dos adventos do tratamento antituberculoso, da vacinação com BCG e do número de casos de comprometimento do sistema nervoso central (SNC) ser cada vez menor, a doença ainda se mantém como enfermidade de grande interesse clínico, em virtude da manutenção da alta taxa de letalidade e da possibilidade de seqüelas neurológicas relacionadas ao quadro.

O acometimento do SNC pode se manifestar sob duas formas: meningoencefalite e tuberculoma intracraniano. A primeira, e mais freqüente, costumeiramente tem início insidioso, exceção feita à faixa etária pediátrica, onde pode haver quadro de evolução mais aguda, com sintomas gerais inespecíficos como febre baixa, adinamia, astenia, mal-estar, anorexia e cefaléia intermitente por um período de duas a três semanas. Segue-se, então, o surgimento dos sintomas mais característicos como cefaléia intensa e constante, alterações do comportamento, confusão mental, vômitos e sinais de irritação meníngea, podendo haver evolução com comprometimento de nervos cranianos, convulsão e alterações da consciência com torpor e coma.

O diagnóstico depende de suspeição clínica aliada à análise liquórica por raquicentecese. Deve-se comentar que a TCC deve, sempre que possível, anteceder o procedimento, devido à possibilidade de lesões com efeito de massa e herniação. As características do liquor são aspecto de claro a turvo ou xantocrômico, hipertenso, com celularidade entre 100 e 500 células/ml e predomínio de mononucleares, proteinorraquia elevada e glicorraquia baixa. A baciloscopia pelo método de Ziehl-Neelsen, geralmente, é negativa e a cultura permite o isolamento em 15% a 40% dos casos, devendo ambas serem realizadas, visando ao aumento da chance de confirmação diagnóstica, já que o tratamento é longo.

O tuberculoma intracerebral se manifesta como massa ocupando espaço, com sinais e sintomas dependentes de sua localização, sendo a TCC extremamente útil no diagnóstico e localização da lesão. Para a confirmação etiológica, o procedimento utilizado é a biópsia estereotáxica, com pesquisa citológica, bacteriológica e cultura.

O acometimento do SNC, como o pulmonar, é também tratado com esquema convencional de três drogas: rifampicina (RMP), isoniazida (INH) e pirazinamida (PZA) por um período alargado de nove meses. O Quadro 19-4 apresenta as doses e o tempo de tratamento preconizado.

Quadro 19-4. Esquema 2 (2 RIP/7 RI): indicado na meningoencefalite tuberculosa			
Fases do tratamento	*Drogas*	*Dose para todas as idades mg/kg de peso/dia*	*Dose máxima em mg*
1ª fase (2 meses)	RMP INH PZA	20 20 35	600 400 2.000
2ª fase (7 meses)	RMP INH	10 a 20 10 a 20	600 400

Fonte: Manual de normas para controle de tuberculose CPS/MS, 2002.

A terapia adjuvante com corticosteróides está indicada em pacientes que apresentem confusão mental, déficits neurológicos focais, alterações da consciência, como torpor ou coma, ou convulsões. A droga utilizada é a prednisona na dose de 1 a 2 mg/kg nas crianças e de 40 a 60 mg nos adultos por duas a quatro semanas. Devem ser também tomadas medidas para redução da pressão intracraniana e resolução de hidrocefalia, complicações fortemente associadas com a etiologia.

O prognóstico da moléstia é ainda reservado, sendo a hidrocefalia, as deficiências auditivas e visuais, os atrasos do desenvolvimento psicomotor e os déficits motores ainda comumente encontrados como seqüelas, apesar de tratamento e acompanhamento adequados.

ABSCESSOS INTRACRANIANOS

O abscesso cerebral é um processo supurativo focal no parênquima, tendo uma grande diversidade de agentes etiológicos e fatores patogênicos. Teve sua letalidade substancialmente reduzida com a introdução dos antibióticos.

Epidemiologia. Houve um leve aumento na incidência do abscesso cerebral nos últimos anos, fato este atribuído a uma maior sensibilidade nos exames diagnósticos. No entanto, em outras séries, a incidência tem se mantido estável na era antibiótica. Os homens são acometidos com freqüência duas vezes maior que as mulheres. A idade média dos pacientes encontra-se entre 30 e 45 anos. Quando o abscesso cerebral é secundário à otite média, há uma distribuição bipolar, atingindo crianças e pacientes acima de 40 anos; já nos secundários à sinusite paranasal, entre 10 e 30 anos.

Etiologia. Cerca de 30% a 60% dos abscessos cerebrais são decorrentes de infecção polimicrobiana. Os patógenos mais comumente isolados são bactérias aeróbias e microaerofílicas do gênero *Streptococcus* (70%). Dentre os *Streptococcus* spp o grupo *Streptococcus intermedius* (*Streptococcus anginosus*, *Streptococcus constellatus*, *Streptococcus milleri*) é o mais encontrado em culturas. A associação com germes anaeróbicos é muito freqüente, particularmente em pacientes portadores de doença pulmonar e otite crônica, sendo *Bacteroides* spp, *Fusobacterium* spp, *Prevotella* spp e *Propionobacterium* spp, costumeiramente isolados. Nos pacientes submetidos a procedimentos neurocirúrgicos e/ou trauma craniano, *S. aureus* é o patógeno mais provável. Os bacilos gram-negativos aeróbicos, como *Proteus* spp, *E. coli*, *Klebsiella* spp, *Enterobacter* spp e *P. aeruginosa* estão sendo observados com freqüência crescente. Raramente, *S. pneumoniae* e *N. meningitidis* são causadores de abscesso cerebral, assim como *Actinomyces* spp, *Nocardia* e determinados fungos – *Candida* spp, *Mucor* spp e *Aspergillus* spp.

A localização e a causa do abscesso cerebral indicam o agente provável freqüentemente, sendo algum organismo do grupo *S. intermedius* incriminado nos casos de sinusite e abscesso do lobo frontal; por outro lado, os abscessos do lobo temporal são derivados de complicações de otite média, particularmente a crônica, em que a cultura é mista, isolando-se *Streptococcus* sp, *Bacteroides* spp, *P. aeruginosa* e bacilos gram-negativos entéricos, assim como cocos anaeróbicos; *Staphylococcus* spp são mais prováveis quando os pacientes foram submetidos à cirurgia ou pós-traumáticos, como referido anteriormente. Cerca de 85% a 95% dos abscessos cerebelares estão associados a infecções no ouvido ou na mastóide.

O estado imunológico do paciente é deveras influenciador da microbiologia. Em pacientes imunocomprometidos, fungos, toxoplasmose, *Mycobacterium* spp, *C. neoformans*, *L. monocytogenes* e *Nocardia* spp tornam-se muito mais prevalentes; nos neutropênicos, bacilos gram-negativos, *Candida* spp, *Aspergillus* spp ou zigomicose ganham importância.

Patogênese. A maioria dos abscessos cerebrais origina-se de uma das três vias de entrada para o SNC: (1) extensão local, (2) disseminação hematogênica e (3) implantação direta.

A extensão local é responsável por 40% a 45% dos casos de abscesso cerebral, em virtude de infecção focal contígua, como otite, sinusite ou abscesso dentário. A sinusite do seio esfenoidal é notável por sua freqüência de complicações e sua gravidade. Um fator de risco para sinusite esfenoidal é o uso de cocaína inalada.

A disseminação hematogênica ocorre em 25% a 33% dos pacientes acometidos, ocorrendo quando agentes infecciosos entram na corrente sangüínea através de um foco primário de infecção. São também chamados de metastáticos, observando-se uma maior tendência em ocorrer em território distal de artéria cerebral média, freqüentemente múltiplos e de localização inicial na junção substância branca-cinzenta. A maioria deles está vinculada à endocardite bacteriana, a um foco séptico pulmonar ou pleural crônico (abscesso pulmonar, bronquiectasias e empiema pleural), à osteomielite, colecistite, infecção intra-abdominal ou pélvica. Há diferença quanto ao agente etiológico da endocardite bacteriana como causa de abscesso cerebral. Nos casos agudos o agente é *S. aureus*; nos casos subagudos, *Streptococcus* β- e α-hemolíticos. *Streptococcus* spp mais comumente relacionado a êmbolos sépticos é o *Streptococcus milleri*.

A otite média crônica, particularmente quando associada com colesteatoma, é a condição mais comum associada a abscesso cerebral no Brasil.

Em crianças, até 60% dos abscessos cerebrais se associam à cardiopatia congênita cianótica, tendo como principal representante a tetralogia de Fallot. No entanto, forame oval patente, defeito do septo ventricular e transposição dos grandes vasos também foram incriminados. A cardiopatia congênita é a condição de base mais freqüentemente reconhecida nesta faixa etária. Outra condição clínica que oferece maiores riscos de abscesso cerebral é a síndrome de Osler-Rendu-Weber ou telangiectasia hemorrágica hereditária. Os mecanismos responsáveis pelo aumento da incidência de abscessos cerebrais na cardiopatia congênita ou na telangiectasia ainda não foram completamente elucidados; entretanto, duas teorias tentam explicar esta fatídica relação; são elas: (1) as duas condições são causas de policitemia e hipóxia sistêmica, as quais aumentam a viscosidade sangüínea com conseqüente diminuição do fluxo capilar cerebral, resultando em microinfartos ou hipoxemia tecidual, servindo como nicho para infecção; e (2) *by-pass* da circulação pulmonar por doença que permita que o sangue venoso passe para a circulação sistêmica, como num *shunt* cardíaco direita-esquerda ou uma malformação arteriovenosa pulmonar, que ocorre na síndrome de Osler-Rendu-Weber, por exemplo.

A dilatação esofagiana e a escleroterapia de varizes esofagianas são condições raras de disseminação hematogênica.

A implantação local perfaz um total de até 10% na patogenia do abscesso cerebral. A infecção pode ser introduzida por fratura composta de crânio, procedimentos neurocirúrgicos e ferimentos por projétil de arma de fogo.

Não obstante os avanços tecnológicos, cerca de 10% a 20% dos casos mantêm-se com fator predisponente indefinido.

Patologia. Os abscessos acometem, em ordem decrescente de freqüência, os lobos frontais, temporais, frontoparietais, parietais, cerebelares e occipitais.

Em modelos clínicos e experimentais, foram observados quatro estágios patológicos, são eles: (1) cerebrite precoce, onde há um infiltrado inflamatório de polimorfonucleares, linfócitos e plasmócitos, assim como inflamação perivascular ao redor de um centro necrótico com edema intenso, ocorrendo nos primeiros três dias de doença; (2) cerebrite tardia, centro necrótico encontra-se bem formado, circundado por fibroblastos e debris celulares, além de intensa neovascularização; desenvolve-se em aproximadamente quatro a 9 dias do início da infecção; (3) capsular precoce, caracterizada pelo desenvolvimento de uma camada envolvente de fibroblastos, entre 10 e 13 dias; e (4) capsular tardia, em que há espessamento da cápsula fibrosa, a partir da segunda semana. Cabe ressaltar que esta seqüência não ocorre de maneira tão bem individualizada para os diferentes agentes etiológicos.

É interessante notar que a cápsula é algo mais espessa em sua porção cortical, em comparação com sua porção ventricular, fato este que explica a propriedade de ruptura para o sistema ventricular dos abscessos cerebrais.

Aspectos clínicos. A doença tem curso predominantemente subagudo, evoluindo geralmente por duas semanas até que seja feito o diagnóstico. Algumas vezes, no entanto, pode apresentar curso fulminante. O principal sintoma é a cefaléia, aparecendo em 65% a 80% dos pacientes, sendo com certa freqüência o sintoma inicial. A alteração do nível de consciência (sonolência e confusão) ocorre em 60% a 80% dos pacientes, entretanto coma franco na apresentação é raro. Outros sintomas que podem compor o quadro são: crises convulsivas focais ou generalizadas (mais comuns), déficit neurológico focal, como hemiparesia, alterações sensitivas ou da fala; e febre, que pode aparecer em metade dos pacientes, associada ou não aos déficits focais. O aparecimento de náuseas e vômitos apresenta relação estreita com o grau de hipertensão intracraniana, assim como a presença de rigidez de nuca (pode ser sintoma de apresentação em quase metade dos pacientes), a qual é rara em pacientes sem aumento da pressão intracraniana. A tríade clássica de febre, cefaléia e déficit neurológico focal acomete até metade dos pacientes.

Os sintomas neurológicos de localização ocorrem tardiamente na evolução da doença, obviamente dependendo dos locais acometidos. Nos abscessos do lobo temporal, a cefaléia é homolateral temporoparietal, no início, associada à quadrantanopsia homônima superior, devido à lesão da radiação óptica, e afasia anômica, quando a lesão é no hemisfério dominante. Os abscessos do lobo frontal apresentam cefaléia, sonolência, falta de atenção e alteração generalizada da função mental, além de hemiparesia e distúrbios da fala. A hemianopsia homônima é observada nos abscessos do lobo occipital.

A sintomatologia mais variada ocorre nos abscessos do lobo parietal. Quando acometidos os hemisférios direito ou esquerdo, os sintomas são hemianopsia homônima, hemianestesia parcial ou total, de acordo com a extensão lesional, hemiparesia discreta, além de síndrome de negligência de um dimídio corporal. Nas lesões do hemisfério dominante, alexia, síndrome de Gerstmann (agnosia dos dedos, perturbação da orientação esquerda-direita, acalculia e agrafia sem alexia), agnosia tátil e apraxia ideomotora são os sintomas encontrados. Por outro lado, quando o hemisfério não dominante é lesado, sintomas como apraxia da vestimenta, confusão e perda da memória topográfica são observados.

Os abscessos que têm um aumento mais proeminente da hipertensão intracraniana são os do cerebelo. Cefaléia suboccipital ou retroauricular, nistagmo grosseiro, paresia do olhar conjugado para o lado da lesão, ataxia motora ipsilateral e ataxia da marcha compõem o quadro do abscesso cerebelar.

Diagnóstico. A associação de quadro clínico subagudo e a presença de um dos fatores predisponentes citados anteriormente sugerem o diagnóstico. Neste caso, alguns autores preconizam a realização obrigatória de TCC.

Os exames rotineiros de urina e sangue são de pouco valor para o diagnóstico, estando a VHS aumentada em praticamente todos os pacientes, com presença de leucocitose em 60% dos mesmos. A hemocultura é positiva em menos de 10% dos casos.

O exame do líquido cefalorraquidiano não é muito útil para o diagnóstico, tendo em vista que o achado de pleocitose, 20 a 300 células com 10% a 80% de neutrófilos, hiperproteinorraquia que pode ultrapassar 100 mg/dL em alguns pacientes, glicose normal ou baixa, mais raramente, e liquor estéril são achados inespecíficos. Vale ressaltar que se houver proximidade ou comunicação do abscesso com o sistema ventricular ou ainda quando há meningite concomitante, o liquor estará alterado. É recomendado que seja feito um exame de imagem antes da punção lombar em pacientes suspeitos de abscesso cerebral, visto que há risco de herniação de até 20%. Ademais, como explanado anteriormente, o exame do liquor não nos fornece um bom rendimento diagnóstico.

A TC de crânio é um ótimo exame para o diagnóstico, tendo sensibilidade de mais de 95% na detecção. Pode informar a presença de hidrocefalia, desvios de linha média por efeito de massa, localização precisa do abscesso e tamanho do edema. Não obstante, ainda pode evidenciar lesão nos seios paranasais, mastóides e ouvido médio, ajudando sobremaneira na escolha do tratamento empírico. A imagem à TC é característica, embora inespecífica; observa-se área hipodensa central, circundada por anel captante, parcial na fase de cerebrite precoce e uniforme e de paredes finas nas fases de cerebrite tardia e capsular precoce, e edema perilesional. Interessante notar que nessas fases há difusão do contraste para a região central quando realizada uma TC tardia, enquanto que na fase capsular tardia esta difusão não ocorre. Esta imagem pode aparecer em outros processos, tais como: neoplasias, granulomas, infarto cerebral e hematoma em resolução. A utilização de glicocorticóides altera a imagem do anel captante em boa parte dos casos.

A RNM é atualmente o procedimento de escolha para o diagnóstico, visto que não utiliza radiação ionizante, tem melhor caracterização tecidual (substância branca/cinzenta/edema), não gera artefatos ósseos (sendo utilizada preferencialmente para abscessos de fossa posterior) e o agente de contraste é menos tóxico (gadolínio, por exemplo). A imagem em T1 mostra área hipointensa e cápsula realçada; enquanto em T2, a cápsula tem menor intensidade e o edema circundante é mais observado.

A cintigrafia cerebral tem sensibilidade menor que TC, em torno dos 80%, sendo um método complementar. Arteriografia cerebral e eletroencefalograma são utilizados quando os anteriores não são disponíveis, apresentando baixa especificidade. Uma radiografia simples de tórax é recomendada para afastar possível fonte de infecção pulmonar.

Devido à inespecificidade do quadro, há um amplo espectro de doenças que entram no **diagnóstico diferencial**, tais como: MBA, empiema subdural, abscesso epidural, encefalite, migrânea complicada, trombose de seios venosos cerebrais e malignidades do SNC, primárias ou metastáticas, entre outras.

Tratamento. Com os exames de imagens nas mãos, podemos estratificar os pacientes em dois grupos, os pacientes com cerebrite ou com abscesso encapsulado. Esta diferenciação se dá porque a cerebrite pode ser curada com terapia antimicrobiana isolada, enquanto o abscesso encapsulado necessita de drenagem cirúrgica.

Se os exames sugerem cerebrite e os pacientes estiverem neurologicamente estáveis, deve-se iniciar a antibioticoterapia e observação. Quando a melhora não é imediata, deve-se aspirar estereotaticamente o abscesso, visto que é um processo de baixa morbidade e pode informar sobre o diagnóstico microbiológico exato, mesmo que já tenham sido utilizados antibióticos (Quadro 19-5).

As indicações para o tratamento, por aspiração ou excisão total, permanecem controvertidas. A aspiração por estereotaxia é um método seguro para o tratamento de abscessos encapsulados; no entanto, se o abscesso for de fossa posterior, periventricular, maior que três centímetros ou refratário a tratamento clínico ou fúngico, a excisão total é recomendada. Uma desvantagem relativa desta é que várias aspirações são necessárias para drenar com bom êxito o abscesso.

A antibioticoterapia deve ser continuada por um período de seis a oito semanas após a drenagem cirúrgica. Um abscesso cerebral curado pode apresentar realce ao contraste da TC de seis a nove meses após tratamento bem sucedido.

Para pacientes com aumento suspeito ou documentado da pressão intracraniana, encontra-se necessidade de utilização de manitol, hiperventilação e elevação da cabeceira do leito.

Prognóstico. A letalidade encontra-se em torno de 5% a 15% após o advento de antibioticoterapia. As seqüelas neurológicas aparecem em 30-55% dos pacientes, sendo a mais freqüente a epilepsia focal tardia. Após tratamento está indicada correção do defeito cardíaco preexistente.

EMPIEMA SUBDURAL

O empiema subdural é um processo supurativo intracraniano, ou mais raramente intra-espinhal, localizado entre a porção interna da dura-máter e a porção externa da aracnóide. Interessante notar que o termo empiema subdural é mais apropriado que abscesso subdural, pois corresponde a um processo supurativo em um espaço pré-formado. É responsável por cerca de 20% de todas as infecções localizadas intracranianas.

Etiologia. Assim como no abscesso cerebral, *Streptococcus* spp e *Bacteroides* spp são os microrganismos mais freqüentemente isolados. No empiema subdural, o *S. aureus* é encontrado com maior freqüência em relação aos abscessos cerebrais, fato este de extrema importância para a instituição do tratamento empírico; por outro lado, os bacilos aeróbicos gram-negativos são cultivados em apenas 3% a 10% dos pacientes.

Notadamente, as culturas são geralmente monomicrobianas. Os agentes etiológicos podem ser algo previstos de acordo com o sítio de infecção contíguo, como nos casos de infecções otorrinológicas, onde os *Streptococcus* spp do grupo *S. intermedius* (citados na seção de abscesso cerebral) são os comumente incriminados; ou nos casos pós-traumáticos ou após neurocirurgia, onde há predomínio de *S. aureus* e bacilos gram-negativos. Nos casos de empiema subdural espinhal, o principal agente etiológico é *S. aureus*.

Epidemiologia. Há predominância na segunda e terceira décadas de vida, concentrando 70% dos casos. O sexo masculino é acometido com freqüência três vezes maior que o feminino. A condição resulta comumente de complicação de infecção de seios paranasais e menos freqüentemente de otite média crônica não tratada.

Patogênese. A invasão por contigüidade, ou disseminação local, e septicêmica são os dois mecanismos responsáveis pela infecção do espaço subdural. Naquele, há um predomínio significante da sinusite paranasal como principal fator predisponente, sendo apenas 10% a 20% resultados de otite ou mastoidite. Além disso, a osteomielite dos ossos cranianos também participa da patogenia, sendo acompanhada em muitos casos de abscesso epidural. A relação deste com o empiema subdural ocorre pela passagem da infecção através das veias emissárias. Ademais, ainda se pode encontrar associação com a tromboflebite séptica dos seios venosos cerebrais. Raramente, apresenta-se como complicação de meningite purulenta.

Traumatismos, cirurgia e infecção de hematoma subdural preexistente também são fatores predisponentes. A disseminação septicêmica apresenta relação em 5% dos casos de empiemas intracranianos, geralmente provenientes de infecção crônica torácica, enquanto nos espinhais corresponde a grande maioria. Pode haver comprometimento contralateral por passagem através da foice do cérebro. A grande maioria dos empiemas subdurais é supratentorial, sendo 10%, infratentorial.

Aspectos clínicos. É doença subaguda por excelência, apresentando rápida evolução nos casos que seguem trauma e

Quadro 19-5. Terapia antibiótica nos abscessos intracranianos				
Patógeno	*Fármaco*	*Dose*	*Alternativa**	*Dose*
Não conhecido (esquema "empírico")	Oxacilina Ceftriaxona Metronidazol	200 mg/kg/dia, 4/4h 100 mg/kg/dia, 12/12h 30 mg/kg/dia, 6/6h	Vancomicina Aztreonam Metronidazol	30-40 mg/kg/dia, 6/6h 50-200 mg/kg/dia, 6/6h 30 mg/kg/dia, 6/6h
S. aureus	Oxacilina	200 mg/kg/dia, 4/4h	Vancomicina	30-40 mg/kg/dia, 6/6h
S. pneumoniae	Ceftriaxona	100 mg/kg/dia, 12/12h	Vancomicina	30-40 mg/kg/dia, 6/6h
Enterobacteriaceae	Ceftriaxona	100 mg/kg/dia, 12/12h	Aztreonam	50-200 mg/kg/dia, 6/6h
Anaeróbios	Metronidazol	30-40 mg/kg/dia, 6/6h	–	–

* Alergia a β-lactâmicos.

cirurgia. Os sintomas evoluem por dias a semanas após evento inicial, como sinusite ou otite, os quais são reconhecidos na maioria dos pacientes anteriormente ou por ocasião do diagnóstico.

A cefaléia é proeminente e localizada no início, tornando-se generalizada e grave, em seguida. Mal-estar geral, febre alta, freqüentemente acima de 39°C, acompanhados por sonolência e estupor progressivos juntam-se à cefaléia inicial. Náuseas, vômitos e alterações do nível de consciência são sintomas que ocorrem com o aumento da pressão intracraniana. Seguem-se anormalidades neurológicas focais, como hemiparesia ou hemiplegia (sinal focal mais freqüente), paralisia ocular, disfasia, hemianopsia homônima e sinais cerebelares. Crises convulsivas ocorrem em até 50% dos pacientes. Febre, dorsalgia e manifestações subseqüentes de compressão medular são os sintomas encontrados no empiema subdural espinhal.

Os sinais meníngeos são importantes, ocorrendo em 60% a 80% dos pacientes, no entanto os sinais de Kernig e Brudzinski são raros. Entre 5% e 40% apresentam sinais de hipertensão intracraniana. A hipersensibilidade à palpação ou à percussão das vértebras mostra-se ausente nos empiemas subdurais espinhais. Se não for reconhecida, progride com aumento da coleção séptica, levando a edema do cérebro subjacente ou até trombose venosa e morte por herniação transtentorial.

Diagnóstico. O achado de cefaléia, febre, alteração do nível de consciência, sinais neurológicos focais e sinais meníngeos proeminentes sugerem o diagnóstico. Os exames de rotina, de sangue e urina, são de pouca ajuda, assim como a punção lombar. Esta deve ser evitada em pacientes comatosos pelo risco iminente de herniação de tonsilas cerebelares. O achado de pleocitose, entre 50 e 1.000 células/mm³ com predomínio neutrofílico, hiperproteinorraquia, 75 e 300 mg/dL, e glicose normal são inespecíficos, sendo o liquor estéril, a menos que haja meningite purulenta associada.

Os exames de imagem são obrigatórios. A TC com contraste e a RNM são os procedimentos de escolha num paciente suspeito, diferenciando o quadro de hematoma subdural ou efusão estéril. A sinusite ou otite pode ser evidenciada pelos exames de imagem. Uma massa em forma de crescente é típica em região interna da abóbada ou adjacente à foice do cérebro. Com contraste, apresenta realce hipercaptante linear adjacente ao córtex cerebral ou cerebelar. Em pacientes com sintomas medulares, a RNM é preferida, visto que é muito mais sensível para lesões desta localização do que a TC.

O grande **diagnóstico diferencial** é a meningite bacteriana aguda. Ainda fazem parte tromboflebite dos seios venosos cerebrais, abscesso cerebral e encefalite por HSV. Nos casos de empiemas subdurais espinhais, o abscesso epidural espinhal deve ser considerado.

Tratamento. É baseado na evacuação cirúrgica em caráter emergencial e na antibioticoterapia empírica intravenosa. Deve-se iniciar os antibióticos antes da cirurgia. A penicilina cristalina e o metronidazol são freqüentemente utilizados como terapia inicial, nas doses preconizadas para o abscesso cerebral. Oxacilina ou vancomicina é recomendada para os casos suspeitos de infecção pelo *S. aureus*. O esquema considerado de escolha para a terapia empírica inicial é a associação oxacilina/ceftriaxona, nas mesmas doses apresentadas no Quadro 19-5. Em muitos casos, sobretudo quando há associação com quadros otorrinolaringológicos, o metronidazol deve ser associado ao esquema oxacilina ceftriaxona (veja Quadro 19-6). A duração da antibioticoterapia é de três a quatro semanas após drenagem cirúrgica.

O tipo da cirurgia ainda não foi definido, sendo a trepanação por múltiplos orifícios ou craniotomia alargada as atuais opções terapêuticas. Esta última é preferida nos empiemas de fossa posterior, sendo necessária em 10% a 20% dos casos submetidos à trepanação.

A abordagem da hipertensão intracraniana é feita com manitol, hiperventilação e dexametasona. Anticonvulsivantes são usados profilaticamente.

A laminectomia de urgência é obrigatória para o tratamento dos empiemas subdurais espinhais, além de antibioticoterapia empírica visando *S. aureus*, *Streptococcus* spp e bacilos gram-negativos (oxacilina + ceftriaxona), continuados por duas a quatro semanas após cirurgia.

Prognóstico. A letalidade está em torno de 15% a 25%. Dentre os sobreviventes, 5% a 25% apresentam seqüelas, como hemiparesia, afasia ou epilepsia (8% a 46% dos pacientes).

EMPIEMA EPIDURAL

Espinhal

É uma infecção supurativa localizada no espaço epidural do canal espinhal. Pode ocorrer em toda a coluna vertebral.

Etiologia. A grande maioria dos casos tem o *S. aureus* como principal agente etiológico. Ainda podemos isolar bacilos gram-negativos, *Streptococcus* spp, anaeróbios, fungos e *M. tuberculosis*.

Patogenia. Existem duas vias de disseminação: hematogênica e extensão direta. Aquela é responsável por dois terços dos casos, encontrando-se foco infeccioso em boa parte deles, como furunculose, abscesso dentário, abscesso faringiano ou endocardite infecciosa. Osteomielite vertebral, úlcera de decúbito, complicação iatrogênica de punção lombar, anestesia epidural ou cirurgia espinhal respondem pelo restante dos casos, ocorrendo por extensão direta. O *status* imune debilitado (diabetes *mellitus*, insuficiência renal, alcoolismo ou malignidade), usuário de droga injetável ilícita ou presença de infecções em pele ou outros tecidos são fatores de risco para o desenvolvimento da doença.

Aspectos clínicos. Apresenta-se clinicamente como dor inicial no pescoço ou nas costas de caráter agudo ou subagudo. Pode evoluir num curso rápido e progressivo de paraparesia ou paraplegia, associada à perda sensorial nos segmentos inferiores do corpo e paralisia esfincteriana com retenção urinária e fecal. A febre alta encontra-se presente na maior parte dos pacientes e quando associada à dorsalgia e fraqueza progressiva sugere o diagnóstico. A dor é radicular ou espinhal. Hipersensibilidade focal a percussão é um sinal de extrema importância para o diagnóstico e localização da lesão. Cefaléia e rigidez de nuca podem acompanhar o quadro. O abscesso, quando não reconhecido precocemente, expande e causa lesão medular por congestão venosa, tromboflebite do espaço epidural, doença da artéria espinhal ou compressão medular. Daí a necessidade do diagnóstico precoce na prevenção de seqüelas graves e permanentes.

Diagnóstico. É sugerido quando do achado de febre, dorsalgia e fraqueza progressiva. A leucocitose é proeminente, ocorrendo em 90%. Há elevação da VHS. O rendimento da hemocultura é motivo de controvérsia na literatura, sendo positivas em menos de 25% até 90% dos casos. O exame do líquor é inespecífico, a menos que haja meningite purulenta associada, pois a glicose é normal ou baixa, pleocitose linfocítica (20 e 150 células/mm³), hiperproteinorraquia (400 e 500 mg/dL), além do Gram que raramente identifica o patógeno. O melhor exame para o diagnóstico é a RNM. As radiografias simples na área de sensibilidade demonstram osteomielite, discite, fratura por compressão ou massa paravertebral em alguns pacientes.

No **diagnóstico diferencial**, importam mielite transversa, herniação de disco intervertebral, meningite bacteriana aguda, abscesso perinéfrico, empiema subdural espinhal, discite e tumores metastáticos, são doenças que podem ser consideradas para o diagnóstico diferencial. A mielite transversa tem curso extremamente rápido com instalação do déficit motor em menos de 24 horas, ao contrário do abscesso epidural em que há uma evolução de dias.

Tratamento. O objetivo primordial é a prevenção do déficit neurológico ou, quando já instalado, melhorá-lo ou revertê-lo. Consiste na evacuação cirúrgica de emergência através da laminectomia e antibioticoterapia empírica até que haja resultados de culturas colhidas na cirurgia. Oxacilina faz parte de todos os esquemas, tendo em vista a prevalência do *S. aureus* nesta enfermidade (na dose de 12 g/dia). A vancomicina é usada nos casos de resistência, ditados pelo isolamento em cultura ou pela comissão de infecção hospitalar ou no caso de alergia grave a β-lactâmico. Devido à gravidade do quadro, atualmente associa-se a oxacilina a uma cefalosporina de terceira geração nas doses preconizadas para abscesso cerebral (Quadro 19-6). Quando *S. aureus* é isolado em cultura, rifampicina é recomendada na dose de 300 mg/dose em duas doses diárias. O tempo de tratamento é de três a quatro semanas, ou seis a oito, quando há osteomielite associada.

Prognóstico. Obviamente, dependerá do tempo de instalação do déficit, em que 50% dos pacientes que o desenvolveram há menos de 36 horas recuperam certo grau de força muscular. Enquanto 50% apresentam fraqueza muscular na resolução completa. Nos pacientes sem déficit, o prognóstico é ótimo sem seqüelas quando do término do tratamento.

Intracraniano

Acomete o espaço epidural intracraniano, sendo a terceira causa de infecção focal intracraniana, seguindo-se ao abscesso cerebral e empiema subdural. Ocorre mais comumente na sexta década de vida.

Etiologia. Há uma ampla variedade de agentes etiológicos, dependendo da condição predisponente associada. Nos casos de infecção paranasal, os *Streptococcus* spp aeróbicos e microaerofílicos, além de anaeróbios, são comumente encontrados. De outro modo, nas condições pós-trauma ou pós-operatório neurocirúrgico, *S.aureus* e gram-negativos e/ou anaeróbios predominam. Ainda podem ser isolados, os agentes da mucormicose rinocerebral, *Aspergillus* spp, *Eikenella corrodens* e *Salmonella* spp.

Patogênese. Decorre da extensão direta de foco infeccioso contíguo, associado freqüentemente ao empiema subdural, à osteomielite de osso craniano, a uma infecção de seios paranasais ou segue-se a um procedimento cirúrgico, especialmente quando há abertura do seio frontal ou da mastóide. A associação com o empiema subdural deve-se às veias emissárias, explicada na seção de empiema subdural.

Aspectos clínicos. A doença tem início insidioso, cursando com cefaléia, febre e hipersensibilidade sobre os seios frontais e mastóides, confundindo-se com doenças de base como sinusite e mastoidite. Muitas das vezes, o processo é assintomático

até que haja anormalidades cerebrais focais, devido ao desenvolvimento de empiema cerebral ou abscesso cerebral subjacente por extensão direta. Alteração do nível de consciência pode ser a primeira manifestação do processo expansivo intracraniano, evoluindo tardiamente com náuseas, vômitos e crises convulsivas numa parcela dos acometidos. A síndrome de secreção inapropriada de ADH (SIADH) com hiponatremia, em até 30%, e a síndrome de Gradenigo (ocorre quando o abscesso epidural encontra-se em derredor do osso petroso, envolvendo o trigêmeo e o abducente com dor facial unilateral e fraqueza do músculo reto lateral do olho ipsilateral) acompanham mais raramente o quadro clínico. Algumas vezes encontra-se rigidez de nuca. Em geral, não há sinais de localização.

Diagnóstico. As manifestações clínicas, associadas aos exames de imagem fazem o diagnóstico. A TC e a RNM mostram área em forma de lente, subjacente a abóbada craniana, com realce periférico quando da utilização de contraste. A punção lombar revela líquor límpido, de pressão normal com discreta pleocitose e hiperproteinorraquia. No **diagnóstico diferencial** importam, principalmente, os hematomas extra-axiais crônicos.

Tratamento. Compõe o tratamento: antibioticoterapia empírica para *S. aureus*, *Streptococcus* spp gram-negativos, e anaeróbios (oxacilina + ceftriaxona + metronidazol – ver Quadro 19-6), além da drenagem da coleção epidural por trepanação, craniotomia ou craniectomia, dependendo da extensão da lesão e do envolvimento ósseo.

Prognóstico. Os resultados geralmente são bons e extremamente relacionados com a presença (ou não) de encefalopatia.

TROMBOFLEBITE SUPURATIVA INTRACRANIANA

É a presença simultânea de infecção supurativa intracraniana e trombose venosa.

Etiologia. *S. aureus*, *Streptococcus* spp aeróbicos e microaerofílicos, bacilos gram-negativos e/ou anaeróbios são os agentes etiológicos mais freqüentemente isolados. Nos casos de trombose de seios cavernosos e de infecção de face, há grande predomínio do *S. aureus* sobre os demais.

Patogênese. A grande via de disseminação é a extensão local através da propagação pelas veias e seios venosos de infecção localizada nos seios paranasais, ouvido médio, mastóide, pele da face ou orofaringe ou, ainda, complicando abscesso epidural, empiema subdural ou meningite bacteriana aguda. A disseminação hematogênica ocorre raramente.

Aspectos clínicos. A tromboflebite do seio cavernoso segue-se geralmente a infecções dos seios etmoidais, esfenoidais ou maxilares ou da pele em derredor dos olhos e nariz. Cefaléia e dor facial ipsilateral, que evoluem, em dias a semanas, com febre alta flutuante e sinais de toxemia, além de sintomas locais característicos, compõem o quadro. Estes são derivados da obstrução das veias oftálmicas (quemose, proptose, edema de pálpebras ipsilateral, de fronte e ponte do nariz) e veias retinianas (podendo ocorrer hemorragias retinianas e papiledema). A diminuição da acuidade visual é bastante freqüente, tendo mecanismo desconhecido, levando à cegueira, sem alterações à fundoscopia. O comprometimento dos nervos cranianos que atravessam o seio cavernoso (oculomotor, troclear, abducente e ramo oftálmico do trigêmeo) resulta em graus variáveis de paralisia ocular, dor ocular e hipoestesia em ponte do nariz. Os sintomas tornam-se bilaterais em alguns casos, em dias ou semanas. Meningite está associada em 40% dos casos.

A tromboflebite dos seios laterais ou transversos acompanha infecção aguda ou crônica do ouvido médio, mastóide ou osso petroso. Cefaléia, náuseas, vômitos e vertigem evoluem em dias a semanas após dor de ouvido e hipersensibilidade de mastóides, acompanhadas de febre intermitente e sinais de toxemia que chamam atenção. Papiledema apresenta-se em até 50% dos casos e paralisia do abducente também pode ocorrer; entretanto não é regra. Quando permanece confinada aos seios transversos, os sintomas neurológicos são os anteriormente citados; por outro lado, se houver extensão para seios sagitais, aparecem convulsões e sinais cerebrais focais. A tromboflebite do seio transverso direito ocasiona um maior aumento da pressão intracraniana que o esquerdo, talvez pelo seu maior tamanho. Interessante notar que, nestes casos, êmbolos podem ganhar a corrente sangüínea e gerar petéquias na pele e mucosas ou até sepse pulmonar.

A tromboflebite dos seios sagitais ou longitudinais é uma condição incomum que complica infecções de face, escalpe, espaço subdural, epidural ou meninges. Os pacientes são assintomáticos ou apresentam síndrome clínica composta por cefaléia, náuseas e vômitos, decorrentes do aumento da pressão intracraniana, além de convulsões unilaterais e fraqueza motora ou perda sensitiva de mesma localização, devido à extensão do processo trombótico para as veias cerebrais superiores. A progressão para estupor e coma é rápida. Monoplegia crural ou paraplegia ocorrem raramente em virtude do acometimento das áreas corticais correspondentes à função motora das pernas. Hemianopsia ou quadrantanopsia homônima, além de afasia, paralisia do olhar conjugado e incontinência urinária podem aparecer.

A tromboflebite dos seios petrosos inferiores resulta na síndrome de Gradenigo (ver seção sobre abscesso epidural).

Diagnóstico. O exame do liquor é inespecífico, abrangendo tanto a normalidade quanto aspecto semelhante à meningite bacteriana aguda ou infecção parameníngea, especialmente nos casos de tromboflebite de seios cavernosos e sagitais superiores. A TC com contraste mostra aumento da captação no seio acometido, por exemplo, o sinal do delta nos casos de trombose da junção dos seios transversos e sagital, assim como áreas de edema e hemorragia. A RNM com contraste pode ilustrar anormalidade no esvaziamento do fluxo na região do seio envolvido com aumento da intensidade do sinal. A angiografia por RNM ajuda nos casos de tromboflebite de seios cavernosos em que há estreitamento da carótida intracavernosa. A angiografia com fase venosa e venografia são auxiliares, principalmente nos casos de negatividade à TC e RNM.

Entre os principais **diagnósticos diferenciais** temos a mucormicose rinocerebral, celulite orbitária, fístula carotídeo-cavernosa (paciente afebril e com sopro ocular), envolvimento granulomatoso idiopático do seio cavernoso (síndrome de Tolosa-Hunt) e outras infecções fúngicas, como por *Aspergillus* spp.

Tratamento. A drenagem dos seios infectados, associada à oxacilina, é eficaz para o tratamento da tromboflebite dos seios cavernosos. Alguns autores recomendam a associação de oxacilina ou vancomicina, de acordo com sensibilidade de *S. aureus,* metronidazol e uma cefalosporina de terceira geração, devido à presença de gram-negativos e anaeróbios. Para os casos de tromboflebite de seios transversos, antibioticoterapia e mastoidectomia são preconizadas. No acometimento do seio sagital, o mesmo esquema – oxacilina + ceftriaxona + metronidazol – deve ser utilizado, em associação com a drenagem de foco infeccioso (Quadro 19-6). Os casos que ocorrem simultâneos à empiema, meningite ou abscesso devem ser individualizados. O uso de heparina não se mostrou benéfico, podendo ser usada na ausência de contra-indicações, exceto na flebite de seio lateral, pelo risco de infartos hemorrágicos quando as veias corticais sobre a mastóide infectada são acometidas.

Prognóstico. O paciente apresenta melhora na paralisia dos nervos cranianos e dos membros inferiores, restando espasticidade variável nas pernas em alguns casos. A cegueira não tem boa evolução. A epilepsia é seqüela que pode resultar de tromboflebite de seio sagital superior.

Quadro 19-6. Tratamento das supurações intracranianas

Condição clínica	Esquema de Escolha (fármacos)*	Doses preconizadas	Duração
Empiema Subdural**	Oxacilina	200mg/kg/dia, 4/4h	Três a quatro semanas
	Ceftriaxona	100mg/kg/dia, 12/12h	
Empiema Epidural (espinhal)**	Oxacilina	200mg/kg/dia, 4/4h	Três a quatro semanas***
	Ceftriaxona	100mg/kg/dia, 12/12h	
Empiema Epidural (intracraniano)**	Oxacilina	200mg/kg/dia, 4/4h	Três a quatro semanas
	Ceftriaxona	100mg/kg/dia, 12/12h	
	Metronidazol	7,5 mg/kg 1 dose, 6/6h	
Tromboflebite Supurativa Intracraniana	Oxacilina	200mg/kg/dia, 4/4h	Três a quatro semanas
	Ceftriaxona	100mg/kg/dia, 12/12h	
	Metronidazol	7,5mg/kg/dose, 6/6h	

* Caso haja história de alergia grave a β-lactâmicos (anafilaxia, síndrome de Stevens-Johnson e necrólise epidérmica tóxica), a alternativa para a oxacilina é a vancomicina (30-40mg/kg/dia, 6/6 horas) e para a ceftriaxona é o aztreonam (50-200mg/kg/dia, 6/6 ou de 8/8 horas).
** A necessidade de cobertura contra anaeróbios deverá ser avaliada, caso a caso.
*** Se há osteomielite associada o tratamento deverá ser mantido por seis a oito semanas.

BIBLIOGRAFIA RECOMENDADA

Barroso DE. Doença meningocócica. *In* Siqueira-Batista R, Gomes AP, Igreja RP, Huggins DW: *Medicina Tropical – Abordagem Atual das Doenças Infecciosas e Parasitárias.* Rio de Janeiro: Cultura Médica, 2001.

Bedoya Pacheco SJ, Gagliardi Leite JP, Trócoli MGC. Infecções virais do sistema nervoso central. *In* Siqueira-Batista R, Gomes AP, Igreja RP, Huggins DW: *Medicina Tropical – Abordagem Atual das Doenças Infecciosas e Parasitárias.* Rio de Janeiro: Cultura Médica, 2001.

Gomes AP, Siqueira-Batista R, Mascarenhas LA, Barroso DE. Estafilococcias. *In* Siqueira-Batista R, Gomes AP, Igreja RP, Huggins DW: *Medicina Tropical – Abordagem Atual das Doenças Infecciosas e Parasitárias.* Rio de Janeiro: Cultura Médica, 2001.

Igreja RP. Criptococose. *In* Siqueira-Batista R, Gomes AP, Igreja RP, Huggins DW: *Medicina Tropical – Abordagem Atual das Doenças Infecciosas e Parasitárias.* Rio de Janeiro: Cultura Médica, 2001.

Mandell GL, Bennett JE, Dolin R. *Principles and Practice of Infectious Diseases.* 5th ed. Philadelphia: Churchill Livingstone, 2000.

Scheld WM. Meningite bacteriana, abscesso cerebral e outras infecções intracranianas supurativaas. In Fauci AS, Braunwald E, Isselbacher KJ, Wilson JD, Martin JB, Kasper DL, Hauser SL, Longo DL. Harrison – Medicina Interna. 14ª ed. Rio de Janeiro: Guanabara Koogan, 1998.

Siqueira-Batista R, Gomes AP, Acioly M, Santos SS, Almeida LC. *Meningite bacteriana aguda.* Como diagnosticar e tratar. Ars Cvrandi: 8:20-30, 2001.

CAPÍTULO 20

Sepse

Rodrigo Siqueira-Batista ◆ Andréia Patrícia Gomes ◆ Daniel Chamié
Vicente P. Pessoa-Júnior ◆ Sávio Silva Santos

CONCEITOS GERAIS

A sepse pode ser conceituada como a ocorrência de síndrome de resposta inflamatória sistêmica (SIRS) – febre ou hipotermia, taquicardia, taquipnéia, leucocitose ou leucopenia – desencadeada por infecção. Para a perfeita compreensão deste conceito, faz-se necessária a contraposição com outros termos apresentados no Quadro 20-1. É válido ressaltar que as denominações como *septicemia*, *toxemia*, *endotoxemia*, *síndrome séptica*, *infecção sistêmica* e *infecção generalizada* não possuem conceituação precisa, devendo ser abandonadas.

ETIOLOGIA

Diferentes processos infecciosos podem ter como via final o desenvolvimento de sepse. De um modo geral, uma cuidadosa anamnese e minucioso exame físico são capazes de trazer elementos sobre a possível "porta de entrada" (ou *foco inicial*) que originou o quadro. Sem embargo, há situações em que os sinais e sintomas de sepse são as primeiras manifestações de doença do paciente. Em outros momentos, até se possui uma correta idéia sobre a provável *porta de entrada*, mas o número de patógenos que podem estar associados é grande.

Desse modo, para se pensar na provável etiologia de um quadro séptico é premente uma criteriosa avaliação dos elementos clínicos do enfermo, o que tem importância vital para aos estimativa da sensibilidade do microrganismo aos antimicrobianos (por exemplo, diferenciando-se infecção comunitária de hospitalar). Sendo assim, se pensaria em *Streptococcus pneumoniae* causando sepse secundária à pneumonia comunitária típica, *Escherichia coli* nas infecções comunitárias do trato urinário e *Staphylococcus epidermidis* na sepse associada a cateter venoso profundo.

Os principais agentes relacionados à sepse comunitária e hospitalar em relação à *porta de entrada* são apresentados no Quadro 20-2.

PATOGÊNESE

A fisiopatologia da sepse depende da interação entre o agente agressor e o hospedeiro. Os microrganismos agressores geralmente proliferam num "nicho" de infecção, com o evento inicial podendo ser a invasão da corrente sangüínea (freqüentemente resultando em hemoculturas positivas), ou ainda seu crescimento local e liberação de toxinas e componentes estru-

Termo	Conceito
Colonização	Refere-se à presença de microrganismos em um determinado local, sem que esteja ocorrendo dano ao hospedeiro
Infecção	Presença de um determinado agente que esteja causando dano ao hospedeiro (há presença de resposta inflamatória ao microrganismo)
Bacteremia	Ocorrência de bactérias viáveis no sangue, podendo ser transitória
SIRS	Síndrome de resposta inflamatória sistêmica é uma resposta inespecífica do organismo a várias agressões: infecção, queimaduras, pancreatite aguda, trauma e outras. São necessárias duas das seguintes condições: Temperatura > 38,0°C ou < 36,0°C Freqüência cardíaca > 90 bpm Freqüência respiratória > 20 irpm ou $PaCO_2$ < 32 mmHg Leucócitos > 12.000/mm³ ou < 4.000/mm³ ou > 10% de bastões
Sepse	SIRS desencadeada por infecção bacteriana, viral, fúngica ou parasitária
Hipotensão	Pressão arterial sistólica < 90 mmHg ou uma redução de 40 mmHg da pressão "basal"
Sepse grave	Aquela associada com disfunção orgânica, hipoperfusão tissular ou hipotensão arterial
Choque séptico	Hipotensão/hipoperfusão tecidual (que, entre outros, inclui acidose láctica, oligúria e disfunção do nível de consciência) ocasionadas por sepse. Pode ser *precoce* quando dura menos de uma hora (por resposta ao tratamento preconizado) ou *refratário*, com duração maior que uma hora (após 500 ml soro fisiológico em 30 minutos e uso de aminas vasoativas)
Disfunção orgânica múltipla (SDOM)	Alterações da função de órgãos de um enfermo grave, de modo que a homeostase não pode ser mantida sem intervenção terapêutica

Quadro 20-1. Definições úteis ao entendimento da sepse (Young, 2000)

	Quadro 20-2. Aspectos etiológicos da sepse	
Foco inicial	**Sepse comunitária**	**Sepse nosocomial***
Pulmonar	*Streptococcus pneumoniae, Klebsiella pneumoniae, Legionella pneumophila, Haemophilus influenzae* (extremos etários); anaeróbios na broncoaspiração	*P. aeruginosa, Enterobacteriaceae, Staphylococcus aureus* meticilino-resistente *(MRSA)*
Urinário	*Enterobacteriaceae, Enterococcus* spp	*Enterobacteriaceae, Enterococcus* spp, *P. aeruginosa, Candida* spp
Abdome (intestino)	*Enterobacteriaceae,* anaeróbios *(Bacteroides* fragilis); avaliar *Enterococcus* spp	Similar à comunitária
Abdome (vias biliares)	*Enterobacteriaceae (Escherichia coli* e *Klebsiella pneumoniae)* e *Enterococcus* spp	Similar à comunitária
Pelve	*Enterobacteriaceae,* anaeróbios *(Bacteroides fragilis), Staphylococcus* spp, *Neisseria* gonorrhoeae e *Chlamydia* spp	Similar à comunitária
Pele	*Staphylococcus* spp, *Streptococcus* spp	MRSA, *P. aeruginosa*

*Em relação a *S. aureus, Enterococcus* spp e *Enterobacteriaceae* e sempre cogitar a possibilidade de patógenos multirresistentes.

turais. Em condições normais, o microrganismo infectante (bactérias, vírus, fungos, protozoários, metazoários) ao invadir o paciente – também seus produtos (exotoxinas, endotoxinas) tem participação – geram reações locais que limitam e erradicam o processo infeccioso. Quando as defesas imunes do hospedeiro, naturais ou adquiridas, são superadas, ocorrem respostas mais intensas e disseminadas (sistêmicas), produzindo importantes repercussões à distância do local da *porta de entrada* – resposta inflamatória típica da sepse. Essas respostas envolvem interações complexas entre moléculas de origem microbiana, leucócitos, mediadores humorais, o sistema de coagulação e o endotélio. O organismo reconhece certos componentes do agressor, os quais "sinalizam" que o microrganismo invadiu o hospedeiro.

Um grande número de substâncias pode desencadear uma resposta inflamatória sistêmica. Dentre estas, destacam-se as exotoxinas, como a toxina A produzida por *Pseudomonas aeruginosa* e a toxina-1 da síndrome do choque tóxico (TSST-1) sintetizada e liberada por *Staphylococcus aureus*. Outros, como polissacárideos de superfície de *Candida albicans*, ácido lipoteicóico de *S. aureus* e a cápsula de *S. pneumoniae* também podem estar envolvidos na indução desta resposta. Contudo, as mais potentes e mais bem estudadas são as endotoxinas de bactérias gram-negativas, que são derivadas da parede celular e são formadas principalmente por lipopolissacárides (LPS).

Uma proteína plasmática ligadora de lipopolissacárides (LBP) transfere os LPS aos CD_{14} na superfície de monócitos, macrófagos e neutrófilos, desencadeando rapidamente a produção e liberação de citocinas, tais como o fator de necrose tumoral α (TNF-α), que amplificam o sinal dos LPS e o transmitem para outras células e tecidos. O TNF-α estimula leucócitos e o endotélio a liberar outras citocinas (bem como mais TNF-α), a expressar moléculas de adesão na superfície celular e a aumentar o *turnover* de ácido aracdônico. Embora o TNF-α seja um mediador central na patogênese da sepse, é apenas uma das várias citocinas que contribuem para o processo, onde outros mediadores (p. ex., TNF-β, IL-1, IL-2, IL-6, IL-8, IL-12, interferon γ, fator estimulador de colônias de granulócitos e

monócitos, entre outros) também têm um papel fundamental. Alguns mediadores, como o TNF-α e IL-1, freqüentemente interagem, um estimulando a síntese do outro, amplificando suas respostas e agindo de maneira sinérgica. Alguns estudos têm sugerido a presença de um fator circulante depressor do miocárdio, associado a uma fração de ejeção ventricular reduzida durante o estado de sepse. Dados mais recentes têm demonstrado que essa depressão pode resultar de um efeito sinérgico do TNF-α com a IL-1 na contração das células miocárdicas.

As endotoxinas também podem ativar a cascata do complemento, usualmente pela via alternativa, resultando na liberação de C_{3a} e C_{5a}, que induzem vasodilatação, aumento da permeabilidade vascular, agregação plaquetária e ativação e agregação de neutrófilos. Esses mediadores podem ser, em parte, responsáveis pelas alterações microvasculares presentes no choque séptico. As endotoxinas também levam a liberação de bradicinina (pela ativação do fator XII – fator de Hageman), calicreína e cininogênio. A bradicinina é um potente agente vasodilatador e hipotensor, enquanto a ativação do fator XII pode levar à ativação da via intrínseca da coagulação, resultando em consumo dos fatores de coagulação e coagulação intravascular disseminada (CID), fator que vem atualmente sendo considerado como um dos pilares para o entendimento da sepse.

Recentemente, tem sido proposta uma nova hipótese para a patogênese da sepse, na qual em seu desenvolvimento existiriam vários estágios, cada qual com seu componente pró-inflamatório e antiinflamatório, ou seja, coexistiriam em equilíbrio no organismo dois estados, uma vez que alguns mediadores são pró-inflamatórios (TNF-α, TNF-β, IL-1, IL-2, IL-6, IL-8, IL-12, interferon γ, fator estimulador de colônias de granulócitos e monócitos), enquanto outros são antiinflamatórios (IL-4, IL-10, IL-11, IL-13, interferon α e β, receptores solúveis do TNF, antagonistas do receptor IL-1 e fator de crescimento transformador β). Se houvesse predomínio do estado pró-inflamatório, o paciente evoluiria para desenvolvimento de sinais clínicos de sepse, choque e disfunção de múltiplos órgãos, enquanto aquele com predomínio de mediadores antiinflamatórios, evoluiria para anergia e imunodepressão.

Muitos órgãos podem ser lesados na sepse. O mecanismo provável resulta da ação dos mediadores promovendo depressão miocárdica, vasodilatação, diminuição da resistência vascular periférica, lesão vascular endotelial disseminada, com extravasamento de fluidos e conseqüente edema intersticial e hipovolemia, distúrbios da coagulação com formação de microtrombos, que diminuem o aporte de oxigênio e nutrientes para os tecidos afetados. Associado a isso, nos estados de sepse, ainda há um aumento da liberação de hormônios contra-insulínicos (glucagon, corticosteróides, catecolaminas e hormônio do crescimento), resultando em hipermetabolismo, com aumento da glicogenólise e da gliconeogênese hepática, aumento da lipólise, diminuição da lipogênese e do catabolismo protéico muscular, intestinal e do tecido conjuntivo. Todos esses mecanismos em conjunto levam à hipóxia, acidose láctica e morte celular. A hiperlactatemia associa-se com a gravidade da doença.

O Quadro 20-3 mostra uma esquematização didática da fisiopatologia da sepse.

ASPECTOS CLÍNICOS

As manifestações clínicas associadas ao quadro de sepse são múltiplas e podem ser dependentes da localização do foco inicial desencadeador da infecção. Por exemplo, em sepse oriunda do trato urinário, espera-se encontrar disúria, polaciúria, estrangúria, dor lombar; se o foco é pulmonar, tosse produtiva, dor pleurítica e dispnéia; se o foco é abdominal, dor local, alterações da peristalse e outros logo convém verificar, através de exame físico minucioso, os diversos órgãos e sistemas do organismo. Além dos sinais e sintomas específicos do "ponto de partida" da infecção, deve-se observar a presença de queixas como febre, calafrios, astenia, anorexia, dor, emagrecimento, mialgia, mal-estar, náuseas, vômitos, alterações da consciência e os sinais como

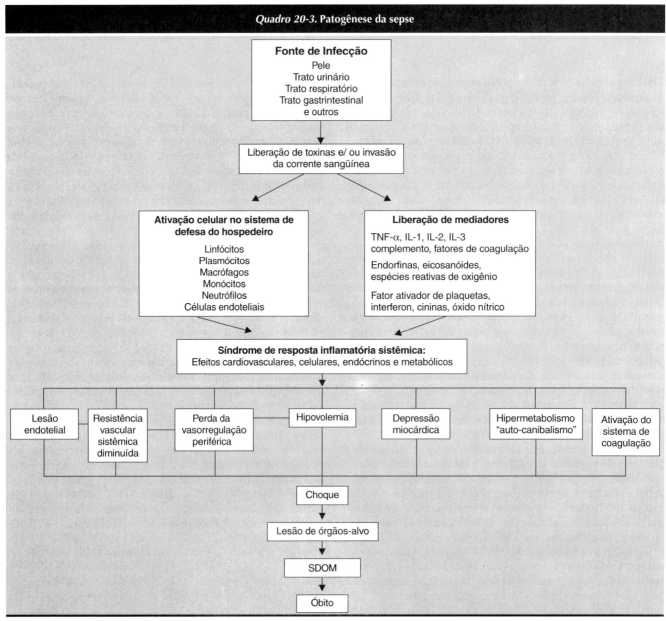

SDOM = Síndrome da disfunção orgânica múltipla.

Quadro 20-4. Aspectos Clínicos da Sepse	
Órgãos/Sistemas acometidos	**Principais manifestações**
Sintomas e sinais gerais e relacionados a SIRS	Febre (temperatura axilar > 38,0 ºC) ou hipotermia (< 36,0 ºC)
	Taquicardia (> 90 bpm)
	Taquipnéia (> 20 irm)
	Síndrome de Disfunção Orgânica Múltipla (SDOM)*
Pele	Vasodilatação cutânea pronunciada
	Vasculites (por embolização séptica ou imunocomplexos)
	Ectima gangrenoso (geralmente nas sepses por *P. aeruginosa*)
	Alterações de má perfusão periférica, geralmente após choque declarado (cianose de extremidades, enchimento capilar alentecido)
Cardiovasculares	Hipotensão arterial
	Choque estabelecido
	Sinais de disfunção cardíaca (3a bulha audível, edemas, estertoração crepitante pulmonar e outros)
Pulmonares	Taquipnéia / alcalose respiratória
	Sinais de hipoxemia (cianose de extremidades)
	Estertoração crepitante
	Insuficiência respiratória
	Síndrome de desconforto respiratório do adulto (SARA)
Renais	Oligúria / azotemia pré-renal
	Necrose tubular aguda
	Uremia
Hepáticas e gastrintestinais	Icterícia (habitualmente discreta)
	Alterações da coagulação (em geral relacionadas a queda da atividade de protrombina)
	Hemorragia digestiva alta (mais amiúde relacionada a erosões da mucosa gástrica)
	Gastroparesia e íleo paralítico
Sistema Nervoso Central	Agitação, confusão mental
	Alterações do nível de consciência (torpor, coma)
	Infecções primariamente do sistema nervoso central tem quadro clínico específico (ver capítulo 19)
Hematológicas	Anemia (hemolítica e por perdas sangüíneas, principalmente)
	Coagulação vascular disseminada
Oftalmológicas	Hemorragias retinianas (sobretudo nos quadros relacionados à endocardite infecciosa)
	Petéquias conjuntivais

* **São critérios para disfunção orgânica**: *cardiovascular* (PA sistólica < 90mmHg com hipoperfusão periférica ou necessidade de aminas para manter PA sistólica > 90mmHg), *respiratória* (PaO_2 < 60 mmHg ou necessidade de suporte ventilatório), *renal* (creatinina > 3,4 mg/dl ou diurese < 500ml/24h ou necessidade de terapia dialítica), *neurológica* (escala de Glasgow < 6 ou início de confusão ou psicose), *hepática* (bilirrubin > 6mg/dl ou fosfatase alcalina > três vezes o normal) e *hematológica* (hematócrito < 20% ou leucócitos < 2.000 mm3 ou plaquetas < 40.000 mm3).

taquidispnéia, taquicardia, desorientação, hipotensão arterial, caracterizando cada um o mais amplamente possível.

Vale a pena lembrar que na dependência da anamnese e exame físico cuidadosos, se baseará a suspeição do foco inicial e o início de terapêutica específica, sendo de extrema importância esta etapa da avaliação do paciente.

As mais importantes manifestações clínicas da sepse são apresentadas no Quadro 20-4.

DIAGNÓSTICO

O diagnóstico é realizado pelo somatório de achados clínicos e laboratoriais inespecíficos e confirmado posteriormente pelo isolamento do agente causador do quadro. Em nenhuma hipótese, defronte um paciente séptico deve-se ter pudor de iniciar terapêutica visando aos agentes etiológicos presumíveis, já que o adiamento pode onerar o paciente, levando o médico a um brilhante diagnóstico *post mortem*.

Diante de quadro de tamanha gravidade é de suma importância a tentativa de confirmação etiológica, devendo ser empreendidos esforços continuados na investigação diagnóstica, com coleta de material biológico de todos os sítios possivelmente implicados na condição.

O exame de maior serventia no caso é a cultura de sangue, além de culturas de outros materiais representativos do local

Quadro 20-5. Hemoculturas – como colher?

- Colher no mínimo 10 mililitros por *set*
- No mínimo duas venopunturas em locais distintos
- Uso, sempre, de técnica asséptica
- Anti-sepsia da pele com álcool a 70%
- Nunca retirar amostra de sangue de cateter venoso
- Idealmente colher no início do período de febre
- Intervalo pode ser tão pequeno quanto 15 minutos
- Encaminhar para germes aeróbios, anaeróbios e fungos (eventualmente micobactérias)

Quadro 20-6. Causas de hemoculturas negativas

- Uso prévio de antibióticos
- Bactérias nutricionalmente exigentes
- Bactérias de crescimento lento
- Agente não bacteriano (fungos, vírus)
- Acometimento de câmara direita
- Presença de uremia
- Inadequação da coleta

infectado (por exemplo, liquor em meningite; líquido pleural em derrame; urina em pielonefrite). Sempre realizar teste de sensibilidade a antibióticos (TSA), em virtude da necessidade de ajuste do esquema terapêutico em pacientes graves e instáveis e a possibilidade de organismos multirresistentes, sobretudo na sepse nosocomial. Vale salientar que o exame tem limitações e que resultados negativos não excluem o diagnóstico. A técnica de coleta e as causas de hemoculturas negativas são apresentadas respectivamente nos Quadros 20-5 e 20-6.

Além das culturas, deve-se realizar outros métodos complementares de acordo com os possíveis locais de acometimento, investigando-se o foco de origem do quadro. Exames de imagem como a ultra-sonografia (US), o ecocardiograma (ECG), a tomografia computadorizada (TC) e a ressonância magnética (RM) têm suas indicações a partir das queixas de cada paciente.

Deve-se também solicitar exames laboratoriais para acompanhamento da função dos diversos órgãos e sistemas.

TRATAMENTO

O paciente séptico, apesar do avanço da Medicina e da terapêutica, continua a ser um desafio clínico. Independente da antibioticoterapia adequada (ver Quadro 20-7), manobras de ressuscitação, suporte avançado de vida e monitorização, (Quadro 20-8) o prognóstico ainda se mantém reservado, cabendo, contudo, mais uma vez comentar que o atendimento adequado e a rápida detecção do quadro são capazes de influir diretamente no prognóstico.

Outras medidas terapêuticas acessórias à antibioticoterapia, como reversão do choque, insuficiência respiratória e renal são discutidas com mais detalhes nos Capítulos 142, 143, e 144.

Recentemente, avanços na compreensão de como as células da defesa comunicam-se entre si, tornaram possíveis a elabora-ção de estratégias para a manipulação destes mecanismos sinalizadores. Esta manipulação seria feita por substâncias capazes de interagir com as células imunológicas no sentido de ampliar ou inibir determinadas respostas. Desta forma, seria possível "controlar" a resposta imune do hospedeiro, transformando-a em uma resposta eficaz e sem prejuízo ao mesmo. As substâncias que atuam desta maneira recebem o nome de imunomoduladoras. A imunomodulação é extremamente atrativa para o manejo de pacientes sépticos, pois permite que os mecanismos de defesa do próprio hospedeiro participem ativamente do processo de cura. Além disso, a imunomodulação pouparia o uso de fármacos antimicrobianos, o que é importante devido ao aumento do número de espécies bacterianas resistentes a várias destas drogas. Sem embargo, estas propostas terapêuticas ainda se encontram algo distantes de se tornar realidade, uma vez que para uma melhor compreensão do sistema imunológico, uma série de "passos" deverão ainda ser dados.

A proteína C ativada, uma proteína endógena que promove a fibrinólise e inibe a trombose e a inflamação, surgiu recentemente como mais uma opção no tratamento da sepse. Esta proteína é convertida a sua forma ativada a partir de seu precursor – proteína C – pela ligação de trombina à trombomodulina. Níveis reduzidos de proteína C ativada são encontradas na maioria dos pacientes com sepse grave devido a *down regulation* da trombomodulina por citocinas inflamatórias. A administração da proteína C em pacientes sépticos se mostrou eficaz na redução da taxa de letalidade apesar do maior risco de hemorragias associadas.

PREVENÇÃO

Em relação à prevenção de sepse de origem nosocomial, consultar Capítulo 6 (Infecção Hospitalar) e Capítulo 2 (Antibioticoprofilaxia em cirurgia).

Capítulo 20 ✔ SEPSE ❑ **161**

Quadro 20-7. Terapia antimicrobiana na sepse

Foco inicial	Sepse comunitária	Sepse nosocomial
Pulmonar	Ceftriaxona 100 mg/kg/dia (12/12h) + claritromicina 500 mg 12/12h	Vancomicina 40 mg/kg/dia (12/12h) ou teicoplanina 400 mg no primeiro dia e depois 200-400 mg + ceftazidima 60-100 mg/kg/dia (8/8h) ou cefepima 2-6 g/dia (8/8h a 12/12h) ou cefpiroma 2-6 g/dia (8/8h a 12/12h) ou ciprofloxacina 400 mg 12/12h ou aztreonam 2-6 g/dia (6/6h a 8/8h) ou imipenem 2-4 g/dia (6/6h)
Urinário*	Ampicilina 50-400 mg/kg/dia (4/4h) + gentamicina 3-5 mg/kg/dia (dose única diária) ou ceftriaxona 100 mg/kg/dia (12/12h) ou ofloxacina 400 mg 12/12h	Ver acima
Abdome (intestino)	Gentamicina 3-5 mg/kg/dia (dose única diária) ou ceftriaxona 100 mg/kg/dia (12/12h) ou ofloxacina 400 mg 12/12h + metronidazol 15 mg/kg (dose inicial), seguida de 7,5 mg/kgb 8/8h	Vancomicina 40 mg/kg/dia (12/12h) ou teicoplanina 400 mg no primeiro dia e depois 200-400 mg + metronidazol 15 mg/kg (dose inicial), seguida de 7,5 mg/kg 8/8h + ceftazidima 60-100 mg/kg/dia (8/8h) ou cefepima 2-6 g/dia (8/8h a 12/12h) ou cefpiroma 2-6 g/dia (8/8h a 12/12h) ou ciprofloxacina 400 mg 12/12h ou amicacina 15 mg/kg/dia (dose única diária) ou aztreonam 2-6 g/dia (6/6h a 8/8h) ou imipenem 2-4 g/dia (6/6h)
Abdome (vias biliares)	Ampicilina 50-400 mg/kg/dia (4/4h) + gentamicina 3-5 mg/kg/dia (dose única diária) ou ceftriaxona 100 mg/kg/dia (12/12h) ou ofloxacina 400 mg 12/12h	Vancomicina 40 mg/kg/dia (12/12h) ou teicoplanina 400 mg no primeiro dia e depois 200-400 mg + ceftazidima 60-100 mg/kg/dia (8/8h) ou cefepima 2-6 g/dia (8/8h a 12/12h) ou cefpiroma 2-6 g/dia (8/8h a 12/12h) ou ciprofloxacina 400 mg 12/12h ou aztreonam 2-6 g/dia (6/6h a 8/8h) ou imipenem 2-4 g/dia (6/6h)
Pelve	Clindamicina 25-50 mg/kg/dia (6/6h) + ceftriaxona 100 mg/kg/dia (12/12h) + claritromicina 500 mg 12/12h	Ver acima
Pele**	Oxacilina 200 mg/kg/dia (4/4h)	Vancomicina 40 mg/kg/dia (12/12h) ou teicoplanina 400 mg no primeiro dia e depois 200-400 mg + ceftazidima 60-100 mg/kg/dia (8/8h) ou cefepima 2-6 g/dia (8/8h a 12/12h) ou cefpiroma 2-6 g/dia (8/8h a 12/12h) ou ciprofloxacina 400 mg 12/12h ou aztreonam 2-6 g/dia (6/6h a 8/8h) ou imipenem 2-4 g/dia (6/6h)
Não especificado	Oxacilina 200 mg/kg/dia (4/4h) + ceftriaxona 100 mg/kg/dia (12/12h)	Vancomicina 40 mg/kg/dia (12/12h) ou teicoplanina 400 mg no primeiro dia e depois 200-400 mg + ceftazidima 60-100 mg/kg/dia (8/8h) ou cefepima 2-6 g/dia (8/8h a 12/12h) ou cefpiroma 2-6 g/dia (8/8h a 12/12h) ou ciprofloxacina 400 mg 12/12h ou aztreonam 2-6 g/dia (6/6h a 8/8h) ou imipenem 2-4 g/dia (6/6h)

*A corbertura para *Enterococcus* spp é indicada em casos específicos (história de obstrução do trato urinário, múltiplos episódios prévios de infecção do trato urinário e outros – ver Capítulo 15) e nos pacientes muito graves. Sem embargo, a realização de um gram de urina pode prestar grande auxílio para a condução dos casos.
**Em regiões genitais, perigenitais e perianais, levar em consideração *Enterobacteriaceae* e anaeróbios na escolha dos *antimicrobianos*.

Quadro 20-8. Terapia adjuvante na sepse

Condição	Terapêutica proposta
Febre, calafrios, mialgias	Analgésicos, antitérmicos
Hipotensão	Reposição de volume, aminas vasoativas (ver Capítulo 138)
Hipoxemia	Oxigênio suplementar (ver Capítulo 137)
SARA	Intubação orotraqueal, ventilação mecânica, PEEP (ver Capítulo 137)
Acidose metabólica	Avaliar bicarbonato
Azotemia/oligúria	Manejo de fluidos e eletrólitos; corrigir fármacos pelo *clearance* de creatinina
Trombocitopenia	Transfusão de hemácias e plaquetas
CID	Transfusão de plasma fresco e plaquetas
HDA	Aspiração nasogástrica, bloqueadores H_2 e da bomba de prótons; hemotransfusão se necessária
Hiperglicemia	Insulina regular
Hipoglicemia	Infusão contínua de glicose a 10%
Disfunção cardíaca	Aminas vasoativas
Hipercatabolismo	Suporte nutricional

BIBLIOGRAFIA RECOMENDADA

Barroso DE. Doença meningocócica. *In* Siqueira-Batista R, Gomes AP, Igreja RP, Huggins DW: *Medicina Tropical – Abordagem Atual das Doenças Infecciosas e Parasitárias.* Rio de Janeiro: Cultura Médica, 2001.

Bernard GR, Vincent JL, Laterre PF, LaRosa SP, Dhainaut JF, Rodriguez AL, Steingrub JS, Garber GE, Helterbrand JD, Ely EW, Fisher CJ. For the Recombinant Human Activated Protein C Worldwide Evaluation in Severe Sepsis (PROWESS) Study Group. Efficacy and safety of recombinant human activated protein C for severe sepsis. *N Engl J Med* 2001;10;344:699–709.

Gomes AP, Siqueira-Batista R, Mascarenhas LA, Barroso DE. Estafilococcias. *In* Siqueira-Batista R, Gomes AP, Igreja RP, Huggins DWL: *Medicina Tropical – Abordagem Atual das Doenças Infecciosas e Parasitárias.* Rio de Janeiro: Cultura Médica, 2001.

Rocco JR. Sepse. *In* Schechter M, Marangoni DV: *Doenças Infecciosas – Conduta Diagnóstica e Terapêutica.* 2ª ed. Rio de Janeiro: Guanabara-Koogan, 1998.

Wheler AP, Bernard GR. Treating patients with severe sepsis. *N Engl J Med* 1999;340:207–14.

Young LS. Sepsis syndrome. *In* Mandell GL, Bennett JE, Dolin R: *Principles and Practice of Infectious Diseases.* 5th ed. Philadelphia: Churchill Livingstone, 2000.

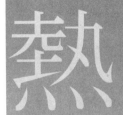

CAPÍTULO 21
Síndrome de Mononucleose Infecciosa

Luiz Antonio Lopes Pereira ◆ Gustavo Colagiovanni Girotto ◆ Daniel Rodrigues de Oliveira

CONCEITO

A mononucleose infecciosa é uma doença infecciosa aguda causada pelo **vírus Epstein-Barr** (EBV) ou herpesvírus humano tipo 4. A síndrome de mononucleose infecciosa apresenta-se com um quadro de linfadenomegalia generalizada de caráter agudo ou subagudo, acompanhada ocasionalmente por visceromegalias e alterações hematológicas. Estas alterações geralmente estão limitadas no tempo e na gravidade. Diversos agentes infecciosos e não infecciosos têm sido correlacionados na gênese desta síndrome e serão abordados neste capítulo.

ETIOLOGIA E EPIDEMIOLOGIA

A doença é de distribuição universal e pode ocorrer em qualquer faixa etária, mas geralmente acomete indivíduos entre 10 e 35 anos de idade, tanto na forma epidêmica como na esporádica. Os raros casos relatados em idosos geralmente não apresentam o complexo total de sintomas. A infecção por vírus de Epstein-Baar é generalizada na população, estando a prevalência estimada em 100% nas faixas etárias mais altas.

A transmissão ocorre através do contato íntimo com saliva de um hospedeiro infectado, ficando por este aspecto conhecida como a **doença do beijo**. O período de incubação é de aproximadamente seis semanas, podendo se alargar por vários meses em alguns casos.

Algo interessante na patogenia desta doença é a "imortalidade" dos linfócitos infectados, os quais adquirem a capacidade de gerar linhagens contínuas in vitro, tal como células neoplásicas ("atipia linfocitária"). Há proliferação linfóide generalizada, não só pelo estímulo viral como também pelo aparecimento de linfócitos T CD_8^+ citotóxicos, empenhados na destruição dos linfócitos infectados. O vírus determina também a diferenciação de linfócitos B em plasmócitos e grande produção de anticorpos (gamopatia policlonal).

O vírus de Epstein-Barr também está correlacionado na tumorigênese, principalmente no sistema linfoproliferativo, como nos linfomas de células B, linfomas do tipo Burkitt em crianças africanas e em imunodeprimidos. Também vêm sendo descrito linfomas do tipo Burkitt esporádico em sociedades desenvolvidas, sem imunodepressão subjacente. Outros tumores como a doença de Hodgkin (em 50% dos casos foi encontrado o DNA do vírus de Epstein-Barr), alguns linfomas de células T em adolescentes e carcinoma anaplásico de nasofaringe também foram relatados.

Infecções recentes por outros agentes como pela *Bartonella* spp (causadora da doença da arranhadura de gato e da angiomatose bacilar), citomegalovírus (CMV), vírus da hepatite B, *Toxoplasma gondii* e *Trypanosoma cruzi* (amostra de sangue contaminado por meio de hemotransfusões) estão envolvidos na gênese da síndrome. O vírus da rubéola e os herpesvírus humanos tipo 6, agente do exantema súbito, *roseola infantum* ou sexta doença, são causas de síndrome adenomegálica em adultos (ver capítulo 27). Entre as causas não infecciosas, temos o uso de fármacos como a fenitoína, carbamazepina, isoniazida e o ácido para-aminossalicílico.

ASPECTOS CLÍNICOS

A síndrome de mononucleose se caracteriza pelos seguintes achados:

- Estado geral preservado, febre insidiosa acompanhada de cefaléia, prostração e mucosas coradas caracterizando uma síndrome infecciosa.
- Faringite dolorosa acompanhada de exsudato membranoso, aparecendo cinco a sete dias após o início da doença. Deve ser feito o diagnóstico diferencial com a faringite diftérica. O isolamento do *Streptococcus pyogenes* não afasta a possibilidade de mononucleose, estando a superinfecção por tal germe estimada em 30% dos casos.
- Linfadenopatia generalizada, principalmente em região cervical e, em 50% dos casos, esplenomegalia, principalmente na infecção pelo EBV.
- Outros achados incluem o **sinal de Hoagland** (edema periorbitário), petéquias no palato, exantema rubeoliforme (na infecção pelo vírus da rubéola). Icterícia acomete uma minoria dos pacientes.

A mononucleose induzida pelo citomegalovírus (CMV) é bastante semelhante à causada pelo vírus de Epstein-Barr, exceto pela pouca proeminência das linfadenomegalias e da faringite, apresentando comumente mialgias e febre elevada. Os quadros provocados pelo *T. gondii* também se assemelham à infecção pelo citomegalovírus, assim como pelo vírus da hepatite B, sendo, entretanto, esta apresentação consideravelmente incomum.

A primoinfecção pelo vírus da imunodeficiência humana (síndrome de soroconversão causada pelo HIV) pode apresentar linfadenomegalia generalizada seguida por cefaléia, meningismo, mialgias, suores, diarréia e faringite sem exsudato.

A infecção por *T. cruzi* se manifesta por uma síndrome linfadenomegálica generalizada, logo nos primeiros dias após a exposição, acompanhada de toxemia, ficando tal hipótese reservada a pacientes expostos a esse risco e cuja infecção por agentes habituais tenham sido descartadas.

Outras manifestações menos freqüentes (0,5% a 1%) incluem tosse, pneumonite, rigidez de nuca, meningite asséptica, cerebrite, disfunção cerebelar, mononeurite ou polineurite, mielite transversa, síndrome de Guillain-Barré, uveíte posterior, hemorragia ou ruptura subcapsular do baço, miocardite, pericardite, distúrbios na condução cardíaca, síndrome nefrótica, disfunção renal, diarréia, anemia hemolítica com anticorpo anti-i, trombocitopenia, agranulocitose e síndrome hemofagocítica.

A **síndrome de Duncan** trata-se de uma síndrome mielodisplásica ligada ao cromossomo X, com acometimento de raros indivíduos do sexo masculino, que cursa com linfoproliferação maciça após a infecção pelo vírus de Epstein-Barr em até 40% dos casos; pode vir acompanhada de agamaglobulinemia, anemia aplásica ou linfoma linfocítico, devendo ser suspeitada em crianças que apresentem infecções recorrentes principalmente por germes piogênicos, evidenciando um comprometimento da imunidade humoral.

DIAGNÓSTICO

O hemograma pode mostrar leucometria normal ou reações leucemóides, havendo predomínio linfocítico (acima de 50%), apresentando como característica típica da doença, mas não patognomônica, 10% dos linfócitos totais conhecidos como **linfócitos atípicos**, **células de Downey** ou **imunócitos**. O hemograma, entretanto, pode-se tornar característico apenas após uma semana de doença, dificultando o diagnóstico. As aminotransferases encontram-se elevadas em até 90% dos casos, apesar da icterícia ser infreqüente.

A pesquisa de **anticorpos heterófilos** deve ser realizada na suspeita de primoinfecção pelo vírus de Epstein-Barr, em virtude da elevação em até 50% de anticorpos da classe IgG, e em 100% relacionados com a classe IgM. Tais anticorpos são denominados **heterófilos**, em virtude da utilização de antígenos não relacionados na gênese desses anticorpos no organismo infectado. Tais provas tornam-se reativas após duas semanas de doença, podendo aparecer até um mês após a infecção.

Reação de Paul-Bunnell

Detecta aglutininas (anticorpos) contra hemácias de carneiros (antígenos), podendo estar presente em diversas enfermidades como hepatite viral, doença do soro, hanseníase, leishmaniose visceral e infecção por HIV, sendo, portanto, pouco específico para o diagnóstico.

Reação de Paul-Bunnell-Davidson

Esta reação pode ser considerada específica e afasta o diagnóstico de mononucleose por vírus de Epstein-Barr. Sua análise é realizada através da comparação entre os resultados obtidos antes e após a adsorção do soro em um rim de cobaia indicando queda maior que três diluições (oito vezes menor que o título inicial). O soro (aglutininas) também é produzido por reação contra hemácias de carneiros. Nas outras doenças, o soro estará extremamente inativado, permanecendo os títulos, na maioria das vezes, inalterados.

Monoteste e outros testes rápidos

Os testes mais atuais podem ser feitos por ELISA, membrana de hemácias bovinas, membrana de hemácias de cavalos especialmente tratadas, estando em desuso os testes com hemácias de cavalo formolizadas. Eles não dependem da adsorção prévia com rim de cobaia, não sendo reativos na presença de anticorpos heterófilos. São testes com sensibilidade e especificidade superiores a 95% em adultos jovens, além de apresentar boa correlação com a reação de Paul-Bunnell-Davidson, devendo substituí-la por também apresentar uma maior facilidade na execução. Podem, entretanto, permanecer reativos até um ano após a infecção.

Se mesmo assim, não for diagnosticada a infecção por meio dos testes supracitados, devemos prosseguir a investigação com os outros exames.

Detecção de anticorpos específicos para o EBV

Deve-se lembrar que 10% dos casos de mononucleose por vírus de Epstein-Barr apresentam-se heterófilo-negativos. O anticorpo anti-VCA (contra antígenos do capsídeo viral, *Viral Capside Antigen*) pode apresentar-se elevado, dificultando sua comparação em uma segunda coleta, impossibilitando o diagnóstico. Tal fato complica ainda mais a análise, em virtude do alto grau de dificuldade técnica na realização da dosagem do IgM anti-VCA .

O aparecimento seqüencial, entretanto, do IgG anti-VCA e do anti-EBNA (*Epstein-Barr Nuclein Antigen*) sela o diagnóstico sorológico. Entretanto, tais testes permanecem detectáveis por toda a vida, ficando o emprego do teste de *avidez* da IgG reservado para tais casos, o qual evidenciará a baixa avidez deste tipo de anticorpos durante a fase aguda da doença e elevada avidez naqueles que já haviam sido infectados no passado.

Outro achado importante é a correlação entre pacientes com risco de carcinoma anaplásico de nasofaringe ou de alto grau de recidivas associado a títulos elevados de IgG e IgA contra o antígeno inicial (EA ou *Epstein Antigen*). Tal antígeno só começa a ser detectado após o desenvolvimento da síndrome linfadenomegálica clássica, assim como alguns anticorpos.

Fixação do complemento por citomegalovírus

Aparecem mais tardiamente, às vezes até em um ou dois meses, do que aqueles detectados por ensaio imunoenzimático ou imunofluorescência. Tal resposta torna mais fácil a detecção de soroconversão, ou aumento significativo dos títulos, além do fato de que a IgM pode estar presente em infecções recentes e até persistir nas crônicas.

PCR e imunofluorescência indireta
T. gondii

A presença de anticorpos da classe IgG é destituída de valor no diagnóstico da síndrome de mononucleose, no que se refere à infecção pelo *Toxoplasma gondii*, em virtude da alta prevalência desta infecção na população em geral, estando a grande maioria protegida em virtude do adequado *status* imunológico, conseqüentemente aumentando-se o risco de reativação em pacientes imunodeprimidos. Os anticorpos da classe IgM apresentam baixa sensibilidade, dificultando seu diagnóstico. A detecção de IgA e IgE, característicos na fase aguda da doença, também pode auxiliar, mas são pouco utilizados. A sorologia por ser de pequena sensibilidade, principalmente se houver comprometimento imunológico (pacientes com HIV, por exemplo) acabou fazendo com que se desenvolvesse a técnica por PCR com detecção do genoma do protozoário no sangue e no liquor, que, apesar da alta especificidade, apresenta baixíssima sensibilidade.

Ensaio imunoenzimático para IgM e IgG contra rubéola

O diagnóstico da rubéola na vigência de síndrome de mononucleose é sempre sorológico, não tendo valor qualquer história passada de rubéola, diagnosticadas em bases clínicas. A IgM estará elevada nesses casos.

Ensaio imunoenzimático para vírus da imunodeficiência humana (HIV)

Deve ser sempre oferecido, na vigência de uma síndrome de mononucleose infecciosa acompanhada de meningite asséptica ou de *rash* cutâneo em adultos jovens com vida sexual ativa. Deve ser lembrado, no entanto, que durante a síndrome de soroconversão os anticorpos contra o HIV podem não ser detectáveis. Nestes casos, a detecção do antígeno P_{24} e /ou do RNA viral pode ser necessária para confirmação diagnóstica (ver Capítulo 22).

TRATAMENTO

Não é necessário tratamento para a maioria das infecções pelo vírus de Epstein-Barr. O repouso deve ser aconselhado, apesar do pequeno respaldo na literatura sobre tal conduta. Aqueles pacientes que apresentarem importante esplenomegalia devem ser informados a restringirem seu envolvimento em práticas esportivas, pelo risco de ruptura traumática do baço. Analgésicos habituais como acetaminofeno e ácido acetilsalicílico podem ser usados – este último exceto naqueles com discrasia sangüínea importante.

No tratamento das complicações, o uso de corticóides (prednisona 40 a 60 mg) está indicado na obstrução respiratória alta e anemia hemolítica sintomática, devendo ser retirados cuidadosamente pelo risco de nova exacerbação do quadro.

O tratamento da mononucleose por citomegalovírus também se resume ao uso de analgésicos e repouso, estando o ganciclovir indicado apenas nos casos graves da doença, como em pacientes transplantados.

Na ocorrência de toxoplasmose, o tratamento específico só estará indicado nas seguintes situações (ver Capítulo 88):

- Gestantes até o parto.
- Recém-natos infectados, mesmo assintomáticos, por um ano.
- Quando houver reativação (uveíte posterior, toxoplasmose cerebral).
- Formas adquiridas com comprometimento visceral grave (encefalite, miocardite, hepatite), mesmo no imunocompetente.

As drogas mais eficazes são sulfadiazina (proscrita após o sétimo mês de gestação) na dose de 100 mg/kg/dia por via oral em quatro tomadas diárias associada à pirimetamina (não deve ser utilizado no primeiro trimestre de gravidez) com 25 mg, dose única diária por via oral. O ácido folínico (10 mg/dia por via oral ou parenteral) deve ser prescrito, devido ao efeito antifolato da pirimetamina na prevenção de uma anemia macrocítica por deficiência desse composto.

Outra opção para gestante cujo feto não tenha sido infectado pelo *Toxoplasma gondii* (pesquisa por cordocentese e realização de sorologia materno-fetal) é a espiramicina (3 g, quatro vezes por dia, por via oral), a qual diminui a parasitemia materna, reduzindo o risco de transmissão vertical da toxoplasmose congênita.

PREVENÇÃO

Realização de pré-natal de qualidade é fundamental na prevenção da toxoplasmose congênita, com acompanhamento cuidadoso principalmente em mães soronegativas. A realização de sorologia mensal nas mães soronegativas para *Toxoplasma gondii* (anticorpos IgG negativos) até o final da gestação e aconselhamento para abster-se de comer carne crua, legumes mal lavados, evitar contato com gatos ou terra poluída pelos mesmos é dever do médico que assiste a gestante. Como os linfócitos permanecem "imortais" até seis meses após sua infecção, doações de sangue não devem ser realizadas neste período

A possibilidade de tumorigênese pelo vírus de Epstein-Barr tem trazido diversas dificuldades na confecção de uma vacina eficaz, campo este que a geneterapia terá papel fundamental no desenvolvimento de vacinas eficazes na prevenção da moléstia.

BIBLIOGRAFIA RECOMENDADA

Cohen JI, Hirsch MS, Kasper LH. *Harrison – Tratado de Medicina Interna.* 14ª ed. Rio de Janeiro: McGraw-Hill, 1998.

Kieff ED, Britt WJ. *Cecil – Tratado de Medicina Interna.* 20ª ed. Rio de Janeiro: Guanabara-Koogan, 1997.

Setúbal S, Schechter M, Marangoni DV. *Doenças Infecciosas – Conduta Diagnóstica e Terapêutica.* 2ª ed. Rio de Janeiro: Guanabara-Koogan, 1998.

Siqueira-Batista R, Gomes AP, Viñas PA, Huggins DW, Storino RA. Moléstia de Chagas. *In* Siqueira-Batista R, Gomes AP, Igreja RP, Huggins DW: *Medicina Tropical – Abordagem Atual das Doenças Infecciosas e Parasitárias.* Rio de Janeiro: Cultura Médica, 2001.

PARTE III

Doenças Causadas por Vírus

熱

CAPÍTULO 22

AIDS
(Síndrome de Imunodeficiência Adquirida)

Andréia Patrícia Gomes ◆ Rodrigo Siqueira-Batista ◆ Márcia Rachid

CONCEITO

A síndrome de imunodeficiência adquirida (SIDA/ AIDS), causada pelo vírus da imunodeficiência humana (HIV), foi inicialmente descrita em 1981 nos Estados Unidos, a partir da observação de indivíduos homossexuais masculinos previamente hígidos que adoeciam por pneumonia por *Pneumocystis carinii*, um fungo até então causador de enfermidade apenas em pacientes sabidamente imunodeprimidos. A etiologia foi elucidada em 1983 com a descoberta do vírus da imunodeficiência humana (HIV). Desde então são muitos os estudos, tornando-se possível conhecer os aspectos importantes da patogênese e do curso clínico da doença resultando em avanços na terapêutica e melhora da qualidade de vida dos pacientes.

O presente capítulo se presta a fornecer um panorama da infecção pelo HIV, pontuando seus aspectos mais importantes. Para o estudo mais aprofundado da condição, aconselha-se a consulta à Bibliografia Recomendada ao final deste texto.

EPIDEMIOLOGIA & TRANSMISSÃO

Do início da epidemia até os nossos dias, vinte anos se passaram e muitas mudanças ocorreram e as características da evolução da infecção, que tomou um padrão de pandemia, ganhando acesso a todos os continentes.

A transmissão do HIV pode ocorrer através das vias sexual, parenteral e mãe-filho. Sabidamente sexo seguro com uso de preservativos e medidas de controle de sangue e seus derivados poderiam conter a disseminação da doença de forma efetiva, contudo segundo estimativas da Organização Mundial de Saúde (OMS) de 2000 há cerca de 36 milhões de infectados, 23 milhões mortos, sendo 500 mil crianças. Tal fato denota, que apesar dos mais de 20 anos de reconhecimento da enfermidade e de suas formas de transmissão, mantém-se o total descontrole sobre o avanço. Dados mostram que, somente no ano de 2000, 5,3 milhões de pessoas adquiriram o HIV, sendo que 11% são crianças e 50% estão entre 15 e 24 anos, o que nos permite visualizar a manutenção da transmissão sexual como principal via de infecção.

Mudanças na epidemiologia da AIDS vêm ocorrendo, mas não são indicadoras de melhora. A doença que nos anos 80 atingia os chamados "grupos de risco" (homossexuais masculinos, hemofílicos, usuários de drogas intravenosas, profissionais do sexo) se popularizou, se interiorizou, atingindo mulheres (quase na mesma proporção que homens), pessoas que vivem em países em desenvolvimento ou subdesenvolvidos (95% dos casos), sem poupar o interior, ou seja, a marca de doença urbana, ligada à promiscuidade e a comportamentos específicos vem se tornando cada vez menos observada.

No Brasil, a enfermidade acompanha as tendências epidemiológicas mundiais: alastra-se para as pequenas cidades, para os locais mais pobres e não poupa mulheres e conseqüentemen-te crianças. Num país onde comida, educação, trabalho, saúde e dignidade são privilégios de poucos, mais uma miséria floresce no universo de muitas outras. No Estado do Rio de Janeiro até setembro de 2001 havia um número de 33.180 casos notificados, sendo os municípios do Rio de Janeiro, Nova Iguaçu e Niterói os de maiores índices. A via de transmissão é sobretudo a sexual, com crescimento da heterossexual, havendo um grande número de casos entre crianças (transmissão perinatal).

A transmissão sexual é bidirecional, podendo ocorrer do homem para mulher, mulher para homem, homem-homem, mulher-mulher e se dá através de sexo vaginal, anal ou oral. O vírus é também transmitido da mãe para o concepto durante a gestação, no parto e durante o aleitamento e pode ser reduzida drasticamente pelo uso de profilaxia anti-retroviral, ressaltando a importância do diagnóstico da infecção durante o pré-natal e a gestação, ou mesmo na hora do parto.

A transmissão parenteral, através de sangue e produtos, reduziu-se de forma grandiosa com o controle do sangue antes das transfusões. Anda é preocupante a infecção pelo sangue entre os usuários de drogas intravenosas pelo compartilhar de seringas, que responde por 5% dos casos entre os homens no Rio de Janeiro.

A contaminação decorrente de acidentes com material biológico entre profissionais de saúde ocorre por não serem seguidas adequadamente as normas de biossegurança como o uso de equipamento de proteção individual.

DIAGNÓSTICO LABORATORIAL

A confirmação laboratorial da infecção é baseada na detecção através de testes sorológicos de anticorpos anti-HIV. Tais anticorpos se tornam dosáveis a partir, geralmente, da sexta semana após a infecção ("período de janela imunológica"), sendo então de difícil emprego na fase aguda da doença. Para a confirmação são necessários dois testes imunoenzimáticos (ELISA) e um exame por outro método, sendo o Western-blot o mais usado (outro exame é a imunofluorescência).

A solicitação de exame sorológico implica em consentimento esclarecido do paciente, ou seja, é estritamente necessário que o profissional converse com o paciente e realize aconselhamento pré-teste. Além disso, é imprescindível, independente do resultado, que haja esclarecimentos sobre a doença, suas vias de transmissão e o que significa a infecção (aconselhamento pós-teste). No caso de resultados reativos, deve-se também orientar o paciente e encaminhá-lo a local onde possa ser acompanhado clínica e laboratorialmente, e avaliadas as indicações de tratamento.

Há a recomendação atual em situações como acidentes com material orgânico ou gestantes no trabalho de parto da realização do teste rápido, que permite o diagnóstico quase imediato e o estabelecimento de profilaxia medicamentosa

170 ❏ PARTE III ✔ DOENÇAS CAUSADAS POR VÍRUS

com anti-retrovirais. O teste-rápido anti-HIV garante níveis de sensibilidade e especificidade adequadas nestas situações e autoriza o uso da medicação.

TRATAMENTO ANTI-RETROVIRAL

Os fármacos empregados no tratamento da infecção pelo HIV são de dois grupos:

* *Inibidores da transcriptase reversa,* os quais podem ser *análogos de nucleosídeos* — ITRN (AZT, ddI, 3TC, d4T, abacavir) e *não análogos de nucleosídeos* – ITRNN (nevirapina, delavirdina, efavirenz);

* *Inibidores da protease (IP)* como o saquinavir, indinavir, ritonavir, nelfinavir, amprenavir e lopinavir.

No Quadro 22-1 são apresentados os principais fármacos disponíveis, sua posologia e principais efeitos adversos. No Quadro 22-2 é discutida a indicação da terapia na infecção pelo HIV. Nos Quadros 22-3, 22-4 e 22-5 são discutidas respectivamente as manifestações de imunodeficiência (moderada e grave), os esquemas anti-retrovirais de escolha e as associações inaceitáveis.

Quadro 22-1. Anti-retrovirais em uso na infecção pelo HIV

Fármacos	Dose	Efeitos adversos	Comentários
Zidovudina (AZT)	300 mg 12/12h ou 200 mg 8/8h	Náuseas, vômitos, insônia, alterações hematológicas (anemia, leucopenia, plaquetopenia), miosite, hepatotoxicidade, acidose lática, pigmentação das unhas e mucosas	Não associar com d4T e ribavirina (p. ex., tratamento da hepatite C) Doses de até 1.200 mg/dia são preconizadas por alguns autores para o tratamento da encefalopatia pelo HIV
Didanosina (ddI)	200 mg 12/12h ou 400 mg em dose única diária (> 60 kg); 125 mg 12/12h ou 250 mg em dose única diária (< 60 kg)	Náuseas, vômitos, neuropatia periférica, pancreatite, aumento de enzimas hepáticas, elevação de ácido úrico, glicemia e lipase, acidose lática e hepatomegalia com esteatose	Os comprimidos não devem ser engolidos "inteiros", devendo ser dissolvidos em pequena quantidade de água antes da ingestão; tomar com o estômago vazio, mantendo jejum 2 horas antes e 1 hora depois da ingestão do fármaco
Zalcitabina (ddC)	0,75 mg 8/8h	Náuseas, vômitos, úlceras orais (e esofagianas), *rash* cutâneo, neuropatia periférica, hepatite e pancreatite; granulocitopenia, acidose láctica e esteatose	Só pode ser usado junto com o AZT (não usar com ddI, 3TC ou d4T) Não é empregado em pacientes com imunodeficiência avançada (CD$_4^+$ < 200)
Lamivudina (3TC)	150 mg 12/12h	São raros: náuseas e vômitos eventuais, cefaléia, insônia e dor abdominal; muito raramente neuropatias periféricas e pancreatite	Pode ser usada em associação com o AZT e o abacavir Tem ação contra o HVB sendo formalmente indicada na co-infecção HIV/HVB
Estavudina (d4T)	40 mg 12/12h (≥ 60 kg) 30 mg 12/12h (< 60 kg)	Neuropatia periférica, intolerância gastrointestinal, hepatite, pancreatite (as duas últimas muito raramente); acidose lática, esteatose hepática e lipodistrofia	Como o AZT tem boa penetração no SNC Elevação transitória de aminotransferases é evento relativamente comum
Abacavir	300 mg 12/12h	Hipersensibilidade (quadro semelhante a síndrome gripal que desaparece rapidamente após suspensão do fármaco); náuseas, vômitos e elevações de aminotransferases podem ocorrer	É indicado em terapia inicial em pacientes sem imuno- depressão grave Reações de hipersensibilidade contra-indicam a reintrodução do fármaco
Nevirapina	200 mg/dia nas primeiras duas semanas; 200 mg 12/12h a partir de então	Hipersensibilidade (*rash* cutâneo, podendo ocorrer até síndrome de Stevens-Johnson), aumento transitório de aminotransferases (às vezes com hepatite grave, sobretudo nos co-infectados HIV/HCV)	Possui boa penetração no SNC Somente pode ser utilizada com ITRN Reações de hipersensibilidade contra-indicam a reintrodução do fármaco Não usar em associação com saquinavir
Delavirdina	400 mg 8/8h	Hipersensibilidade (*rash* cutâneo, podendo ocorrer até síndrome de Stevens-Johnson), aumento transitório de aminotransferases	Reações de hipersensibilidade contra-indicam a reintrodução do fármaco
Efavirenz	600 mg dose única diária	*Rash* cutâneo pode ocorrer; são mais freqüentes tonteiras, insônia, pesadelos, depressão e dificuldades de concentração	Apresenta boa penetração no SNC Reações de hipersensibilidade contra-indicam a reintrodução do fármaco Não usar em associação com saquinavir (pode ser associado ao nelfinavir)
Saquinavir	400 mg 12/12h (com ritonavir) ou 1,2 g 12/12h (com nelfinavir)	Diarréia, náuseas, dor abdominal, cefaléia e neutropenia (muito rara)	Usar sempre associado ao ritonavir ou nelfinavir (esquemas de resgate)

Quadro 22-1. Anti-retrovirais em uso na infecção pelo HIV *(Continuação)*

Fármacos	Dose	Efeitos adversos	Comentários
Ritonavir	300 mg 12/12 por 3 dias; 400 mg 12/12h por 4 dias; 500 mg 12/12h por 5 dias; a partir de então 600 mg 12/12h Com o saquinavir a dose é de 400 mg 12/12h	Intolerância gastrintestinal, parestesia perioral, elevação de enzimas (aminotransferases, CPK), elevação de colesterol e triglicerídeos e hepatotoxicidade (provavelmente mais comum em pacientes co-infectados pelo HCV e/ou HBV)	Juntamente com o saquinavir é empregado como terapia de resgate Não deve ser usado juntamente com metronidazol, por conter álcool (efeito dissulfiram) Rifampicina (RMP) pode ser usada em associação com ritonavir quando uso de rifampicina para tratamento da tuberculose
Indinavir	800 mg 8/8h	Intolerância gastrintestinal, nefrolitíase, gosto metálico na boca, fadiga, insônia, *rash* cutâneo e aumento de aminotransferases	Jejum 2 horas antes e uma hora após o uso de alimentos Contra-indicado o uso com o saquinavir
Nelfinavir	1250 mg 12/12h ou 750 mg 8/8h	Diarréia é o efeito adverso mais observável	A resistência a outros inibidores da protease parece não propiciar resistência ao nelfinavir Ingerir sempre com alimentos
Amprenavir	1200 mg 12/12h (> 50 kg) e 20 mg/kg 12/12h (< 13 anos e/ou < 50 kg)	Intolerância gastrintestinal, parestesia perioral, *rash* cutâneo (raramente)	Não deve ser usado em crianças menores de quatro anos, em gestante e em portadores de insuficiência renal ou hepática A resistência a outros inibidores da protease parece não propiciar resistência ao amprenavir
Lopinavir (+ ritonavir)	400 mg (+ 100 mg RTV) 12/12h (quantidades presentes em três comprimidos)	Intolerância gastrintestinal e elevação de triglicerídeos e colesterol	É uma associação bastante potente, atuando contra vírus resistentes a outros inibidores da protease Quando efavirenz ou nevirapina fizerem parte do esquema a dose deverá ser ampliada para quatro comprimidos de 12/12h

Quadro 22-2. Recomendações para início de terapia anti-retroviral (De acordo com as RECOMENDAÇÕES PARA TERAPIA ANTI-RETROVIRAL EM ADULTOS E ADOLESCENTES INFECTADOS PELO HIV – 2001)

Assintomáticos sem contagem de células $T-CD_4^+$ disponível	Não tratar [1]
Assintomáticos com CD_4^+ > 350 células/mm^3	Não tratar
Assintomáticos com CD_4^+ entre 200 e 350 células/mm^3	Considerar tratamento [2,3,4]
Assintomáticos com CD_4^+ < 200 células/mm^3	Tratar + QP para IO [5]
Sintomáticos [6]	Tratar + QP para IO [5]

[1] Em situações excepcionais, a introdução da terapia anti-retroviral (e de profilaxias) deve ser considerada para pacientes com menos de 1.000 linfócitos totais/mm^3, especialmente se hemoglobina < 13 g/dl, pela grande possibilidade da contagem de células $T-CD_4^+$ ser < 200/mm^3.

[2] Tendo em vista que o risco de desenvolvimento de infecções oportunistas a curto prazo é baixo, muitos especialistas preferem não iniciar o tratamento e monitorar o paciente com a realização de contagens de células $T-CD_4^+$ e quantificação da carga viral plasmática. No caso de se optar pelo início do tratamento, é de grande importância considerar a motivação do paciente e a probabilidade de adesão antes de iniciar o tratamento.

[3] Para pacientes assintomáticos com contagem de células $T-CD_4^+$ entre 200 e 350 e na impossibilidade da realização freqüente (no mínimo três vezes ao ano) de contagem de células $T-CD_4^+$, o tratamento deverá ser iniciado, observando-se as características individuais de motivação para manter adesão.

[4] Quanto mais próximo de 200 células/mm^3 for a contagem de células $T-CD_4^+$ e/ou maior a carga viral (particularmente > 100.000 cópias/ml), mais forte será a indicação para ser iniciada a terapia anti-retroviral.

[5] Pneumonia por *P. carinii* e toxoplasmose.

[6] Ver definição no Quadro 22-3.

Quadro 22-3. Manifestações clínicas que caracterizam imunodeficiência moderada a grave em pacientes com diagnósticos de infecção pelo HIV comprovado laboratorialmente (De acordo com as RECOMENDAÇÕES PARA TERAPIA ANTI-RETROVIRAL EM ADULTOS E ADOLESCENTES INFECTADOS PELO HIV – 2001)

Imunodeficiência moderada

- Perda de peso > 10% do peso corporal
- Diarréia crônica sem etiologia definida, com duração de mais de um mês
- Febre prolongada sem etiologia definida (intermitente ou constante), por mais de um mês
- Candidíase oral
- Candidíase vaginal recorrente
- Leucoplasia pilosa oral
- Tuberculose pulmonar atípica (*)
- Herpes zoster
- Infecções recorrentes do trato respiratório (pneumonia, sinusite)

Imunodeficiência grave

- Pneumonia por *Pneumocystis carinii*
- Toxoplasmose cerebral
- Criptosporidíase com diarréia persistente, por mais de um mês
- Isosporíase com diarréia persistente, por mais de um mês
- Doença por Citomegalovírus (CMV) de um órgão que não seja o fígado, o baço ou os linfonodos
- Infecção pelo herpesvírus, com acometimento mucocutâneo, por mais de um mês, ou visceral de qualquer natureza
- Leucoencefalopatia multifocal progressiva
- Histoplasmose extrapulmonar ou disseminada
- Candidíase do esôfago, traquéia, brônquios ou pulmões
- Micobacteriose atípica disseminada (*)
- Sepse recorrente por *salmonella* (não-tifóide)
- Tuberculose extrapulmonar ou disseminada
- Linfoma primário de cérebro
- Outros linfomas não-Hodgkin de células B
- Sarcoma de Kaposi
- Criptococose extrapulmonar

(*) Apesar de ser considerada uma doença oportunista, freqüentemente resultando de reativação endógena, a ocorrência de tuberculose com padrão clínico-radiológico típico (acometimento apical) não caracteriza necessariamente comprometimento significativo da imunidade ou falha da terapia anti-retroviral.

Capítulo 22 ✔ AIDS (Síndrome de Imunodeficiência Adquirida) ❏ **173**

Quadro 22-4. Esquemas anti-retrovirais preferenciais e alternativos para início de tratamento (De acordo com as RECOMENDAÇÕES PARA TERAPIA ANTI-RETROVIRAL EM ADULTOS E ADOLESCENTES INFECTADOS PELO HIV – 2001)*

Situação clínico-laboratorial	Esquemas preferenciais[1]	Esquemas alternativos[2]
Pacientes assintomáticos com contagem de células T-CD$_4$$^+$ entre 200 e 350/mm^3	2 ITRN[3] + EFZ ou NVP 2 ITRN[3] + IDV, NFV ou IDV/r[4] AZT + 3TC + ABC + ABC[5]	2 ITRN[3] + APV/r,[4,6] RTV[6] ou LPVr LPV/r[4]
Pacientes assintomáticos com contagem de células T-CD$_4$$^+$ abaixo de 200/mm$^{3[7]}$ Pacientes sintomáticos	2 ITRN^3 + IDV, NFV IDV/r[4] ou LPV/r 2 ITRN[3] + EFZ[8]	2 ITRN[3] + SQV/RTV[9] 2 ITRN[3] + APV/v[4,6] 2 ITRN[3] + NVP[8] 2 ITRN[3] + RTV[6] AZT + 3 TC + ABC[5]
Pacientes com co-infecção HIV-tuberculose	2 ITRN[3] + EFZ 2 ITRN[3] + SQV/RTV AZT +3TC + ABC[5]	2 ITRN[3] + RTV[6]

ITRN = Inibidor da transcriptase reversa análogo nucleosídeo; AZT = zidovudina; ddI = didanosina; d4T = estavudina; 3TC = lamivudina; ABC = abacavir; ITRNN = inibidor da transcriptase reversa não-análogo nucleosídeo; EFZ = efavirenz; NVP = nevirapina; IP = inibidor da protease; IDV = indinavir; NFV = nelfinavir; RTV = ritonavir; SQV = saquinavir; APV = amprenavir; LPV = lopinavir; r = ritonavir como adjuvante farmacológico.

[1]Esquemas preferenciais são as combinações de ARV consideradas como melhor escolha, por apresentarem alta potência virológica, menor risco de toxicidade e/ou melhor comodidade posológica.

[2]Esquemas alternativos são as combinações de ARV que apesar de virologicamente efetivas, foram pouco avaliadas em estudos clínicos ou apresentam menor tolerabilidade e/ou maior risco de toxicidade e de baixa adesão.

[3]As associações de 2 ITRN considerados com preferenciais são: AZT/3TC, AZT/ddI, d4T/3TC e d4T/dI. Essas combinações foram largamente avaliadas em ensaios clínicos e são equivalentes entre si do ponto de vista da eficácia virológica. A associação ddI/3TC, apesar de virologicamente efetiva, foi pouco avaliada em ensaios clínicos controlados.

[4]Nessas situações, o ritonavir atua como adjuvante farmacológico nos esquemas associados com amprenavir, indinavir e lopinavir. Nas situações de início de tratamento a associação IDV/r poderá ser utilizada na dosagem de IDV 800 mg + RTV 100 mg 2×/dia.

[5]Em pacientes com carga viral muito elevada (> 100.000 cópias/ml) e/ou contagem de células T-CD$_4$$^+$ muito baixas (< 200 células/mm^3), o esquema com AZT + 3TC + ABC pode ter eficácia virológica inferior a outros esquemas.

[6]O uso de ritonavir como único IP e a associação amprenavir + ritonavir apresentam menor tolerabilidade e maior risco de baixa adesão ao tratamento.

[7]Alguns especialistas sugerem que seja utilizado IP na terapia inicial para pacientes com contagem de células T-CD$_4$$^+$ < 200 células/mm^3 pela maior experiência com esta classe de medicamento.

[8]Em pacientes em início de tratamento com ITRNN, sintomáticos e/ou com contagem de células T-CD$_4$$^+$ < 200 células/mm^3, deve-se utilizar efavirenz como ITRNN preferencial, reservando-se a nevirapina como opção para situações de contra-indicação ou toxicidade/intolerância ao primeiro.

[9]A associação SQV/RTV embora possa ser utilizada como opção de esquema inicial em pacientes mais graves, deve preferencialmente ser reservada para esquemas de resgate. O SQV não está recomendado como único IP do esquema devido à sua baixa biodisponibilidade.

* O uso de esquemas anti-retrovirais potentes está recomendado para todos pacientes em início de tratamento. Esquemas em terapia dupla (associação isolada de dois análogos nucleosídeos) não estão mais indicados para início da terapia anti-retroviral.

174 ❑ PARTE III ✔ DOENÇAS CAUSADAS POR VÍRUS

Quadro 22-5. Associação e esquemas de tratamento inaceitáveis (De acordo com as RECOMENDAÇÕES PARA TERAPIA ANTI-RETROVIRAL EM ADULTOS E ADOLESCENTES INFECTADOS PELO HIV – 2001)

Monoterapia[1]

AZT + d4T

ddC + ddI

ddC + d4T

ddC + 3TC

ABC não associado ao AZT + 3TC [2]

1 ITRN + 1 IP (em terapia dupla)

1 ITRN + 1 ITRNN (em terapia dupla)

1 ITRNN + 1 IP (em terapia dupla)

Indinavir + saquinavir

Nelfinavir + delavirdina

Ritonavir + delavirdina

Saquinavir + delavirdina

Saquinavir + nevirapina, exceto combinado com ritonavir

Saquinavir + efavirenz, exceto combinado com ritonavir

Amprenavir não associado ao ritonavir [3]

Dois ou mais inibidores da transcriptase reversa não-análogos de nucleosídeos

Três ou mais inibidores da transcriptase reversa análogos de nucleosídeos, exceto AZT + 3TC + ABC [2]

Três ou mais inibidores da protease (exceto em esquemas com IP onde o RTV é utilizado com adjuvante farmacológico)

Cinco ou mais anti-retrovirais, exceto 2 ITRN + SQV/IRTV, APV/r, IDV/r ou LPV/r

[1]Exceto para uso de AZT em gestantes infectadas pelo HIV como esquema de quimioprofilaxia indicado para prevenção de transmissão vertical.
[2]Em indivíduos que apresentem intolerância ou toxicidade grave ao AZT, o uso do esquema d4T + 3TC + ABC pode ser considerado.
[3]Exceto para pacientes com insuficiência renal e/ou hepática.

ASPECTOS CLÍNICOS

As manifestações da infecção pelo HIV podem estar relacionadas com o próprio vírus, infecções oportunistas, neoplasias e paraefeitos de drogas. Os Quadros 22-6 a 22-12 apresentam as principais condições associadas à infecção pelo HIV.

Quadro 22-6. Aspectos da infecção aguda pelo HIV

Manifestações clínicas	*Avaliação laboratorial inespecífica*	*Diagnóstico laboratorial*
• Período de incubação de 5 dias a três meses (média de 2 a 4 semanas) • Muitas vezes a infecção aguda é assintomática Síndrome gripal em alguns pacientes • Quadro mononucleose-*like* também é descrito (febre, faringite, linfadenomegalia, mialgia, *rash*, artralgia, cefaléia, dor retrorbicular) • Alterações do SNC podem ocorrer (meningite asséptica, paralisia facial e de outros nervos cranianos, síndrome de Guillain-Barré, mielite transversa e neuropatia periférica)	• Leucopenia transitória com linfocitose • Plaquetopenia • Elevação de aminotransferases Liquor com pleocitose mononuclear mas com glicorraquia e proteinorraquia dentro dos parâmetros de normalidade	• Sorologia pode permanecer não reativa até algumas semanas após os sintomas • PCR, *Branched*-DNA e NASBA são positivos precocemente na história natural da doença, possuindo especificidade e sensibilidade bastante elevadas • Carga viral inferior a 5-10 mil cópias/ml em pacientes com sorologia negativa podem significar "falsos-positivo (em geral a carga viral é superior a 500.000 cópias/ml) • Antigenemia p24 pode ser detectada após 24 horas do início do quadro
• **DIAGNÓSTICO DIFERENCIAL:** mononucleose infecciosa, citomegalovirose, rubéola, toxoplasmose, hepatite B aguda, influenza, dengue, quadros que cursam com meningite asséptica e outros		
Não está indicado início de terapia anti-retroviral		

Quadro 22-7. Manifestações pulmonares da AIDS

Doença	Aspectos clínicos	Diagnóstico	Tratamento
Tuberculose	**Fase precoce** ($CD_4^+ > 350/mm^3$): clinicamente indistingüível da doença em não infectados pelo HIV, com predomínio das formas pulmonares, apresentação radiológica típica (com lesão cavitária no ápice pulmonar) e reatividade ao PPD preservada **Fase avançada** ($CD_4^+ < 200/mm^3$): a doença é pleomórfica. Linfadenite tuberculosa associada ou não à lesão pulmonar (apresentação radiológica atípica) – e tuberculose disseminada (presença de *M. tuberculosis* em dois ou mais sítios diferentes) são os mais comuns. Pode ocorrer acometimento do fígado, baço e medula óssea. É interessante notar que a tuberculose disseminada é importante diagnóstico em paciente com febre prolongada, hepatoesplenomegalia, acometimento pulmonar (com diferentes apresentações clínicas e radiológicas) e pancitopenia, nos pacientes infectados pelo HIV	Radiografia de tórax (forma pulmonar) Materiais: escarro, escarro induzido, broncofibroscopia com lavado broncoalveolar, nos quais deverão ser realizadas baciloscopia por Ziehl-Neelsen e cultura para micobactérias Outras técnicas: ELISA e o PCR (*Polymerase Chain Reaction*), conquanto ainda não disponíveis para a maioria dos centros, devido à necessidade de tecnologia sofisticada e recursos elevados	**Escolha**: RMP (10 mg/kg/dia / máx.: 600 mg) + INH (10 mg/kg/dia / máx.: 400 mg) + PZA (25-35 mg/kg/dia / máx.: 2,0 g) – 6 meses **Retratamento**: RIP (doses acima) + EMB (25 mg/kg/dia; máx.: 1,2 g) – 6 meses **Alternativa**: etionamida (12 mg/kg/dia / máx.: 750 mg) + EMB + estreptomicina (15 mg/kg/dia / máx 1 g) + PZA – 12 meses Se necessário usar IP ou ITRNN: AZT + 3 TC + EFV AZT + RTV/SQV ATZ + 3 TC + ABC Os esquema devem obedecer as indicações habituais de início de terapêutica anti-retroviral Obs.: Sempre associar piridoxina (reduz chance de neuropatia periférica associada a INH)
Micobacterioses não-tuberculosas	A doença disseminada ocorre em mais de 90% dos casos. O quadro é indolente, caracterizado por febre, mal-estar geral, astenia, sudorese noturna (em geral, profusa), dor abdominal, diarréia, anemia (acompanhada ou não por leucopenia e trombocitopenia), emagrecimento e hepatoesplenomegalia. Apresentações menos comuns incluem associação com artrite séptica, osteomielite, serosite e meningoencefalite	A investigação diagnóstica processa-se de forma similar à descrita para a tuberculose	*Mycobacterium avium-intracellulare*: claritromicina (500 mg, 12/12h) + etambutol (mesma dose descrita acima), por tempo indeterminado; pode ser acrescentado mais um fármaco a estes, como a rifabutina (300 mg/dia), rifampicina (600 mg/dia), ciprofloxacina (1-1,5 g/dia) e amicacina (1 g/dia). A azitromicina (1 g/dia) pode ser utilizada no lugar da claritromicina *Mycobacterium kansasii*: RMP + INH + BEM por 15-18 meses
Pneumocistose	Curso insidioso, em geral com evolução de algumas semanas, havendo tosse seca e febre (80% a 90% dos casos), emagrecimento, sudorese noturna, calafrios, fadiga, dispnéia e cianose de extremidades (as duas últimas mais comumente quando já há hipoxemia relevante)	**Radiografia de tórax** na PCP geralmente demonstra infiltrado intersticial peri-hilar; achados radiológicos menos freqüentes incluem cistos, pneumotórax, nódulo pulmonar, abscesso, consolidação lobar ou segmentar, adenomegalia intratorácica com ou sem calcificação e *honeycombing* (derrame pleural é muito raro; sua presença deve fazer pensar em outra hipótese diagnóstica) **Gasometria arterial** com hipoxemia (presença de $PaO_2 < 70$ mmHg indica a necessidade de utilização de corticosteróides) **LDH** aumentada **Confirmação diagnóstica** com a demonstração de *P. carinii* em secreções ou tecido pulmonar (obtenção de material como o descrito para tuberculose), na vigência de quadro clínico compatível	**Escolha**: sulfametoxazol-trimetoprim (SMX-TMP): 75-100 mg/kg/dia de SMX e 15-20 mg/kg/dia de TMP, 6/6 horas (21 dias) **Alternativas**: pentamidina 4 mg/kg/dia, IV, 1 x/dia, por 21 dias; ou clindamicina 2,4-3,6 gramas/dia, IV associada à primaquina 15-30 mg/dia VO (tratar por 21 dias); ou dapsona 100 mg/dia VO + TMP 15-20 mg/kg/dia (tratar por 21 dias); ou atovaquona 750 mg 8/8h, VO, com alimentos (21 dias) O uso de corticosteróide é proposto nos casos com hipoxemia grave ($PaO_2 < 70$ mmHg): prednisona 80 mg por 5 dias, seguido de 40 mg por mais 5 dias e então 20 mg até completar 21 dias

(Continua)

Quadro 22-7. Manifestações pulmonares da AIDS (Continuação)

Doença	Aspectos clínicos	Diagnóstico	Tratamento
Criptococose	Pode ser manifestação inicial no paciente com AIDS cursando tipicamente de forma subaguda com febre, tosse, dispnéia e hipoxemia; os pacientes com criptococose pulmonar devem ser avaliados na busca de doença disseminada, particularmente meningite (a associação ocorre em 60% a 70 % dos casos)	**Radiografia**: pneumonia intersticial ou alveolar bilateral, embora padrões focal ou nodular, bem como derrame pleural e linfadenomegalia, também possam ser encontrados **Diagnóstico etiológico**: exame histológico com coloração pela mucicarmim, crescimento no meio de cultura específico, teste de aglutinação pelo látex (altamente sensível e específico)	**Escolha**: anfotericina B 0,3-1,0 mg/kg/dia **Alternativa** (pacientes em bom estado): fluconazol 200-400 mg/dia, VO ou IV, 6 a 8 semanas
Histoplasmose	Formas pulmonar ou disseminada; manifesta-se inicialmente por sintomas não específicos como febre alta com calafrios, sudorese, emagrecimento, náusea, vômitos e diarréia. Linfadenopatia generalizada também é encontrada A sintomatologia respiratória, quando presente, é inespecífica, aparecendo sob a forma de tosse e/ou dispnéia. Máculas e pápulas na pele e ulcerações das mucosas (especialmente da orofaringe) também são observadas, bem como esplenomegalia acompanhada ou não de hepatomegalia, anemia, leucopenia e plaquetopenia. Os casos mais graves se manifestam como sepse, com hipotensão, insuficiência renal, SARA, coagulação intravascular disseminada, com evolução invariavelmente letal	**Radiografia**: infiltrado reticulonodular difuso compatível com disseminação hematogênica e alterações sugestivas da infecção primária anterior (nódulos e/ou linfonodos mediastinais calcificados) **Diagnóstico de certeza**: isolamento de *H. capsulatum* em culturas ou pelo exame histopatológico	**Escolha**: anfotericina B 0,5-1,0 mg/kg/dia **Alternativa** (pacientes em bom estado): itraconazol 300 mg, 12/12h por 3 dias; 200 mg, 12/12h dia por 12 semanas e 200 mg dia pelo resto da vida
Citomegalovírus	As manifestações clínicas mais freqüentemente presentes na doença por CMV em AIDS são a retinite, a colite e a esofagite; o quadro pulmonar geralmente cursa com pneumonite intersticial em estágios avançados de infecção pelo HIV, havendo taquidispnéia, tosse não produtiva e hipoxemia	O diagnóstico deve ser estabelecido pela identificação de múltiplos corpúsculos de inclusão de CMV no tecido pulmonar (padrão de "olho de coruja"), na ausência de outros agentes infecciosos na mesma amostra de fragmento	**Escolha**: ganciclovir 5 mg/kg 12/12h, IV ou foscarnet 90 mg/kg 12/12h, IV, por 21 dias; cidofovir é empregado apenas na retinite
Pneumonia linfocítica intersticial	Mais comum em crianças; há tosse não produtiva, com ou sem febre, estando o CD_4^+ geralmente entre 200-350/mm^3	**Radiografia**: infiltrados reticulonodulares difusos **Diagnóstico de certeza**: através de biópsia com histopatológico	A terapia anti-retroviral costuma melhorar o quadro pulmonar; corticosteróides podem ser empregados em alguns casos
Pneumonias bacterianas	Os principais patógenos são *Streptococcus pneumoniae* e *Haemophilus influenzae*; o quadro clínico costuma ser similar ao encontrado nos pacientes HIV não reatores (há, entretanto, maior ocorrência de bacteremia por *S. pneumoniae* nos pacientes infectados pelo HIV)	**Radiografia**: muitas vezes há observação de condensação com broncograma aéreo **Baciloscopia** pelo Gram pode sugerir diagnóstico pelo predomínio de um grupo morfotintorial (p. ex., cocos gram-positivos: *S. pneumoniae*)	**Escolha**: ceftriaxona 50-100 mg/kg/dia IV, 12/12 ou 24/24 horas **Alternativa**: claritromicina 500 mg, IV, 12/12 horas ou levofloxacina 500 mg, IV, 12/12 horas

Capítulo 22 ✔ AIDS (Síndrome de Imunodeficiência Adquirida) ❑ **177**

Quadro 22-7. Manifestações pulmonares da AIDS (Continuação)

Doença	Aspectos clínicos	Diagnóstico	Tratamento
Sarcoma de Kaposi	O acometimento do sistema respiratório geralmente está acompanhado de extensas lesões cutâneas. No sistema respiratório, o SK localiza-se na mucosa respiratória e tem localização mais central; as lesões têm um aspecto violáceo muito típico e podem se apresentar como nódulos, placas ou máculas. O acometimento pleural é incomum e cursa com hemotórax	**Radiografia**: lesões de aspecto nodular e predominantemente central **Broncoscopia**: pode diagnosticar sarcoma de Kaposi com facilidade graças ao aspecto das lesões (diagnóstico diferencial com angiomatose bacilar: fundamental para a confirmação histopatológica)	Quimioterapia sistêmica com associação de duas a três drogas: **vincristina**, **vimblastina**, **adriamicina** e **bleomicina**; paclitaxel pode também ser usado Excisão cirúrgica são reservadas a lesões isoladas, normalmente cutâneas e a radioterapia para quadros compressivos notadamente no acometimento ganglionar e linfático A melhora imunológica (anti-retrovirais) favorece o controle e muitas vezes a remissão do sarcoma

Quadro 22-8. Manifestações neurológicas da AIDS

Doença	Aspectos clínicos	Diagnóstico	Tratamento
Neurotoxoplasmose	Causada pelo protozoário *Toxoplasma gondii*. Há duas formas principais para a doença: **encefalítica difusa**, menos freqüente e de diagnóstico mais difícil, e **abscedada**, mais freqüente e mais facilmente diagnosticável. Em geral, os sinais e sintomas focais de apresentação estão associados a manifestações gerais de encefalite. Como sintomas mais freqüentes descrevem-se cefaléia (55%), confusão mental (52%) e febre (47%), estando presentes sinais focais em 67%, sendo a hemiparesia o mais comum. Sinais cerebelares, de tronco cerebral e crises convulsivas também são vistos	**Tomografia computadorizada** (TC) de crânio: em geral mostra imagem única ou múltipla, hipodensa ou isodensa, localizada nos hemisférios na junção da substância branca e cinzenta, na substância branca profunda ou em gânglios da base. Mais de 90% captam contraste – podendo esta captação ser em forma de anel, com padrão nodular ou homogênea –, apresentando ainda edema perilesional e efeito de massa **Ressonância magnética** (RM) com injeção de gadolínio pode mostrar lesões inaparentes na TC **Tomografia por emissão de pósitron único** (SPECT) com tálio (Tl)-201 é importante no diagnóstico diferencial das infecções do SNC, principalmente entre neurotoxoplasmose e linfoma. Áreas focais com aumento de captação do Tl-201 são vistas no linfoma; ao contrário, a ausência de captação é observada nos processos infecciosos, como toxoplasmose **Sorologia**: 90% a 100% dos pacientes com AIDS e neurotoxoplasmose apresentam sorologia positiva para *T. gondii* (IgG)	**Escolha**: sulfadiazina (4 a 8 g/dia, via oral) + pirimetamina (dose inicial de 75 mg/dia no primeiro dia, 50 mg/dia no segundo dia e 25 mg/dia a partir de então) + ácido folínico (10 mg/dia), durante no mínimo seis semanas **Alternativas**: clindamicina (600 mg de 6/6h, via intravenosa) + pirimetamina (dose inicial de 75 mg/dia no primeiro dia, 50 mg/dia no segundo dia e 25 mg/dia a partir de então) + ácido folínico (10 mg/dia), durante no mínimo seis semanas **ou** claritromicina 500 mg 12/12h + pirimetamina + ácido folínico nas mesmas doses acima e também por seis semanas

(Continua)

Quadro 22-8. Manifestações neurológicas da AIDS *(Continuação)*			
Doença	**Aspectos clínicos**	**Diagnóstico**	**Tratamento**
Meningite criptocócica	Causada pelo fungo *Cryptococcus neoformans*. Em muitas séries é a segunda causa mais freqüente de infecção oportunista do SNC em nosso meio. Ocorre em presença de imunodepressão profunda, com uma contagem média de linfócitos T CD_4^+ próxima a 50 células/mm³. A apresentação clínica, em geral, é inespecífica, com alteração do estado geral, febre e cefaléia. Mais amiúde, a síndrome meníngea clássica está ausente. Dez a 20% dos pacientes apresentam sinais de hipertensão intracraniana com papiledema, porém, sinais focais são infreqüentes. O comprometimento de nervos cranianos pode ocorrer precocemente na forma fulminante, com lesão do II e VIII nervos cranianos, traduzindo-se por cegueira e surdez. Tais achados são considerados sinais de mau prognóstico e indicam a infiltração maciça do parênquima e das bainhas dos nervos pelo fungo. Hipertensão intracraniana pode ocorrer secundariamente ao edema cerebral	O diagnóstico se baseia na observação, ao exame direto do liquor com nanquim (tinta da China) dos fungos na sua forma encapsulada – pode também ser realizada a cultura de liquor. **Entretanto, recomenda-se a realização de tomografia computadorizada de crânio como primeiro exame nos pacientes com AIDS e alterações do sistema nervoso central, pela possibilidade de existência de lesões intracranianas com efeito de massa, sem quaisquer manifestações clínicas; nesses casos, a raquicentese pode constituir-se em risco de herniação, com óbito do paciente**. A bioquímica do liquor pode ser normal ou mostrar uma meningite linfocitária com glicose baixa e aumento moderado de proteínas Látex para *C. neoformans* no liquor permite confirmar o diagnóstico em 90% a 100% dos casos Os exames de imagem, tanto a TC como a RM, com contraste, podem ser normais ou mostrar captação meníngea; mais raramente, áreas hipodensas com captação em anel, do tipo granuloma, em região dos núcleos da base e que correspondem a criptococomas	**Escolha**: anfotericina B na dose de 0,5 a 1 mg/kg/dia, reservando-se a associação de anfotericina B e flucitocina (150 mg/kg/dia) para os casos mais graves (a duração média do tratamento é de 6 a 10 semanas) **Alternativa** (na impossibilidade de uso de anfotericina B): fluconazol (400 mg/dia), IV
Encefalopatia por HIV	A característica clínica é o surgimento de uma síndrome demencial, com disfunção cognitiva progressiva (evolução em meses), inicialmente manifestada por dificuldade de concentração	Exames de imagem (TC e RM) e avaliação liquórica são úteis para a exclusão de outras entidades, bem como para demonstrar atrofia cortical desproporcional à idade do paciente	A terapia anti-retroviral potente costuma ser efetiva para reverter, ao menos temporariamente, o quadro demencial. Zidovudina em altas doses (1,2 g/dia) pode ser tentada
Meningoencefalite herpética	O início do quadro em pacientes infectados pelo HIV costuma ser subagudo com cefaléia, febre baixa e alterações do SNC (letargia, confusão mental, convulsões e coma)	Exames de imagem (TC e RM) são importantes para afastar lesão expansiva. Áreas de hemorragia na região temporal é achado sugestivo do diagnóstico **Exame do liquor** mostra pleocitose e aumento de proteínas; PCR e/ou isolamento viral podem ser tentados	**Escolha**: aciclovir 30 mg/kg/dia IV, 8/8h, 10-14 dias. **Alternativo** (quando não há resposta ao aciclovir): foscarnet 180 mg/kg/dia, 8/8h, 14-21 dias
Meningoencefalite por CMV	À semelhança da encefalopatia pelo HIV, o quadro clínico é de síndrome demencial; entretanto, a evolução é mais rápida (em semanas). O prognóstico é sombrio, uma vez que a resposta a antivirais é muito ruim	Exames de imagem (TC e RM) são importantes para afastar outras lesões. Áreas de captação periventricular são sugestivas da infecção do SNC pelo CMV **Exame do liquor** mostra pleocitose e aumento de proteínas; PCR e/ou isolamento viral podem ser tentados	**Escolha**: ganciclovir 10 mg/kg/dia IV, 12/12h, 21 dias. **Alternativo**: foscarnet 180 mg/kg/dia, 8/8h, 14-21 dias
Linfoma primário do SNC	Incide sobre pacientes com imunodeficiência grave, evoluindo sem febre, predominando na apresentação clínica os sinais neurológicos focais. O prognóstico é sombrio	Métodos de imagem (TC e RM) mostram lesões irregulares, pouco delimitadas, localizadas preferencialmente na substância branca, sobretudo na região periventricular. A **biópsia** é o método definitivo de diagnóstico	Radioterapia

Quadro 22-8. Manifestações neurológicas da AIDS (Continuação)

Doença	Aspectos clínicos	Diagnóstico	Tratamento
Leucoencefalopatia multifocal progressiva	Relacionada ao vírus JC é enfermidade de pacientes com imunodeficiência grave (CD_4^+ < 100/mm³); comprometimento do sistema límbico, surgimento de ataxia e alterações visuais são as principais manifestações; em geral não há febre	**RM**: é o método de escolha por estarem as lesões localizadas na substância branca, com característica irregularidade de contornos **Exame do líquor**: útil para excluir outras etiologias	Citosina-arabinosídeo (ara-C) e o cidofovir são tentados, mas os resultados não são animadores
Meningite bacteriana	*Streptococcus pneumoniae* e *Neisseria meningitidis* (como para os não infectados pelo HIV)	Avaliação do liquor com coloração pelo Gram, culturas e teste de aglutinação do látex (detalhes no Capítulo 19)	Ceftriaxona 2 g, IV, 12/12h é o fármaco de escolha (ver Capítulo 19, para maiores esclarecimentos)
Mielopatia vacuolar	Estima-se que seja a mielopatia mais freqüentemente associada à infecção pelo HIV; ocorre mais amiúde em pacientes já no estágio de imunodepressão. Clinicamente cursa com paraparesia espástica progressiva, alterações de sensibilidade (sem nível sensitivo preciso), ataxia sensitiva e distúrbios esfincterianos. Há em alguns pacientes associação à encefalopatia pelo HIV	Métodos de imagem da coluna vertebral (TC, RM e mielografia) costumam ser normais, mas são importantes para afastar lesão compressiva (abscessos, neoplasias e outros); o liquor auxilia na exclusão de outras condições (sífilis, infecção por HTLV-I). É útil dosar o nível sérico de vitamina B_{12}, pois, caso esteja baixo, pode ser tentada a reposição, havendo sucesso em alguns pacientes	Terapia anti-retroviral potente pode reduzir as manifestações; tratamento fisioterápico é importante Pode-se tentar repor vitamina B_{12}
Mielite transversa	É uma complicação descrita na síndrome de soroconversão, podendo também ocorrer em fases de maior imunodepressão; em termos clínicos há rápida instalação de disfunção motora e sensitiva (com nível nítido, ao contrário da mielopatia vacuolar). CMV, herpes simples, sífilis, tuberculose, toxoplasmose e o próprio HIV são etiologias relacionadas à mielite transversa	**Métodos de imagem** da coluna vertebral (TC, RM e mielografia) podem ser normais, mas são importantes para afastar lesão compressiva (abscessos, neoplasias e outros) **Exame do liquor**: útil para a investigação de diferentes etiologias (sífilis, herpes, CMV, tuberculose e outras)	Terapia anti-retroviral potente no caso da mielite transversa relacionada ao HIV; outras etiologias devem receber o tratamento específico indicado
Radiculites	As principais etiologias são a infecção pelo vírus varicella-zoster, herpes simples e CMV	Diagnóstico depende da demonstração do agente viral (por PCR, cultura ou hibridização *in situ*)	O tratamento dependerá da etiologia
Neuropatias desmielinizantes	Mais freqüentes na soroconversão; o curso clínico é similar ao da síndrome de Guillain-Barré (entretanto, alguns pacientes podem ter evolução mais crônica)	Eletroneuromiografia é o método de escolha para o diagnóstico	Em geral a recuperação é espontânea; plasmaférese pode ser empregada
Neuropatia sensitiva	Costuma surgir nas fases mais avançadas de imunodepressão. Os principais sintomas são parestesias, dor em queimação (por vezes lancinantes) e disestesias. As principais causas incluem fármacos (ddI, ddC, d4T, isoniazida, vincristina), desnutrição, álcool e vírus (CMV, por exemplo)	**Estudos eletrofisiológicos**: revelam comprometimento de fibras sensitivas e motoras, com indícios de degeneração axonal	Antidepressivos tricíclicos, antiinflamatórios não hormonais e pomadas de capsaicina são os fármacos mais empregados
Mononeurite múltipla	Há instalação subaguda de distúrbios motores e sensitivos, com acometimento não simétrico de múltiplos nervos periféricos; em alguns casos parece estar associada à infecção pelo CMV	Eletroneuromiografia é o método de escolha para o diagnóstico	Não há tratamento eficaz

Quadro 22-9. Manifestações gastrointestinais da AIDS

Doença	Aspectos clínicos	Diagnóstico	Tratamento
Candidose oral	Causada por *Candida* spp. Clinicamente, observam-se placas esbranquiçadas na superfície de mucosas, principalmente na região ventrolateral da língua, facilmente removíveis. Podem ocorrer exclusivamente pontos eritematosos ou áreas hiperemiadas (candidíase eritematosa). Inicialmente é assintomática e, conforme progride, surgem desconforto, alteração do paladar e, raramente, dor. É comum a extensão para o esôfago, com disfagia e odinofagia	Clínico	**Escolha:** cetoconazol 400 mg/dia, VO, 7-14 dias ou fluconazol 100-200 mg/dia, VO, durante 5-10 dias **Alternativa** (falta de resposta aos esquemas anteriores): anfotericina B, 0,3 a 0,5 mg/kg/dia, IV, 5-10 dias
Leucoplasia oral pilosa	O agente etiológico mais provável é o vírus Epstein-Barr. Clinicamente, há placa esbranquiçada predominantemente nos bordos lateral e inferior da língua, aderente, de aspecto "enrugado", indolor; na maioria das vezes, não é percebida pelo próprio paciente. Pode ser confundida com a candidíase ou podem estar associadas	Clínico	O tratamento não é necessário e há regressão espontânea após o início da terapia anti-retroviral
Herpes simples na cavidade oral	Clinicamente, é caracterizado pela presença de vesículas dolorosas, que podem se tornar extensas	Clínico	**Escolha:** aciclovir 200-400 mg, VO, de 4/4 horas, cinco vezes ao dia, durante 5-10 dias **Alternativa:** fanciclovir 250 mg 8/8 horas durante 5-10 dias
Úlceras orais	A etiologia é variada, incluindo Herpes simples, citomegalovírus, papilomavírus, *Candida* spp, *Histoplasma spp* e o próprio HIV; anti-retrovirais, principalmente ddC e, mais raramente ddI e estavudina, podem provocar ulcerações. Clinicamente, as úlceras podem ser múltiplas, extensas e dolorosas, impedindo a deglutição. Podem atingir o esôfago, isolada ou simultaneamente à cavidade oral	Clínico. Úlceras esofagianas são diagnosticadas pela **endoscopia digestiva alta** (deve sempre ser realizada biópsia com histopatológico)	**Suporte:** xilocaína gel a fim de permitir a deglutição de alimentos ou medicamentos; talidomida 100-200 mg/dia, VO, 10-14 dias, facilita a regressão corticosteróides (prednisona 40 mg/dia) demonstram bons resultados nos casos de úlceras inespecíficas
Sarcoma de Kaposi	Evidências sugerem que o vírus herpes 8 (HHV-8 ou KSHV) seja o agente etiológico. Clinicamente, manifesta-se como lesões violáceas, sendo inicialmente assintomático, mas podendo evoluir e provocar sintomas relacionados à compressão. O diagnóstico de sarcoma de Kaposi na cavidade oral sugere a possibilidade de envolvimento visceral e nem sempre está associado a lesões cutâneas	Clínico. A biópsia pode ser importante para diferenciar de outras condições similares (por exemplo, angiomatose bacilar)	**Quimioterapia:** em geral, há melhora das lesões após instituição de terapia anti-retroviral altamente efetiva
Mucosite	Em geral, é secundária à quimio ou radioterapia. Costuma envolver a mucosa labial, palato mole e língua, podendo ocorrer ulceração	Clínico	**Suporte:** xilocaína gel a fim de permitir a deglutição de alimentos ou medicamentos; talidomida 100-200 mg/dia, VO, 10-14 dias, facilita a regressão
Candidose esofagiana	Pode estar associada ou não à candidíase oral; a dor retroesternal é a queixa principal, descrita como queimação, associada à disfagia e odinofagia. Pode evoluir com sangramento, quando as lesões são extensas	A resposta à terapêutica em geral confirma o diagnóstico. Endoscopia digestiva alta tem indicação se não houver melhora após início de tratamento antifúngico (há "placas brancas" ou o aspecto de "requeijão" sobre a mucosa esofágica)	**Escolha:** cetoconazol 400 mg/dia, VO, 7-14 dias ou fluconazol 100-200 mg/dia, VO, durante 5-10 dias **Alternativa** (falta de resposta aos esquemas anteriores): anfotericina B, 0,3 a 0,5 mg/kg/dia, IV, 5-10 dias

Capítulo 22 ✔ AIDS (Síndrome de Imunodeficiência Adquirida) ❑ 181

Quadro 22-9. Manifestações gastrointestinais da AIDS (Continuação)

Doença	Aspectos clínicos	Diagnóstico	Tratamento
Herpes simples esofagiano	As manifestações clínicas incluem o surgimento de vesículas dolorosas, que podem se tornar extensas e atingir o esôfago. É comum a história de herpes perianal ou anorretal, não necessariamente concomitantes. Quando acomete somente a região labial, raramente evolui com ulcerações, sendo autolimitado	**Endoscopia digestiva alta:** mostra lesão ulcerada; a definição diagnóstica é feita a partir da biópsia e exame histopatológico	**Escolha:** aciclovir 200-400 mg, VO, de 4/4 horas, cinco vezes ao dia, durante 10-14 dias; em casos graves ou de doença disseminada, utiliza-se o aciclovir IV, 15-30 mg/kg/dia, divididos em três aplicações, durante 10-14 dias **Alternativa:** fanciclovir 250 mg 8/8 horas durante 5-10 dias ou foscarnet 40-60 mg/kg/dose, três vezes ao dia, IV, 10-14 dias
Citomegalovírus esofagiano	É clinicamente semelhante à esofagite herpética, com ulcerações que podem coalescer	**Endoscopia digestiva alta:** o diagnóstico depende de estudo histopatológico de material de biópsia	**Escolha:** ganciclovir 5 mg/kg/dose, IV, 12/12 horas, 14-21 dias **Alternativa:** foscarnet 40-60 mg/kg/dose, 8/8 horas, IV, 14-21 dias
Gastrite medicamentosa	Caracterizada pela ocorrência de náuseas e vômitos. Muitos fármacos podem provocar o quadro: sulfas, anti-retrovirais, cetoconazol, RMP, PZA, aciclovir e outros	Clínico. Por vezes é necessária a **endoscopia digestiva alta** para se afastar outras causas de doença gástrica	Sintomáticos e suspensão, se possível, do(s) fármaco(s) implicado(s)
Afecções hepatobiliares	**Esteatose hepática:** tem etiologia pouco esclarecida, talvez relacionada ao uso prolongado de medicamentos hepatotóxicos ou aos vírus da hepatite B (HBV) e C (HCV) ou uso crônico de bebidas alcoólicas ou ação direta do próprio HIV. Não é rara a hepatomegalia, associada ou não à dor no quadrante superior direito	Aumento de AST e ALT até três vezes os valores normais pode ser observado; a confirmação da esteatose é feita por **biópsia hepática**	Depende da enfermidade/condição de base
	Infecções oportunistas: as mais freqüentes são a tuberculose e as micobacterioses atípicas (causas mais raras incluem a pneumocistose, a leishmaniose, a histoplasmose e a criptococose, e a *Bartonella henselae*, identificada como causa de peliose hepática) **Infecções pelo HCV e/ou HBV**, sobretudo a primeira, tornaram-se importantes causas de morbiletalidade em pacientes infectados pelo HIV	Infecções oportunistas são, em geral, investigadas através da **biópsia hepática;** O diagnóstico de infecção pelos vírus B e C é realizado com os marcadores virais da hepatite (ver Capítulo 30)	O tratamento proposto para a hepatite B é feito com interferon, lamivudina e outros fármacos; para o vírus C, a associação interferon e ribavirina vem apresentando razoáveis resultados (ver Capítulo 30)
	Entre os tumores, destacam-se o sarcoma de Kaposi e o linfoma	Todas as confirmações diagnósticas são baseadas no **histopatológico** de material de biópsia	Quimioterapia e/ou radioterapia
Afecções hepatobiliares	Colecistite acalculosa e colangite esclerosante já foram relacionadas à infecção pelo citomegalovírus, *Cryptosporidium* spp ou à microsporidiose. Podem estar presentes dor pós-prandial e/ou no quadrante superior direito, febre e astenia	Geralmente, há elevação dos níveis de fosfatase alcalina desproporcional às alterações de aminotransferases. Ultra-sonografia e a tomografia computadorizada abdominal auxiliam no diagnóstico	Para o tratamento da colangite ver o Capítulo 13

(Continua)

Quadro 22-9. Manifestações gastrointestinais da AIDS *(Continuação)*

Doença	Aspectos clínicos	Diagnóstico	Tratamento
Pancreatite	Clinicamente há dor abdominal, de leve a excruciante, localizada na região epigástrica e no quadrante superior esquerdo. Com a progressão, torna-se difusa, havendo irradiação para a região dorsal, quando a flexão do tronco pode determinar alívio sintomático parcial. Vômitos são comuns, assim como febre, taquicardia e hipotensão. Em relação à etiologia, **fármacos** (pentamidina, ddI, ddC, estavudina, lamivudina, sulfas, isoniazida e metronidazol) e **infecções** (CMV, tuberculose, micobacteriose não tuberculosa, doenças fúngicas e, possivelmente, o próprio HIV)	**Amilase** e **lipase**: quando os níveis séricos de amilase e/ou de lipase estiverem elevados, especialmente se maiores que cinco vezes o limite superior da normalidade, as drogas suspeitas devem ser interrompidas até a resolução clínica e laboratorial do quadro. Tomografia computadorizada de abdome é método diagnóstico, além de ter valor prognóstico	Além da suspensão de fármacos (caso seja esta a etiologia), o tratamento não difere do preconizado para as pancreatites em não infectados pelo HIV
Enterite aguda	Caracterizada por mais três evacuações por dia, durante dois ou mais dias consecutivos ou aumento súbito na freqüência de evacuações no caso de existência de diarréia crônica prévia; em alguns casos associa-se à febre. **Etiologias principais**: *Shigella* spp, *Salmonella* spp, *Campylobacter jejuni*, *Yersinia enterocolitica*, *Entamoeba histolytica*, *Giardia intestinalis*, *Cryptosporidium* spp, citomegalovírus, *Clostridium difficile* e herpes simples	Clínico. Exame de fezes – pesquisa de bactérias (coproculturas) e protozoários (diversas técnicas de coloração) – está indicado em alguns casos	O tratamento depende da causa provável (ver Capítulo 10)
Enterite crônica	A diarréia é considerada crônica quando dura mais de um mês, podendo persistir por vários meses, levando a emagrecimento progressivo e comprometimento do estado geral. As principais etiologias são *E. histolytica*, *G. intestinalis*, *Cryptosporidium* spp, CMV, *Mycobacterium* spp, *Isospora belli* e *Microsporidium* spp; tumores (sarcoma de Kaposi e linfomas) podem ser a causa	Exames de fezes repetidos e tratamento empírico devem ser realizados antes de serem indicados procedimentos invasivos (retossigmoidoscopia e colonoscopia podem ser necessárias)	O tratamento depende da causa provável (ver Capítulo 10)
Afecções colorretais	As proctites ou proctocolites são comuns entre infectados pelo HIV (sobretudo homossexuais masculinos). É grande a freqüência de fissuras, fístulas e ulcerações, provocando dor, secreção anal, sangramento, tenesmo, mudança de hábito intestinal e, algumas vezes, dor abdominal, devido à extensão do processo. Abscessos perirretais também são comuns. Os principais agentes são *E. hystolitica*, *G. intestinalis*, *Cryptosporidium* spp, *Neisseria gonorrhoeae*, *Treponema pallidum*, *Chlamydia* spp, Herpes simples, papilomavírus, CMV e outros. Em relação à neoplasia sarcoma de Kaposi nesta localização, freqüentemente ulcera provocando dor, sangramento e estenose; o carcinoma anorretal parece ser mais comum entre homossexuais masculinos e tem sido relacionado a infecções crônicas, principalmente pelo papilomavírus e herpes	Baseado no quadro clínico, exame de fezes, retossigmoidoscopia e estudo histopatológico, conforme cada caso	Dependerá da causa (provável ou diagnosticada)

Capítulo 22 ✔ AIDS (Síndrome de Imunodeficiência Adquirida) ❑ 183

Quadro 22-10. Outras manifestações da AIDS

Grupo de manifestação	Distúrbios	Comentários
Dermatológicas	Dermatite seborréica	Bastante prevalente entre os infectados pelo HIV; o tratamento é feito com sabonetes (de enxofre ou ácido salicílico), xampus (piritionato de zinco), cremes com cetoconazol ou corticosteróides tópicos
	Farmacodermias	Os medicamentos mais implicados são as sulfas, anticonvulsivantes, antibióticos, analgésicos, tuberculostáticos e anti-retrovirais; nos casos mais graves (Stevens-Johnson, por exemplo), a internação é mandatória
	Prurigo	É uma das dermatoses mais prevalentes em infectados pelo HIV; anti-histamínicos orais (hidroxizina 25-75 mg/dia), loções antipruriginosas (com cânfora e mentol) e corticosteróides tópicos são os fármacos indicados
	Molusco contagioso	É mais freqüente nos pacientes infectados pelo HIV, podendo alcançar dimensões de dois a três centímetros (confusão diagnóstica com criptococose e histoplasmose); eletrocirurgia, crioterapia, curetagem e ácido tricloroacético de 30% a 90% são os tratamentos preconizados
	Herpes simples	No paciente infectado pelo HIV, a infecção pode se "arrastar", levando a múltiplas lesões ulceradas; aspectos clínicos pouco usuais como lesões necróticas, vegetantes e disseminação podem ocorrer; aciclovir é o fármaco de escolha (ver Capítulos 1 e 32)
	Herpes zoster	Apresenta elevado valor presuntivo para a infecção pelo HIV; o quadro é mais "agressivo" (lesões necro-hemorrágicas, com comprometimento de múltiplos dermátomos); aciclovir e fanciclovir são os fármacos de escolha (ver Capítulos 1 e 39)
	Lesões por HPV	Pode ocasionar verrugas vulgares, verrugas planas e condilomas; o tratamento é feito com ácido tricloroacético (de 30% a 90%), podofilina, crioterapia ou cirurgia
	Candidose cutânea	Acomete preferencialmente as áreas interdigitais, as virilhas e as unhas; nistatina creme e derivados azólicos são a base da terapêutica (ver Capítulo 114)
	Dermatofitoses	As lesões são mais encontradas no tronco, membros superiores e inferiores, virilhas e nádegas. Terapêutica tópica e sistêmica é preconizada (ver Capítulo 122)
	Onicomicoses	São achados comuns nos pacientes com infecção pelo HIV, estando mais freqüentemente envolvido *Tricophyton* spp. O comprometimento de múltiplas unhas é comum. O tratamento é feito com itraconazol (100 mg/dia, VO, quatro meses) ou fluconazol (150 mg/dia, VO, 4 a 6 meses)
	Piodermites	*Staphylococcus aureus* e *Streptococcus pyogenes* são os patógenos mais encontrados. Cefalosporinas e penicilinas + inibidores de β-lactamases são medicamentos de eleição
	Escabiose	Em pacientes imunodeprimidos, pode apresentar-se na variedade "crostosa", com lesões acastanhadas tendendo à disseminação. O tratamento é feito com benzoato de benzila, monossulfiram, deltametrina e ivermectina (ver Capítulo 134)
	Angiomatose bacilar	Causada por *Bartonella henselae* e *Bartonella quintana*, clinicamente assemelha-se ao sarcoma de Kaposi. Eritromicina (500 mg, 6/6h, VO, 6 a 8 semanas) e doxiciclina (100 mg, 12/12h, VO, 6 a 8 semanas) são os fármacos de escolha
	Sarcoma de Kaposi	Lesões maculosas, maculopapulosas, infiltradas e nodulares, de coloração eritêmato-vinhosa ou eritêmato-acastanhada, freqüentemente múltiplas. O tratamento é feito por quimioterapia, devendo ser consultado um infectologista e um oncologista com esta finalidade
	Linfomas	A pele pode ser acometida por linfomas não-Hodgkin; o tratamento é quimioterápico
Hematológicas	Anemia	Relacionado mais amiúde a fármacos (AZT, anfotericina B e outros), infecções (*Mycobacterium* spp, *H. capsulatum*, o próprio HIV) e neoplasias (linfoma, sarcoma de Kaposi)
	Leucopenia	Causas similares à anemia, com especial atenção ao ganciclovir (altamente leucopenizante); em alguns casos GM-CSF (fator estimulante de colônias de granulócitos-macrófagos) pode ser usado
	Trombocitopenia	Púrpura trombocitopênica idiopática (PTI), geralmente relacionada ao HIV, e púrpura trombocitopênica trombótica (mais rara) são reportadas

(Continua)

PARTE III ✔ DOENÇAS CAUSADAS POR VÍRUS

Quadro 22-10. Outras manifestações da AIDS *(Continuação)*

Grupo de manifestação	Distúrbios	Comentários
Reumatológicas	Síndrome de Reiter	É a artrite mais prevalente em infectados pelo HIV, costumando ocorrer de forma simultânea ao início da imunodepressão; o tratamento é feito com antiinflamatórios não esteroidais ou corticosteróides (na dependência da gravidade do caso)
	Outras formas de artrite	São também descritas: artrite psoriática, artrite séptica (*S. aureus, Mycobacterium* spp, *C. neoformans, Sporothrix schenckii*) e a artrite relacionada à AIDS (oligoartrite subaguda, principalmente de joelhos e tornozelos, responsiva a antiinflamatórios não esteroidais)
	Miopatias	Relacionada a fármacos (por exemplo, zidovudina e d4T) e a processos infecciosos (*S. aureus*) e poliomiosite
	Vasculites	Parecem estar implicados CMV, vírus da hepatite B, HTLV-I, vírus herpes simples e vírus varicella-zoster
	Síndrome de Sjögren	Um quadro semelhante à síndrome de Sjögren já foi descrito em pacientes infectados pelo HIV, chamando atenção o aumento importante da parótida
	Fenômenos auto-imunes	Presença de anticorpos antinucleares, antilinfócitos, antiplaquetários, anticoagulante lúpico e testes de Coombs positivos são descritos em pacientes infectados pelo HIV
Renais	Nefropatia associada ao HIV	Clinicamente, manifesta-se por proteinúria podendo ocorrer síndrome nefrótica. Anti-retrovirais (terapia "potente") e inibidores da ECA vêm sendo investigados na terapia desta condição
	Glomerulopatias por imunocomplexos	Em geral, os pacientes apresentam hematúria assintomática, proteinúria e insuficiência renal leve; a investigação desses pacientes deve incluir marcadores virais para hepatite B e C, pesquisa de sífilis e neoplasias (as quais podem estar associadas)
	Síndrome hemolítico-urêmica	No paciente infectado pelo HIV, a doença tem um pior prognóstico; o uso de valaciclovir em pacientes imunodeprimidos vem sendo implicado como possível desencadeador de síndrome hemolítico-urêmica
	Distúrbios ácido-basicos e hidroeletrolíticos	São descritos, muitas vezes, como secundários ao uso de fármacos, a saber: **hipernatremia** (anfotericina B, RMP, foscarnet), **hipocalemia** (anfotericina B, foscarnet), **hipercalemia** (trimetoprim, pentamidina), **hipercalcemia** (pentamidina, ddI, foscarnet), **hipocalcemia** (foscarnet), **hiperuricemia** (PZA, ddI, EMB), **hipomagnesemia** (anfotericina B, pentamidina) e **acidose tubular renal** (anfotericina B, RMP, cotrimoxazol). A acidose láctica tem sido uma complicação cada vez mais descrita e temida em associação com o uso de anti-retrovirais
	Insuficiência renal	Múltiplas causas: nefropatia associada ao HIV, glomerulopatias por imunocomplexos, uso de fármacos (anfotericina B, aminoglicosídeos, foscarnet); não se deve esquecer de ajustar as doses dos fármacos em uso pelo paciente
Endócrinas e metabólicas	Adrenal	Insuficiência causada por: CMV, HIV, *M. tuberculosis*, outras *Mycobacterium* spp e *H. capsulatum*
	Tiróide	Manifestação clínica é rara; agravamento da imunossupressão pode propiciar surgimento de hipotireoidismo
	Pâncreas	Pancreatite (anteriormente descrito) e aumento da resistência à insulina/diabetes *mellitus* são relatados; as principais etiologias são microrganismos (HIV, CMV) e fármacos (pentamidina, cotrimoxazol, ddI, ddC, d4T, 3TC e inibidores da protease)
	Gônadas	Hipogonadismo relacionado ao HIV e às infecções oportunistas (*Mycobacterium* spp, CMV)
	Dislipidemias	Hipertrigliceridemia e hipercolesterolemia vem sendo descritas em pacientes infectados pelo HIV, sobretudo associado ao uso de inibidores da protease
	Lipodistrofia	Distúrbio caracterizado pela redistribuição da gordura corporal (acúmulo de gordura dorsocervical e no abdome), descrito em pacientes em uso de inibidores da protease
	Wasting syndrome (caquexia)	Tem patogênese multifatorial, estando associada às doenças oportunistas, desnutrição e à própria infecção pelo HIV

Capítulo 22 ✔ AIDS (Síndrome de Imunodeficiência Adquirida) 185

Quadro 22-10. Outras manifestações da AIDS (Continuação)

Grupo de manifestação	Distúrbios	Comentários
Cardiovasculares	Miocardite	Vários patógenos vêm sendo implicados como agentes causais de miocardites: T. gondii, P. carinii, H. capsulatum, C. neoformans, C. albicans, Aspergillus fumigatus, Coccidioides immitis, Mycobacterium spp, CMV e o próprio HIV
	Endocardite	Endocardite marântica e infecciosa são descritas em pacientes infectados pelo HIV; neste último caso, S. aureus, Streptococcus viridans, Enterococcus spp e fungos são os microrganismos mais freqüentemente descritos
	Pericardite	Várias circunstâncias são relatadas como causadoras de doença pericárdica em pacientes infectados pelo HIV: Mycobacterium spp, C. neoformans, T. gondii, S. aureus, S. pneumoniae, Nocardia asteroides, Listeria monocytogenes, Chlamydia trachomatis, CMV, herpes simples, sarcoma de Kaposi, linfoma, adenocarcinoma, pós-infarto agudo do miocárdio
	Toxicidade por fármacos	Os mais descritos como promotores de cardiotoxicidade são: anfotericina B (cardiomiopatia dilatada, HAS), cotrimoxazol (prolongamento de QT, torsades de pointes), doxorrubicina (cardiomiopatia dilatada), ganciclovir (taquicardia ventricular), α-interferon (arritmias, morte súbita, IAM), pentamidina (prolongamento de QT, torsades de pointes), pirimetamina (prolongamento de QT) e zidovudina (cardiomiopatia dilatada, miocardite)
Otorrinolaringológicas	Laringe	São importantes: laringites de diversas etiologias, sarcoma de Kaposi e linfoma não-Hodgkin
	Nasossinusais	Descrevem-se sinusites agudas e crônicas, disfunção da tuba auditiva, sarcoma de Kaposi, úlceras por herpes simples e vírus varicella-zoster
	Otológicas	São importantes: otites (externa e média), perda auditiva, sarcoma de Kaposi, infecções fúngicas
Oftalmológicas	Retinite por CMV	É uma das alterações oculares mais importantes na infecção pelo HIV, tendo como manifestações clínicas iniciais a presença de escotomas, "borramento" visual e redução do campo de visão; ganciclovir, foscarnet e cidofovir são os fármacos empregáveis (ver Capítulos 1 e 25)
	Outras alterações	São também descritos distúrbios do segmento anterior (molusco contagioso, sarcoma de Kaposi, varicela-zoster, granuloma conjuntival infeccioso, ceratite seca e ceratites infecciosas) e do segmento posterior (exsudatos algodonosos, retinocoroidite por T. gondii, retinocoroidite pos sífilis, retinite micótica, necrose retiniana aguda e outras)

Quadro 22-11. Sumário da profilaxia para as infecções oportunistas nos pacientes infectados pelo HIV (reproduzido de Gomes AP, Siqueira-Batista R, Igreja RP, Santos SS. Profilaxia das Infecções Oportunistas na Síndrome de Imunodeficiência Adquirida – SIDA. J Bras Med 81:66-78, 2001)

Infecção oportunista	Fármaco/vacina e dose	Efeitos adversos principais
Tuberculose	**Isoniazida** 300 mg/dia, 6 a 12 meses **Isoniazida** duas vezes por semana, na dose de 900 mg + **piridoxina** 100 mg (duas vezes/semana), por 9 meses **Rifampicina** (600 mg/dia) + **pirazinamida** (20 mg/kg/dia = máximo 2 g/dia) durante 2 meses	Isoniazida: hepatite e neuropatia periférica Rifampicina: gastrointestinais (anorexia, náuseas, vômitos e dor abdominal) e hepatite Pirazinamida: dor articular (gota) e hepatite
Mycobacterium avium-intracellulare	Primária: **claritromicina** 500 mg 2 vezes ao dia, ou **azitromicina** 1.200 mg/semana ou 500 mg três vezes/semana, ou **rifabutina** (300 mg/dia) Secundária: **claritromicina** 500 mg, duas vezes ao dia + **etambutol** 1.200 mg/dia ou **azitromicina** 1.200 mg/semana + **etambutol** 1200 mg/dia ou **rifabutina** 300 mg/dia, via oral	Rifabutina associa-se à uveíte. Etambutol tem como efeito adverso mais importante a neurite óptica. Em relação aos macrolídeos, intolerância gastrointestinal é o efeito adverso mais observado. Claritromicina pode, raramente, causar trombocitopenia e miastenia
Streptococcus pneumoniae	Uma dose de vacina antipneumocócica para adultos e crianças maiores que dois anos	Não deve se administrada em pacientes com CD_4^+ < 200/mm^3
Haemophilus influenzae	Vacinação para crianças	—

(Continua)

Quadro 22-11. Sumário da profilaxia para as infecções oportunistas nos pacientes infectados pelo HIV (reproduzido de Gomes AP, Siqueira-Batista R, Igreja RP, Santos SS. *Profilaxia das Infecções Oportunistas na Síndrome de Imunodeficiência Adquirida – SIDA.* J Bras Med 81:66-78, 2001) *(Continuação)*

Infecção oportunista	Fármaco/vacina e dose	Efeitos adversos principais
Salmonella spp	Profilaxia secundária com ciprofloxacina pode ser considerada	Ciprofloxacina não deve ser usada em pacientes com menos de 18 anos e em grávidas pelo risco de acúmulo nas cartilagens
Pneumocistose	**Sulfametoxazol-trimetoprim** (800/160 mg), uma vez ao dia, três a sete vezes por semana, ou **dapsona** 100 mg/dia, três a sete vezes por semana, ou **dapsona** 50 mg/dia + **pirimetamina** 50 mg/dia + **ácido folínico** 25 mg/dia, uma vez por semana, ou **pentamidina** aerossolisada (300 mg, a cada 28 dias), no Respirgard II **dapsona** 200 mg/ semana + **pirimetamina** 75 mg/semana + **ácido folínico** 25 mg/semana	Sulfametoxazol-trimetoprim relaciona-se à hipersensibilidade, depressão de medula óssea e intolerância gastrointestinal Dapsona relacionada à hipersensibilidade e intolerância gastrointestinal Pirimetamina é relacionada à depressão de medula óssea e intolerância gastrointestinal Pentamidina é associada à hipoglicemia e pancreatite
Candidose (esofagiana)	**Fluconazol** 100 a 200 mg/dia, nos casos de esofagite de repetição	Hepatotoxicidade pode ser observada com o fluconazol
Criptococose	**Fluconazol** 200 mg/dia, para profilaxia secundária, ou **anfotericina B** 1 mg/kg/dia, duas vezes por semana (profilaxia secundária)	Anfotericina provoca nefrotoxicidade associada à hipocalemia, arritmias cardíacas, flebites e febre com calafrios
Histoplasmose	**Itraconazol** 200 mg/dia, para profilaxia secundária, ou **anfotericina B** 1 mg/kg/dia, duas vezes por semana (profilaxia secundária)	Hepatotoxicidade pode ser observada com o itraconazol
Coccidioidomicose	**Itraconazol** 200 mg/dia, para profilaxia secundária, ou **fluconazol** 400 mg/kg/dia, para profilaxia secundária	Hepatotoxicidade pode ser observada com o itraconazol
Neurotoxoplasmose	*Primária:* **sulfametoxazol-trimetoprim** 800/160 mg/dia *Secundária:* **sulfadiazina** 2 a 4 g/dia + **pirimetamina** 25 a 50 mg, 5 a 7 vezes/semana + **ácido folínico** 15 mg/dia ou **dapsona** 50-100 mg/dia + **pirimetamina** 50-75 mg/semana ou **clindamicina** 300-450 mg, 6/6h ou 8/8h + **pirimetamina** 25-75 mg/ dia + **ácido folínico** 15 mg/dia ou **claritromicina** 500 mg, 12/12h ou **azitromicina** 600 mg/dia + **pirimetamina** 25-50 mg/dia	Sulfadiazina relacionada à hipersensibilidade, depressão de medula óssea e intolerância gastrointestinal Clindamicina relacionada à intolerância gastrointestinal (náuseas, vômitos e diarréia), bem como a rara complicação colite pseudomembranosa
Retinite por CMV	**ganciclovir** 5 mg/kg/dia por 5 a 7 vezes na semana ou **foscarnet** 90-120 mg/kg/dia ou **cidofovir** 5 mg/kg a cada duas semanas ou **ganciclovir** oral intra-ocular	Ganciclovir provoca depressão de medula óssea (leucopenia) como principal efeito adverso Foscarnet associado à toxicidade renal Cidofovir relacionado à nefrotoxicidade
Infecção pelo HVB	Vacinação: três doses, sendo a segunda dose aplicada 30 dias e a terceira dose aplicada 180 dias após a primeira	—

Quadro 22-12. Proposta para descontinuação e restituição das profilaxias primárias e secundárias em pacientes infectados pelo HIV (adaptado de Van der Horst & Wohl, XIII International AIDS Conference, 2000)

Patógeno	Profilaxia primária		Profilaxia secundária	
	Suspensão	Restituição	Suspensão	Restituição
Pneumocystis carinii	$CD_4^+ > 200$ células/mm^3 e/ou percentual de $CD_4^+ > 14\%$ por 3 a 6 meses	$CD_4^+ < 200$ células/mm^3 e/ou percentual de CD_4^+ <14% e/ou candidose oral	$CD_4^+ > 200$ células/mm^3 e/ou percentual de CD_4^+ >14% por 3 a 6 meses	CD_4^+ <200 células/mm^3 e/ou percentual de CD_4^+ < 14% e/ou candidose oral
Toxoplasma gondii	Seguir orientações descritas para P. carinii	Seguir guideline de PCP Pentamidina não apresenta atividade contra T. gondii	Dados para sugerir a interrupção da profilaxia secundária são insuficientes	–
Mycobacterium tuberculosis	–	–	–	–
Mycobacterium avium-intracellulare (MAC)	$CD_4^+ > 100$ células/mm^3 por 3 a 6 meses	CD_4^+ <50 células /mm^3	Dados para sugerir a interrupção da profilaxia secundária são insuficientes, mas comumente é feita	$CD_4^+ < 100$ células/mm^3
Citomegalovírus (CMV)	–	–	$CD_4^+ > 150$ células /mm^3 por 3 a 6 meses, especialmente se não houver doença em zona 1 e se exames oftalmológicos regulares forem possíveis	$CD_4^+ < 50$ a 100 células/mm^3 possível papel para reintrodução de terapia para CMV, se vitreíte imune
Herpes simples, vírus varicela-zoster, Cryptococcus neoformans, Histoplasma capsulatum e Coccidioides immitis	–	–	Não há suspensão, no caso de criptococose, histoplasmose ou coccidioidomicose	–

PROFILAXIA DAS INFECÇÕES OPORTUNISTAS

São consideradas oportunistas as infecções ocorrentes com maior freqüência e gravidade em decorrência de estado de imunossupressão, seja congênita, seja adquirida, por uso de medicamentos como quimioterápicos ou corticosteróides, ou em decorrência da infecção pelo vírus da imunodeficiência humana (HIV). A profilaxia das infecções oportunistas é sabidamente tão importante quanto o tratamento anti-retroviral no manejo dos pacientes infectados pelo HIV, sobretudo nos casos onde haja a existência de imunossupressão grave.

Até o momento, já foram identificados dezenas de patógenos capazes de produzir infecções oportunistas em pacientes portadores do HIV. Além disso, tem sido demonstrado melhora da qualidade e expectativa de vida dos infectados, mesmo em pacientes com AIDS, resultante da utilização das condutas profiláticas. Estas podem ser classificadas em **primária**, quando o paciente ainda não apresentou a infecção oportunista e **secundária**, quando já houve acometimento do paciente pelo agente infeccioso (a profilaxia secundária segue-se ao tratamento). A seguir, discutiremos sucintamente os principais meios de prevenção das infecções oportunistas.

PREVENÇÃO DA TRANSMISSÃO NOS ACIDENTES COM MATERIAL PÉRFURO-CORTANTE

A discussão é apresentada no Capítulo 3.

PREVENÇÃO DA TRANSMISSÃO MATERNO-INFANTIL DA AIDS

Como já comentado, a transmissão mãe-filho ocorre tanto na gestação, quanto no parto e no aleitamento materno e pode ser reduzida drasticamente pela utilização de esquemas anti-retrovirais. O protocolo inicial de sucesso, e que vem guiando a utilização de novos medicamentos é o ACTG 076. Verificou-se que quando usado AZT na gestação, parto e nos pós-parto (para o recém-nascido) havia redução de 70% da transmissão. Outros esquemas já foram testados, mas este é ainda o padrão preconizado pelo Ministério da Saúde e literatura internacional. Esquemas com múltiplas drogas devem ser indicados em situações específicas que serão comentadas a seguir.

Atualmente o teste anti-HIV (ELISA) deve ser oferecido a toda a gestante no período pré-natal, devendo ser garantido o livre acesso ao teste para aquelas interessadas, independente da idade gestacional. Além do teste de detecção de anticorpos, deve ser realizado o aconselhamento pré e pós-teste de todas as mulheres, sendo colocada a importância do uso de preservativo, mesmo durante a gravidez, como forma eficaz de prevenção de doenças sexualmente transmissíveis, protegendo mãe e concepto.

São necessários para a confirmação diagnóstica a realização de dois testes do tipo ELISA e um teste do tipo Western Blot (ou imunofluorescência). Em relação à gestação há uma peculiaridade, já que a intervenção com o uso de quimioprofilaxia anti-retroviral deve ser iniciada a partir da décima-quarta semana de gestação para que os resultados sejam ótimos, mas deve sempre ser realizada, independente da época quando perdida a data ótima de início. Gestantes que se apresentam tardiamente para o pré-natal ou mesmo no trabalho de parto podem ser testadas através do uso de teste rápido. É indicada a realização de dois testes rápidos e o encaminhamento da amostra, se reativa, para a execução de exame confirmatório. A sensibilidade, especificidade, valores preditivos positivos e negativos têm-se mostrado muito altos, possibilitando com tranqüilidade a prescrição do anti-retroviral. Abaixo serão comentadas a forma de utilização das drogas a serem iniciadas na quimioprofilaxia.

- *Gestante com idade gestacional < 14 semanas, assintomática, virgem de tratamento anti-retroviral, sem níveis de linfócitos T CD_4^+ e carga viral conhecidos:* iniciar a partir da 14ª semana de gestação esquema via oral (VO) com AZT 300 mg de 12/12 horas ou 200 mg de 8/8 horas ou 100 mg 5× ao dia (600 mg/dia). Aguardar resultados laboratoriais para decisão sobre manutenção de monoterapia ou terapia combinada.
- *Gestante com idade gestacional ³ a 14 semanas, assintomática, virgem de tratamento anti-retroviral, com níveis de linfócitos T $CD_4^+ > 350$ células/mm³ e/ou carga viral < 10.000 cópias:* iniciar esquema via oral (VO) com AZT 300 mg de 12/12 horas ou 200 mg de 8/8 horas ou 100 mg 5× ao dia (600 mg/dia).
- *Gestante com idade gestacional ≥ a 14 semanas, assintomática, virgem de tratamento anti-retroviral, com níveis de linfócitos T $CD_4^+ < 350$ células/mm³ e/ou carga viral > 10.000 cópias:* iniciar esquema via oral (VO) com AZT 300 mg de 12/12 horas ou 200 mg de 8/8 horas ou 100 mg 5× ao dia (600 mg/dia) até a vigésima-oitava semana. Em seguida ajustar tratamento para terapêutica combinada com AZT (300 mg de 12/12 horas), 3TC (150 mg de 12/12 horas) e nevirapina (200 mg de 12/12 horas) ou nelfinavir (1.250 mg de 12/12 horas).
- *Gestante sintomática, independente de carga viral e linfócitos T CD_4^+:* quando a idade gestacional for < 14 semanas, não se pode garantir que haja segurança para o feto no uso de anti-retrovirais, contudo a postergação do início da terapêutica pode gerar evolução da doença e onerar o feto com maior risco de infecção, logo opta-se pelo tratamento. Iniciar terapêutica combinada com AZT (300 mg de 12/12 horas), 3TC (150 mg de 12/12 horas) e nevirapina (200 mg de 12/12 horas) ou nelfinavir (1.250 mg de 12/12 horas).
- *Gestante em uso de anti-retroviral:* deve-se manter o tratamento da mãe; se possível suspender o esquema e reintroduzir após a 14ª semana (dependendo do estado imunológico e virológico da mãe, como visto no item acima). Ajustar o esquema priorizando a utilização do AZT; se não estiver em uso de AZT iniciá-lo.
- *Gestantes em trabalho de parto infectada pelo HIV:* fazer AZT intraparto e para o recém-nascido, como no primeiro esquema. Encaminhar a mãe para acompanhamento clínico após o parto.
- *Em todas as situações:* fazer uso via intravenosa (IV) de AZT 2 mg/kg/hora na primeira hora e 1 mg/kg/hora nas horas subseqüentes; se não for possível a via IV, administrar VO AZT 400 mg no início do trabalho de parto e 200 mg de 2 em 2 horas (ou 300 mg de 3 em 3 horas); o recém-nascido deve receber xarope VO após 8 a 12

horas do nascimento de AZT 2 mg/kg de 6/6 horas ou IV 1,5 mg/kg em trinta minutos a cada 6 horas, devendo ser mantido por **seis semanas**.

- *Recém-nascidos de mãe infectada, sem acompanhamento pré-natal e intraparto:* iniciar AZT xarope o mais breve possível.
- As crianças devem ser encaminhadas ao especialista, assim como as mães para continuação de terapia de forma adequada de acordo com indicações peculiares a cada paciente.
- A amamentação deve ser substituída pelas fórmulas artificiais, já que há risco da transmissão do vírus. As mães devem ser orientadas para a importância desta medida na saúde de seus bebês, devendo o sistema de saúde estar apto ao esclarecimento de dúvidas e a contornar possíveis problemas de cunho psicológico correlacionados com tal situação. O mesmo sistema deveria se responsabilizar pelo fornecimento do alimento às mães sem condições financeiras de manter o bebê sem aleitá-lo.
- As drogas contra-indicadas na gestação são hidroxiuréia, efavirenz, delarvidina e zalcitabina. Não há segurança para o uso de abacavir e amprenavir. O indinavir deve ser evitado pelo risco de litíase renal e hiperbilirrubinemia, assim como a associação didanosina/estavudina pelo risco de toxicidade mitocondrial e acidose láctica.

Em relação à decisão entre parto vaginal e cesáreo, existem ainda controvérsias. Estudos mostram benefícios com maior redução da taxa de infecção (10% e 2%). O Ministério da Saúde do Brasil, seguindo a literatura corrente, recomenda a seguinte conduta:

- **Gestantes com carga viral após a trigésima-quarta semana de gestação com valores** maiores do que 1000 cópias/ml ou aquelas em que o valor é desconhecido **devem realizar cesariana eletiva.**
- **Gestantes com carga viral após a trigésima-quarta semana com valores** *menores do que 1000 cópias/ml ou indetectáveis* **podem ter o parto vaginal, salvo indicações obstétricas.**

Há ainda algumas condutas que devem ser relembradas como: evitar a amniotomia, evitar episiotomia, acelerar o trabalho de parto com ocitocina, fazer ligadura imediata do cordão umbilical, limpar a superfície corporal do bebê e aspirar as vias aéreas com cuidado e delicadeza.

O aleitamento materno deve ser desaconselhado, devendo o profissional orientar a parturiente sobre os riscos para o bebê e providenciar o fornecimento de fórmula infantil substituta.

Os bebês devem ter acompanhamento regular pelo especialista durante o uso de AZT para verificação de efeitos adversos e após, para detecção/exclusão de infecção e início de profilaxia de doenças oportunistas e anti-retrovirais.

BIBLIOGRAFIA RECOMENDADA

Obras principais

Rachid M, Schechter M. *Manual de HIV/AIDS.* 6ª ed. Rio de Janeiro: Revinter, 2001. [Texto consagrado por sua atualização e abordagem prática dos principais aspectos da AIDS.]

Siqueira-Batista R, Gomes AP, Igreja RP, Huggins DW. *Medicina Tropical. Abordagem Atual das Doenças Infecciosas e Parasitárias.* Rio de Janeiro: Cultura Médica,

2001. [Livro-texto da área de Doenças Infecciosas e Parasitárias atualizado que possui toda uma seção (23 capítulos totalizando mais de 100 páginas) tratando sobre todos os aspectos da AIDS.]

Textos complementares

Centers for Disease Control and Prevention. Pneumocystis pneumonia, Los Angeles. *MMWR* 1981;30:250–2.

Centers for Disease Control and Prevention. *MMWR* (Recommendations and Reports) 1999;48:RR-10.

Centers for Disease Control and Prevention. Kaposi's sarcoma and pneumocystis pneumonia among homosexual men, New York City and California. *MMWR* 1981;30:305–8.

Gomes AP, Siqueira-Batista R, Igreja RP, Santos SS. Profilaxia das infecções oportunistas na Síndrome de Imunodeficiência Adquirida (SIDA). *J Bras Med* 2001;81:66–78.

Kovacs JA, Masur H. Prophylaxis against opportunistic infections in patients with human immunodeficiency virus infection. *N Engl J Med* 2000;342:1416–26.

Ministério da Saúde. Secretaria de Políticas de Saúde. Coordenação Nacional de DST/AIDS. Recomendação para Terapia Anti-retroviral em Adultos e Adolescentes Infectados pelo HIV. Brasília, 2001.

Ministério da Saúde. Secretaria de Políticas de Saúde. Coordenação Nacional de DST e AIDS. Guia de tratamento clínico da infecção pelo HIV em adultos e adolescentes. Brasília, 1998.

Piscitelli SC, Gallicano KD. Drug therapy: Interactions among drugs for HIV and opportunistic infections. *N Engl J Med* 2001;344:984–96.

Sepkowitz KA. AIDS – The first 20 years. *N Engl J Med* 2001;344:1764–72.

Siqueira-Batista R, Gomes AP, Bedoya Pacheco SJ, Igreja RP. Hepatites virais. *In* Siqueira-Batista R, Gomes AP, Igreja RP, Huggins DW: *Medicina Tropical – Abordagem Atual das Doenças Infecciosas e Parasitárias*. Rio de Janeiro: Cultura Médica, 2001.

Van der Horst & Wohl DA. Opportunistic infections in the era of HAART. XIII International AIDS Conference, Durban, South African, 2000.

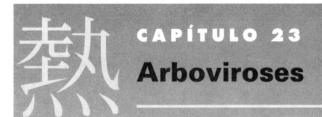

CAPÍTULO 23
Arboviroses

Rodrigo Siqueira-Batista ◆ Sandro Javier Bedoya Pacheco ◆ Ricardo Pereira Igreja

As arboviroses são doenças produzidas por um grupo de vírus denominado "arbovírus", transmitidos por artrópodes, tais como mosquitos e carrapatos. Todos esses vírus precisam da replicação nesses vetores para perpetuação de seu ciclo vital, sendo mantidos na natureza mediante transmissão biológica entre hospedeiros vertebrados suscetíveis e artrópodes hematófagos ou de hospedeiro artrópode a hospedeiro artrópode através da via transovariana e possivelmente venérea. O termo arbovírus é formado pela primeira sílaba das duas palavras *arthropod-borne*, acrescida da palavra vírus: *ar-bo*-vírus. Os exemplos de maior relevância atualmente são os vírus do dengue e da febre amarela, descritos em capítulos subseqüentes (26 e 28).

De forma geral, todos os arbovírus possuem o ácido ribonucléico (RNA) como material genético, fazendo exceção o vírus da peste suína africana (PSA), um verdadeiro arbovírus que possui DNA em sua constituição. A maioria dos arbovírus está distribuída nas famílias *Flaviviridae*, *Togaviridae*, *Bunyaviridae*, *Orbiviridae* e *Rhabdoviridae* (ver Quadro 23-1). A última numeração inclui 535 agentes registrados no *Catalogue of Arthropod-borne and selected Vertebrate Viruses of the World*, agrupados em 11 famílias, com alguns agentes ainda não classificados. Constituem o maior grupo conhecido de vírus, dos quais 100 são capazes de infectar o homem e 40 animais domésticos.

Essas doenças apresentam, de forma geral, uma distribuição geográfica extensa (vários continentes), com características epidemiológicas definidas, com muitas delas apresentando potencial epidêmico. Predominam em climas quentes (especialmente trópicos), embora numerosos arbovírus estejam presentes em regiões frias. Existem três padrões epidemiológicos: esporádico, endêmico e epidêmico.

Os aspectos clínicos incluem, invariavelmente, **quadros febris**, que podem estar associados a manifestações distribuídas, sindromicamente, em **distúrbios hemorrágicos**, **alterações neurológicas** (encefalites, meningites e meningoencefalites), bem como **comprometimento renal e hepático**.

Algumas moléstias permanecem ainda com etiologia desconhecida, estimando-se que na sua gênese estejam implicados agentes virais, com possibilidade de participação de arbovírus. Em nosso meio pode-se tomar como exemplo a síndrome hemorrágica de Altamira, permanece com a etiologia desconhecida (ver Capítulo 141). O quadro clínico desta condição descrita na Amazônia brasileira (Altamira) incluía febre baixa (na maioria das vezes ausente), marcante trombocitopenia, púrpuras, melena e sangramento nasal. Até o presente momento nenhum vírus ou outro microrganismo foi isolado dos enfermos, atribuindo-se a etiologia da síndrome a uma hipersensibilidade às picadas de simulídeos da região.

O Quadro 23-1 apresenta as principais doenças virais transmitidas por artrópodes, suas manifestações mais significativas e sua distribuição geográfica.

FEBRES HEMORRÁGICAS VIRAIS NÃO TRANSMITIDAS POR ARTRÓPODES

Algumas enfermidades virais, caracterizadas como febres hemorrágicas, vêm apresentando crescente importância, tanto pelo maior número de casos descritos, quanto pela potencial gravidade inerente ao quadro. Assim, como exemplos destas temos as hantaviroses, discutidas em detalhes no Capítulo 29. No Quadro 23-2, listam-se outras febres hemorrágicas virais relevantes, seus agentes etiológicos e sua distribuição geográfica.

Quadro 23-1. Arboviroses humanas (Siqueira-Batista, et al. 2001)

Vírus	Vetor	Distribuição	Aspectos clínicos*
Flaviviridae			
Banzi	Mosquito	África	–
Bussuquarra	Mosquito	América do Sul	–
Dengue 1 (DEN-1)	Mosquito	África, Ilhas do Pacífico, Sudeste Asiático, Índia, Caribe	Hemorragia; *rash* cutâneo
Dengue 2 (DEN-2)	Mosquito	África, Ilhas do Pacífico, Sudeste Asiático, Índia, Caribe	Hemorragia; *rash* cutâneo
Dengue 3 (DEN-3)	Mosquito	Indonésia, Filipinas, Índia, América Latina	Hemorragia; *rash* cutâneo
Dengue 4 (DEN-4)	Mosquito	Indonésia, Filipinas, Índia, América Latina, Sudeste Asiático	Hemorragia; *rash* cutâneo
Encefalite japonesa	Mosquito	Japão, China, Índia, Nepal, Sudeste Asiático	Encefalite
Encefalite russa vernestival	Carrapato	Europa e Ásia	Encefalite
Febre amarela	Mosquito	África, América Latina	Hemorragia; icterícia; insuficiência renal
Febre de Omsk	Carrapato	Ásia	Hemorragia, *rash* cutâneo
Floresta de Kyasanur	Carrapato	Índia	Hemorragia, *rash* cutâneo
Ilhéus	Mosquito	América do Sul e Central	Encefalite
Kunjin	Mosquito	Austrália	*Rash* cutâneo
Louping ill	Carrapato	Grã-Bretanha	Encefalite
Oeste do Nilo	Mosquito	África, Oriente Médio, Índia, Europa	Encefalite, *rash* cutâneo
Powassan	Carrapato	Canadá, Estados Unidos	Encefalite
Rocio	Mosquito	Brasil	Encefalite
Sepik	Mosquito	Austrália	–
Spondweni	Mosquito	África	–
Saint Louis	Mosquito	América	Encefalite
Vale do Murray	Mosquito	Austrália, Papua Nova Guiné	Encefalite
Wesselslbron	Mosquito	África, Ásia	*Rash* cutâneo
Zika	Mosquito	África, Sudeste Asiático	*Rash* cutâneo
Togaviridae			
Chikungunya	Mosquito	África, Índia, Sudeste Asiático	Hemorragia, *rash* cutâneo
Encefalite eqüina do leste	Mosquito	América do Norte, Central e do Sul	Encefalite
Encefalite eqüina do oeste	Mosquito	América do Norte, Central e do Sul	Encefalite
Encefalite eqüina da Venezuela	Mosquito	América do Norte, Central e do Sul	Encefalite
Maiaro	Mosquito	América do Sul	*Rash* cutâneo
Mucambo	Mosquito	Brasil	
Ockelbo	Mosquito	Suécia	*Rash* cutâneo
O'nyong-nyong	Mosquito	África	*Rash* cutâneo
Ross River	Mosquito	Austrália, Pacífico Sul	Artrite, *rash* cutâneo
Bunyaviridae			
Apeu	Mosquito	América do Sul	–
Bunyamwera	Mosquito	África	–
Bwamba	Mosquito	África	–

PARTE III ✔ Doenças Causadas por Vírus

Quadro 23-1. Arboviroses humanas (Siqueira-Batista, et al. 2001) *(Continuação)*

Vírus	Vetor	Distribuição	Aspectos clínicos*
Candiru	?	América do Sul	–
Caraparu	Mosquito	América do Sul	–
Febre hemorrágica da Criméia, Congo	Carrapato	Europa, África, Ásia Central, Paquistão	Hemorragia, *rash* cutâneo
Febre do Vale Rift	Mosquito	África	Hemorragia
Guaroa	Mosquito	América Latina	–
Itaqui	Mosquito	América do Sul	–
Maguari	Mosquito	América do Sul	–
Marituba	Mosquito	América do Sul	–
Murutuca	Mosquito	América do Sul	–
Oriboca	Mosquito	América do Sul	–
Oropuche	Culicóides	América do Sul	Encefalite
Reoviridae			
Changuinola	Flebótomo	América Central	–
Orungo	Mosquito	África	–
Rhabdoviridae			
Estomatite vesicular	Flebótomo	América Central e do Norte	–
Chandipura	Mosquito	Índia e África	–

* Além da síndrome febril.

Quadro 23-2. Febres hemorrágicas virais humanas (Siqueira-Batista, et al. 2001)

Vírus	Transmissão	Distribuição	Aspectos clínicos*
Arenavírus			
Guanarito	Urina de roedores	América do Sul	Febre hemorrágica da Venezuela
Junin	Urina de roedores	América do Sul	Febre hemorrágica da Argentina
Lassa	Urina de roedores	África (Oeste)	Febre de Lassa
Machupo	Urina de roedores	América do Sul	Febre hemorrágica da Bolívia
Sabiá	Urina de roedores	Brasil	Febre hemorrágica pelo vírus sabiá
Filovírus			
Ébola	Sangue e excretas**	África	Febre por vírus ébola
Marburg	Sangue e excretas**	África	Febre por vírus Marburg

* Nome da doença.
** Mecanismo de transmissão dos casos primários ainda desconhecido.

BIBLIOGRAFIA RECOMENDADA

Centers for Disease Control and Prevention. Preventing emerging infectious diseases: A strategy for the 21st century – overview of the updated CDC plan. *MMWR* (Recommendations and Reports) 1998;47:RR-15.

Pinheiro FP, Travassos da Rosa APA, Vasconcelos PFC. Arboviroses. *In* Veronesi R, Focaccia R: *Tratado de Infectologia.* Rio de Janeiro: Atheneu, 1997.

Setúbal S. Flaviviridae. *In* Oliveira LHS. *Virologia Humana.* Rio de Janeiro: Cultura Médica, 1994.

Siqueira-Batista R, Gomes AP, Ramos Jr. AN, Igreja RP. Febre amarela, outras arboviroses e febres hemorrágicas virais. *In* Siqueira-Batista R, Gomes AP, Igreja RP, Huggins DW: *Medicina Tropical – Abordagem Atual das Doenças Infecciosas e Parasitárias.* Rio de Janeiro: Cultura Médica, 2001.

CAPÍTULO 24
Caxumba

Eugênia F. Costa de Lacerda ◆ Daniel Rodrigues de Oliveira
Luiz Antonio Lopes Pereira ◆ Sandro Javier Bedoya Pacheco

CONCEITO

A caxumba é uma infecção viral aguda que cursa com um quadro sistêmico, geralmente autolimitado, sendo mais freqüente nas crianças em idade escolar. Os sinais e sintomas associados à doença foram inicialmente relatados por Hipócrates (460-377 a.C). Sua apresentação clínica mais comum é caracterizada por parotidite não supurativa, podendo acometer outros tecidos, como as glândulas salivares, meninges, pâncreas e gônadas.

ETIOLOGIA

O vírus da caxumba é um membro da família *Paramixoviridae*, subfamília *Paramyxovirinae* a qual inclui os vírus da parainfluenza 2, 4a e 4b. O vírion é uma partícula encapsulada, quase esférica e pleomórfica de aproximadamente 200 nm de diâmetro. O vírus está composto pelas seguintes proteínas: (1) as proteínas de superfície com atividade de hemaglutinina e de neuraminidase (HN) e de fusão (F); (2) a polimerase (P) com importante função de ARN polimerase; (3) a proteína do capsídeo (NP) fundamental na conformação estrutural do vírus; (4) a proteína matricial (M), responsável pela reunião dos vírus e finalmente (5) a proteína associada ao nucleocapsídeo (L). O genoma do vírus da caxumba é não segmentado e está constituído por uma fita linear simples de RNA com polaridade negativa (ssRNA).

Este vírus apresenta um único sorotipo antigênico, sendo o homem o único hospedeiro conhecido.

EPIDEMIOLOGIA

A caxumba é uma doença endêmica, presente em quase todas as populações urbanas com tendência a apresentar-se também na forma epidêmica. Em alguns países, exibe uma distribuição sazonal, com ocorrência de picos no inverno e na primavera. Acomete, preferencialmente, o sexo masculino e a faixa etária de quatro a 16 anos. Devido ao anticorpo materno adquirido pela via transplacentária, esta infecção raramente ocorre em lactentes. A infecção confere imunidade quase sempre permanente, tanto através da infecção clínica manifesta como da assintomática. Estima-se que 90% da população entre 25 e 30 anos seja imune a este vírus.

Após a introdução da vacina contra o vírus da caxumba, a incidência da enfermidade declinou significativamente para todas as faixas etárias, nas populações com programas eficazes de imunização. Entretanto, devido à eficiência de tais programas nas crianças e pré-escolares o maior risco de infecção tem sido observado nos adolescentes e adultos jovens. Já nas populações não vacinadas ou com programas de vacinação inadequados, devido ao número de crianças suscetíveis, a grande maioria das infecções tem ocorrido entre os quatro a sete anos de idade.

A *transmissão* do vírus da caxumba se dá pelo ar através de gotículas ou por contato direto com a saliva de uma pessoa infectada. O *período de transmissibilidade* é variável, embora o vírus possa ser isolado de seis a sete dias antes da inflamação da glândula parótida até nove dias após esta, sendo que o período de máxima infecciosidade está entre os dois dias antes da parotidite até quatro dias após o início desta. Isso significa que um indivíduo infectado é capaz de transmitir o vírus da caxumba durante um período de 15 dias, sendo que seu período de máxima infecciosidade é de cinco dias. É importante esclarecer que infecções subclínicas podem ser transmissíveis.

PATOGÊNESE

A caxumba é uma doença altamente contagiosa, embora acredite-se que seja menos contagiosa que outras doenças transmissíveis comuns como o sarampo e a varicela. Além disso, cerca de um terço dos indivíduos infectados não apresentam manifestações clínicas características da doença.

Após ser transmitido, o vírus se aloja no epitélio do trato respiratório superior. O *período de incubação* é de 15 a 18 dias, embora possa variar de sete a 25 dias. Durante este período ocorre replicação primária nas células epiteliais do trato respiratório superior, seguida da disseminação aos linfonodos regionais e viremia com disseminação sistêmica. A viremia pode levar o vírus até às glândulas salivares e a outros órgãos ou sistemas. O envolvimento da glândula parótida não é uma etapa obrigatória no processo infeccioso.

ASPECTOS CLÍNICOS

As manifestações clínicas são variadas. Em seguida ao período de incubação, aparecem as manifestações do *período prodrômico rápido* similares a um quadro gripal: febre, mal-estar, mialgia e anorexia, cefaléia. Após um curto tempo, que pode ser de um dia, advém a inflamação das glândulas salivares. A *inflamação das parótidas* (*parotidite*) pode ser uni ou bilateral, sendo geralmente acompanhada de diversos graus de hipertrofia e dor local. Na maioria dos casos, existe inflamação inicial de uma das glândulas parótidas (comprometimento unilateral), que se estende no pico clínico da doença à sua contraparte (comprometimento bilateral). Esta inflamação pode ocasionar elevação do lóbulo da orelha para frente e apagamento do ângulo mandibular. O paciente freqüentemente relata otalgia, dificuldade para engolir e falar. Ao exame da cavidade oral, o orifício do ducto de Stensen pode estar hiperemiado. Tal quadro, que se estabelece em dois a três dias quando o edema e a hiperestesia atingem sua máxima intensidade, permanece por cerca de sete dias, quando ocorre a regressão da inflamação, assim como das outras manifestações. Embora as glândulas parótidas sejam as mais freqüentemente comprometidas, outras glândulas salivares também podem apresentar inflamação (sublinguais e submandibulares).

Além do comprometimento das glândulas salivares, a *orquite,* que geralmente é unilateral, é observada em 20% a 30% dos homens que contraíram a doença depois da puberdade. Esta inflamação resulta da replicação do vírus nos túbulos seminíferos. As manifestações clínicas são uma intensa dor local, que pode estar acompanhada de febre, vômitos e cefaléia. Na maioria dos casos, a orquite aparece dentro de uma semana após inicio da parotidite e regride cinco a sete dias depois; no entanto, uma hiperestesia testicular leve pode persistir por várias semanas. Alguns indivíduos podem apresentar a orquite antes da parotidite ou, inclusive, sem a demonstração clínica desta. Embora exista uma atrofia testicular num número importante de pacientes, a esterilidade é uma seqüela extremamente rara. Nas mulheres, também pode aparecer ooforite em menor freqüência que o acometimento testicular e em até 31% das mulheres maiores de 15 anos aparece *mastite.* Como nos homens, a ooforite raramente causa esterilidade.

O sistema nervoso central é outro dos possíveis locais a ser atingido pelo vírus da caxumba. Este patógeno é um dos agentes etiológicos de maior importância na etiologia de meningites virais, no que diz respeito à freqüência. Esta afirmação é verdadeira para aqueles países onde a vacina contra caxumba ainda não foi estabelecida como rotina. Portanto, antes da introdução da vacina, nos Estados Unidos, eram reportados mais de 150.000 casos anuais, contra 2.982 em 1985 e apenas 1.692, em 1993. Outro dado importante é a ocorrência de casos de meningite decorrente da vacinação por caxumba, com um risco sugerido de 1/4.000 doses de vacina na Inglaterra e entre 1/18.000 e 1/67.200 doses na França. Aproximadamente, 15% dos pacientes com infecção pelo vírus da caxumba apresentam comprometimento meníngeo (*meningite).* Além disso, a metade dos pacientes com parotidite pelo vírus da caxumba apresenta pleocitose sem manifestações clínicas características de meningite. O início da doença pode ser súbito ou ser insidioso no decorrer de vários dias. Em geral, os sinais e sintomas de irritação meníngea aparecem cinco dias depois do aparecimento da parotidite; entretanto, estes podem preceder a parotidite ou aparecer em associação a esta. Quase metade dos casos de meningite pelo vírus da caxumba não apresenta parotidite clínica. A meningite é duas a três vezes mais freqüente nos homens que nas mulheres. A sintomatologia da meningite caracteriza-se principalmente pela presença de febre, cefaléia intensa e rigidez de nuca. Podem aparecer vômitos que geralmente não estão acompanhados de náuseas, podendo ser provocados ou facilitados por diversos estímulos. São também habituais a dor na nuca e lombar, assim como a fotofobia. O exame neurológico geralmente revela os sinais de irritação meníngea, sem alterações localizadas significativas. A rigidez de nuca é o sinal mais importante e é ocasionada pela irritação das leptomeninges nas raízes raquianas cervicais e torácicas superiores. A hipertensão intracraniana também participa na sua gênese. Estudos clínicos demonstram que a rigidez de nuca está ausente ou é de difícil evidência no exame clínico de aproximadamente 50% dos pacientes. Com menor freqüência aparecem outros sinais de irritação meníngea, como o sinal de Ker-

nig e de Brudzinski, bem como seus variantes. De forma geral, a meningite pelo vírus da caxumba é benigna, sendo as complicações neurológicas muito raras. Quando o processo infeccioso provoca comprometimento encefálico (*meningoencefalite),* novos sinais e sintomas vêm associar-se ao quadro neurológico meníngeo: alterações do sensório, convulsões e déficits focais, indicando uma evolução menos favorável. Os achados do exame do líquido cefalorraquidiano nos casos de infecção viral são freqüentemente sugestivos do diagnóstico, embora não apresentem suficiente especificidade para permitir um diagnóstico etiológico, podendo, muitas vezes, ser até difícil diferenciar essas alterações daquelas apresentadas por diversas outras doenças não virais. O líquido cefalorraquidiano destes pacientes exibe, tipicamente, uma pleocitose com 10 a 1.000 células/mm³, embora essas contagens possam chegar até 1.000 a 2.000 células/mm³. No início, geralmente existe uma menor celularidade com predomínio de leucócitos polimorfonucleares, mas posteriormente advém a característica pleocitose mononuclear. É importante considerar que algumas infecções podem cursar com um número de células normal ou até menor. A pleocitose pode persistir semanas ou meses após a remissão da infecção. A análise bioquímica mostra que o nível de proteína geralmente está normal ou levemente elevado (50-100 mg/dl) e o nível de glicose pode estar normal ou um pouco reduzido, correspondendo geralmente a 40% do nível de glicose no sangue. Entre 10% a 30 % das meningites pelo vírus da caxumba apresentam hipoglicorraquia.

Assim como a meningite, o vírus da caxumba pode comprometer o tecido cerebral produzindo uma *encefalite,* que felizmente é muito rara (um a dois casos de encefalite a cada 10.000 casos). As alterações no comportamento e na consciência são os sinais e sintomas mais proeminentes e mais orientadores do diagnóstico clínico. A diminuição do nível de consciência pode ir desde uma leve alteração, como a sonolência e obnubilação, ou evoluir até formas mais graves, tais como confusão mental, torpor e coma. Podem existir sintomas de alteração do estado mental, como desorientação, delírio, agitação, distúrbios da memória, alterações da personalidade e alucinações em graus variáveis. Muitos pacientes podem apresentar convulsões focais ou generalizadas, sendo importante diferenciar das convulsões febris nas crianças. Outras manifestações clínicas importantes são os déficits neurológicos focais. As encefalites virais podem originar complicações, acarretando diversas formas específicas de evolução que compreendem a síndrome de Guillain-Barré, a mielite transversa, a hemiplegia transversa e a ataxia cerebelar aguda, assim como seqüelas (hidrocefalia, retardo psicomotor, e outras). Uma de suas principais seqüelas é a surdez para sons altos, causando perda sensorioneural com uma incidência de cinco para cada 1.000.000 casos. Entretanto, de forma geral, a maioria dos pacientes com encefalite pelo vírus da caxumba se recuperam de forma completa. A taxa de letalidade dos casos de encefalite é de 1,4%.

Outra possível localização da infecção pelo vírus da caxumba é o pâncreas. A *pancreatite* ocorre em 4% dos casos, que pelo geral é leve. Em alguns casos o vírus pode produzir também uma *tiroidite, lesão renal, artrite, miocardite e trombocitopenia.*

Durante o primeiro trimestre da gestação, o vírus pode induzir o *aborto espontâneo.* Não existem provas definitivas de que a infecção materna durante a gravidez produza malformações congênitas.

DIAGNÓSTICO DIFERENCIAL

Devemos excluir no diagnóstico diferencial as parotidites produzidas por outros agentes infecciosos como o vírus parainfluenza 3, vírus coxsackie, vírus da influenza A, *Staphylococcus aureus* e outras bactérias. O aumento do tamanho da parótida também pode acontecer por diversas causas, sendo as mais freqüentes a obstrução do ducto de Stensem por cálculo ou tumor, sarcoidose, síndrome de Sjögren e reação a fármacos (como fenotiazinas e propiltiouracil).

ACHADOS LABORATORIAIS

Na maioria dos casos, o diagnóstico é estabelecido com base nas manifestações clínicas; entretanto, nas apresentações clínicas especiais como o caso da meningite, pancreatite ou alguns quadros atípicos que cursam sem parotidite, o diagnóstico laboratorial é necessário. A infecção aguda pelo vírus da caxumba se confirma (1) por um aumento de quatro vezes ou mais do título de anticorpos da classe IgG na fase de convalescência comparado com o título na fase aguda; (2) pela presença de IgM específica contra este vírus ou (3) por isolamento utilizando cultura de células. Das técnicas utilizadas para detecção de anticorpos, o teste de ELISA (*enzyme-linked immunosorbent assay*) é o preferido por muitos laboratórios pela sua sensibilidade e especificidade; entretanto, outros testes como de inibição da hemaglutinação ou de fixação de complemento podem também ser úteis. O vírus pode ser isolado da mucosa na região do vestíbulo da boca, seis a sete dias antes da inflamação da glândula parótida e até nove dias após esta; ou na urina, seis dias antes da inflamação da glândula parótida e até quinze dias após esta.

Dependendo da situação clínica, algumas apresentações especiais podem exigir diversos exames. Assim, em pacientes com manifestações de meningite, a avaliação do líquido cefalorraquidiano é extremamente importante para o diagnóstico diferencial. Seus achados foram comentados de maneira mais detalhada em parágrafos anteriores.

No hemograma, a contagem global e diferencial dos leucócitos é normal. Quando muito, discreta leucopenia com linfocitose relativa pode ser encontrada. A amilase sérica encontra-se aumentada, e a diferenciação entre amilase de origem salivar e pancreática pode ser de utilidade quando pancreatite pelo vírus da caxumba é suspeitada.

TRATAMENTO

Atualmente não existe tratamento específico para a caxumba. As medidas são apenas de suporte, incluindo combate à dor e à febre, com analgésicos e antitérmicos. Compressas mornas nas parótidas e nas bolsas escrotais podem melhorar a dor, sendo coadjuvante dos analgésicos.

PREVENÇÃO

A caxumba é atualmente uma doença imunoprevenível. Assim, a *vacinação* é a medida mais importante na profilaxia da doença. A vacina de vírus vivos atenuados é administrada por via subcutânea em forma monovalente ou combinada com as vacinas de vírus vivos contra o sarampo e a rubéola (MMR). No Brasil, a vacina tríplice viral (caxumba, rubéola e sarampo) faz parte do calendário nacional de vacinação e deve ser aplicada em crianças aos 15 meses de vida, com reforço durante a infância (entre os quatro e os seis anos). Pode também ser administrada a adolescentes e adultos que não tiveram contato com o vírus, não sendo evidenciadas reações em pessoas previamente imunizadas que tomaram a vacina. Mais de 95% dos indivíduos vacinados desenvolvem imunidade de longa duração, que pode ser permanente.

A vacina praticamente não apresenta efeitos adversos. Tem sido notificada a parotidite (geralmente unilateral) uma a duas semanas após a introdução da vacina, sendo de curso benigno. Em escassas oportunidades se tem relatado reações mais graves, como a meningite, encefalite e trombocitopenia.

A vacina não está recomendada, por razões teóricas, em gestantes ou mulheres que pretendem engravidar nos três meses seguintes, embora não existam até o momento dados concretos que demonstrem sua ação lesiva no feto. A vacina também está contra-indicada em pacientes com grave imunodepressão; entretanto, as crianças com infecção assintomática pelo Vírus da Imunodeficiência Humana (HIV), assim como os indivíduos tratados com doses pequenas de corticosteróides, podem recebê-la.

Outra medida adequada na infecção pelo vírus da caxumba é o *isolamento do indivíduo infectado*. O indivíduo com parotidite não deve freqüentar a escola ou o trabalho durante nove dias após o aparecimento desta. Além disso, é recomendado que os contatos suscetíveis não freqüentem a escola ou o trabalho durante o 12º até o 25º dia depois da exposição (*quarentena*). Deve-se vacinar todos os contatos suscetíveis, embora a vacina usada em contatos depois da exposição nem sempre proporcione proteção. É importante a desinfecção de todos os objetos contaminados com as secreções nasofaríngeas dos indivíduos com infecção.

BIBLIOGRAFIA RECOMENDADA

Bedoya Pacheco SJ, Gagliardi Leite JP, Trócoli MGC. Infecções virais do sistema nervoso central. In Siqueira-Batista R, Gomes AP, Igreja RP, Huggins DW: Medicina Tropical – Abordagem Atual das Doenças Infecciosas e Parasitárias. Rio de Janeiro: Cultura Médica, 2001.

Carlini ME, Shandera WX. Caxumba. *LANGUE, Diagnóstico e Tratamento 2001*. Rio de Janeiro: Atheneu, 2001.

Gershon A. Caxumba. *In* Fauci AS, Braunwald E, Isselbacher KJ, Wilson JD, Martin JB, Kasper DL, Houser SL, Longo DL: *Harrison – Medicina Interna*. 14ª ed. Rio de Janeiro: Guanabara-Koogan, 1998.

Lima MPJS. Caxumba. *In* Veronesi R, Foccacia R: *Tratado de Infectologia*. Rio de Janeiro: Atheneu, 1997.

Mandell GL, Bennett JE, Dolin R. *Principles and Practice of Infectious Diseases*. Philadelphia: Churchill Livingstone, 2000.

Moreira BM. Estratégias vacinais contra doenças infecciosas. *In* Schechter M, Marangoni DV: *Doenças Infecciosas – Conduta Diagnóstica e Terapêutica*. 2ª ed. Rio de Janeiro: Guanabara-Koogan, 1998.

CAPÍTULO 25

Citomegalovirose

Raphael dos Santos Coelho ◆ Nelson Luis De-Maria-Moreira
Sandro Javier Bedoya Pacheco ◆ Daniel Chamié ◆ Rodrigo Siqueira-Batista

CONCEITO

Os citomegalovírus (CMV) são atualmente reconhecidos como importantes patógenos em todos os grupos etários. Além de induzir defeitos congênitos graves, o CMV provoca amplo espectro de distúrbios em crianças de mais idade e adultos, variando desde infecção subclínica e assintomática (maioria dos casos) a quadros graves em imunocomprometidos.

Este vírus foi primeiramente isolado de humanos em 1956; entretanto, evidências de infecção por CMV foram descritas em crianças na década de 30.

O CMV é um vírus altamente espécie-específico, e produz um efeito citopatológico característico: células grandes contendo inclusões citoplasmáticas e intracelulares. São patógenos importantes, e quase todos os seres humanos são infectados em algum momento da sua vida.

Após a infecção primária, a excreção viral, ocasionalmente proveniente de vários locais, persiste por semanas, meses ou anos, antes de tornar-se latente.

ETIOLOGIA E EPIDEMIOLOGIA

O CMV tem cerca de 200 nm, sendo o maior membro da família *Herpesviridae;* e é classificado na sub-família *Beta-Herpesvirinae.* O DNA viral é uma molécula linear de dupla fita, com aproximadamente 230 kbp. Ele é organizado em duas regiões de seqüências únicas, denominadas *unique short* (U_S) e *unique long* (U_L), que correspondem a aproximadamente 20% a 80% do genoma. Ambas as regiões U_S e U_L podem ser invertidas, dando quatro *formas isoméricas* do DNA do vírion, mediadas pela presença das seqüências repetidas presentes nos terminais do genoma e na junção L-S. Ainda nenhum significado patológico tem sido atribuído a essas *formas isoméricas*. Os genomas dos CMV são altamente homólogos, mas existem relatos de variabilidade próximo à ligação U_S e b. O envoltório viral contém cerca de 30 proteínas codificadas pelo vírus.

Estes vírus são altamente espécie-específicos, de forma que o CMV humano não infecta outras espécies animais.

O CMV está amplamente distribuído em todas as regiões do mundo. Estudos epidemiológicos mostram que anticorpos para este vírus são detectados de 50% a 90% da população, existindo diversos fatores que influem na prevalência:

- *Condições socioeconômicas*, devido a que esta é aumentada nas classes sociais mais inferiores e nas regiões subdesenvolvidas, onde podem ser detectados anticorpos anti-CMV em 90% a 100% da população.
- A prevalência é maior nas *regiões urbanas* que nas rurais.
- *Idade*, onde aproximadamente em 1% dos recém-nascidos a infecção acontece na vida intra-uterina, 10% das crianças são infectadas no primeiro ano de vida e 33% são soropositivas antes dos 10 anos de idade.

Em adolescentes e adultos jovens, o aumento da soroconversão se dá pelo contato sexual (homo ou heterossexual), através de esperma e secreções cervicais contendo o vírus, sendo este um período importante quanto a transmissão.

As infecções pelo citomegalovírus não apresentam sazonalidade.

PATOGÊNESE

A transmissão do vírus pode ocorrer de diversas maneiras: (1) através dos fluidos corporais: secreções orofaríngeas (transmissão respiratória), leite materno (amamentação), urina, sêmen e secreções cervicais (transmissão venérea); (2) via parenteral, através de sangue e derivados; (3) pela barreira transplacentária nas infecções congênitas; (4) transmissão perinatal para o feto ao passar através do canal do parto de uma mãe com infecção cervicovaginal, e (5) tecidos transplantados (transplante de enxertos). Após a transmissão por uma das diferentes vias, ocorre a viremia com disseminação do vírus pelo organismo. A infecção é usualmente sistêmica, acometendo quase todos os órgãos. A replicação do CMV ocorre extensamente em todos os tecidos, o que pode ser demonstrado por isolamento de material de autópsia, de diferentes locais provenientes de pacientes com Síndrome de Imunodeficiência Adquirida (SIDA). Nas células do sistema imune, o CMV pode replicar-se em monócitos após diferenciação celular, leucócitos polimorfonucleares, linfócitos T CD_4^+ e T CD_8^+ e linfócitos B. O sistema imune desempenha um papel fundamental no controle da infecção e replicação do vírus nos diferentes órgãos. Os achados histopatológicos mais característicos são células aumentadas de tamanho (citomegálicas), com grandes núcleos pleomórficos contendo inclusões intranucleares. Essas inclusões podem ter diâmetro equivalente à metade do núcleo, podendo estar circundadas por um halo claro, que a separa da membrana nuclear originando o característico aspecto de "olhos de coruja". Ocasionalmente aparecem inclusões citoplasmáticas eosinófilas que são menores. Essas células podem induzir ou não reações inflamatórias. Por outro lado, as inclusões e a necrose focal podem ser achadas em qualquer órgão (rins, fígado, pulmões, intestino, pâncreas, tiróide e outros).

Após a infecção primária, o vírus pode permanecer latente em células do sistema imune e ser reativado por diversas condições. Quando as respostas das células T do hospedeiro tornam-se comprometidas por doença ou por imunodepressão iatrogênica, o vírus latente pode ser reativado e provocar inúmeras síndromes. Assim, se pode afirmar que a imunossupressão reativa o vírus. A reativação do vírus também é bastante comum na gravidez, sendo que 10% das mulheres grávidas têm o vírus nas secreções cervicais e de 3% a 6% na urina. A infecção congênita por CMV pode resultar de infecção primária ou reativada da mãe.

ASPECTOS CLÍNICOS

O CMV tornou-se a causa mais comum de *infecção congênita* nos países desenvolvidos, após a redução de freqüência da rubéola congênita com o uso de vacinação e a principal causa de morbidade e mortalidade em pacientes transplantados, e uma das principais em pacientes com Síndrome de Imunodeficiência Adquirida (AIDS). Em qualquer faixa etária, a maioria das infecções primárias, e reativações são assintomáticas, mostrando a elevada adaptação deste à nossa espécie. Entretanto, quando o sistema imune é imaturo (feto) ou comprometido por diversos fatores (terapia imunossupressora, infecção por HIV-1, ou outras) o CMV pode produzir infecções graves.

Na clínica, as infecções pelo CMV podem ser classificadas como as adquiridas antes do nascimento (congênitas), no período perinatal (perinatais) ou posterior ao nascimento (pós-natais).

Infecção congênita pelo CMV. A infecção congênita (IC) por CMV pode ocorrer durante a infecção primária ou ser reativada na mãe durante a gestação. No entanto, as infecções primárias apresentam um maior risco de doença sintomática e seqüelas no lactente. A infecção fetal pode acontecer em qualquer estágio da gravidez, porém, no primeiro trimestre é maior o risco. Essas infecções podem ir desde formas inaparentes ou leves até formas muito severas, com um número importante de seqüelas. A infecção congênita pelo CMV se apresenta em 0,3% a 1% dos recém-nascidos.

Na maioria dos casos, as infecções congênitas por CMV são clinicamente inaparentes ao nascimento. A forma grave da doença acontece em 5% a 10% dos lactentes infectados no útero. Esta caracteriza-se por sintomas e sinais de infecção generalizada grave que comprometem especialmente o sistema nervoso central (SNC) e o fígado. As manifestações iniciais mais comuns (60% a 80%) consistem em petéquias, hepatoesplenomegalia e icterícia. Também há ocorrência de microcefalia com ou sem calcificações cerebrais (periventriculares), crescimento intra-uterino retardado e prematuridade em 30% a 50%. Surdez neurossensorial é comum, embora não seja diagnosticada no período neonatal. Podem aparecer também convulsões.

Cinco por cento a 25% dos lactentes infectados e assintomáticos desenvolvem anormalidades psicomotoras auditivas, oculares ou dentárias significativas no decorrer dos vários anos seguintes.

Os recém-nascidos soronegativos que recebem transfusões de sangue de doadores soropositivos, também, podem apresentar doença grave.

A infecção congênita por CMV deve ser diferenciada da toxoplasmose, rubéola, herpes simples e da sepse bacteriana.

Infecção perinatal. Este tipo de infecção resulta da exposição ao vírus no canal do parto, da amamentação ou de transfusão sangüínea. Para excluir infecção congênita é necessário haver ausência de excreção viral durante as duas primeiras semanas de vida.

A grande maioria dos lactentes infectados permanece assintomática, porém a pneumonite intersticial prolongada tem sido associada ao CMV. Além disso, pode haver ganho ponderal insa-

tisfatório, linfadenopatia, erupção cutânea, hepatite, anemia e linfocitose atípica, e excreção do CMV persiste por meses ou anos.

Infecção pós-natal pelo CMV (hospedeiros imunocompetentes). A maioria das infecções adquiridas nos imunocompetentes é assintomática; entretanto, quando acontece a infecção clínica, da mesma forma que na infecção perinatal, a doença assume características de um quadro semelhante à mononucleose infecciosa. Este quadro na infecção primária pode ocorrer em todas as idades, porém afeta com mais freqüência jovens sexualmente ativos, sendo a duração da doença de duas a seis semanas.

Os sintomas principais se constituem em febre, mal-estar, astenia, mialgia, hepatoesplenomegalia e adenomegalia. Distinguem-se da mononucleose clássica pela baixa freqüência de faringite e adenomegalia cervical. São também relatados exantema cutâneo (especialmente após o uso de ampicilina), hepatite (com ou sem icterícia), anemia hemolítica, alterações neurológicas (síndrome de Guillain-Barré, meningite, encefalite), pneumonite intersticial, miocardite e coriorretinite. A febre pode chegar a mais de 40°C e geralmente os pacientes apresentam mal-estar.

A linfocitose relativa no sangue periférico com mais de 10% de linfócitos atípicos é característico (hiperplasia linfóide). Pode observar-se também, ocasionalmente, trombocitopenia. Aminotransferases e fosfatase alcalina quase sempre se elevam moderadamente. A maioria dos pacientes se recupera espontaneamente.

Infecção pós-natal pelo CMV (imunodeprimidos). A imunossupressão reduz a capacidade para controlar a disseminação viral. Assim, nos pacientes imunossuprimidos, a infecção pode assumir diferentes proporções, desde formas graves até infecções mais leves. Nos casos graves, pode-se observar acometimento de diferentes órgãos como pulmões, fígado, intestino, esôfago, retina e SNC, entre outros.

As infecções pelo CMV são um importante problema nos receptores de transplantes de órgãos. Nesses receptores de órgãos transplantados (rins, coração, pulmão e fígado), este vírus pode induzir uma variedade de quadros clínicos. O período de maior risco para a infecção está entre o primeiro e o quarto mês após o transplante; entretanto algumas infecções podem aparecer após este intervalo de tempo. Os pacientes infectados podem desenvolver gastrite, colites, encefalite, pneumonite, hepatite, ulcerações gastrointestinais e retinites.

Nos pacientes com AIDS essas infecções são muito freqüentes, podendo acontecer acometimento após a infecção primária ou na reativação de uma previamente existente (quase sempre causada por reativação de infecção latente). Numerosas pesquisas relacionam o CMV e o vírus da imunodeficiência humana (HIV) em diversos tipos de interações recíprocas (o CMV pode ser transativador do HIV). De forma geral, as infecções pelo CMV ocorrem secundárias a alguma depressão da população de linfócitos ou outras alterações funcionais do sistema imune.

Nesses pacientes, as infecções podem acontecer em numerosos órgãos. De todas as complicações neurológicas nos pacientes com AIDS, a *retinite* por CMV é a mais freqüente, ocorrendo aproximadamente em 20% dos casos. A *esofagite* é clinicamente semelhante à herpética. A *colite* é o quadro gastrointestinal mais comum, caracterizado por múltiplas e extensas úlceras, que raramente podem progredir até a perfuração intestinal. As *proctites* ou *proctocolites* são também muito freqüentes. A localização pulmonar geralmente cursa com pneumonite intersticial em estágios avançados e, muitas vezes, coexiste com outras infecções oportunistas *(Pneumocystis carinii).* Nos rins, alguns pacientes apresentam *nefrite intersticial infecciosa.* O CMV no pericárdio pode produzir uma pericardite, que, em algumas circunstâncias, chega a ser exsudativa.

As infecções neurológicas podem ser variadas. Alguns estudos mostram que em aproximadamente 11% dos aidéticos necropsiados há evidências de infecção pelo CMV. Embora essas infecções aparentem ser brandas, se desconhece seu real significado clínico. Outros estudos encontraram CMV em mais de 50% das necrópsias. Usualmente os sintomas iniciais são escotomas cintilantes e borramento visual, com o achado, na fundoscopia, de exsudatos algodonosos com áreas de hemorragia representando aspecto bastante significativo. No exame histopatológico, a encefalite pelo CMV é caracterizada pela presença de *nódulos microgliais* disseminados contendo, alguns deles, inclusões intranucleares. Alguns pacientes podem apresentar *ventriculoencefalite,*que é clínica e patologicamente distinta da *encefalite micronodular,* por aumentar o tamanho dos ventrículos e comprometer o fluido espinhal. Também pequenas lesões podem imitar imagens de tumores quando vistos na RMN. A *polirradiculopatia ascendente* também tem sido associada à infecção pelo CMV. Esta é uma complicação grave de evolução subaguda. O paciente desenvolve de forma ascendente uma disfunção motora, sensorial, autônoma sacral ou lombar. Outra complicação neurológica vista na infecção pelo CMV é a *vasculite* do SNC com lesões hemorrágicas.

DIAGNÓSTICO

Existem na atualidade numerosas técnicas para o diagnóstico das infecções pelo CMV. Cada uma delas apresenta particularidades próprias, assim como suas vantagens e limitações. A descrição detalhada de tais técnicas excede o escopo deste capítulo.

As técnicas de diagnóstico podem ser divididas em:

- *Detecção direta:* técnicas histopatológicas, técnicas de citologia exfoliativa, técnicas imunoistoquímicas (imunofluorescência, imunoperoxidase), teste de antigenemia, microscopia eletrônica, técnicas moleculares (PCR, NASBA, hibridização e outras).

- *Detecção em cultura de células:* isolamento de CMV em cultura de células, técnica de *shell-vial.*

- *Diagnóstico sorológico:* testes imunoenzimáticos (ELISA), aglutinação passiva de partículas de látex, fixação de complemento, imunofluorescência indireta.

A eleição destas, de forma geral, depende do quadro clínico. É importante considerar que em muitos casos um dos principais problemas no diagnóstico do CMV é a diferenciação entre a infecção e a doença. Assim, devido à disseminação prolongada do vírus e sua reativação intermitente a interpretação pode ser confundida. Por outro lado, o diagnóstico das infecções pelo CMV nunca pode ser confiável, baseando-se exclusivamente na clínica.

Numerosos materiais clínicos podem ser utilizados em dependência da técnica usada e a localização da infecção: urina, secreções respiratórias (saliva, lavado faríngeo e bronquial), sangue (leucócitos), material de biópsia ou necrópsia (pulmão,

rins, baço, fígado, cérebro e retina), líquido cefalorraquidiano (LCR), plasma e soro.

Na infecção adquirida, o diagnóstico baseia-se, convencionalmente, no isolamento do vírus (utilizando monocamadas de fibroblastos humanos) de amostras de urina, saliva, sangue ou biópsia obtidas de pacientes que apresentam sintomas compatíveis com CMV (quadro clínico de suspeita), juntamente com a demonstração de quatro vezes ou mais nos títulos de anticorpos "conversão sorológica" (IgG) ou títulos persistentemente elevados, constituindo a abordagem diagnóstica preferida. A identificação de IgM (específica) ajuda a identificar infecções recentes (algumas vezes o IgM pode demorar duas a três semanas para se positivar e, geralmente, desaparece após três meses).

Como o CMV pode ser eliminado por período prolongado (meses ou anos) na saliva e urina, seu isolamento nesses fluidos pode não significar doença aguda. Por outro lado, a detecção de viremia por CMV constitui um indicador mais adequado de infecção aguda.

Atualmente, a adaptação de técnicas de imunocitoquímica à cultura intensificada por centrifugação produziu resultados em menos de 24 horas.

Nos pacientes imunocomprometidos, a técnica de eleição não é definida. A identificação ativa pode ser realizada por sorologia, isolamento do vírus, presença de antígenos ou detecção do DNA viral em diferentes locais do organismo (PCR e outras). Entretanto, para atribuir ao CMV uma determinada manifestação clínica, é fundamental a demonstração direta ou indiretamente da presença do vírus no órgão acometido, utilizando especialmente técnicas rápidas: isolamento viral *(shell-vial),* PCR (leucócitos ou plasma ou outras amostras) ou a técnica de antigenemia.

O teste da antigenemia está baseado na detecção imunocitoquímica (imunofluorescência ou imunoperoxidase) da fosfoproteína pp65 no núcleo de leucócitos periféricos (PMN). Permite a identificação de infecção ativa e possibilita a quantificação das células positivas (resultados correlatos com a detecção quantitativa do DNA viral). Tal técnica pode ser usada para detectar esse vírus em pacientes com risco de infecção severa pelo CMV (transplantados, aidéticos). É usada também para monitorar o tratamento viral. Assim, junto com as técnicas de quantificação viral molecular, são importantes ferramentas na investigação da patogênese e no monitoramento da resposta terapêutica, já que se relacionam com a replicação viral ativa e com as manifestações clínicas.

Em muitos casos, como no quadro pulmonar, muito embora o CMV possa ser isolado (secreções traqueais, lavado brônquico e escarro), este é raramente implicado como causador de pneumonia na AIDS. Para realizar o diagnóstico, é necessário conhecer a identificação das alterações histopatológicas características no tecido pulmonar (corpúsculos de inclusões intranucleares basófilas "olhos de coruja") associadas com uma resposta compatível ao quadro clínico, assim como a ausência de outros agentes infecciosos na mesma amostra analisada. É importante saber que a ausência dessas alterações no tecido pulmonar não exclui a possibilidade de infecção pelo CMV.

Na infecção congênita, a técnica de eleição é o isolamento do vírus geralmente de urina (entretanto, pode ser isolado da orofaringe ou outros fluidos), o qual é feito nas duas primeiras semanas após o nascimento. Geralmente, existe uma excreção viral prolongada. Outras técnicas utilizadas são as moleculares (especialmente PCR) e a detecção de anticorpos: a detecção de IgM possibilita o diagnóstico de IC (anticorpos IgM não ultrapassam a barreira placentária). Esta última tem uma sensibilidade de 50% a 70% e apresenta uma positividade prolongada (meses).

Na infecção perinatal, o diagnóstico por isolamento só pode ser feito caso se tenha uma amostra de urina colhida nas duas primeiras semanas de vida negativa para CMV e outra positiva a partir da quarta semana. A negatividade dos anticorpos IgM ao nascimento com posterior positividade também confirma o diagnóstico.

TRATAMENTO

Em pacientes imunocompetentes não está indicado o tratamento específico para a infecção por CMV. Nos casos de mononucleose-*like* por CMV, medidas de suporte podem ser tomadas, sendo que há indicação de corticoterapia, caso ocorram algumas complicações como anemia hemolítica grave, plaquetopenia grave, miocardite ou pericardite. O fármaco mais usado é a prednisona na dose de 40 a 60 mg por dia durante sete a 10 dias. Entretanto, esses não têm alterado de forma importante o *status* clínico e a evolução da infecção.

A introdução da terapia antiviral específica está indicada nos pacientes imunodeprimidos, em suas diversas manifestações (retinite, doença intestinal, lesões do SNC, pneumonite entre outras) ou nos casos em que o quadro clínico (pela sua gravidade) o exige.

O tratamento específico para as infecções ocasionadas pelo CMV é feito com drogas antivirais. Entre estas estão o *ganciclovir*, *foscarnet* e o *cidofovir*. Todas elas são virostáticas, por não erradicarem o vírus, devendo, portanto, muitas vezes serem utilizadas de forma contínua, em doses de manutenção. Esses fármacos apresentam, geralmente, efeitos colaterais. Além dessas drogas, existem outras pouco usadas ou em fase experimental, ainda não aprovadas para o uso clínico, como o fomivirsen.

Na maior parte dos casos, a droga de escolha é o *ganciclovir* (9-[1,3 diidroxi-2-propoximetil] guanina (DHPG)) e a dose usual é de 5 mg/kg/dose, a cada 12 horas, por via intravenosa, durante 14 a 21 dias. Este antiviral é um potente inibidor da DNA polimerase viral dos herpesvírus. Os efeitos colaterais mais importantes são mielossupressão, neutropenia ocorrendo em 25% a 40% dos pacientes, trombocitopenia em 20% dos transplantados e em 10% dos pacientes com AIDS. Alterações hepáticas, neurológicas e renais são menos freqüentes. Os pacientes devem ter hemograma e função renal avaliados semanalmente ou a intervalos menores. A eficácia deste antiviral é boa; entretanto, alguns pacientes apresentam um quadro de maior duração ou em progressão precisando-se de uma dose de manuten-

ção de 5 a 6 mg/kg/dia por cinco a sete vezes na semana via intravenosa. Outras alternativas na manutenção são o ganciclovir oral (1 g/dose, três vezes ao dia).

O *foscarnet* é um antiviral que inibe o DNA polimerase e bloqueia o sítio de ligação dos nucleosídeos de todos os herpesvírus. Este fármaco também pode ser usado nas infecções por CMV, sendo eficaz contra isolados de CMV resistentes ao ganciclovir. Em geral, é bem menos tolerado e provoca uma considerável toxicidade, principalmente renal (nefrotóxico). Também pode ocorrer hipomagnesemia, hipopotassemia, hipocalcemia, úlceras genitais, náuseas e parestesia nos pacientes tratados. Sua administração exige monitoração clínica rigorosa. A dose usual é de 60 mg/ kg/dose a cada oito horas, por via intravenosa durante duas semanas. A dose de manutenção é com infusões de 90 a 120 mg/kg/dia, uma vez ao dia.

O *cidofovir* é um análogo nucleosídeo que age sobre todos os herpesvírus. Existem poucos dados da literatura e até o presente momento apenas foi liberado para tratamento e profilaxia da retinite pelo CMV na dose de 5 mg/kg por via intravenosa, de duas em duas semanas.

Na retinite pelo CMV, ainda existe para o tratamento de manutenção o uso de *ganciclovir intravítreo* (2 mg em 0,05 ml semanalmente ou em megadose de 4 mg em 0,05 ml), *foscarnet intravítreo* (2.400 µg semanalmente) e *cidofovir intravítreo* (20 µg a cada cinco semanas). Também para o tratamento da retinite por CMV, o *implante intravítreo de ganciclovir* de liberação lenta e contínua (duração de seis meses) é uma alternativa útil, embora custosa. Todos esses tratamentos têm a desvantagem de não oferecer proteção contra-ocular ou para doença sistêmica. Em geral, na retinite por CMV, a combinação de terapia local e sistêmica é de maior eficácia (Quadro 25-1).

PREVENÇÃO

Existem algumas medidas para evitar a infecção em pacientes de alto risco, como uso de sangue de doadores soronegativos ou de sangue congelado, descongelado e desglicerolizado, que reduzem acentuadamente a taxa de infecção relacionada a transfusão.

Deve-se evitar o transplante de tecidos ou órgãos de um doador soropositivo para CMV a receptores soronegativos.

Imunoglobulina humana hiperimune intravenosa específica para CMV, associado ou não ao ganciclovir, tem sido usada com algum sucesso na profilaxia primária em pacientes transplantados, reduzindo os sintomas da doença mas não prevenindo a infecção.

Existem, em fase de experimentação, vacinas que poderiam ser utilizadas em pacientes de alto risco.

Quadro 25-1. Terapia antiviral nas infecções pelo CMV		
Antiviral	**Via de administração**	**Dose e duração do tratamento**
Tratamento de indução		
Ganciclovir	Intravenosa	5 mg/kg/dose, a cada 12 horas durante 14 a 21 dias
Foscarnet	Intravenosa	60 mg/kg/dose a cada 8 horas[*] durante 14 a 21 dias
Cidofovir	Intravenosa	5 mg/kg por via intravenosa, semanalmente durante duas semanas
Dose de manutenção		
Ganciclovir	Intravenosa	5 a 6 mg/kg/dia, cinco a sete vezes na semana
	Oral	1 g 3 vezes ao dia
	Intravítreo**	2 mg em 0,05 ml semanalmente ou em megadose de 4 mg em 0,05 ml
	Cápsula intravítrea**	1 µg/h liberação
Foscarnet	Intravenosa	90 a 120 mg/kg/dia, uma vez ao dia
	Intravítreo**	2.400 µg semanalmente
Cidofovir	Intravenosa	5 mg/kg, de duas em duas semanas
	Intravítreo**	20 µg a cada cinco semanas

[*] Outra dose que pode ser utilizada é 90 mg/kg/dose a cada 12 horas durante 14 a 21 dias.
[**] Tratamento da retinite por CMV.

BIBLIOGRAFIA RECOMENDADA

Bedoya Pacheco SJ, Gagliardi Leite JP, Trócoli MGC. Infecções virais do sistema nervoso central. *In* Siqueira-Batista R, Gomes AP, Igreja RP, Huggins DW: *Medicina Tropical – Abordagem Atual das Doenças Infecciosas e Parasitárias.* Rio de Janeiro: Cultura Médica, 2001.

Benchimol B. Manifestações oftalmológicas da AIDS. *In* Siqueira-Batista R, Gomes AP, Igreja RP, Huggins DW: *Medicina Tropical – Abordagem Atual das Doenças Infecciosas e Parasitárias.* Rio de Janeiro: Cultura Médica, 2001.

Britt WJ. Infecções associadas ao citomegalovírus humano. *In* Goldman L, Bennett JC: *Cecil – Tratado de Medicina Interna.* Rio de Janeiro: Guanabara-Koogan, 2001.

Nogueira SA. Citomegalovirose. *In* Schecheter M, Marangoni DV: *Doenças infecciosas – Conduta Diagnóstica e Terapêutica.* 2ª ed. Rio de Janeiro: Guanabara-Koogan, 1998.

CAPÍTULO 26
Dengue

Daniel Chamié ◆ Gibran Roder Feguri ◆ William de Matos Santussi
Gisele Bianchini Macacchero ◆ Andréia Patrícia Gomes ◆ Rodrigo Siqueira-Batista

CONCEITO

O dengue, do árabe arcaico "fraqueza", "astenia" é considerada uma das mais importantes arboviroses que afetam o homem em termos de morbidade e mortalidade, tornando-se nas últimas décadas um motivo de preocupação mundial, ressurgindo como doença de importância, ou re-emergente, principalmente em grande parte dos países tropicais, dentre eles o Brasil.

É uma doença infecciosa febril aguda benigna, na maioria dos casos, causada por um RNA-vírus. O vírus do dengue pertencente à família *Flaviviridae* (gênero *Flavivirus*), caracterizado como um arbovírus, por ser transmitido por artrópodes hematófagos de um hospedeiro vertebrado para outro, sendo o homem, até o presente momento, o único hospedeiro conhecido. Atualmente, são reconhecidos quatro sorotipos imunologicamente distintos do vírus do dengue (DEN-1, DEN-2, DEN-3, DEN-4). No Brasil, já ocorreram epidemias pelos sorotipos 1, 2, 3 e 4.

Como formas de apresentação da doença, pode-se encontrar o dengue "clássico", forma de evolução benigna, e o dengue "hemorrágico", que, se não identificado precocemente e iniciada a terapêutica adequada, pode levar ao óbito em 24 a 48 horas.

EPIDEMIOLOGIA

Todos os quatro sorotipos do vírus do dengue são veiculados principalmente pela picada de mosquitos fêmeas do gênero *Aëdes*. O principal transmissor é a espécie *Aëdes aegypti* também envolvido na transmissão de outras arboviroses, como a febre amarela e dos vírus *chikungunya*. Recentemente, tem-se dado importância também ao mosquito *Aëdes albopictus*, já presente nas Américas e com grande dispersão na região sudeste do Brasil. O papel do *A. albopictus* é secundário, haja vista que até o momento não foi associado à transmissão do vírus no continente americano; contudo, representa uma grande ameaça pela capacidade de adaptação às regiões temperadas.

Os mosquitos (*A. aëgypti* e *A. albopictus*) são originários da África, sendo insetos perfeitamente adaptados ao meio urbano, com pouca autonomia de vôo (100 a 200 metros), estando seus criadouros dentro ou em torno das casas. Só as fêmeas são hematófagas, sendo este hábito necessário para o amadurecimento de seus ovos, tendo preferência para oviposição em águas límpidas e paradas, constituindo locais de risco, pneus, jarros, vasos, caixas-d'água não cobertas; costumam picar a qualquer hora do dia, principalmente no período diurno.

Condições climáticas favoráveis, tais como o aumento da temperatura e da umidade relativa do ar, facilitam e diminuem o tempo de reprodução viral no interior do mosquito. Em função desta característica, a densidade do mosquito sofre variações sazonais, ocorrendo maior concentração em estações chuvosas e quentes.

ASPECTOS CLÍNICOS

O dengue é usualmente uma doença febril, autolimitada, não específica, cuja apresentação pode variar desde infecção assintomática a formas graves com hemorragias e choque, que pode evoluir para o óbito. O período de incubação é de dois a sete dias, podendo estender-se por até 14 dias. Já a viremia pode durar de dois a 12 dias (média de 6 dias).

Dengue clássico

Caracteriza-se por início de quadro febril, quase sempre súbito, podendo alcançar até 40° C, ocorrendo declínio gradual com o decorrer da doença. Associa-se à febre, prostração, cefaléia de intensidade variada (por vezes excruciante), dor retrobitária, mialgia e artralgia intensa (dor "quebra-ossos"), principalmente na região lombar e membros inferiores. Com freqüência, ocorrem dor de garganta, náuseas, vômitos, dor epigástrica e diarréia. A febre costuma se prolongar por três a oito dias, às vezes, interrompida por períodos de anorexia. Com a regressão do quadro febril, pode ocorrer o surgimento de petéquias nos pés, pernas, axilas e palato. Nesse período, é freqüente o aparecimento de exantema escarlatiniforme ou máculo-papular, na maioria das vezes iniciado no tronco. Com a evolução da doença, alguns pacientes apresentam prurido, por vezes, intenso.

Mesmo nas formas benignas da doença, podem ocorrer manifestações hemorrágicas, tais como epistaxe e gengivorragia. Alguns casos podem evoluir com sangramentos intensos (hemorragia digestiva) e até mesmo choque hipovolêmico.

Na maioria dos casos, o dengue clássico costuma evoluir para cura em cerca de uma semana. Entretanto, alguns indivíduos podem permanecer com sintomatologia por duas semanas ou mais.

Dengue "Hemorrágico"

Apesar de denominada "hemorrágico", essa forma não tem como característica principal a hemorragia. Em verdade, as manifestações clínicas iniciais são indistingüíveis daquelas da forma clássica da doença, podendo os episódios hemorrágicos ocorrerem ou não, sendo eventualmente intensos. É melhor denominada por febre hemorrágica do dengue; contudo menos conhecida por esta nomenclatura, motivo pelo qual os autores optaram pela primeira.

O que a diferença da forma clássica é a ocorrência de um aumento súbito da permeabilidade vascular, geralmente precedido de plaquetopenia, levando a extravasamento de plasma para os tecidos e resultante hemoconcentração. Essas alterações geralmente se iniciam com o desaparecimento da febre.

As alterações da permeabilidade vascular e edema endotelial ocorrem por uma complexa cascata imunológica, que inclui o sistema complemento, receptores de macrófagos, mediadores da reação de hipersensibilidade tipo I, prostaglandinas, entre outros.

Como referido acima, até o desaparecimento da febre, as manifestações clínicas são semelhantes nas duas formas do dengue, quando se instala, então, a dramática alteração de permeabilidade vascular. As hemorragias, quando ocorrem, acometem pele, tecido subcutâneo, trato gastrointestinal (TGI), sendo, em geral, de pequeno volume. São pouco freqüentes os sangramentos do sistema nervoso central (SNC). O baço geralmente não é palpável e o fígado pode apresentar-se pouco aumentado, mole ou doloroso. Dor no hipocôndrio direito espontânea ou à palpação e hepatomegalia são um indicador da presença de formas graves da doença, que ocorrem principalmente em crianças de até 15 anos de idade. Nos adultos, o choque tem pior prognóstico e é mais freqüente em idosos, alérgicos, asmáticos, nos portadores de doença pulmonar obstrutiva crônica (DPOC) e nos cardiopatas. O choque é quase sempre de curta duração e a reposição rápida de líquidos resulta em poucas horas na recuperação da quase totalidade dos casos. Caso não seja instituída a terapêutica adequada, a evolução para óbito pode se dar em menos de 24 horas, em virtude de grave acidose metabólica e coagulação intravascular disseminada (CID).

Pacientes nos quais se evidenciam hemoconcentração e trombocitopenia, com ou sem presença de manifestações hemorrágicas, serão considerados como acometidos de dengue "hemorrágico", sendo classificados pela OMS de acordo com sua gravidade em:

- *Grau I:* plaquetopenia (<100.000/mm³) + hemoconcentração (aumento do hematócrito em 20% ou mais do valor encontrado previamente ou ainda, evidência objetiva de aumento da permeabilidade vascular), sem sinais de sangramento espontâneo.

- *Grau II:* plaquetopenia (<100.000/mm³) + hemoconcentração, com sinais de sangramento espontâneo.

- *Grau III:* plaquetopenia + hemoconcentração. Insuficiência circulatória: pulso filiforme, queda ≥ 20 mmHg na pressão arterial, extremidades frias e pegajosas, apreensão.

- *Grau IV:* plaquetopenia + hemoconcentração. Choque estabelecido com pressão arterial zero e pulso impalpável.

DIAGNÓSTICO DIFERENCIAL

O dengue deve ser diferenciado prioritariamente da meningococcemia e/ou meningite meningocócica – nas quais as lesões purpúricas e o choque ocorrem em menos de 24 a 48 horas de evolução, diferente do dengue, onde ocorre a partir do terceiro dia –, malária, leptospirose, infecções respiratórias, sarampo, parvoviroses, rubéola, pielonefrite, faringite, sepse, endocardite, febre tifóide, rubéola, febre maculosa, histoplasmose disseminada aguda, infecções por vírus coxsackie, febre amarela e outras arboviroses.

DIAGNÓSTICO

A prova do laço não é considerada diagnóstico para o dengue hemorrágico. Além de poder colocar em risco a vida do paciente devido sua alta taxa de falsos-negativos (20% a 50%), outras doenças podem ter esta prova positiva: leptospirose, malária, febre amarela, sepse, rubéola.

Todo paciente com suspeita de dengue deverá realizar os seguintes exames laboratoriais com vistas ao diagnóstico diferencial e avaliação.

Micro-hematócrito

Permite determinar perda de líquido para o espaço extravascular, fundamental para o diagnóstico de dengue hemorrágico, além de ser parâmetro de acompanhamento de resposta à hidratação. Os valores considerados deverão ser superiores a 20% dos valores habituais do paciente, ou quando não se conhece os valores iniciais do hematócrito do paciente e o mesmo encontra-se após o terceiro dia de doença, consideram-se como elevados os resultados superiores a 45%.

Leucograma

O leucograma característico apresenta lencopenia com linfocitose. A presença de leucocitose com desvio à esquerda torna necessária a exclusão de doença bacteriana, no entanto, quando presente no dengue é sinal de mau prognóstico.

Contagem de plaquetas

Fundamental para triagem de casos com maior possibilidade de evolução grave (valores menores que 100.000/mm³).

Confirmação etiológica

É feita através da sorologia e/ou isolamento do vírus. A técnica sorológica mais empregada é a de MAC-ELISA, que se baseia na detecção de anticorpos IgM (que se desenvolvem rapidamente, após o quinto dia de doença) específicos aos quatro sorotipos do vírus do dengue. Outras técnicas possíveis incluem: inibição de hemaglutinação, fixação de complemento e neutralização. A detecção de anticorpos começa a ser factível a partir do quinto dia, sendo necessária a realização de "pareamento" com 15 dias. Para o isolamento do vírus através de cultura, utilizam-se células de *A. albopictus*, permitindo identificação com anticorpos monoclonais do sorotipo infectante. É importante lembrar que a viremia está presente, no máximo, até o sexto dia.

A identificação do sorotipo infectante é importante principalmente como questão de saúde pública. Entretanto, o paciente como indivíduo também é beneficiado, já que uma exposição futura a um outro sorotipo o enquadraria num grupo com maior risco de desenvolver a forma "hemorrágica" da doença.

TRATAMENTO

Não existe tratamento específico para o vírus da dengue. Todo paciente com dengue clássico deverá receber adequada hidratação ambulatorial para o devido grau de desidratação identificado e antitérmicos como acetaminofeno (paracetamol), sendo formalmente contra-indicado o uso de aspirina (e outros AINEs) devido às alterações na função plaquetária (Quadros 26-1 a 26-3). Os princípios gerais em relação à conduta

Capítulo 26 ✔ DENGUE ❏ **203**

Quadro 26-1. Critérios de tratamento domiciliar ou internação

Critérios para observação no domicílio

1. Todos os casos de dengue "clássico" que não necessitem de hidratação venosa

2. Pacientes grau I que possam receber TRO

3. Pacientes grau II que possam receber TRO e que não apresentem sangramento importante

Critérios para internação de curta duração

1. Todos os casos de dengue "clássico" que necessitem de hidratação venosa

2. Pacientes grau I que não respondem a TRO

3. Pacientes grau II que não respondem a TRO

4. Pacientes graus I ou II com hepatalgia

5. Todos os pacientes grau III

Critérios de internação em enfermaria

1. Pacientes que não responderam a hidratação durante a internação de curta duração

2. Pacientes graus I ou II predispostos às formas graves (asmáticos, alérgicos, diabéticos, DPOC)

3. Pacientes grau II com sangramentos intensos

4. Pacientes grau III com sangramentos intensos

Critérios de internação em unidade de terapia intensiva

1. Todos os pacientes grau IV

2. Pacientes que apresentem insuficiência respiratória e/ou necessitem de monitorização continua invasiva

Quadro 26-2. Conduta terapêutica nos casos de dengue

Pressão arterial	Hidratação	Plaquetas	Conduta
Normal	Normoidratado	> 150.000	• Tratamento ambulatorial Terapia de Reidratação Oral (TRO) Sintomáticos
Normal	Normoidratado	Próximo a 100.000	• Tratamento Ambulatorial TRO Hemograma diário Sintomáticos
< 90 × 60 mmHg	Edema, Desidratação	≥ 100.000	• Hidratação venosa temporária TRO Hemograma diário Acompanhamento ambulatorial Sintomáticos
Sinais de choque (pulso filiforme, pele fria e pegajosa)	Grande edema e/ou vômitos persistentes e ou dor abdominal	≥ 100.000	• Hidratação venosa Antiemético venoso TRO Internação Considerar C.T.I.
Normal	Normoidratado, sinais leves de desidratação	< 50.000 + sangramento franco e/ou sinais de hemorragia cerebral	• Internação Plaquetas = 1 UI/7kg/dia Hidratação Venosa Sintomáticos

TRO = Terapia de reidratação oral.
CTI = Centro de Terapia Intensiva.

204 ❑ PARTE III ✔ DOENÇAS CAUSADAS POR VÍRUS

Quadro 26-3. Fármacos habitualmente usados no dengue		
Sinais e Sintomas	**Droga**	**Posologia**
Febre **Cefaléia** **Mialgia e artralgias**	Paracetamol 500 mg/750 mg	1 comprimido de 6/6 horas 1 gota/kg de 6/6 horas – máximo de 40 gotas
Náuseas e vômitos	Bromoprida	1 cápsula de 10 mg em 3 a 6 tomadas diárias Crianças = 0,5 mg (3 gotas) a 1,0 mg(6 gotas) kg/dia
	Metoclopramida	1 ampola 10 mg/2 ml de 8/8 horas 1 comprimido 10 mg de 8/8horas Crianças 0,5 mg/kg/dia = máximo de 15 mg
Vômitos incoercíveis **refratários à** **metoclopramida**	Ondansetron	Ampola – 4 mg diluídos e injetados por 15 minutos de 8-32 mg/dia Crianças > 4 anos – 5 mg/m^2
Prurido	Dextroclorofeniramina	2 a 6 anos – ¼ comprimido ou 2,5 ml de 8/8 horas V.O. >12 anos – 1 comprimido 2 mg de 12/12 horas V.O.
	Cetirizina	2 a 6 anos – 5 mg – 2,5 ml, 1 dose 2 vezes ao dia = suspensão de 1 mg/ml 6 a 12 anos – 10 mg – 5 mg/dose, duas vezes ao dia >12 anos – 10 mg – 1 comprimido/dia
Protetor gástrico	Ranitidina	2 a 4 mg/kg – máximo de 300 mg/dia
	Omeprazol	20 mg a 40 mg – 1 comprimido pela manhã

geral de um enfermo com dengue e que necessite de internação são os seguintes:

- Pacientes classificados como dengue graus I e II poderão ser tratados em unidades ambulatoriais ou em serviços de pronto-socorro (por exemplo, em casos de epidemias ou escassez de ambulatórios). Toda atenção deverá ser dada à hidratação do enfermo, levando-se em consideração os sinais de desidratação, como turgor e elasticidade da pele, que no dengue podem não ser um bom recurso propedêutico pelo extravasamento de líquidos para o interstício, bem como por diurese, sede, hematócrito (Ht) e presença de febre (Quadro 26-4). Líquidos como água e chás são preferidos, preparações caseiras e/ou comerciais de soluções reidratantes são aceitas, devendo-se evitar outros tipos de líquidos artificiais. A alimentação não deve ser interrompida.
- Aqueles classificados como grau I e II, porém com co-morbidades importantes (como as de causas cardiovasculares), assim como os gravemente enfermos, mesmo que pertencentes ao grupo do dengue clássico, deverão receber hidratação parenteral, utilizando-se de 50 a 100 ml/kg de solução glicofisiológica em quatro a seis horas, com atenção especial para o Ht seriado do paciente, grau de desidratação e perdas. Lembramos, novamente, que esses

Quadro 26-4. Guia para hidratação no dengue: necessidades diárias em ml/kg	
Idade	**ml/kg**
até 1 ano	120
≥ 1 e < 2 anos	100
≥ 2 e < 5anos	80
≥ 5 e < 10 anos	60
adultos	30

pacientes poderão ser atendidos em unidades ambulatoriais ou em serviços de pronto-socorro por um curto período de permanência, não devendo ser suspensas alimentação ou ingesta hídrica. A maioria desses pacientes se beneficia de hidratação parenteral num curto período de tempo (8 a 24 horas), podendo, então, ser liberados quando ocorre melhora clínica e queda do hematórito para valores < 40%.

- Já aqueles pacientes classificados como dengue hemorrágico grau III e IV deverão ser internados em unidades intermediárias ou em CTI, para o combate ao choque.

Monitorização hemodinâmica seria de bom alvitre, devemos atentar para os valores da pressão venosa central (PVC) e pressão encunhada da artéria pulmonar (PCAP – principalmente em cardiopatas), pressão arterial sistêmica, diurese, correção dos distúrbios hidroeletrolíticos, ácido-básicos e, principalmente, os da crase sangüínea. Podemos iniciar hidratação parenteral com solução fisiológica, utilizando-se de 20 a 50 ml/kg/h, observando a resposta do paciente; caso não ocorra melhora, poderemos dispor de plasma humano ou dextran a 20 ou 30 ml/kg, não excedendo um litro de dextran, porque a partir daí sobrevêm seus efeitos anticoagulantes e antiplaquetários. O soro glicosado não deve ser utilizado, pois piora a hiponatremia, resultando em aumento do extravasamento vasocapilar, edema e piora clínica.

Pacientes gravemente enfermos e com choque refratário deverão ser exaustivamente pesquisados para distúrbios da crase sangüínea (controlar com tempo parcial de tromboplastina – PTT; tempo de protrombina – TAP; contagem de plaquetas) e ácidos-básicos (controlar com gasometria arterial e parâmetros do ventilador, caso o doente esteja em prótese ventilatória). Nesse caso, principalmente se associados a sangramentos do TGI, poderá ocorrer benefício com uso de transfusões de sangue total e/ou plaquetas, assim como bicarbonato de sódio, reposto com cautela (somente para valores de pH < 7,1).

A trombocitopenia que ocorre no dengue hemorrágico tem como causa a coagulopatia de consumo que é causada pelo vírus e pela presença de anticorpos antiplaquetários. Uma possível causa desses anticorpos é uma reação cruzada entre antígenos plaquetários. *Não há indicação de transfusão profilática de plaquetas*, pois essas serão rapidamente consumidas. A transfusão plaquetária só deve ser feita na presença de sangramento franco ou sinais de hemorragia cerebral. Neste caso, ainda que as plaquetas não aumentem irão auxiliar no tamponamento vascular, detendo assim a hemorragia.

PREVENÇÃO

A notificação dos casos suspeitos ou confirmados é obrigatória. Medidas profiláticas adequadas incluem controle do mosquito por identificação de seus focos (80% situam-se no peridomicílio), repelentes, inseticidas e medidas de saúde pública. É importante lembrar que o *Aëdes* spp tem hábitos e criadouros diferentes de *Culex* spp, e que a erradicação do vetor do dengue não fará desaparecer o mosquito comum. Eles criam-se em pequenas coleções de água limpa, como as que se formam no interior de vasos de plantas, latas vazias, pneus velhos, calhas de telhado, garrafas ou qualquer recipiente que possa reter água. Esses recipientes devem ser eliminados e a água dos vasos de plantas deve ser substituída por terra.

Ao contrário do observado para a febre amarela, não existe vacina eficaz contra o dengue.

BIBLIOGRAFIA RECOMENDADA

Carlini ME, Shandera WX. Dengue. In Tierney Jr. LM, McPhee SJ, Papadakis MA: Current Medical Diagnosis & Treatment. 40th ed. New York: McGraw-Hill, 2001.

Dengue Atendimento Clínico e Laboratorial, Secretaria Estadual de Saúde do Rio de Janeiro – Rio de Janeiro, 2002.

Figueiredo LTM, Fonseca BAL. Dengue. In Veronesi R, Focaccia R: Veronesi – Tratado de Infectologia. Rio de Janeiro: Atheneu, 1997.

Guidelines for Treatment of Dengue Fever / Dengue Haemohagic Fever in Small Hospitals – WHO, New Delhi, 1999.

Instituto de Hematologia Artur de Siqueira Cavalcanti – Hemorio. Circular informativo sobre a transfusão de plaquetas na Dengue Hemorrágica. In: Dengue Atendimento Clínico e Laboratorial, Secretaria Estadual de Saúde do Rio de Janeiro – Rio de Janeiro, 2002.

Martins FSV, Setúbal, Castiñeiras TMPP. Dengue. In Schechter M, Marangoni DV: Doenças Infecciosas e Parasitárias – Conduta, Diagnóstico e Terapêutica. 2ª ed. Rio de Janeiro: Guanabara-Koogan, 1998.

Ministério da Saúde, Fundação Nacional de Saúde, Secretaria Executiva do Plano Diretor de Erradicação do Aedes aegypt do Brasil – PEAa – Manual de Normas e Técnicas, Brasília, 1999.

Nogueira SA. Dengue. Rev SOPERJ 2001;1:22–8.

Peters CJ. Infections caused by arthropod and rodent-born viruses. In Fauci, Braunwald, Isselbacher, Wilson, Martin, Kasper, Hauser, Longo: Harrison's Principles of Internal Medicine. 14th. New York: McGraw-Hill, 1998.

Ramos Jr. AN, Carvalho Netto MAL, Siqueira-Batista R. Dengue. J Bras Med 1997;72:53–63.

Ramos Jr. AN, Pacheco SJB, Igreja RP, Gomes AP. Dengue. In Siqueira-Batista R, Gomes AP, Igreja RP, Huggins DW: Medicina Tropical – Abordagem Atual das Doenças Infecciosas e Parasitárias. Rio de Janeiro: Cultura Médica, 2001.

Vigilância em saúde – Boletim Informativo da Saúde Coletiva – SES-RJ/Funasa-RJ, Ano 2 nº 1 Novembro/Dez 2001.

CAPÍTULO 27
Exantema Súbito

Nelson Luís De-Maria-Moreira ◆ Alexandre Galera B. Lobo ◆ Sandro Javier Bedoya Pacheco

CONCEITO

O exantema súbito, *roséola infantil* ou *sexta doença,* é uma moléstia benigna caracterizada por uma erupção febril que geralmente acomete crianças antes dos dois anos de idade. Esta enfermidade exantemática representa uma das manifestações causada pelo vírus herpes humano tipo 6B (VHH-6B) e em menor freqüência pelo vírus herpes humano tipo 7 (VHH-7). A infecção pelo VHH-6B induz imunidade humoral duradoura em adultos imunocompetentes, tendo sido descrita recentemente a reativação em pacientes imunossuprimidos.

ETIOLOGIA

O VHH-6 (família *Herpesviridae*, subfamília *Beta-Herpesvirinae*, gênero *Roseolovirus*) foi isolado pela primeira vez em leucócitos periféricos de pacientes imunodeficientes em 1986. Estudos populacionais mostram que 90% das crianças entre seis e 24 meses são soropositivas para o VHH-6, sendo os anticorpos maternos protetores durante os cinco e seis meses após o nascimento. A infecção primária acontece geralmente na infância, sendo a maioria destas infecções assintomáticas. O VHH-6 pode ser dividido nos subtipos VHH-6A e VHH-6B utilizando-se técnicas com anticorpos monoclonais. Até o momento sabe-se que a maioria das infecções por estes vírus nos seres humanos são causadas pelo VHH-6B.

O VHH-7 foi isolado em 1989 por Frenkel a partir de leucócitos periféricos. Ainda não se conhece completamente o verdadeiro papel deste vírus na nosologia humana, embora os dados coletados até o presente o associem a casos de exantema súbito e, possivelmente, a complicações neurológicas similares às do VHH-6.

EPIDEMIOLOGIA

Esta doença apresenta uma distribuição mundial. O exantema súbito acomete predominantemente crianças na faixa etária de três meses até quatro anos de idade com pico de incidência entre os seis e 18 meses, sendo rara em neonatos, crianças maiores e adolescentes. A soroprevalência para VHH-6 alcança entre 65% a 100% nas crianças com dois anos de idade e entre 80% a 100% nas mulheres em idade fértil na maioria das populações do mundo.

Ainda não se tem definido com precisão a *via de transmissão* do exantema súbito. Os dados sugerem que a infecção seja transmitida por contato com secreções orais de pessoas adultas infectadas, embora se acredite na possibilidade de as crianças serem reservatórios do vírus e fontes importantes de infecção. A infecção em idades precoces ocorre após o desaparecimento dos anticorpos contra o vírus recebido da mãe durante a gravidez. Outra forma de transmissão é por transplante de órgãos de doadores infectados por VHH-6 (rins e fígado) a receptores soronegativos. O *período de incubação* da doença é variável, sendo aproximadamente entre cinco e 15 dias, 10 dias em média. Nos casos de infecção pós-transplante a doença começa de duas a quatro semanas após o receptor ter recebido o órgão infectado.

O *período de transmissibilidade* não é conhecido. O vírus VHH-6, após sua penetração no hospedeiro, pode permanecer latente nos linfonodos, rins, glândulas salivares, fígado e células sangüíneas (monócitos). Devido a esta latência acredita-se que o VHH-6 também possa ser eliminado de forma intermitente.

ASPECTOS CLÍNICOS

O quadro clínico se apresenta com febre elevada (39°C a 40,6°C) de início súbito associada a mal-estar, embora na maioria dos casos não seja muito intenso. Tosse, coriza, otite, linfadenomegalia cervical, suboccipital e retroauricular também podem ser observadas, assim como dor abdominal, diarréia, edema palpebral e abaulamento de fontanela. No quarto ou quinto dia da doença, há uma queda súbita da temperatura, quando então o exantema aparece repentinamente. Esta lesão dermatológica se caracteriza por uma erupção eritematomacular ou maculopapular localizada no tronco, face e região cervical, que posteriormente se estende por todo o corpo. A duração do exantema é variável, podendo persistir poucas horas até vários dias. De forma geral, esta lesão se assemelha às lesões da rubéola e sarampo, porém nunca cursa simultaneamente com febre. Embora as manifestações clínicas da doença sejam leves na maioria dos casos, tem-se descrito outras localizações da infecção como inflamação da membrana do tímpano, hepatite fulminante, meningite ou encefalite durante o exantema súbito, sendo que algumas dessas infecções são fatais. Por outro lado, pode existir doença febril sem exantema em algumas infecções do VHH-6. Também têm-se relatado convulsões febris, que podem tornar-se recorrentes. A encefalite fulminante é eventualmente documentada em adultos após transplante de órgãos.

Em adultos imunocompetentes com infecção pelo VHH-6, tem-se descrito uma síndrome similar à mononucleose, enquanto em pessoas imunodeficientes a infecção por este vírus tem sido acompanhada de pneumonite.

DIAGNÓSTICO

O diagnóstico do exantema súbito é essencialmente clínico, baseado em suas características tão peculiares. A confirmação pode ser realizada utilizando-se sorologia (ELISA e imunofluorescência, principalmente) ou por isolamento do vírus. O diagnóstico sorológico é realizado utilizando-se amostras pareadas, a fim de encontrar um aumento do título de anticorpos da classe IgG contra VHH-6 na fase de convalescença comparado com o título na fase aguda. Ainda não estão disponíveis testes práticos para detectar IgM (a resposta, pelo geral, só se identifica depois de cinco dias após o inicio dos sintomas). Outras técnicas que podem ser utilizadas são as técnicas moleculares para detecção do genoma viral, especialmente as de amplificação (PCR), que não estão disponíveis para rotina.

TRATAMENTO

Em se tratando de uma doença com curso benigno e autolimitado na maioria dos casos, lança-se mão apenas de medicação sintomática; entretanto é sabido que o HHV-6 responde à terapia com foscarnet e ganciclovir, que podem ser utilizados nos casos complicados.

PREVENÇÃO

Devido à evolução relativamente benigna do exantema súbito, assim como ao desconhecimento da forma exata de transmissão e às altas taxas de prevalência de portadores assintomáticos na população, não esta indicada a adoção de medidas preventivas nem mesmo o isolamento dos infectados. É possível que no futuro seja recomendado o controle dos tecidos transplantados para VHH-6, para receptores não sororeativos.

BIBLIOGRAFIA RECOMENDADA

Asano Y, Yoshikawa T, Suga S. Clinical features of infants with primary human herpes virus 6 infection (exanthema subitum, roseola infantum). *Pediatrics* 1994;93:104–8.

DeClercq E, Naesens L, De Bolle L, Schols D, Zhang Y, Neyts J. Antiviral agents active against human herpesvirus HHV-6, HHV-7, HHV-8. *Rev Med Virol* 2001; 11(6):381-395.

Veronesi R, Foccacia R. *Veronesi – Tratado de Infectologia.* Rio de Janeiro: Atheneu, 1997.

Yamanishi K. Human herpesvirus 6: an evolving story. Herpes 2000; 7(3):70-75.

CAPÍTULO 28
Febre Amarela

Rodrigo Siqueira-Batista ◆ Andréia Patrícia Gomes
Ricardo Pereira Igreja ◆ Sandro Javier Bedoya Pacheco

CONCEITO

A febre amarela é uma doença infecciosa aguda, febril, não contagiosa e de gravidade variável, causada por um vírus da família *Flaviviridae*, gênero *Flavivirus*, transmitido pela picada de mosquitos dos gêneros *Aëdes* e *Haemagogus* e encontrada em países da África e Américas Central e do Sul.

ETIOLOGIA

O vírus da febre amarela é um arbovírus, protótipo dos vírus pertencentes ao grupo dos flavivírus – família *Flaviviridae*, gênero *Flavivirus*. É um RNA vírus que possui estrutura esférica, medindo cerca de 40 a 50 nm de diâmetro. O RNA genômico é uma fita única que se comporta como um RNA mensageiro, possuindo cerca de 11 mil nucleotídeos.

EPIDEMIOLOGIA

A febre amarela existe na natureza em dois ciclos de transmissão, o primeiro denominado **silvestre** onde participam os mosquitos e os primatas não humanos ("febre amarela silvestre") e o segundo denominado **urbano**, no qual participam o mosquito *Aëdes aegypti* (na África, outras espécies do gênero realizam também transmissão urbana) e o homem ("febre amarela urbana"). Estas formas são:

A **febre amarela silvestre** existe de forma endêmica e epidêmica e se limita a regiões tropicais da África e América do Sul. Nessas regiões, a cada ano, aparecem centenas de casos nas regiões da selva ou de transição nos seguintes países: Bolívia, Brasil, Equador, Colômbia e Peru. A doença não é descrita na Ásia, na Austrália e nas ilhas do Pacífico. É uma doença freqüente em primatas não humanos, especialmente macacos (zoonose de macacos). A transmissão entre estes animais é realizada através da picada de mosquitos silvestres do gênero *Sabethes* e *Haemagogus*, no Brasil, e algumas espécies do gênero *Aëdes*, na África (*Aëdes africanus, Aëdes simpsoni, Aëdes furcifertaylory, Aëdes luteocephalus* e outras espécies). Em nosso país, a espécie *Haemagogus janthinomys* é a que mais se destaca na perpetuação do vírus. Nas populações humanas, as epidemias aparecem de forma irregular, devido a fatores de interferência entre a exposição do suscetível aos vetores silvestres infectados. Assim, o homem só é acometido ao invadir o *habitat* do vetor (desmatamentos, abertura de estradas e outros), o qual se cria em coleções de água na copa das árvores. As vítimas habitualmente são homens adultos jovens, pela maior probabilidade de exposição. No geral, pessoas não vacinadas, especialmente imigrantes, instalam-se em área de mata na zona enzoótica, a fim de desenvolverem atividades especialmente relacionadas com a derrubada de áreas florestais para a extração da madeira, bem como para a instalação de projetos agropecuá-

rios. A espécie *A. albopictus* se introduziu no Brasil e nos Estados Unidos proveniente da Ásia e apresenta a capacidade de combinar os ciclos silvestre e urbano da febre amarela no continente americano. Entretanto, se desconhece a participação desta espécie na transmissão da febre amarela.

A **febre amarela urbana** diferencia-se da febre amarela silvestre apenas sob o aspecto epidemiológico, tratando-se da mesma doença, produzida pelo mesmo agente etiológico. Historicamente, a febre amarela urbana se apresentava em numerosas cidades do continente americano. Logo, as campanhas dirigidas ao controle desta doença moléstia conseguiram a erradicação urbana. Assim, desde 1942, não havia registro da forma urbana da febre amarela no Brasil; entretanto, em 2000, foram relatados casos no Estado de Minas Gerais. A transmissão se faz ao homem através da picada do *Aëdes aegypti*, sem a participação de qualquer outro animal. Habitualmente, seus criadouros são coleções artificiais de água. Estão altamente adaptados à vida urbana, sendo encontrados nos locais de maior concentração humana e raramente em ambientes semisilvestres ou onde a população humana é mais rarefeita. Seus picos de maior atividade são geralmente o amanhecer e o crepúsculo, podendo, entretanto, atacar o homem em qualquer horário do dia. Na África, outras espécies do gênero realizam também transmissão urbana, tais como o *Aëdes vittatus* e o *Aëdes taylori*. Entre os anos de 1986 a 1991, esta doença foi notificada na Nigéria, ocasionando aproximadamente 20.000 casos e mais de 4.000 mortes.

O homem é o único reservatório (hospedeiro vertebrado) com importância epidemiológica, na febre amarela urbana. Na febre amarela silvestre, os primatas não humanos são os principais reservatórios e hospedeiros vertebrados, sendo o homem um hospedeiro acidental.

O período de viremia, correspondente ao período de transmissibilidade, é bem mais curto do que o do dengue, cerca da metade (24 a 48 horas antes do aparecimento dos sintomas até cinco dias após o início da doença), exigindo uma densidade maior dos mosquitos vetores para estabelecer uma transmissão urbana. Uma vez infectado, o mosquito permanece assim durante o resto da sua vida.

O coeficiente de letalidade da doença varia em função da maior ou menor busca de casos. Na década de 90, tem variado de 25% a 100% entre os casos notificados, com uma média de 42%. O grupo populacional mais afetado pela forma silvestre tem sido os adultos jovens do sexo masculino. As categorias profissionais mais atingidas são as de lavradores e motoristas de caminhão.

PATOGÊNESE

Observa-se, inicialmente, replicação em nível de tecido linfóide local, seguida de disseminação hematogênica, resultando em infecção principalmente hepática. Atinge células de Kupffer e hepatócitos, com degeneração e necrose em zonas médio-lobulares, poupando áreas portais e ao redor de veias centrais. Notam-se corpúsculos de Councilman e inclusões eosinofílicas. Alterações inflamatórias são escassas, o que permite explicar a ausência de fibrose na regeneração. São também encontradas alterações no baço e nos linfonodos, infiltração gordurosa no miocárdio e detectados antígenos virais nos glomérulos renais.

A síndrome hemorrágica tem origem na diminuição da síntese hepática de fatores de coagulação, trombocitopenia e coagulação intravascular disseminada. Encefalopatia ocorre por distúrbios metabólicos e edema cerebral. Choque com acidose láctica é evento terminal, conseqüente à liberação de agentes vasoativos e insuficiência orgânica múltipla.

A doença confere imunidade por um longo período, não se conhecendo segundos ataques. Nas zonas endêmicas, são comuns as infecções leves e inaparentes. Os filhos de mães imunes podem apresentar imunidade passiva transitória durante cerca de seis meses.

ASPECTOS CLÍNICOS

A maior parte das infecções por este agente resulta em casos frustros ou inteiramente assintomáticos; entretanto, alguns pacientes cursam com febre, dores musculares, sintomas gastrointestinais e disfunções da coagulação, renal e hepática – estas últimas, nas formas de maior gravidade.

O período de incubação varia de três a seis dias, mas, eventualmente, pode chegar a dez. Pode apresentar-se em um amplo espectro clínico, cujos extremos são um quadro benigno – doença febril inespecífica de resolução espontânea (em geral dois a três dias após) – até uma apresentação fulminante, com disfunção de múltiplos órgãos e sistemas e evolução inexorável para o óbito.

O início é súbito, com cefaléia, febre elevada acompanhada por calafrios, mialgias generalizadas, hiperemia e congestão conjuntivais. Na evolução, surgem sintomas relacionados ao trato gastrointestinal, incluindo náuseas, vômitos e diarréia.

Cerca de 10% a 20% dos casos evoluem para formas de gravidade expressiva. Estas apresentam-se um ou dois dias após um período de remissão, no qual há cura aparente (eventualmente, este não está presente), cursando com exacerbação dos sintomas, sobretudo digestivos. Os sinais e sintomas preponderantes incluem dor abdominal alta, diarréia, vômitos, geralmente hemorrágicos, icterícia e diátese hemorrági-ca – epistaxe, gengivorragias, hematêmese, enterorragia, melena, metrorragia, hemoptise, petéquias, equimoses, sangramentos em mucosas e em áreas de venopunção. O sinal de Faget (bradicardia relativa aos níveis de temperatura, em geral muito elevados) pode estar presente. Oligúria, presente desde o início das manifestações, evolui com freqüência para anúria e insuficiência renal. Instala-se a insuficiência hepática, com distúrbios sensoriais, até o coma.

No **diagnóstico diferencial** são importantes:

- A malária, um dos principais diagnósticos diferenciais, quer pela semelhança da apresentação clínica, quer pela sobreposição da distribuição geográfica.

- Dengue, clinicamente indistinguível da febre amarela em suas fases iniciais – entretanto, o surgimento de icterícia não é muito freqüente nesta enfermidade.
- A leptospirose, diferenciável em termos laboratoriais pelo leucograma (presença de leucocitose com neutrofilia), a dosagem de aminotransferases (em geral, pouco aumentadas) e a velocidade de hemossedimentação (elevada).
- Outras condições como hepatites virais, infecções por arenavírus (Junin, Machupo, Guanarito, Sábia, Lassa), filovírus (Ébola e Marburg), hantavírus, riquetsioses (tifo epidêmico, tifo endêmico, febre maculosa e febre Q) e sepse.

DIAGNÓSTICO

O diagnóstico laboratorial é estabelecido por:

- *Isolamento do vírus* em amostras de sangue (colhidas nos primeiros seis dias de doença) ou fígado (biópsia pós-*mortem).*
- *Ensaios sorológicos,* a hemaglutinação, fixação do complemento, neutralização e o MAC-ELISA (a mais empregável, capaz de demonstrar anticorpos da classe IgM já na primeira semana, podendo, entretanto, a primeira amostra ser não reativa).

Independente do teste sorológico utilizado, o diagnóstico está relacionado ao aumento de quatro vezes ou mais no título de anticorpos específicos, entre as amostras de soro colhidas nas fases aguda e de convalescença da enfermidade. Uma das limitações dos exames sorológicos para a febre amarela é a possibilidade de ocorrência de reação cruzada com infecções por outros flavivírus.

Os achados laboratoriais da febre amarela são a leucopenia (com neutropenia), velocidade de hemossedimentação muito baixa (eventualmente, zero), aminotransferases extremamente elevadas (> 1.000 UI), distúrbios da coagulação (aumento do tempo e atividade de protrombina, alargamento do tempo de coagulação, trombocitopenia), elevação das bilirrubinas e das escórias nitrogenadas (esta última, na segunda fase). O liquor costuma não estar alterado, mas pode haver discreta elevação da proteinorraquia.

TRATAMENTO

Não há tratamento antiviral específico. Preconizam-se medidas de suporte, tais como controle dos sinais vitais e do balanço hidroeletrolítico, da reposição das perdas de volume e/ou sangüíneas, uso de vitamina K, emprego de antieméticos e antiácidos (controle dos vômitos hemorrágicos) e diálise peritoneal nos casos em que há comprometimento renal.

PREVENÇÃO

A prevenção da febre amarela se faz a partir das seguintes linhas gerais:

- Medidas necessárias para a prevenção da reurbanização da febre amarela, que incluem a luta contra o *A. aegypti,* por meio de melhorias no abastecimento de água e coleta de lixo, educação sanitária para a eliminação dos criadouros do mosquito e aplicação de larvicidas nos depósitos de água não elimináveis.
- Uso da vacina de vírus vivo atenuado (cepa 17-D), cujo reforço é feito a cada 10 anos. As reações vacinais mais freqüentes são dor local, cefaléia, mal-estar e febre baixa. Como a vacina da febre amarela é produzida em embriões de galinhas, não deveria ser dada a pessoas com clara

Quadro 28-1. Indicações e precauções da vacina de febre amarela

Grupo de pacientes	Precauções / considerações
Crianças > 6 meses	Crianças abaixo de quatro meses de idade são mais suscetíveis a reações adversas sérias (encefalites) que as crianças mais velhas e, portanto, não devem ser imunizadas. O risco desta complicação parece ser idade-relacionada. Assim, a imunização deveria ser retardada até a idade de seis meses, devendo estar incluída nos programas de vacinação das crianças residentes na área endemoepidêmica
Gestantes	Um estudo mostrou que a vacinação pode ocasionar infecção do feto pelo vírus vacinal da febre amarela. Entretanto, o risco potencial de eventos adversos associado com infecção congênita é desconhecido. Desse modo, é recomendável evitar a vacinação das mulheres grávidas, devendo-se adiar viagem a áreas epidêmicas. Gestantes que necessitam viajar continuamente a áreas com transmissão ativa devem ser vacinadas. Acredita-se que, nessas circunstâncias, os riscos teóricos de efeitos adversos pela vacinação são pequenos tanto para a mãe quanto para o feto, excedendo, longe, o risco de infecção pelo vírus da febre amarela
Indivíduos imunocompetentes que penetram no *habitat* do vetor	A infecção com o vírus vacinal da febre amarela tem um risco teórico para pacientes com imunossupressão, como a Síndrome de Imunodeficiência Adquirida (AIDS), leucemia, linfoma, outros cânceres ou em uso de fármacos imunossupressores (incluindo corticosteróides, geralmente em doses > 10 mg/dia). Não há, contudo, nenhum relato de febre amarela vacinal nesses pacientes. Se a viagem a áreas de risco é necessária e a imunização é contra-indicada, o paciente deve ser aconselhado quanto ao risco, instruído em relação aos métodos para evitar as picadas de mosquitos e portar uma carta de desistência de vacinação provida pelo médico do viajante. Deve-se monitorizar possíveis efeitos nos pacientes imunocomprometidos que recebam a vacina
Técnicos de laboratório	Indicada para técnicos de laboratório que trabalham com o vírus
Combate a "surtos"	Aplica-se também ou em massa, nas populações urbanas para sustar as epidemias

hipersensibilidade a ovos. As indicações são apresentadas no Quadro 28-1.

- Vigilância sanitária dos portos, aeroportos e fronteiras, com a finalidade de exigir a apresentação de certificado internacional de vacinação, além do incentivo à organização de unidades de aconselhamento a viajantes em todo o país.
- Prevenção das picadas do mosquito transmissor da febre amarela (quartos protegidos com telas, além do uso de roupas que encubram a maior parte da superfície corporal, como camisas e calças longas, repelentes contendo o N,N-dietil-metatoluamida).

Dentre as medidas de controle, a notificação dos casos à autoridade local é importante. O *Regulamento Sanitário Internacional* (1969), terceira edição anotada, 1983, atualizada e reimpressa em 1992, OMS, Genebra exige a notificação dos casos com caráter mundial, Classe I. Por outro lado, os governos devem notificar a OMS e países vizinhos o primeiro caso importado, transferido ou autóctone de febre amarela na região livre de doença, assim como os focos de infecção recém-encontrados ou reativados entre vertebrados não humanos. As medidas aplicadas a barcos, aeronaves e veículos de transporte terrestre provenientes de áreas de febre amarela estão também especificadas no *Regulamento Sanitário Internacional*.

Como as medidas de prevenção existem e são eficazes, os prejuízos econômicos, sociais e humanos decorrentes da doença são injustificáveis, representando uma verdadeira vergonha sanitária.

BIBLIOGRAFIA RECOMENDADA

Arya SC. Yellow fever vaccine. *Emerg Infect Dis* 1999;5:487–9.

Centers for Disease Control and Prevention. Preventing emerging infectious diseases: A strategy for the 21st century – overview of the updated CDC plan. *MMWR* (Recommendations and Reports) 1998;47:RR-15.

Consoli RAGB, Lorenço-de-Oliveira R. *Principais Mosquitos de Importância Sanitária no Brasil.* Rio de Janeiro: Editora Fiocruz, 1994.

Lindenbach BD, Rice CM. Genetic interaction of flavivirus nonstructural proteins NS1 and NS4a as a determinant of replicase function. *J Virol* 1999;73:4611–21.

Monath TP. Flavivirus. *In* Fields BN, Knipe DM: *Virology.* New York: Raven Press, 1990.

Pinheiro FP, Travassos da Rosa APA, Vasconcelos PFC. Arboviroses. *In* Veronesi R, Focaccia R: *Tratado de Infectologia.* Rio de Janeiro: Atheneu, 1997.

Setúbal S. Flaviviridae. *In* Oliveira LHS: *Virologia Humana.* Rio de Janeiro: Cultura Médica, 1994.

Setúbal S. Febre amarela. *In* Schechter M, Marangoni DV: *Doenças Infecciosas – Conduta Diagnóstica e Terapêutica.* Rio de Janeiro: Guanabara-Koogan, 1998.

Siqueira-Batista R, Sforza-de-Almeida MP, Ramos Jr. NA, Vieira M. Febre amarela. *Rev Bras Med* 1999;56:230–8.

Siqueira-Batista R, Gomes AP, Ramos Jr. AN, Igreja RP. Febre amarela, outras arboviroses e febres hemorrágicas virais. *In* Siqueira-Batista R, Gomes AP, Igreja RP, Huggins DW: *Medicina Tropical – Abordagem Atual das Doenças Infecciosas e Parasitárias.* Rio de Janeiro: Cultura Médica, 2001.

Tsai TF. Flaviviruses (yellow fever, dengue, dengue hemorrhagic fever, Japanese encephalitis, St-Louis encephalitis, tick-borne encephalitis). *In* Mandell GL, Bennett JE, Dolin R. Principles and Practice of Infectious Disease. 5th edition. Philadelphia, Churchill Livingstone: 2000.

CAPÍTULO 29

Hantaviroses

Sandro Javier Bedoya Pacheco ◆ Liliane Miller Reder Elias
Fernando Neto Tavares ◆ Ricardo Pereira Igreja

CONCEITO

Hantaviroses são doenças agudas causadas por vírus pertencentes à família *Bunyaviridae*. O nome original destes vírus provém do rio Hantaan, no sul da Coréia, perto de onde se isolou originalmente o membro protótipo, o vírus *Hantaan*.

Historicamente, os primeiros casos de doença humana datam de 1913, na antiga União Soviética e na China. Já na década de 1930 foram notificados na Europa e Ásia numerosos surtos de doenças hemorrágicas com disfunção renal, recebendo diferentes denominações, que na atualidade são englobadas sob o nome de "febre hemorrágica com síndrome renal" (FHSR). Na atualidade, a FHSR se apresenta com uma incidência anual de 150.000 a 200.000 casos e, de forma quase exclusiva, nos territórios europeu e asiático, além da, África desde 1986. No continente americano, embora houvessem provas sorológicas definitivas que confirmavam a presença de roedores infectados por hantavírus, só a partir da década de 90 se reconheceu que esses vírus podem produzir doença em humanos. Assim, em junho de 1993, no sudoeste dos Estados Unidos da América (EUA), um surto de doença respiratória grave com letalidade elevada permitiu a identificação de um novo hantavírus [*Sin Nombre* (VSN)]. Esta doença respiratória aguda é conhecida atualmente como "síndrome pulmonar por hantavírus" (SPH). O reconhecimento desse vírus, como o de outros grupos de hantavírus anteriormente desconhecidos, é um exemplo de virose emergente devido a diversos fatores que influenciam e favorecem sua aparição no meio ambiente dos reservatórios naturais, aumentando, assim, as possibilidades e o risco de infecção humana.

Desde a descoberta da SPH, intensas investigações na ecologia e epidemiologia dos hantavírus têm conduzido a descoberta de novos hantavírus. Sua ubiqüidade e o potencial para causar uma doença humana grave fazem com que esses vírus sejam considerados um importante problema de saúde publica.

ETIOLOGIA

Os hantavírus são vírus esféricos, cobertos por um envelope lipídico. O tamanho desses vírus é de aproximadamente 80 a 110 nm. Estão incluídos no gênero *Hantavirus* e na família *Bunyaviridae* e, ao contrário dos demais membros dessa família, não são transmitidos por artrópodes vetores. O genoma desses vírus consiste de uma fita simples de RNA, tris-segmentada de polaridade negativa.

Embora os hantavírus tenham sido primeiramente isolados em células humanas, diversas linhagens de células Vero (E6 e C1008) são mais sensíveis para o isolamento. Esses vírus não possuem uma proteína de matriz (M), que normalmente dirige a montagem viral. Durante o isolamento, corpúsculos de inclusão granular ou filamentos aparecem no citoplasma. Até o momento, acredita-se que os hantavírus do Novo Mundo, *Black Creek Canal e Sin Nombre,* sejam montados na membrana plasmática. O vírus *Black Creek Canal* tem mostrado uma preferência para infectar a superfície apical e, até certo ponto, a superfície basal lateral das células Vero (C1008).

Diferente dos outros vírus RNA com genoma segmentado, como o vírus influenza e rotavírus, nos hantavírus são pouco evidentes os rearranjos do genoma viral entre diferentes genogrupos, embora rearranjos naturais provados tenham sido descritos para diferentes genótipos do vírus *Sin Nombre*. Apesar dos rearranjos do genoma parecerem ser eventos raros, mutações do genoma ou deleções podem ocorrer. Em muitos casos, essas mutações não resultam em substituições de aminoácidos ou, se estas existem, são bem toleradas. Os diversos hantavírus estudados que produzem SPH diferem geralmente em menos de 30% na seqüência de seus nucleotídeos. Todos os genótipos conhecidos do vírus *Sin Nombre* compartilham com, no mínimo, 90% de sua similaridade na seqüência de seus nucleotídeos, sendo ainda maior a similaridade na seqüência de seus aminoácidos.

O rearranjo natural nos diversos hantavírus podem ocasionar similaridades diferentes na seqüência de seus nucleotídeos. Ainda não se conhece se estes fatores genéticos influem na patogenicidade dos vírus, e até que ponto eles influenciariam na evolução da doença humana, assim como na transmissão, necessitando-se de maiores estudos.

Com base nas análises das seqüências dos nucleotídeos (principalmente os segmentos M e S do genoma), os hantavírus têm sido subdivididos num amplo número de genogrupos (Quadro 29-2). Como foi comentado anteriormente, cada genogrupo é limitado a um hospedeiro roedor particular. A análise filogenética do genoma dos hantavírus tem indicado a existência de três linhagens principais. Os vírus que causam FHSR pertencem a linhagem do Velho Mundo. Entretanto todos os vírus que causam SPH compartilham uma linhagem comum do Novo Mundo e estão presentes em membros de uma única subfamília de roedores (*Sigmondontinae*) da família *Muridae*. Finalmente, alguns dos vírus presentes em roedores da subfamília *Sigmondontinae* constituem espécies totalmente independentes.

No continente americano, tem-se identificado pelo menos três espécies de hantavírus, sendo que, destas, seis causam SPH (Quadro 29-1). Outros vírus estão em fase de avaliação (Quadro 29-2).

ASPECTOS EPIDEMIOLÓGICOS

As hantaviroses são enfermidades que podem acometer qualquer grupo étnico. Comportam-se de forma sazonal coincidindo com a presença e o maior número de reservatórios portadores do vírus. Os roedores, especialmente os silvestres, são

Quadro 29-1. Vírus do gênero Hantavirus, família *Bunyaviridae*

Vírus	Abreviatura	Reservatório natural	Localização geográfica	Distribuição geográfica do roedor hospedeiro	Doença humana	c/cᵃ
Vírus que infectam a subfamília *Murinae*						
Hantaan	HTN	*Apodemus agrarius*	Coréia	Ásia, Europa	FHSR[b]	Sem
Seoul	SEO	*Rattus norvegicus, R. rattus*	Coréia	Ásia, Europa, América	FHSR	Sem
Dobrava-Belgrade	DOB	*Apodemus flavicollis*	Eslovênia	Europa, Oriente Meio	FHRS	Sem
Thai-749	THAI	*Bandicota indica*	Tailândia	Ásia	Desconhecida	Sem
Vírus que infectam a subfamília *Arvicolinae*						
Puumala	PUU	*Clethrionomys glareolus*	Finlândia	Europa, Ásia	FHSR	Sem
Prospect Hill	PH	*Microtus pennsylvanicus*	Maryland	América do Norte	Desconhecida	Sem
Vírus que infectam a subfamília *Sigmodontinae*						
Sin Nombre	SN	*Peromyscus maniculatus*	Novo México	América do Norte	SPH[c]	Sem
New York	NY	*Peromyscus leucopus*	Nova York	América do Norte	SPH	Sem
Black Creek Canal	BCC	*Sigmodon hispidus*	Flórida	América	SPH	Sem
Bayou	BAY	*Oryzomys palustris*	Louisiana	Sudeste dos EUA	SPH	Sem

[a] Isolamento em cultura de células.
[b] Febre hemorrágica com síndrome renal.
[c] Síndrome pulmonar por hantavírus.

os principais reservatórios naturais dos hantavírus. Sua transmissão ao homem ocorre mais freqüentemente pela inalação de aerossóis formados a partir de secreções e excreções dos reservatórios de hantavírus (saliva, fezes e urina). Outras formas de transmissão para o homem foram também descritas (ingestão de alimentos e água contaminados; contato do vírus com mucosas; percutânea, por meio de escoriações cutâneas e mordeduras do roedor; e acidental, em trabalhadores e visitantes de biotérios e laboratórios). Também há evidências da possibilidade de transmissão inter-humana. No homem, a transmissão vertical foi recentemente observada, causando aborto e morte fetal.

A epidemiologia dessas infecções é amplamente definida pela distribuição e ecologia dos hospedeiros roedores dessas viroses. A infecção ocorre quando o homem invade o *habitat* dos reservatórios ou vice-versa. Surtos de infecções por hantavírus têm sido associados com mudanças na densidade da população de roedores, que pode variar de forma importante no decorrer do tempo, sazonalmente e de ano em ano. Ciclos de resposta para esses fatores extrínsecos como competição interespecífica, mudanças climáticas e ações predatórias influem no tamanho da população de roedores, assim como em mudanças na estrutura etária da população, e interagem também com a transmissão do vírus.

Em áreas agrícolas da Ásia e Europa, diversos surtos de FHSR, durante a primavera e o verão, têm sido associados ao contato humano com roedores de campo em épocas de colheita. Outros surtos pelo vírus *Puumala* (PUU), na Escandinávia, e surtos de SPH, em alguns estados dos EUA, foram relacionados com o aumento da população de roedores, seguido por invasões de prédios pelos mesmos. Por outro lado, algumas atividades como trabalhos em fazendas, pernoitar no campo e exercícios militares favorecem a infecção. Estudos epidemiológicos associam a exposição no interior das casas à invasão dos roedores de campo durante as épocas frias, ou à presença de ninhos de roedores em/ou próximos aos domicílios. Também eventos raros como *El Niño* podem indiretamente incrementar o risco de exposição para hantavírus.

Muitas infecções por hantavírus têm ocorrido em pessoas de extrato socioeconômico baixo, devido às condições precárias de moradia e atividades agrícolas (em alguns casos) que favorecem contatos íntimos entre humanos e roedores. Entretanto, a suburbanização, acampamentos silvestres e outras ati-

Quadro 29-2. Número de casos de SPH notificados no continente americano

País	Número de casos até 31 de dezembro de 1997	Número de casos até o terceiro trimestre de 1998
América do Norte	205	221
Estados unidos	181	196
Canadá	24	25
América do Sul	208	239
Argentina	133	142
Brasil	6	13
Chile	32	46
Paraguai	35	35
Uruguai	2	3
Total	413	460

Fonte: OPS/OMS 1999.

vidades recreativas em campo têm favorecido a transmissão do vírus às pessoas de média e alta renda.

Estima-se que 100.000 a 200.000 casos de infecção pelo hantavírus ocorram a cada ano no mundo inteiro. A incidência anual de infecção, na China e no leste da Rússia, é de 30 a 60/100.000 habitantes; na Suécia, em ciclos de um pouco mais de cada quatro anos, a incidência é de 1,3 a 20/100.000 habitantes; nos EUA, a incidência de SPH pelo vírus *Sin Nombre* é de 0,02/100.000 habitantes. Entretanto, em muitos casos, a infecção é subclínica com razões de 14:1 até 20:1.

A gravidade da doença varia com o hantavírus e o tipo de doença por ele produzida (FHSR ou SPH). Em pacientes com HFRS que tenham sido infectados pelos vírus *Hantaan* e *Dobrava-Belgrade*, a doença é mais grave com uma taxa de letalidade de 5% a 35%. O vírus *Puumala* produz um quadro menos grave que os primeiros, com uma taxa de letalidade menor de 1%, enquanto que o vírus *Seoul* produz um quadro clínico de gravidade intermediária, com uma taxa de letalidade de 1%. Os pacientes com SPH geralmente apresentam um quadro de gravidade com taxa de letalidade de 40% a 60%. Outros fatores que parecem contribuir também para essa gravidade são as características do hospedeiro humano; assim, pacientes que têm o HLA-DRB1 0301 e HLA-B8 estão associados com uma apresentação mais grave da FHSR, e aqueles com HLA-B27, com um curso benigno da doença.

Epidemiologia no Continente Americano

Nas populações humanas do continente americano, estudos de soroprevalência têm demonstrado uma ampla distribuição do vírus e uma grande variedade de região para região, que vão desde 2% até aquelas maiores que 40%. Em diversos países do continente americano, a SPH tem sido notificada (Quadro 29-2). Até outubro de 1998 foram confirmados 221 casos de SPH em 29 estados dos EUA e três províncias do Canadá. Não foi confirmada a ocorrência de casos no México, embora a distribuição do reservatório norte-americano primário, *P. maniculatus*, se encontre na metade setentrional desse país. Na América do Norte, pelo menos quatro hantavírus diferentes têm sido relacionados com a SPH. A maioria dos casos se dá através da infecção pelo vírus *Sin Nombre*. Entretanto, os vírus *New York, Bayou* e *Black Creek Canal* estiveram associados a seis casos de SPH. Não têm sido detectados casos de SPH na América Central e no Caribe. Entretanto, o *habitat* do *Sigmodon hispidus*, provável reservatório do vírus *Black Creek Canal*, estende-se desde o sudeste dos EUA, passando pela América Central até porção setentrional da América do Sul. Essa ausência de casos de SPH é possível que se deva à baixa freqüência de espécies de roedores da subfamília *Sigmontinae* na região. Na Costa Rica, identificou-se o vírus *Río* no roedor *Reithrodontomys mexicanus*. Na América do Sul, na década de 1980, estudos sorológicos demonstraram a presença de *Rattus norvegicus* infectados por hantavírus. Além disso, na mesma década, outros estudos sorológicos realizados em humanos no Brasil, Argentina, Bolívia e Uruguai forneceram provas de infecção. Até o terceiro trimestre de 1998, 239 casos de SPH tinham sido notificados em cinco países da América do Sul. Esses casos ocorreram durante todo o ano, sendo mais freqüentes no período de setembro a janeiro (primavera e verão).

No Brasil, em dezembro de 1993, se fez o diagnóstico de SPH em três irmãos residentes na região de Juquitibá, no estado de São Paulo. O vírus isolado de uma das vítimas foi diferente dos demais hantavírus, tomando o nome de vírus *Juquitibá*. A partir dessa data, numerosos casos adicionais de SPH vêm sendo relatados em diferentes estados do Brasil. Até setembro de 1999, 38 casos de SPH foram notificados no Brasil, sendo 16 deles no estado de São Paulo. Só entre maio de 1998 e agosto de 1999, o Instituto Adolfo Lutz confirmou cinco casos na região de Ribeirão Preto, dos quais três foram fatais. Embora existam notificações, a prevalência das infecções por hantavírus e SPH nas diversas regiões do Brasil não são bem conhecidas. O estudo sorológico em humanos, realizado nas cidades de Ribeirão Preto, Guariba e Jardinópolis, entre fevereiro e junho de 1999, num total de 567 amostras de diferentes hospitais, mostrou uma soroprevalência total de 1,23% (7/567), sendo que 0,5% (1/200) em Ribeirão Preto, 0,4% (1/257) em Guariba e 4,5% (5/110) em Jardinópolis.

Evidências sorológicas anteriores de infecções por hantavírus em humanos têm sido encontradas em numerosos estudos no Brasil. Um estudo realizado na região sul e sudeste do Brasil investigou 1.063 indivíduos, sendo 870 da área urbana e 193 com residência permanente ou temporária na área rural, em algumas áreas de São Paulo e Paraná, encontrando uma prevalência total de anticorpos de 3% (8,3% na área rural e 1,8% na área urbana). Em 1990, na cidade de Recife-PE, anticorpos foram detectados para hantavírus em oito dos 156 pacientes com diagnóstico clínico de leptospirose aguda. Nesse mesmo ano, foi realizado um inquérito sorológico em indivíduos que apresentavam estreito contato com roedores e pequenos mamíferos silvestres, detectando-se casos positivos.

Hospedeiros reservatórios

Os roedores murinos da família *Muridae* são os reservatórios naturais dos hantavírus (Quadro 29-1). Os murinos vivem atualmente em diversos *habitat*, em todo o continente americano. Embora tenham hábitos noturnos, podem apresentar atividades diurnas, durante todo o ano. Suas particularidades biológicas não são bem conhecidas, mas sabe-se que eles podem viver aproximadamente dois anos. As fêmeas podem gerar várias ninhadas de filhotes por ano, podendo, em regiões quentes, a procriação realizar-se durante todo o ano.

Os murinos da subfamília *Sigmodontinae,* que são considerados reservatórios dos hantavírus que causam SPH, vivem geralmente em regiões rurais, embora alguns não tenham predileção por um *habitat* particular. Cada genogrupo de hantavírus reside em uma espécie de reservatório hospedeiro; ademais, na maioria dos casos, o hospedeiro é um roedor. A infecção também tem sido detectada em insetívoros tais como *Suncus marinus* e *Crocidura russula*, morcegos, gatos domésticos e silvestres e pássaros. Isso não significa que essas espécies sejam infectadas de forma persistente e que representem um risco de infecção para o homem. Essa característica de limitar-se a um reservatório específico restringe a distribuição do vírus e, dessa forma, a doença humana. Este elevado nível de concordância entre o reservatório e a filogenia dos hantavírus fortalece a idéia de co-evolução entre vírus e hospedeiro. Exceto um só vírus, que tem como reservatório um insetívoro, cada ramo principal da árvore filogenética está ligada a uma subfamília diferente de roedor. Todos os hantavírus que causam SPH no continente americano estão ligados a roedores da subfamília *Sigmodontinae,* família *Muridae*. Outros vírus detectados freqüentemente na América do Norte infectam membros da subfamília *Arvicolinae*, mas parece que não produzem doença humana. Os hantavírus do Velho Mundo que causam FHSR infectam reservatórios da subfamília *Murinae* e alguns membros da subfamília *Arvicolinae*.

Experimentos têm confirmado a suspeita de que a infecção entre os roedores se daria pela transmissão horizontal por aerossóis. A transmissão vertical não tem sido demonstrada. Entretanto, tem-se observado que as mordeduras e agressões entre eles são uma forma importante de transmissão, o que talvez explique a maior freqüência da infecção em machos. A esse respeito, o aumento do número de roedores aumenta a probabilidade de encontros intra-específicos. Os hantavírus são mantidos na natureza por transmissão cíclica entre roedores persistentemente infectados. Dados recentes apontam que mudanças sutis no genoma viral poderiam resultar em diferenças na regulação da replicação, e conduzir à persistência da infecção no reservatório. Também no roedor, a infecção parece ser assintomática. A partir dessa infecção crônica, o vírus pode ser excretado persistentemente na urina, fezes e saliva do animal. Pesquisas têm demonstrado que a idade e o peso do reservatório desempenham um papel importante na prevalência da infecção. Dessa forma, a soroprevalência entre roedores aumenta com a idade e, por conseguinte, com o tamanho do animal.

ASPECTOS CLÍNICOS

Febre hemorrágica com síndrome renal. As manifestações clínicas refletem as alterações da permeabilidade capilar resultantes do processo infeccioso, por ação direta ou influência dos complexos antígeno-anticorpo (embora tais alterações ainda não sejam totalmente conhecidas). Por outro lado, os mecanismos indutores de choque também não são muito compreendidos. As lesões renais ocorrem predominantemente nos túbulos renais, possivelmente por mecanismos imunes relacionados aos complexos antígeno-anticorpo que se formam na circulação ou localmente nos túbulos infectados pelos vírus.

Na maioria dos casos, o período de incubação é de duas semanas, variando de cinco a 42 dias; as infecções por hantavírus no homem podem evoluir silenciosamente ou manifestar-se como doença de menor gravidade. No quadro clínico, destacam-se febre, trombocitopenia e insuficiência renal aguda (nefrite intersticial aguda). As formas graves cursam com fase tóxica de início subito, febre elevada, cefaléia frontal e retrorbitária, vertigem, dor abdominal e visão borrada. No final desta fase, são observadas sufusões hemorrágicas conjuntivais, petéquias no tronco, na porção superior da cavidade oral e no palato mole, além de *rash* eritematoso no dorso e na face, o qual clareia à digitopressão. Nesse estágio, os níveis de leucócitos estão em geral elevados. No final da fase tóxica, muitos pacientes evoluem abruptamente com quadro grave de choque – a diminuição do volume do sangue circulante, por perda de plasma por capilares e pela dilatação venosa, constitui a base para a manifestação de hipotensão. Os dados laboratoriais mostram acentuada proteinúria, moderada hematúria, aumento de hematócrito e queda do número de plaquetas. A forma leve de febre hemorrágica com síndrome renal, infecção pelo vírus *Puumala*, recebe também a denominação *de nefropatia epidêmica*. Em raros casos, evolui para hemorragia, sendo encontradas no laboratório proteinúria, elevação da creatinina sérica e leucocitose.

Síndrome pulmonar por hantavírus. É caracterizada por edema pulmonar não cardiogênico (órgão-alvo principal) originado, provavelmente, da alteração da permeabilidade dos capilares pulmonares. Os sintomas mais comuns incluem: febre elevada, mialgia, tosse, dispnéia, sintomas gastrointestinais e cefaléia. Os sinais clínicos de maior relevância são: taquipnéia,

taquicardia e hipotensão. Observa-se leucocitose, plaquetopenia, elevação do hematócrito, aumento dos tempos de protrombina e parcial de tromboplastina, elevação da concentração de desidrogenase láctica, queda nos níveis de proteína no soro e proteinúria. Em alguns pacientes, o edema pulmonar se desenvolve rapidamente, levando o enfermo ao óbito.

DIAGNÓSTICO DIFERENCIAL

O diagnóstico diferencial das hantaviroses, em geral, tem incluído diversas infecções enzoóticas como leptospirose, tifo epidêmico, febre maculosa ou tifo murino, entre outras. Diversas infecções importantes em algumas regiões da América Latina, que estão incluídas no diagnóstico diferencial, são as febres hemorrágicas causadas por arbovírus (dengue, febre amarela) e as febres hemorrágicas causadas por arenavírus (vírus Junin, Machupo, Sabiá, Guanarito).

Endocardite, sepse, pneumonia grave e síndrome de angústia repiratória do adulto (SARA) são também enfermidades importantes a serem consideradas.

Devido a ampla distribuição mundial dessas infecções, numerosas doenças entrarão no diagnóstico diferencial de acordo com a sua presença na região onde se suspeita o caso de infecção por hantavírus.

DIAGNÓSTICO LABORATORIAL

O método mais eficiente de diagnóstico laboratorial em infecção por hantavírus em humanos é a detecção de anticorpos IgM em amostras de soro de pacientes ainda em fase aguda, utilizando-se o método ELISA de captura. Pode-se recorrer também ao método de ELISA para confirmar a presença de anticorpos IgG, a partir de amostras de soro de paciente com duas a três semanas de infecção.

O isolamento do vírus pode ser realizado através da inoculação em culturas de células (VERO-E6, A-549 ou de pulmão de rato). A detecção do vírus isolado pode ser realizada através de teste de imunofluorescência, utilizando-se anticorpos monoclonais, ou o teste de neutralização com redução em placa.

O uso do RT-PCR pode ser utilizado para confirmação diagnóstica pela identificação do genoma viral em tecidos doentes.

TRATAMENTO

Não existe uma terapia antiviral eficiente contra SPH, mas a ribavirina tem se mostrado eficiente na redução da mortalidade por FHSR.

Diante da evolução rápida da SPH, o tratamento clínico eficaz depende da administração cuidadosa de soluções, uma vigilância hemodinâmica eficiente juntamente com apoio ventilatório, evitando-se a hipóxia e a superidratação.

O uso da ribavirina intravenosa como terapia antiviral tem indicado redução na letalidade , usando o seguinte esquema posológico:

- Inicialmente 30 mg/kg em dose única.
- Posteriormente 15 mg/kg de seis em seis horas, por quatro dias.
- 7,5 mg/kg de oito em oito horas, por seis dias.

O principal efeito adverso da ribavirina é a ocorrência de anemia habitualmente reversível.

PREVENÇÃO

As medidas de prevenção e controle devem ser baseadas no manejo ambiental, através principalmente de práticas de higiene e medidas corretivas do meio ambiente, saneamento e melhorias das condições de vida e moradia, tornando as habitações e os campos de trabalhos impróprios à instalação e proliferação de roedores (anti-ratização). Associado a tais medidas, podem ser utilizadas as desratizações focais, quando necessário.

Todos os casos suspeitos de infecção por hantavírus devem ser notificados à unidade de Vigilância Epidemiológica.

Como a transmissão ocorre pelo contato direto com o roedor ou seus excrementos, deve-se evitar a presença ou o contato com o mesmo.

As medidas de prevenção às hantaviroses recomendadas são:

1. Desenvolvimento de programas de educação e informação sanitária.
2. Identificação das condições de risco que possam propiciar a presença do vírus, tais como os fatores ambientais e ecológicos e condições climáticas que favoreçam o aumento da população de roedores.
3. Orientação quanto ao risco de exposição ocupacional: presença do homem em áreas rurais por necessidade de trabalho, como cortes de árvores, colheita e estocagem de grãos entre outros.
4. Saneamento básico adequado.
5. Proteção dos alimentos da presença de roedores.
6. Melhoramento das habitações, para evitar a entrada de roedores.
7. Educação da população e dos profissionais de saúde a respeito da presença da hantavirose em nosso meio.
8. Precauções básicas em laboratórios de referência.

BIBLIOGRAFIA RECOMENDADA

Gomes AP, Siqueira-Batista R, Ramos Jr. AN, Igreja RP, Câmara FP. Hantaviroses. *In* Siqueira-Batista R, Gomes AP, Igreja RP, Huggins DW: *Medicina Tropical – Abordagem Atual das Doenças Infecciosas e Parasitárias.* Rio de Janeiro: Cultura Médica, 2001.

Peters CJ. California encephalitis, hantavirus pulmonary syndrome and bunyavirid hemorrhagic fevers. *In* Mandell GL, Bennett JE, Dolin R: *Principles and Practice of Infectious Diseases.* 5th ed. Philadelphia: Churchill Livingstone, 2000.

CAPÍTULO 30

Hepatites Virais

Rodrigo Siqueira-Batista ◆ Andréia Patrícia Gomes
Frederico de Castro Escaleira ◆ Ricardo Pereira Igreja

A hepatite viral é uma doença infecciosa comum e algumas vezes grave, que cursa com inflamação e necrose hepáticas, sendo causada mais freqüentemente pelos vírus da hepatite A, B, C, D e E. Outros patógenos implicados incluem o vírus da hepatite G (GBV-C/HGV), TTV, Epstein-Barr e Citomegalovírus (Quadro 30-1).

HEPATITE A

Etiologia. O vírus da hepatite A (VHA) é um pequeno vírus RNA, de capsídeo icosaédrico, não envelopado, com cerca de 27 nanômetros de comprimento, pertencente ao gênero *Heparnavirus*.

Epidemiologia. A transmissão do VHA ocorre por via fecal-oral, geralmente através de água e alimentos contaminados. Como fatores importantes para a disseminação do vírus, temos a precariedade sanitária, a estabilidade da partícula viral no ambiente, a ocorrência de elevado percentual de infecções assintomáticas em crianças e o grande número de partículas virais presentes nas fezes. A doença é endêmica em muitas regiões – em áreas de alta endemicidade a prevalência em adultos jovens pode chegar a 98,0% –, sendo descritos surtos epidêmicos em locais com aglomerações humanas, tais como instituições para deficientes mentais, quartéis, hospitais, creches e orfanatos.

Em áreas endêmicas, praticamente 100% das pessoas investigadas apresentaram anticorpos para o vírus, comprovando a alta disseminação da doença. No Brasil, em regiões hiperendêmicas, a população adulta apresenta prevalência de 98% de anticorpos para o vírus. Por outro lado, populações nas quais o saneamento básico e o nível socioeconômico são mais elevados, freqüentemente apresentam grande percentual de indivíduos suscetíveis.

Aspectos clínicos. O período de incubação da hepatite A varia de duas a seis semanas. Em boa parte dos casos, a infecção pelo VHA é inaparente, ocorrendo manifestações clínicas em cerca de 5% a 10% dos casos (em crianças). Nos adultos, observa-se maior freqüência de infecções sintomáticas e com maior gravidade.

A recuperação dos pacientes é a regra (99% dos casos), não havendo até o momento relatos de cronificação da doença, como nas hepatites B e C. Quando há sintomas, o quadro clínico é caracterizado por febre baixa, mal-estar, anorexia, náuseas, vômitos, dor ou desconforto abdominal, icterícia e colúria, que geralmente permanecem por quatro a oito semanas (há, no entanto, pacientes que permanecem sintomáticos – principalmente com inapetência – por até seis meses).

A complicação mais temível da infecção pelo VHA é a hepatite fulminante, caracterizada por necrose maciça do fígado e insuficiência hepática, apresentando quadro de encefalopatia hepática e distúrbios de coagulação, com taxas de letalidade de mais de 80% (ver Capítulo 145).

Diagnóstico. A infecção aguda pelo VHA é confirmada através de testes sorológicos para a detecção do anticorpo IgM (anti-HAV IgM), contra as proteínas do capsídeo viral (ver Quadros 30-2 e 30-5). Este anticorpo é detectado de cinco a 10 dias após a instalação da infecção, podendo persistir por mais de seis meses. A IgG (anti-HAV IgG) pode ser detectada simultaneamente ou nas duas primeiras semanas da fase aguda, persistindo durante anos e conferindo proteção contra uma reinfecção. Sua pesquisa é mais indicada em estudos epidemiológicos para verificação da imunidade de uma determinada população à hepatite A.

Exames inespecíficos são úteis para auxiliar a avaliação de pacientes suspeitos. As **aminotransferases** (AST e ALT) estão aumentadas pelo menos oito vezes o normal, enquanto aumentos de **fosfatase alcalina** (sugerindo colestase) podem ocorrer na faixa de uma a três vezes o normal. As **bilirrubinas** estão normalmente aumentadas (em pacientes ictéricos), compreendendo uma faixa entre 5 e 20 mg/dL (níveis superiores a 20 mg/dL têm associação com doença grave). O **tempo e atividade de protrombina** (TAP) encontra-se geralmente normal (caso prolongado deve suscitar atenção para possível evolução com insuficiência hepática grave e hepatite fulminante).

Tratamento. Não há tratamento específico para a hepatite A. Os casos de hepatite fulminante devem ser conduzidos em ambiente de terapia intensiva, no qual são oferecidas medidas de suporte para manutenção das condições de vida, enquanto há recuperação da função hepática (ver Capítulo 145).

Prevenção. Como a principal via de transmissão do vírus da hepatite A é a fecal-oral, a infecção tende a diminuir com o saneamento básico em localidades endêmicas e a observação às regras de higiene. No entanto, essas medidas podem ter um efeito paradoxal, aumentando o número de adultos suscetíveis e criando um potencial epidêmico em alta escala.

Dispõe-se de duas vacinas para a hepatite A, a VAQTA® e HAVRIX®, ambas com vírus inativado e com resultados similares em termos de imunogenicidade e segurança. O esquema vacinal preconizado é o seguinte:

- *Adultos*: duas doses (1 ml cada), aplicadas na região deltóide, intervaladas de um mês, sendo aconselhável uma terceira dose de seis a 12 meses após a primeira.

- *Crianças:* duas doses (0,5 ml cada), aplicadas na região deltóide, intervaladas de um mês, sendo aconselhável uma terceira dose de seis a 12 meses após a primeira.

Capítulo 30 ✔ Hepatites Virais ❑ **217**

Quadro 30-1. Aspectos etiológicos das hepatites virais (Siqueira-Batista *et al*, 2001)

Parâmetro	Vírus A	Vírus B	Vírus C	Vírus D	Vírus E	Vírus G	TTV
Descrição	Feinstone 1973	Blumberg 1964	Choo 1989	Rizetto 1977	Balayan 1983	Simons 1995	Nishizawa 1997
Genoma	RNA	DNA	RNA	RNA	RNA	RNA	DNA
Famíla	*Picornaviridae*	*Hepadnaviridae*	*Flaviviridae*	–	*Caliciviridae*	*Flaviviridae*	–
Envelope	Não	Sim	Sim	Sim	Não	–	Não
Transmissão	Fecal-oral	Parenteral Sexual Mãe-filho Horizontal	Parenteral Esporádica	Parenteral	Fecal-oral	Parenteral	Parenteral Outras vias (?)
Período de incubação (PI)	2 a 6 semanas	4 a 24 semanas	4 a 24 semanas	5 a 10 semanas	2 a 10 semanas	Desconhecido	Desconhecido
Cronicidade	Não	Sim	Sim	Sim	Não	Sim	Desconhecida
Complicação	Hepatite fulminante	Hepatite fulminante Cirrose Neoplasia	Hepatite fulminante Cirrose* Neoplasia	Hepatite fulminante cirrose *	Hepatite fulminante**	Hepatite fulminante (?) Cirrose (?) Neoplasia (?)	Patogênese não esclarecida
Vacinas	Sim	Sim	Não	Não ***	Não	Não	Não

* Em associação ao vírus da hepatite B.
** São relatados casos de hepatite fulminante em gestantes.
*** Profilaxia da hepatite D é feita pela vacinação para hepatite B.

HEPATITE B

Etiologia. O vírus da hepatite B é um vírus DNA envelopado da família *Hepadnaviridae*, com estrutura complexa que infecta apenas seres humanos.

O vírus apresenta antígenos de superfície (HBsAg), antígenos do core (HBcAg) e antígenos centrais que podem ser secretados (HBeAg), além de material genético em seu interior formado por DNA circular de fita parcialmente dupla. Os antígenos são de fundamental importância para o diagnóstico e acompanhamento da hepatite B, como veremos adiante.

Epidemiologia. A hepatite B é uma doença de ocorrência mundial, raramente com caráter epidêmico. A maioria dos casos ocorrentes nos Estados Unidos de infecção aguda se localiza em adultos jovens (81%), havendo maior concentração em homens do que em mulheres.

A infecção se dá pelo contato com sangue ou outras secreções corporais. Sendo assim, a infecção pode ocorrer via relações sexuais (homo ou heterossexuais), transfusão de sangue e/ou hemoderivados, uso de drogas intravenosas ilícitas (seringas e agulhas compartilhadas), mãe-filho (durante a gestação e/ou na passagem pelo canal do parto e amamentação), por contato interpessoal prolongado e por acidentes com material pérfuro-cortante, onde a maior exposição é de profissionais da área de saúde.

No Brasil, a prevalência é estimada em 33,9% de indivíduos com alguma marcador sorológico para a hepatite B, correspondendo a proporções de 26,7% de anti-HBs, 27,6% de anti-HBc e 2,1% de HBsAg, estes últimos prováveis portadores crônicos da infecção.

A prevalência de portadores crônicos é ainda maior na Região Norte, alcançando registros de até 11%, representando a hepatite B um problema sanitário de grande importância nessa região.

Aspectos clínicos. A apresentação clínica da hepatite B pode variar de quadros assintomáticos ou oligossintomáticos a quadros com insuficiência hepática fulminante e altas taxas de letalidade. O tempo de incubação da doença pode variar de 30 a 180 dias, com média de 70 dias. Os sintomas iniciais da doença são inespecíficos, com o paciente apresentando quadro semelhante ao gripal, com astenia, mal-estar, anorexia, náuseas e/ou vômitos e febre baixa, com duração de três a 10 dias, comumente. Posteriormente, pode existir o surgimento de icterícia, que ocorre em cerca de 10% dos casos em crianças menores de cinco anos e em 30% a 50 % dos casos quando em maiores de cinco anos, dor abdominal predominando em hipocôndrio direito e colúria.

À semelhança da hepatite A, a forma mais grave de apresentação consiste na hepatite fulminante, com letalidade que pode chegar a 80%. Esta condição é na metade das vezes causada pelo vírus da hepatite B, restando os outros 50% para os outros agentes virais.

A persistência de sintomas como anorexia, perda de peso, fadiga e icterícia ou a manutenção de níveis aumentados de aminotransferases, bilirrubinas e globulinas por um período de

Quadro 30-2. Diagnóstico laboratorial da hepatite A

Interpretação	Anti-HAV IgM	Anti-HAV IgG
Suscetível	–	–
Infecção recente	+	–
Infecção passada / Imunidade	–	+

seis meses a um ano associado a persistência do HBsAg sugerem a progressão para cronicidade, sendo que os pacientes que evoluem para a chamada hepatite B crônica apresentam risco aumentado de desenvolver cirrose hepática e carcinoma hepatocelular, além de, mesmo assintomáticos, infectar outras pessoas, transmitindo a doença.

A progressão para a forma crônica depende principalmente da idade e do estado imunológico dos pacientes, variando de 5% a 10% na infecção ocorrida na idade adulta a 90% a 95% na transmissão vertical.

Podem ocorrer outras formas de evolução relacionadas a manifestações extra-hepáticas mais raras, como:

* Doença do soro, com quadro de febre, *rash* cutâneo e artrite.
* Poliarterite nodosa (PAN) afetando o sistema cardiovascular, fígado, rim e sistema nervoso central e periférico, cursando com hipertensão arterial, febre, dor abdominal, artralgia, *rash* cutâneo, mononeurite múltipla e alterações do sistema nervoso central, estando o HBsAg presente em 30% dos casos de PAN.
* Glomerulonefrite membranosa.
* Crioglobulinemia mista essencial, uma forma de vasculite de pequenos vasos cursando com glomerulonefrite, artrite, lesões cutâneas purpúricas e neuropatia periférica, associado principalmente a hepatite C, podendo ser encontrada em alguns casos relacionada a hepatite B.
* Acrodermatite papular (doença de Gianotti), manifestando-se como erupção maculopapular eritematosa não pruriginosa e simétrica sobre a face, membros e nádegas, persistindo por 15 a 20 dias, associada principalmente à presença de HBsAg em crianças menores de quatro anos.

Diagnóstico. Os achados sorológicos variam nas fases de evolução da doença, sendo o antígeno HBs (HBsAg) e o HBV-DNA os marcadores da existência do vírus da hepatite B. O HBsAg surge durante o período de incubação, cerca de duas a sete semanas antes do início dos sintomas e persiste durante a doença, desaparecendo com a convalescença cerca de quatro a cinco meses após a exposição; caso perdure por mais de seis meses, define o estado de infecção crônica pelo vírus da hepatite B.

Outro importante marcador sorológico é o anti-HBc nas suas frações IgM e IgG, sendo o anti-HBc IgM o marcador da hepatite B aguda recente, mesmo se o HBsAg estiver negativo.

Nesse caso, considera-se o paciente na janela imunológica para o antígeno de superfície. **O anti-HBc IgM é o melhor marcador para infecção aguda pelo vírus da hepatite B devendo ser o único marcador a ser solicitado na suspeita de hepatite B aguda.** O anti-HBc IgG pode estar presente na hepatite B aguda, na hepatite B crônica ou na infecção antiga por vírus B já curada, não tendo importânica no diagnóstico da fase aguda da hepatite B.

O anti-HBs é o marcador que surge com o desaparecimento do HBsAg e se mantém detectável no soro por toda a vida do paciente, funcionando como o anticorpo protetor da hepatite B ("marcador de cura"). É interessante lembrar que a positividade para o anti-HBs e a negatividade de todos os outros marcadores correspondem a imunização vacinal.

Outro marcador é o HBeAg, que quando presente indica replicação viral ativa e infectividade; o anti-HBe, ao contrário, indica baixa replicação e pouca infectividade.

Na fase de replicação viral, o DNA pode ser detectado pela técnica de PCR ou por técnica de DNA-ramificado *(branched-DNA)*, com utilidade em casos selecionados como na avaliação terapêutica, no diagnóstico difícil ou duvidoso e na triagem dos participantes de programa de transplantes hepáticos.

Uma visão geral dos marcadores das hepatites virais é apresentada no Quadro 30-3.

Tratamento. Na hepatite B aguda, o tratamento deve ser sintomático com antitérmicos e antieméticos, quando necessário; hidratação preferencialmente por via oral; evitar farmacos de metabolização hepática; em caso de prurido intenso, pode-se utilizar resinas seqüestradoras de sais biliares, como a colestiramina. Medidas terapêuticas de cunho dietético e repouso absoluto não demostraram benefícios comprovados no processo de doença. Não há indicação para tratamento antiviral na hepatite B aguda.

Na hepatite aguda fulminante, o tratamento é apresentado no Capítulo 145.

No caso de doença hepática crônica, o objetivo de tratamento é a erradicação viral, diminuindo os portadores assintomáticos e a conseqüente transmissão da infecção, além dos efeitos individuais de extrema importância, como a prevenção da cirrose hepática e do carcinoma hepatocelular. Visando alcançar tais objetivos, o fármaco de escolha é o *Interferon-alfa* em esquema terapêutico de 16 semanas com aplicação subcutânea de 5.000.000 UI diariamente ou 10.000.000 UI três

Quadro 30-3. Interpretação dos resultados de marcadores virais na hepatite B (Modificado de Vitral *et al*, 1994)						
Interpretação	**HBsAg**	**HBeAg**	**Anti-HBc IgM**	**Anti-HBc total**	**Anti-HBe**	**Anti-HBs**
Período de incubação	+	–	–	–	–	–
Fase aguda	+	+	+	+	–	–
Fase aguda final ou hepatite crônica	+	+	–	+	–	–
	+	–	–	+	+	–
	+	–	–	+	–	–
Convalescença (fase inicial da)	–	–	+	+	–	–/+
Imunidade recente	–	–	–	+	+	+
Imunidade antiga	–	–	–	+	–	–/+
Imunidade vacinal	–	–	–	–	–	+
Suscetível	–	–	–	–	–	–

vezes por semana, com 40% de soro-conversão para a forma não replicativa. Uma nova alternativa é associar a N-acetilcisteína ao interferon.

Outra opção é a lamivudina (3TC), com alguns autores obtendo excelentes resultados no seu uso em casos de contra-indicação ou intolerância aos efeitos colaterais do interferon, assim como nas situações de não resposta a esse fármaco. A lamivudina é uma droga bem tolerada, com poucos efeitos colaterais, utilizada na dose de 100 a 150 mg por dia no período de um ano.

Outros fármacos como o fanciclovir vêm sendo utilizados em protocolos de pesquisa ainda com efeitos não definidos.

Como opção terapêutica em pacientes com doença hepática em estágio final está o transplante hepático, com estudos demonstrando que a profilaxia da reinfecção do enxerto utilizando imunoglobulina humana para hepatite B (HBIG) e lamivudina possuem grande utilidade na prevenção de recorrência infecciosa.

Prevenção. A vacina da hepatite B, produzida por métodos de engenharia genética, é recomendada para todos os recém-natos, crianças e adolescentes, junto aos adultos considerados sob risco como os profissionais de saúde, hemofílicos e nefropatas, entre outros.

O esquema consiste de três doses aplicadas por via intramuscular, a primeira no momento da consulta e as duas seguintes um e seis meses após a dose inicial. Para profissionais de saúde com grande risco de exposição, discute-se a indicação de um reforço a cada cinco anos. A soroconversão é elevada, alcançando níveis de 95%.

A imunoglobulina anti-hepatite B (HBIG) deve ser aplicada o mais rápido possível em todos aqueles que foram expostos a material contaminado ou mesmo potencialmente contaminado com o vírus da hepatite B, como por exemplo os recém-natos filhos de mães HBsAg positivas e os profissionais de saúde vítimas de acidente com material de fonte HBsAg positiva. Não deve ser esquecido que, a despeito do uso de HBIG, a vacinação com três doses para hepatite B deverá ser instituída.

Outras formas de prevenção da infecção incluem o uso de preservativos, o não uso de drogas intravenosas ilícitas, o uso com indicação precisa de transfusão de sangue e hemoderivados e as precauções básicas com sangue e secreções corporais (uso de luvas, óculos, descarte adequado de material contaminado, entre outros).

HEPATITE C

Etiologia. O vírus da hepatite C pertence a família *Flaviviridae*, gênero *Hepacivirus*, possui tamanho entre 30 e 40 nanômetros e envelope, sendo o material genético constituído por um RNA de fita simples.

Uma importante característica do vírus C é a grande variedade de genótipos (9) e subtipos (76) já descritos, além de um mecanismo complexo de fuga imunológica, o que dificulta sua eliminação pelo sistema imune na maioria dos casos, levando à cronificação da hepatite C.

Epidemiologia. O vírus da hepatite C é encontrado em todos os continentes, com distribuição universal, entretanto apresenta amplas variações de prevalência. Na Europa e nos Estados Unidos, a prevalência varia de 0,2% a 3,0%, podendo chegar a 5% no Egito e em outros países do continente africano. Nos Estados Unidos, 40% das hepatopatias crônicas são relacionadas ao vírus da hepatite C (HCV), resultando em cerca de 8.000 a 10.000 óbitos por ano. No Brasil, a prevalência varia de 0,2% a 2,5% da população.

A via de transmissão do HCV é parenteral, com o vírus transmitido, primariamente, através de exposição percutânea a sangue contaminado, estando sob risco usuário de drogas injetáveis ilícitas, hemofílicos, pacientes em hemodiálise, profissionais de saúde com história de acidente percutâneo (o risco de contaminação pelo HCV após ferimento com agulha contaminada parece ser de até 10%) e indivíduos que receberam hemotransfusão (sobretudo antes de 1994), sendo as drogas injetáveis o principal fator de risco para aquisição de hepatite C.

Como outras formas de transmissão destaca-se a transmissão sexual (pouco usual mas de maior importância nos pacientes co-infectados pelo HIV), transmissão por contato intradomiciliar prolongado, transmissão vertical, além de outras prováveis fontes de contágio, como uso de lâminas de barbear, realização de tatuagens, tratamento dentário com material inadequadamente esterilizado.

Entretanto, estima-se em 40% os casos de hepatite sem mecanismo de transmissão esclarecidos.

Aspectos clínicos. O período de incubação varia entre quatro e 24 semanas, sendo a grande maioria dos casos assintomáticos na fase aguda, havendo queixas apenas em menos de 5% dos casos. Nestes, predominam sintomas gerais como anorexia, cefaléia, artralgias, mialgias, náuseas e vômitos, febre baixa e astenia. A icterícia é, em geral, pouco intensa na hepatite C. Em termos laboratoriais, há elevação das aminotransferases e da eosinofilia transitória. A hepatite fulminante pelo vírus C é um evento muito raro.

Após esta fase, a evolução para a cronicidade é a regra, com apenas cerca de 20% dos pacientes alcançando a cura. Considera-se hepatite crônica a partir de seis meses a um ano após instituído o quadro, com manutenção das alterações clínicas e laboratoriais, devendo-se confirmar o diagnóstico através da biópsia hepática.

A hepatite crônica pode evoluir em tempo para cirrose hepática e o hepatocarcinoma, na dependência do grau de comprometimento hepático (intensidade do processo inflamatório no fígado). Há maior risco de cirrose nos etilistas e nos co-infectados por outros vírus (como o HBV).

Podem ocorrer manifestações extra-hepáticas da infecção pelo vírus da hepatite C, como líquen plano, síndrome de Sjögren (e outras lesões de glândulas salivares e lacrimais), linfoma de células B não-Hodgkin, porfiria cutânea tardia, crioglobulinemia mista, poliaerterite nodosa, glomerulonefrite membranosa, tireoidite, púrpura trombocitopênica e anemia hemolítica.

Diagnóstico. Como a maioria dos infecctados não desenvolve sintomas de hepatite aguda, o diagnóstico não costuma ser feito nesta fase. Quando há sintomatologia aguda relacionada a lesão dos hepatócitos, o marcador sorológico anti-HCV pelo método ELISA – o qual já existe em três gerações –, costuma não estar presente, já que surge, em geral, após 18 a 20 semanas de iniciadas as manifestações clínicas.

A presença de sorologia reativa para o vírus da hepatite C traz informações sobre o contato prévio com o vírus, mas não sobre a evolução para a cura ou cronicidade, pois este anticorpo parece persistir independente do curso clínico da infecção. Do mesmo modo, até 10% dos indivíduos infectados por HCV podem apresentar ensaios sorológicos não reativos (Quadro 30-5).

A pesquisa do material genético do vírus (HCV-RNA) é importante pela precocidade de seu surgimento (geralmente em duas semanas após o contágio) estando indicado na suspeita de hepatite aguda pelo vírus C, e por seu desaparecimento

220 ❑ Parte III ✔ Doenças Causadas por Vírus

estar associado à evolução favorável para a cura. Ademais, vem se estabelecendo correlação entre os níveis de replicação do vírus (HCV-RNA) e a gravidade da agressão ao fígado.

A biópsia hepática assume fundamental importância no diagnóstico e na conduta terapêutica da hepatite crônica, podendo apresentar desde discretos infiltrados periportais, indicando um bom prognóstico, até necrose em "saca-bocado" (*piecemeal necrosis)*, necrose em ponte e fibrose progressiva evoluindo para cirrose plenamente estabelecida.

Tratamento. Os candidatos para o tratamento são aqueles com níveis séricos elevados de ALT e presença do material genético do vírus (HCV-RNA) no soro, além do uso de biópsia hepática como avaliação pré-tratamento.

O fármaco com melhores resultados até o momento é o interferon alfa (α-INF), com cura em cerca de 20% dos pacientes, na posologia de 3.000.000 UI, em aplicações subcutâneas, três vezes por semana durante seis meses. A resposta ao interferon é dependente do genótipo do HCV – genótipo 1 com piores respostas. Como reações adversas mais freqüentes citam-se uma síndrome semelhante ao resfriado *(flu-like)*, depressão e mielossupressão.

A combinação de α-INF com ribavirina tem melhorado as taxas de resposta viral, provavelmente por um mecanismo de imunomodulação. A posologia é a administração, via oral, de 1.000 mg (até 75kg) ou 1.250 mg (> 75kg) por dia. Anemia hemolítica, teratogenicidade e mutagenicidade são efeitos adversos relatados.

Os pacientes que respondem melhor à terapia com interferon mais ribavirina são as mulheres, os indivíduos com menos de 40 anos e com carga viral inferior a $2,0 \times 10^6$ cópias/ml. Em contrapartida, os pacientes idosos com doença avançada e portadores do genótipo 1 do vírus da hepatite C são os que apresentam pior resposta terapêutica.

Novas perspectivas podem se abrir com inibidores da helicase, protease e polimerase do vírus da hepatite C, interferons de ação prolongada, atividades de macrófagos e interleucinas (IL-2, IL-10 e IL-12).

Prevenção. Até o momento não existe uma vacina para prevenir a hepatite C. As principais medidas em termos de profilaxia e controle são relativas a um satisfatório controle dos doadores de sangue, cuidados no ambiente intra-hospitalar visando reduzir ao máximo a exposição percutânea e o não uso de drogas intravenosas.

HEPATITE D

Etiologia. É uma doença causada por um vírus incompleto dependendo do vírus da hepatite B para se replicar, seu genoma é formado por RNA de fita simples.

Epidemiologia. A distribuição do vírus da hepatite D é heterogênea, podendo ser encontrado em várias regiões do mundo, com maior prevalência na América do Sul (em especial a Bacia Amazônica), África Central, sul da Itália e Oriente Médio.

O acometimento é maior em crianças e adultos jovens. O homem é o único reservatório conhecido do vírus da hepatite D e os mecanismos de transmissão são basicamente os mesmos do vírus da hepatite B, dada a associação biológica entre os agentes.

No Brasil, a hepatite D tem sua distribuição geográfica praticamente restrita à região amazônica.

Aspectos clínicos. O período de incubação varia de 28 a 180 dias. A infecção pelo vírus da hepatite D pode ocorrer no mesmo momento (co-infecção) ou posterior (superinfecção) à infecção pelo vírus da hepatite B. Na maior parte dos casos de co-infecção, não há evolução para a cronicidade (menos de 10% dos pacientes tornam-se doentes crônicos), ao contrário dos superinfectados em que há taxas superiores a 90% de evolução para hepatite D crônica.

A co-infecção geralmente manifesta-se como hepatite aguda recidivante, com curso clínico bifásico e padrão bimodal nos níveis séricos de aminotransferases. Na maioria das vezes, apresenta-se como quadro de hepatite aguda benigna, semelhante à hepatite B clássica, sendo a ocorrência de hepatite fulminante um evento estimado em 3% das infecções. A evolução com cronicidade é pouco comum, ocorrendo *clearance* viral e completa recuperação.

Na superinfecção, seja em indivíduos assintomáticos ou sintomáticos, há maior gravidade e pior prognóstico do que na co-infecção, já que a existência de vírus B no hepatócito propicia a lesão hepática mais grave, havendo replicação intensa e originando formas fulminantes da infecção. A ocorrência da superinfecção, diferente da co-infecção, tem maior chance de evolução com cronicidade, podendo esta ser mais rápida do que na hepatite B isolada, levando de dois a seis anos, sendo considerada a principal causa de cirrose em pacientes jovens na Amazônia brasileira.

Diagnóstico. A investigação sorológica para o vírus da hepatite D pode se apresentar com os seguintes padrões:

- *Co-infecção:* em associação à presença do anti-HVDIgM observamos o HBsAg, e o anti-HBc IgM. O surgimento do anti-HVD IgG ocorre depois.
- *Superinfecção:* nesta circunstância, em associação aos marcadores de portador crônico do vírus da hepatite B (anti-HBc IgG e HBsAg, com anti-HBc IgM negativo), encontramos o marcador para o vírus D (anti-HVD IgM).

Tratamento. Devido à associação com o vírus da hepatite B, o tratamento desta, bem sucedido, costuma levar à cura da infecção pelo HVD.

Prevenção. A principal medida preventiva é a vacinação para hepatite B, pois não há até o momento medida preventiva específica para a infecção pelo vírus da hepatite D.

HEPATITE E

Etiologia. O vírus da hepatite E é esférico, não envelopado, apresentando 30 nanômetros de diâmetro, com seu genoma possuindo RNA de hélice única da família *Caliciviridae*.

Epidemiologia. O vírus da hepatite E apresenta disseminação via *fecal-oral*, tendo a contaminação de suprimentos de água e condições sanitárias insuficientes, grande importância no surgimento de epidemias.

A distribuição geográfica no mundo é dependente das condições socioeconômicas, sendo prevalente em áreas em desenvolvimento, Índia, África, Oriente Médio, México e algumas repúblicas da ex-União Soviética.

Acomete preferencialmente adultos jovens, sendo normalmente uma infecção benigna, exceto em mulheres grávidas, nas quais a taxa de letalidade varia entre 5% e 20%.

No Brasil, há relatos da ocorrência de soropositividade para o vírus da hepatite E nas regiões Nordeste, Norte e Centro-Oeste

Aspectos clínicos. O período de incubação é de duas a 10 semanas, surgindo posteriormente astenia, anorexia, febre baixa, náuseas, vômitos e diarréia, os quais evoluem em uma semana, com colúria, hipocolia fecal e icterícia, que duram duas semanas, havendo resolução posterior do quadro na maior parte das vezes. Há relatos de ocorrência de pancreatite em pacientes com hepatite E.

A hepatite E não apresenta tendência para cronificação; entretanto, em gestantes, principalmente no primeiro trimestre de gravidez, é observado um aumento da prevalência de hepatite fulminante e evolução com coagulação intravascular disseminada, sendo descritas taxas de letalidade superiores a 20%.

Diagnóstico. O diagnóstico é comprovado pela detecção de IgM anti-HVE ou pela soroconversão com aferição de IgG (Quadro 30-4).

Tratamento. Tratamento de suporte semelhante a outras hepatites agudas virais. O tratamento de suporte dos casos graves (com evolução fulminante) deve ser realizado em unidades de terapia intensiva conforme o descrito na seção **Hepatite Fulminante.**

Prevenção. Medidas de controle adequado do suprimento de água potável e destino do esgoto são fatores essenciais para a prevenção de surtos. As medidas de higiene e educação são também vitais para o controle da doença. Até o momento não há vacina para hepatite E.

HEPATITE G, TTV E OUTROS VÍRUS

Recentemente, foi descrito o vírus da hepatite G, implicado como causador de hepatites transfusionais não A-E, de alta prevalência em doadores de sangue, porém de papel ainda pouco definido nas hepatites agudas e crônicas. Estes aspectos são discutidos no Quadro 30-4.

Quadro 30-4. Outros agentes etiológicos das hepatites virais	
Agentes	**Aspectos importantes**
GBV-C/HGV	O vírus da hepatite G, o GBV-C/HGV (ou simplesmente HGV) foi recentemente descrito como um causador de hepatites transfusionais não A-E. É um RNA vírus pertencente à família *Flaviviridae*, transmitido por hemotransfusão, bem como por intercurso sexual e transmissão mãe-filho. A prevalência global do GBV-C/HGV é alta em pacientes expostos aos riscos "parenterais" (usuários de drogas ilícitas injetáveis, pacientes politransfundidos) mas também na população de doadores de sangue em algumas regiões. Estudo realizado na região Nordeste do Brasil (Ceará) mostrou prevalência de 38,6% em doadores de sangue. Outro estudo realizado no Brasil mostrou 15% de prevalência em pacientes hemodialisados. Questiona-se até o presente momento se o vírus da hepatite G possa estar realmente implicado na gênese de doenças hepáticas agudas e crônicas. Trabalhos demonstram a ocorrência de quadros de hepatite aguda associados à infecção pelo GBV-C/HGV. Ademais, recente estudo demonstrou uma associação entre infecção crônica pelo vírus da hepatite G e o desenvolvimento de carcinoma hepatocelular nos Estados Unidos. O diagnóstico é feito pela detecção do GBV-C/HGV RNA por PCR e RT-PCR. Não foram realizados estudos conclusivos até o momento sobre a terapêutica da infecção pelo GBV-C/HGV
TTV	O vírus TT (TTV – assim denominado em homenagem às iniciais do paciente a partir do qual foi descrito) foi descoberto no Japão em dezembro de 1997, em um paciente com hepatite pós-transfusional. A despeito de já ter sido relatada elevação dos níveis de aminotransferases em alguns pacientes sorologicamente reativos para o TTV, não é consenso de que o TTV seja realmente um vírus implicado na gênese de hepatites. O TTV é um DNA vírus, não envelopado, possuindo genoma circular com fita simples e aproximadamente 3.850 nucleotídeos. A transmissão é feita basicamente por via parenteral (sobretudo em receptores de hemotransfusão e usuários de drogas injetáveis ilícitas). Entretanto, o TTV já foi descrito no sangue de cordão umbilical, nas fezes, bile e saliva de alguns pacientes e em vários animais domésticos (carneiros e suínos) nos Estados Unidos. As maiores prevalências do TTV são descritas no Japão, com até 81,7% de freqüência demonstrada por PCR. Estudos na Tailândia apontaram uma prevalência de 30,8% em usuários de drogas ilícitas injetáveis. Na Espanha (Barcelona), observou-se 13,7% de soro-reatividade em doadores de sangue. No Rio de Janeiro, foi recentemente descrita uma prevalência de 62% de doadores. Recente investigação realizada na China demonstrou a existência do DNA do TTV no tecido hepático de pacientes com hepatite aguda e crônica de etiologia não conhecida. Estudos preliminares não vêm demonstrando a associação do TTV com o desenvolvimento de hepatocarcinoma. Em termos terapêuticos, resultados preliminares com a utilização de interferon demonstraram bons resultados
Outros vírus	Além dos agentes já descritos, outros vírus podem afetar o fígado levando a quadros hepatite *like*. Geralmente, a doença nestes casos é subclínica ou de leve a moderada, com manifestações menos aparentes do que nas demais hepatites virais. O vírus Epstein-Barr – agente etiológico da mononucleose infecciosa – é um agente hepatotrópico, porém suas infecções são raramente manifestas por hepatite ictérica sem os outros aspectos da doença. Igualmente associado a quadros de hepatite, temos o citomegalovírus, principalmente a quadros pós-transfusionais, ainda que esta seja uma situação pouco freqüente. O vírus da febre amarela pode levar à hepatite com altos níveis de aminotransferases e disfunção hepatocitária grave. Outras viroses podem também estar associadas a anormalidades da função hepática, como as infecções pelos vírus da rubéola, sarampo, caxumba e coxsackie B, assim como o vírus varicella-zoster e o herpes simples, que podem se disseminar em pacientes imunodeprimidos produzindo lesões hepáticas simples

Quadro 30-5. Como investigar laboratorialmente as hepatites virais

Suspeita clínica	Marcador a ser solicitado	Interpretação*
Hepatite A	Anti-HAV IgM	Infecção aguda
	Anti-HAV IgG	Infecção passada, se Anti-HAV IgM é não-reativo
	HBsAg	É o primeiro marcador a aparecer na infecção aguda não sendo, entretanto, necessária sua solicitação para diagnóstico nesta fase; sua permanência após seis meses informa sobre a cronificação da hepatite B
	HBeAg	Marcador de replicação (qualitativo), possuindo boa correlação com a infectividade. É bastante útil para predizer a possibilidade de transmissão materno-infantil do vírus da hepatite B (HVB)
	HBcAg	Não encontrável na corrente sangüínea (somente no tecido hepático); é uma incorreção inaceitável a solicitação de HBcAg no "painel" sorológico para investigação da infecção pelo HVB
Hepatite B	Anti-HBs	Seu aparecimento na hepatite B aguda sinaliza para evolução para cura; é o marcador utilizado para aferição da resposta vacinal (a vacina para o HVB consiste em HBsAg recombinante, sendo o anti-HBs considerado um anticorpo protetor)
	Anti-BHc IgM	É o marcador a ser solicitado para investigação da infecção aguda pelo HVB**
	Anti-BHc IgG	Pode estar presente ainda na fase aguda (surge logo após o anti-HBc IgM), persistindo por anos após o contato com o HVB
	Anti-HBe	Seu surgimento, em geral, segue-se ao desaparecimento do HBeAg, sendo um "sinal" de bom prognóstico
	HBV-DNA	É um marcador de replicação viral (quantitativo), não tendo utilidade na hepatite B aguda; seu desaparecimento após o tratamento com interferon α (na infecção crônica) é sugestivo de boa resposta
	Anti-HCV	Detectável por ensaio imunoenzimático, traz a informação de contato prévio com o vírus da hepatite C (HCV), sem no entanto discriminar a perpetuação da infecção***
Hepatite C	HCV-RNA	Tem valor diagnóstico (seu achado diz que há replicação do HCV e, por conseguinte, infecção) e prognóstico em relação ao tratamento (níveis mais elevados de carga viral indicam, em geral, pior resposta à terapêutica com interferon + ribavirina)
Hepatite D	Anti-HDV IgM	Sua presença indica infecção aguda pelo vírus da hepatite D (HDV)
	Anti-HDV IgG	Quando reativo traduz contato prévio com o HDV
Hepatite E	Anti-HEV IgM	Sua presença indica infecção aguda pelo vírus da hepatite E (HEV)
	Anti-HEV IgG	Quando reativo traduz contato prévio com o HEV

* No caso dos marcadores serem "positivos".
** Em geral é o único marcador necessário para o diagnóstico de infecção aguda pelo HVB.
*** A permanência da infecção pelo HCV (cronicidade) ocorre em até 80% dos indivíduos infectados.

BIBLIOGRAFIA RECOMENDADA

Alvarez F. Therapy for chronic viral hepatitis. *Clin Invest Med* 1996;19:381.

Bedoya Pacheco SJ. *Hepatites A e B*. Departamento de Virologia, Instituto Oswaldo Cruz (FIOCRUZ), 1998.

Centers for Disease Control and Prevention. CDC Health Information for International Travel, 1996/1997.

Coelho HSM. Hepatites por vírus. *In* Schechter M, Marangoni DV: *Doenças Infecciosas e Parasitárias – Conduta Diagnóstica e Terapêutica*. 2ª ed. Rio de Janeiro: Guanabara-Koogan, 1998.

Gomes AP, Gouvêa EF, Costa VC, Igreja RP. Hepatite B. *Rev FMT* 2001;3:23–8.

Katz SL. Vaccination against hepatitis A. *N Engl J Med* 1999;341:293.

Rizzetto M. The delta agent. *Hepatology* 1983;3:729.

Siqueira-Batista R, Gomes AP, Igreja RP. Hepatite por vírus C. *Rev FMT* 2000;2:20–4.

Siqueira-Batista R, Gomes AP, Pacheco SJB, Igreja RP. Hepatites virais. *In* Siqueira-Batista R, Gomes AP, Igreja RP, Huggins DW: *Medicina Tropical – Abordagem Atual das Doenças Infecciosas e Parasitárias*. Rio de Janeiro: Cultura Médica, 2001.

Vitral CL, Oliveira LHS, Oliveira AS. Hepatites virais – vírus da hepatite A, B, C, D e E. *In* Oliveira LHS: *Virologia Humana*. Rio de Janeiro: Cultura Médica, 1994.

CAPÍTULO 31

HTLV
(Vírus Linfotrópico T Humano)

Mauro Geller ◆ Frederico de Castro Escaleira ◆ Andréia Patrícia Gomes
Marcus Acioly ◆ Rodrigo Siqueira-Batista

CONCEITO

Os vírus linfotrópicos T humanos (HTLV = *Human T-lymphotropic vírus*) foram identificados no século passado – final da década de 70 – sendo implicados em diversas condições mórbidas. No presente capítulo serão abordadas, sucintamente, as características das infecções pelos HTLV – com ênfase na clínica e no diagnóstico.

ETIOLOGIA

Os HTLV são vírus RNA, com envelope externo delgado elétron-denso, aproximadamente esférico, de diâmetro próximo a 100 nanômetros. Pertencem à família *Retroviridae* e subfamília *Oncovirinae*, tendo sido identificados dois tipos: HTLV-I e HTLV-II.

Os agentes podem infectar vários tipos de células T: HTLV-I preferencialmente os linfócitos T CD_4^+ e HTLV-II os linfócitos T CD_8^+.

Após ligar-se às células através de receptores ainda não identificados, o vírus é captado, com remoção de seu revestimento. O RNA viral é então transcrito por uma DNA polimerase RNA dependente, a *transcriptase reversa*, em um DNA bifilamentar, integrado ao material genético da célula hospedeira (ação da integrase viral), levando à infecção desta com duração por toda sua existência.

EPIDEMIOLOGIA

O **HTLV-I** apresenta distribuição mundial. Cinco subtipos moleculares principais do vírus já foram descritos: o *cosmopolita*, o *japonês*, o da *África Ocidental*, o da *África Central* e o da *Melanésia*. A prevalência é elevada em alguns aglomerados populacionais específicos como sul do Japão, Papua-Nova Guiné, Caribe (principalmente na população de descendência africana), áreas de baixas altitudes da Colômbia, vários países da África Ocidental e Equatorial, nordeste do Irã, entre outros. No Brasil há prevalência elevada em algumas tribos indígenas, como os índios Kayapós, e em imigrantes do sul do Japão.

O **HTLV-II** caracteriza-se por apresentar prevalência semelhante ao HTLV-I na América, porém o mesmo não ocorre em outros continentes, onde sua distribuição é variável em relação ao HTLV-I.

Transmissão. Os mecanismos de infecção dos HTLV descritos até o momento são apresentados no Quadro 31-1.

ASPECTOS CLÍNICOS

Os HTLV são relacionáveis a diferentes condições mórbidas, algumas das quais ainda necessitando de comprovação. No Quadro 31-2 são discutidas enfermidades associadas ao HTLV-I e no Quadro 31-3, às relacionadas ao HTLV-II.

A co-infecção HTLV-I/HIV parece estar associada à evolução mais acelerada para o surgimento de síndrome de imunodeficiência adquirida (AIDS), por mecanismos não perfeitamente esclarecidos. Ademais, sabe-se que esses pacientes podem apresentar infecções oportunistas – pneumocistose, neurotoxoplasmose – com contagens mais elevadas de linfócitos T CD_4^+.

DIAGNÓSTICO

A detecção dos HTLV é feita habitualmente pelo uso de imunoensaios ELISA, que utilizam lisados virais (mas também peptídeos sintéticos e proteínas recombinantes) de HTLV-I e HTLV-II, havendo boa sensibilidade e especificidade. A confirmação da infecção viral é feita com o Western blot, podendo também ser empregada a técnica de *Polymerase Chain Reaction* (PCR), útil para a detecção, diferenciação entre os vírus e para quantificação da carga viral. Como indicações para testagem sorológica, temos:

- Unidades para hemotransfusão em bancos de sangue.
- Todo paciente infectado pelo HIV (averiguação da existência de co-infecção HIV/HTLV).
- Pacientes com quadros clínicos relacionáveis ao HTLV (leucemia/linfoma de células T do adulto, paraparesia espástica tropical, uveíte sem etiologia esclarecida e outras).
- Parceiros sexuais de indivíduos infectados pelo HTLV.
- Nos filhos de mães infectadas pelo HTLV.

PREVENÇÃO

Devido à raridade das complicações mórbidas do HTLV-I (cerca de 3% dos indivídos infectados), não comprovação de doenças específicas relacionados ao HTLV-II e grande maioria dos portadores do HTLV-I permanecerem assintomáticos por toda a vida, a grande preocupação atual em relação à profilaxia é em como evitar ou diminuir a transmissão do vírus.

Destaca-se como principal medida a triagem dos doadores de sangue e o aconselhamento dos casos positivos dessas triagens, sobre a diferença da infecção do HTLV e do HIV (motivo comum de ansiedade e preocupação dos pacientes) e formas de evitar a contaminação de outras pessoas, como a não doação de sangue, utilização de preservativos sexuais e desaconselhando mães positivas para o HTLV a amamentar, dependendo das condições socioeconômicas destas, e observando o risco-benefício na não amamentação para o lactente.

224 ❑ PARTE III ✔ DOENÇAS CAUSADAS POR VÍRUS

Quadro 31-1. Vias de infecção do HTLV			
	Mecanismo	*HTLV-I*	*HTLV-II*
Parenteral	Transfusão sangüínea	A infecção é mais relacionada à transfusão de componentes celulares. Uma síndrome neurológica desmielinizante é a única condição relacionada a esta via de transmissão (mas não a leucemia); o mesmo é válido para o HTLV-II	Responsável por mais da metade das infecções por hemotransfusão. Como o HTLV-I sua transmissão é relacionada a componentes celulares
	Uso de drogas injetáveis ilícitas	É considerado importante fator de risco para infecção pelo HTLV-I	Esta via parece ser mais efetiva para este agente do que para o HTLV-I
	Acidentes pérfuro-cortantes	O risco parece ser pequeno ou nulo	O risco parece ser pequeno ou nulo
Materno-infantil		Transmissão intra-uterina, perinatal e amamentação (esta a mais importante)	Transmissão transplacentária desconhecida; vírus já descrito no leite materno, mas infecção por amamentação não foi documentada
Sexual		Muito relacionada a DSTs (sobretudo com lesões genitais ulceradas); parece ser mais efetiva do homem para mulher que vice-versa	Taxas iguais de transmissão para ambos os sexos; transmissão homem-homem ainda não foi documentada

Quadro 31-2. Enfermidades associadas ao HTLV-I		
Doença	*Aspectos clínicos / terapêuticos*	*Correlação*
Leucemia/linfoma de células T do adulto (LTA)	Forma de linfoma de células T periféricas podendo acometer a linhagem de células T sangüíneas, levando a sinais e sintomas como linfadenomegalia, hepatomegalia, esplenomegalia, lesões cutâneas, dor abdominal, derrames cavitários, alterações pulmonares, entre outros Nos exames laboratoriais pode-se encontrar leucometrias variando desde a normalidade até altas contagens de leucócitos com predomínio linfocitário, linfócitos atípicos com alterações nucleares, hipercalcemia, elevação da LDH e o diagnóstico é definido por sorologia para anticorpos anti-HTLV-I (ver adiante) e pela observação de células T leucêmicas com o DNA proviral no sangue periférico ou em biópsias de linfonodos e medula óssea A LTA pode ser classificada em **forma aguda**, caracterizada por linfoma de células T maduras, agressivo associado a elevada leucometria, hipercalcemia e comprometimento cutâneo. **Forma crônica**, com linfocitose absoluta e predomínio de linfócitos T (> 3.500/mm^3). **Forma arrastada**, com mais de 5% de linfócitos T anormais no sangue periférico, apesar de contagem total de linfócitos normais (4.000/ mm^3), podendo apresentar lesões pulmonares e/ou cutâneas semelhante a micose fungóide (pápulas, nódulos, tumores e eritrodermia generalizada). **Forma linfomatosa**, sem linfocitose, menos de 1% de linfócitos T anormais, porém com linfadenopatia confirmada por estudo histopatológico O prognóstico na forma aguda e linfomatosa é muito reservado, com a maioria dos doentes possuindo sobrevida menor que seis meses. Na forma crônica, o óbito ocorre alguns anos após diagnosticada a doença e a forma arrastada possui menor agressividade O tratamento da LTA aguda e linfomatosa é baseado na poliquimioterapia, alcançando remissões completas próximas a 20%, porém com ocorrência freqüente de recaídas. Já na forma crônica e arrastada, o tratamento, quando realizado, é baseado em corticosteróides associados ou não à ciclofosfamida	**Forte**
Paraparesia Tropical Espástica/ Mielopatia Associada ao HTLV-I	Síndrome neurológica caracterizada pelo desenvolvimento crônico e lento de uma paraparesia espástica devido à desmielinização de neurônios motores longos da medula espinhal, levando a quadro clínico iniciado por marcha rígida, progredindo para espasticidade e fraqueza crescente dos membros inferiores, posteriormente ocorrendo disfunção vesical, erétil e esfincteriana. Outras manifestações neurológicas podem estar presentes, como parestesias, disestesias, lombalgia, sinal de Babinski, reflexos tendinosos profundos exaltados, entre outros Deve ser suspeitada em doenças neurológicas inexplicadas com alterações funcionais dos feixes piramidais e sua confirmação é realizada pela pesquisa de anticorpos anti-HTLV-1 no soro e no liquor combinado ao quadro clínico descrito O tratamento é baseado em corticosteróides, danazol (esteróide androgênico que melhora os sintomas urinários), sintomáticos (analgésicos, benzodiazepínicos) e fisioterapia	**Forte**

Quadro 31-2. Enfermidades associadas ao HTLV-I *(Continuação)*

Doença	Aspectos clínicos / terapêuticos	Correlação
Uveíte	Tem-se demonstrado no sul do Japão alta prevalência de anticorpos anti-HTLV-I em pacientes portadores de uveíte idiopática, quando comparados a pacientes acometidos por uveíte de etiologia definida e outras enfermidades oculares, além de relacionarem manifestações como opacidade vítrea, irite leve e vasculite retiniana à soropositividade do HTLV-I e ao encontro de DNA proviral em células do humor aquoso As uveítes relacionadas ao HTLV-I apresentam boa resposta ao uso de corticosteróide tópico e/ou sistêmico com bom prognóstico visual, porém tendendo a recidivar após retirada a medicação	Forte
Dermatite infecciosa	Caracterizada por eczema crônico generalizado da pele de crianças, descrita inicialmente na Jamaica, com possível potencial para pré-leucemia e imunodeficiência	Forte
Polimiosite	Síndrome inflamatória crônica e degenerativa, acometendo a musculatura esquelética	Provável
Outras Condições	Artrite	Provável
	Imunodeficiência	Possível
	Síndrome de Sjögren	Incerta
	Carcinoma pulmonar de pequenas células	Incerta

Quadro 31-3. Enfermidades associadas ao HTLV-II

Doença	Correlação
Leucemia de células T pilosas/leucemia das células granulocíticas grandes	Possível
Mielopatia associada ao HTLV	Provável
Micose fungóide	Incerta
Asma brônquica	Incerta

BIBLIOGRAFIA RECOMENDADA

Blattner WA. Retrovírus diferentes do HIV. *In* Goldman L, Bennett JC: *Cecil – Tratado de Medicina Interna.* 21ª ed. Rio de Janeiro: Guanabara-Koogan, 2001.

Boyer KL. *Oncologia na Clínica Geral.* Rio de Janeiro: Guanabara-Koogan, 1999.

Gazineo JLD, Lessa MPM. Infecções transfusionais. *In* Siqueira-Batista R, Gomes AP, Igreja RP, Huggins DW:

Medicina Tropical – Abordagem Atual das Doenças Infecciosas e Parasitárias. Rio de Janeiro: Cultura Médica, 2001.

Ifthinkharuddin JJ, Rosenblatt JD. Human T-cell lymphotropic virus types I and II. *In* Mandell GL, Bennett JE, Dolin R: *Principles and Practice of Infectious Diseases.* 5th ed. Philadelphia: Churchill Livingstone, 2000.

Veronesi R. HTLV e Doenças Associadas. *In* Veronesi R, Focaccia R: *Tratado de Infectologia.* Rio de Janeiro: Atheneu, 1997.

CAPÍTULO 32
Infecções por Herpes Simples

Valdiner Pires Filho ◆ Vicente P. Pessoa-Júnior ◆ Sandro Javier Bedoya Pacheco

CONCEITO

As infecções produzidas pelos vírus herpes simples (HSV – *herpes virus hominis*) são freqüentes, encontrando-se em alta prevalência na população, com um número significativo de infecções assintomáticas. Estes vírus de forma geral produzem uma variedade de infecções que comprometem pele, mucosas, sistema nervoso (central e periférico) e ocasionalmente órgãos viscerais. As lesões cutâneas herpéticas em humanos têm sido descritas desde a Antigüidade, podendo ser encontradas nos escritos da Grécia (Hipócrates 430-377 a. C.).

ETIOLOGIA

Existem dois tipos de vírus herpes simples: o sorotipo 1 (HSV-1) e o sorotipo 2 (HSV-2). Ambos são morfologicamente idênticos, apresentando antígenos comuns e com aproximadamente 50% de homologia nucleotídica no seu DNA. Estes vírus são membros da família *Herpesviridae* e estão classificados na subfamília *Alpha-Herpesvirinae*. Os vírus desta família são bastante complexos, possuindo 120 a 220 nanômetros de diâmetro, apresentando um envelope derivado da membrana nuclear contendo projeções na superfície e uma zona granular de um material eletrodenso distribuído em torno de um capsídeo icosaédrico que encontra-se circundando um DNA linear de fita dupla (dsDNA).

EPIDEMIOLOGIA

Os HSV são vírus cosmopolitas, sendo os humanos os seus únicos reservatórios. Apresentam distribuição regular durante todo o ano e estima-se que no mundo ocorram, anualmente, entre dois e 20 milhões de casos novos. Através de estudos sorológicos foi observado picos etários em relação ao título de anticorpos. Em crianças de um a quatro anos elevam-se os anticorpos contra o HSV-1, os quais decrescem até os 14 anos, quando, então, observa-se um aumento de anticorpos para o HSV-2, principalmente nas camadas socioeconômicas mais baixas. Estima-se que, aproximadamente, mais da metade da população mundial com menos de 15 anos e de 80% a 90% da população adulta apresente evidência sorológica de infecção pelo HSV-1. A soroprevalência da infecção pelo HSV-2 varia significativamente com o nível econômico-educacional, chegando a ser de 60% nas populações sexualmente ativas e classes mais baixas e de 25% nas classes médias e altas. Recentemente, tem-se observado uma tendência à queda nas infecções por HSV-1 e um aumento no número de infecções por HSV-2, tendo como conseqüência a elevação na incidência de casos de HSV-2 em neonatos, transmitida durante o parto. Um em cada 15.000-26.000 nascimentos apresenta infecção neonatal pelo HSV-2, sendo que mais de 70% dos recém-nascidos infectados são de mães que desconhecem ter herpes genital.

O fator decisivo para a transmissão dos HSV é o contato íntimo entre uma pessoa portadora do vírus e um hospedeiro suscetível, a qual pode dar-se por contato direto com as lesões infectantes ou através de secreções que contenham vírus. O período de incubação é de quatro a seis dias. Os HSV replicam-se em células da epiderme ou da derme; dependendo da "porta de entrada", o vírus se desloca pelos nervos sensoriais até o gânglio correspondente, onde pode permanecer em estado de latência por um período indeterminado.

PATOGÊNESE

Sob condições apropriadas pode ser reativado, dando origem às lesões recorrentes. Embora se conheça muito pouco sobre o mecanismo de latência, a resposta imune tem um papel na manutenção desta. Assim sendo, tanto os anticorpos quanto os fatores mediados por citocinas estariam envolvidos na manutenção do período de latência e na reativação. O vírus latente pode ser reativado e iniciar o ciclo de replicação a qualquer momento. Acredita-se que o tipo de vírus e o local da infecção influiriam na duração e freqüência da reativação. A reativação pode ser induzida por mecanismos psíquicos, hormonais ou estímulos químicos. Novas replicações virais ocorrem nas células epiteliais, reproduzindo as lesões da infecção inicial, até que a mesma seja contida pelo sistema imune ou ação medicamentosa.

Todas as lesões herpéticas são o resultado da replicação do vírus, da lise de células e da resposta inflamatória. Assim, tanto na localização oral quanto genital, o vírus induz um aumento do volume celular, bem como uma degeneração do núcleo celular da camada do epitélio intermediário e parabasal, apresentando inclusões citoplasmáticas. As células também perdem a membrana e formam sincícios, com posterior lise. Inclusões intranucleares, conhecidas como corpúsculos Cowdry do tipo A, podem ser observadas e são sugestivas de infecção por HSV, porém não são patognomônicas.

ASPECTOS CLÍNICOS

Estes vírus produzem principalmente uma infecção localizada, sendo rara a doença sistêmica. Entretanto, dependendo da competência do sistema imune do hospedeiro pode ocorrer viremia e disseminação visceral. A disseminação do vírus pela corrente sangüínea, com a conseqüente doença sistêmica, é observada em recém-nascidos, crianças desnutridas e com alterações da imunidade. Esta ocorrência pode produzir lesões em diferentes tecidos: supra-renais, fígado, baço, pulmões e sistema nervoso central (SNC).

Na maioria dos casos (cerca de 85%), as infecções pelos HSV-1 e HSV-2 são assintomáticas. Porém, quando a infecção primária é sintomática, ela tende a ser mais severa do que as infecções recorrentes. As manifestações clínicas das infecções pelos vírus herpes simples dependem, de forma geral, do tipo de vírus, do lugar anatômico da infecção, da idade e do estado imune do hospedeiro.

Lesões na pele e mucosas. Na pele e nas mucosas a lesão típica é uma vesícula unicular. O líquido vesicular contém células epiteliais infectadas, incluindo células gigantes multinucleadas e leucócitos, assim como partículas virais livres. Essas vesículas se rompem e posteriormente secam, formando crostas sem deixar cicatriz. Esta lesão dura aproximadamente de sete a 10 dias, exceto quando existe uma infecção bacteriana secundária. A lesão local pode apresentar dor neurálgica ou em queimação. Nas mucosas, devido à maceração, existe um escape precoce de líquido vesicular dando lugar a uma vesícula colapsada e recheada principalmente de fibrina. As células edematosas situadas por cima da lesão formam uma membrana cinzenta. Nessas localizações, as alterações histopatológicas são similares, tanto para a infecção primária como para a recorrente; entretanto, a resposta inflamatória geralmente é mais acentuada com a infecção primária.

Gengivoestomatite herpética aguda (estomatite de Vincent). Geralmente produzida pela infecção do HSV-1, embora os dois subtipos sejam os agentes causais. Ocorre mais freqüentemente em crianças, sendo a causa mais comum de estomatites na idade de um a três anos. A doença manifesta-se por dor na boca, febre (40-41°C), salivação, irritabilidade e rejeição a comida. As lesões iniciais são vesículas que se rompem, resultando em lesões irregulares de 2-10 milímetros de diâmetro cobertas por uma pseudomembrana branco-acinzentada, que quando se desprendem deixam uma verdadeira úlcera. A localização mais freqüente são a gengiva, língua e a parte interna e lateral da boca, embora nenhuma parte do revestimento bucal esteja isenta. As gengivas estão usualmente vermelhas e podem sangrar com facilidade. Tais lesões podem estender-se para a pele do mento e área nasal. Estas são áreas dolorosas. Nos pacientes imunossuprimidos, como os infectados pelo HIV, essas lesões são mais extensas, recorrem com maior freqüência e duram mais. Linfoadenopatia cervical, submandibular são comuns. A fase aguda dura entre cinco e nove dias, evoluindo de forma espontânea. Em determinados casos, a lesão inicial é na região das amígdalas, com edema de faringe e eritema.

Eczema herpético (erupção variceliforme de Kaposi). Esta lesão se caracteriza pela extensa vesiculação na pele e nas mucosas sobre a pele eczematosa. A gravidade é variável, encontrando-se formas extremamente severas até muito leves, que passam despercebidas. No ataque primário grave típico, aparecem numerosas vesículas sobre a pele eczematosa, em grupos, podendo evoluir para ampla desnudação da pele. Na fase final após sete a 10 dias, se formam crostas e acontece a reepitelização posterior. Os casos graves apresentam uma elevada mortalidade, devido à perda de líquido, eletrólitos e proteínas da pele. Os pacientes podem apresentar febre e dor.

Herpes genital. Mais freqüentemente causado pelo HSV-2, sendo transmitido pelo contato sexual (o HSV-1 é responsável por 5% a 10% das infecções urogenitais). A maioria das infecções ocorrem entre os 15 e 35 anos. As manifestações clínicas da primoinfecção são usualmente mais graves na mulher. A lesão genital é manifestação mais comum na infecção primária, bem como na recorrente; porém, nesta última as lesões são mais circunscritas e evoluem sem febre. Na mulher, as lesões podem ser localizadas na vulva e na vagina, sobretudo na cérvice, geralmente dolorosas e em certas ocasiões, podem se estender até a pele do períneo, prega genitocrural e nádegas. Ocasionalmente apresentam disúria e retenção urinária, quando há envolvimento uretral. No princípio, essas lesões têm aspecto de vesículas, mas se ulceram rapidamente. No homem, manifestam-se sob a forma de uretrite com dor e secreção. Vesículas podem aparecer na pele do pênis, prepúcio ou glande e com menor freqüência no escroto e no períneo. Nos homossexuais masculinos é possível encontrar vesículas e úlceras primárias na região anal e perianal. Podem apresentar mal-estar, febre, anorexia e adenopatia inguinal.

Lesões oculares. Pode ocorrer acometimento ocular tanto na infecção primária como na recorrente, produzindo *conjuntivite* ou *ceratoconjuntivite*. A conjuntiva está congestionada sem secreção purulenta. As lesões da córnea podem ser superficiais ou profundas. As superficiais geralmente são em forma de úlceras e nos casos de comprometimento do estroma da córnea, pode haver evolução para cegueira, como se observa com freqüência na ceratite disciforme. Outras formas clínicas incluem *catarata, uveíte e coriorretinite*.

Infecção neonatal. O HSV-2 é responsável por quase 70% a 80% das infecções neonatais, ocasionadas pelos HSV (20% a 30% são por HSV-1). A maioria dessas infecções são adquiridas na passagem através do canal de parto infectado ou pela ascensão do vírus no interior da cavidade uterina após rotura das membranas. As manifestações clínicas aparecem nas duas primeiras semanas. Estas podem ser agrupadas em diversos grupos: (1) doença de pele, olhos e boca; (2) infecção do sistema nervoso central (*meningoencefalite*); (3) infecção disseminada e (4) outras formas mal definidas. Setenta por cento das crianças que apresentam lesões localizadas na pele e nas mucosas evoluem para a forma disseminada e 10% deste grupo se acompanham de alterações do SNC. A doença disseminada e do sistema nervoso central são as formas mais graves, apresentando uma letalidade de 40% e um considerável número de seqüelas, mesmo com a terapia antiviral. Entretanto, de forma geral, o atraso na terapia se acompanha de um péssimo prognóstico. Em muitos casos, o quadro clínico não é muito característico e precisa de um elevado grau de suspeita para ser realizado o diagnóstico. Assim, pode apresentar-se um quadro respiratório sem lesões localizadas na pele e mucosas. Por outro lado, muitas das mães não apresentam lesões genitais facilmente detectáveis. As infecções neonatais pelo HSV-1 podem também ser adquiridas durante o contato pós-natal com membros da família que têm HSV-1 labial sintomático ou assintomático ou no ambiente hospitalar.

Infecções do sistema nervoso. De forma geral, os HSV produzem infecções benignas agudas e localizadas. Só em algumas ocasiões existe uma propagação do vírus de forma sistêmica ou uma complicação neurológica com uma evolução clínica mais grave. O comprometimento do SNC nessas infecções é pouco comum, embora seja muito significativo pelo potencial de gravidade e o maior risco de apresentar seqüelas. As principais complicações neurológicas dessas infecções são a encefalite e a meningite asséptica. Outras incluem a radiculite (que leva a neuralgias), disfunção autônoma (retenção urinária e constipação) e a mielite.

- *Encefalite:* a encefalite aguda não neonatal produzida pelo HSV representa a causa mais comum de encefalite viral não epidêmica e a mais freqüente encefalite fatal. Estima-se um caso para cada 150.000-200.000 indivíduos/ano, o que equivale a aproximadamente 15.000-20.000 casos/ano, no mundo. Ambos os tipos de HSV são capazes de produzir encefalite; no entanto, o HSV-1 é responsável pela maioria dos casos. Aproximadamente 1% a 6% dos casos de encefalite são produzidos pelo HSV-2. Nos imunossuprimidos, a encefalite apresenta as mesmas taxas de incidência observada nos imunocompetentes.

A evolução clínica dos pacientes com encefalite por HSV é muito variável, embora mais da metade dos pacientes não tratados morram e um percentual dos que sobrevivem, tratados ou não tratados, padeçam de seqüelas graves.

- *Meningite:* a meningite asséptica aguda é outra das complicações do SNC, que pode ser produzida por ambos os tipos de HSV, sendo que a maioria dos casos está associada ao HSV-2. Estima-se que mais do que 10% de todos os casos de meningite asséptica tenham o HSV-2 como agente etiológico. Apesar de indivíduos de qualquer idade possam ser acometidos por esta doença, ela ocorre com mais freqüência nos adultos jovens e crianças. Muitos pacientes com meningite pelo HSV-2 apresentam infecção genital simultânea. Entretanto, estudos documentam a meningite asséptica em ausência de infecção genital. A meningite herpética se apresenta, geralmente, como uma enfermidade autolimitada, com bom prognóstico, que dura de quatro a 10 dias desde o início das manifestações clínicas, sem descrição de seqüelas neurológicas permanentes. Em alguns casos acontecem episódios sucessivos de meningite viral, de caráter benigno. Este tipo de meningite se apresenta, habitualmente, nas crianças e é conhecido como "meningite de Mollaret", que até há pouco tempo, tida como de etiologia desconhecida, tem sido, em estudos recentes, associada ao HSV-2 e, em menor freqüência, ao HSV-1.

Infecções em imunodeprimidos. A ampla disseminação do vírus com a conseqüente doença sistêmica é observada em pacientes com alterações da imunidade. Esta ocorrência pode produzir lesões em diferentes tecidos: supra-renais, fígado, baço, pulmões, pele e SNC. Assim, as manifestações neste grupo de pacientes incluem esofagite, colite, pneumonite, múltiplas lesões vesiculosas ou vesiculobolhosas na pele, lesões na cavidade oral (lábios, gengivas, mucosa bucal, língua e palato duro) e outras localizações. Essas infeções podem também ser localizadas, podendo evoluir em surtos, em geral acometendo sempre os mesmos locais, especialmente as regiões labial, genital e anorretal. A duração das lesões nesses surtos, geralmente, tem uma duração superior às que se apresentam nos pacientes não imunodeprimidos. A duração da lesão superior a 30 dias entra como critério na definição de casos de AIDS – CDC/OMS-1987.

Outras localizações. Entre profissionais de saúde pode haver lesões entre os dedos das mãos, chamadas de panarício herpético. Em termos históricos, os lutadores de luta romana podem apresentar lesões pelo corpo, devido ao contato físico, conhecidas como herpes dos gladiadores.

DIAGNÓSTICO

O diagnóstico definitivo requer o isolamento do vírus. Podem ser utilizados esfregaços de amostras clínicas e de líquidos corporais de diversas localizações (liquor, garganta, nasofaringe, cérvice materna, conjuntiva, líquido das vesículas herpéticas e outros).

O exame citológico das lesões (teste de Tzank) pode ser útil para confirmar o diagnóstico clínico, pela demonstração de células gigantes multinucleadas com inclusões intranucleares. Entretanto, estas não são patognomônicas. A histopatologia é importante e necessária nos casos pouco comuns.

Nas infecções do SNC, o exame do liquor é fundamental e deve ser realizado precocemente. Na encefalite herpética, o LCR apresenta alterações importantes para o diagnóstico e permite a possibilidade de estabelecer estudos alternativos para outros patógenos. A maioria dos pacientes apresenta pleocitose mononuclear com 50 ou mais leucócitos por mm^3, embora nas primeiras 24 horas exista um predomínio de células polimorfonucleares. Em algumas infecções pode-se observar um número de células normal ou até menor. O número de células habitualmente não chega a ser superior a 100 por mm^3, embora, ocasionalmente, se observem encefalites com mais de 1.000 células. É possível observar hemácias; as proteínas geralmente estão um pouco elevadas e o nível de glicose está normal ou um pouco reduzido. O isolamento do vírus de materiais de autópsia ou de biópsia tem sido até o momento o diagnóstico mais usado para a encefalite por HSV, com 100% de especificidade. No entanto, é possível encontrar na biópsia resultados falsos-negativos; assim a probabilidade de produzir seqüelas a curto e longo prazos tem criado uma resistência na sua utilização. As técnicas de neuroimagem têm sido de grande apoio diagnóstico, considerando que o passo mais importante no tratamento consiste no reconhecimento rápido da doença. Na atualidade, as mais usadas são a ressonância magnética nuclear (RMN) e a tomografia computadorizada (TC). A RMN é mais sensível que a TC, pois mais de 20% dos pacientes apresentam exames normais com esta última técnica. A alteração característica observada na RMN é o aumento nas seqüências T2-pesadas na parte inferior das regiões frontais, na parte medial dos lobos temporais, ínsulas e giros circundados, sendo geralmente bilateral. A eletroencefalografia (EEG) é também uma técnica importante. As técnicas de isolamento em cultura de células e as de detecção de anticorpos, a partir do LCR, não têm sido muito satisfatórias. O isolamento do HSV no LCR tem sido possível só em raras oportunidades. Além disso, as análises dos títulos de anticorpos no LCR e no sangue não fornecem o diagnóstico específico, especialmente na fase inicial da apresentação clínica, etapa decisiva para tomar as decisões de terapia antiviral. Outras técnicas, como a detecção de antígenos virais em LCR por uma variedade de métodos, ainda não têm mostrado uma alta sensibilidade. A histologia, imunocitoquímica, hibridização *in situ* e microscopia eletrônica também têm suas limitações. Nos últimos anos, as técnicas moleculares de detecção do DNA viral, em especial a *polimerase chain reaction* (PCR), têm mostrado elevada sensibilidade e especificidade. A sensibilidade desta técnica é de 75% a 98% em diversos estudos e a especificidade é de 100% em condições adequadas. Este método permite também diferenciar entre os dois tipos de HSV e possibilita um diagnóstico rápido e facilmente reprodutível no tempo de evolução clínica, permitindo também monitorar o tratamento.

Na meningite produzida pelo HSV, o perfil do LCR típico é de uma pleocitose mononuclear, discreta elevação das proteínas e um nível de glicose normal ou eventualmente baixo. O diagnóstico específico é feito pelo isolamento do vírus através da punção lombar. Na maioria dos casos, no entanto, esta técnica raramente tem sucesso. A detecção de anticorpos no soro e no liquor é também usada, embora ocorram resultados falsos-positivos. Testes imunoenzimáticos tipo-específicos, utilizando glicoproteínas purificadas de HSV ou peptídeos sintéticos, permitem a diferenciação entre HSV-1 e HSV-2 e possibilitam identificar elevações dos títulos de anticorpos nas infecções recorrentes. As técnicas moleculares estão mostrando alta sensibilidade e especificidade, e atualmente estão sendo utilizadas como metodologias de eleição para a detecção desses vírus.

TRATAMENTO

O tratamento das infecções pelos HSV pode ser instituído com diversos agentes antivirais orais ou sistêmicos na dependência da localização e extensão do quadro. Para as infecções mucocutâneas *aciclovir* e seus congêneres *fanciclovir* e *valaciclovir* são os mais utilizados na clínica. Esses antivirais são eficientes na resolução de sintomas na infecção primária ou nas infecções recorrentes de herpes genital e orolabial, assim como diversas outras localizações. A terapia crônica reduz a freqüência de reativação do herpes genital recorrente.

Diversos antivais são disponíveis para uso tópico: *idoxuridina, vidarabina, trifluorothymidine, cidofovir*. Todos são úteis em infecções oculares.

Nas infecções graves o *aciclovir* está padronizado para o tratamento. Na encefalite e herpes neonatal, o aciclovir administrado pela via intravenosa (IV) é a escolha indicada e em muitos países é o único fármaco autorizado para o tratamento das infecções do SNC.

Vários estudos compararam a eficácia do *aciclovir* com a *vidarabina* nos pacientes com encefalite por HSV. Nestes, a letalidade foi significativamente inferior nos pacientes que receberam *aciclovir* do que nos tratados com *vidarabina* (19% contra 50% a 55%). Por outro lado, de 38% a 56% dos tratados com *aciclovir* não apresentaram seqüelas ou tiveram seqüelas leves em comparação aos 13% dos tratados com *vidarabina*.

O *aciclovir* é um antiviral constituído por um nucleosídio sintético, o 9-[(2-hidroxietoxi)-metil]-guanina. Tanto *in vitro* como *in vivo*, desenvolve atividade inibitória seletiva contra os herpesvírus humanos. Nas células infectadas, esse composto é transformado sucessivamente, pelas enzimas timidinaquinase (codificada pelos vírus), guanilatoquinase e outras enzimas celulares, em aciclovir mono-, di- e trifosfato, que interferem com a DNA-polimerase e impedem a replicação dos vírus. De forma geral, o aciclovir tem poucos efeitos colaterais, porém, é preciso ter cautela nos pacientes com alterações renais, já que este é eliminado pelos rins. *Valaciclovir* e *fanciclovir* também como o aciclovir são seletivamente fosforilados para formas de monofosfato dentro da célula infectada pelo HSV, para, posteriormente, enzimas celulares convertê-lo em trifosfato, o qual é incorporado ao DNA viral. Por sua toxicidade,o *ganciclovir* não é recomendado para o tratamento das infecções pelos HSV.

Nos pacientes imunodeprimidos essas drogas podem utilizar-se, dependendo da gravidade do quadro clínico.

Quando existe resistência cruzada entre aciclovir, fanciclovir e valaciclovir, está recomendado o uso de *foscarnet*.

As doses, via de administração nos diferentes quadros clínicos estão mostradas no Quadro 32-1.

PREVENÇÃO

O número extenso de pessoas infectadas assintomáticas limita muito o controle dessas infecções. Dessa forma, é muito provável que a medida com maior impacto seja o uso de vacinas eficazes. Vacinas experimentais para HSV-1 e HSV-2 estão sendo avaliadas, entretanto, estas têm causado resultados muito contraditórios. Na atualidade, vacinas de ADN recombinante estão sendo testadas.

Quadro 32-1. Terapia antiviral nas infecções pelos HSV

Condição	Antiviral	Dose	Duração do tratamento
Lesões mucocutâneas			
Herpes genital			
Primeiros episódios[1]	Aciclovir – oral Valaciclovir – oral Fanciclovir – oral	200 a 400 mg, 5 vezes ao dia 1.000 mg, de 12/12 horas 250 mg, de 8/8 horas	5 a 10 dias 10 a 14 dias 10 a 14 dias
Recorrente			
Sintomático	Aciclovir – oral Valaciclovir – oral Fanciclovir – oral	200 mg, 5 vezes ao dia 500 mg, de 12/12 horas 250 mg, de 12/12 horas	5 dias 5 a 10 dias 5 a 10 dias
Supressão da reativação[2]	Aciclovir – oral Valaciclovir – oral Fanciclovir – oral	200 a 400 mg, 5 vezes ao dia ou 600 a 800 mg/dia 500 mg, de 12/12 horas ou 1.000 mg/dia 250 mg, de 8/8 horas	Tempo indeterminado
Herpes orolabial			
Primeiro episódio	Aciclovir – oral	200 mg, 5 vezes ao dia	5 a 10 dias
Recorrente			
Sintomático[3]	Aciclovir – tópico – Penciclovir (creme)		Variável
Supressão da reativação	Aciclovir – oral Valaciclovir – oral Fanciclovir – oral	200 a 400 mg, 5 vezes ao dia ou 600 a 800 mg/dia 500 mg, de 12/12 horas ou 1.000 mg/dia 250 mg, de 8/8 horas	Tempo indeterminado Aprox. 5 a 10 dias (duração da lesão)

Quadro 32-1. Terapia antiviral nas infecções pelos HSV (Continuação)			
Condição	Antiviral	Dose	Duração do tratamento
Herpes perianal ou anorretal	Aciclovir – oral Aciclovir – IV[4]	400 mg, 5 vezes ao dia 5 mg/kg a cada 8 horas	5 a 10 dias Variável
Lesões oculares	Idoxuridina, vidarabina, trifluorothymidina, cidofovir, aciclovir (tópico)		Variável
Infecções do SNC			
Encefalite	Aciclovir – IV[5]	10 mg/kg a cada 8 horas ou 30 mg/kg/dia	10 dias
Meningite	Aciclovir – IV[6]	10 mg/kg a cada 8 horas ou 30 mg/kg/dia	10 dias
Infecção neonatal	Aciclovir -IV	15 mg/kg a cada 8 horas ou 45-60 mg/kg/dia	14 a 21 dias
Doença sistêmica			
Pneumonite	Aciclovir – IV	5 a 10 mg/kg a cada 8 horas ou 15 a 30 mg/kg/dia	10 dias
Esofagite	Aciclovir – IV	5 a 10 mg/kg a cada 8 horas ou 15 a 30 mg/kg/dia	10 dias
Resistência cruzada			
	Foscarnet – IV	40 a 60 mg/kg a cada 8 h	10 a 14 dias

[1]Nos casos com doença grave associada, assim como complicações neurológicas, o aciclovir IV é a escolha: 5 mg/kg a cada oito horas por cinco dias.
[2]O tratamento supressivo está indicado quando ocorrem vários episódios/ano (alguns consideram mais de seis episódios/ano).
[3]O aciclovir – oral tem pouco efeito.
[4]Infecção severa ou imunossuprimidos.
[5]A dose recomendada para encefalite ou outras infecções do SNC deve ser administrada por um período de uma hora
(IV lenta). Nas encefalites neonatais e pós-neonatais recorrentes, após o tratamento de 10 dias com aciclovir, pode-se utilizar 15 mg/kg a cada 8 horas durante 14-21 dias de tratamento.
[6]Não existem estudos sobre tratamento na meningite, entretanto este esquema pode ser utilizado.

As medidas que devem ser adotadas como parte dos programas de educação sanitária são o uso de preservativos para prevenir a possibilidade de transmissão, especialmente nos períodos assintomáticos. Entretanto, quando as lesões estão presentes o vírus pode ser transmitido pela pele (contato de pele infectada com pele normal), apesar do uso de preservativo.

Devido ao fato de a maioria das infecções neonatais serem adquiridas na passagem através do canal de parto infectado, é recomendada a intervenção cesariana nas mulheres com herpes genital próximo ao termo da gravidez.

Em receptores de transplantes de órgãos sólidos e de medula óssea, é usado o *aciclovir* como agente antiviral, na tentativa de prevenir reativação da doença.

BIBLIOGRAFIA RECOMENDADA

Bedoya Pacheco SJ, Gagliardi Leite JP, Trócoli MGC. Infecções virais do sistema nervoso central. *In* Siqueira-Batista R, Gomes AP, Igreja RP, Huggins DW: *Medicina Tropical – Abordagem Atual das Doenças Infecciosas e Parasitárias*. Rio de Janeiro: Cultura Médica, 2001.

Mandell G, Bennet JE, Dolin R. *Principles and Practice of Infectious Diseases*. 5th ed. London, and New York: Churchill Livingstone, 2000.

Whitley RJ. Infecções por vírus herpes simples. *In* Wyngaarden JB, Smith LH, Bennett JC: *Cecil – Tratado de Medicina Interna*. Rio de Janeiro: Guanabara-Koogan, 2000.

CAPÍTULO 33
Influenza

Sandro Javier Bedoya Pacheco ◆ Thiago Alessi Rabelo Marinho ◆ Rodrigo Siqueira-Batista

CONCEITO

A influenza consiste numa doença viral aguda das vias respiratórias superiores e inferiores, que ocorre geralmente em surtos, especialmente no inverno. A maioria dos pacientes apresenta sintomas sistêmicos associados à gravidade variável. A transmissão ocorre por via respiratória. A influenza muitas vezes é similar a outras infecções por outros vírus respiratórios, como os rinovírus, vírus sincicial respiratório e adenovírus, causando manifestações clínicas comuns.

A doença implica em importante morbidade, além de uma significativa mortalidade especialmente nas epidemias, devido, em grande parte, às complicações pulmonares.

ETIOLOGIA

Os vírus influenza são membros da família *Orthomixoviridae*. São vírus esféricos, encapsulados, de formato irregular, com 80 a 120 nm de diâmetro e revestidos por projeções glicoprotéicas na sua superfície: hemaglutinina *(H)* e neuraminidase *(N)*. A *hemaglutinina* é a estrutura na qual o vírus liga-se à superfície celular, enquanto a *neurominidase* degrada o receptor e libera vírions na célula infectada.

O genoma do vírus é constituído por oito segmentos de RNA, sendo cada um responsável pela codificação de uma ou duas proteínas virais. Até o presente tem-se encontrado três tipos de vírus influenza: A, B e C, baseado em diferentes características antigênicas das proteínas estruturais internas. Portanto, esta diferenciação tipo-específica do vírus influenza depende das reações sorológicas mediadas por esses antígenos internos (M, NP e P), que variam nos vírus B e C, mas não no vírus influenza A. O tipo A inclui três subtipos: H1N1, H2N2 e H3N2, classificados pelas propriedades das glicoproteínas de superfície. A mutação dos genes que codificam essas glicoproteínas de superfície (H e N) dos vírus influenza A é responsável pelo diverso número de variantes. Esta variação é menos freqüente no vírus da influenza B e parece não ocorrer na influenza C. Os variantes são descritos seguindo as regras da nomenclatura para influenza (tipo do vírus/lugar geográfico do isolamento/número de cultura/ano da identificação): A/Beijing/262/95 (H1N1). Essas alterações da antigenicidade explicam o caráter epidêmico da doença, sendo que a variação antigênica da proteína H é mais importante que a da proteína N, uma vez que o anticorpo para essa neutraliza a infecção. Essa variabilidade pode ser pequena ou grande, denominando-se de mudança antigênica e desvio antigênico. A *mudança antigênica* ocorre exclusivamente com o vírus tipo A, estando relacionada com as pandemias. Esse tipo de variabilidade é secundário a uma recombinação imprevisível dos antígenos virais. O *desvio antigênico* se deve às mudanças antigênicas menores (mutação antigênica) e acontece nos tipos A e B, podendo causar epidemias e freqüentes surtos localizados. O vírus tipo C parece não apresentar variabilidade e guarda relação com casos esporádicos ou surtos localizados.

EPIDEMIOLOGIA

A influenza se apresenta com uma ampla distribuição mundial, ocorrendo com diversos perfis epidemiológicos: *epidemias, pequenos surtos localizados, casos esporádicos* ou, na sua forma mais transcendente, as *pandemias*. Nas epidemias e pandemias, observa-se uma rápida propagação do vírus com morbidade extensa e maior gravidade da doença, especialmente nos idosos e pessoas com enfermidades crônicas debilitantes. De forma geral, nas epidemias, 80% a 90% dos óbitos correspondem a pessoas maiores de 65 anos. Durante as epidemias estima-se que as taxas de ataque clínico alcancem aproximadamente 10% a 20% na comunidade em geral; entretanto, em alguns grupos especiais, como idosos que moram em asilos ou outros tipos de internatos e grupos de alunos em escolas internas, este índice pode ser maior. As epidemias ocorrem especialmente no inverno, que incluem os meses de maio a setembro no Hemisfério Sul. É importante considerar que podem circular ao mesmo tempo duas cepas diferentes de um mesmo ou diferente subtipo de vírus. Alguns dados indicam que a cepa no final de uma epidemia sazonal tem maior probabilidade de causar o surto na próxima estação. Este fenômeno é conhecido como *onda precursora*. Assim, é importante considerar que, ao surgir uma cepa nova de vírus, todos os indivíduos são suscetíveis (crianças e adultos), exceto aquelas pessoas que já estiveram expostas ao mesmo subtipo ou outro similar em epidemias ou surtos anteriores.

As epidemias e pandemias têm ocorrido como resultado de inúmeros fatores: número de variantes e recombinação genética, virulência intrínseca e propriedades de transmissibilidade do vírus, alterações ambientais, nível de imunidade da população-alvo, transmissão interpessoal e reservatórios do vírus. Neste último, sabemos que diversos subtipos antigênicos também surgem naturalmente em diversas espécies de animais (aves, cavalos, porcos, alguns animais domésticos e diversas espécies silvestres), podendo existir transmissão entre espécies e recombinação, incluindo os seres humanos.

As últimas cinco *pandemias* ocorreram nos anos de 1889, 1918, 1957, 1968 e 1977, sendo a de 1918 a de maior gravidade, causando mais de 20 milhões de mortes. Na pandemia de 1918 as maiores taxas de mortalidade foram observadas nos adultos jovens. As pandemias, como foi comentado, resultam de uma recombinação imprevisível dos antígenos virais *("mudança antigênica")* com o surgimento de um vírus novo com características de virulência e transmissibilidade particulares, ao qual a população alvo não apresenta imunidade. Após sucessivas ondas de infecção, o nível de imunidade na população aumenta. A partir deste novo vírus, poderão produzir-se posteriormente "*desvios antigênicos*" com epidemias ou surtos localizados, que levarão ao aumento da imunidade da população para essas variantes. Após um tempo variável de anos (dez a trinta ou mais), existem condições para o surgimento de um novo vírus recombinado, ao qual a população não apresenta imunidade e poderá disseminar-se como o anterior.

Outro fator importante é aquele associado às condições de disseminação, assim como de manutenção do vírus entre as epidemias. Acredita-se que diversas espécies de animais tenham um fator importante neste parâmetro.

ASPECTOS CLÍNICOS

A influenza é uma doença aguda, com início abrupto de sinais e sintomas. Após um *período de incubação* breve, geralmente de um a três dias, os pacientes apresentam cefaléia, febre associada a calafrios, mialgia, prostração e mal-estar, e sintomas respiratórios, como tosse, odinofagia, coriza são muito comuns. Não é raro o paciente perceber, horas antes, que está ficando doente. A febre geralmente varia de 38 a 41°C, ocorrendo uma rápida elevação nas primeiras 24 horas, seguido de uma melhora gradual em 48 a 72 horas. A cefaléia é frontal ou generalizada. A mialgia ocorre em especial nos membros inferiores e na coluna lombossacra. Artralgias podem estar associadas.

À medida que os sinais e sintomas desaparecem, as queixas respiratórias tornam-se mais proeminentes, podendo durar por uma ou mais semanas.

Na maioria dos casos, os achados físicos são mínimos, porém os sinais são extremamente variáveis, podendo ser evidenciados:

- Ruborização/palidez/cianose.
- Diaforese.
- Congestão da mucosa faringiana/secreção pós-nasal.
- Linfadenopatia cervical.
- Estertores, roncos e sibilos.
- Tosse de expectoração mucóide/hemoptóicos.

A resolução dos sintomas ocorre geralmente em uma semana, podendo ser prolongada principalmente em idosos, que cursam com uma astenia pós-influenza. A influenza pode ser complicada por pneumonia pelo próprio vírus, "primária", bem como por pneumonia bacteriana secundária; em muitos casos, no entanto a pneumonia é mista. Essas complicações pulmonares se apresentam com maior freqüência em idosos, indivíduos com doença pulmonar, cardíaca e outras enfermidades crônicas. A pneumonia primária tem sido observada especialmente em pessoas com doenças cardiovasculares, como cardiopatia reumática com estenose mitral.

Alterações extrapulmonares podem complicar o curso da influenza. Dentre elas, se destacam a miosite, rabdomiólise, mioglobinúria, pericardite, miocardite, encefalite, mielite transversa, síndrome de Guillain-Barré e síndrome de Reye. Doenças de base podem ter seu curso agravado, levando o paciente ao óbito.

O *período de transmissibilidade* do vírus é aproximadamente de três a cinco dias desde o começo das manifestações clínicas, sendo que nas crianças pequenas pode chegar até a sete dias.

DIAGNÓSTICO

De maneira geral, esta doença é reconhecida por suas características epidemiológicas; nos casos esporádicos, a influenza habitualmente não pode ser diferenciada das infecções produzidas por outros vírus respiratórios (como os rinovírus, vírus sincicial respiratório e adenovírus) que causam manifestações clínicas comuns. Dentre os diversos agentes que podem produzir uma doença semelhante à influenza também estão os enterovírus, vírus do dengue, assim como algumas bactérias. O diagnóstico epidemiológico nas epidemias mostra uma elevada eficácia, podendo a influenza ser facilmente diferenciada de outros quadros.

O diagnóstico definitivo precisa do isolamento do vírus ou detecção de seu antígeno nas vias respiratórias ou resposta sorológica (anticorpos séricos). O diagnóstico de certeza tem pouca aplicabilidade na prática clínica, possuindo, no entanto, grande utilidade epidemiológica e de saúde publica.

Os materiais clínicos adequados para o isolamento do vírus ou detecção de seu antígeno são variados: secreção traqueal, *swabs* de orofaringe, lavados nasofaríngeos, escarro, entre outros, os quais devem ser coletados no segundo ou terceiro dia da doença. O isolamento geralmente é observado dentro das 48 a 72 horas nas culturas de células. Já o antígeno viral pode ser detectado mais rapidamente utilizando-se as técnicas de imunofluorescência (IF) e ELISA (*enzyme-linked immunosorbent assay*).

Geralmente, os métodos sorológicos têm sido muito úteis nos casos de surtos ou epidemias, mas não para os casos esporádicos. O diagnóstico por esses métodos (fixação de complemento e hemaglutinação) se baseia na comparação entre os títulos obtidos na fase aguda da doença e outros colhidos em 10 a 14 dias após o seu início; elevações de quatro ou mais vezes confirmam o diagnóstico de infecção aguda. O método de fixação de complemento não depende das variações entre a cepa ou o subtipo de vírus, sendo o mais recomendado.

Na atualidade, novas técnicas estão sendo implementadas para o diagnóstico da influenza. Dentre estas, ocupam um lugar de destaque por sua sensibilidade e especificidade as técnicas moleculares de amplificação para detecção do genoma viral (especialmente a RT-PCR).

TRATAMENTO

A amantadina e a rimantadina reduzem a duração das manifestações clínicas em cerca de 50%. A dose recomendada é de 100 a 200 mg por dia, via oral, durante três a cinco dias. Outras medidas são utilizadas em conjunto, dentre elas:

- Repouso.
- Hidratação.
- Analgésicos, antipiréticos.
- Oxigenoterapia (nos casos mais graves).

Alguns especialistas não recomendam a administração de AAS em pacientes com menos de 16 anos, em virtude da associação com a síndrome de Reye.

Não existem evidências de que a amantadina ou a rimantadina sejam eficazes no tratamento de complicações pulmonares da influenza.

Mais recentemente foi liberado para uso o fosfato de oseltalmivir, fármaco que age inibindo a neuraminidase do vírus influenza. O medicamento é feito na dose de 150 mg/dia (divididos em duas tomadas), devendo ser iniciado até 36 horas após iniciados os sintomas. O oseltalmivir, que tem como principais efeitos adversos as náuseas e os vômitos, parece reduzir o tempo de evolução da doença, minimizando a ocorrência de complicações (ver Capítulo 1).

PREVENÇÃO

A mais importante medida profilática para esta doença é a utilização de vacinas com o vírus inativado. Essas vacinas conferem proteção contra a infecção em aproximadamente 70% a 80% nos adultos jovens, quando o antígeno da vacina é muito similar às cepas circulantes do vírus. Nos idosos, a vacinação é menos eficiente para evitar a infecção; entretanto, diminui a gravidade e a incidência das complicações entre 50% e 60% dos casos e a letalidade em 80%.

A imunização adequada deve ser administrada anualmente no outono, antes da estação da influenza. De forma geral, a vacina é polivalente, contendo um ou mais subtipos dos vírus influenza A e B. Os programas de imunização devem estar orientados às pessoas com maior risco de apresentar complicações graves ou evoluir à morte como: (1) pessoas com mais de 65 anos; (2) pessoas com condições cardíacas ou pulmonares que necessitam de monitoração médica constante e pacientes em centros de internação crônica; (3) médicos, enfermeiras e outros membros da equipe de saúde, incluindo as pessoas que prestam serviços à comunidade, que tiveram contato com pacientes sob alto risco. Esta vacina também pode ser administrada em pessoas menores de 65 anos que querem reduzir o risco de adquirir influenza. A vacinação contra a influenza pode ser acompanhada da vacina contra infecção pneumocócica.

É possível observar o aparecimento de efeitos adversos da vacina em algumas pessoas, embora as novas vacinas apresentam um percentual muito pequeno dessas reações. A vacina está contra-indicada para pacientes com hipersensibilidade à proteína do ovo ou a outros componentes da vacina.

BIBLIOGRAFIA RECOMENDADA

Brady MT, Sears SD, Pacini DC et al. Safety and prophylaxis efficacy of low dose Rimantadine in adults during an Influenza epidemic. *Antimicrob Agents Chemother* 1990;34:1633–36.

Ca Montagne Jr., Nogle GR, Quinnan GU et al. Summary of clinical trials of inactivate influenza vaccine. *Rev Infect Disease* 1983;5:72.

Fauci AS, Braunwald E, Isselbacher KJ, Wilson JD, Martin JB, Kasper DL, Houser SL, Longo DL. *Harrison, Medicina Interna*. 15ª ed. Rio de Janeiro: Guanabara-Koogan, 1998.

Marangoni DV, Schechter M. *Doenças Infecciosas – Conduta Diagnóstica e Terapêutica*. 2ª ed. Rio de Janeiro: Guanabara-Koogan, 1999.

Mast EE, Harman MW, Gravenster S et al. Emergence and possible transmission of amantadine-resistance viruses, during nursing home. Outbreak of influenza A. *J Epidemiol* 1991;134:988–97.

Ministério da Saúde – Programa Nacional de Imunizações. *Manual de Procedimentos para Vacinação*. 3ª ed. Brasília, 1994.

Monto AS, Ohmit SE et al. Safety and efficacy of long-term use of rimantadine for prophilaxis of type A Influenza in nursing home. *Antimicrob Agents Chemother* 1995;39.

Smorodintseu AA, Karpucchin GI, Zlydikov DM. The prospect of amantadine in artificially induced A e B Influenza. *JAMA* 1970;213:1448–54.

Wright PF, Thompson J, Vaughn WT et al. Trials of inactivate Influenza vaccine. *Ver Infection Dis* 1983;5:723–36.

CAPÍTULO 34
Parvovírus

Rodrigo M. Ribeiro ◆ Sávio Silva Santos ◆ Sandro Javier Bedoya Pacheco

A descoberta do parvovírus humano B19 se deu há duas décadas na Inglaterra, sendo este nome derivado do número de código do soro humano em que o vírus foi descoberto. O agente está relacionado a uma série de enfermidades, mencionando-se o eritema infeccioso, infecções de precursores eritróides, acometimento de recém-natos e doença articular, quadros que serão discutidos ao longo do presente capítulo.

ETIOLOGIA

O grupo dos parvovírus inclui diversos vírus de animais espécie-específicos, pertencentes à família *Parvoviridae*. O parvovírus humano B19 é um pequeno vírus de DNA unicatenular (diâmetro de 20 a 25 nm), icosaédrico e sem invólucro, com capsídeo externo constituído de duas proteínas estruturais. As partículas viróticas individuais contêm filamentos de DNA de polaridade positiva ou negativa. O vírus é estável e retém a infectividade depois de sofrer incubação a 60ºC durante 16 horas. Não consegue se desenvolver em linhagens celulares convencionais de cultura e em sistemas de modelos animais, porém sofre replicação *in vitro* em células progenitoras eritróides derivadas de medula óssea humana, cordão umbilical, sangue periférico ou fígado fetal.

PATOGÊNESE

A infecção causada pelo parvovírus humano B19 possui duas fases. A primeira caracteriza-se por viremia que se desenvolve em cerca de seis dias após inoculação intranasal do parvovírus B19 em indivíduos suscetíveis. A viremia tem duração aproximada de uma semana; seu desaparecimento está correlacionado com o desenvolvimento de anticorpos IgM, que permanecem detectáveis por alguns meses. Os anticorpos IgG desenvolvem-se em alguns dias e persistem indefinidamente. Ocorrem sintomas sistêmicos inespecíficos de dois ou três dias de duração no início da fase virêmica. Esses sintomas incluem cefaléia, mal-estar, mialgia, febre, calafrios e prurido, sendo acompanhados de reticulocitopenia e excreção do vírus pelo trato respiratório. Vários dias após o aparecimento dos sintomas, observa-se um declínio clinicamente insignificante na concentração de hemoglobina. O nível diminuído persiste por sete a 10 dias e, durante este período, o exame de amostras de medula óssea revela acentuada depleção das células precursoras eritróides. Além disso, verifica-se a ocorrência de linfopenia leve transitória, neutropenia e queda na contagem de plaquetas. A segunda fase da doença começa cerca de 17 ou 18 dias após a inoculação do vírus (após desaparecimento da viremia, cessação da disseminação virótica nas secreções da orofaringe e resolução da reticulocitopenia). Esta fase é caracterizada, no caso do eritema infeccioso, pela erupção maculopapular de dois ou três dias de duração, acompanhada de artralgia e artri-

te, que persistem por mais um a dois dias, havendo presença de títulos séricos crescentes de anticorpos anti-B19.

Diversos estudos sugerem que o eritema infeccioso e/ou artropatia é quase certamente um distúrbio por imunocomplexos, sendo, geralmente, de natureza benigna. Este conceito é corroborado pela indução do eritema infeccioso através da infusão de imunoglobulinas em pacientes com viremia crônica. Em contraste, a infecção pelo parvovírus B19 no hospedeiro com doença hemolítica crônica ou síndromes de imunodeficiência é com freqüência grave, resultando na destruição das células precursoras eritróides pelo vírus. Os hospedeiros normais conseguem tolerar sete a 10 dias de interrupção da eritropoiese; já os pacientes com doença hemolítica, que necessitam de uma produção aumentada de eritrócitos, não toleram a destruição das células eritróides e, por conseguinte, desenvolvem geralmente uma crise aplásica transitória grave. Os pacientes que apresentam imunodeficiência podem ser incapazes de suprimir a viremia causada pelo parvovírus B19, com conseqüente infecção persistente dos eritrócitos e anemia crônica grave.

Por outro lado, a lesão no feto na infecção pelo parvovírus B19 pode ser induzida devido a seu sistema imunológico imaturo e a intensa eritropoiese característica deste período.

O parvovírus B19 liga-se especificamente a um receptor celular, o antígeno P eritrocítico. Esta ligação explica o tropismo do vírus pelas células progenitoras eritróides, particularmente pronormoblastos e normoblastos. Os indivíduos em que o antigeno P está ausente não podem ser infectadas pelo parvovírus B19.

EPIDEMIOLOGIA

Parvovírus B 19 apresenta distribuição mundial. Embora as infecções por este vírus possam ocorrer durante todo o ano, elas aparecem mais comumente na forma de surtos de eritema infeccioso em escolas durante os meses de inverno e primavera, ainda que estes quadros possam se apresentar de forma esporádica. Aproximadamente 25% das infecções são assintomáticas. Os estudos soro-epidemiológicos indicam que cerca de 50% a 80% dos adultos possuem anticorpos séricos dirigidos contra o parvovírus B19. A prevalência do anticorpo (que reflete uma exposição anterior e provável imunidade contra o vírus) aumenta rapidamente entre 5 e 18 anos de idade e continua aumentando com a idade, um padrão que provavelmente indica exposição contínua na vida adulta.

Ainda se desconhece a via de transmissão em condições naturais. Acredita-se que a infecção ocorra por via respiratória, através do contato com secreções respiratórias de pessoas infectadas. Também é descrita transmissão vertical da mãe ao feto e, por via parenteral, através da transfusão de sangue e hemoderivados. O agente é resistente a inativação por diversos métodos, como temperaturas inferiores a 80ºC durante 72 horas. Os reservatórios do parvovírus B19 são exclusivamente os seres humanos.

O período de incubação é variável, oscilando aproximadamente entre quatro e 20 dias, até o aparecimento da erupção ou os sintomas da crise aplásica.

O período de transmissibilidade dessas infecções nas pessoas com eritema infeccioso começa antes do aparecimento da erupção e possivelmente termina após o surgimento desta. As pessoas com crises aplásicas podem transmitir o vírus até uma semana após o começo dos sintomas. Os indivíduos imunossuprimidos e com infecção crônica e anemia grave podem transmitir o vírus durante meses ou anos.

ASPECTOS CLÍNICOS

A manifestação mais comum é o eritema infeccioso da infância, cujos pródromos ocorrem uma a duas semanas antes do exantema, representados por sintomas vagos, tais como febre baixa, mal-estar geral, mialgias e náuseas. Coincidem com o período virêmico (ainda que no eritema infeccioso, no geral, não haja viremia detectável na maior parte dos enfermos) quando o DNA do parvovírus B19 pode ser demonstrado também nas secreções respiratórias. O eritema infeccioso, que normalmente é uma doença benigna, manifesta-se tipicamente na forma de erupção facial com aspecto de "face esbofeteada" que, algumas vezes, é precedido de febre baixa. A erupção pode surgir rapidamente nos braços e nas pernas e, em geral, possui aspecto eritematoso, reticular e rendilhado. O tronco, as palmas das mãos e plantas dos pés são menos comumente afetados. Em certas ocasiões, a erupção surge com características maculopapulares, morbiliformes, vesiculares, purpúricas ou pruriginosas. A erupção típica desaparece em cerca de uma semana, mas pode sofrer recidiva de modo intermitente durante várias semanas, particularmente após estresse, exercício, exposição à luz solar, banhos ou mudanças na temperatura ambiente. Em pacientes submetidos a corticoterapia sistêmica observa-se um período mais prolongado de exantema.

Quadros de artrite de duração variável são mais comuns em adultos. Trata-se de poliartropatia simétrica, atingindo as articulações interfalângicas das mãos, dos punhos, joelhos, tornozelos e pés, que se manifesta como simples artralgias, flogose ou rigidez articular, sendo em alguns casos quadro similar à artrite reumatóide.

A infecção pelo parvovírus B19 constitui, na maioria dos casos, a causa da crise aplásica transitória que se desenvolve subitamente em pacientes com doença hemolítica crônica. Quase todas as condições hemolíticas podem ser afetadas pela infecção pelo parvovírus B19, incluindo anemia falciforme, deficiências das enzimas eritrocitárias, esferocitose hereditária, talassemias, hemoglobinúria paroxística noturna e hemólise auto-imune. Esses pacientes exibem reticulocitopenia intensa de sete a 10 dias de duração, e a medula óssea não contém nenhuma célula precursora eritróide. A crise aplásica transitória pode provocar anemia potencialmente fatal e exigir terapia transfusional urgente. Ao contrário de pacientes com eritema infeccioso ou artropatia, os que apresentam crise aplásica transitória possuem importante viremia e podem transmitir prontamente a infecção pelo vírus B19 a outras pessoas.

Os pacientes imunodeficientes podem ser incapazes de eliminar a infecção causada pelo parvovírus, provavelmente em virtude de sua incapacidade de produzir níveis adequados de anticorpos IgG vírus-específicos. Em conseqüência, ocorre infecção persistente com destruição das células precursoras eritróides na medula óssea e anemia crônica, exigindo transfusão.

Infecção fetal e congênita. Em cerca de 10% das infecções pelo parvovírus humano B19 em mulheres grávidas, durante a primeira metade da gravidez acontece anemia grave e hidropsia fetal não imune, acompanhada de morte do feto. O vírus pode ser detectado nos tecidos fetais; entretanto, a infecção predominante é nos eritroblastos. Nas mulheres grávidas com exposição reconhecida ao B19, é necessário monitorar a presença de anticorpos IgM no soro contra o vírus, assim como o desenvolvimento de níveis elevados de α-fetoproteína. Além disso, deve-se proceder a um exame ultra-sonográfico do feto à procura de hidropsia. Alguns fetos hidrópsicos sobrevivem à infecção pelo parvovírus B19 e aparecem normais após o parto. Raramente, a infecção fetal com hidropsia resulta em anemia congênita e hipogamaglobulinemia que não responde à terapia com imunoglobulina.

DIAGNÓSTICO

O diagnóstico baseia-se mais comumente nas determinações dos anticorpos IgM e IgG específicos contra o parvovírus B19 em pessoas com suspeita de infecção por este vírus. Existem, para este fim, *kits* de imunoensaios comercialmente disponíveis. Na infecção aguda existe uma elevação de anticorpos IgM que começa a diminuir 30 a 60 dias após o início dos sintomas. Um aumento de quatro vezes ou mais do título de anticorpos da classe IgG na fase de convalescença comparado com o título na fase aguda também é fortemente sugestivo de infecção recente.

O diagnóstico da infecção pelo parvovírus B19 também pode ser realizado pela detecção do DNA viral ou seus antígenos no soro ou nos tecidos infectados. Os indivíduos com eritema infeccioso e artropatia aguda geralmente apresentam anticorpos IgM na ausência de vírus detectável no soro. Os pacientes com crise aplásica transitória podem apresentar anticorpos IgM, mas exibem tipicamente títulos elevados do vírus e seu DNA no soro. O exame da medula óssea desses pacientes revela pronormoblastos gigantes característicos e hipoplasia. Os pacientes imunodeficientes com anemia muitas vezes não têm anticorpos detectáveis, porém apresentam partículas viróticas e DNA no soro. A infecção fetal pode ser reconhecida pela hidropsia fetal e presença do DNA viral B19 no líquido amniótico ou no sangue fetal em associação com anticorpos IgM maternos anti-B19.

TRATAMENTO

O tratamento geralmente é sintomático na artrite e no eritema infeccioso. Os casos mais graves de artrite, particularmente os que cursam com sintomas crônicos, podem ser tratados com agentes antiinflamatórios não esteróides. Na crise aplásica transitória, podem ser utilizadas transfusões de eritrócitos. Nos pacientes anêmicos com imunodeficiência, desde que haja estrita indicação clínica, deve ser utilizada imunoglobulina intravenosa comercial, que contém anticorpos IgG contra o parvovírus B19. Esta terapia pode controlar a infecção causada pelo agente. A profilaxia da infecção pelo parvovírus B19 com imunoglobulina deve ser considerada para os pacientes com hemólise crônica ou imunodeficiência, desde que haja estrita indicação clínica, bem como para as gestantes. Os pacientes com crise aplásica transitória ou infecção crônica pelo vírus (mas não aqueles que apresentam eritema infeccioso ou artropatia) significam um sério risco para a transmissão hospitalar da infecção por representarem uma fonte importante de infecção. Devem ser hospitalizados em quarto particular, com precauções de isolamento respiratório e de contato. Não se sabe se a administração de imunoglobulina antes ou depois da exposição evita a infecção. Não existe atualmente nenhuma vacina anti-parvovírus disponível. Uma linhagem celular de inseto infectada por baculovírus, que expressa proteínas não infecciosas imunogênicas do capsídeo do vírus, está sendo avaliada como candidata a vacina.

PREVENÇÃO

As infecções pelo parvovírus B19 são em geral benignas e, por esta razão, a prevenção deve dirigir-se às pessoas com maior risco de desenvolver complicações – entre elas pessoas com doença hemolítica crônica (anemia falciforme, deficiências das enzimas eritrocitárias, esferocitose hereditária, talassemias, hemoglobinúria paroxística noturna, hemólise auto-imune etc.), pessoas com imunodeficiência e mulheres grávidas não imunes ao parvovírus B19. Estes indivíduos devem evitar o contato com infectados pelo vírus. O risco de infecção nessas pessoas pode ser reduzido mediante lavagem das mãos antes das refeições ou após contato com secreções respiratórias ou outras secreções.

Nas mulheres grávidas suscetíveis, ou naquelas que poderiam ficar grávidas e que tiveram contato íntimo com pessoas com infecção pelo parvovírus B19 (casa, escola, instituições médicas), deve-se detectar os anticorpos IgG e IgM. Caso apresentem um resultado laboratorial positivo, elas devem receber orientação e informações sobre o risco de possíveis complicações no feto. Também deve-se recomendar às mulheres grávidas que têm crianças com infecção pelo parvovírus B19 em casa, que lavem freqüentemente as mãos e não compartilhem utensílios de comer.

Embora o isolamento dos casos comprovados não seja uma medida muito prática numa comunidade, é aconselhado não levar as crianças com infecção à escola ou creche durante o período febril, apesar de ser reconhecido o alto risco de contágio antes mesmo do início da doença.

BIBLIOGRAFIA RECOMENDADA

Boctor FN, Schreiber Z. Giant pronormoblasts due to parvovirus B19 infection. *Transfusion* 2002; 42(1):1.

Brown KE. Parvovirus B19. In: Mandell GL, Bennett JE, Dolin R. Principles and Practice of Infectious Diseases. 5th edition. Philadelphia: Churchill Livingstone, 2000.

Kerr JR, Bracewell J, Laing I, Mattey DL, Bernstein RM, Bruce IN, Tyrrell DA. Chronic fatigue syndrome and arthralgia following parvovirus B19 infection. *J Rheumatol* 2002; 29(3):595-602.

CAPÍTULO 35
Poliomielite

Luiz Guilherme de Moura-Lopes ◆ Loriléa Chaves de Almeida

A poliomielite é uma enfermidade causada por um RNA vírus da família *Picornavinidae*, que se apresenta como um quadro clínico agudo com acometimento sistêmico. Apesar de a maioria das infecções ter curso benigno, cerca de 1% a 2% evoluem para a forma paralítica, podendo resultar em seqüelas motoras irreversíveis ou óbito.

O impacto da moléstia em nível mundial relaciona-se diretamente com as condições de higiene e saneamento básico da população, uma vez que a maneira de disseminação do vírus na comunidade é pela via oral-fecal.

ETIOLOGIA E EPIDEMIOLOGIA

Os poliovírus pertencem ao gênero *Enterovirus*, família *Picornaviridae*. São RNA-vírus, monofilamentares, com simetria icosaédrica. Os enterovírus têm distribuição mundial, sendo comum a infecção assintomática. São agentes estáveis frente às condições adversas do meio, mantendo sua atividade por dias à temperatura ambiente. São inativados pelo calor (acima de 56°C), formaldeído, luz ultravioleta e fenol. Quadros similares à poliomielite podem ser causados por outros enterovírus com as manifestações clínicas podendo ser idênticas.

Três são os sorotipos do poliovírus, com o sorotipo 1 sendo historicamente relacionado à maioria das formas clínicas paralíticas (era pré-vacinal). Os tipos 2 e 3 eram mais encontrados em regiões de alta cobertura vacinal, com relatos de poucos casos de pólio paralítica.

O homem é o único hospedeiro natural e a aquisição da virose tem relação direta com as condições de higiene e saneamento.

A transmissão direta ou indireta, fecal-oral ou oral-oral (através de secreções), são as formas mais comuns de disseminação. Eventualmente, as fontes de infecção podem ser insetos vetores como baratas e moscas que contaminam os alimentos e a água.

Nas regiões onde a pólio é endêmica, a doença incide mais em crianças nos primeiros três anos de vida, sendo que aos cinco anos a maioria já estará imune aos três sorotipos. Por outro lado, em regiões onde não é endêmica, a doença perde essa característica infantil e um maior número de pessoas é suscetível. Há desvio nas faixas etárias, com maior acometimento entre entre e 14 anos e aumento da incidência nos adultos jovens, podendo resultar em casos mais graves. Em locais mais frios, as epidemias são geralmente observadas durante o verão e o outono, mas nos trópicos, podem ocorrer durante todo o ano.

A infecção acomete igualmente o sexo masculino e feminino antes da puberdade; entretanto a forma paralítica da moléstia ocorre mais em meninos.

PATOGÊNESE

É alta a infectividade dos poliovírus, havendo replicação viral na faringe e no intestino dos suscetíveis. A penetração nas células ocorre por meio de endocitose, após a ligação com um receptor celular. A duração máxima da excreção viral é de três a quatro semanas na faringe, e até um mês e meio nas fezes.

Após multiplicação nos tecidos linfáticos regionais, ocorre a viremia primária, geralmente de pequena magnitude, atingindo o sistema mononuclear fagocitário. A atuação do sistema imunológico, na maioria dos casos, impede a progressão a partir deste ponto. Entretanto, pode haver uma segunda viremia, que coincide com o período prodrômico, surgindo, então, disseminação para o sistema nervoso (1% a 2% dos indivíduos), principalmente para os cornos anteriores da medula e núcleos motores da ponte, e ainda para o coração e a pele.

ASPECTOS CLÍNICOS

O período de incubação situa-se, na maioria dos casos, entre seis e 20 dias. Na evolução da poliomielite quatro padrões clínicos são importantes: (1) a **infecção subclínica**, (2) **poliomielite abortiva**, (3) **poliomielite não paralítica** e (4) **poliomielite paralítica**. De um modo geral, o intervalo entre o período prodrômico e a paralisia varia de oito a 36 dias, com média entre 11 a 17 dias. A história natural e as manifestações clínicas da poliomielite são apresentadas no Quadro 35-1.

Diagnóstico diferencial. As principais enfermidades que podem ser confundidas com a poliomielite são a síndrome de Guillain-Barré (caracterizada por paralisia simétrica, iniciada nos membros inferiores, de instalação mais insidiosa e com caráter ascendente), infecções por outros enterovírus (quadros clinicamente indistingüíveis) e a raiva paralítica (história de acidente por animais e a evolução clínica – ver Capítulo 36 – são úteis para a diferenciação).

DIAGNÓSTICO

O diagnóstico da enfermidade é estabelecido inicialmente em bases clínicas. Entretanto, como outros enterovírus podem causar quadros similares à poliomielite, é necessária a confirmação etiológica, sobretudo com finalidades de saúde pública. Como estratégias diagnósticas, pode-se lançar mão do isolamento viral e da pesquisa de anticorpos, conforme o apresentado no Quadro 31-2.

TRATAMENTO

Não há tratamento antiviral específico. O repouso é considerado importante para diminuir o acometimento paralítico. São empregados analgésicos e compressas mornas aplicadas sobre a musculatura afetada para alívio dor e do espasmo.

238 ❑ Parte III ✔ Doenças Causadas por Vírus

Quadro 35-1. Características clínicas da poliomielite		
Padrão clínico	*Aspectos clínicos*	*Observações*
Infecção subclínica	Assintomática	Corresponde a 90-95% dos casos de infecção pelos poliovírus
Poliomielite abortiva	Quadro inespecífico caracterizado por febre baixa, anorexia, mal-estar, dor de garganta, dor abdominal, náuseas, vômitos e diarréia; não são encontradas alterações neurológicas	Resolução do quadro ocorre em dois a cinco dias
Poliomielite não-paralítica	Quadro mais usual é a meningite a liquor claro	Resolução em geral ocorre até o décimo dia do início do comprometimento clínico
Poliomielite paralítica	**Quadro "típico".** Os sintomas iniciais são semelhantes aos da pólio abortiva, havendo melhora inicial até que, em um intervalo de três a cinco, surgem febre mais elevada, sinais de irritação meníngea e desenvolvimento do déficit motor (dois dias após o recrudescimento do quadro). Caracteristicamente, a paralisia da pólio é flácida, de distribuição assimétrica com maior acometimento dos músculos proximais dos membros inferiores. Pode haver diminuição progressiva dos reflexos tendíneos da musculatura acometida, hiperestesias cutâneas, espasmos, miofasciculações e parestesias. Quadros mais graves podem evoluir para quadriplegia e atonia intestinal e vesical	Em enfermos adultos o quadro costuma evoluir paulatinamente desde os primeiros sinais e sintomas até as manifestações paralíticas
	Poliomielite bulbar. Nestes casos o paciente pode apresentar dificuldade em deglutir e respirar, pelo acometimento da musculatura do palato mole, faringe e laringe; a dificuldade respiratória decorre da paralisia muscular intercostal e diafragmática ou por acometimento direto do centro respiratório	Comprometimento da função respiratória pode surgir também nos casos de tromboembolismo pulmonar secundário a estase venosa de um membro paralisado
	Encefalite por poliovírus. Caracteriza-se por distúrbios de consciência, convulsões e paralisia espástica por envolvimento do neurônio motor superior	O quadro pode ser extremamente grave

PREVENÇÃO

A erradicação da pólio por vírus selvagem é resultado de esforços na área de saúde pública. Na atualidade, a principal medida preventiva em relação à poliomielite é a utilização de vacinas. Encontram-se disponíveis dois tipos de vacina de poliovírus, ambos com os três sorotipos: a vacina de vírus vivo atenuado (Sabin), de administração oral e produção em cultura de célula de rim de macaco, e a vacina de poliovírus inativada pelo formaldeído (Salk), de administração subcutânea e produção em cultura de célula de rim de macaco ou células diplóides humanas. Ambas são altamente imunogênicas e efetivas. Os aspectos mais importantes das vacinas Sabin e Salk são apresentados no Quadro 35-3.

Quadro 31-2. Diagnóstico da poliomielite	
Estratégia	*Comentário*
Isolamento Viral	Os vírus podem ser isolados da orofaringe durante a primeira semana de doença e das fezes entre quatro e cinco semanas após o início das manifestações clínicas
Testes Sorológicos	Detecção pelas técnicas de **Neutralização** e/ou **Fixação de Complemento**. O diagnóstico é estabelecido através do pareamento sorológico na fase aguda e duas a quatro semanas após o início dos sintomas

Quadro 35-3. Vacinas contra a poliomielite			
Vacina	**Tipo**	**Indicação**	**Precauções**
Poliomielite (SABIN)*	Germe vivo atenuado	2º, 4º e 6º mês de vida; reforço no 15º mês	Imunodeficiência congênita, infecção pelo HIV, leucemia, linfoma, câncer generalizado ou terapia imunossupressora** Não usar em gestantes
Poliomielite (SALK)***	Germe inativado	2º, 4º e 6º mês de vida; reforço no 15º mês	Não usar em gestantes; contra-indicada em pacientes que apresentaram reação anafilática com a dose anterior ou aos componentes da vacina: estreptomicina, polimixina B e neomicina

* É mais utilizada nas áreas onde o vírus selvagem foi introduzido recentemente ou se mantém em circulação; áreas onde as condições de saneamento e higiene são precárias, necessitando de barreira mucosa para o vírus selvagem e em países em desenvolvimento, pelo alto custo da Salk. A terceira dose da Sabin resulta na produção de anticorpos neutralizadores para os 3 sorotipos em mais de 97% das crianças.

** Se um contactante domiciliar de um enfermo com imunodeficiência for inadvertidamente vacinado com *Sabin*, deve ser evitado o contato físico entre ambos por seis semanas (período de eliminação do vírus vacinal).

*** A Salk deve ser feita em pacientes imunocomprometidos (imunodeficiência primária ou adquirida, leucemias, linfomas, tratamento imunossupressor) e seus contactantes intradomiciliares e em adultos, pelo risco de pólio paralítica após a Sabin ser maior do que em crianças.

BIBLIOGRAFIA RECOMENDADA

Centers for Disease Control and Prevention. Progress toward poliomyelitis eradication- Bangladesh, 1995-1997. MMWR 1998; 47:31-35.

Centers for Disease Control and Prevention. Progress toward global poliomyelitis eradication 1997-1998. MMWR 1999; 48:416-421.

Centers for Disease Control and Prevention. Progress toward poliomyelitis eradication- African Region, 1998-April 1999. MMWR 1999; 48:513-518.

Cherry DJ. Enteroviruses: Polioviruses (Poliomyelitis), Coxsackieviruses, Echoviruses, and Enteroviruses. In: Feign

DR & Cherry DJ. Textbook of Pediatric Infectious Diseases. 4th ed. Philadelphia, W. B. Saunders Company, 1998.

Modlin FJ. Poliovirus. *In*: Mandell LG, Bennett EJ & Dolin R. Principles and Practice of Infectious Diseases, 5th ed. Philadelphia: Churchill Livingstone, 1995.

Sabin BA. Controle da poliomielite com vacina na década de 80. A saúde no Brasil 1983; 1:26-31.

Salk J. The Virus of Poliomyelitis - From Discovery to Extinction. JAMA 1983; 808-810.

Sampaio MG, Palas AM, Rio - Gonçalves AJ. Poliomielite. In: Siqueira-Batista R, Gomes AP, Igreja RP, Huggins DW. Medicina Tropical. Abordagem Atual das Doenças Infecciosas e Parasitárias. Rio de Janeiro: Cultura Médica, 2001.

CAPÍTULO 36
Raiva Humana

Sávio Silva Santos ◆ André Wats Santos
Marcus Acioly ◆ Rodrigo Siqueira-Batista

A raiva é uma doença viral aguda do sistema nervoso central (SNC) transmitida por secreções infectadas, usualmente saliva, que ganha o corpo através de mordedura animal ou ferida aberta. Raramente, a inalação de aerossóis contendo vírus, a ingestão ou o transplante de tecidos infectados são capazes de transmitir a doença. A sua importância deriva do fato de ser invariavelmente fatal, além da necessidade da adoção de medidas específicas antes que a infecção se torne clinicamente evidente. Ademais, a utilização da profilaxia não é completamente isenta de efeitos colaterais, sendo alguns deles bastante graves.

ETIOLOGIA E EPIDEMIOLOGIA

O vírus da raiva é um RNA-vírus, da família *Rhabdoviridae*. É envolto por uma característica estrutura glicoprotéica de superfície. Estas glicoproteínas têm a capacidade de ligação aos receptores da acetilcolina, fato este que contribui sobremodo para a neurovirulência do agente. O vírus da raiva é muito sensível a agentes externos, tanto físicos quanto químicos, como detergentes, ácidos e bases fortes, formol e água e sabão a 20%, além da luz solar, calor e luz ultravioleta.

A raiva é encontrada em animais em todas as regiões do mundo, embora as regiões tropicais na África, Ásia e América do Sul sejam as de maior risco. Existem duas formas epidemiológicas da doença, a urbana e a silvestre. A infecção humana ocorre por quaisquer das duas formas. A Organização Mundial de Saúde (OMS) estima que haja cerca de 30.000 a 60.000 mortes decorrentes de raiva por ano, sendo notificados apenas um número ínfimo de casos. No Brasil, a Região Nordeste respondeu pela maioria dos casos entre 1997 e 1998.

A origem mais freqüente da doença nos países em desenvolvimento é a mordedura por cães. Na Europa ocidental e nos EUA, as origens mais comuns são os guaxinins, raposas, morcegos e coiotes, entre os animais selvagens, e cães e gatos, entre os domésticos. A natureza do ataque deve ser determinada, pois animais raivosos geralmente atacam sem provocação prévia. Há dois picos de incidência da doença, entre 5 e 14 anos e acima dos 50 anos, devido a maior exposição destes grupos.

Casos raros foram relatados de inalação do vírus a partir da eliminação destes pelos morcegos. A transmissão de humano para humano também foi documentada em alguns pacientes após transplantes de córneas.

PATOGÊNESE

A raiva se inicia através da introdução do vírus na pele ou membranas mucosas. Com isso, haverá replicação no músculo estriado esquelético adjacente ao local da inoculação e subseqüente exposição do sistema nervoso periférico, principalmente as terminações nervosas livres desmielinizadas dos fusos neurotendíneos e neuromusculares. O vírus se dissemina ao longo dos nervos periféricos, de forma centrípeta e a uma velocidade de 3 mm/h, por via axonal, até alcançar o Sistema Nervoso Central. Uma vez instalado no SNC, ocorrerá uma segunda replicação viral e posterior disseminação centrífuga pelos nervos autônomos, alcançando glândulas salivares, medula adrenal, rins, pulmões, fígado, músculos esqueléticos, pele e coração. Cabe ressaltar a capacidade de replicação viral nas células acinares das glândulas salivares.

O período de incubação varia de 10 dias a anos, encontrando-se geralmente entre quatro e oito semanas. Esta variação dependerá da distância da ferida ao SNC, da quantidade de tecido envolvido, dos mecanismos de defesa do hospedeiro e da quantidade de vírus inoculada. As lesões próximas da cabeça e em crianças têm um período de incubação mais curto.

O achado de embainhamento perivascular disseminado, infiltração de linfócitos, além de pequenos focos de necrose inflamatória ocorre em outras infecções viróticas. Entretanto, a observação da formação de inclusões citoplasmáticas eosinofílicas, chamadas corpúsculos de Negri, constitui o principal achado histopatológico da raiva, sendo estes considerados patognomônicos. Em cerca de 20% dos pacientes, os corpúsculos de Negri podem estar ausentes, todavia, não se afasta o diagnóstico. A reação inflamatória é mais proeminente no tronco cerebral.

Aspectos clínicos. As manifestações clínicas podem ser divididas em três estágios, conforme o apresentado no Quadro 36-1.

DIAGNÓSTICO

A história epidemiológica compatível (mordedura de animais), associada aos achados clínicos supracitados, sugere o diagnóstico. O isolamento do vírus é essencial para o diagnóstico específico, com este intuito, podemos empregar secreções infectadas (saliva, líquor e sangue), biópsia de pele de couro cabeludo da região occipital (nesta região os folículos pilosos são bastante inervados) e impressões corneais. A utilização de técnicas de imunoperoxidase e de anticorpos fluorescentes, assim como o cultivo celular em embriões de pintos, a inoculação intracerebral em ratos com posterior histopatologia e a biópsia cerebral (*ante* ou *post mortem*) com pesquisa dos corpúsculos de Negri permitem a detecção do processo infeccioso pelo vírus rábico.

A pesquisa dos anticorpos no liquor contra o vírus da raiva deve ser realizada após 10 dias de doença, sendo feita através dos métodos de ELISA e imunofluorescência.

Quadro 36-1. Aspectos clínicos da raiva humana	
Período	*Manifestações*
Período prodrômico	É marcado por febre, cefaléia, indisposição, mialgias, anorexia e tosse seca. Em 50% a 80% dos casos, acompanha-se de parestesias e/ou fasciculações musculares em derredor do local da inoculação. Acredita-se que as parestesias sejam decorrentes da reação inflamatória, devido à replicação viral no gânglio sensitivo
Período de excitação ou encefalítico	Após 2 a 4 dias de pródromos ocorrem ansiedade grave, excitação e agitação psicomotora. Convulsões generalizadas, meningismo e espasmos musculares podem ocorrer, assim como confusão, intercalados com períodos de lucidez. Esta alternância entre estado lúcido e confusional é característica, evoluindo com diminuição do intervalo lúcido e progressão para o coma. Disartria, hiperestesia (sensibilidade à luz, ruídos intensos, tato ou brisas leves – aerofobia) e sinais de disautonomia, como pupilas irregulares e dilatadas, lacrimejamento, salivação, sudorese e hipotensão postural seguem-se. Febre alta, hiperventilação e priapismo podem ocorrer
Período de disfunção do tronco cerebral	A característica desta fase é o acometimento dos nervos cranianos. Diplopia, paralisia facial, neurite óptica e disfagia são alguns exemplos. Esta associada à salivação excessiva compõe o quadro tradicional de "espumar pela boca". Em metade dos pacientes, pode-se observar espasmos da musculatura da orofaringe, laringe e diafragmática, geralmente incitados por tentativas de ingestão de água ou, raramente, pela simples visão (chamada hidrofobia). Esta é a forma raivosa da doença. O paciente evolui progressivamente para o coma com a morte acontecendo em 4 a 10 dias. Anormalidades secundárias à elevação da pressão intracraniana, secreção inapropriada de ADH e disautonomia (hiper ou hipotensão) devem ser controladas. Uma forma paralítica, outrora denominada raiva silenciosa ou tranqüila, pode ser decorrente da afecção raquimedular, acompanhando ou seguindo a excitação. Esta forma assemelha-se com a síndrome de Landry/Guillain-Barré, fato este de fundamental importância para a transmissão através do transplante de tecidos infectados, visto que os pacientes podem ser diagnosticados com esta moléstia e serem, na verdade, portadores de raiva. Geralmente, a forma paralítica associa-se a mordedura de morcegos ou depois da vacinação anti-rábica

No diagnóstico diferencial, tem-se a importância da poliomielite, a síndrome de Landry/Guillain-Barré, encefalites virais, tétano e histeria (geralmente em profissionais da área da saúde que detêm certo conhecimento da doença).

TRATAMENTO

A raiva é 100% letal, havendo evolução inexorável para o óbito. O tratamento é baseado nas medidas de apoio, como correção dos distúrbios hidroeletrolíticos, arritmias cardíacas, hipotensão, edema cerebral e outras complicações de origem infecciosa que porventura apareçam. O tratamento específico inexiste até os dias atuais. O isolamento do paciente em quarto escuro e a salvo de estímulos capazes de provocar os violentos espasmos deve ser realizado. A sedação é muitas vezes requerida, sendo usados os benzodiazepínicos com este objetivo.

PREVENÇÃO

O controle da raiva passa por diversas medidas de saúde e educação coletivas, desde vacinação animal, captura para controle de animais silvestres e profilaxia pré e pós-exposição para o homem, além de vigilância epidemiológica efetiva e adequada.

Em relação à profilaxia pós-exposição, o conhecimento das condutas a serem adotadas é de extrema importância para o profissional médico, podendo ser prevenidos um sem-número de casos da doença e, por conseguinte, de mortes.

O primeiro cuidado após a mordedura do animal é com a limpeza do ferimento com água e sabão, fazendo-se, em seguida, a assepsia com álcool iodado. A sutura da lesão não é recomendada rotineiramente. Contudo, nas lesões extensas a aproximação dos bordos pode ser realizada. Nesta situação, a infiltração da lesão com soro anti-rábico é preconizada (ver Capítulo 72). A profilaxia para o tétano é eventualmente necessária,

respeitando-se, certamente, as suas indicações. As mordeduras de cães e gatos em mãos, face ou lesões extensas e severas ou ainda com comprometimento ósseo ou articular devem receber antibióticos profiláticos pelo risco de infecção secundária de 15% a 20%, em cães, e 50%, em gatos. Os antibióticos sugeridos são amoxicilina/clavulanato ou ampicilina/sulbactam por cinco dias, visando aos germes mais comumente isolados, como *S. aureus, Pasteurella multocida* (principalmente em gatos), anaeróbios e *Capnocytophaga canimorsus* (oriunda de cães, podendo causar sepse fulminante, coagulação intravascular disseminada e insuficiência renal). Como segunda linha, poderíamos prescrever as cefalosporinas de segunda geração. Em relação aos pacientes alérgicos a penicilina, a opção seria a associação de clindamicina e sulfametoxazol/trimetoprim ou clindamicina e uma fluoroquinolona (para maiores detalhes ver Capítulo 133). Quanto às lambeduras, a lavagem com soro fisiológico a 0,9% é eficaz.

Existem no mercado dois tipos de vacinas anti-rábicas, a Fuenzalida & Palácios e a de cultivo celular. As duas têm em sua composição o vírus inativado. A Fuenzalida & Palácios é preparada a partir de encéfalos de camundongos recém-nascidos, contendo uma pequena parcela de tecido nervoso. Esta é a vacina mais utilizada no Brasil; não obstante é a que apresenta uma maior quantidade de efeitos colaterais, os quais podem ser reunidos em quatro grandes grupos, são eles:

- *Reações locais:* como dor, rubor, prurido e enfartamento dos linfonodos satélites.
- *Reações sistêmicas:* febre, mal-estar, cefaléia, mialgias e artralgias.
- *Reações neurológicas:* ocorrem devido à reação desmielinizante da vacina, manifestando-se como quadros neuroparalíticos tipo Landry/Guillain-Barré, tipo neurítico ou encefalomielite;

Quadro 36-2. Profilaxia anti-rábica, pós-exposição (Ministério da Saúde, 1994)		
Natureza da exposição	**Condições do animal agressor**	
	Clinicamente sadio (cão e gato)	**Raivoso, suspeito, desaparecido, silvestre e outros animais domésticos**
Contato indireto: Manipulação de utensílios contaminados *Lambedura de pele íntegra*	Lavar com água e sabão Não tratar	Lavar com água e sabão Não tratar
Acidentes leves: *Arranhadura* *Lambedura de pele lesada* *Mordedura única e superficial em tronco ou membros (exceção das mãos)*	Observar o animal durante 10 dias após a exposição: se o mesmo permanecer sadio, encerrar o caso. Se o animal adoecer, morrer ou desaparecer durante o período de observação, aplicar o tratamento: **uma dose diária de vacina até completar sete, mais duas doses de reforço, sendo a primeira no 10º dia e a segunda no 20º dia após a última dose da série**	Iniciar o tratamento: **uma dose diária de vacina até completar sete, mais duas doses de reforço, sendo a primeira no 10º dia e a segunda no 20º dia após a última dose da série**
Acidentes graves: *Lambedura em mucosa* *Mordedura em cabeça, pescoço, mãos* *Mordedura múltipla e/ou profunda em qualquer parte do corpo* *Arranhadura profunda provocada por gato*	Iniciar o tratamento o mais precocemente possível com **uma dose de vacina nos dias 0, 2 e 4**. Se o animal estiver sadio no quinto dia, interromper o tratamento e continuar a observação do animal até o 10º dia da exposição. Permanecendo sadio, encerrar o caso. Se o animal adoecer, morrer ou desaparecer durante o período de observação, aplicar **o soro e completar a vacinação até 10 doses e mais três doses no 10º, 20º e 30º dia após a última dose da série**	Iniciar o tratamento com **soro e uma dose diária de vacina até completar 10, mais três doses de reforço no 10º, 20º e 30º dia após a última dose da série**

extremamente relacionados ao número de doses aplicadas e à repetição do esquema vacinal.

- *Reações de hipersensibilidade:* desde urticária e petéquias a anafilaxia.

A OMS recomenda o uso de vacinas de cultivo celular por apresentar comprovada segurança e imunogenicidade. Em nosso meio, estas são utilizadas apenas quando do surgimento de reações neurológicas ou de hipersensibilidade no decorrer da profilaxia.

O soro anti-rábico é um soro heterólogo, produzido por inoculação em eqüinos. Tem como principais efeitos colaterais as reações de hipersensibilidade. A dose utilizada é de 40 UI/kg. A imunoglobulina humana anti-rábica tem sua principal indicação quando há reações anafiláticas à administração do soro. Não transmite doenças infecciosas, inclusive o HIV. É administrada na dose de 20 UI/kg. A imunização passiva, seja por soro, seja por imunoglobulina, é realizada com infiltração no ferimento e o restante aplicado por via intramuscular na região glútea.

As indicações e abordagem da profilaxia pós-exposição estão apresentadas no Quadro 36-2. Se o animal envolvido na exposição humana é selvagem ou é suspeito ou sabidamente portador de raiva, deve ser morto e ter sua cabeça enviada para um laboratório da vigilância epidemiológica, com o objetivo de que seu cérebro seja examinado com anticorpos fluorescentes e detectada a presença de antígenos virais ou corpúsculos de Negri. Os demais animais são observados por 10 dias. Nesse período, se o animal desenvolver a doença, está indicado o exa-

me do seu cérebro, como citado anteriormente. Nos casos de animais que escaparam ou não podem ser observados, a profilaxia ativa e passiva deve ser assegurada.

Observação: nas agressões por morcegos, deve-se proceder à sorovacinação, salvo nos casos em que o paciente relate tratamento anterior. Neste último caso, não se indicará soro.

A profilaxia pré-exposição está recomendada para veterinários, profissionais de laboratórios, biólogos, exploradores de cavernas, além de outros profissionais, pelo elevado risco de contato com o vírus. A vacinação é administrada nos dias 0, 2, 4 e 28 ou 0, 7, 21 e 28. Os anticorpos circulantes devem ser testados a cada seis meses, através do ELISA. Uma dose de reforço é preconizada quando a titulação encontrar-se em níveis inferiores a 0,5 UI/ml. Nos casos de reexposição, duas doses serão aplicadas nos dias 0 e 3, exceto nos pacientes que finalizaram o esquema de vacinação num intervalo menor que 90 dias.

BIBLIOGRAFIA RECOMENDADA

Bleck TP, Rupprecht CE. Rabies virus. *In* Mandell G, Bennet JE, Dolin R: *Principles and Practice of Infectious Diseases.* 5th ed. Philadelphia: Churchill Livingstone, 2000.

Ministério da Saúde (Brasil). Coordenação de Controle de Zoonoses e Animais Peçonhentos. Programa Nacional de Raiva. Norma Técnica de Tratamento Profilático Anti-Rábico Humano, 1994.

Santos SS, Siqueira-Batista R, Gomes AP. Raiva humana. *In* Siqueira-Batista R, Gomes AP, Igreja RP, Huggins: *Medicina Tropical.* 1ª ed. Rio de Janeiro: Cultura Médica, 2001.

CAPÍTULO 37
Rubéola

Daniel Rodrigues de Oliveira ◆ Gustavo Colagiovanni Girotto ◆ Luiz Antonio Lopes Pereira
Sandro Javier Bedoya Pacheco ◆ Ricardo Pereira Igreja

INTRODUÇÃO

A rubéola é uma doença infecciosa viral, de caráter contagioso, imunoprevenível, sendo também conhecida como sarampo alemão ou de "três dias". Caracteriza-se por erupção cutânea, febre e linfadenomegalia, cursando na maioria das vezes com quadros subclínicos.

Após o desenvolvimento da vacina e imunização em massa, a incidência da rubéola foi altamente reduzida, principalmente nos países desenvolvidos. Porém a maior preocupação, atualmente, é com a gestante não imunizada, quando o concepto encontra-se altamente suscetível à teratogenicidade do vírus.

ETIOLOGIA

O vírus da rubéola pertence a família *Togaviridae*. É um RNA do gênero *Rubivirus*, com diâmetro de cerca de 60 nanômetros. As proteínas estruturais associadas ao agente viral são E1, E2 (glicoproteína transmembrana do invólucro) e (proteína do capsídeo que rodeia o RNA). O vírus é frágil a mudanças de pH, altas temperaturas, luz ultravioleta e solventes.

EPIDEMIOLOGIA

Durante a época pré-vacina eram comuns surtos de rubéola durante a primavera, mais freqüentemente em crianças em idade escolar. A maioria dos adultos adquiriam imunidade de forma permanente. Após a introdução da vacina não ocorreram mais surtos epidêmicos. Em 1994, foram notificados pelo *Centers for Disease Control and Prevention* (CDC) 227 casos de rubéola pós-natal e sete casos de síndrome de rubéola congênita. A transmissão se dá através de vírus expelidos no meio ambiente junto com as secreções respiratórias. Ocorre infecção a partir do portador durante o período prodrômico até uma semana após o início dos sintomas. O lactente com a síndrome de rubéola congênita transmite o vírus pela faringe e urina por até dois anos.

ASPECTOS CLÍNICOS

Rubéola pós-natal. É uma entidade oligossintomática, adquirida pela inalação de gotículas do ar. Após a contaminação (período de incubação de 16 dias), o vírus infecta a faringe e ganha a circulação sangüínea. A fase prodrômica é incomum em crianças, podendo ocorrer nos adultos sintomas inespecíficos como mal-estar, febre e anorexia. Após o surgimento da linfadenopatia auricular posterior cervical e suboccipital dolorosa, ocorre febre e erupção cutânea, que pode ser precedida de exantema com manchas róseas no palato mole. A erupção é maculopapuplar rosada, não confluente com duração de três dias, podendo acompanhar-se de coriza e conjuntivite brandas. Muitas vezes pode ocorrer a apresentação sem exantema, tornando-se necessária a confirmação laboratorial.

As complicações costumam incluir artralgia em dedos, mãos, punhos e joelhos, com várias semanas de duração, podendo ser isolado o vírus na sinóvia. A hemorragia devido à trombocitopenia ocorre em 1:3.000 dos infectados, podendo durar semanas e evoluir com sangramentos em órgãos como cérebro ou aparelho digestivo. Parestesias e tendinites ocorrem com pouca freqüência.

Em relação ao diagnóstico diferencial o fato de a apresentação clínica da rubéola ser oligossintomática deixa muito a desejar no diagnóstico assertivo. Devemos sempre pensar em outras enfermidades virais como mononucleose infecciosa, escarlatina, sarampo leve, enterovirose, bem como reação medicamentosa. Embora a artrite seja mais proeminente na rubéola, devemos sempre na anamnese questionar a história vacinal para melhor orientação diagnóstica.

Síndrome da rubéola congênita. A infecção materna durante a gravidez pode ocasionar infecção fetal transplacentária pelo vírus, trazendo conseqüências irreversíveis ao concepto. A forma clássica se manifesta por: catarata, cardiopatia e surdez. Atinge maiores proporções no primeiro trimestre, ocasionando glaucoma, microftalmia, retardo psicomotor, defeitos cardíacos, visceromegalia e exantema. A manifestação mais comum é o recém-nato de baixo peso. Os piores prognósticos relacionam-se à presença de hepatite, pneumonia intersticial, nefrite, anemia hemolítica e meningoencefalite.

A encefalopatia pós-infecciosa desenvolve-se em 1:6.000 e ocorre até 16 dias após a erupção, sendo a letalidade de 20% e rara a evolução com seqüelas.

DIAGNÓSTICO LABORATORIAL

Isolamento e pesquisa de antígenos. O vírus da rubéola pode crescer em primatas não humanos e em vários animais de laboratório, embora a doença congênita nunca tendo sido reproduzida. Este método, no entanto, só é usado para fins de pesquisa; a pesquisa de antígenos virais em aspirado de nasofaringe não descarta a necessidade de confirmação sorológica.

Exames sorológicos. Hemaglutinação, ensaio imunoenzimático, teste de aglutinação passiva, teste de imunofluorescência indireta e avidez dos anticorpos IgG medem a presença dos anticorpos específicos no soro (IgG e IgM). Os anticorpos da classe IgM, em geral, são detectados até oito a 12 semanas do início dos sintomas, e são indicativos de doença recente. Os anticorpos da classe IgG aumentam rapidamente após o desaparecimento do exantema (fase aguda da doença), alcançando um pico máximo de 10 a 20 dias, permanecendo detectáveis por toda a vida, e indicam infecção antiga.

A coleta das amostras deve ser feita nos primeiros 28 dias após o início do exantema, embora existam descrições de casos em que a pesquisa de IgM foi reativa mais de um ano após a infecção e também em pessoas que já tinham sido vacinadas e se reinfectaram.

Para o diagnóstico da síndrome de rubéola congênita, devem ser consideradas as situações apresentadas nos Quadros 37-1 a 37-4.

TRATAMENTO

O tratamento consiste em suporte clínico. O acetominofeno proporciona alívio dos sintomas como dor e febre. A indicação do uso de imunoglobulina na gestante infectada é controversa, devido ao fato de não prevenir a viremia materna.

PREVENÇÃO

A melhor estratégia de prevenção da rubéola é a vacinação com vírus vivo atenuado, que induz soroconversão em mais de 95% dos indivíduos vacinados, tendo feito, por exemplo, declinar em 98% o número de casos, nos EUA. Atualmente, no Brasil, a vacinação com a tríplice viral (sarampo, caxumba e rubéola) foi incluída no calendário nacional de imunizações, facilitando o acesso da população em todo o território nacional. É utilizada em dose única por via subcutânea, estando formalmente contra-indicada em mulheres gestantes (e naquelas que predendem engravidar em um período de três meses), imunodeprimidos e alérgicos à proteína do ovo ou à neomicina.

Quadro 37-1. Diagnóstico laboratorial da rubéola pós-natal (exceto gestante)

Período coleta	Ensaio	Resultado	Conduta
Até o 28º dia do exantema*	Pesquisa de IgM	Reativo	Confirmar o caso
		Não reativo	Descartar o caso
Após 28º dia do exantema	Pesquisa de IgM	Reativo	Confirmar o caso
		Não reativo	Descartar o caso por sorologia inconclusiva

* Se a primeira coleta for realizada até o quinto dia do exantema e a pesquisa do IgM for negativa, recomendamos que seja realizada uma nova coleta (soro pareado) para pesquisa de IgM, duas semana após. No soro pareado, um aumento de quatro vezes o título de IgG também indica infecção aguda.

Quadro 37-2. Diagnóstico da rubéola sintomática em gestantes

Período coleta	Ensaio	Resultado	Conduta
Do primeiro até o quarto dia do exantema	Pesquisa de IgM	Reativo	Confirmar o caso
		Não reativo	Realizar pesquisa de IgG
	Pesquisa de IgG	Reativo	Descartar o caso
		Não reativo	Coletar nova amostra para pesquisa de IgM entre o sétimo e o 21º dia
	2ª pesquisa de IgM (do 7º ao 21º dia)	Reativo	Confirmar o caso
		Não reativo	Descartar o caso
Do quinto ao 28º dia do exantema	Pesquisa de IgM	Reativo	Confirmar o caso
		Não reativo	Descartar o caso
Após o 28º dia do exantema	Pesquisa de IgM	Reativo	Confirmar o caso
		Não reativo	Pesquisar IgG
	Pesquisa de IgG	Reativo	Confirmar o caso por amostra tardia [IgM (-) e IgG (+)]
		Não reativo	Descartar o caso

Capítulo 37 ✔ RUBÉOLA ❑ 245

Quadro 37-3. Diagnóstico de rubéola em gestante que entrou em contato com caso suspeito ou confirmado de rubéola

Período coleta	Ensaio	Resultado	Conduta
Do primeiro ao 27º dia de contato com o caso de rubéola	Pesquisa de IgM	Reativo	Confirmar o caso
		Não reativo	Realizar pesquisa de IgG
	Pesquisa de IgG	Reativo	Descartar o caso
		Não reativo	Coletar nova amostra para a pesquisa de IgM entre o 28º e o 42º dia após a exposição
Do 28º ao 42º dia de contato com caso de rubéola	Pesquisa de IgM	Reativo	Confirmar o caso
		Não reativo	Descartar o caso
Após 42º dia de exposição	Pesquisa de IgM	Reativo	Confirmar o caso
		Não reativo	Realizar pesquisa de IgG
	Pesquisa de IgG	Reativo	Confirmar o caso
		Não reativo	Descartar o caso

OBS.: A pesquisa de IgG quando positiva somente confirma o caso se houver exames prévios de IgG negativos ou quando houver um aumento de quatro vezes de seu título.

Quadro 37-4. Diagnóstico laboratorial de casos suspeitos de síndrome de rubéola congênita (SRC)

Período coleta	Ensaio	Resultado	Conduta
Logo após o nascimento ou a suspeita de SRC	Pesquisa de IgM	Reativo	Confirmar o caso
		Não reativo	Realizar pesquisa de IgG
	Pesquisa de IgG	Reativo	Coletar segunda amostra após três meses
		Não reativo	Descartar o caso
Após três meses da primeira coleta	Pesquisa de IgG	Se o IgM mantiver o mesmo título anterior	Confirmar o caso
		Se houver queda acentuada do título de IgG comparado com o anterior	Descartar o caso

OBS.: Se a mãe não tiver sido investigada anteriormente, proceder a pesquisa de IgM e IgG materna; se os resultados forem negativos, DESCARTAR O CASO.

BIBLIOGRAFIA RECOMENDADA

Bedoya Pacheco SJB, Igreja RP, Garbes-Netto PG. Rubéola. *In* Siqueira-Batista R, Gomes AP, Igreja RP, Huggins DW: *Medicina Tropical – Abordagem Atual das Doenças Infecciosas e Parasitárias.* Rio de Janeiro: Cultura Médica, 2001.

Gershon A. Rubéola. *In* Fauci AS, Braunwald E, Isselbacher KJ, Wilson JD, Martin JB, Kasper DL, Houser SL, Longo DL: *Harrison – Medicina Interna.* 14ª ed. Rio de Janeiro: Guanabara-Koogan, 1998.

Hinrichsen SL, Araes LC, Alves JGB. Rubéola. *In* Veronesi R, Foccacia R: *Tratado de Infectologia.* Rio de Janeiro: Atheneu, 1997.

Mandell GL, Bennett JE, Dolin R. *Principles and Practice of Infectious Diseases.* Philadelphia: Churchill Livingstone, 2000.

Moreira BM. Estratégias vacinais contra doenças infecciosas. *In* Schechter M, Marangoni DV: *Doenças Infecciosas – Conduta Diagnóstica e Terapêutica.* 2ª ed. Rio de Janeiro: Guanabara-Koogan, 1998.

CAPÍTULO 38
Sarampo

Luiz Antonio Lopes Pereira ◆ Sandro Javier Bedoya Pacheco
Daniel Rodrigues de Oliveira ◆ Gustavo Colagiovanni Girotto

CONCEITO

O sarampo é uma doença viral aguda, exantemática e altamente contagiosa. Foi inicialmente descrita por Thomas Sydenham em 1670. A introdução da vacina de vírus vivo atenuado iniciada a partir da década de 60 tem mantido a doença sob controle, tornando-a incomum na maioria dos países desenvolvidos, onde a vacinação anti-sarampo é massificada. Entretanto, nos países em desenvolvimento, ainda representa uma causa importante de morbidade e mortalidade infantil.

ETIOLOGIA

O vírus do sarampo é membro do gênero *Morbillivirus* da família *Paramyxoviridae*. Os vírus desta família são pleomórficos de 120 a 250 nm de diâmetro, envelopados e compostos de um capsídeo de simetria helicoidal. O genoma não é segmentado e está constituído de uma fita simples de RNA com polaridade negativa (ssRNA). O envoltório é formado por uma dupla camada lipídica associada a uma proteína glicosilada semelhante aos outros membros da família. O vírus contêm glicoproteínas com propriedades de hemaglutinação, porém está desprovido daquelas com propriedades de neuraminidase.

Este vírus apresenta um único sorotipo antigênico, o qual tem permanecido estável até o momento, sem apresentar variações importantes.

EPIDEMIOLOGIA

Sua distribuição é universal, sendo hospedeiro natural o próprio homem. A vacinação tem modificado significativamente a distribuição e freqüência de apresentação do sarampo. Antes da vacinação em massa, esta doença era muito comum na infância nas grandes áreas metropolitanas, tendo um comportamento endêmico, de modo que, quando chegava à fase adulta, 90% da população tinha tido a infecção. Por outro lado, esta doença apresentava epidemias que ocorriam com freqüência previsível aproximadamente a cada dois ou três anos. Nas comunidades menores, os surtos geralmente ocorriam com intervalos de tempo maiores com uma maior mortalidade. Após os programas de vacinação eficazes, tem-se observado uma diminuição importante desta doença. Diversos países como Canadá, Finlândia, Estados Unidos, entre outros, tem observado redução de quase 99% a ocorrendo a doença quase exclusivamente nas crianças não vacinadas. A América Latina também tem diminuído a doença com o apoio de campanhas de vacinação realizadas em jornadas nacionais. À margem disso, muitos países sem campanhas adequadas ainda apresentam uma elevada incidência da doença, sendo uma causa importante de mortalidade infantil abaixo de dois anos de idade.

A transmissão é feita através de aerossóis (suspensos no ar) ou por contato direto com secreções nasais e faríngeas de pessoas infectadas. Em menor freqüência, a doença se produz por transmissão mecânica através de objetos contaminados por secreções respiratórias.

A mortalidade do sarampo é observada geralmente em crianças menores de cinco anos de idade e é conseqüência na maioria das vezes de pneumonia e, em ocasiões, de encefalite. Nos países mais pobres, nas crianças pequenas e/ou crianças desnutridas, a gastroenterite é uma importante causa de mortalidade. Nos países em desenvolvimento, a mortalidade alcança de 3% a 30% e nos países com campanhas eficazes de vacinação contra o vírus do sarampo a taxa de letalidade está entre dois a três óbitos por cada 1.000 casos.

A sazonalidade do sarampo depende do tipo de clima. Em climas temperados acontece principalmente no final do inverno e começo do outono. Em regiões tropicais, o vírus circula especialmente na estação seca.

A contagiosidade abrange de um a dois dias antes do início dos sintomas até quatro dias após o aparecimento das lesões cutâneas, sendo mais importante na fase prodrômica. O sarampo está entre as doenças mais contagiosas da medicina humana.

PATOGÊNESE

Após a invasão inicial do epitélio respiratório, ocorre a replicação do vírus na mucosa (infecção inicial). Posteriormente, ocorre a invasão da corrente sangüínea (viremia primária), durante a qual o vírus se dissemina dos leucócitos para as células do sistema reticuloendotelial (SRE). A lesão do vírus nestas células leva a uma necrose com grande quantidade de partículas virais liberadas e reinvasão dos leucócitos (viremia secundária). A presença de células gigantes mononucleadas com corpos de inclusão no núcleo e citoplasma (células de Warthin-Finkeldey) é encontrada em tecido respiratório e linfóide. A viremia secundária leva à infecção de todo o sistema respiratório (toda a mucosa do trato respiratório está acometida). A lesão difusa da mucosa respiratória é responsável pelas manifestações do período inicial, como tosse e coriza e menos freqüentemente manifestações clínicas associadas ao crupe, bronquiolite e pneumonia.

A depressão temporária da imunidade celular tem um papel na patogênese da doença. Esta pode ser explicada pela invasão direta de linfócitos T e B, promovendo a diminuição da síntese de imunoglobulinas e atividade de células NK *natural killers*, aumentando a suscetibilidade a infecções. Associado com a infecção da mucosa e ao comprometimento leucocitário, ocorre perda de cílios que predispõe a uma invasão bacteriana secundária, resultando em diversas complicações, como otite média aguda e pneumonia bacteriana.

Diversos órgãos podem ser afetados diretamente pelo vírus ou com a participação de mecanismos imunológicos. Encefalite, enterite, colite e hepatite são exemplos.

Após alguns dias da invasão da mucosa respiratória, surgem as manchas de Koplik e as manifestações cutaneomucosas. Essas últimas parecem ser resultantes de uma reação de hipersensibilidade do organismo aos antígenos virais.

ASPECTOS CLÍNICOS

Após a invasão inicial ocorre o **período de incubação**, em geral de 10 a 14 dias, sendo um pouco mais longo em adultos. A doença se caracteriza pela existência de três períodos:

A) **Fase prodrômica ou catarral.** Esta fase coincide com a viremia secundária e se caracteriza pela ocorrência preponderante de manifestações gerais e respiratórias. Esta fase dura de um a quatro dias. Os sintomas incluem febre, mal-estar, cefaléia, anorexia, sintomas oculares e manifestações respiratórias, como tosse e coriza.

A *febre* geralmente permanece elevada (39 a 40ºC) pelo resto do período prodrômico e exantemático inicial. As manifestações oculares de fotofobia, lacrimejamento e congestão conjuntival são devidas a *conjuntivite*, caracterizada por inflamação extensa e edema das pálpebras. Em geral, não há exsudato. *Tosse* e *secreção nasal* são importantes queixas. A tosse é o sintoma mais duradouro, persistindo por algumas semanas após o desaparecimento do exantema. Também pode existir envolvimento da laringe, com *rouquidão* e, em alguns casos, *afonia*. Este período pode ser confundido com um quadro gripal.

A lesão patognomônica do sarampo é a *mancha de Koplik* (pontos branco-azulados, de um a dois milímetros sobre fundo vermelho vivo), localizadas próximo aos segundos malares. Tais lesões precedem o início da fase eruptiva.

B) **Fase exantemática.** Cerca de um a seis dias (media de quatro dias) após a fase prodrômica, surge a fase exantemática. Caracteriza-se pelo surgimento de lesões eritematosas maculopapulares, não pruriginosas. Essas lesões apresentam uma evolução cefalocaudal, que se inicia na linha de implantação dos cabelos e região retroauricular, para, posteriormente, progredir e espalhar-se na face, pescoço, tronco, membros superiores e finalmente membros inferiores, podendo tornar-se confluente.

C) **Covalescente.** O exantema começa a regredir por volta do terceiro ou quarto dia, seguindo o trajeto inicial; após seu desaparecimento, observa-se fina descamação da pele. A partir do quarto ou quinto dia após o surgimento da erupção, geralmente ocorre a diminuição e até desaparecimento da febre. A persistência do quadro febril, lirafadenopatia, diarréia, vômitos e esplenomegalia deve alertar para a possibilidade de complicações. Além disso, o vírus pode lesar a mucosa intestinal provocando diarréia e síndrome de má absorção. O tempo total da doença na maioria dos casos não complicados é de seis a nove dias no sarampo clássico.

Outras manifestações clínicas

Em muitos casos, outras manifestações fazem parte do espectro clínico da doença. Este é o caso da *pneumonia, gastroenterite, encefalite* e das *linfadenomegalias generalizadas*.

Em crianças pequenas, principalmente lactentes e crianças subnutridas, podem aparecer *manifestações gastrointestinais* (associadas à enteropatia com perda de proteínas, desidratação e diarréia), *otite média, úlceras bucais, cegueira* e *infecções cutâneas graves*.

Outros *quadros respiratórios* causados pelo vírus do sarampo incluem a bronquite, bronquiolite e laringotraqueíte.

Formas clínicas particulares

Existem três formas diferentes e particulares de evolução clínica da infecção pelo vírus do sarampo.

O *sarampo modificado* ocorre com maior freqüência em indivíduos que receberam imunoglobulina após exposição ao vírus. Também é observado em lactentes, devido a uma queda parcial da imunidade adquirida por via transplacentária. Este quadro caracteriza-se por ser mais brando que o sarampo clássico, com febre baixa, manifestações respiratórias mínimas, exantema leve e esparso e as características manchas de Koplik sutis ou ausentes. Geralmente o período de incubação é mais longo (15 a 20 dias) e o tempo de duração total da doença mais curto que na doença clássica. Raramente, se tem observado complicações e a evolução para o óbito também é rara.

O *sarampo atípico* é uma forma intensa da doença, parecendo estar associada a uma reação de hipersensibilidade em indivíduos com imunidade parcial ao vírus. Ainda se desconhece o mecanismo imune, assim como o tipo de resposta (humoral ou celular). Esta forma tem sido descrita em indivíduos que receberam a vacina de vírus inativado e posteriormente foram expostos ao vírus selvagem. As manifestações clínicas incluem febre elevada, exantema urticariforme, purpúrico, maculopapular ou vesicular, com distribuição centrípeta. Outras manifestações incluem a pneumonia e hepatite. A vacina de vírus inativado foi retirada do mercado após ser utilizada durante cinco anos (1963 a 1967). Não existem relatos de recorrência de sarampo atípico. Todas as pessoas que foram imunizadas com esta vacina devem receber a vacina de vírus vivo atenuado.

O *sarampo hemorrágico grave ou sarampo negro* é a apresentação mais grave da doença, na atualidade. O quadro clínico caracteriza-se por um início súbito com temperaturas muito elevadas, chegando até aos 40 e 41ºC. Pode existir diminuição do nível de consciência (torpor e, muitas vezes, coma), delírios e convulsões. As lesões cutaneomucosas são intensas, mostrando características hemorrágicas. Muitos casos apresentam também sintomas de insuficiência respiratória. Este quadro freqüentemente evolui com coagulação intravascular disseminada, a qual é responsável pela maioria dos óbitos.

Complicações

Existem diversas complicações associadas ao sarampo. De forma geral, como é esperado, as formas graves são as que apresentam maior risco de complicações.

O *sistema nervoso central* é uma área que pode ser comprometida durante ou após a infecção pelo vírus do sarampo. Diversos mecanismos (imunológicos, do próprio vírus) parecem participar de sua gênese. A *encefalite aguda* é uma complicação rara que se apresenta em um a cada 1.000-2.000 casos de sarampo. Ocorre, na maioria dos casos, durante a fase de convalescença. Sua evolução é variável e vai desde formas leves e autolimitadas até as rapidamente progressivas que apresentam uma elevada mortalidade e um número significativo de seqüelas. As alterações no comportamento e na consciência são os sinais e sintomas mais proeminentes e mais orientadores do diagnóstico clínico. A diminuição do nível de consciência pode ir desde uma leve alteração, como a sonolência e obnubilação, ou evoluir até formas mais graves, tais como confusão mental, torpor e coma, que, quando aparecem, geralmente estão associadas a uma evolução clínica desfavorável. Também podem ser observados sinais de irritação meníngea (rigidez de nuca, sinal de Kernig e de Brudzinski, bem como seus variantes). Outras manifestações clínicas importantes são os déficits neurológicos focais. O líquido cefalorraquidiano (LCR) pode ser normal ou apresentar uma discreta pleocitose e proteinorraquia. A *panencefalite esclerosante subaguda (PEES)* é considerada uma complicação tardia do sarampo. Esta aparece meses ou anos (geralmente anos) após um episódio de sarampo. Em mais de 50% dos casos com PEES é diagnosticado sarampo nos primeiros anos de vida. O PEES é uma complicação rara, apresentando uma incidência de um por cada 100.000 casos. O quadro clínico do PEES caracteriza-se por uma deterioração do intelecto e do comportamento de forma insidiosa e progressiva. A doença evolui com perda da coordenação motora, que se complica com hipertonia muscular, mioclonia e convulsões. Finalmente aparece uma encefalopatia franca, que, de forma geral, termina em óbito num período de seis meses a um ano.

No *aparelho respiratório* é possível observar lesões como conseqüência do próprio vírus ou secundárias à infecção bacteriana. Sempre deve-se suspeitar da presença de uma infecção bacteriana quando a febre persiste no quarto dia do exantema ou reaparece após esta ter desaparecido. O vírus do sarampo pode comprometer a laringe, com a conseqüente *laringite aguda*. Esta pode ser leve, com tosse rouca e disfonia, ou evoluir a formas mais graves configurando uma *laringite obstrutiva*. A *pneumonia* é outra das complicações e embora, de forma geral, seja um quadro benigno, pode apresentar-se de forma grave. Alteração da função ciliar, edema com obstrução parcial e exsudato predispõem ao desenvolvimento de uma infecção bacteriana secundária. Esta é sugerida pela piora do quadro respiratório, leucocitose e a presença de infiltrado alveolar na radiografia de tórax. Os agentes bacterianos mais comuns são o *Streptococcus pneumoniae* e o *Haemophilus influenzae* mencionando-se também a importância de Staphylococcus aureus (a terapia antimicrobiana deve sempre levar em conta estes agentes). A *otite média aguda* também é uma das complicações mais freqüentes, especialmente em crianças pequenas. Os germes mais comuns são o *Streptococcus pneumoniae e Haemophilus influenzae* e, em menor grau, o *Streptococcus pyogenes* e *Staphylococcus aureus.*

No *aparelho digestivo* a *enterite* e *enterocolite* produzidas pelo efeito citopático do vírus do sarampo são as complicações mais importantes nos países em desenvolvimento, especialmente nas suas populações mais pobres. Na maioria dos casos, esta se apresenta como um quadro de diarréia, autolimitada, sem maiores complicações. Nas crianças desnutridas que apresentam uma lesão prévia da mucosa intestinal, a inflamação pode ser grave com evolução para óbito. Sob essas condições a infecção bacteriana secundária invasiva não é um evento raro. Nas crianças com uma alimentação deficiente, o vírus do sarampo pode desencadear *Kwashiorkor* agudo, conduzindo a uma deficiência maior de vitamina A, que pode levar à *cegueira*. As crianças com hipovitaminose A (clínica ou subclínica) apresentam maior risco. Outras complicações do aparelho digestivo são: hepatite, apendicite, ileocolite e adenite mesentérica, que podem provocar diarréia ou síndrome de má absorção.

No grupo de *complicações raras* estão a glomerulonefrite e a púrpura trombocitopênica pós-infecciosa.

Período de transmissibilidade

O período de transmissibilidade no sarampo varia desde um dia antes de começar a fase prodrômica ou catarral (aproximadamente de três a quatro dias antes da fase exantemática) até quatro dias depois de aparecer o exantema.

DIAGNÓSTICO DIFERENCIAL

A apresentação clássica do sarampo com todo cortejo de sinais e sintomas característicos da infecção não deixa dúvida para o examinador. A apresentação com quadro clínico atípico torna difícil seu diagnóstico. As entidades clínicas mais importantes no diagnóstico diferencial incluem: doença de Kawasaki, toxoplasmose, mononucleose infecciosa, escarlatina, farmacodermias, dengue, infecção por *Mycoplasma pneumoniae*, exantema súbito, rubéola, enteroviroses, meningococcemia, riquetsioses e doença do soro.

A valorização da história epidemiológica, ou seja, presença de doença na comunidade, história vacinal de sarampo e viagens recentes, pode fornecer informações preciosas para seu diagnóstico.

ACHADOS LABORATORIAIS

A confirmação laboratorial raramente é necessária, sendo o diagnóstico clínico na maioria dos casos. O *isolamento do vírus* pode ser realizado a partir de diversos espécimes clínicos (sangue, urina, secreção de vias respiratórias, escarro, aspirado nasal, lavado bronquial e menos freqüentemente *swabs)* coletados na fase aguda da doença onde o vírus está presente em elevada concentração. Algumas técnicas como a *imunofluorescência direta (IFD)* permitem a detecção dos antígenos virais. Os *métodos sorológicos* podem ser utilizados e na prática são mais acessíveis que o isolamento. Um aumento de quatro vezes ou mais do título de anticorpos da classe IgG na fase de convalescença, comparado com o título na fase aguda, é fortemente sugestivo de infecção. Os anticorpos aparecem entre um a dois dias depois do início do exantema, sendo o pico máximo aproximadamente duas semanas depois. Alternativamente, a presença de anticorpos da classe IgM contra o vírus do sarampo pode ser usada para o diagnóstico recente de infecção, utilizando um único espécime de soro.

O *exame citológico* mostra as inclusões intranucleares, intracitoplasmáticas e células gigantes, características do efeito citopático que o vírus do sarampo produz nas células infectadas. O exame citológico de diversos tecidos e secreções para estas células gigantes é um processo diagnóstico rápido, embora não patognomônico.

Outras técnicas são a *polymerase chain reaction* (PCR) e a *hibridização*, que possibilitam a detecção do RNA viral, embora estas não estejam sendo utilizadas na rotina.

O hemograma freqüentemente apresenta leucopenia, neutropenia e linfopenia. A presença de leucocitose fala a favor de infecção bacteriana secundária.

TRATAMENTO

Não existe tratamento antiviral específico com eficácia comprovada para a infecção pelo vírus do sarampo. A ribavirina tem se mostrado efetiva no combaté ao vírus, *in vitro*. A base do tratamento constitui-se em medicação sintomática e de suporte, com uso de analgésicos e antitérmicos para combatér a dor e a febre. É recomendado que o paciente tenha uma adequada ingestão de líquidos.

Nas regiões com deficiência de vitamina A ou naquelas com uma mortalidade igual ou superior a 1%, está recomendado o suplemento de vitamina A (400.000 U nos cinco dias após o início do exantema). As infecções bacterianas secundárias devem ser diagnosticadas e tratadas com antimicrobianos segundo o quadro clínico. Não está recomendada a profilaxia antimicrobiana.

PREVENÇÃO

A) Imunização

A *vacinação* com vírus vivo atenuado é a forma mais eficaz de controle da doença, induzindo imunidade ativa em até 99% após a segunda dose, conferindo proteção provavelmente por toda a vida ao produzir uma infecção não transmissível, leve ou assintomática. A vacina monovalente em nossa população está indicada a partir do nono mês de idade e um reforço utilizando preferencialmente a tríplice viral (sarampo, caxumba e rubéola – MMR) aos 15 meses de idade. Caso a criança não tenha recebido a primeira dose até os 12 meses, apenas uma dose com monovalente ou MMR a partir desta idade é suficiente. Durante um surto na comunidade, pode adiantar-se a vacinação e administrá-la em crianças de seis a 11 meses de idade, utilizando-se exclusivamente a vacina monovalente. A vacina contra o sarampo também está sendo aplicada em combinação com a vacina contra rubéola (dupla viral) em mulheres grávidas de 12 a 49 anos que não tenham recebido a tríplice viral até os 11 anos.

Além da vacinação de rotina, na América Latina estão recomendadas pela Organização Pan-americana da Saúde (OPAS) as campanhas periódicas suplementares (campanhas nacionais de vacinação), para evitar surtos.

Em alguns países, além da vacinação sistemática se usam as revacinações, que são aplicadas quando a criança entra na escola (início do ciclo escolar) ou quando a criança entra no segundo grau.

Também as pessoas que foram vacinadas com a vacina de vírus inativado podem ser revacinadas com a vacina com vírus vivo, para evitar o sarampo atípico. E, finalmente, a revacinação pode ser realizada para os indivíduos que se incorporam nas instituições médicas e que não apresentam antecedentes da doença (sorologia) e vacinação prévia comprovada.

A vacinação com vírus vivo atenuado está contra-indicada nos seguintes casos:

- *Durante o curso de uma doença aguda grave:* a vacinação neste caso deve ser adiada até o restabelecimento do estado de saúde. As doenças leves e moderadas não constituem uma contra-indicação para a vacinação.

- Pessoas com *imunodeficiência primária* (linfócitos T), *leucemia, linfomas, neoplasias generalizadas, pacientes em tratamento com radiação ou drogas imunussupressoras* (corticóides, antimetabólitos, e outras). É importante considerar que a infecção pelo Vírus de Imunodeficiência Humana (HIV) não representa uma contra-indicação absoluta para a vacinação.

- *Gestantes:* além de estar contra-indicada a vacinação, deve-se alertar as mulheres que não devem engravidar durante os 30 dias após a vacinação com a vacina anti-sarampo monovalente ou durante os 90 dias após ter recebido a MMR, devido ao risco de lesão no feto.

- A vacina deve ser administrada no mínimo 14 dias antes de aplicar-se a *imunoglobulina* ou uma transfusão, para que não interfira na resposta imunológica. A dose de imunoglobulina para prevenir hepatite A interfere durante três meses, e as doses muito elevadas podem chegar a interferir por 11 meses na resposta imunológica.

B) Imunização dos contatos suscetíveis (contato com pacientes durante a fase transmissível)

Quando se vacina dentro das 72 horas após a exposição, a vacina pode dar proteção. Dessa forma, é importante localizar e imunizar os contatos suscetíveis para evitar a propagação da doença. Outra forma de imunização dos contatos suscetíveis pode ser realizada utilizando-se *imunoglobulina* por via intramuscular, até seis dias após a exposição. A imunoglobulina também pode estar indicada nos indivíduos com risco elevado de complicações, como os menores de um ano, imunodeficientes, mulheres grávidas ou nos casos em que está contra-indicada a vacina anti-sarampo. A dose é de 0,25 até 15 ml/kg de peso. Nas pessoas imunodeficientes, a dose é de 0,5 até 15 ml/kg peso. Após seis a sete meses do uso da imunoglobulina, a vacina deve ser administrada nos pacientes que não apresentem contra-indicação à vacinação.

C) Medidas de controle

O sarampo é uma doença de notificação obrigatória em muitos países. Esta medida quando é realizada de forma rápida (notificação em um prazo de 24 horas) permite o melhor controle de surtos e epidemias. No caso de surtos em instituições (creches, escolas, universidades, internatos), todas as pessoas que não apresentem confirmação de vacinação prévia adequada ou doença comprovada devem ser vacinadas (exceto as que apresentarem contra-indicação). Nesses surtos, todos os casos clínicos recentes deverão ser vacinados ou receber imunoglobulina.

Devido à elevada taxa de letalidade, a vacina está indicada no bloqueio das epidemias, uma vez que sua aplicação nos primeiros dias (72 horas após o contágio) limita a propagação da doença. A proporção elevada de indivíduos suscetíveis numa população aumenta significativamente o risco de uma epidemia, com elevadas taxas de morbidade.

BIBLIOGRAFIA RECOMENDADA

Kuschnaroff TM. Sarampo. *In* Veronesi R, Foccacia R: *Tratado de Infectologia*. Rio de Janeiro: Atheneu, 1997.

Mandell GL, Bennett JE, Dolin R. *Principles and Practice of Infectious Diseases*. Philadelphia: Churchill Livingstone, 2000.

Ministério da Saúde. Rede Integrada de Informação para Saúde. Sarampo no Brasil, 1996.

Moreira BM. Estratégias vacinais contra doenças infecciosas. *In* Schechter M, Marangoni DV: *Doenças Infecciosas – Conduta Diagnóstica e Terapêutica*. 2ª ed. Rio de Janeiro: Guanabara-Koogan, 1998.

Oliveira SA. Sarampo. *In* Schechter M, Marangoni DV: *Doenças Infecciosas – Conduta Diagnóstica e Terapêutica*. 2ª ed. Rio de Janeiro: Guanabara-Koogan, 1998.

Pala AM, Sampaio MG, Rios – Gonçalves AJ. Sarampo. *In* Siqueira-Batista R, Gomes AP, Igreja RP, Huggins DW: *Medicina Tropical – Abordagem Atual das Doenças Infecciosas e Parasitárias*. Rio de Janeiro: Cultura Médica, 2001.

Secretaria Municipal de Saúde do Rio de Janeiro. Programa de Imunizações, Informe Técnico. Vacinação Tríplice Viral, 1996.

CAPÍTULO 39
Varicela e Herpes Zoster

Adaucto Hissa-Elian ◆ Renata Antunes Joffe

A infecção pelos vírus da varicela-zoster é extremamente comum. O percentual de indivíduos soro-reativos, em torno da sexta década de vida em áreas urbanas, é de praticamente 100%.

Os herpesvírus humanos (HHVs: *Human Herpesviruses)* pertencem à família *Herpesviridae* e apresentam 3 grupos: *alfa-herpesvirinae* (Herpes simples, HSV-1 e HSV-2, e varicela-zoster, VZV), *beta-herpesvirinae* (citomegalovírus) e *gama-herpesvirinae* (Epstein-Barr; herpesvírus humanos 6,7 e 8 – HHV6, HHV7, HHV8).

VARICELA

EPIDEMIOLOGIA, TRANSMISSÃO E PATOGÊNESE

A varicela é uma doença altamente contagiosa, via de regra de caráter benigno (indivíduos imunocomprometidos apresentam risco aumentado de doença severa), que ocorre principalmente em menores de 12 anos de idade. Sua incidência é maior no final do inverno e no início da primavera.

A infecção primária da varicela ocorre na nasofaringe, excepcionalmente na pele. Após uma replicação local, há uma viremia inicial a qual se segue viremias secundárias com disseminação para pele e outros órgãos. O período de contágio estende-se desde um a dois dias antes do aparecimento das vesículas até a presença unicamente de crostas.

O vírus provavelmente se replica e se dissemina no interior dos fagócitos mononucleares circulantes. A infecção freqüentemente é acompanhada de depressão da imunidade celular. Após a infecção, os vírus permanecem em latência nos gânglios nervosos das raízes dorsais.

ASPECTOS CLÍNICOS

O período de incubação situa-se no geral entre duas e três semanas.

Febre, mal-estar, mialgias, acompanhado de um *rash* de pequenas manchas eritematosas, sobre as quais horas depois surgem vesículas umbilicadas de um a três milímetros de tamanho. Transformam-se em pústulas, crostas e exulcerações. O pleomorfismo lesional observado na varicela (lesões em vários estágios evolutivos), corresponde às diversas ondas de viremia. O prurido acompanha o curso da doença com piora na fase resolutiva. Em torno de uma semana, a febre desaparece, da mesma forma que deixam de surgir novas lesões.

Topografia eletiva. A erupção concentra-se mais no tronco, observando-se lesões menos numerosas em extremidades, couro cabeludo e mucosas.

Diagnóstico diferencial. Varíola, prurigo estrófulo hiperérgico, dermatite herpetiforme de During-Brocq e pitiríase liquenóide varioliforme aguda.

Complicações. Deve-se considerar a natureza imunossupressora do vírus; entretanto, as complicações não são freqüentes. Infecção secundária das lesões, pneumonia e encefalite são as mais comuns.

A síndrome de Reye ocorre principalmente em crianças e se caracteriza por um quadro neurológico de instalação rápida e comprometimento hepático, associado ao uso de ácido acetilsalicílico.

DIAGNÓSTICO

Na maioria das vezes, é clínico. O diagnóstico laboratorial, em geral, não é necessário. Citologia através do método de Tzanck evidencia células multinucleadas e a histopatologia, vesícula epidérmica com células balonizantes. Aumento de quatro vezes na titulação de anticorpos por imunofluorescência, fixação de complemento ou ELISA também auxiliam o diagnóstico.

TRATAMENTO

Os cuidados gerais são apresentados no Quadro 39-1.

Tratamento específico

A varicela é normalmente uma doença autolimitada e de evolução benigna, não necessitando, na maioria das vezes, de tratamento específico. Antivirais podem ser úteis em alguns casos, conforme o apresentado no Quadro 39-2.

PREVENÇÃO

A prevenção da infecção primária pelo vírus da varicela-zoster é feita a partir das seguintes condutas:

- Implementação de medidas que evitem a exposição aos doentes.
- Afastamento das atividades escolares, profissionais, recreativas, entre outras.
- Imunização passiva.
- Imunização ativa e tratamento antiviral após a exposição.

Observação

1. A utilização de imunoglubulina específica busca prevenir ou atenuar a varicela. As dificuldades para sua obtenção justificam o uso prioritariamente em crianças imunodeprimidas e neonatos.
2. A vacina tem-se mostrado altamente imunogênica e eficaz; seu custo ainda é elevado dificultando sua administração em larga escala.
3. A vacinação com vírus atenuado talvez represente uma estratégia de prevenção do herpeszoster.

Quadro 39-1. Tratamento sintomático na varicela		
Febre	*Prurido*	*Infecção secundária*
Analgésicos comuns, como por exemplo, paracetamol. Não utilizar AAS e AINES	Anti-histamínicos de primeira geração	Banhos de permanganato de potássio (bem diluído); manter as unhas aparadas e curtas Antibioticoterapia visando predominantemente ao *Staphylococcus aureus*, quando necessária

Quadro 39-2. Terapia antiviral na varicela	
Condição clínica	*Terapia proposta*
Paciente com "visceralização" da infecção por vírus varicella-zoster	**Escolha**: aciclovir, via intravenosa, 30 mg/kg/dia, 8/8 h, por 7-10 dias
	Allternativa: foscarnet 120 mg/kg/dia, 8/8 h
Infecção em imunocomprometidos	**Escolha**: aciclovir, via intravenosa, 30 mg/kg/dia, 8/8 h, por 7-10 dias
	Alternativa: foscarnet 120 mg/kg/dia, 8/8 h
Neonatos e prematuros	**Escolha**: aciclovir, via intravenosa, 30 mg/kg/dia, 8/8 h, por 7-10 dias
	Alternativa: foscarnet 120 mg/kg/dia, 8/8 h
Adolescentes e adultos	**Escolha:** aciclovir, via oral, 400-800 mg, cinco vezes ao dia, por 7-10 dias
	Alternativa: foscarnet 120 mg/kg/dia, 8/8 h

HERPES ZOSTER (ZONA)

CONCEITO

Dermatovirose localizada, aguda, normalmente restrita a área correspondente ao território de um nervo sensitivo. É determinada pela reativação do vírus da varicela; portanto, condição *sine qua non* para o indivíduo apresentar herpes zoster é possuir o vírus em latência (a patir da ocorrência prévia da primoinfecção varicélica).

EPIDEMIOLOGIA E PATOGÊNESE

A reativação do vírus ocorre após um período de latência. A replicação se dá nos gânglios nervosos e os vírus se deslocam em movimento antidrômico ao longo do nervo, produzindo na pele, no seu dermátomo correspondente, as lesões características da doença. Viremia pode acompanhar a replicação ganglionar e a conseqüente disseminação das lesões.

As condições favorecedoras da reativação do vírus são variáveis e dependem do hospedeiro. Normalmente, estão associadas a condições imunossupressoras: situações de estresse agudo, terapias imunossupressivas (quimioterapia antineoplásica, corticoterapia sistêmica prolongada), doenças crônicas e cânceres, em especial linfomas. Na doença de Hodgkin, a freqüência da infecção é estimada de em torno de 30%.

O herpes zoster tem sido considerado como preditor importante de infecção pelo HIV e de evolução para AIDS.

Considerando o avanço da idade como condição anergizante, o aumento progressivo da incidência do zoster, nessas condições, é admitido como fenômeno associado.

ASPECTOS CLÍNICOS

Dor. Geralmente muito intensa, nevrálgica, paroxística, de difícil controle. Em alguns casos, se instala antes do apareci-

mento das lesões clínicas e acompanha todo o curso da doença; em outros, permanece semanas ou meses após a resolução lesional (neurite pós-zoster). A intensidade da dor, via de regra, é diretamente proporcional à idade do paciente.

Exame dermatológico. Lesões vesiculobolhosas vão surgindo sobre uma base eritêmato-edematosa. Rompem-se em torno de sete a 10 dias, transformando-se em exulcerações (às vezes ulcerações) e crostas. O quadro clínico dura aproximadamente duas a três semanas.

Distribuição e topografia. O conjunto lesional dispõe-se em faixa. É unilateral, restringindo-se normalmente à linha média, isto é, acomete apenas um dimídio corporal (comprometimento da área de projeção do nervo), exceto em pacientes imunocomprometidos, quando mais de um dermátomo pode estar acometido, inclusive com disseminação por todo o tegumento; a disposição mais comum é a intercostal, podendo ser toracobraquial, cervicobraquial, facial e lombar, principalmente.

Complicações. As mais importantes são:

- *Neurite pós-zoster:* manutenção da dor local após a cura clínica.
- *Comprometimento oftálmico:* presença de vesículas no dorso do nariz (envolvimento do ramo nasociliar do nervo oftálmico-trigêmio).
- *Síndrome de Ramsay-Hunt:* presença de eritema e vesículas no conduto auditivo externo e pavilhão auricular associado a nevralgia do ouvido com alterações auditivas e alterações sensitivas na língua e paralisia facial ipsilateral (envolvimento do nervo facial na área do gânglio geniculado).

Diagnóstico diferencial. Os principais incluem casos de herpes simples com aspecto zoniforme, erisipela, eczema em fase aguda, mencionando-se o infarto agudo do miocárdio e cólica renal em casos de zoster onde a dor precede o aparecimento das lesões.

Quadro 39-3. Tratamento do herpes zoster

Pacientes	Esquema terapêutico
Indivíduos normais < 50 anos – sem complicações	Tratamento sintomático; aciclovir pode ser considerado na dose de 800 mg, VO, cinco vezes ao dia, sete dias ou valaciclovir, 1 g, VO, de 8/8h, sete dias, ou fanciclovir 500 mg, VO, sete dias
Indivíduos >50 anos ou com complicações oftalmológicas	Aciclovir 800 mg, VO, cinco vezes ao dia, sete dias; ou valaciclovir ou fanciclovir Considerar a terapia adjuvante com corticosteróides
Indivíduos HIV reativos, sem imunocomprometimento	Aciclovir 800 mg, VO, cinco vezes ao dia, sete-10 dias, ou valaciclovir, ou fanciclovir
Indivíduos infectados pelo HIV já com AIDS	Aciclovir 10 mg/kg, IV, 8/8h, 7-10 dias
Indivíduos resistentes ao aciclovir (AIDS avançada)	Foscarnet 40 mg/kg, IV, 8/8h, até a cura

DIAGNÓSTICO

Na maioria dos casos, o diagnóstico é clínico e não oferece grandes dificuldades. A distribuição em faixa e o cortejo clínico lesional são característicos.

O método citológico de Tzanck, da mesma forma que no herpes simples e na varicela, mostra células gigantes multinucleadas. Microscopia eletrônica e técnicas de imunofluorescência não são usadas rotineiramente em nosso meio.

TRATAMENTO

As grandes coordenadas do tratamento do herpes zoster são:

- Evitar infecção secundária:
  - compressas e banhos de água boricada ou permanganato de potássio.
- Aliviar a dor:
  - iniciar analgésicos comuns, aumentando a potência analgésica de acordo com a refratariedade da dor. Algumas vezes, são necessários analgésicos de ação central. A associação de pacetamol com codeína costuma ter bom resultado.
- Prevenir a neurite:
  - repouso no leito, principalmente em idosos;
  - prednisona 40-60 mg, VO de 5 a 7 dias (em nossa experiência, instituído precocemente, demonstra resultados efetivos).
- Diminuir o tempo de infecção da doença:

- antivirais. O aciclovir é o mais utilizado (ver Quadro 39-3). Valaciclovir, fanciclovir e foscarnet estão também disponíveis em nosso meio. Deve ser iniciada a terapêutica até 72 horas do início das manifestações clínicas. Compreende-se o uso dos antivirais também como medida preventiva da neurite.

Tratamento da Neurite. O tratamento da neurite pós-zoster envolve aspectos de natureza variada: o tempo de instalação, a idade, o grau de sofrimento e o perfil psicológico do paciente, bem como as respostas idiossincrásicas às drogas utilizadas devem ser considerados.

Em geral, temos bons resultados com carbamazepina 400-600 mg/dia durante duas a três semanas.

Outros tratamentos incluem opiáceos, acupuntura, infiltração local de corticosteróides, bloqueio ganglionar e antidepressivos tricíclicos com resultados inconstantes. Acompanhamento psicoterápico é sempre aconselhável.

BIBLIOGRAFIA RECOMENDADA

Sforza-de-Almeida MP, Fonseca MS, Siqueira-Batista R, Ramos Jr. NA, Góis Ribeiro CM. Varicela. *J Bras Med* 1998;74:50–61.

Siqueira-Batista R, Gomes AP, Almeida MPS, Ramos Jr. AN, Igreja RP. Varicela e herpes zoster. *In* Siqueira-Batista R, Gomes AP, Igreja RP, Huggins DW: *Medicina Tropical – Abordagem Atual das Doenças Infecciosas e Parasitárias.* Rio de Janeiro: Cultura Médica, 2001.

Whitley RJ. Varicella-zoster virus. *In* Mandell GL, Bennett JE, Dolin R: *Principles and Practice of Infectious Diseases.* 5th ed. Philadelphia: Churchill Livingstone, 2000.

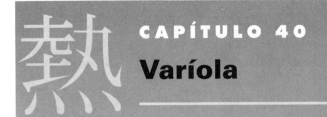

CAPÍTULO 40
Varíola

Rodrigo Siqueira-Batista ◆ Sandro Javier Bedoya Pacheco

CONCEITO

A varíola é uma doença viral aguda, exantemática, sistêmica e bastante contagiosa. O último caso de infecção natural registrado foi em 1977, na Somália, e em 1979 a Organização Mundial da Saúde (OMS) certificou a erradicação mundial da doença, sendo confirmada na Assembléia Mundial da Saúde em 1980 (resolução de 8 de maio – Genebra, Suíça). Todas as cepas do vírus da varíola do mundo estão estocadas nos *Centers for Disease Control and Prevention* (CDC), Atlanta, Georgia, nos Estados Unidos da América e no Centro Estatal de Investigação de Virologia e Biotecnologia, Koltsovo, Novosibirsk, na Rússia. Na atualidade, está sendo discutida em nível dos organismos mundiais da saúde sua destruição pelo possível risco no uso como "arma biológica".

ETIOLOGIA

O vírus da varíola pertence à família *Poxviridae*, subfamília *Chordopoxvirinae* e gênero *Orthopoxvirus*. Esta família contém poxvírus de vertebrados e poxvírus de insetos. Os integrantes desta família apresentam uma morfologia similar, semelhante a um tijolo na microscopia eletrônica, com um diâmetro de 220 a 450 nm de comprimento e 140 a 260 nm de largura e profundidade. O genoma dos poxvírus consiste em uma molécula única de DNA linear de fita dupla (dsDNA) de 130 a 375 kb pares. A replicação do vírus acontece no citoplasma da célula.

EPIDEMIOLOGIA

A varíola era uma doença de distribuição mundial, que foi erradicada devido à aplicação de um dos programas mais eficientes de vacinação e controle na saúde publica. Antes da erradicação, o homem era o reservatório do vírus e a doença se sustentava passando de pessoa a pessoa. A *transmissão* do vírus se dava pela via respiratória, através do contato íntimo com secreções das vias respiratórias de pacientes infectados, material contaminado ou lesões cutâneas destes, podendo existir numerosas pessoas expostas ao risco de infecção, quando presente um foco infeccioso. Também era relatado o contágio de trabalhadores de lavanderia, devido ao contato com roupa de cama ou de vestir contaminadas. Alguns pacientes infectados não desenvolviam a enfermidade e não foi detectada a propagação da infecção, secundária a casos assintomáticos.

A suscetibilidade à infecção pelo vírus da varíola era universal e, em geral, o contato com o vírus conferia imunidade permanente, sendo raras as reinfecções. O *período de transmissibilidade* era de três semanas, começando no momento da aparição das primeiras lesões e durava até o desaparecimento de todas as crostas. O período de máxima infecciosidade acontecia durante a primeira semana.

Devido às condições de erradicação da varíola, a aparição de um único caso em qualquer região geográfica representaria uma situação de urgência epidemiológica internacional com risco da reemergência da doença.

PATOGÊNESE

Após a penetração pela mucosa respiratória (via de penetração provável), o vírus se replica nos tecidos linfóides regionais durante o período de incubação, ganhando a partir dos vasos linfáticos a circulação sangüínea e os órgãos do sistema mononuclear fagocitário. Posteriormente, novas replicações levam a uma segunda viremia com disseminação do vírus para pele e tecidos internos. Acredita-se que nos casos brandos da infecção a segunda viremia se mantém apenas por dois a três dias após o início do exantema, em comparação com os casos graves, onde está prolongada por mais tempo.

A multiplicação do vírus nas células epiteliais da pele causa as lesões características da varíola. A lesão dérmica mais precoce é a dilatação dos capilares nas papilas da derme com associação de infiltrado inflamatório perivascular, que se expressa clinicamente como *mácula*. O segundo estágio da lesão é a *pápula*, já com acometimento da epiderme. A esta seguem-se as *vesículas* (terceiro estágio), com conteúdo líquido, o qual se torna purulento com o passar do tempo, caracterizando a *pústula* (quarto estágio).

ASPECTOS CLÍNICOS

O *período de incubação* situa-se na maioria dos casos entre 10 e 14 dias, com uma amplitude de variação entre sete e 17 dias. As principais características da varíola são febre, toxemia e exantema. A *febre* e a *toxemia* (mal-estar geral, mialgias, artralgias, cefaléia, náuseas e vômitos) se instalam bruscamente, persistindo por dois a três dias, a partir dos quais acontece uma rápida melhora do quadro (desaparecimento abrupto). Essas manifestações iniciais da doença se assemelham às da influenza. Por volta do quarto dia, começa a surgir a erupção cutânea, com sua evolução característica – mácula, pápula, vesícula, pústula, crosta – permanecendo em geral por duas semanas ou mais até o desaparecimento completo do quadro. Com freqüência, essas lesões comprometem as glândulas sebáceas, deixando cicatrizes em forma de fibrose ou pequenas depressões. As lesões aparecem de início na face e regiões distais das extremidades e, mais tarde, no tronco e abdome (distribuição centrífuga). De forma geral, são mais abundantes na face e extremidades que no tronco, assim como mais profundas nas proeminências e nas superfícies de extensão. Todas as lesões da varíola se encontram na mesma etapa de desenvolvimento numa determinada localização do corpo.

De forma geral, na varíola foram identificadas duas variantes clínico-epidemiológicas: a *varíola menor* (alastrim), que apresentava uma reação sistêmica menos intensa e uma letalidade menor que 1%, e a *varíola maior* (clássica), que apresentava uma reação generalizada de maior gravidade e uma taxa de letalidade de 20% a 40% ou muito mais, dependendo do estado de vacinação da população-alvo; o óbito na varíola quase sempre acontecia entre o final da primeira semana da infecção; entretanto, esta podia prolongar-se até o final da segunda semana. A *varíola menor,* à diferença da *varíola maior,* raras vezes tinha a forma "hemorrágica" e "plana". Esta variante branda da varíola foi descrita no final do século XIX, tornando-se prevalente no início do século XX nas Américas, regiões do sudeste e do leste da África e na Europa.

Existem algumas formas especiais de apresentação clínica da varíola. A forma "hemorrágica" se apresenta em menos do 3% dos casos de *varíola maior,* caracterizando-se por um quadro prodrômico intenso e hemorragias cutâneas, de mucosas, das vias genitais e do útero, especialmente nas mulheres grávidas. Nesses quadros, a morte sobrevinha rapidamente. Outra forma clínica e quase sempre mortal é a "forma plana", observada em 5% dos casos, onde as lesões focais aparecem lentamente e as vesículas têm pouco líquido, são pouco proeminentes na superfície cutânea e brandas à palpação.

O grande diagnóstico diferencial da varíola é a *varicela*, doença na qual as lesões cutâneas aparecem em ondas sucessivas e se encontram em diferentes etapas de maturação. As lesões da varicela são mais abundantes nas regiões corporais mais cobertas (menos expostas), tendo uma distribuição centrípeta. As lesões da varicela quase nunca aparecem no oco axilar. Além disso, são superficiais à diferença das lesões da varíola, que eram mais profundas e freqüentemente deixavam cicatrizes. Considerando a apresentação clínica inicial dessas doenças, a varíola era diferenciada também da varicela por apresentar um período prodrômico bem definido e a aparição das lesões cutâneas de forma simultânea, quando cedia a febre.

Os casos hemorrágicos graves da varíola eram confundidos freqüentemente com *meningococcemia, intoxicação medicamentosa* e *leucemia aguda*.

DIAGNÓSTICO LABORATORIAL

A confirmação por testes laboratoriais se faz mediante o *isolamento do vírus* na membrana corioalantóica do material obtido por raspado das lesões, líquido vesicular ou pustular, crostas e, às vezes, sangue durante a fase febril anterior ao exantema. Outras técnicas são as de precipitação em gel de ágar ou fixação de complemento, para *identificação dos antígenos virais,* ou as de *sorologia* (fixação de complemento e a inibição da hemaglutinação). Também o vírus variólico pode ser identificado pela microscopia eletrônica.

Na atualidade, todos esses métodos têm sido sobrepassados pela técnica de reação em cadeia da polimerase (PCR), devido à sua elevada sensibilidade e especificidade.

No *exame histopatológico,* é possível encontrar os corpúsculos de Guarnieri intracitoplasmáticos, que são sugestivos da varíola.

TRATAMENTO

Não existe tratamento específico para a varíola. Caso ocorra infecção secundária nas lesões cutâneas, deve ser instituída a terapêutica antimicrobiana específica (ver Capítulos 57 e 58).

PREVENÇÃO

Este tópico vem ganhando importância crescente na atualidade, em decorrência da ameaça de bioterrorismo e de utilização do vírus como arma biológica. O controle da varíola se baseia na imunização com o vírus da vacínia. O vírus da vacínia que se utilizou para a erradicação da doença tem sido modificado por engenharia genética até ser incorporado nas vacinas recombinantes (algumas ainda em teste). Devido ao fato de esta doença ter sido erradicada, não está justificada a vacinação sistemática, assim como não se exige aos viajantes o Certificado Internacional de Vacinação contra o vírus da varíola. A OMS conserva um lote de vacina (reserva) [cepa Elstree de vacínia] para ser utilizada em situações de emergência.

A vacinação está recomendada exclusivamente para trabalhadores de laboratórios de investigação que ainda realizam estudos sobre o vírus da varíola ou ortopoxvírus que infectam os seres humanos. Em alguns países, membros das forças armadas ainda recebem a vacina.

É importante cumprir de forma rigorosa as indicações e contra-indicações ao seu uso, a fim de evitar reações e complicações associadas à vacina. Deve-se vacinar de novo a cada 10 anos se o indivíduo pertence à categoria para a qual se recomenda a vacinação. A vacinação está contra-indicada às pessoas imunodeficientes (AIDS, transplantados e neoplasias), com eczema e mulheres grávidas.

Dentro das medidas de controle importantes está a notificação obrigatória e imediata às autoridades de saúde locais e estatais sobre algum caso suspeito. Os pacientes confirmados (laboratório) deverão ser isolados de forma rigorosa e os contatos vacinados. No caso de epidemia, é imprescindível obter-se assistência nacional e internacional para realizar-se uma investigação minuciosa e aplicar-se as medidas necessárias ao controle. A introdução do vírus em uma população não imune poderia ocasionar um desastre de graves conseqüências se a disseminação não fosse rapidamente controlada.

BIBLIOGRAFIA RECOMENDADA

Angulo JJ, Veronesi R. Varíola. *In* Veronesi R, Focaccia R: *Veronesi – Tratado de Infectologia.* Rio de Janeiro: Atheneu, 1997.

Neff JM. Variola (smallpox) and monkeypox virus. *In* Mandell GL, Bennett JE, Dolin R: *Principles and Practice of Infectious Diseases.* 5th ed. Philadelphia: Churchill Livingstone, 2000.

CAPÍTULO 41
Prions

Sandro Javier Bedoya Pacheco ◆ Alexandre Galera B. Lobo ◆ Rodrigo Siqueira-Batista

CONCEITO

As doenças por prions são um grupo de doenças humanas e animais, neurodegenerativas, transmissíveis, causadas por acúmulo e metabolismo anormal de partículas protéicas denominadas "prion", destituídas de ácido nucléico. Essas proteínas são codificadas por um gene do próprio hospedeiro designado PRNP, presente no braço curto do cromossoma 20. A função de isoformas normais desta proteína (PrP^c) codificadas pelo PRPN é desconhecida e acredita-se que sua elevada concentração (formas associadas à membrana e formas secretadas) esteja associada com a regulação do desenvolvimento neuronal. Esta proteína PrP^c (não patogênica) possui solubilidade elevada e é desnaturada por proteinases.

A conversão de PrP^c em PrP^{Sc} (patogênica) é o evento fundamental no aparecimento da doença e pode ser gerada tanto por uma mutação no gene PRNP quanto pela conversão espontânea da PrP^c, induzida pela interação desta com formas PrP^{Sc} previamente adquiridas. Significa que os prions não se replicam, mas podem converter isoformas normais (PrP^c) em aberrantes (PrP^{Sc}) no hospedeiro. A isoforma patogênica é insolúvel, não degradável por agentes detergentes e resistente às proteinases, fazendo com que essa última se acumule no sistema nervoso central gerando lesões e disfunções celulares.

O mecanismo exato pelo qual a proteína PrP^c é modificada para isoformas patogênicas (PrP^{Sc}), assim como o modo pelo qual se acumula levando a degeneração neuronal, é ainda desconhecido.

Anteriormente, essas doenças também foram conhecidas como "encefalopatias transmissíveis", "encefalopatias espongiformes" e doenças por vírus lentos. Quatro dessas doenças têm sido descritas no ser humano: doença de Creutzfeldt-Jakob (DCJ), doença de Gerstmann-Straussler-Scheinker (GSS), Kuru e insônia fatal familiar (IFF). Os estudos indicam que tais doenças podem ser: *esporádica* (DCJ), *genética* (GSS, DCJ, familiar e IFF) quando gerada por mutação gênica, e pode ter forma adquirida ou *infecciosa* (Kuru, DCJ iatrogênica, e nova variante da DCJ) quando gerada pela interação de isoformas protéicas normais com isoformas aberrantes adquiridas. Nos animais existem também quatro doenças conhecidas: *scrapie* dos carneiros e cabras, encefalopatia transmissível dos bisontes, doença consumtiva crônica do cervo uapiti e o alce e a encefalopatia espongiforme dos bovinos (EEB), conhecida nos meios de comunicação como "doença da vaca louca".

EPIDEMIOLOGIA

As doenças por prions são raras, afetam ambos os sexos indiscriminadamente, tendem a ser idade-dependente, ocorrendo mais comumente em indivíduos acima dos 50 anos de idade, e estão distribuídas por todo o globo terrestre.

O **kuru** é uma moléstia que foi endêmica entre indivíduos do grupo lingüístico Fore, nas regiões do altiplano das Montanhas Orientais de Papua, Nova Guiné. As mulheres e crianças eram afetadas com maior freqüência que os homens. O kuru era transmitido pelas tradicionais práticas mortuárias que implicavam contato íntimo com tecidos infectados, incluindo o canibalismo. Esta prática cultural foi interrompida, caindo de forma importante a partir da década do 60 e na atualidade a doença é descrita em menos de 10 pacientes por ano. Posteriormente, se observou que a neuropatia do kuru era semelhante a DCJ e GSS.

A **doença de Creutzfeldt-Jakob** é a mais freqüente dessas quatro enfermidades, sendo notificada em todo o mundo. As taxas médias de mortalidade anual são de aproximadamente de 0,5 a 1 caso por milhão de habitantes. Em alguns países, tem sido observada em grupos familiares. Nos Estados Unidos, as maiores taxas de mortalidade correspondem ao grupo de 65 a 79 anos de idade (mais de cinco casos por milhão de habitantes). Nos últimos 10 anos, têm sido relatados milhares de casos de EEB. A partir da preocupação de que poderia transmitir-se aos seres humanos, foram realizados estudos epidemiológicos e laboratoriais em grande escala tentando encontrar a possível relação com a doença de Creutzfeldt-Jakob. Tais estudos sugerem uma nova forma de evolução da doença de Creutzfeldt-Jakob (vDCJ) associada a EEB, descrita no Reino Unido e em outras partes de Europa. Entretanto, nada sugere de forma definitiva que a EEB e a vDCJ sejam causadas pelo mesmo agente. À diferença da doença de Creutzfeldt-Jakob, sua variante afeta um grupo mais jovem de pessoas (entre 20 e 30 anos de idade). Até 1999, foram notificados mais de 40 casos da vDCJ, todos provenientes do Reino Unido.

ASPECTOS CLÍNICOS

Apesar de serem geradas por um único produto gênico, as doenças por prions possuem diversos fenótipos clínicos e patológicos distintos, isso se deve ao fato de existirem diversas conformações aberrantes diferentes para a proteína PrP.

De uma forma geral, tais doenças se apresentam como uma demência subaguda grave e rapidamente progressiva, com distúrbios motores piramidais e extrapiramidais, e sinais e sintomas de disfunção cerebelar. O paciente, em geral, abre o quadro com alterações de humor, labilidade emocional e déficit de memória progredindo rapidamente para demência cortical, com ataxia e mioclonia relacionada a estímulos externos. Em algumas de suas apresentações podem ocorrer insônia intratável, disautonomia e manifestações psiquiátricas, dentre as quais a mais comum é a "liberação frontal". A doença evolui inexoravelmente em cinco meses a dois anos para o êxito letal. Uma síntese dos aspectos clínicos mais importantes das doenças por prions é apresentada no Quadro 41-1.

Quadro 41-1. Características clínicas principais das enfermidades causadas por prions			
Doença	**Epidemiologia**	**Causa**	**Aspectos clínicos**
Doença de Creutzfeldt-Jakob*	Esporádica	Desconhecida	Confusão mental e perda de memória que evolui rapidamente para demência cortical com ataxia, mioclonia e alterações no EEG
	Iatrogênica	Infecção	
	Familiar	PrP mutação	
	Nova variante (vDCJ)	Infecção	
Kuru	Infecciosa	Infecção	Ataxia com demência precoce
Doença de Gerstmann-Straussler-Scheinker	Hereditária	PrP mutação	Ataxia, disartria
Insônia fatal familiar	Hereditária	PrP mutação	Insônia intratável por períodos prolongados, seguida por disautonomia, ataxia, sintomas piramidais e extrapiramidais, com função cognitiva relativamente preservada

*Raros casos com caráter transmissível, como na DCJ iatrogênica e na nova variante da DCJ.

DIAGNÓSTICO

Não existe nenhum teste diagnóstico específico para as doenças por prions, mas estas devem ser lembradas para qualquer adulto que apresente demência com desordens motoras ou manifestações psiquiátricas de início tardio. O EEG com padrão de descargas periódicas é bastante sugestivo do diagnóstico, mas só está presente em 60% dos casos. A TC e a RNM são úteis para excluir outros diagnósticos e, em geral, mostram apenas atrofia cortical difusa. A PET-*scan* pode mostrar hipometabolismo no tálamo e no córtex difusamente. A elevação de uma enolase neurônio-específica já foi relatada, mas parece ter especificidade e sensibilidade demasiado baixas. A análise genética do PRNP pode ser de grande ajuda, mas deve-se levar em consideração que pacientes com mutações no PRNP também podem apresentar doenças não relacionadas, como Alzheimer e outras. A biópsia do cérebro pode dar o diagnóstico definitivo da doença, porém seus riscos e benefícios devem ser bem avaliados. Por fim, pode ainda ser realizado o teste de transmissibilidade a animais de laboratório que possui grande sensibilidade e especificidade tendo, porém, contra si o grande tempo de incubação necessário de cerca de oito meses.

TRATAMENTO

Até o momento não existe nenhum tratamento farmacológico efetivo, sendo o manejo dos sintomas a única forma de lidar com a doença. Experimentalmente estão sendo testados alguns medicamentos como os compostos polissulfatados, a quinacrina e a clorpromazina, que supostamente impediriam a mudança da conformação da PrP para sua isoforma aberrante, porém o máximo que se conseguiu até o momento da confecção deste capítulo foi um retardo no aparecimento de doença clínica.

PREVENÇÃO

O aconselhamento genético é controverso para os familiares de pacientes com doença por prions. A doação de sangue e derivados por portadores da doença e seus parentes, mesmo que assintomáticos, é contra-indicada, embora não se tenha demonstrado o verdadeiro papel entre as transfusões de sangue e a transmissão do agente.

Deve-se ter cuidado de não utilizar para transplante tecidos de pacientes infectados nem instrumentos cirúrgicos contaminados de tecidos destes pacientes. É fundamental a esterilização adequada desses instrumentos antes de serem usados de novo.

A grande preocupação pela possível via de infecção digestiva da nova variante da doença de Creutzfeldt-Jakob tem dado origem à proibição completa do consumo de carne bovina infectada pela EEB. Embora improvável, é muito cedo para se determinar o risco exato desta via para o homem.

BIBLIOGRAFIA RECOMENDADA

Center For Disease Control and Prevention. BMBL Section VII–D: Prions. CDC home page, 1999.

Goldman L, Bennett J. *Cecil Textbook of Medicine*. 21st ed. Philadelphia: WB Saunders, 2000.

Mastrianni JA, Roos RP. The Prions diseases. *Sem Neurol* 2000;20:337–52.

Prusiner SB. Prion diseases and the BSE crises. *Science* 1997;278:245–51.

Tyler KL. Prions and Prion Disease ef the central nervous system (Transmissible neurodegenerative diseases). In Mandell GL, Bennett JE, Dolin R. Principles and Practice of Infectious Diseases. Philadelphia: Churchill Livingstone, 2000.

PARTE IV

Doenças Causadas por Bactérias

CAPÍTULO 42
Actinomicose

Daniel Chamié ◆ Carlos Eduardo Salgado Costa
Eduardo Cesar Faria ◆ Andréia Patrícia Gomes

CONCEITO

A actinomicose é uma infecção bacteriana crônica, de curso indolente, que induz uma resposta inflamatória supurativa e granulomatosa. A infecção costuma se propagar por extensão direta, com formação de fístulas, podendo acometer praticamente todos os órgãos do organismo, com uma imensa variedade de manifestações clínicas, sendo a mais característica, mas não patognomônica, a formação de "grânulos de enxofre" (*sulfur granules*). É causada por uma variedade de bactérias gram-positivas em forma de bastão, anaeróbicas ou microaerofílicas e não formadoras de esporos, sendo a maioria do gênero *Actinomyces*.

ETIOLOGIA E EPIDEMIOLOGIA

O agente mais comumente encontrado na actinomicose é o *Actinomyces israelii*. Outros patógenos implicados como causas menos freqüentes são: *Actinomyces naeslundii*, *Actinomyces odontolyticus*, *Actinomyces viscosus*, *Actinomyces meyeri*, *Actinomyces gerencseriae* e *Propionibacterium propionicum* (anteriormente chamado de *Arachnia propionica*).

Essas bactérias gram-positivas são filamentares, com ramificações características em V ou Y. São ácido-álcool-resistentes e tendem a formar fragmentos cocóides ou bacilares quando rompidas. Esses organismos requerem condições anaeróbicas ou microaerofílicas para seu crescimento, que é bem lento, geralmente levando três ou mais dias antes que possam ser macroscopicamente detectados em culturas.

Esses agentes fazem parte de microbiota oral normal e são geralmente cultivados a partir de amostras de material brônquico, do trato gastrointestinal e do trato genital feminino. Eles mantêm seu nicho dentro da comunidade microbiana oral, por aderências a superfícies orais, principalmente às placas dentárias, através de complexas interações proteína-proteína e lecitina-carboidrato, este último também mediador da coagregação do *Actinomyces* com *Streptococcus milleri*, *Streptococcus sanguis*, e outros organismos da microbiota oral. Isso explica, em parte, o porquê de as infecções actinomicóticas serem geralmente polimicrobianas, com organismos da microbiota oral "associados", em isolados de abscessos cervicofaciais, torácicos e do sistema nervoso central (SNC). A microbiota associada pode ter ação em manter uma baixa tensão de oxigênio, necessário ao crescimento de *Actinomyces*.

A actinomicose é uma infecção encontrada em todo o mundo, não tendo sua prevalência relação com clima, ocupação, etnia ou idade. É mais comumente encontrada em homens, numa relação 3:1 para com as mulheres.

Embora várias espécies animais sejam susceptíveis à actinomicose, a transmissão animal-humano não ocorre, assim como a transmissão pessoa-pessoa.

ASPECTOS CLÍNICOS

Como já exposto anteriormente, a actinomicose pode acometer quase todos os órgãos do corpo humano, com manifestações clínicas as mais variadas possíveis. O Quadro 42-1 expõe as principais formas de apresentação da doença.

DIAGNÓSTICO

O diagnóstico é baseado num alto grau de suspeição clínica, associado a achados microbiológicos de material obtido da drenagem de fístulas, por aspiração com agulha ou por biópsia.

Cultura em meio anaeróbico é necessária, não existindo um meio seletivo para *Actinomyces* disponível para restringir o supercrescimento da microflora associada. O isolamento de um agente causador de actinomicose num grânulo ou a partir de um material estéril confirma o diagnóstico. A presença de organismos gram-positivos, ácido-álcool-resistentes, em pus ou amostras de tecidos, com filamentos e ramificações, é muito sugestiva. Como esses organismos são componentes normais da microbiota oral e do trato genital, sua identificação no escarro, lavado broncoalveolar e secreções cervicovaginais é de pouco significado na ausência dos "grânulos de enxofre".

Os "grânulos de enxofre" actinomicóticos consistem em agregados de microrganismos (*Actinomyces*) filamentosos, grampositivos, medindo cerca de 1-2 milímetros de diâmetro, circundados por uma "capa" eosinofílica (o chamado fenômeno de Splendore-Hoeppli). São usualmente amarelados e podem ser ovais, arredondados ou em forma de U e, freqüentemente, identificados a partir de material drenado dos seios ou fístulas, ou de outros materiais purulentos. Todos os esforços devem ser direcionados no sentido de se detectar esses grânulos, que após identificados são lavados, esmagados, examinados e cultivados. Caso não sejam encontrados os grânulos de enxofre, esfregaços de bastonetes e filamentos ramificados gram-positivos são sugestivos.

TRATAMENTO

A actinomicose deve ser tratada com altas doses de antibióticos por um período prolongado, visto que a doença tem alta tendência a recorrência, talvez porque o antibiótico não penetre adequadamente em áreas de fibrose e necrose e nos grânulos de enxofre. A droga de escolha para o tratamento de qualquer dos *Actinomyces* é a **penicilina G cristalina**, 10-20 milhões de unidades/dia por duas a seis semanas, seguido por penicilina oral ou amoxicilina, 2-4 g/dia, por 6-12 meses (em doenças menos extensas, particularmente as de envolvimento oral e/ou cervicofacial, pode-se adotar um tratamento menos intenso, com poucas semanas adicionais de penicilina oral. Já os casos complicados e extensão pulmonar ou abdominal da

Quadro 42-1. Principais formas de apresentação da actinomicose e seus aspectos clínicos

Apresentação	Aspectos clínicos
Cervicofacial	É a forma de apresentação mais comum, representando 50% a 60% dos casos. Manifesta-se geralmente como um edema de partes moles, abscessos ou uma massa, de caráter crônico ou subagudo, envolvendo a região submandibular ou paramandibular. Lesões que se desenvolvem mais rapidamente simulam infecções piogênicas. Fatores predisponentes incluem má higiene bucal e mau estado de conservação dos dentes. Trismo pode estar presente, e lesões avançadas podem dar saída a pus, inodoro, contendo "grânulos de enxofre" a partir de uma ou mais fístulas. Febre, dor e leucocitose eventualmente ocorrem. A infecção pode se estender para a língua, glândulas salivares, faringe e laringe; invasão óssea (geralmente no ângulo da mandíbula) pode ocorrer por extensão da infecção em partes moles. Infecção dos ossos da coluna cervical ou cranianos pode levar a empiema subdural e invasão do sistema nervoso central (SNC)
Torácica	Compreende 15% a 30% dos casos e, geralmente, resultam da aspiração de material infectado da orofaringe. Tem um caráter indolente, progressivo e comumente ocorre por disseminação da infecção a partir de um foco pulmonar prévio através de fissuras pulmonares, podendo haver envolvimento do parênquima pulmonar e/ou espaço pleural, até mesmo da parede torácica, com eventual formação de fístula e drenagem de "grânulos de enxofre". Dispnéia, dor torácica, febre e perda de peso são achados comuns. A tosse, quando presente, costuma ser produtiva. Anemia, leve leucocitose e VHS aumentada também são relativamente comuns. Doença cavitária ou adenopatia hilar podem se desenvolver. Raramente são encontrados nódulos pulmonares ou lesões endobrônquicas. Infecções mediastinais são incomuns, usualmente surgindo a partir de extensão de infecção torácica. As lesões pulmonares podem se assemelhar a tuberculose (especialmente quando há formação de cavitações) e paracoccidioidomicose (que também pode destruir arcos costais, mas raramente com a formação de fístulas). Nocardiose, carcinoma broncogênico e linfoma são outros diagnósticos diferenciais
Abdominal	Geralmente é um processo inflamatório localizado crônico, precedido por um período de semanas a meses de algum evento precipitante (por exemplo, uma cirurgia para apendicite aguda com perfuração, ou para uma diverticulite colônica perfurada, úlcera perfurada ou, ainda, uma cirurgia no trato intestinal baixo após trauma, e outros). Ocasionalmente, se manifesta sem qualquer fator predisponente identificável. A doença em muitas ocasiões se apresenta como um abscesso ou uma massa, que é geralmente fixa ao tecido subjacente e freqüentemente confundida com um tumor. A região **ileocecal** é a mais comumente envolvida. A infecção se estende lentamente para órgãos contíguos, especialmente o fígado (geralmente com abscessos ou massas únicas ou múltiplas), eventualmente comprometendo tecidos retroperitoneais, parede abdominal ou coluna vertebral. Em alguns casos há formação de fístulas para a parede abdominal e região perianal, neste último caso, podendo fazer confusão diagnóstica com tuberculose ou doença de Crohn. Os sinais e sintomas são inespecíficos, com febre, perda de peso, nauseas, vômitos e dor abdominal sendo os mais comuns. O trato urogenital pode ser envolvido em todos os níveis, com a doença renal usualmente se apresentando como pielonefrite e/ou abscesso renal e perinéfrico
Pélvica	O acometimento pélvico ocorre mais comumente com uso prolongado de DIUs. A doença raramente se desenvolve com menos de dois anos de colocação do DIU. Os sintomas são tipicamente indolentes, com febre, perda de peso, dor abdominal e sangramento ou corrimento vaginal anormais sendo os mais comuns. O estágio inicial da doença, geralmente uma endometrite, comumente progride para abscessos tubovarianos ou massas pélvicas pseudomalignas
SNC	O acometimento do SNC é muito raro. Abscessos cerebrais únicos ou múltiplos, que aparecem na tomografia computadorizada (TC) como abscessos com captação anelar de contraste, indistinguíveis de lesões causadas por outros organismos, são a forma de apresentação mais comum. A ocorrência de meningite por *Actinomyces* é rara, de caráter crônico e geralmente de origem basilar. O liquor pode apresentar pleocitose à custa de linfócitos, causando confusão com meningite tuberculosa. A característica formação de fístulas não é comum na doença do SNC
Disseminada	A ocorrência de actinomicose disseminada também é extremamente rara, com a disseminação hematogênica da doença raramente levando a comprometimento de múltiplos órgãos. O pulmão e o fígado são os mais comumente afetados, apresentando-se com múltiplos nódulos, que se assemelham a neoplasias disseminadas

doença requerem tratamento por 12-18 meses). Para pacientes alérgicos à penicilina, a tetraciclina tem sido usada com freqüência. Eritromicina, minociclina e clindamicina são outras boas opções. Cefalosporinas de primeira geração, ceftriaxona e imipenem têm sido usados com sucesso. **As drogas antifúngicas não são ativas contra *Actinomyces*.**

Tratamento cirúrgico pode ser necessário se houver extenso tecido necrótico ou fístulas, na impossibilidade de se excluir uma neoplasia e se grandes abscessos não puderem ser drenados por aspiração percutânea.

Vale lembrar que o achado de organismos sugestivos de *Actinomyces* no esfregaço de Papanicolau em mulheres assintomáticas, com ou sem DIU, não é indicação de tratamento.

BIBLIOGRAFIA RECOMENDADA

Bullock WE. Actinomycosis. *In* Goldman, Bennett, Drazen, Gill, Griggs, Kokko, Mandell, Powell, Schafer: *Cecil Textbook of Medicine.* 21st ed. Philadelphia: WB Saunders, 2000.

Russo TA. Actinomycosis. *In* Fauci AS, Braunwald E, Isselbacher KJ, Wilson JD, Martin JB, Kasper DL, Hauser SL, Longo DL: *Harrison's Principles of Internal Medicine.* 14th ed. New York: McGraw-Hill, 1998.

Russo TA. Agents of Actinomycosis. In Mandell GL, Bennett JE, Dolin R: Principles and Practice of Infectious Diseases. 5th ed. Philadelphia: Churchill Livingstone, 2000.

CAPÍTULO 43

Antraz
(Bacillus anthracis)

Andréia Patrícia Gomes ◆ Rodrigo Siqueira-Batista

O antraz é uma doença infecciosa usualmente descrita em herbívoros, acometendo o homem de forma acidental, quando do contato com o agente etiológico, *Bacillus anthracis,* através de animais ou produtos infectados.

É uma enfermidade com tendência à queda de incidência em virtude das medidas mais adequadas de higiene e manipulação de produtos possíveis de transmitir a bactéria; contudo, por suas características, vem sendo empregado como potencial agente de ações terroristas, com potencial uso em "guerra biológica". Posto isso há um interesse crescente pelo *B. anthracis*, dada à possibilidade de surtos e epidemias cursarem com uma elevada morbidade e letalidade, já que a possibilidade da existência de epidemias ligadas a tal fato pode dizimar pessoas inocentes, se as ações precoces de detecção e tratamento não sejam prontamente iniciadas.

ETIOLOGIA

A bactéria é um bastonete aeróbio que se cora pelo método de Gram como um gram-positivo. Possui facilidade de crescimento em cultura, não sendo nutricionalmente exigente, desenvolvendo-se adequadamente em meios como o ágar-sangue. É um agente ubíquo, sendo encontrado no solo. Costuma ser detectada na forma de resistência – esporo – e, se modificada geneticamente, pode ser utilizada como arma, pela alta letalidade e possibilidade de criação de resistência a múltiplos antimicrobianos.

EPIDEMIOLOGIA

Acomete prioritariamente mamíferos herbívoros, sendo o homem um hospedeiro acidental do agente, geralmente relacionado com a exposição ocupacional após contato com animais infectados ou produtos contaminados. Pode-se, mais raramente, verificar-se a infecção pela ingestão de alimentos.

Já foram descritos surtos em fábricas de lanugem e de manipulação de ossos animais. Também é relatada a ocorrência de surto relacionado ao uso do patógeno como arma biológica na Rússia, provocando um total de 77 casos e 66 mortes, graças a extravasamento acidental. No Iraque, há relatos de manipulação da bactéria com fins bélicos.

Nos Estados Unidos da América, nos últimos 20 anos, havia descrição de somente um caso por ano, ocorrido em associação à exposição ocupacional. Em outubro de 2001 observou-se o aumento deste número para 12, sendo seis casos relacionados à forma inalatória, conseqüentes a ações de bioterrorismo.

PATOGÊNESE

A virulência do agente relaciona-se com dois fatores codificados por plasmídios. O primeiro é a produção de uma cápsula que impede a fagocitose dos esporos e o segundo é a possibilidade de síntese de exotoxinas, que se associam às manifestações como o edema, a inibição da função dos neutrófilos (toxina do edema) e à morte celular e liberação de interleucina-1 e fator de necrose tumoral (toxina letal).

A infecção pode se dar pela introdução do esporo pela pele (com quebra de barreira) levando à forma cutânea, ou pela mucosa gastrointestinal através da ingestão com germinação, multiplicação e produção das toxinas. No caso da inalação, há deposição dos esporos nos alvéolos e disseminação para linfonodos mediastinais, com germinação posterior.

ASPECTOS CLÍNICOS

A doença pode se apresentar sob três formas: cutânea (95% dos casos), respiratória (5%) e gastrointestinal (relatos ocasionais).

- *Cutânea:* pápula indolor e pruriginosa, que evolui para ulceração, circundada por vesículas, com halo central necrótico característico.
- *Respiratória:* apresenta duas fases: nos primeiros três dias de doença há febre baixa, tosse seca e dor ou pressão subesternal. Na segunda fase, ocorre quadro de necrose hemorrágica de linfonodos hilares, mediastinais, de pleura, com possibilidade de evolução para meningite e choque séptico.
- *Gastrointestinal:* inicia-se com sintomas inespecíficos como náuseas, vômitos, febre baixa, anorexia, progredindo em seguida com diarréia sanguinolenta, dor abdominal intensa, hemorragia digestiva alta, choque e morte.

DIAGNÓSTICO

O diagnóstico exige alto grau de suspeição clínica e atenta observação dos fatores epidemiológicos para a exposição. Confirma-se com a demonstração do agente à coloração de Gram e o crescimento em cultura. Além disso pode-se fazer o diagnóstico com base na soroconversão detectada através da técnica de ELISA.

TRATAMENTO

O tratamento engloba medidas de suporte e antibioticoterapia. Os quadros de manifestação respiratória são de grande gravidade necessitando muitas vezes de internação em unidades de terapia intensiva. O Quadro 43-1 mostra os fármacos

Quadro 43-1. Antimicrobianos utilizados no antraz			
Antimicrobiano	Dosagem diária	Via	Intervalo entre as administrações (hora)
Penicilina cristalina (fármaco de escolha)	100.000 UI a 500.000 UI/kg/dia	IV	4 em 4 horas
Doxiciclina	100 mg	VO	12 em 12 horas
Ciprofloxacina	400 mg	IV	12 em 12 horas

IV = Via intravenosa.
VO = Via oral

usados, dose, via e intervalo de administração. O tratamento deve ser mantido por 10 dias.

PREVENÇÃO

O controle do ambiente de trabalho com adequada higienização e desinfecção é uma forma extremamente importante para a prevenção da infecção, associada à manipulação de animais e produtos como ossos e carcaças. Os profissionais devem ser orientados sobre a doença para a sua detecção precoce.

Deve-se vacinar animais em áreas conhecidas de antraz, anualmente.

Em relação à vacina humana, ela está indicada para pessoas que tenham contato com o agente por via profissional (veterinários por exemplo) e para tropas em caso de guerra biológica.

A quimioprofilaxia pode ser feita com ciprofloxacin oral, 500 mg de 12 em 12 horas, por via oral, ou doxiciclina, 100 mg de 12 em 12 horas, por via oral, para os suscetíveis. A profilaxia com medicamento deve ser dada por seis semanas quando ocorre a exposição, se pessoas em vacinação, até duas semanas após a terceira dose da vacina, que usualmente é aplicada a zero, duas e quatro semanas e posteriormente no sexto, décimo segundo, décimo oitavo mês, seguido por reforço anual para quem se mantém em atividade de risco.

BIBLIOGRAFIA RECOMENDADA

Bush LM, Abrams BH, Beall A, Johnson CC. Inden Case of Fatal. Inalational Anthrax due to Bioterrorism in the United States. N Engl J Med, 2001; 345(22):1607-1610.

Lederberg J. Biological warfare and bioterrorism. *In* Mandell GL, Bennett JE, Dolin R: *Principles and Practice of Infectious Diseases*. 5th ed. Philadelphia: Churchill Livingstone, 2000.

Lew DP. *Bacillus anthracis* (Anthrax). *In* Mandell GL, Bennett JE, Dolin R: *Principles and Practice of Infectious Diseases*. 5th ed. Philadelphia: Churchill Livingstone, 2000.

Snartz MN. Recognition and Arrangement of Anthrax — an Update. N Engl J Med, 2001; 345(2):1621-1626.

CAPÍTULO 44

Bartonelose

Luciano Pereira Miranda ◆ Valdiner Pires Filho ◆ Sávio Silva Santos

CONCEITO

A bartonelose ou doença de Carrión é uma enfermidade bacteriana veiculada por insetos caracterizada por dois estágios clínicos bem distintos. O primeiro denominado febre de Oroya e o segundo conhecido como verruga peruana.

A etiologia da doença foi confirmada em 1885, quando Daniel Carrión, estudante de Medicina peruano, morreu de anemia hemolítica 39 dias após se inocular com material de uma verruga. Até então pensava-se que a febre de Oroya e a verruga peruana eram duas enfermidades distintas.

ETIOLOGIA

O gênero *Bartonella* abrange 11 espécies, das quais apenas quatro – *Bartonella henselae, Bartonella quintana, Bartonella baciliformis* e *Bartonella elizabethae* – são patogênicas para os seres humanos. Em relação à doença de Carrión, o microrganismo responsável é *Bartonella bacilliformis*, um bacilo gram-negativo, pleomórfico e móvel, patógeno capaz de promover lesões vasculares proliferativas.

EPIDEMIOLOGIA

É restrita aos vales andinos do oeste da América do Sul, *habitat* do seu vetor principal, a *Lutzomya verrucarum*, um flebotomíneo de hábitos noturnos.

O único hospedeiro da doença é o homem, podendo permanecer em estado de portador por um período de tempo variável. Nas regiões endêmicas, pode-se cultivar a *B. bacilliformis*, em cerca de 10% das pessoas saudáveis.

PATOGÊNESE

Na fase aguda da doença, *B. bacilliformis* invade e parasita quase 90% das hemácias circulantes, causando um aumento da fragilidade e conseqüente fagocitose pelo sistema mononuclear fagocitário (SMF), resultando em uma anemia hemolítica grave. Em seguida, com a infiltração do SMF há hepatoesplenomegalia e linfonodomegalia

Os pacientes não tratados que sobrevivem ao episódio hemolítico agudo desenvolverão as lesões cutâneas da verruga peruana, onde o principal mecanismo histopatológico é a proliferação do endotélio, com surgimento de novos vasos sangüíneos. Esses achados histopatológicos e clínicos assemelham-se a outras doenças, como a angiomatose bacilar, angiossarcoma, hemangioma histiocitóide e sarcoma de Kaposi.

ASPECTOS CLÍNICOS

O período de incubação é de cerca de 21 dias, podendo chegar até a cem dias. Em seguida, inicia-se a febre de Oroya (primeiro estágio), caracterizada por uma instalação abrupta de febre, calafrios, mialgias, artralgias, cefaléia, anorexia, delírios, podendo evoluir até o coma. O paciente pode apresentar-se ictérico, devido à hemólise, e com palidez acentuada decorrente da anemia. Segue com surgimento de linfadenomegalia generalizada indolor. Esplenomegalia, quando presente, está associada à infecção concomitante. A febre cessa em sete a 28 dias e há desenvolvimento de imunidade, com raras recaídas.

Após um período de latência de duas a oito semanas, muitos dos sobreviventes da primeira fase desenvolvem a verruga peruana, caracterizada por nódulos hemangiomatosos roxo-avermelhados, de um a dois centímetros, localizados principalmente na cabeça e membros, podendo ser pediculados indolores e friáveis. Tais lesões podem persistir por meses, ou anos, desaparecendo sem deixar vestígios.

DIAGNÓSTICO

Uma história epidemiológica sugestiva, associada a um quadro febril agudo e em seguida eruptivo, leva a pensar em bartonelose.

O diagnóstico laboratorial na fase aguda é feito pelo encontro da *B. bacilliformis* no sangue periférico em distensão, corada por Giemsa ou Wright. O bacilo pode ser visto livre no plasma ou aderido ou dentro das hemácias. Na fase verrucosa, é difícil identificá-lo. Quanto aos testes sorológicos, a sensibilidade do ELISA chega a 95% e do Western-Blot a 100%.

TRATAMENTO

A taxa de letalidade da febre de Oroya pode chegar a 50% decorrente da anemia hemolítica ou de infecções associadas, como salmonelose, tuberculose, malária e amebíase.

O cloranfenicol é o tratamento de escolha (Quadro 44-1), devido a alta freqüência de co-infecção com *Salmonella* spp. Em dois a três dias há remissão da febre.

PREVENÇÃO

A melhor forma de controle é a erradicação dos vetores com o uso de inseticidas que contenham diclorodifenil-tricloroetano (DDT).

Nas áreas endêmicas deve-se adotar o uso de repelentes e mosquiteiros como forma de prevenção individual.

Quadro 44-1. Tratamento da bartonelose		
Fármaco	**Dose**	**Tempo**
Cloranfenicol	2 a 3 g/dia	7 a 10 dias

BIBLIOGRAFIA RECOMENDADA

Anderson BE, Neuman MA: *Bartonella* spp as emerging human pathogens. Clin Microbiol Rev 1997; 10:203-217.

Relman DA, Hoesley C, Cobbs CG. Doenças causadas por espécies de *Bartonella*. *In* Goldman L, Bennett JC: *Cecil — Tratado de Medicina Interna*. Rio de Janeiro: Guanabara-Koogan, 2001.

Gazineo JLD, Miranda LP. Bartonelose. *In* Siqueira-Batista R, Gomes AP, Igreja RP, Huggins DW: *Medicina Tropical — Abordagem Atual das Doenças Infecciosas e Parasitárias*. Rio de Janeiro: Cultura Médica, 2001.

CAPÍTULO 45

Bouba

Rodrigo Siqueira-Batista ◆ Andréia Patrícia Gomes
Vicente P. Pessoa-Júnior ◆ Adaucto Hissa-Elian

CONCEITO

Doença bacteriana causada pelo *Treponema pallidum* subesp. *pertenue*, caracterizada por acometimento cutâneo, que pode ser extenso.

ETIOLOGIA E EPIDEMIOLOGIA

T. pallidum subesp. *pertenue*, o agente etiológico da bouba, pertence à família *Spirochaetaceae*, tendo morfologia espiralar e extremidades adelgaçadas.

Na primeira metade do século passado, a bouba era endêmica em várias áreas do mundo, como os continentes africano e asiático. Consistia em problema de saúde pública na América, inclusive em nosso país – regiões Nordeste e Norte do Brasil. Após a instituição da terapia com penicilina, o número de infectados declinou drasticamente, persistindo, entretanto, em algumas áreas na África Central e Ocidental, onde a situação permanece precária.

A moléstia não tem transmissão venérea, sendo o contato feito por **contato inter-humano** (material oriundo de lesões do enfermo é capaz de infectar o suscetível, quando em contato com soluções de continuidade da pele), admitindo-se também a transmissão por objetos contaminados e por insetos (estes se nutrem com material oriundo de lesões de bouba; havendo persistência de *T. pallidum* subesp. *pertenue*, por algumas horas,

no estômago do artrópodo, o patógeno pode ser regurgitado sobre áreas cutâneas em que haja soluções de continuidade).

ASPECTOS CLÍNICOS

O período de incubação da bouba é, em geral, de três a cinco semanas. A evolução clínica da enfermidade é apresentada no Quadro 45-1.

DIAGNÓSTICO LABORATORIAL

Uma boa anamnese e um acurado exame clínico podem evocar a possibilidade diagnóstica de bouba. Os exames laboratoriais para sífilis, como o VDRL, habitualmente são reativos, o que pode criar confusão (sobretudo por ser a sífilis o principal diagnóstico diferencial da bouba). Pesquisa de *T. pallidum* subesp. *pertenue* nas lesões (microscopia de campo escuro) auxilia no diagnóstico.

TRATAMENTO

É feita com os fármacos apresentados no Quadro 45-2.

PREVENÇÃO

A transmissão da moléstia pode ser interrompida pelo tratamento dos contactantes com penicilina benzatina, 600.000 U, dose única, por via intramuscular.

Período	Aspectos clínicos
Primário	Em geral, ocorre em área descoberta, mais comumente nos membros inferiores, consistindo em pápula que aumenta de tamanho em poucos dias (eventualmente há muitas pápulas coalescentes) resultando em lesão numular que se ulcera e se torna recoberta por uma espessa crosta castanha (eventualmente a lesão têm bordas elevadas e talhadas a pique para o fundo da úlcera). Esta lesão inicial pode regredir ou persistir por muitos meses (até mesmo depois do surgimento das lesões secundárias). Como conseqüência da lesão primária pode surgir uma cicatriz hipocrômica, com ou sem hipercromia ao redor
Secundário	Após um a três meses do período primário há surgimento de um exantema macular e descamativo, o qual se associa a sintomas gerais tais como febre, astenia, anorexia, cefaléia, linfadenomegalias e artralgias; há desaparecimento de boa parte das lesões em três a seis semanas, enquanto outras tornam-se infiltradas (principalmente em nádegas, face e membros inferiores), adquirindo um "aspecto de framboesa", podendo ser em número limitado ou estar presente em grande quantidade – o tamanho é igualmente variável. Erupção de roséolas, com cerca de 10 elementos, pode ser observada, bem como lesões papuloescamosas ou crostosas, menores que cinco milímetros, nos cotovelos e joelhos. Eventualmente, lesões podem ocorrer nas extremidades dos artelhos originando paroníquia. Hiperceratose nas palmas e plantas, com tendência a formação de placas, também pode ocorrer. Alterações ósseas estão presentes em alguns doentes, sendo caracterizadas por periostite (mais amiúde na tíbia) e existência de focos de rarefação cortical em vários ossos. Este período, habitualmente, permanece por seis a 12 meses, sendo descrita "cura" clínica da infecção (não surgimento da fase seguinte) em muitos pacientes
Terciário	Após um período de anos, surgem lesões nodulares ou gomosas (as quais podem ser semelhantes às observadas na sífilis) com evolução habitual para ulceração (com bordos elevados, fundo granuloso, persistindo por muitos meses), que durante sua evolução pode originar deformidade (por exemplo, na face, com comprometimento do nariz – a *gangosa*. Alterações ósseas são também observadas, citando-se as rarefações e nodulações corticais, absorção de segmentos das falanges, fraturas espontâneas, nódulos nos ossos cranianos e deformidades (tíbia de sabre, lesões vertebrais)

Quadro 45-1. Manifestações clínicas da bouba

Quadro 45-2. Terapêutica da bouba	
Fármaco	**Posologia**
Penicilina benzatina*	1.200.000- 2.400.000 UI, via intramuscular, dose única
Tetraciclina	25 mg/kg/dia, via oral, 10-14 dias
Cloranfenicol	25 mg/kg/dia, via oral, 10-14 dias

* Medicamento de escolha.

BIBLIOGRAFIA RECOMENDADA

Chulay JD. *Treponema* species (yaws, pinta, bejel). *In* Mandell GL, Bennett JE, Dolin R: *Mandell, Douglas and Bennett's Principles and Practices of Infectious Diseases.* 5th ed. Philadelphia: Churchill Livingstone, 2000.

Igreja RP, Siqueira-Batista R, Barroso DE. Pinta. *In* Siqueira-Batista R, Gomes AP, Igreja RP, Huggins DW: *Medicina Tropical – Abordagem Atual das Doenças Infecciosas e Parasitárias.* Rio de Janeiro: Cultura Médica, 2001.

Perine PL. Treponematoses endêmicas. *In* Fauci AS, Braunwald E, Isselbacher KJ, Wilson JD, Martin JB, Kasper DL, Hauser SL, Longo DL: *Harrison – Medicina Interna.* 14ª ed. Rio de Janeiro: Guanabara-Koogan, 1998.

CAPÍTULO 46
Botulismo

André Luís Perez Solera ◆ Andréia Patrícia Gomes

CONCEITO

Doença neuroparalítica grave com alta taxa de letalidade, causada pela toxina botulínica (tipo A, B, e mais raramente E e F nos seres humanos e C, D nos animais), caracterizando-se como uma toxinfecção.

ETIOLOGIA

A toxina botulínica é secretada pelo *Clostridium botulinum*, um grupo heterogêneo de bastonetes gram-positivos, anaeróbios, de vida bacilar ou esporulada, muito resistentes a altas temperaturas e ambientes desfavoráveis. Ao contrário, a toxina é termolábil e apenas resistente ao ácido clorídrico e enzimas proteolíticas. Provavelmente, é a toxina mais potente conhecida (1µg pode ser letal para um homem de 70 kg).

EPIDEMIOLOGIA

Doença universal com maior importância nos países subdesenvolvidos devido a maior letalidade e subestimativa do seu impacto. Não há predileção por sexo, nem se observa predomínio geográfico ou sazonal, porém surtos são relatados localizados com fonte alimentar comum (vegetais e alimentos que não são aquecidos à temperatura que destrua a toxina e alimentos enlatados e embutidos contaminados com esporos). Em lactentes está relacionado com a ingestão de mel; mais recentemente há casos de botulismo associado a feridas.

PATOGÊNESE

A patogenia é similar, independente da via de infecção. Na sua forma mais típica, após a ingestão de alimentos contaminados por esporos, ocorre absorção no estômago e no intestino delgado das toxinas ingeridas e de toxinas produzidas no próprio trato gastrointestinal pelas bactérias. Ao atingir a corrente sangüínea, na sua forma ativa, age inibindo as terminações nervosas parassimpáticas colinérgicas (atuando nos terminais pré-sinápticos diminuindo ou abolindo a liberação de acetilcolina), causando bloqueio neuromuscular. São raras as alterações clínicas no sistema nervoso central. A morte ocorre por insuficiência respiratória.

ASPECTOS CLÍNICOS

O período de incubação é de 12 a 36 horas, podendo variar de duas horas a mais de uma semana. Quanto menor o tempo de latência, maior é a gravidade.

A fase sintomática dura de cinco a 24 horas e se apresenta com cefaléia, vertigem, sonolência, diplopia, visão obscurecida por acometimento do II, III, IV, V e VI nervos cranianos, secura da boca, disfagia e distúrbio da fonação por acometimento da musculatura bulbar.

Os sintomas gastrointestinais mais comuns são náuseas, vômitos, dor abdominal, disfagia, anorexia e constipação. Retenção urinária também pode ser observada.

Com a evolução da doença, ocorre paralisia motora descendente e simétrica, afetando inclusive músculos da respiração, que, associada à paralisia bulbar, pode originar insuficiência respiratória e morte.

Ao exame físico, o paciente encontra-se consciente, alterando períodos de sonolência com agitação e ansiedade no decorrer da doença. A ausência de febre é típica. Ao exame neurológico, o reflexo pupilar pode estar deprimido ou paradoxalmente hiper-reflexivo em metade dos pacientes; o reflexo do engasgo pode estar suprimido e os tendinosos profundos, ausentes.

O botulismo a partir de feridas ocorre quando ferimentos são contaminados com esporos do *C. botulinum*, tendo incubação média de 10 dias, sem apresentar os sintomas gastrointestinais.

Deve-se considerar o botulismo em paciente afebril, sem alteração mental com paralisia simétrica (uma paralisia não simétrica não autoriza a exclusão do diagnóstico de botulismo) e sem achados sensoriais, no contexto de uma história apropriada.

O **diagnóstico diferencial** inclui outras toxinfecções e enteroinfecções bacterianas, intoxicações por organoclorados e organofosforados, chumbo, zinco, arsênico, atropina, poliomielite, síndrome de Guillain-Barré, encefalites e polineurites, acidentes vasculares, miastenia *gravis*, dentre outros. Eletroneuromiografia é útil para excluir alguns desses diagnósticos.

DIAGNÓSTICO LABORATORIAL

Associado à história, epidemiologia e quadro clínico, um hemograma com leucocitose e desvio para esquerda, hemaglutinação e exame do liquor com avaliação de glicorraquia e hiperproteinorraquia podem ajudar.

Os exames mais importantes e de certeza diagnóstica são: pesquisa de toxina do soro com isolamento intraperitoneal em camundongos e sua neutralização por anticorpos específicos (mais eficaz que isolamento nas fezes ou vômitos) e o teste imunoenzimático tipo ELISA, capaz de detectar toxinas no soro ou no liquor com elevada sensibilidade e especificidade.

TRATAMENTO

O tratamento deve ser realizado em ambiente de Unidade de Terapia Intensiva (UTI) sendo, didaticamente, dividido em medidas gerais e específicas.

Dentre as medidas gerais, o suporte ventilatório, a monitorização das funções vitais e da diurese são essenciais. A prevenção de trombose venosa profunda, úlcera de decúbito e úlcera de estresse são de suma importância, além da fisioterapia motora e respiratória. Indutores da liberação de serotonina (reserpina e clorpromazina) vêm demonstrando bons resultados em estudos recentes. Corticosteróides são utilizados no caso de anafilaxia pelo soro e de lesão adrenal.

Como medidas específicas, deve-se tentar a eliminação da toxina por lavagem gástrica, laxantes e enemas. Apesar da antibioticoterapia não ter seu papel comprovado, é consenso a utilização de penicilina cristalina (10 a 20 milhões de unidades) ou metronidazol como opção terapêutica.

Em relação à soroterapia com a antitoxina trivalente (A, B, E), há controvérsias quanto à dosagem e via de administração. Alguns autores defendem a terapia com a antitoxina por via intravenosa, na dose de 100 mil a 300 mil UI por dia, mantendo-se esse esquema por três a cinco dias, reservando-se a via intramuscular para a profilaxia. Outra corrente defende a terapia com dois frascos de antitoxina intravenosa e um frasco intramuscular (ou 7.500 UI de antiA, 5.500 UI de antiB e 8.500 UI antiE) podendo ou não repetir a dose duas a quatro horas após, sem doses adicionais, contudo.

PREVENÇÃO

Medidas gerais de higiene com os alimentos, atentando-se para o cozimento ideal das carnes e cuidados com o mel para lactentes. Pacientes expostos à fonte da infecção devem receber soroterapia intramuscular na dose de 10.000 a 50.000 UI, eméticos, laxativos e rigorosa observação médica. A doença não confere imunidade e um indivíduo pode ser acometido mais de uma vez.

Terapia com a toxina botulínica. Vem sendo utilizada no tratamento do blefaroespasmo e outras distonias, estrabismo, cefaléia tensional e em medicina estética, como no tratamento clínico das rugas.

BIBLIOGRAFIA RECOMENDADA

Bartlett JG. Botulismo. *In* Goldman L, Bennett JC. Cecil Tratado de Medicina Interna. 21ª ed. Rio de Janeiro: Guanabara Koogan, 2001.

Gomes AP, Siqueira-Batista R, Chamié D. Botulismo: Sua epidemiologia, prevenção e tratamento. Sociedad Iberoamericana de Información Científica (site) — www.siicsalud.com/dato/dat024/01703011a.htm.

Gomes AP. Botulismo. *J Bras Med* 2000;78:18–28.

Gomes AP, Siqueira-Batista R, Pereira NG. Botulismo. *In* Siqueira-Batista R, Gomes AP, Igreja RP, Huggins: *Medicina Tropical.* 1ª ed. Rio de Janeiro: Cultura Médica, 2001.

Jawetz E, Melnick JL, Adelberg EA, Brooks GF, Butel JS, Ornston LN. *Microbiologia Médica.* 18ª ed. Rio de Janeiro. Guanabara Koogan: 1991.

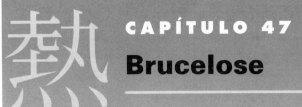

CAPÍTULO 47
Brucelose

Sávio Silva Santos ◆ Luciano Pereira Miranda ◆ Rodrigo Siqueira-Batista
Andréia Patrícia Gomes ◆ Loriléa Chaves de Almeida

As infecções pelo gênero *Brucella* compõem uma zoonose – a brucelose –, que compromete mais freqüentemente indivíduos que mantêm contato com animais ou seus produtos – exposição ocupacional –, ou ingestão de laticínios contaminados.

ETIOLOGIA

As bactérias do gênero *Brucella* são cocobacilos gram-negativos aeróbios, imóveis. Não formam cápsulas, esporos ou flagelos. Das seis espécies do gênero *Brucella* – *Brucella melitensis*, *Brucella abortus*, *Brucella suis*, *Brucella canis*, *Brucella neonatus* e *Brucella ovis* – apenas as quatro primeiras têm importância médica, sendo seus reservatórios naturais, respectivamente: caprinos e ovinos, bovinos, suínos e caninos.

EPIDEMIOLOGIA

A brucelose é uma zoonose de grande importância econômica e social. As formas de transmissão são por ingestão, inalação, contato direto e inoculação acidental.

No caso de infecção por ingestão, o leite e seus derivados são as fontes mais freqüentes, principalmente devido ao hábito de ingestão de leite cru. Carne crua ou "mal passada", com sangue e restos de tecido linfático, principalmente de suíno, podem conter *Brucella* spp viável.

As bactérias do gênero *Brucella* spp têm a capacidade de penetrar na pele íntegra, sendo a entrada facilitada quando há lesão. A infecção por contato se faz mais freqüentemente em funcionários de frigoríficos, ordenhadores de vaca ou cabra, veterinários, fazendeiros e magarefes.

A letalidade da brucelose pode chegar a 6% nos casos não tratados.

PATOGÊNESE

Brucella spp penetra pelas células epiteliais da pele, conjuntiva, faringe ou pulmão humano e induz inicialmente uma resposta exuberante de neutrófilos polimorfonucleados na submucosa. Parte desses microrganismos é fagocitada por neutrófilos e macrófagos teciduais, e o restante se dissemina para os linfonodos regionais. Na corrente sangüínea, as bactérias são fagocitadas por polimorfonucleares e, a seguir, se localizam no baço, no fígado e na medula óssea, com a formação de granuloma, caso a resposta imune à infecção não seja eficiente ou o inóculo seja grande. Esses granulomas podem supurar e provocar surtos de bacteremia, que, por sua vez, podem comprometer outros órgãos, como ossos, articulação, sistema nervoso central, fígado, pulmões e coração.

O período de incubação entre a infecção e a bacteremia varia de 10 dias a três semanas, de acordo com o tamanho do inóculo.

ASPECTOS CLÍNICOS

As infecções por *Brucella* spp se apresentam com uma grande variedade de manifestações clínicas, o que sempre trouxe dificuldades para sua classificação. As principais alterações clínicas na brucelose são apresentadas no Quadro 47-1.

DIAGNÓSTICO

O método mais indicado para diagnóstico é a cultura de líquidos corporais ou tecidos estéreis. Em pacientes que possuem antecedentes epidemiológicos e quadro clínico compatível, o diagnóstico pode ser aceito quando se observar pelo menos uma das seguintes condições: isolamento de *Brucella* spp em culturas de líquidos corporais ou tecidos estéreis; título de soroaglutinação em tubos igual ou superior a 1/160; e/ou aumento, em quatro vezes, do título da soroaglutinação em tubos.

Na brucelose aguda, obtém-se hemoculturas positivas em 10% a 30%, sendo mais freqüentes a presença de *B. melitensis* e *B. suis*. A cultura de medula óssea geralmente é mais eficiente para o isolamento.

Testes sorológicos também podem ser utilizados como alternativa. A IgM se forma nas primeiras semanas após a infecção por *Brucella* spp. Depois os níveis de IgG também se elevam. Com o tratamento adequado e imediato, os níveis de IgG tornam-se indetectáveis após seis a 12 meses. Ou seja, os níveis de IgG servem de controle de cura, já que costumam desaparecer dentro de seis meses após tratamento adequado. O ensaio imunoenzimático (ELISA) para anticorpos anti-*Brucella*, IgG e IgM, também parece ser efetivo para o diagnóstico.

TRATAMENTO

No tratamento da brucelose devem ser considerados antibioticoterapia inicial e medidas gerais, como repouso no leito, nutrição adequada e, caso necessário, antitérmicos e antiálgicos.

É necessário o uso de antimicrobianos que penetrem no meio intracelular. Derivados sulfamídicos, cotrimoxazol (sulfametoxazol-trimetoprim), tetraciclina, estreptomicina, cloranfenicol, eritromicina e rifampicina são os antimicrobianos usados, sendo as tetraciclinas as drogas de escolha (Quadros 47-2 e 47-3).

PREVENÇÃO

Em geral, o controle da brucelose está relacionado à saúde animal e a orientação da população quanto à transmissão da doença. Além dessas medidas primárias, é importante um controle rígido sobre os matadouros e indústrias de beneficiamento de leite e seus derivados quanto ao uso de equipamento de proteção individual (por exemplo: luvas, capotes e óculos protetores).

270 ❏ Parte IV ✔ Doenças Causadas por Bactérias

	Quadro 47-1. Manifestações clínicas da brucelose	
Forma clínica	**Características**	
Infecção "subclínica"	Em geral assintomática (ou não reconhecida clinicamente), sendo verificada pela presença de anticorpos séricos anti-*Brucella* spp	
Doença aguda e subaguda	Na forma aguda, a doença tem duração de até dois meses e na subaguda a partir de dois meses a um ano. Os sintomas são variados e inespecíficos, sendo as queixas mais freqüentes febre (muitas vezes superior a 39,5°C, do tipo remitente ou em menor freqüência ondulante), calafrios, cefaléia, fadiga, sudorese (muito intensa com odor comparável ao de palha em putrefação), cefaléia, anorexia e emagrecimento. Segue-se, em freqüência decrescente, astenia, esplenomegalia, linfadenopatia, lombalgia, hepatomegalia e rigidez de nuca. Os sintomas álgicos, como cefaléia, mialgia, artralgia e dor óssea, são freqüentes e diversificados, sendo que a cefaléia está presente em 70% a 80% dos casos. A astenia é sempre intensa, levando o doente ao leito	
Doença crônica	A duração é superior a um ano, com a doença manifestando-se de quatro maneiras: doença de início insidioso; moléstia aguda seguida de recidivas repetidas; enfermidade localizada; ou fadiga e fraqueza persistente refratária a múltiplos antibióticos, porém sem sinais focais de doença. A febre não é achado dos mais comuns (observada em menos de 50% dos casos). Sinais físicos como esplenomegalia, hepatomegalia ou envolvimento articular são evidentes em apenas 15% dos casos	
Doença localizada e complicações	Osteoarticular	É a complicação mais comum da brucelose em atividade. As manifestações clínicas mais comuns são artralgias, lombalgia, dor óssea, sinais de artrite e limitações da mobilidade articular. O comprometimento da coluna é o mais freqüente, podendo envolver um ou mais corpos vertebrais, anteriormente, mas preservando os discos intervertebrais. Artrite (oligoartrite assimétrica) ocorre em 20% dos casos, podendo manifestar-se como um processo supurativo, destrutivo, e com a presença de *Brucella* spp no líquido sinovial
	Sistema nervoso central	Raramente presente. Pode haver meningite, encefalite, radiculite, mielite ou a combinação dessas formas de apresentação
	Cardiovascular	Endocardite por *Brucella* spp é rara; ocorre em pacientes com grande depressão imune celular, brucelose muito grave e lesão valvar prévia
	Genital	O testículo pode estar doloroso, quente e de volume aumentado, enquanto o epidídimo pode estar espessado e doloroso à palpação
	Respiratório	Raro. Relatados infiltrados peri-hilares e peribrônquicos, nódulos pulmonares, consolidação, abscesso pulmonar, derrame pleural e adenopatia hilar

	Quadro 47-2. Quimioterápicos utilizados na brucelose (Adaptado de Mendes & Machado)			
Antimicrobiano		**Dosagem diária (mg/kg)**	**Via**	**Intervalo entre as administrações (horas)**
Tetraciclinas	Doxiciclina	3,5-5,0	Oral	12
	Minociclina	3,5-5,0	Oral	6
Estreptomicina		15	Intramuscular	12/24
Rifampicina		15-20	Oral	24
Sulfametoxazol + trimetoprim*		5-20*	Oral Intravenoso	12

*5 a 20 mg/kg/dia de trimetoprim.

Quadro 47-3. Abordagem terapêutica na brucelose	
Forma clínica	**Opções terapêuticas**
Formas agudas	**Casos leves**: tetraciclina por três semanas, repetindo-se o tratamento, após três a quatro semanas, visando diminuir o risco de recidiva. Se houver ausência de resposta após sete a 10 dias de tratamento ou em caso de recaída: tetraciclina ou estreptomicina **Casos moderados e graves**: tetraciclina, cloranfenicol ou eritromicina com estreptomicina. Pode-se utilizar como esquema alternativo o cotrimoxazol por um tempo não inferior a quatro semanas, repetindo-se o esquema após quatro semanas. Se falhar usar rifampicina Em pacientes portadores de HIV, uma terapia com doxiciclina e estreptomicina parece ser a mais indicada
Formas crônicas	Os doentes crônicos devem ser tratados com as mesmas drogas e doses propostas para a forma aguda. Em geral, indica-se mais de uma série de tratamento
Complicações	O tratamento de doentes que apresentem complicações deve ser feito em função do órgão comprometido. Em casos de comprometimento ósseo e/ou articular, deve ser feita uma associação entre tetraciclina com estreptomicina ou rifampicina O tratamento da endocardite brucélica deve ser feito com a associação de doxiciclina com rifampicina durante seis a nove semanas No tratamento de doentes com neurobrucelose, a rifampicina deve ser a droga de escolha devido a sua boa difusão para o líquido cefalorraquidiano e penetração intracelular. Deve ser associada à doxiciclina. A suspensão do tratamento depende de critérios clínicos e liquóricos, e o mesmo deve se prolongar em oito ou 10 meses
Cirurgia	Drenagem cirúrgica de abscessos na brucelose localizada e colocação de prótese valvar cardíaca podem ser necessárias, e devem ser feitas com a devida cobertura antibiótica

BIBLIOGRAFIA RECOMENDADA

Bruce D. Note on the recovery of a microorganism in Malta fever. *Practioner* 1887;39:161.

Centers for Disease Control and Prevention. Summary of notifiable diseases, United States, 1991. *MMWR* 1991;40:53.

Corbel MJ. International Committee on Systematic Bacteriology Subcommittee on the Taxonomy of Brucella. *Intern J System Bacteriol* 1988;38:450–2.

Mendes RP, Machado JM. Brucelose. *In* Veronesi R, Foccacia R: *Tratado de Infectologia*. Rio de Janeiro: Atheneu, 1997.

Miranda Filho N, Miranda LP, Igreja RP, Huggins DW. Brucelose. *In* Siqueira-Batista R, Gomes AP, Igreja RP, Huggins DW: *Medicina Tropical — Abordagem Atual das Doenças Infecciosas e Parasitárias*. Rio de Janeiro: Cultura Médica, 2001.

Young EJ. *Brucella* species. *In* Mandell G, Bennet JE, Dolin R: *Principles and Practice of Infectious Diseases*. 5th ed. Philadelphia: Churchill Livingstone, 2000.

CAPÍTULO 48
Cólera

Loriléia Chaves de Almeida ◆ Andréia Patrícia Gomes

A cólera continua representando grave problema de saúde pública na atualidade. A sétima pandemia, em curso há quatro décadas, atinge novas áreas, como a América Latina, desde 1991. Ao lado disso, a identificação do sorogrupo O139, da espécie *Vibrio cholerae* na gênese de doença diarréica semelhante à cólera epidêmica, representa um evento único na evolução do microrganismo.

A interação do *V. cholerae* com o meio ambiente e os fatores que determinam o processo de endemização pelo qual a cólera vem passando ao longo da sétima pandemia vêm sendo melhor compreendidos. A complexidade da estrutura genética e o grande potencial de variação, originando novas cepas, fornecem subsídios para o desenvolvimento de novas vacinas com maior poder imunogênico e de testes eficazes para o diagnóstico mais rápido da doença.

ETIOLOGIA

V. cholerae pertence à família *Vibrionaceae*, da qual fazem parte outras espécies do gênero *Vibrio*, potencialmente patogênicas para o homem. Apresenta-se sob a forma de bastonete, gram-negativo, móvel, exibindo flagelo polar único. Facultativamente anaeróbio, não forma esporos.

O patógeno possui estrutura antigênica complexa, destacando-se o antígeno somático "O", de natureza lipopolissacarídica, o qual é formado por três frações denominadas A, B e C. Com base em suas variações, a espécie é classificada em diferentes sorogrupos. Atualmente são reconhecidos 139, sendo que o agente da cólera epidêmica clássica pertence ao sorogrupo O1, assim denominado por ter sido o primeiro a ser definido.

V. cholerae O1 pode, ainda, ser diferenciado em dois biotipos, Clássico e El-Tor, de acordo com as características biológicas.

EPIDEMIOLOGIA

A cólera apresenta grande poder de disseminação, já tendo sido registrada em todos os continentes ao longo de sua história. A sétima pandemia, a mais longa da história, é causada pelo biotipo El-Tor, ao contrário das epidemias anteriores, todas devidas ao biotipo Clássico. Tem havido relato de casos isolados e de microepidemias da doença ao longo da costa do Texas e da Louisiana (EUA) e ao norte do México, desde 1973. Esses casos, decorrentes da ingestão de ostras, camarões e caranguejos, não estão relacionadas à pandemia em curso, sendo devidas, contudo, a cepas de víbrio endêmicas no Hemisfério Ocidental.

A forma de transmissão fecal-oral da cólera foi demonstrada em 1849, por John Snow, durante epidemia ocorrida em Londres. O papel de grande variedade de bebidas, alimentos e fômites como potenciais fontes de veiculação do vibrião colérico foi demonstrado em laboratório.

PATOGÊNESE

O desenvolvimento da infecção por *V. cholerae* O1 é influenciada por vários fatores. O efeito da acidez gástrica do hospedeiro sobre o vibrião já foi demonstrado. A alcalinização do estômago reduziu o tamanho do inóculo necessário à produção da doença de 10^9 para 10^4, sugerindo que indivíduos gastrectomizados ou que usam antiácidos sejam mais suscetíveis.

Da mesma forma, indivíduos pertencentes ao grupo sangüíneo "O" parecem especialmente predispostos à forma grave da doença, e o estado imune do hospedeiro, ao se expor ao agente, é relevante, havendo maior tendência a manifestações clínicas, quando anticorpos vibriocidas não são detectados.

Uma vez vencida a barreira ácida do estômago, o vibrião coloniza a mucosa do intestino delgado, aderindo à superfície das células M, no epitélio de revestimento. Várias toxinas são então liberadas, como hemolisinas, mucinases, neuraminidases e citolisinas.

A estrutura da toxina colérica consiste de cinco subunidades B, arranjadas de forma circular, e da subunidade A (parte ativa da enzima). Uma vez liberada no lúmen intestinal, a toxina liga-se, através da subunidade B, a receptores específicos (gangliosídeos GM1). A subunidade A entra na célula, há catalisação e ativação da adenil-ciclase, que medeia a transformação do ATP em AMP cíclico. Em conseqüência, ocorre fosforilação de uma proteinocinase, levando à secreção aumentada de cloretos e redução da absorção de sódio, água e cloro, com resultante acúmulo de grande quantidade de líquido isotônico na luz intestinal. A capacidade de absorção de glicose, potássio e bicarbonato permanece intacta.

ASPECTOS CLÍNICOS

O período de incubação é bastante veriável, indo de algumas horas até cinco dias. O estabelecimento da doença é, em geral, abrupto ou após breve período de falta de apetite e plenitude abdominal. A gravidade é variável, com grande parte dos casos caracterizados por diarréia leve ou moderada, numa apresentação indistinguível de gastroenterites de outras etiologias.

Na moléstia em sua forma "típica" sobressai o grande volume das evacuações, geralmente não relacionada a ocorrência de cólicas e tenesmo. O volume total de perda pelas fezes oscila entre três a 15 litros de líquido e o número de evacuações em torno de 50 a 100 episódios em 24 horas. Posto isto, é fácil compreender a clínica que se sucede, dependente da desidratação aguda e do desequilíbrio hidroeletrolítico: hemoconcentração, acidose, hiperazotemia, hipocalemia e hiponatremia. Náuseas, vômitos e febre eventualmente podem ocorrer.

Nos casos graves, há numerosas evacuações de grandes volumes de fezes líquidas, sem sangue ou pus, caracteristicamente inodoras e que consistem predominantemente de água com flocos de muco e restos de células epiteliais – conseqüentemente, usa-se o termo "água de arroz".

Nos casos graves, em que o volume de fezes perdidas pode ultrapassar 1.000 ml/hora, hipotensão arterial, choque hipovolêmico e anúria costumam instalar-se rapidamente. Nestes casos, o paciente torna-se taquicárdico, taquipnéico, hipotérmico e cianótico. Nas situações fulminantes, cãibras musculares intensas envolvendo mais comumente os músculos da panturrilha desenvolvem-se invariavelmente. Alterações do sistema nervoso central, que variam de torpor até convulsões graves, ocorrem em até 10% das crianças, não sendo comuns nos adultos. Eventualmente surge também anúria por insuficiência pré-renal, que pode se tornar irreversível.

O período de convalescença é geralmente de rápido curso com o paciente evoluindo com marcante melhora. A diarréia torna-se menos aquosa e mais corada com a penetração da bile no duodeno; o pulso torna-se cheio com elevação da pressão arterial; o calor retorna às extremidades, fazendo involuir as cãibras musculares, a astenia e a cianose.

DIAGNÓSTICO

Os casos "típicos" de cólera – com volumosa diarréia – em geral não apresentam dificuldades diagnósticas, desde que a hipótese seja cogitada. Entretanto, o diagnóstico definitivo de cólera depende da demonstração ou isolamento do agente etiológico em material clínico. Em situações de epidemia, este procedimento é imperioso quando da ocorrência dos primeiros casos. Uma vez identificado a situação epidêmica o critério clínico-epidemiológico é recomendado para fins de notificação.

A coleta das fezes para cultivo pode ser feita em recipiente de boca larga, limpo, sem soluções preservantes, por meio de *swab* retal ou fecal, sendo mantida a amostra em meio de transporte de Cary-Blair; ou, ainda, no caso de fezes líquidas, em tiras de papel de filtro, as quais deverão ser acondicionadas em invólucros plásticos para evitar dessecação.

Aém da cultura, a detecção de *V. cholerae* nas fezes pode, ainda, ser realizada por técnicas de detecção rápida, como hibridização de DNA e reação de polimerase em cadeia (PCR).

Sorologia pareada, com a primeira amostra colhida na fase aguda da infecção e a segunda, na convalescença, constitui alternativa para o diagnóstico retrospectivo, considerando-se acentuação de, pelo menos, quatro vezes nos títulos dos anticorpos, empregando técnicas como a titulação de anticorpos aglutinantes, microtitulação de anticorpos vibriocidas ou ensaio imunoenzimático para detecção de antitoxina. Esses métodos têm grande importância em estudos populacionais e têm sido empregados em inquéritos visando avaliar prevalência de infecção.

TRATAMENTO

A base terapêutica da cólera consiste em reposição hidroeletrolítica adequada e imediata, de acordo com o grau de desidratação do enfermo e antibioticoterapia.

Os pacientes nos quais não sejam detectados sinais de desidratação podem receber a solução de reidratação oral (SRO) e outros líquidos, livremente, após cada evacuação.

Se houver sinais de desidratação moderada traduzida por redução das lágrimas, ressecamento da mucosa oral, sede moderada, olhos encovados, a reidratação deverá ser, também, por via oral em quantidade livre. Crianças devem receber de 50 a 100 ml/kg, em aproximadamente quatro horas.

Nos casos graves, reposição intravenosa se impõe. Devem ser puncionadas duas veias e administrados, simultaneamente, solução salina fisiológica e Ringer lactato, o mais rápido possível, em volume suficiente para retirar o paciente do estado de colapso circulatório (o que é conseguido, em geral, com 30 ml/kg em meia hora). Em seguida, manter a hidratação em volume de 70 ml/kg, em duas a três horas. Introduzir a hidratação oral assim que o paciente puder aceitá-la.

Em crianças, a reidratação segue esquema semelhante ao do adulto, devendo-se prolongar o tempo de reposição inicial para cerca de uma hora e a segunda etapa para cinco horas, se o paciente tiver menos de um ano. Como alternativa, pode ser preparada uma solução de glicose a 5% e soro fisiológico, em partes iguais, à qual poderá ser acrescentado bicarbonato de sódio e cloreto de potássio, na concentração final de 23 mEq/l e 15 mEq/l, respectivamente. A infusão deve ser de 100 ml/kg em duas horas.

Tratamento antimicrobiano deve ser instituído em seguida à hidratação, tão logo o paciente possa tolerá-lo por via oral. Não há vantagens na administração intravenosa de antibióticos. Tetraciclina, na dose de 500 mg de seis em seis horas por três dias, é considerada a droga de escolha, onde não houver registro de resistência; podendo-se optar, ainda, pela doxiciclina, em dose única de 300 mg.

Para crianças menores de sete anos, são recomendados sulfametoxazol-trimetoprim (25 mg/kg do sulfametoxazol, dividido em duas doses diárias), estearato de eritromicina (40 mg/kg, divididos de seis em seis horas) ou furazolidona (1,25 /kg de seis em seis horas).

Mulheres em período gestacional devem ser tratadas, preferencialmente, com furazolidona (100 mg de seis em seis horas) ou estearato de eritromicina (500 mg de seis em seis horas). Ampicilina, cloranfenicol, ciprofloxacina, norfloxacina são efetivos *in vitro* contra o *V. cholerae* O1, representando outras alternativas de tratamento.

Grande número de investigações ressaltam os benefícios da antibioticoterapia em diminuir o tempo de duração da diarréia, assim como o número de evacuações e o volume das fezes, reduzindo, em conseqüência, a probabilidade de desenvolvimento do estado de portador assintomático e da disseminação do patógeno para o meio ambiente. Emergência de cepas resistentes a vários antibióticos tem sido registrada, exigindo, contudo, avaliação periódica da sensibilidade de *V. cholerae* isolado em uma epidemia aos antimicrobianos em uso.

PREVENÇÃO

A profilaxia da cólera depende da existência de infraestrutura sanitária adequada, incluindo sistema público ou doméstico de abastecimento d'água, recolhimento do lixo e dejetos humanos, aliada à vigilância sanitária e epidemiológica e às adequadas práticas de higiene pessoal.

Em situações de epidemia, na ausência das condições mencionadas, medidas de tratamento da água e da comida devem ser tomadas, visando reduzir a disseminação do bacilo.

Dessa forma, cada litro de água destinada à lavagem dos utensílios domésticos e limpeza de superfícies deve ser acrescido de 15 ml (colher de sopa) de hipoclorito de sódio 2% ou água sanitária, contendo 2% de cloro ativo. Entretanto, nas situações em que a água é utilizada para beber, cozinhar e para o banho a quantidade de hipoclorito de sódio a 2% a ser adicionada é de duas gotas para cada litro.

Os cuidados com a comida incluem o aquecimento adequado, tendo-se em vista que o patógeno não sobrevive a temperaturas superiores a 60°C. Os alimentos devem ser consumidos ainda quentes. Se forem destinados a consumo posterior, devem ser mantidos sob refrigeração ou congelados e reaquecidos antes do consumo.

Frutas e verduras consumidas cruas devem ser imersas numa solução composta na proporção de um litro d'água e 15 ml (colher de sopa) de hipoclorito de sódio (pode ser substituído por água sanitária) ou vinagre, durante 30 minutos.

É indispensável manter os alimentos longe de insetos e roedores, bem como lavar as mãos antes das refeições e após o uso do sanitário. O lixo deve ser acondicionado em recipientes fechados até a coleta ou incinerado em locais apropriados.

Vários tipos de vacinas vêm sendo desenvolvidos, não havendo ainda proteção adequada – há baixa eficácia, não prevenindo infecção assintomática, não há recomendação, portanto, atualmente, para o seu uso rotineiro.

BIBLIOGRAFIA RECOMENDADA

Gonçalves EGR. *V cholerae*: Prevalência do Sorovar-01 em Manacapuru, AM. Tese de Mestrado, Instituto Oswaldo Cruz, Fundação Oswaldo Cruz. Rio de Janeiro, 1996, 121 págs. mais 2 anexos.

Gonçalves EGR. Cólera. *In* Siqueira-Batista R, Gomes AP, Igreja RP, Huggins DW: *Medicina Tropical — Abordagem Atual das Doenças Infecciosas e Parasitárias.* Rio de Janeiro: Cultura Médica, 2001.

Hofer E. Cholera in Brasil: Analysis of some bacteriologic, clinical and epidemiological characteristics. *Cholera on the American Continents.* Washington, DC: ILSI Press, 1993

Ministério da Saúde. Fundação Nacional de Saúde. Cólera — Transmissão e Prevenção em Alimentos e Ambiente. 1ª ed., 1993.

Ministério da Saúde. Secretaria Nacional de Vigilância Sanitária. Comissão Nacional de Prevenção da Cólera. *Cólera.* 3ª ed., 1991.

Nalin DR, Morris Jr. JG. Cholera and other vibrioses. *In* Strickland GT (Ed.): *Hunter's Tropical Medicine.* 7th ed. Philadelphia: WB Saunders, 1991.

CAPÍTULO 49
Coqueluche

PAULA MONARCHA BASTOS ◆ THIERS SOARES
ALESSANDRA LATINI VOGAS ◆ ANDRÉIA PATRÍCIA GOMES

CONCEITO

Coqueluche ou pertussis é uma doença infecciosa aguda, contagiosa, imunoprevenível, causada pela bactéria *Bordetella pertussis*, mais comum na faixa etária pediátrica.

ETIOLOGIA

B. pertussis é um cocobacilo gram-negativo, oxidase positiva e urease negativa (o oposto da *Bordetella parapertussis*). A confirmação das colônias suspeitas é realizada, preferencialmente, através do uso de anti-soro específico para *B. pertussis,* previamente diluído. O ser humano é seu único reservatório, e sua sobrevivência em meio ambiente é breve.

EPIDEMIOLOGIA

A coqueluche é uma doença endêmica, de distribuição universal, sendo descritos surtos epidêmicos a cada três a cinco anos, devido ao acúmulo de indivíduos suscetíveis em populações com baixa cobertura vacinal específica. É muito contagiosa, com taxa de ataque secundário de 50% a 100% dos contatos suscetíveis. Os portadores assintomáticos ou oligossintomáticos são menos contagiosos, mas contribuem para a manutenção da circulação do agente na comunidade.

A incidência, a morbidade e a letalidade são maiores no sexo feminino, em pré-escolares e lactentes de população com baixa cobertura vacinal. No geral, possui morbidade e letalidade inversamente proporcionais à idade.

A transmissão se dá através do contato direto com gotículas de secreção de nasofaringe de uma pessoa infectada. A transmissão por contato indireto pode acontecer, porém é incomum, pois o agente sobrevive pouco tempo no ambiente.

O período de transmissibilidade se estende de sete dias após a exposição, até três semanas após o início das crises paroxísticas.

PATOGÊNESE

A habilidade de *B. pertussis* em atingir o trato respiratório e ligar-se às células ciliadas é reflexo da ação de adesinas. A citotoxina traqueal, produzida pela bactéria, causa cilioestase ou até mesmo morte das células epiteliais colunares, acarretando lesões focais na mucosa respiratória e provocando o início da tosse. A toxina adenilato-ciclase ajuda na proteção da bactéria contra os fagócitos e estimula a secreção de fluidos e muco. A toxina *pertussis* exerce seus efeitos locais e/ou sistêmicos através da modificação das proteínas G do hospedeiro, exacerbando a tosse, que aparece em resposta ao dano e irritação locais.

ASPECTOS CLÍNICOS

O período de incubação é de sete a 14 dias. A coqueluche apresenta três estágios: o catarral, o espasmódico e o de convalescença. Cada estágio dura em média quatro a oito semanas. O estágio **catarral**, o mais contagioso, dura de sete a 14 dias e se caracteriza pela presença de coriza, febre baixa e aparecimento da tosse, o diagnóstico nesta fase é importante, pois o tratamento precoce reduz a gravidade da doença. No estágio **espasmódico**, a tosse torna-se paroxística, também conhecida como tosse quintosa, com intensa sensação de asfixia, freqüentemente associada a chiado e vômitos após a tosse; neste estágio não há febre e/ou outros sintomas sistêmicos. Os acessos de tosse podem aumentar a pressão venosa no segmento cefálico, ocasionando congestão da face, lacrimejamento, edema periorbitário, hemorragias, sendo a hemorragia conjuntival bastante freqüente. É comum linfocitose absoluta no hemograma. Gradativamente o paroxismo diminui, o "chiado" desaparece e a tosse parece fazer parte de um quadro de bronquite, caracterizando o estágio de **convalescença**, que dura em média três semanas, mas pode prolongar-se indefinidamente, nos meses de inverno.

Em adultos, a doença, geralmente, apresenta-se como tosse produtiva ou espasmódica, com duração não menor que 21 dias, podendo haver interrupção do sono pela tosse e à sensação de "sufocação".

COMPLICAÇÕES

As mais freqüentes na criança são: pneumonia, convulsões, apnéia e cianose, otite média e encefalopatia. No adulto as mais comuns são: otite média, pneumonia, incontinência urinária transitória e linfadenomegalia cervical dolorosa. As complicações respiratórias, como pneumotórax com enfisema subcutâneo e insuficiência respiratória são as principais responsáveis pelo óbito dos pacientes. As complicações neurológicas, que surgem no período paroxístico, são raras, porém graves e geralmente fatais, principalmente em crianças menores.

Raramente verificam-se hemorragias maciças. Entretanto, torna-se freqüente a epistaxe, petéquias difusas principalmente em mucosas, hemorragia subconjuntival, subdural e subaracnóidea.

Outras complicações secundárias também podem ser encontradas, como hérnia umbilical e inguinal e prolapso retal.

DIAGNÓSTICO

De acordo com as definições de vigilância de Saúde Pública do *Centers for Diseases Control and Prevention* (CDC), um caso clínico de coqueluche é caracterizado como um quadro de tosse de, pelo menos, duas semanas de evolução, sem outra causa aparente, com um dos seguintes sinais e/ou sintomas associados: tosse paroxística, "chiado" inspiratório ou vômitos após tosse. Um caso para ser confirmado exige ratificação laboratorial ou enquadramento nas definições de caso clínico e apresentação de um dos seguintes critérios: diagnóstico laboratorial confirmado ou ligação epidemiológica com caso laboratorial confirmado.

A cultura de secreções nasofaríngeas é o método diagnóstico laboratorial padrão-ouro e permite a realização de testes de sensibilidade aos antimicrobianos e de tipagem molecular a partir da cepa isolada.

Outro exame laboratorial utilizado é a técnica de detecção direta de anticorpos fluorescentes em secreções nasofaríngeas, não podendo ser utilizado isoladamente como teste de confirmação diagnóstica.

A reação de cadeia de polimerase (PCR) é uma técnica altamente sensível e específica para detecção da *B. pertussis,* tendo indicação mesmo em ocasiões de surtos.

Os testes sorológicos disponíveis utilizam a técnica da ELISA, com a vantagem de serem positivos até em estágios tardios da doença.

Em relação ao **diagnóstico diferencial** alguns agentes podem causar manifestações clínicas semelhantes à coqueluche: adenovírus dos tipos 1, 2, 3 e 5, *Mycoplasma pneumoniae, Chlamydia pneumoniae,* vírus sincicial respiratório, *Hemophilus influenzae,* vírus parainfluenza tipo 2, *B. parapertussis, Bordetella bronchiseptica.* Outras doenças do aparelho respiratório também podem provocar tosse intensa paroxística, como bronquiolite, mucoviscidose, tuberculose, asma brônquico, entre outras.

TRATAMENTO

A coqueluche não complicada pode ser tratada no domicílio. No entanto, como o risco de complicações em lactentes é maior, deve-se considerar a internação nesta faixa etária.

O tratamento de suporte depende basicamente da observação rigorosa do paciente e cuidados do profissional de saúde qualificado. Baseia-se em:

- Uso de oxigenoterapia.
- Aspiração de secreções.
- Redução de estímulos à tosse, mantendo o paciente em ambiente calmo.
- Manutenção do equilíbrio hidroeletrolítico e ácido-básico.
- Manutenção de nutrição adequada ao paciente.

O antibiótico mais eficaz na eliminação do microrganismo é a eritromicina, na dose de 40 a 50 mg/ kg/dia de 6/6h (dose máxima de dois gramas/dia), por via oral durante 14 dias. Também podem ser utilizados sulfametoxazol-trimetoprim e tetraciclina.

Os corticosteróides podem alterar a gravidade e duração da doença, sendo indicados em lactentes com formas graves de coqueluche (hidrocortisona 30 mg/kg/24 horas).

Os pacientes que apresentam convulsões devem receber um benzodiazepínico, como o diazepam, lentamente, por via intravenosa, durante a crise. Em caso de persistência dos episódios convulsivos, pode ser usado o fenobarbital (0,5 a 2 mg/kg/dose, de 6/6h).

PREVENÇÃO

O paciente deverá ser mantido em isolamento respiratório por cinco dias após o início do tratamento com a eritromicina.

A quimioprofilaxia está indicada para comunicante de qualquer idade, vacinado ou não, principalmente se menor de seis anos, uma vez que irá prevenir a doença em pessoas suscetíveis e diminuir a transmissão da bactéria. A droga utilizada é a eritromicina nas mesmas doses anteriormente citadas por 10 dias; no caso de intolerância, o sulfametoxazol-trimetoprim também pode ser utilizado, porém sua eficácia é duvidosa.

A vacinação de bloqueio deve ser seletiva para crianças menores de sete anos que não completaram o esquema de vacinação; para as crianças que têm quatro doses ou mais, pode-se fazer um reforço desde que a última dose tenha sido há três anos ou mais.

A vacina recomendada pela Organização Mundial de Saúde é uma vacina de célula inteira combinada aos toxóides tetânico e diftérico, tendo na sua composição hidróxido de alumínio ou fosfato de alumínio.

O esquema básico de vacinação no Brasil é de três doses da vacina DPT, com intervalo de 60 dias entre elas e início aos dois meses de idade, com reforço entre seis e 12 meses após a terceira dose. A imunidade conferida pela vacina não é duradoura, persistindo por aproximadamente três anos.

Os efeitos colaterais da vacina DPT são: reações locais (eritema e enduração com ou sem dor associada), febre, mal-estar geral e irritabilidade; com menor freqüência, podem ocorrer sonolência, choro prolongado, convulsão e síndromes hipotônico-hiporresponsivas.

As contra-indicações absolutas à vacinação são reação anafilática anterior, choro inconsolável após a vacinação e encefalopatias nos primeiros sete dias após dose prévia da vacina DPT.

A vacina acelular visa diminuir ou eliminar os efeitos adversos do componente *pertussis* da vacina DPT, portanto, atualmente, está indicada nos pacientes que apresentaram encefalopatia nos primeiros sete dias após o uso da vacina DPT.

BIBLIOGRAFIA RECOMENDADA

Farhat CK. *Infectologia Pediátrica.* 2ª ed. São Paulo, Atheneu, 1998.

Gouveia CAB, Gazineo JLD. Coqueluche. *In* Siqueira-Batista R, Gomes AP, Igreja RP, Huggins DW: *Medicina Tropical.* Rio de Janeiro: Cultura Médica, 2001.

Hewlett EL. *Bordetella* species. In: Mandell GL, Bennett JE, Dohin R. Principles and Practice of Infectious Diseases. 5th ed. Philadelphia: Churchill Livingstone, 2000.

Schechter M, Marangoni DV. Doença Febris. *Doenças Infecciosas — Conduta Diagnóstica e Terapêutica.* 2ª ed. Rio de Janeiro: Guanabara-Koogan, 1998.

CAPÍTULO 50

Difteria

Carla Aparecida Braz Gouveia ◆ Jorge Luiz Dutra Gazineo ◆ Andréia Patrícia Gomes

CONCEITO

A difteria é uma doença infecciosa aguda, causada pelo *Corynebacterium diphtheriae*, um bastonete aeróbio gram-positivo. Somente as cepas produtoras de toxina são capazes de provocar doença. O homem é o único "reservatório" conhecido do *C. diphtheriae*.

ETIOLOGIA E EPIDEMIOLOGIA

C. diphtheriae é um bacilo gram-positivo capaz de colonizar as vias respiratórias e a pele de seres humanos. Através da técnica de coloração de Albert-Layborn são visualizáveis granulações metacromáticas no patógeno. Cresce adequadamente e em ritmo acelerado nos meios Loeffler e Pai.

A infecção se dá pelo ar, através de gotículas de secreção respiratória e/ou através de contato direto com secreções respiratórias ou exsudato de lesões cutâneas infectadas. Os fômites também colaboram na transmissão.

A enfermidade é mais freqüente nos meses de outono e inverno (sobretudo nos climas temperados), fato este de menor relevância em nosso país. Pessoas de baixa renda – sobretudo nas áreas com deficiente cobertura vacinal – são mais sujeitas à difteria.

ASPECTOS CLÍNICOS

O período de incubação é de quatro a seis dias para os sintomas respiratórios localizados. As manifestações sistêmicas são mais variáveis com período de incubação de 10 a 14 dias para miocardite e três a sete semanas para as manifestações do sistema nervoso central. Em relação aos achados clínicos, temos a difteria **nasal** (com presença de descarga nasal serossanguinolenta ou seropurulenta, associada com freqüência à membrana mucosa esbranquiçada, particularmente no septo, havendo raramente sinais de ação da toxina); **faríngea** (de início abrupto com febre baixa, prostração, adenopatia cervical, angina, discreta hiperemia e desenvolvimento da membrana – inicialmente branca que se torna cinzenta – em uma ou ambas amígdalas, com extensão variável, envolvendo pilares, úvula, palato mole, oro e nasofaringe; há sinais variáveis de ação da toxina), **laríngea** e **traqueobrônquica** (estas por extensão da membrana faríngea, manifestando-se por rouquidão, dispnéia, estridor, tosse e edema associado à presença da membrana – acometendo a laringe, traquéia e brônquios, com possibilidade de ocorrer insuficiência respiratória grave). Outros locais podem ser acometidos pela difteria incluindo: pele, ouvido, conjuntiva e vagina.

As complicações sistêmicas mais importantes da difteria incluem as **cardíacas** (após uma a duas semanas de doença, havendo insuficiência cardíaca, arritmias e distúrbios de condu-ção), **neurológicas** (paralisia do véu palatino e faringe posterior, paralisias do nervo oculomotor, entre outras) e, muito mais raramente meningite, endocardite, osteomielite e hepatite (estas geralmente descritas em pacientes com doenças de base que comprometem a imunidade).

DIAGNÓSTICO

O diagnóstico da difteria é estabelecido inicialmente em bases clínicas, sendo necessária tão-somente a suspeição clínica para início do tratamento. A confirmação é feita através da cultura de *swab* de orofaringe (ou de fragmentos de membrana), cultivados em meio de Loeffler ou ágar-telurito. Não há justificativa para realização de bacterioscopia para diagnóstico de difteria, pois a especificidade, a sensibilidade e os valores preditivos são, em geral, muito baixos. A produção da toxina pode ser demonstrada pelo teste de Elek, no qual o anti-soro é colocado em tira de papel de filtro, que é então disposta entre várias colônias e uma reação de precipitação no ágar é esperada após incubação. Os achados laboratoriais incluem leucocitose moderada e proteinúria, porém são inespecíficos. A anemia é rara e deve-se à hemólise. Hiperglicemia pode ocorrer e reflete toxicidade hepática. O aumento das escórias nitrogenadas pode ocorrer nos pacientes com necrose tubular aguda.

O diagnóstico diferencial da difteria inclui a mononucleose infecciosa, a faringoamigdalite viral ou estreptocóccica, angina de Vincent, epiglotite aguda e a angina agranulocítica. Para as formas laríngeas devem ser considerados crupe viral, laringotraqueobronquite, corpo estranho, abscessos perifaríngeos e retrofaríngeos e tumores laríngeos. O diagnóstico diferencial da difteria nasal inclui a presença de corpo estranho, sinusite, adenoidite ou sífilis congênita.

TRATAMENTO

A terapêutica é feita **sempre com o paciente internado e em isolamento estrito (precaução respiratória e de contato).** Como objetivos, deve-se neutralizar a toxina circulante – soro antidiftérico (SAD) – e erradicar a bactéria do foco de infecção – antibioticoterapia. O SAD administrado por via intravenosa, após teste de sensibilidade (0,1 ml de 1:1.000-diluição de toxina em salina) intradérmico ou em saco conjuntival (caso o teste seja positivo – reação maior que 10 milímetros de eritema em 20 minutos ou conjuntivite –, a dessensibilização deve ser procedida. As doses de soro recomendadas são:

- Difteria nasal ou faríngea: 40.000 UI.
- Difteria faríngea moderada: 80.000 UI.
- Difteria faríngea severa ou laríngea, com sintomas clínicos variados, edema em região cervical, ou mais de 48 horas de duração: 120.000 UI.

A antibioticoterapia não substitui o tratamento com a antitoxina, porém também é de extrema importância. A penicilina (200.000 UI/kg/dia em seis doses, via intravenosa) e a eritromicina (30-40 mg/kg/dia, dividida em quatro doses, via oral) são efetivas contra a maioria das cepas de *C. diphtheriae*, e o tratamento deve se estender por 14 dias. O controle de cura deve ser feito com a obtenção de três culturas de *swabs* de orofaringe negativas, consecutivas, com intervalo de 24 horas entre elas.

Outras medidas incluem o uso de corticosteróide (recomenda-se dexametasona 0,5 mg/kg via intravenosa uma vez ao dia no caso de laringite exuberante) e da carnitina na dose de 100 mg/kg (1 ml/kg do xarope a 10%), dividida em três doses, durante quatro dias, a partir da internação (diminui a incidência de miocardite ou atenua as formas graves). A ventilação mecânica pode ser necessária na polineurite.

PREVENÇÃO

A difteria é uma doença imunoprevenível, o que é obtido com a utilização da vacina DPT (difteria, pertussis, tétano) no segundo, quarto e sexto meses de vida, devendo-se administrar uma dose de reforço no período de seis a 12 meses após a última dose. A vacina é composta pelos toxóides tetânico e différico em associação com *Bordetella pertussis* inativada, tendo como principais efeitos adversos mal-estar, febre, irritabilidade, síndrome hipotônica-hiporresponsiva, encefalopatia e choro prolongado e incontrolável, sendo os três últimos paraefeitos decorrentes do componente *pertussis*.

Os portadores assintomáticos devem ser tratados com penicilina ou eritromicina por via oral por sete dias, devendo ser pesquisado, após o curso antibiótico, a persistência do estado de portador, através de cultura.

BIBLIOGRAFIA RECOMENDADA

Feigin RD, Stechenberg BW, Aguillar LK. Diphtheria. *In* Feigin RD, Cherry JD: *Textbook of Pediatric Infectious Diseases.* 4th ed. Philadelphia: WB Saunders, 1998.

Goldman L, Bennett J. *Cecil Textbook of Medicine.* 21ª ed. Philadelphia: WB Saunders, 2000.

Gouveia CAB, Gazineo JLD. Difteria. *In* Siqueira-Batista R, Gomes AP, Igreja RP, Huggins DW: *Medicina Tropical — Abordagem Atual das Doenças Infecciosas e Parasitárias.* Rio de Janeiro: Cultura Médica, 2001.

Mac Gregor RR. Corynebacterium diphtheriae. *In* Mandell GL, Bennett JE, Dolin R. *Principles and Practice of Infectious Diseases.* 5th ed. Philadelphia: Churchill Livingstone, 2000.

Reese RE, Betts RF. *A Practical Approach to Infectious Diseases.* 4ª ed. Boston: Little, Brown & Co., 1996.

CAPÍTULO 51
Doença da Arranhadura do Gato

Valdiner Pires Filho ◆ Loriléa Chaves de Almeida

CONCEITO

É uma doença caracterizada por linfadenopatia regional dolorosa, freqüentemente precedida por lesão cutânea atribuída à história de contato íntimo ou arranhadura de gatos. Geralmente tem evolução benigna, mas até 2% dos pacientes podem apresentar doença sistêmica grave.

ETIOLOGIA

Diversos trabalhos apontam a *Bartonella henselae* como agente etiológico, já que cerca de 86% dos pacientes com os critérios diagnósticos para a doença mostram aumento de anticorpos IgG séricos contra este patógeno. *B. henselae* é um bacilo gram-negativo, encurvado, auto-agregante e com mobilidade espasmódica.

EPIDEMIOLOGIA

A maior incidência da infecção por *B. henselae* ocorre entre cinco e 14 anos de idade. Cerca de 90% dos casos são infectados concomitantemente pelo vírus da imunodeficiência humana (HIV) ou alguma outra doença imunossupressora. Nos EUA 22.000 pessoas são afetadas anualmente. Não há dados epidemiológicos disponíveis no Brasil.

PATOGÊNESE

As alterações histopatológicas nos linfonodos desenvolvem-se durante meses, ocorrendo hiperplasia, hipertrofia folicular, histiocitose sinusal, proliferação de células B, seguidas por formação de granuloma e infiltração neutrofílica com necrose central. Os bacilos são bem visualizados através da impregnação pela prata de Warthin-Starry, quando a doença está no início.

ASPECTOS CLÍNICOS

No local da arranhadura (inoculação), num período de três a 12 dias, surge uma pápula eritematosa que pode evoluir para crosta ou pústula. Este quadro ocorre na maioria dos pacientes que, posteriormente, apresentam o diagnóstico. Em duas ou três semanas surge linfadenopatia regional, geralmente em linfonodos axilares ou cervicais dolorosos e aumentados. Nos casos típicos, esses linfonodos permanecem aumentados por dois a quatro meses.

Sintomas sistêmicos, como febre, anorexia, náuseas e adinamia estão presentes em um pequeno número de casos. Em cerca de 5% de pacientes pode ocorrer inoculação do olho, levando à lesão granulomatosa da conjuntiva, com adenopatia pré-auricular (síndrome oculoglandular de Parinaud).

Manifestações graves são referidas em 2% dos enfermos e incluem: encefalopatia, encefalite, hepatite, abscesso esplêni-co, púrpura trombocitopênica entre outras. Nestes casos de maior gravidade a não suspeição clínica e a ausência de terapêutica podem ocasionar o óbito dos enfermos.

DIAGNÓSTICO

O diagnóstico depende do encontro de três dos quatro critérios a seguir:

- História de contato com gatos e presença de arranhadura ou lesão de inoculação.
- Pesquisa laboratorial negativa para outras causas de linfadenopatia.
- Teste cutâneo positivo com um ou dois antígenos da doença (por ELISA ou imunofluorescência pode-se detectar anticorpos séricos IgG contra o bacilo).
- Biópsia de linfonodos que revele aglomerados de pequenos bacilos pleomórficos corados pela impregnação pela prata de Warthin-Starry.

No **diagnóstico diferencial** são importantes linfadenite piogênica, brucelose, sífilis, micoses profundas, toxoplasmose, infecção micobacteriana, tularemia, linfogranuloma venéreo, citomegalovírus e, especialmente nos pacientes infectados pelo HIV, sarcoma de Kaposi.

TRATAMENTO

A maior parte dos pacientes não necessita de tratamento específico, a não ser medicamentos sintomáticos. Nos casos de linfadenite "flutuante" ou linfonodo supurado único, deve-se aspirar o conteúdo com agulha. Nos pacientes com formas graves ou nos imunocomprometidos, torna-se necessário antibioticoterapia, conforme o apresentado no Quadro 51-1.

PREVENÇÃO

Não são descritas medidas de prevenção ativa ou passiva.

Quadro 51-1. Esquemas terapêuticos na doença da arranhadura do gato

Fármacos	Dose	Tempo de tratamento
Sulfametoxazol/ trimetoprim	160-320 mg de TMP 2/3 vezes ao dia	10 a 14 dias
Rifampicina	300 mg 2 vezes ao dia	10 a 14 dias
Ciprofloxacina	500 mg 2 vezes ao dia	7 a 14 dias
Gentamicina	5 mg/kg 1 vezes ao dia	10 a 14 dias

BIBLIOGRAFIA RECOMENDADA

Gazineo JLD, Miranda LP. Bartonelose. *In* Siqueira-Batista R, Gomes AP, Igreja RP, Huggins DW: *Medicina Tropical — Abordagem Atual das Doenças Infecciosas e Parasitárias*. Rio de Janeiro: Cultura Médica, 2001.

Relman DA. Doença da "arranhadura do gato" e angiomatose bacilar. *In* Wyngaarden JB, Smith LH, Bennett JC: *Cecil — Tratado de Medicina Interna*. Rio de Janeiro: Guanabara-Koogan, 1997.

Slater LN, Welch DF. *Bartonella* species, including cat-scratch disease. *In* Mandell GL, Bennett DE, Dolin R. Principles and Practice of Infectious Diseares. 5th ed. Philadelphia: Churchill Livingstone, 2000.

CAPÍTULO 52
Doença de Lyme

Gibran Roder Feguri ◆ Gisele Bianchini Macacchero
Andréia Patrícia Gomes ◆ Rodrigo Siqueira-Batista

CONCEITO

A doença de Lyme é uma enfermidade de caráter infeccioso, transmitida por carrapatos e causada pela bactéria *Borrelia burgdorferi*.

Apresenta evolução em três diferentes estágios: no primeiro, três a 32 dias (média de sete a 10 dias) após a picada do carrapato, ocorrem lesões cutâneas de caráter expansivo, eritematosas e principalmente migratórias, o chamado eritema migratório. Neste estágio, freqüentemente, há associação com quadros gripais *influenza*-símile. O segundo estágio é característico pela disseminação hematogênica ou linfática da bactéria, determinando sinais e sintomas neurológicos e/ou cardíacos, que podem ocorrer semanas a meses após a exposição inicial. Por fim, segue-se o terceiro estágio com sua manifestação mais típica, a artrite. Todas as fases da doença podem responder ao tratamento com antibióticos, porém, sabe-se que as melhores respostas, bem como a redução da chance de possíveis seqüelas neurológicas, cardíacas ou musculoesqueléticas, dependem de tratamento precoce.

ETIOLOGIA E EPIDEMIOLOGIA

O agente etiológico responsável pela doença é uma bactéria espiroqueta, *B. burgdorferi*, sendo transmitida ao homem por carrapatos ixodídeos. O vetor implicado na transmissão da doença de Lyme, nos Estados Unidos da América (EUA), regiões Noroeste e Meio-atlântico, é o *Ixodes scapularis*, também denominado *Ixodes dammini*; o *Ixodes pacificus* na costa oeste; o *Ixodes ricinus* na Europa; o *Ixodes persulcatus* na Ásia.

Três grupos genômicos do grupo *B. burgdorferi, sensu lato*, têm sido identificados: *B. burgdorferi sensu stricto*, causadora mais freqüente da enfermidade nos EUA; *Borrelia garini* e *Borrelia afzeli*, predominantes na Europa e na Ásia.

É importante ressaltar que camundongos e veados já foram implicados como reservatórios animais da espiroqueta. Roedores e pássaros podem também ser infectados. Animais domésticos como cães, gado e cavalo, eventualmente, podem desenvolver doença clinicamente manifesta, como artrite.

A maioria dos casos relatados até o presente momento ocorreram nos Estados Unidos da América (EUA), regiões Noroeste, Meio-atlântico e Centro-norte. A doença também é descrita na Europa, Ásia, Austrália e na América do Sul, inclusive no Brasil.

ASPECTOS CLÍNICOS

No **primeiro estágio**, a infecção é caracterizada pelo eritema migratório que ocorre no local da picada pelo carrapato. Apresenta-se como mácula ou pápula eritematosa, que se expande lentamente, com borda externa vermelho-vivo, brilhosa e com clareamento central, quente e não dolorosa. As coxas, virilhas e axilas são os locais mais acometidos. Nesta fase é freqüente o desenvolvimento de estado gripal (*influenza*- símile), com febre, calafrios e mialgia, ocorrendo em até 50% dos pacientes. Mesmo sem tratamento, os sinais e sintomas de eritema migratório regridem e resolvem-se em três a quatro semanas.

No **segundo estágio**, a espiroqueta dissemina-se por via hematogênica ou linfática, usualmente dentro de dias, semanas ou meses após a inoculação. Nesta fase podem ocorrer lesões cutâneas anulares, semelhantes à etapa inicial, porém sem correlação com a picada do carrapato. Uma lesão rara de pele, o linfocitoma, ocorre em 1% dos pacientes, apresentando-se como nódulo vermelho ou placa sobre a orelha em crianças e sobre os mamilos em adultos. Lesões musculoesqueléticas são comuns e intermitentes, excetuando-se a fadiga, que é geralmente persistente. Dez por cento a 20% dos pacientes apresentam lesão neurológica, sendo as mais comuns: encefalite, neurite craniana (incluindo paralisia facial de Bell), neurorradiculopatia, mononeurite múltipla ou mielite. Pleocitose linfocítica liquórica pode ocorrer, associada à hipoglicorraquia e hiperproteinorraquia (meningite asséptica). As manifestações cardíacas estão presentes em 4% a 10% dos pacientes acometidos, sendo freqüentes o bloqueio atrioventricular (BAV) de graus variados, habitualmente responsivo ao tratamento, raramente necessitando de marca-passo definitivo (algumas vezes, o provisório), disfunção branda de ventrículo esquerdo (VE), miocardite e mais raramente cardiomegalia. O envolvimento cardíaco costuma ser breve, durando de três dias a seis semanas, podendo reincidir. Conjuntivite, ceratite e raramente panoftalmite podem ocorrer.

O **terceiro estágio** da doença ocorre meses ou anos após a infecção inicial, manifestando-se principalmente por doença do sistema musculoesquelético, acometendo 60% dos pacientes. Nesta fase os sintomas cutâneos e neurológicos podem se sobrepor aos articulares. As manifestações clínicas são variáveis e incluem: dor articular e periarticular sem achados objetivos; artrite franca, caracterizada por crises intermitentes de edema e dor articular assimétricas nas grandes articulações, em uma ou duas articulações por vez, sendo que os joelhos, quando acometidos, ficam mais edemaciados que dolorosos (quentes, mas não avermelhados); cistos de Baker podem formar-se e romper-se precocemente; poliartrite; e sinovite crônica. As crises de artrite podem durar semanas a meses e recidivam tipicamente por vários anos, diminuindo em freqüência com o passar do tempo. A poliartrite assimétrica ocorre numa minoria dos pacientes e a sinovite crônica, quando presente, pode resultar em incapacidade permanente. Indivíduos com artrite crônica parecem ter aumento na freqüência do gene de expressão, HLA DR4, de anticorpos contra determinadas proteínas do líquido articular, sendo que esta informação, associada a falta de DNA da *B. burgdorferi* no líquido sinovial pelo PCR, além da falha em responder aos antibióticos corroboram a hipótese de que a artrite crônica de Lyme pode ser mais um fenômeno imunológico que a persistência da infecção. Polineuropatia axonal pode ocorrer em associação com encefalopatia, leucoencefalite manifesta com disfunção cognitiva, paresia espástica, ataxia e disfunção vesical (mais rara).

DIAGNÓSTICO

O diagnóstico de doença de Lyme é realizado pelos achados clínicos em um paciente com possibilidade de exposição ao agente, sendo, portanto, um diagnóstico clínico-epidemiológico. Achados laboratoriais inespecíficos incluem VHS maior que 20 mm/h, em 50% dos casos, anemia moderada, leucocitose discreta a moderada e hematúria microscópica ocorrendo em 10% dos casos.

A confirmação laboratorial recomendada pelo *Centers for Disease Control and Prevention* (CDC) de Atlanta e pelo American College of Physicians é feita com a detecção de anticorpos (Ac) específico contra *B. burgdorferi* no soro, de preferência realizando-se dois testes: o primeiro com ELISA e o segundo com Western Blot, que detectam anticorpos da classe IgM e IgG. Os anticorpos da classe IgM são detectáveis nas primeiras 24 semanas após o diagnóstico de eritema migratório. Picos ocorrem em seis a oito semanas do diagnóstico e o declínio dos títulos em quatro a seis meses de doença. Os anticorpos da classe IgG são detectáveis mais tardiamente em seis a oito semanas de doença, sendo que os picos ocorrem em quatro a seis semanas e os títulos podem permanecer elevados por período indefinido, apesar do tratamento definitivo. Pacientes em estado inicial da doença podem ser anticorpos-negativos nas primeiras semanas. É importante a quantificação sorológica nas fases inicias e de convalescença da doença, pois os títulos com aumento ou queda de quatro vezes nos valores dos anticorpos podem indicar o diagnóstico. Inúmeras são as doenças que podem determinar reações falso-reativas no ELISA, dentre elas destacam-se as colagenoses, a mononucleose infecciosa, a endocardite subaguda, a sífilis, a leptospirose e as doenças virais, entre outras. Podem ser observadas, também, reações falso-reativas nas fases iniciais da doença e com antibioticoterapia.

Muito especula-se sobre os testes para detecção precoce da doença, dentre eles a captura de anticorpos ELISA e o uso de antígeno flagelar, que são exames que parecem apresentar melhores resultados que os convencionais, porém ainda são indisponíveis em alguns grandes centros, reservando-se para estudos em laboratório. Outros testes mais recentes incluem o ensaio proliferativo das células T, o teste de *polymerase chain reaction* (PCR) para detecção da bactéria e a detecção de antígenos na urina, que ainda estão em fases de estudos, necessitando comprovações científicas, porém com resultados já promissores. A cultura da *B. burgdorferi* nos líquidos corporais teve um resultado inferior às culturas realizadas em lesões de pele, sendo positiva em 29% para o primeiro grupo e em 60% a 70% das lesões biopsiadas.

O diagnóstico de neuroborreliose é difícil em função das manifestações clínicas variáveis. Análise liquórica revela pleocitose e/ou proteínas em maiores quantidades, glicose diminuída e anticorpos liquóricos, em geral, com títulos maiores que os sangüíneos. O papel de outros testes como o PCR para detec-ção de DNA e ELISA para detecção da presença de antígeno OspA ainda não estão claros.

As espiroquetas podem ser detectáveis no tecido cardíaco nos casos de cardite.

Diagnóstico diferencial. Na lesão cutânea, o diagnóstico diferencial se faz com lúpus eritematoso sistêmico, erupção urticariforme, infecção pelo vírus da hepatite B e doença do soro. As manifestações musculoesqueléticas fazem diagnóstico diferencial com as viroses, enquanto a artrite deve ser diferenciada da síndrome de Reiter (e de outras artropatias soronegativas) e da artrite reumatóide.

As manifestações neurológicas devem ser distinguidas da esclerose múltipla, síndrome de Guillain-Barré, psicose primária, tumor cerebral e meningite asséptica. A paralisia de Bell pode ter outras etiologias. Em relação às manifestações cardíacas devem ser excluídas de miocardite viral, bloqueios congênitos em crianças e a febre reumática.

TRATAMENTO

Em geral, o tratamento para doença de Lyme é feito por via oral, sendo a doxiciclina e a amoxicilina os agentes mais testados e com eficácia comprovada. O tratamento parenteral é reservado para envolvimento neurológico (com exceção da paralisia de Bell) e cardíaco em estágios mais graves.

No **primeiro estágio**, o eritema migratório pode ser tratado com doxiciclina 100 mg 12/12 h, ou amoxicilina 500 mg de 8/8 h, ou axetil cefuroxima 500 mg 12/12 h, por 14 a 21 dias, ou azitromicina 500 mg uma vez ao dia, durante sete dias.

As **lesões neurológicas** respondem a infusão intravenosa (IV) de ceftriaxona 2 g, uma vez ao dia, penicilina G cristalina 20.000 UI/dia divididos em seis doses ou cefotaxima 2 g, de 8/8 h, por 14 a 28 dias. A paralisia de Bell pode ser tratada com doxiciclina ou amoxicilina como acima por 21 a 28 dias, sendo que respondem também a 2 g de ceftriaxona IV por 14 dias.

Quanto às **lesões cardíacas**, o tratamento depende fundamentalmente do grau do bloqueio estabelecido. Se de primeiro grau (PR menor que 0,3 segundo), doxiciclina ou amoxicilina 21 dias podem ser utilizadas. Os bloqueios atrioventriculares de alto grau são tratados por via parenteral com ceftriaxona ou penicilina G cristalina por 14 a 21 dias.

Na artrite, **terceiro estágio**, atualmente é recomendado iniciar o tratamento por via oral com doxiciclina ou amoxicilina por até 28 dias; porém, se esta opção falhar, penicilina G ou, mais recentemente, ceftriaxona devem ser prescritas. Ceftriaxona mostrou melhores resultados tanto para artrite quanto para lesões neurológicas.

A amoxicilina é também efetiva e recomendada, para crianças, gestantes, nutrizes ou pacientes que não toleram a doxiciclina. A infecção fetal é melhor tratada na gravidez com agentes por via intravenosa, como a ceftriaxona por 14 dias, fármaco que se mostrou mais efetivo que os acima descritos por via oral.

PROFILAXIA

Evitar as picadas de carrapatos. Examinar diariamente a pele à procura deles e retirá-los o mais breve possível. Não está indicada antibioticoprofilaxia.

BIBLIOGRAFIA RECOMENDADA

Jacobs RA. *In* Tierney LM, McPhee SJ, Papadakis MA: *Current Medical Diagnosis & Treatment.* New York: Lange Medical Books/McGraw-Hill, 2001.

Luneman JD, Zarmas S, Priem S, Franz I, Zschenderlein R, Abere E, Klein R, Schouhs L, Burmester GR, Krause A. Rapid typing of *Borrelia burgdorferi* sensu lato species in specimens from patients with different manifestation of Lyme borrelioses. *J Clin Microbiol* 2001;39:1130–3.

Malawista SE. Doença de Lyme. *In* Goldman L, Bennett JC: *Cecil — Tratado de Medicina Interna.* 21ª ed. Rio de Janeiro: Guanabara-Koogan, 2001.

Sloter DN. *Borrelia Burgdorferi* associated with primary cutaneous B-Cell lymphoma. *Histopathol* 2001;38:73–7.

Steere AC. *Borrelia burgdorferi* (Lyme disease, Lyme borreliosis). *In* Mandell GL, Bennett JE, Dolin R. Principles and Practice of Infectious Diseases. 5 th ed. Philadelphia: Churchill Livingstone, 2000.

CAPÍTULO 53
Doença de Whipple

Carlos Cleber Nacif ◆ Marcelo Souto Nacif

CONCEITO

É uma doença rara, causada por um bacilo gram-positivo (actinomiceto), *Tropheryma whippelii*, que pode envolver qualquer órgão do corpo, mas principalmente o intestino, o sistema nervoso central (SNC) e as articulações.

ETIOLOGIA E EPIDEMIOLOGIA

É a enfermidade mais freqüente em homens (10:1), brancos e entre a quarta e a sexta décadas de vida. *T. whippelii* é um bacilo difícil de ser cultivado; sendo descrita resposta satisfatória à antibioticoterapia.

ASPECTOS CLÍNICOS

Os sintomas gastrointestinais ocorrem em 75% dos casos, sendo os mais encontrados: dor abdominal, diarréia e graus variados de má absorção intestinal com disenteria, flatulência e esteatorréia. Devido a esses sintomas, a perda de peso é uma conseqüência comum nesses pacientes, que podem apresentar sinais de enteropatia perdedora de proteína, em virtude da obstrução linfática, o que será notado pelo edema e pela hipoalbuminemia. Artralgia (ou artrite migratória não deformante) está presente em 80% dos casos e pode ser o primeiro sintoma apresentado. Ocorrem, igualmente, febre baixa intermitente, presente em até 50% dos casos, tosse crônica, linfadenopatia generalizada, comprometimento do miocárdio, com insuficiência cardíaca e valvar com regurgitação, uveíte, retinite e hemorragias retinianas, as quais também podem estar presentes. O envolvimento do sistema nervoso central (SNC) ocorre em até 10% dos casos, com nistagmo, oftalmoplegia, demência, letargia, coma, mioclonias, sinais de comprometimento do hipotálamo e defeitos dos nervos cranianos. A hipotensão é um sinal tardio. A hiperpigmentação em áreas de exposição ao sol é evidente em 40% dos casos.

DIAGNÓSTICO

Em geral, costumam estar presentes os sinais e achados laboratoriais de má absorção, incluindo esteatorréia, comprometimento da absorção de xilose, alterações no exame radiológico contrastado (trânsito de delgado) – como dilatação, floculação, segmentação e diluição. O diagnóstico será firmado pela biópsia do duodeno (histopatologia) a partir de fragmento de tecido obtido por endoscopia. Esta demonstrará lesão difusa com infiltração da lâmina própria, apagamento das vilosidades e presença de vasos linfáticos dilatados. Observam-se também macrófagos com coloração positiva pelo reagente ácido periódico de *Schiff* (PAS-positivos) e não álcool-ácido-resistente, contendo bacilos gram-positivos, que possuem aparência característica no microscópio eletrônico. Se o paciente não possui sinais de comprometimento gastrointestinal a biópsia do duodeno raramente será normal; porém será necessária a biópsia dos órgãos envolvidos (por exemplo, linfonodos, baço, fígado), lembrando-se que o PAS é menos sensível para avaliação extra-intestinal sendo mais empregável a técnica de PCR (*polymerase chain reaction*), a qual tem sido usada para o diagnóstico, com uma sensibilidade de 97% e uma especificidade de 100%, para formas extra-intestinais.

No **diagnóstico diferencial** importam espru celíaco, sarcoidose, síndrome de Reiter, febre familiar do mediterrâneo, vasculites sistêmicas, doença de Behçet, linfoma intestinal e endocardite subaguda. Também, em pacientes com AIDS, torna-se importante a e infecção intestinal por *Mycobacterium avium-intracellulare*, patógeno PAS positivo e álcool-ácido-resistente. Nesta circunstância o diagnóstico diferencial se impõe.

TRATAMENTO

Sulfametoxazol/trimetoprim 800/160 mg, 12/12h, por via oral, é a droga de primeira linha, com uma resposta clínica evidente no período de um a três meses. Nos pacientes alérgicos à sulfa, ceftriaxona 2 g/dia, via intravenosa, ou cloranfenicol 500 mg 6/6h, via oral, podem ser utilizados com boa resposta. Porém a descontinuação do tratamento é um dos grande problemas encontrados, sendo necessários tratamentos por até um ano, ou mesmo indefinidamente. O envolvimento do sistema nervoso central, quando não responsivo à antibioticoterapia, poderá ser tratado com interferon gama, conforme o demonstrado por recentes trabalhos.

Após o tratamento deve-se repetir a biópsia e/ou PCR, para um correto controle.

PROGNÓSTICO

Se não tratada, a doença é fatal. O envolvimento do SNC é considerado um dos piores fatores desta enfermidade, devendo-se evitar este comprometimento com um diagnóstico precoce e tratamento adequado antes que ele ocorra. Os pacientes deverão ser seguidos de perto, devido a possível recorrência da moléstia.

BIBLIOGRAFIA RECOMENDADA

Crawford JM. The Gastrointestinal Tract. *In* Cotran RS, Robbins SL, Kumar V: *Robbins Pathologic Basis of Disease.* 6th ed. Philadelphia: WB Saunders, 1998.

Freitas LO, Nacif MS. Radiologia Prática para o Estudante de Medicina. Rio de Janeiro: Revinter, 2001.

Greenberger NJ, Isselbacher KJ. Distúrbios da absorção. *In:* Fanci AS, Braunweld E, Isselbacher KJ, Wilson JD, Martin JB, Kasper DL, Houser SL, Longo DL: Harrison —

Medicina Interna. 14ª ed. Rio de Janeiro: McGraw-Hill, 1998.

Mandell G, Bennett JE, Dolin R. Principles and Practice of Infectious Diseases. 5th ed. Philadelphia: Churchill Livingstone, 2000.

Mc'Quaid KR. Diseases of the small intestine. *In* Tierney LM, McPhee SJ, Papadakis MA: Current Medical Diagnosis & Treatment. 39th ed. New York: Lange/McGraw-Hill, 2000.

CAPÍTULO 54

Enterobacteriose Septicêmica Prolongada

MÁRIO FRANCISCO SOARES JR. ◆ RODRIGO OTÁVIO DA SILVA ESCADA

CONCEITO

A enterobacteriose septicêmica prolongada, anteriormente conhecida como salmonelose septicêmica prolongada, é uma entidade clínica de evolução arrastada, crônica, associada a doenças crônicas como esquistossomose mansoni, anemia falciforme, Síndrome da Imunodeficiência Adquirida (SIDA/AIDS) e enfermidades granulomatosas.

ETIOLOGIA

Os patógenos implicados na gênese da moléstia são pertencentes à família *Enterobacteriaceae*. Os microrganismos mais envolvidos estão listados no Quadro 54-1.

Quadro 54-1. Aspectos etiológicos da enterobacteriose septicêmica prolongada		
Patógeno	**Família**	**Coloração ao Gram**
Salmonella spp	*Enterobacteriaceae*	Bastonetes gram-negativos
Shigella spp		
Escherichia coli		

EPIDEMIOLOGIA

No Brasil, a maioria dos casos de enterobacteriose é observada nos locais de ocorrência de esquistossomose mansoni, como Minas Gerais, e estados do Nordeste do país, sendo a associação entre elas a mais conhecida. No mundo são registrados casos no Egito, África do Sul e África Central, sendo a prevalência mais alta em áreas de baixas condições socioeconômicas.

Tem sido observada importante queda da prevalência desta condição devido ao adequado tratamento da esquistossomose, reduzindo-se assim a ocorrência da forma hepatoesplênica da doença e, por conseguinte, a ocorrência de enterobacteriose septicêmica prolongada.

Outra moléstia na qual a bacteremia por *Salmonella* spp tem reconhecida importância é a AIDS, na qual grande parte das infecções ocorrem por *Salmonella typhimurium* e *Salmonella enteritidis*. A doença pode acometer tanto indivíduos com imunodepressão leve quanto grave (estágios avançados da infecção pelo vírus da imunodeficiência humana – HIV).

ASPECTOS CLÍNICOS

As manifestações clínicas se passam no contexto de uma evolução arrastada, cursando com febre (eventualmente com calafrios), esplenomegalia, emagrecimento, diarréia, dor abdominal e anemia. Podem também coexistir linfadenomegalia, epistaxe e episódios hemorrágicos.

Em situações especiais associam-se aos sinais e sintomas usuais da doença, acometimento do sistema urinário, demonstrado por proteinúria maciça e síndrome nefrótica.

Nos pacientes infectados pelo HIV a moléstia é uma ocorrência comum, sendo considerada doença definidora de AIDS.

Entre os diagnósticos diferenciais devem estar incluídas as doenças caracterizadas por febre e hepatoesplenomegalia de origem hematológica (leucemia e linfoma) e as de origem infecciosa (calazar, malária, histoplasmose, febre tifóide, entre outras).

DIAGNÓSTICO LABORATORIAL

O diagnóstico é baseado nos sintomas e sinais clínicos e na história epidemiológica (no caso de esquistossomose mansoni, sobretudo) e nos dados laboratoriais.

Os exames laboratoriais são geralmente inespecíficos, com leucograma mostrando leucocitose moderada, eosinofilia (principalmente se a condição está associada à esquistossomose mansoni), além de anemia normocítica, hipocrômica. Podem ser observados, também, hipergamaglobulinemia e hipoalbuminemia. O diagnóstico confirmatório é feito com base no isolamento bacteriano, através de cultura, seja do sangue ou material colhido da medula óssea por punção aspirativa.

TRATAMENTO

São utilizados antibióticos com ação contra gram-negativos entéricos. Deve-se ressaltar a necessidade de coleta prévia de material biológico para cultura e antibiograma. Podem ser utilizados os esquemas apresentados no Quadro 54-2.

A ciprofloxacina é preconizada por alguns autores como a droga mais eficaz na erradicação da *Salmonella* spp.

Deve-se também realizar o tratamento da doença de base.

Quadro 54-2. Tratamento da enterobacteriose septicêmica prolongada

Fármaco	Dose e via de administração
Ceftriaxona	50 a 100 mg/kg/dia, dose máxima 4 g/dia, de 12 em 12 h, via intravenosa
Amicacina	15 mg/kg/dia, dose máxima 1,5 g/dia, dose única diária, via intravenosa
Ciprofloxacina	10 a 20 mg/kg/dia, de 12 em 12 horas, via intravenosa

PREVENÇÃO

O controle e a profilaxila da enterobacteriose septicêmica prolongada passam mais pela prevenção das doenças de base do que pela própria entidade nosológica em si.

No caso da AIDS, observa-se menor ocorrência da doença quando o paciente encontra-se em uso de esquema anti-retroviral, sobretudo nos esquemas que incluem o AZT, e em uso de profilaxia para pneumonia por *Pneumocystis carinii* com sulfametoxazol+trimetoprim.

BIBLIOGRAFIA RECOMENDADA

Gomes AP, Siqueira-Batista R, Conceição MJ, Igreja RP. Enterobacteriose septicêmica prolongada. *In* Siqueira-Batista R, Gomes AP, Igreja RP, Huggins DW: *Medicina Tropical — Abordagem Atual das Doenças Infecciosas e Parasitárias*. Rio de Janeiro: Cultura Médica, 2001.

Mandell G, Bennet JE, Dolin R. *Principles and Practice of Infectious Diseases*. 5th ed. Philadelphia: Churchill Livingstone, 2000.

Siqueira-Batista R, Santos SS, Gomes AP, Huggins DW, Conceição MJ. Esquistossomose mansoni. Rev FMT 2001; 3:21-33.

Siqueira-Batista R, Gomes AP, Quintas LEM, Conceição MJ, Freitas E, Huggins DW, Argento CA. Esquistossomoses humanas. In: Siqueira-Batista R, Gomes AP, Igreja RP, Huggins DW. Medicina Tropical – Abordagem Atual das Doenças Infecciosas e Parasitárias. Rio de Janeiro: Cultura Médica, 2001.

CAPÍTULO 55
Enterococcias

Cristiano Torres ◆ Gibran Roder Feguri
Gisele Bianchini Macacchero ◆ Rodrigo Siqueira-Batista

CONCEITO

As infecções por bactérias do gênero *Enterococcus* são genericamente chamadas enterococcias. Estes microrganismos podem causar inúmeras condições mórbidas em humanos, muitas delas de difícil tratamento, graças a crescente resistência aos antimicrobianos.

ETIOLOGIA

O gênero *Enterococcus* é composto por cocos gram-positivos que podem ser encontrados isolados, aos pares ou em cadeias curtas. Medem 0,5 a 1,0 micrômetros de diâmetro, são imóveis, não esporulados e anaeróbios facultativos. Têm distribuição ubíqua no ambiente – solo, água, vegetais e alimentos. Ademais, constituem parte da microbiota humana e de outras espécies animais, sendo encontrados no trato gastrointestinal, pele, sistema genitourinário e secreções orofaríngeas. Possuem extrema capacidade de crescimento e desenvolvimento em condições adversas, resistindo ao crescimento em um meio contendo NaCl 6,5%, com pH de 9,6 e em um espectro de temperaturas que variam de 10 a 45°C.

O gênero engloba diversas espécies, merecendo destaque *Enterococcus faecalis* e *Enterococcus faecium*, responsáveis pela maior parte das enterococcias (80% a 90% e 5% a 10%, respectivamente). Outros microrganismos também relatados são *Enterococcus durans*, *Enterococcus avium*, *Enterococcus hirae*, *Enterococcus casseliflavus*, *Enterococcus malodoratus*, *Enterococcus gallinarum*, *Enterococcus mundtti*, *Enterococcus raffinosus*, *Enterococcus solitarius* e *Enterococcus pseudoavium*.

EPIDEMIOLOGIA

Enterococcus spp são importantes patógenos humanos na atualidade, devido ao aumento na incidência das enterococcias e à resistência aos antimicrobianos. Em várias séries situam-se entre a terceira e quarta causas mais prevalentes de infecções hospitalares. São fatores de risco para infecções nosocomiais: (1) período de internação hospitalar prolongado, (2) local da permanência (em geral UTIs), (3) terapia antimicrobiana prévia (particularmente com cefalosporinas, aminoglicosídeos, quinolonas e glicopeptídeos), (4) uso de cateteres vasculares e urinários, (5) cirurgias, assim como a (6) gravidade da doença de base.

Como a maioria das infecções ocorre em pacientes hospitalizados, submetidos à diálise peritoneal ou hemodiálise, chama a atenção a potencial chance de prevenção dessas infecções.

PATOGÊNESE

Estes microrganismos produzem, mais freqüentemente, infecções em pessoas idosas, debilitadas e submetidas previamente à terapia antimicrobiana. Os mecanismos responsáveis pela infecção são pouco conhecidos. A taxa de letalidade relacionada à bacteremia por *Enterococcus* spp é alta, variando entre 42% a 68% em pacientes com doenças de base prévia ou imunocomprometidos. Sua contribuição isolada para morbi-mortalidade é difícil de ser estabelecida, uma vez que são isolados de infecções polimicrobianas originárias da microbiota intestinal, feridas cirúrgicas abdominais ou úlceras de pés diabéticos.

ASPECTOS CLÍNICOS

Infecções do trato urinário

São as manifestações clínicas mais prevalentes. Sem embargo, diversas investigações atestam que os principais germes envolvidos nas infecções do trato urinário (ITU) são as bactérias gram-negativas (principalmente a *Escherichia coli*), responsáveis por cerca de 70% dessas infecções. As bactérias gram-positivas respondem por aproximadamente 30% das ITU, sendo a maioria *E. faecalis*, principalmente em idosos.

Acometem principalmente pacientes com fatores de risco como história prévia de instrumentação do trato genitourinário (TGU), onde se detecta *P. aeruginosa* e *E. faecalis* como relevantes patógenos e procedimentos cirúrgicos do trato genitourinário (onde *E. coli* e *E. faecalis* são os germes mais freqüentes).

Bacteremia

A maior parte das bacteremias enterocócicas (BE) são de natureza nosocomial. Pessoas debilitadas ou com doenças prévias são mais suscetíveis, assim como os portadores de feridas ou submetidos à cateterização venosa ou arterial.

A BE geralmente é transitória e autolimitada, respondendo prontamente à terapia antimicrobiana apropriada. Complicações pouco usuais incluem choque séptico, coagulação intravascular disseminada e infecções metastáticas.

Em crianças a BE apresenta-se geralmente com um quadro leve e autolimitado, acometendo principalmente menores de um ano, com doença de base ou submetidas a tratamento prévio com antibióticos, sendo a fonte mais comum de BE a cateterização intravascular.

Endocardite

A endocardite enterocócica (EE) é a terceira forma mais comum de endocardite infecciosa e a mais resistente à terapia, sendo a maioria dos casos causada por *E. faecalis*; entretanto, *E. faecium*, *E. durans*, *E. avium*, *E. casseliflavus* e *E. gallinarum* têm sido também isolados. A letalidade encontra-se próxima a 20% e reca-ídas não são incomuns. A maior parte dos casos surge em pacientes com doença valvar prévia ou valvas artificiais, mas pode ocorrer em pacientes sem enfermidades cardíacas prévias. Acometem mais comumente o coração esquerdo, com maior envolvimento da valva mitral que da aórtica. Pacientes com doença da valva aórtica requerem intervenção cirúrgica mais freqüentemente que aqueles com envolvimento mitral.

A EE geralmente tem curso subagudo, com sintomatologia inespecífica (ver Capítulo 12). Afeta homens mais velhos após manipulação do trato genitourinário ou mulheres mais novas após procedimentos obstétricos. Bacteriúria é uma importante pista diagnóstica, sendo encontrada em até 15 % dos pacientes.

Infecções pélvicas e intra-abdominais

Acredita-se que *Enterococcus* spp possuem atividade sinergista em abscessos polimicrobianos intra-abdominais e pélvicos, sendo também responsáveis por peritonite em pacientes com síndrome nefrótica e/ou submetidos à diálise peritoneal isoladamente. Podem ser causa de complicações em cirurgias abdominais, assim como abscessos e bacteremia em endometrite, salpingite aguda ou cesárea.

Feridas e infecções tissulares

Enterococcus spp, por si só, raramente causam infecções tissulares profundas. Como exemplo tem-se a ocorrência, em pacientes queimados, de celulites e infecções ósseas. Podem, entretanto, ser encontrados em sinergismo com bacilos gram-negativos e anaeróbios em infecções de feridas cirúrgicas, pé diabético ou úlceras de decúbito.

Meningite

Enterococcus spp raramente causam meningite, sendo esta enfermidade geralmente associada a pacientes portadores de defeitos anatômicos do sistema nervoso central (SNC), passado de neurocirurgia, traumatismo cranioencefálico ou como complicação de bacteremia em pacientes imunocomprometidos (síndrome de imunodeficiência adquirida, leucemia aguda e sepse neonatal).

Sepse neonatal

Estudos documentaram *Enterococcus* spp como causadores de até 20% dos casos de sepse neonatal, caracterizada por febre, letargia, dispnéia, acompanhada por bacteremia e/ou meningite. Entretanto, em várias séries, o *Streptococcus* do grupo B foi o mais importante patógeno relacionado ao início precoce de sepse (menos de 24 horas de vida). Baixo peso ao nascer (menos de 1,5 kg), idade gestacional menor que 30 semanas e início precoce dos sintomas estão associados a prognóstico reservado.

TRATAMENTO

Enterococcus spp têm mostrado crescente resistência aos antimicrobianos. Ocorre mais freqüentemente em *E. faecium*, mas *E. faecalis*, *E. avium* e as outras espécies de *Enterococcus* spp mostram graus variados de resistência para diversos fármacos, como as cefalosporinas, clindamicina, aminoglicosídeos, tetraciclinas, macrolídeos, quinolonas e vancomicina.

Os mecanismos de resistência são variados, podendo ser próprios de certas espécies (resistência intrínseca) ou adquiridos. Dentre os mecanismos de resistência adquiridos estão os mediados por genes localizados em plasmídeos ou transposons (que podem ser transferidos ou adquiridos continuamente), e a resistência adquirida por exposição antimicrobiana prévia.

Enterococcus spp, de uma forma geral, independente de uma exposição prévia aos antimicrobianos, exibem relativa resistência aos β-lactâmicos. Essas drogas são bacteriostáticas contra estes patógenos, não devendo, em geral, ser usadas como terapia isolada. As cefalosporinas são ineficazes contra os agentes, sendo consideradas de nenhuma utilidade clínica. Cepas de *E. faecalis* mantêm-se relativamente suscetíveis à penicilina e suscetíveis à ampicilina e à vancomicina. *E. faecium* tem apresentado resistência crescente à penicilina e à ampicilina (70%) e à vancomicina (20%).

Quanto aos aminoglicosídeos, a resistência ocorre por serem estes fármacos incapazes de atravessar o envelope celular externo de *Enterococcus* spp. Daí a freqüente associação de aminoglicosídeos com agentes ativos na parede celular da bactéria, formando uma combinação sinérgica com efeito *in vitro* contra a maioria dos *Enterococcus* spp.

A vancomicina, antes tida como droga de primeira linha contra *Enterococcus* spp, vem se tornando cada vez menos eficaz. Seis genes de resistência foram identificadas – Van A, Van B, Van C, Van D, Van E e Van F – possibilitando a explicação de crescente resistência desses patógenos ao fármaco. Além disso, algumas espécies são naturalmente resistentes à vancomicina, como *E. casseliflavus* e *E. gallinarum*.

Como tratamento inicial de ITU, peritonite e infecções intestinais, utiliza-se ampicilina ou penicilina, sendo a vancomicina (ou teicoplanina) uma boa opção nos casos de pacientes alérgicos à penicilina, ou para organismos altamente resistentes aos β-lactâmicos. No caso de infecções que requerem terapia bactericida como endocardite, meningite e bacteremia, uma combinação de agente ativo na parede celular (penicilina, ampicilina ou vancomicina) com um aminoglicosídeo (gentamicina) é recomendada.

Ainda assim, são observadas falências nesta terapia combinada para cepas altamente resistentes aos aminoglicosídeos, estimulando trabalhos em busca de novas substâncias no combate aos *Enterococcus* spp multidrogas resistentes. Atualmente as estreptograminas e as oxazolidonas (linezolide) têm sido opções para o tratamento (ver Capítulo 1).

É importante ressaltar que os pacientes devem ser minuciosamente acompanhados no decorrer do tratamento a fim de se detectar precocemente possíveis falhas. O tempo de tratamento para as diferentes infecções é apresentado no Quadro 55-1.

PREVENÇÃO

A prevenção consiste, na maioria das vezes, na profilaxia das infecções nosocomiais, já que o agente relaciona-se em muitos casos com este tipo de ocorrência. Para detalhes, consultar o Capítulo 6.

Quadro 55-1. Duração da terapia para diferentes infecções por *Enterococcus* spp

Condição	Tempo de tratamento
Infecção do trato urinário	Baixa: 7-10 dias
	Alta: 14-21 dias
Bacteremia	14 dias
Endocardite	4-6 semanas
Infecções pélvicas e intra-abdominais	14-21 dias
Feridas, infecções cutâneas	10-14 dias
Meningite	21 dias
Sepse neonatal	14-21 dias

BIBLIOGRAFIA RECOMENDADA

Hinrichsen SL, Tavares Neto JI, Pinheiro MRS, Pontes Neto NT, Mendonça PM, Sobral da Silva PF, Soriano da Silva PL. Enterococcias. *In* Siqueira-Batista R, Gomes AP, Igreja RP, Huggins DW: *Medicina Tropical — Abordagem Atual das Doenças Infecciosas e Parasitárias.* Rio de Janeiro: Cultura Médica, 2001.

Moellering Jr. RC. *Enterococcus* species, *Streptococcus bovis* and *Leuconostoc* species. *In* Mandell GL, Bennett JE, Dolin R: *Principles and Practice of Infectious Diseases.* 5th ed. Philadelphia: Churchill Livingstone, 2000.

CAPÍTULO 56

Erlichiose

Liliane Miller Reder Elias ◆ Sávio Silva Santos
Lidiana Lobo-Magalhães ◆ Andréia Patrícia Gomes

CONCEITO

A erlichiose é uma doença infecciosa, que envolve a participação de um mamífero reservatório infectado, a partir do qual os carrapatos imaturos adquirem os microrganismos do gênero *Ehrlichia* e os transmitem através de sua picada. O primeiro caso humano da doença foi diagnosticado em 1986. Leucopenia, trombocitopenia e febre após exposição a carrapatos em áreas endêmicas devem sempre levar ao questionamento desta possibilidade diagnóstica.

ETIOLOGIA E EPIDEMIOLOGIA

As infecções clínicas por microrganismos da família *Rickettsiaceae* podem ser classificadas em cinco grupos: (1) riquetsioses do grupo das febres maculosas transmitidas por carrapatos e ácaros; (2) riquetsioses do grupo do tifo transmitido por pulgas e piolhos; (3) tifo rural transmitido por ácaros (micuim); (4) erlichioses e (5) febre Q (ver também Capítulo 71).

Os patógenos são transmitidos por insetos vetores e seu ciclo envolve mamíferos como reservatório. O gênero *Ehrlichia* tem duas espécies de maior importância: *Ehrlichia chaffeensis* e *Ehrlichia canis*. As *Ehrlichia* spp granulocíticas humanas são incluídas em outro genogrupo de bactérias transmitidas por carrapatos que inclui: *Ehrlichia equi*, *Ehrlichia phagocytophila* e *Anaplasma marginale*. *Ehrlichia sennetsu* pertence ao grupo de microrganismos, que parasitam trematódeos que infestam peixes.

O nicho ecológico das espécies de *Ehrlichia* transmitidas por carrapato envolve um mamífero reservatório persistentemente infectado, a partir do qual os carrapatos imaturos adquirem os microrganismos, que são mantidos durante a muda e transmitidos pela picada do carrapato. *Ehrlichia* spp crescem formando microcolônias no interior dos fagossomos. No caso de *E. chaffeensis*, o alvo é representado por macrófagos e monócitos e provoca erlichiose monocítica humana; um microrganismo semelhante a *Ehrlichia equi* provoca erlichiose granulocítica humana.

ASPECTOS CLÍNICOS, DIAGNÓSTICO, TRATAMENTO E PREVENÇÃO

Duas são as enfermidades humanas relacionadas a *Ehrlichia* spp: a erlichiose monocítica humana e a erlichiose granulocítica humana, apresentadas no Quadro 56-1.

Quadro 56-1. Aspectos clínicos, diagnósticos e terapêuticos da erlichiose

Parâmetros	Erlichiose monocítica humana	Erlichiose granulocítica humana
Agente etiológico	*Ehrlichia chaffeensis*	Indistinguível de *Ehrlichia equi*
Vetor	Carrapato estrela (*Amblyomma americanum*)	*Ixodes ricinus* e *Ixodes scapularis*
Distribuição geográfica	América do Norte, Europa e África	América do Norte
Hospedeiro reservatório	*Cervo-de-cauda-branca*	Roedores e cervos podem desempenhar algum papel na manutenção da erlichiose granulocítica humana
Sexo mais atingido	Masculino	Masculino
Período de incubação	Média de 9 dias	Média de 8 dias
Duração da doença	Aproximadamente 23 dias	Três a 11 semanas, se não tratada pode ser fatal
Principal célula-alvo	Monócito	Granulócito

292 ❑ PARTE IV ✔ DOENÇAS CAUSADAS POR BACTÉRIAS

Quadro 56-1. Aspectos clínicos, diagnósticos e terapêuticos da erlichiose (*Continuação*)		
Parâmetros	*Erlichiose monocítica humana*	*Erlichiose granulocítica humana*
Manifestações clínicas	Febre, cefaléia, mialgia, anorexia, náuseas, vômitos, erupção cutânea, tosse, faringite, diarréia, linfadenopatia, dor abdominal e confusão mental. O quadro pode evoluir de forma grave, com insuficiência respiratória, comprometimento neurológico com convulsões e coma. Exame do liquor mostra pleocitose. Insuficiência renal aguda e hemorragia gastrointestinal	Febre, calafrios, mal-estar, cefaléia, náuseas, vômitos, tosse, confusão mental (geralmente no estágio mais tardio). Erupções cutâneas e convulsões são raras. Os casos fatais podem ser complicados com pneumonia fúngica oportunista causada por *Aspergillus fumigatus, Cryptococcus neoformans* ou *Candida albicans,* sugerindo comprometimento das defesas do hospedeiro
Diagnóstico	Presença de febre e exposição a carrapatos numa área endêmica nas três semanas que antecederam a doença leva à suspeita clínica. Leucopenia e trombocitopenia são achados que corroboram com o diagnóstico. A medula óssea é hiperplásica e contém granulomas não caseosos. Monócitos contendo *Ehrlichia* spp no sangue periférico são observados raramente, mas macrófagos contendo inclusões de *Ehrlichia* spp em mórula na medula óssea, no baço, no fígado, nos linfonodos, nos pulmões, nos rins e no LCR podem ser vistos. No período de convalescença, a confirmação sorológica pode ser feita através da detecção de anticorpos contra antígenos de *Ehrlichia chaffeensis* por imunofluorescência indireta, em títulos mínimos de 1:80	Os pacientes normalmente apresentam trombocitopenia, leucopenia, anemia e aminotransferases aumentadas. A suspeita é feita em pacientes numa área endêmica, com quadro febril do tipo gripal ou que foram expostos a ambiente infestado por carrapatos *Ixodes scapularis, Ixodes pacificus* ou *Ixodes ricinus.* Em alguns pacientes, podem ser revelados neutrófilos contendo vacúolos de *Ehrlichia* spp num exame minucioso de sangue periférico. O diagnóstico sorológico, pela imunofluorescência indireta com neutrófilos eqüinos infectados por *Ehrlichia equi,* mostra-se altamente sensível, sendo útil principalmente para documentação retrospectiva de soroconversão
Tratamento	Doxiciclina (100 mg duas vezes ao dia) reduz a evolução da doença, mas ainda não se sabe a duração correta da administração	Doxiciclina (100 mg, duas vezes ao dia). Há normalmente defervescência em 94% dos casos dentro de 24 a 48 horas
Prevenção	Evitar picadas de carrapatos em áreas endêmicas, com roupas protetoras, repelentes e inspeção cuidadosa do corpo	Evitar picadas de carrapatos; fazer remoção imediata dos carrapatos fixados

BIBLIOGRAFIA RECOMENDADA

Mandell GL, Bennett JE, Dolin R. *Ehrlichia chaffeensis* (human monocytropic ehrlichiosis), *Ehrlichia phagocytophila* (human granulocytotropic ehrlichiosis), and other Ehrlichiae. *Principles and Practice of Infectious Diseases.* 5th ed. Philadelphia: Churchill Livingstone, 2000.

Saah AJ. Introduction to rickettsioses and ehrlichiose *In* Mandell GL, Bennett JE, Dolin R. *Principles and Practice of Infectious Diseases.* 4th ed. Philadelphia: Churchill Livingstone, 1995.

CAPÍTULO 57
Estafilococcias

Andréia Patrícia Gomes ◆ Rodrigo Siqueira-Batista

CONCEITO

As estafilococcias são um grupo de doenças freqüentes, cujos agentes etiológicos são bactérias do gênero *Staphylococcus*. Tais bactérias estão implicadas em diferentes síndromes clínicas, tais como infecções cutâneas, osteoarticulares, do sistema nervoso central e do trato urinário, sepse, endocardite, pneumonia, além de manifestações relacionadas à produção de exotoxinas e infecções nosocomiais.

ETIOLOGIA & PATOGÊNESE

O gênero *Staphylococcus* é representado por bactérias esféricas (cocos), gram-positivos, que à microscopia apresentam-se agrupadas aos pares, formando cadeias curtas ou caracteristicamente em cachos de uva. São bactérias ubíquas, encontradas em produtos alimentares (leite e derivados, ovos e carnes), no solo, superfícies inanimadas, bem como, colonizando pele e mucosas de pessoas saudáveis, onde permanecem nas narinas, região axilar e inguinal.

A cápsula de polissacarídeos, constituinte da bactéria, a protege da fagocitose pelos neutrófilos, facilitando a adesão dos microrganismos deste gênero a materiais sintéticos como válvulas, próteses, *shunts* e cateteres, importante na doença por *Staphylococcus epidermidis*. São capazes de produzir toxinas, relacionadas com apresentação clínica (esfoliatinas, enterotoxinas e a toxina do choque tóxico). Crescem em ágar-sangue, sem exigências específicas, havendo necessidade de testes bioquímicos e antibiograma para a identificação das espécies.

Staphylococcus aureus, a espécie de maior importância médica, é uma bactéria produtora de toxinas e enzimas que contribuem para sua patogenicidade e propiciam o sucesso da infecção: a catalase (transforma peróxido de hidrogênio (tóxico) em água e oxigênio), as coagulases e beta-lactamases (resistência a β-lactâmicos) (Quadros 57-1 e 57-2).

ASPECTOS CLÍNICOS E TRATAMENTO

A apresentação clínica das infecções por *Staphylococcus* spp assim como a terapêutica são abordadas a seguir, nos Quadros 57-3 a 57-5.

PREVENÇÃO

A profilaxia das infecções por *Staphylococcus* spp ganha destaque pelo aumento da ocorrência de infecções hospitalares e a necessidade de controle dos surtos. *S. epidermidis* é um habitante da microbiota humana, assim como outros *Staphylococcus* coagulase-negativos, que residem em pele e membranas mucosas. Na maior parte das vezes *S. epidermidis* é agente de infecções nosocomiais, exceto nos casos de endocardite ou diálise peritoneal, quando ganha acesso ao meio interno através da inoculação propiciada por próteses e cateteres.

No caso da infecção por *S. aureus*, os surtos podem se desenvolver com grande rapidez, havendo áreas com elevado potencial para deflagração, como por exemplo as unidades de queimados, os centros de terapia intensiva e as unidades de hemodiálise. Nesses setores os pacientes encontram-se debilitados, apresentando portas de entrada para a bactéria e com um grande número de manipulação por procedimentos invasivos. O uso de antimicrobianos de largo espectro é outra situação comum entre esses pacientes, o que possibilita a emergência de infecções por cepas resistentes como MRSA.

A medida mais importante para o controle de *S. aureus* no ambiente hospitalar é a lavagem das mãos. Outras medidas, com certeza, estarão condenadas ao fracasso, se a implementação da adequada lavagem das mãos pela equipe não existir.

Deve-se estar atento para a prevenção da infecção em diversas situações consideradas de maior risco como utilização de cateteres, cirurgias e transmissão através de profissionais de saúde, de um paciente para o outro. Nas situações em que haja necessidade de acesso venoso deve-se preferir, sempre que

Quadro 57-1. Principais espécies causadoras de doenças humanas		
Espécie	*Característica*	*Peculiaridades*
S. aureus	Coagulase-positivo	Infecções comunitárias e nosocomiais Colonizante habitual da pele Potencial de resistência a antimicrobianos
S. epidermidis	Coagulase-negativo	Infecções nosocomiais Microbiota habitual da pele Virulência menor Relacionado com próteses
S. saprophyticus	Coagulase-negativo	Infecção urinária baixa Sexo feminino

294 ❏ PARTE IV ✔ DOENÇAS CAUSADAS POR BACTÉRIAS

Quadro 57-2. Aspectos relevantes em relação à resistência antimicrobiana de *S. aureus*

Sensível à penicilina	Menos de 5% das cepas de comunidade
Resistente à penicilina *S. aureus* meticilina-sensível (MSSA)	Produção de β-lactamases Resistentes à penicilina Sensível a β-lactâmicos penicilinase-resistentes (meticilina, oxacilina) Droga de escolha: oxacilina. Opção: cefalotina
Resistente à oxacilina *S. aureus* meticilina-resistente (MRSA)	Alteração da proteína fixadora de penicilina (PBP) Resistência às cefalosporinas, à oxacilina e demais β-lactâmicos Sensíveis a glicopeptídeos (vancomicina e teicoplanina) Drogas de escolha: vancomicina e teicoplanina
Resistência intermediária à oxacilina *S. aureus* borderline oxacilina-resistente (BORSA)	Produção exagerada de β-lactamases Pode ser bloqueada Sensíveis à associação de inibidores da enzima com o ácido clavulânico
Resistência intermediária à vancomicina *S. aureus* suscetibilidade reduzida a glicopeptídeos (GISA)	Concentração inibitória mínima (CIM) de 8µg/ml para glicopeptídeos Resistência intermediária a glicopeptídeos Casos no Japão e nos Estados Unidos da América Sensíveis às estreptograminas e linezolida

possível, o acesso periférico ao profundo; em casos de indicação absoluta deste último, deve-se seguir de forma precisa a técnica para o procedimento, atentando-se para as medidas de anti-sepsia e assepsia necessárias.

Na profilaxia da infecção do sítio cirúrgico, são indicadas a paramentação adequada da equipe, a esterilização do material, a assepsia do campo operatório e a antibioticoprofilaxia, quando adequada ao procedimento.

Conforme o mencionado acima, a transmissão do *S. aureus* de um paciente para outro pode ser evitada pela simples lavagem das mãos entre a manipulação de dois pacientes, bem como a instituição de precauções de contato quando da detec-

ção de infecção ou colonização por *S. aureus* MRSA, que é de vital importância na tentativa de profilaxia da disseminação do agente. Além disso, deve-se descolonizar o paciente com o uso de tratamento tópico: banho diário com clorexidina e a aplicação nasal de mupirocin a 2%.

Outra conduta a ser instituída é a restrição do uso de antibióticos às situações com real indicação (o "uso racional"), evitando-se o surgimento de patógenos resistentes. A vigilância deve ser constante, para a detecção precoce de surtos, com o objetivo de se instituir medidas de controle de forma premente. Para mais detalhes acerca das infecções nosocomiais, consultar Capítulo 6.

Quadro 57-3. Clínica e tratamento das infecções cutâneas pelo *Staphylococcus* spp

Infecção	Quadro clínico	Tratamento
Foliculite	É a infecção dos folículos pilosos, geralmente sem invasão de estruturas vizinhas. Caracteriza-se pela formação de pústula, podendo haver presença de rubor periférico. A lesão evolui com crostas, acometendo preferencialmente as coxas, tórax, região pubiana e barba (sicose)	Não é necessária terapêutica específica. Medidas higiênicas são indicadas
Furúnculo	É a infecção que acomete o folículo piloso, a glândula sebácea e o tecido celular subcutâneo circunjacente. Ocorre freqüentemente na face, pescoço, axilas, virilhas, nádegas e membros inferiores. Clinicamente, observa-se a formação de nódulo pustuloso, doloroso, quente, que rompe e drena secreção purulenta. A ocorrência de lesões de repetição ou de múltiplos furúnculos, simultaneamente, constitui a furunculose	Lesão única com pouca reação inflamatória circunjacente pode ser tratada com **calor local** (compressas úmidas). Nos casos de lesões de face, múltiplas, em locais de atrito ou em presença de febre, deve ser instituído tratamento com antibióticos, preferencialmente **cefalexina** (500 mg de 6/6 horas ou 30-50 mg/kg/dia para crianças); em alérgicos usar clindamicina (20-50 mg/kg/dia de 6/6 horas) ou azitromicina (uma dose diária de 500 mg no primeiro dia e 250 mg nos dias subseqüentes ou 10 mg/kg no primeiro dia e 5 mg/kg nos dias subseqüentes, para crianças). Tratar por cinco a sete dias. Em caso de furunculose de repetição, descolonização com **mupirocin** pomada nas narinas, três vezes ao dia por cinco dias associada a higiene corporal com detergente contendo clorexidina (2%)
Antraz	Caracteriza-se pelo acometimento concomitante de vários folículos adjacentes. Ocorre em áreas de pele espessa e fixa aos planos mais profundos (nuca e dorso), impedindo a drenagem do conteúdo purulento, levando à ocorrência de loculações e extensão lateral. Pode haver ulceração necrótica. É mais comum em pacientes com diabetes *mellitus*	Antibioticoterapia sistêmica (preferencialmente intravenosa), por 14 dias, com **oxacilina** (100 a 200 mg/kg/dia, de 4/4 horas), cefalotina (50-200 mg/kg/dia de 6/6 horas) ou amoxicilina + ácido clavulânico (30-50 mg/kg/dia de 8/8 horas). Em alérgicos usar clindamicina (20-50 mg/kg/dia, 6/6 horas). Associar drenagem cirúrgica

(Continua)

Quadro 57-3. Clínica e tratamento das infecções cutâneas pelo *Staphylococcus* spp (*Continuação*)

Infecção	Quadro clínico	Tratamento
Hidradenite	Processo infeccioso que acomete glândulas sudoríparas, localizadas nas axilas, períneo e região genital, que evolui como nódulos inflamatórios quentes e dolorosos, e contém secreção purulenta, podendo fistulizar com a formação de trajetos. Recidivas são muito comuns, podendo surgir como conseqüência, retrações cicatriciais. O diagnóstico é clínico	Antibioticoterapia oral (conforme descrito para os furúnculos), associado a calor local e drenagem cirúrgica, sempre que necessário
Impetigo	Consiste na infecção superficial da pele. *Streptococcus pyogenes* é o agente mais comum da infecção. É de maior ocorrência em crianças. A partir de pequenas soluções de continuidade existente na pele, há formação de lesões maculares eritematosas, que evoluem com o aparecimento de bolhas, pústulas e crostas, muito pruriginosas, sem febre e acometimento do estado geral, salvo no caso de lesões muito extensas. O diagnóstico diferencial deve ser estabelecido com o impetigo por *S. pyogenes* e com as lesões pelo vírus Herpes simples	Higiene local associada à antibioticoterapia oral (conforme descrito para os furúnculos)
Hordéolo	Também conhecido vulgarmente como terçol, consiste na infecção da pálpebra com acometimento da glândula pilossebácea. Há hiperemia e edema locais, havendo, em alguns casos, dor associada	Cuidados de higiene e drenagem da lesão são suficientes
Paroníquia	É a infecção que acomete a região periungueal, cuja porta de entrada são as pequenas lacerações teciduais. Mais comumente é causada por *S. aureus*, mas outros agentes podem estar implicados, como *Candida* spp. Está associada a atividades em que há freqüente imersão das mãos na água e uso de sabão, detergente ou similares, além do hábito de roer as unhas. Costumam ser muito dolorosas e melhoram quando ocorre drenagem da secreção purulenta. Quando há extensão da lesão com comprometimento de toda a extremidade digital, configura o quadro de panarício	Medidas higiênicas, calor local (compressas) e drenagem quando indicada, costumam ser suficientes. Nos casos em que há maior extensão, antibioticoterapia por via oral deve ser instituída (conforme descrito para os furúnculos)
Botriomicose	Processo infeccioso crônico, granulomatoso, caracterizado pela presença de grãos compostos por aglomerados de bactérias. Diferentes agentes podem estar implicados. O diagnóstico diferencial é feito com micetoma por análise do grão, por microscopia e cultura	Antibioticoterapia oral (conforme descrito para os furúnculos), associada a drenagem cirúrgica local. O tempo de uso do antimicrobiano é variável, dependendo da resposta clínica ao tratamento
Celulite	É a infecção da pele com comprometimento mais profundo, havendo extensão para o tecido celular subcutâneo, o qual pode ser conseqüência de trauma ou como evolução de uma das infecções até aqui descritas. Manifesta-se por surgimento de área hiperemiada, dolorosa, quente e com aumento de volume, eventualmente com formação de abscesso. Nos casos em que há maior extensão ou agressividade do processo, costumam surgir sintomas gerais e ocorrer bacteremia. A principal diferenciação deve ser feita com erisipela. O diagnóstico é clínico, mas pode ser necessária avaliação por método de imagem, principalmente ultra-sonografia, para detectar a existência de coleções profundas, passíveis de drenagem. Hemoculturas devem ser colhidas quando há febre e/ou queda do estado geral, indicativos de bacteremia	Calor local (compressas), associado à drenagem cirúrgica de coleções porventura existentes e antibioticoterapia oral (conforme descrito para os furúnculos) devem ser instituídos. Nos pacientes com lesão extensa, toxêmicos, ou com comprometimento da face (risco de trombose do seio cavernoso), deve ser utilizada antibioticoterapia venosa com **oxacilina** (100 a 200 mg/kg/dia, de 4/4 horas) ou clindamicina (20-50 mg/kg/dia, 6/6 horas) no caso de pacientes alérgicos a β-lactâmicos
Mastite	Ocorre em 1% a 3% das puérperas; geralmente é unilateral. Apresenta-se com quadro de dor, eritema e calor, podendo ocorrer abscedação do sistema canalicular, com saída de secreção purulenta pelo mamilo. O diagnóstico é clínico, podendo ser necessária avaliação ultra-sonográfica para orientar drenagem, caso haja coleção profunda	Calor local (compressas), drenagem cirúrgica caso haja formação de abscessos e antibioticoterapia por via oral (conforme descrito para os furúnculos)

Quadro 57-4. Clínica e tratamento das estafilococcias sistêmicas

Infecção	Quadro clínico	Tratamento
Sepse	Sepse por *S. aureus* geralmente são quadros graves. Se infecção comunitária, os focos são lesões cutâneas. Se origem hospitalar geralmente se associam a infecções da corrente sangüínea, com presença de cateteres vasculares ou de diálise. Cursa com taquipnéia, taquicardia, alcalose respiratória inicial progredindo com acidose metabólica, febre, hipoxemia, hiperglicemia (em diabéticos) e alterações do nível de consciência	Em caso de infecção comunitária, a droga de escolha é a **oxacilina** na dose de 200 mg/kg/dia, via IV, de 4/4 horas. Se alérgico usar vancomicina na dose de 40 mg/kg/dia, via IV de 6/6 horas ou de 12/12 horas. Infecções nosocomiais devem ser tratadas com **vancomicina** (como acima) ou teicoplanina, na dose de 400 mg, IV a cada 24 horas. Manter tratamento por 14 dias, se não houver complicação
Pneumonia/ Empiema	Geralmente ocorre quadro toxêmico com taquicardia, taquipnéia e febre alta, acompanhada de tosse produtiva com ou sem dor pleurítica. Hipotensão, anemia e icterícia pela hemólise podem estar presentes. Outros sinais e sintomas serão decorrentes do acometimento de outros sistemas, se existente. Complicações mais comuns: abscessos pulmonares, pneumonias necrotizantes, pneumatoceles com pneumotórax e/ou pneumomediastino, empiema pleural e fístula broncopleural	Em caso de infecção comunitária, a droga de escolha é a **oxacilina** na dose de 200 mg/kg/dia, via IV, de 4/4 horas. Se alérgico usar vancomicina na dose de 40 mg/kg/dia, via IV de 6/6 horas ou de 12/12 horas. Infecções nosocomiais por *S. aureus* e *S. epidermidis* devem ser tratadas com **vancomicina** (como acima) ou teicoplanina, na dose de 400 mg, IV a cada 24 horas. Manter tratamento por 14 dias, se não houver complicação
Endocardite	*S. aureus* é o agente mais comum das endocardites agudas. Cursam com febre alta de início súbito, calafrios, sudorese, prostração, cefaléia, mialgias, dor torácica, toxemia progressiva, dispnéia, cansaço e sopros; ocorrendo lesões "metastáticas" e vasculites (petéquias, nódulos de Osler, manchas de Janeway, hemorragia retiniana). Pode haver déficits motores, amaurose fugaz, cafaléia, oligúria, edema e dor lombar e insuficiência renal. Extensão do comprometimento endocárdico para as estruturas adjacentes, com formação de abscesso perivalvar e miocárdico, com grave prognóstico, são complicações possíveis. Endocardite por *S. epidermidis* está relacionada à infecção de próteses e cursa de forma subaguda	O tratamento da endocardite em válvula nativa pelo *S.aureus* deve ser feito com **oxacilina** por quatro a seis semanas, podendo ser associada gentamicina 5 mg/kg/dia, via IV de 8/8 horas por cinco dias; se houver suspeita de MRSA, ao invés de oxacilina usar **vancomicina**, também por quatro a seis semanas (maiores informações consultar o Capítulo 12)
Pericardite	Quadro pouco freqüente. Tem início súbito, caracterizando-se por dor torácica anterior persistente, intensa, agravada com a respiração profunda, podendo ser precedida por mal-estar geral, astenia e febre. A ausculta de atrito pericárdico é sinal patognomônico de lesão pericárdica, podendo ser observado mesmo em presença de derrame pericárdico, caso este não seja abundante. Hipofonese de bulhas é freqüentemente descrita. Nos casos em que há evolução para tamponamento cardíaco, temos a presença de estase jugular, "abafamento" das bulhas, taquicardia e pulso paradoxal	Em caso de infecção comunitária, a droga de escolha é a **oxacilina** na dose de 200 mg/kg/dia, via IV, de 4/4 horas. Se alérgico usar vancomicina na dose de 40 mg/kg/dia, via IV de 6/6 horas ou de 12/12 horas. Infecções nosocomiais devem ser tratadas com **vancomicina** (como acima) ou teicoplanina, na dose de 400 mg, IV a cada 24 horas. Manter tratamento por 21 dias, se não houver qualquer complicação. Drenagem por pericardiostomia está indicada
Osteomielite	Pode ser aguda ou crônica, sendo adquirida por via hematogênica, contigüidade ou trauma. Nas crianças, freqüentemente a doença ocorre por disseminação hematogênica e *S. aurerus* é o agente mais comum. Nos casos de acometimento de idosos geralmente a evolução tende a ser crônica. Nesta faixa etária a doença relaciona-se, em geral, com úlceras cutâneas, lesões em pés de diabéticos ou após cirurgias ortopédicas. A presença de sinais locais com eritema, edema, calor, dor e drenagem purulenta local são as mais freqüentes, o que facilita o diagnóstico. Na ausência destes, é de difícil realização clínica. A inoculação direta pode se dar também por feridas puntiformes, neste caso faz-se necessário lembrar da associação com bacilos não fermentadores (por exemplo, *P. aeruginosa*), ou após mordedura animal ou humana, que pode ter o *S. aureus* e outros agentes bacterianos envolvidos. A osteomielite por contigüidade apresenta evolução arrastada, sendo geralmente de etiologia polimicrobiana e estando associada a fatores de risco como pé diabético. Nesses casos, a ausência de sinais clínicos dificulta o diagnóstico, que deve ser suspeitado sempre, quando da presença de lesões no pé	O tratamento deve ser começado com droga parenteral por duas semanas ao menos, e mantido por via oral por quatro a seis semanas. Pode haver necessidade de drenagem e debridamento ósseo para a recuperação adequada. As drogas a serem utilizadas no início do tratamento podem ser a **oxacilina**, a clindamicina e em caso de alergia, a ciprofloxacina ou a vancomicina. Posteriormente, opta-se pela antibioticoterapia oral com cefalexina, clindamicina ou ciprofloxacina

(Continua)

Quadro 57-4. Clínica e tratamento das estafilococcias sistêmicas (*Continuação*)

Infecção	Quadro clínico	Tratamento
Artrite	Ocorre principalmente em crianças. Após cirurgias com colocação de prótese, *S. epidermidis* pode estar envolvido. As manifestações clínicas são febre e dor articular, acompanhadas de sinais flogísticos como edema, eritema e dificuldade de mobilização da articulação. As articulações mais freqüentemente acometidas são joelho, cotovelo, quadril, ombro e as interfalangianas	Em caso de infecção comunitária, a droga de escolha é a **oxacilina** na dose de 200 mg/kg/dia, via IV, de 4/4 horas. Se alérgico, usar vancomicina na dose de 40 mg/kg/dia, via IV, de 6/6 horas ou de 12/12 horas. Infecções nosocomiais devem ser tratadas com **vancomicina** (como acima) ou teicoplanina, na dose de 400 mg, IV a cada 24 horas. A necessidade de drenagem cirúrgica, a não ser em articulação de quadril, e em caso de ocorrência pós-cirúrgica, onde geralmente é necessária a retirada da prótese é rara
Piomiosite	A piomiosite é a infecção dos músculos esqueléticos (encontra-se predominantemente em climas tropicais). Manifesta-se por febre e dor muscular evoluindo com edema local, acompanhado de leucocitose e eosinofilia. Pode haver história de lesão cutânea ou trauma, e quando realizada punção aspirativa no local, após método de imagem, é observada a presença de secreção purulenta	O tratamento consiste em drenagem cirúrgica e antibioticoterapia sistêmica com **oxacilina** na dose de 200 mg/kg/dia, via IV, de 4/4 horas. Se alérgico usar vancomicina na dose de 40 mg/kg/dia, via IV de 6/6 horas ou de 12/12 horas
Infecção do trato urinário	A infecção por *S. saprophyticus* é, após a *Escherichia coli*, a causa mais comum de cistite em mulheres jovens com vida sexual ativa. Os sintomas são disúria, urgência urinária e polaciúria. O quadro de cistite é o mais comum, contudo, há possibilidade também de ocorrência de infecção do trato urinário alto	O tratamento pode ser feito com ampicilina, cotrimoxazol, nitrofurantoína ou quinolonas por via oral por um período de três dias. No caso de pielonefrite, as pacientes devem ter iniciado o tratamento por via parenteral, já que há infecção com potencial de gravidade e risco de sepse de foco urinário
Abscessos viscerais	Qualquer órgão pode ser acometido pela infecção por *S. aureus*. Pode-se observar abscessos hepáticos, esplênicos e renal. Infecções ocorrem também a partir de cirurgias limpas da cavidade abdominal, onde a possível contaminação provém da pele do paciente. *S. epidermidis* vem também crescendo como agente encontrado em abscessos, sobretudo em pacientes imunodeprimidos, em uso de múltiplos antibióticos ou com manipulação prévia da cavidade abdominal	Em caso de infecção comunitária, a droga de escolha é a **oxacilina** na dose de 200 mg/kg/dia, via IV, de 4/4 horas. Se alérgico, usar vancomicina na dose de 40 mg/kg/dia, via IV de 6/6 horas ou de 12/12 horas. Infecções nosocomiais devem ser tratadas com **vancomicina** (como acima) ou teicoplanina, na dose de 400 mg, IV a cada 24 horas. Infecções por *S. epidermidis* devem ser tratadas com vancomicina. O tratamento deve ser mantido por pelo menos 21 dias. Deve ser realizada drenagem do abscesso
Meningite	Infecção meníngea primária por *S. aureus* é rara. Cursa com febre alta, anorexia, prostração, sinais de hipertensão intracraniana, diminuição do nível de consciência, crises convulsivas focais e generalizadas, rigidez de nuca, sinais de Kernig e Brudzinski e déficits neurológicos focais. As meningites pós-trauma e pós-punção lombar podem ser causadas pelo *S. aureus*. Nos casos de infecção após instalação de derivação ventriculoperitoneal, o agente de importância é *S. epidermidis*	**Oxacilina** (200 mg/kg/dia, intravenosa, para crianças e 12 g/dia para adultos, divididos em seis aplicações, de 4/4 horas). Em alérgicos a β-lactâmicos, usar vancomicina (30 mg/kg/dia, intravenosa, divididos em duas doses). No caso de meningite pós-punção lombar ou em pacientes com *shunt* liquórico, instituir associação **vancomicina** (30 mg/kg/dia, via intravenosa divididos em duas doses), associada à ceftazidima (50-100 mg/kg/dia, a cada 8 horas) Na meningite por *S. aureus*, manter a terapêutica antimicrobiana por 14 a 21 dias
Supuração intracraniana	Supurações intracranianas (abscesso cerebral ou empiema) ocorrem através de disseminação hematogênica ou progressão a partir de focos contíguos. Clinicamente há febre, sinais de hipertensão intracraniana, sinais focais, crises convulsivas e alterações do nível de consciência	**Oxacilina**, 200 mg/kg/dia, via intravenosa, de 4/4 horas), associada à **ceftriaxona**, 100 mg/kg/dia, intravenoso, de 12/12 horas, e a **metronidazol**, 30 mg/kg/dia, intravenosa, de 6/6 horas). Em alérgicos a β-lactâmicos, usar vancomicina (30 mg/kg/dia, via intravenosa, divididos em duas doses), associado a aztreonam (6 a 8 g/dia, via intravenosa, divididos em três ou quatro aplicações diárias, de 6/6 ou 8/8 horas) e a metronidazol (30 mg/kg/dia, via intravenosa, divididos em quatro aplicações diárias, 6/6 horas) O tratamento deve ser mantido por 4 a 8 semanas

Quadro 57-5. Doenças estafilocócicas associadas à produção de toxinas

Condição	Características principais
Intoxicação alimentar	As enterotoxinas A, B, C1, C2, C3, D e E têm sido implicadas na patogênese da gastrenterite por *S. aureus*. Não se encontra a bactéria nas fezes (são toxinas pré-formadas) A intoxicação, geralmente, se dá pela ingestão de alimentos contaminados por carreadores humanos, através da manipulação. Apresenta período de incubação curto, de uma a seis horas, com aparecimento súbito de fortes cólicas abdominais e vômitos, diarréia aguda não inflamatória. O quadro é autolimitado, necessitando, em termos de medidas terapêuticas de reposição hidroeletrolítica e antieméticos, não havendo indicação para o uso de antimicrobianos
Síndrome da pele escaldada	É uma condição causada por toxina (exfoliatina) produzida pelo *S. aureus*. Inicia-se com febre, sintomas gerais como anorexia e astenia, aparecimento de exantema eritematoso, iniciado na área perioral, que se dissemina para o tronco e membros, seguindo-se de descamação. Pode haver desenvolvimento de bolhas localizadas ou generalizadas, que quando rompidas propiciam a perda de grande quantidade de fluidos e eletrólitos, ocasionando distúrbios hidroeletrolíticos graves. As lesões cutâneas predispõem à ocorrência de infecção secundária O diagnóstico é clínico. O tratamento deve ser estabelecido com cuidados locais e início de antibioticoterapia contra *S. aureus*, como a **oxacilina** na dose de 100 a 200 mg/kg/dia (divididos em seis aplicações, de 4/4 horas) ou cefalotina (100 mg/kg/dia, divididos em seis aplicações, de 6/6 horas). Em caso de alergia utilizar vancomicina ou teicoplanina venosas
Síndrome do choque tóxico	É uma enfermidade produzida pela toxina TSST-1 ou por enterotoxinas B ou C de *S. aureus*, sendo descrito quadros similares por outros agentes como *S. pyogenes* e *Staphylococcus* coagulase negativa. A condição foi pela primeira vez descrita em 1978, como afecção sistêmica em crianças; manifesta-se com febre, exantema descamativo e hipotensão arterial, com o isolamento do agente bacteriano de mucosas e outros sítios dos pacientes acometidos. Em 1980, observou-se um surto da doença entre mulheres jovens, sendo verificada a relação com o uso de tampões vaginais hiperabsorventes. Já foram relatados casos sem qualquer relação com o uso de tampão, mas com a presença de focos nos quais o germe se multiplica e produz a toxina, a qual se dissemina pela corrente sanguínea, afetando múltiplos órgãos e originando o quadro clássico, inclusive relacionados à infecção cirúrgica O diagnóstico é baseado em critérios clínicos: febre alta, exantema descamativo que acomete palmas e plantas, hipotensão e comprometimento de três ou mais sistemas (gastrointestinal, hepático, renal, neurológico e hematológico). O diagnóstico diferencial é feito com sepse de etiologia bacteriana outra, leptospirose, febre maculosa, dengue, hantavirose, sífilis secundária, doença de Kawasaki, sarampo, síndrome de mononucleose e meningococcemia O tratamento consiste em correção dos distúrbios volêmicos, hidroeletrolíticos e ácido-básicos, além do tratamento para as alterações outras que porventura surjam (falência renal, distúrbios de coagulação, insuficiência respiratória, insuficiência hepática e outras). Antibioticoterapia deve ser iniciada visando *S. aureus*, por via parenteral, utilizando-se as mesmas doses e critérios descritos para a síndrome da pele escaldada

BIBLIOGRAFIA RECOMENDADA

Archer GL. *Staphylococcus epidermidis* and other coagulase-negative staphylococci. *In* Mandell GL, Bennett JE, Dolin R: *Principles and Practice of Infectious Diseases*. 5th ed. Philadelphia: Churchill Livingstone, 2000.

Gomes AP, Siqueira-Batista R, Mascarenhas LA, Barroso DE. Estafilococcias. *In* Siqueira-Batista R, Gomes AP, Igreja RP, Huggins DW: *Medicina Tropical — Abordagem Atual das Doenças Infecciosas e Parasitárias*. Rio de Janeiro: Cultura Médica, 2001.

Rios-Gonçalves AJ, Magalhães ACG. Estafilococcia. *In* Marangoni D, Schechter M: *Doenças Infecciosas — Conduta Diagnóstica e Terapêutica*. 2ª ed. Rio de Janeiro: Guanabara-Koogan, 1998.

Siqueira-Batista R, Potsch DV, Faria EC, Martins IS, Lopes F, Caroli-Bottino A. Sepse estafilocócica em paciente com diagnóstico clínico-epidemiológico e laboratorial de leptospirose. *INFECTIO* 96 (Congresso da Sociedade Brasileira de Infectologia). Anais do IX Congresso Brasileiro de Infectologia, 1996.

Waldvogel FA. *Staphylococcus aureus* (including Staphylococcal toxic shock). *In* Mandell GL, Bennett JE, Dolin R: *Principles and Practice of Infectious Diseases*. 5th ed. Philadelphia: Churchill Livingstone, 2000.

CAPÍTULO 58
Estreptococcias

Marcelo Ricio Facio ♦ Andréia Patrícia Gomes ♦ Rodrigo Siqueira-Batista
Ricardo Pereira Igreja ♦ Sávio Silva Santos

As estreptococcias são o grupo de doenças que tem por agente etiológico bactérias do gênero *Streptococcus*. Algumas espécies são descritas como microbiota habitual de trato respiratório, gastrointestinal e urinário; entretanto, outros membros do gênero são importantes agentes causadores de doença humana: faringoamigdalites, infecções cutâneas, do sistema nervoso central, sepse, endocardite, pneumonia, além de manifestações relacionadas à produção de toxinas, como a escarlatina e as síndromes pós-infecciosas, como a febre reumática e a glomerulonefrite.

ETIOLOGIA

O gênero *Streptococcus* é composto por bactérias de formato ovóide, que se agrupam aos pares ou em pequenas cadeias. À coloração, pelo método de Gram, são vistos como gram-positivos, medindo de 0,5 a 1,0 nanômetros, sendo não esporulados, apresentando-se isolados, aos pares ou em cadeias. Apresentam exigências nutricionais diversas, algumas complexas, o que pode dificultar o crescimento em culturas.

Ao cultivo em meios do tipo ágar-sangue, com base no tipo de hemólise apresentado, implementou-se uma classificação para o reconhecimento das bactérias desta família: em hemólise completa (β), parcial (α) e ausente (γ). Além da classificação com base nos graus de hemólise, as espécies foram também divididas segundo grupos sorológicos por Lancefield, com base nas diferenças de carboidratos da parede celular (Quadro 58-1).

O gênero *Streptococcus* pode também ser classificado segundo características bioquímicas e métodos moleculares que surgem como as mais adequadas técnicas para a diferenciação e classificação deste gênero.

Streptococcus pyogenes (grupo A de Lancefield)

S. pyogenes é uma bactéria gram-positiva, que cresce em culturas como pares ou pequenas cadeias, anaeróbio facultativo, classificado no grupo A de Lancefield, nutricionalmente fastidioso, necessitando de meios com adição de sangue. O Quadro 58-2 analisa algumas características de produtos celulares de *S. pyogenes*.

Quadro 58-1. Classificação do gênero *Streptococcus* spp

Grupos de Lancefield	Espécies	Padrão de hemólise	Localização	Principais doenças causadas no homem
A	*Streptococcus pyogenes*	β	Orofaringe Pele	faringite, otite, pneumonia, celulite, escarlatina, erisipela, endometrite, sepse, impetigo, FR e GNDA
B	*Streptococcus. agalactiae*	β (α ou γ)	Faringe, Trato genital feminino	infecções neonatais e puerperais, infecções do trato urinário (ITU), endocardite, meningite, celulite e corioamnionite
C	*Streptococcus equisimilis* *Streptococcus equi* *Streptococcus equi* subsp *zooepidemicus*	β	Faringe, vagina, pele, trato gastrointestinal (TGI)	endocardite, faringite, celulite, meningite, pneumonia e infecção puerperal
D	*Streptococcus bovis* *Streptococcus equinubs*	α ou γ	TGI, trato genitourinário	endocardite, infecções piogênicas e ITU
G	*Streptococcus iniae* *Streptococcus porcinus*	β	Trato gastrointestinal (TGI), vagina, pele e nasofaringe	Infecção puerperal, erisipela, infecção neonatal, meningite e faringite
Não agrupáveis	*Complexo viridans*	α	Orofaringe, TGI	Endocardite, cáries, periodontite, abscesso cerebral, meningite e sinusite
Streptococcus anaeróbios	*Peptostreptococcus*	γ	Orofaringe TGI e urinário	Abscesso cerebral, empiema e endocardite

FR = Febre reumática; GNDA = glomerulonefrite difusa aguda.

ASPECTOS CLÍNICOS, DIAGNÓSTICO E TRATAMENTO

As doenças provocadas pelo agente podem acometer diversos órgão, além de apresentarem diversos graus de gravidade e potenciais complicações associadas. No Quadro 58-3, são descritas as principais síndromes clínicas e o tratamento.

Além dos quadros acima comentados, cabe salientar a importância de complicações associadas à doença pelo *Streptococcus* spp, que não têm origem supurativa. As duas possíveis entidades são a febre reumática (FR) e a glomerunonefrite difusa aguda (GNDA), que é de origem pós-estreptocócica.

Complicações não supurativas das infecções por *S. pyogenes*

Febre reumática. A febre reumática é uma doença de natureza inflamatória, não supurativa do tecido conjuntivo, sendo complicação tardia de uma infecção pelo *Streptococcus* do grupo A; pode envolver o coração, as articulações, a pele, os vasos e o sistema nervoso central.

Na sua forma clássica é aguda, febril e autolimitada; contudo, as lesões cardíacas, principalmente valvulares, são progressivas e podem levar à insuficiência cardíaca grave, e até a morte anos depois do ataque. Apesar de ser a única doença reumática que tem agente etiológico definido, o diagnóstico ainda envolve sérias dificuldades, dependendo muito de critérios clínicos (Quadro 58-4).

O tratamento consiste de quatro objetivos: (1) erradicação do *Streptococcus pyogenes*, (2) prevenir novas infecções estreptocócicas (profilaxia secundária), (3) suprimir o processo inflamatório dos tecidos e (4) tratamento das manifestações clínicas. O primeiro consiste no tratamento da faringoamigdalite o segundo, na profilaxia com penicilina e o terceiro e quarto aspecto não cabem no escopo do capítulo, devendo ser acessados locais para esclarecimento pormenorizado.

A profilaxia é feita nos seguintes termos:

* *Escolha:* penicilina benzatina, via intramuscular, dose única (< 25kg = 600.000 UI; > 25 kg = 1.200.000UI); **Alternativa:** (alérgicos): eritromicina, via oral, 30-40 mg/kg/dia, 6/6h.
* *Intervalos* (penicilina benzatina): a cada 15 dias para os casos com cardite e a cada 21 dias para os casos sem cardite.
* *Duração:* com cardite ou coréia: toda a vida; sem cardite ou coréia: até 18 anos ou por cinco anos para os que tiveram diagnóstico com idade superior a 14 anos de idade.

A profilaxia após os 18 anos poderá ser instituída dependendo da atividade profissional do paciente (maior ou menor risco).

Glomerulonefrite difusa aguda pós-estreptocócica (**GNDA**). É uma doença inflamatória aguda dos glomérulos renais que se traduz patologicamente por lesões proliferativas difusas. Clinicamente é um exemplo clássico de uma síndrome nefrítica que se manifesta por hematúria, edema e hipertensão, que pode evoluir para insuficiência renal aguda. A GNDA se segue à infecção da orofaringe ou da pele.

O tratamento visa erradicar qualquer foco infeccioso, através da administração oral ou intramuscular de penicilina, após a coleta de material de orofaringe ou da pele, o que não influi no prognóstico da doença ou no seu curso, associadas às medidas de tratamento da síndrome nefrítica e/ou insuficiência renal e suas complicações.

OUTRAS INFECÇÕES POR *STREPTOCOCCUS* SPP

Abaixo analisaremos as infecções causadas por outras espécies de *Streptococcus* de importância médica, com ênfase nas manifestações clínicas e tratamento (Quadro 58-5).

Quadro 58-2. Produtos celulares do gênero *Streptococcus*	
Produtos extracelulares	*Características*
Hemolisinas	Responsáveis pela zona de hemólise ao redor das colônias nas placas de ágar-sangue Estreptolisina O → é inativada reversivelmente pelo O_2 atmosférico. É antigênica e provoca resposta humoral com formação de anticorpos utilizados para sorodiagnóstico de infecções estreptocócicas (ASO) Estreptolisina S → estável em ar ambiente, não é antigênica, não produzindo, portanto, resposta humoral
Hialuronidase	Polimerização do ácido hialurônico; facilita a disseminação pelos tecidos Produzida por *Streptococcus pyogenes* Possui atividade antigênica
Toxina eritrogênica	Responsável pela febre Associada ao exantema na escarlatina
Desoxirribonuclease	Produzida pelos grupos A , C e G, capazes de degradar DNA Quatro tipos de DNAses: A, B, C, D Presente em 60% dos pacientes c/ GNDA
Estreptoquinase	Produzidas pelos grupos A, C e G Atuam na catalisação da conversão do plasminogênio em plasmina Facilita disseminação do agente
Nicotinamida adenina dinucleotidase (NADse)	Indução de resposta imunológica Níveis aumentados na glomerulonefrite
Outras (proteinases, leucocidina e esterases)	Antigenicidade Disseminação da bactéria pelos tecidos

Original do Dr. Marcelo Riccio Facio, 1999.

Capítulo 58 ✔ Estreptococcias ❑ **301**

Quadro 58-3. Aspectos clínicos e tratamento da doença por *S. pyogenes*		
Síndrome clínica	*Manifestações clínicas*	*Tratamento*
Faringoamigdalite	É um dos quadros infecciosos mais comuns da infância. O grupo A é o responsável pela maioria dos casos. Incidência maior entre cinco e 15 anos. As manifestações são dor de garganta, febre, odinofagia, muitas vezes acompanhadas de astenia, mialgia, náuseas e vômitos, sobretudo em crianças. Os achados clínicos são de edema, eritema e aumento das amígdalas, podendo ser acompanhado de exsudato putáceo e linfoadenomegalia cervical. Para diagnóstico de certeza, é necessário que se colha *swab* de orofaringe e aguarde o crescimento em cultura. O diagnóstico diferencial é feito com a angina de origem viral, a angina de Plaut-Vincent e a angina da mononucleose infecciosa. Complicações associadas: febre reumática e glomerulonefrite difusa aguda	O tratamento é sempre indicado. Evita complicações supurativas (abscessos amigdalinos e retrofaríngeos, otite média aguda, linfadenite) e não supurativas (febre reumática e a glomerulonefrite pós-estreptocócica) O medicamento de escolha é a penicilina G benzatina, em dose única, intramuscular, de 1.200.000 UI. Alérgicos à penicilina podem usar a eritromicina, via oral, na dose de 30 a 40 mg/kg/dia de 6/6 horas, por sete dias ou azitromicina, VO, 10 mg/kg no primeiro dia e 5 mg/kg nos quatro dias seguintes
Escarlatina	A escarlatina resulta de cepas produtoras, de toxina (infecções de orofaringe, pele e sepse puerperal). Caracteriza-se pela presença de exantema, oriundo da ação da toxina, e se inicia pela face, com disseminação posterior para o tronco e membros, havendo a poupança por parte do *rash* de palmas e plantas, evolui em uma semana com descamação. A face normalmente apresenta-se com intenso rubor, com concomitante palidez circum-oral e linhas de intenso vermelho acometem cotovelos, pescoço e axilas, sendo conhecidas por linhas de Pastia, classicamente. O diagnóstico diferencial se faz com sarampo, rubéola, enteroviroses, síndrome da pele escaldada, farmacodermias e Kawasaki	O tratamento deve ser realizado como na faringoamigdalite visando à prevenção de seqüelas supurativas e não supurativas
Impetigo	Infecção de pele. Comum na faixa etária pediátrica. Caracterizado por lesões cutâneas, que se iniciam como pequenas pápulas eritematosas, evoluem para vesícula e posteriormente pústulas, comumente acompanhadas por crosta. É causa de glomerulonefrite, mas não se relaciona a episódios de febre reumática	O tratamento objetiva evitar a disseminação de cepas nefritogênicas na comunidade e é realizado com penicilina benzatina ou eritromicina (como na faringoamigdalite). As medidas de higiene são de extrema importância e consistem no uso de água e sabão comum
Erisipela	Infecção da pele pelo *S. pyogenes* havendo acometimento linfático, ocorrendo mais freqüentemente em idosos, havendo condições predisponentes como estase venosa, diabetes *mellitus*, úlceras e síndrome nefrótica. Caracteriza-se por lesão eritematosa, com bordos bem determinados, edema e aumento de temperatura, com envolvimento dos linfonodos da área acometida. Podem ser observados também febre, calafrios e queda do estado geral, sobretudo quando a lesão é extensa	O tratamento é feito com penicilina cristalina na dose de 50 a 300 mil UI/kg/dia de 4/4 horas, IV ou com penicilina procaína, 400 mil a 1,2 milhão U/dia de 12/12 horas ou 24/24 horas, dependendo da gravidade. O tratamento é por 10 dias
Celulite	Infecção da pele com extensão para o tecido celular subcutâneo. Manifesta-se por área hiperemiada, dolorosa, quente e com aumento de volume, eventualmente com formação de abscesso. Podem surgir sintomas gerais e ocorrer bacteremia. A principal diferenciação deve ser feita com erisipela (bordos nítidos). A celulite pode tanto ser causada pelo *S. pyogenes* quanto pelo *Staphylococcus aureus*, observação esta de importância, já que o tratamento com penicilina não se adequa às estafilococcias, devendo ser feito tratamento com cefalosporina de primeira geração como cefalexina ou cefalotina, ou mesmo com oxacilina (ver Capítulo 57)	O tratamento é feito com penicilina cristalina na dose de 50 a 300 mil U/kg/dia de 4/4 horas, IV, se confirmada a etiologia. Na dúvida entre *S. pyogenes* e *S. aureus,* usar cefalotina 50 a 200 mg/kg/dia, IV, de 4/4 horas ou 6/6 horas ou cefalexina 30 a 50 mg/kg/dia de 6/6 horas, via IV. O tratamento é por 10 dias
Miosite	A grande maioria dos casos de miosite é causada pelo *S. aureus*, sendo a infecção pelo *S. pyogenes* uma entidade mais rara e que acomete pacientes com síndrome do choque tóxico. Caracteriza-se por dor intensa muscular, toxemia e aumento dos níveis séricos de creatinafosfocinase (CPK)	O tratamento deve ser feito com penicilina cristalina intravenosa como descrito acima e debridamento cirúrgico

(Continua)

302 ❑ Parte IV ✔ Doenças Causadas por Bactérias

Quadro 58-3. Aspectos clínicos e tratamento da doença por *S. pyogenes (Continuação)*		
Síndrome clínica	*Manifestações clínicas*	*Tratamento*
Fasciite necrotizante	Infecção profunda do tecido celular subcutâneo e fáscia, com evolução rapidamente progressiva com necrose e gangrena da pele e estruturas adjacentes. Inicia-se com sinais inflamatórios em locais de trauma inaparente ou leve, ou sítios cirúrgicos, disseminando-se em 24 a 48 horas, levando a extensa necrose tecidual, bacteremia, disseminação hematogênica, além de intensa destruição local, apresentando altas taxas de letalidade	O tratamento consiste em administração de penicilina cristalina em dose plena, via intravenosa (como acima), sendo de vital importância o debridamento cirúrgico
Síndrome do choque tóxico	A síndrome do choque tóxico pode ter como agentes etiológicos tanto o *S. pyogenes,* quanto o *S. aureus.* A definição da síndrome é de qualquer infecção pelo *S. pyogenes* associada a falência orgânica precoce e choque. O quadro clínico é composto por febre, prostração, calafrios, evoluindo com acometimento de múltiplos órgãos com disfunção hepática, neurológica, renal, cardiomiopatia e respiratória	O tratamento deve ser feito com penicilina cristalina (como descrito) e em alérgicos deve ser utilizada a vancomicina, na dose de 30 a 40 mg/kg/dia de 12/12 horas, via IV. Deve-se realizar debridamento, se houver foco cutâneo e medidas de suporte para correção do choque e manutenção das condições de vida
Bacteremia	Vem se tornando pouco freqüente desde a introdução do uso de antibióticos. É encontrada em pacientes com feridas operatórias ou endometrite e em usuários de drogas intravenosas ilícitas. A doença é grave, com quadro de grande acometimento do estado geral, febre e calafrios evoluindo para o óbito em um número alto de casos	O tratamento é feito com penicilina cristalina
Outras	Pode-se ter linfangite, sepse puerperal, endocardite, pneumonia e outras complicações menos comuns	O tratamento é feito com penicilina cristalina
Complicações supurativas	Celulite, abcessos periamigdalianos e retrofaríngeos, otite, sinusite ou linfadenite cervical. Outras complicações: meningite, abscesso cerebral e tromboses do seio cavernoso	O tratamento é feito com penicilina cristalina

Quadro 58-4. Febre reumática - Critérios de Jones (Modificados)*		
Critérios maiores	*Critérios menores*	*Evidência de infecção estreptocócica*
Cardite Poliartrite Coréia Eritema marginado Nódulos subcutâneos	Clínicos: artralgia e febre Laboratoriais: reação da fase aguda VHS Proteína C Reativa Intervalo PR prolongado	Título aumentado de ASO Cultura de orofaringe posterior Teste antigênico rápido Escarlatina prévia

* Para o diagnóstico são necessários dois critérios maiores ou um maior e dois menores.

Capítulo 58 ✔ ESTREPTOCOCCIAS ❏ **303**

Quadro 58-5. Streptococcus dos grupos B, C, D, G e do grupo viridans	
Patógeno	**Características relevantes**
***Streptococcus agalactiae* (Grupo B de Lancefield)**	Estão freqüentemente envolvidos em infecções neonatais e puerperais. Podem também causar pneumonia, osteoartrite, infecção do trato urinário, meningite, peritonite e endocardites. São responsáveis por infecções localizadas ou sistêmicas nas crianças, principalmente no período que vai do nascimento aos quatro meses de idade. Coloniza o trato gastrointestinal, a vagina e a faringe. Em gestantes colonizadas durante o trabalho de parto, observou-se a colonização dos recém-nascidos em 50% a 75% dos casos nos primeiros dias de vida. Pode ocorrer amnionite e endometrite durante o puerpério e infecções associadas ao trabalho de parto prolongado com infecções graves nas primeiras horas de vida. Em adultos a ocorrência é rara, mas tem-se notado aumentos na incidência de bacteremia, artrite, endocardite e pneumonias nos pacientes imunodeprimidos O diagnóstico é feito através do isolamento da bactéria a partir dos fluidos corpóreos. Quando há suspeita de sepse, torna-se obrigatória a cultura de sangue, liquor e de urina. Quando *Streptococcus* spp do grupo β é isolado da orofaringe, do coto umbilical ou da pele, indica apenas colonização A penicilina G cristalina é o antibiótico de escolha, intravenosa, nas doses de 100.000 a 150.000U/kg/dia e os intervalos entre as doses depende da idade gestacional e do peso da criança, nas infecções neonatais. O tempo mínimo de tratamento varia de 10 a 14 dias, podendo ser prolongado para três semanas nos casos de meningite confirmada e para quatro a seis semanas quando houver osteomielite O *Centers for Disease Control and Prevention* (CDC, Atlanta) recomenda a utilização de penicilina cristalina 5.000.000 UI, via intravenosa, quatro horas antes do parto, podendo ser também empregada a ampicilina, 2 g, via intravenosa, quatro horas antes do parto, ou clindamicina, 900 mg, via intravenosa, oito horas antes e no momento do parto (este último esquema deve ser empregado como alternativa para pacientes alérgicas a β-lactâmicos), nas seguintes indicações: • Mulheres com culturas anogenitais positivas para *S. agalactiae* devem receber antibiótico intraparto, independente da presença de fatores de risco tais como parto prematuro (< 37 semanas), febre materna, ruptura de membrana ocorrida há 18 horas ou mais, bacteriúria por *Streptococcus* β-hemolítico do grupo B durante a gestação e história prévia de recém-nato com doença invasiva por este microrganismo • Mulheres cujas culturas não foram realizadas ou cujos resultados não estejam disponíveis: oferecer a antibioticoprofilaxia apenas na presença dos fatores de risco acima descritos
***Streptococcus* do Grupo C de Lancefield**	O grupo C de Lancefield é constituído em sua maioria por agentes produtores de hemólise total, sendo patógenos comuns em animais domésticos como pássaros, porquinhos-da-índia e coelhos. Constituem o grupo os agentes *Streptococcus dysgalactiae*, *Streptococcus equisimilis*, *Streptococcus zooepidemicus* e *Streptococcus equi*. O primeiro agente está relacionado raramente a infecções em humanos, sendo causa de mastite e artrite em bovinos; o segundo agente é o de mais comum ocorrência do grupo, sendo colonizante e infectante para humanos. Pode ser isolado a partir de material de garganta, nariz e trato genital, na maioria das vezes não sendo causador de doença. Os demais agentes são comumente encontrados também como patógenos de animais causando mastite e infecções do trato respiratório. Os agente do grupo C têm sido envolvidos em infecções humanas como faringoamigdalites, infecções de pele e de tecidos moles como impetigo, erisipela, celulite e úlceras cutâneas, infecções pediátricas, além de artrite, osteomielite, pneumonia, endocardite, nefrite, meningite, bacteremias e sepse puerperal. O tratamento é feito com penicilina G
***Streptococcus* do Grupo D de Lancefield**	O grupo D de Lancefield compreende, atualmente, o *S. equinus* e o *S. bovis*, sendo este último o mais importante do grupo. *S. bovis* é causador de infecções das vias biliares, urinárias, bacteremia, endocardite subaguda (a endocardite por *S. bovis* ocorre tanto em valvas cardíacas defeituosas quanto normais) e, mais raramente, meningite. Bacteremia por este agente está correlacionada à existência de neoplasia do cólon, devendo ser instituída investigação deste tumor quando isolado o agente em hemocultura. Em termos terapêuticos, *S. bovis* e *S. equinus* são sensíveis à penicilina G, sendo este o fármaco de escolha para o tratamento dessas infecções
Streptococcus *do Grupo G de Lancefield*	O grupo G de Lancefield pode ser encontrado colonizando nasofaringe, pele e trato genital, tendo como principais representantes *Streptococcus iniae* e *Streptococcus porcinus*. Podem ser agentes causadores de bacteremias, sepse neonatal em prematuros, infecções puerperais, meningite, endocardite, pneumonia, artrite, faringite e infecções de tecidos moles. O tratamento pode ser realizado com penicilina G, assim como as infecções pelo grupo C e D

(Continua)

304 ❏ Parte IV ✔ Doenças Causadas por Bactérias

Quadro 58-5. *Streptococcus* dos grupos B, C, D, G e do grupo viridans *(Continuação)*	
Patógeno	**Características relevantes**
Streptococcus do complexo *viridans* (não grupáveis na classificação de Lancefield)	O grupo viridans possui as características gerais do gênero *Streptococccus*. A maior parte das espécies são alfa-hemolíticas, ainda que algumas não produzam hemólise (gama-hemolíticas). Podem ser grupadas em diferentes grupos: • Grupo do *Streptococcus milleri*: *Streptococcus anginosus*, *Streptococcus constellatus* e *Streptococcus intermedius* • Grupo do *Streptococcus mutans*: *Streptococcus mutans*, *Streptococcus cricetus*, *Streptococcus rattus* e *Streptococcus sobrinus* • Grupo do *Streptococcus sanguis*: *Streptococcus sanguis I*, *Streptococcus crista Streptococcus parasanguis* e *Streptococcus gordonii* • Grupo do *Streptococcus mitis*: *Streptococcus mitis*, *Streptococcus mitior*, *Streptococcus sanguis II* e *Streptococcus oralis* • *Streptococcus salivarius*: *Streptococcus salivarius*, *Streptococcus thermophilus* e *Streptococcus vestibularis* São considerados de baixa virulência e patogenicidade, associando-se a diversos quadros: endocardite infecciosa (em até um terço dessa condição os *Streptococcus* do complexo *viridans* estão implicados), sepse em neutropênicos, cárie dentária *(S. mutans)* e, mais raramente, infecções do sistema nervoso central, pneumonias, abscesso hepático, pericardites, pneumonias, endoftalmites e sinusites. A sensibilidade dos *Streptococcus* do complexo viridans à penicilina é variável, devendo ser lembrada a necessidade de adição da gentamicina, já que na dependência da concentração inibitória mínima (CIM), o microrganismo pode ou não responder adequadamente à penicilina como droga isolada
Streptococcus pneumoniae	É a espécie do gênero *Streptococcus* que mais freqüentemente causa pneumonia. É responsável por mais de 70% a 80% dos casos de pneumonia comunitária. Encontra-se também implicado em casos de otite média, mastoidite, sinusite, meningite, sepse e, mais raramente, em outros processos infecciosos como osteomielites, supurações intracranianas, artrite séptica, infecções cutâneas e de partes moles, peritonite e pericardite. São fatores considerados co-morbidades para a pneumonia por *S. pneumoniae*: agamaglobulinemia, deficiência seletiva de imunoglobulina G, mieloma múltiplo, leucemia linfocítica crônica, linfoma, infecção pelo HIV, desnutrição, tratamento com corticosteróides, diabetes *mellitus*, alcoolismo, cirrose hepática, insuficiência renal, infecção por vírus influenza, doença pulmonar obstrutiva crônica e deficiência do complemento (C1, C2, C3 e C4). Penicilina ainda é a droga de escolha para o tratamento das infecções pneumocócicas, exceto para as infecções do SNC. Ambulatorialmente, podemos usar a penicilina procaína 400.000 a 800.000UI a cada 12 horas, por via intramuscular, ampicilina na dose de 2 a 4 g/dia; eritromicina 500 mg a cada seis horas ou sulfametoxazol + trimetoprim 800/160 mg a cada doze horas são alternativas. Nos pacientes graves que requeiram hospitalização, penicilina G cristalina 200.000 UI/kg/dia divididas em seis aplicações (4/4 horas) está indicada, a não ser na meningite onde a ceftriaxona é a droga de eleição

BIBLIOGRAFIA RECOMENDADA

Baldy JLS. Estreptococcias. *In* Veronesi R, Focaccia R. *Veronesi – Tratado de Infectologia.* Rio de Janeiro: Atheneu, 1997.

Bisno AL, Stevens DL. *Streptococcus pyogenes. In* Mandell GL, Bennett JE, Dolin R: *Mandell, Douglas and Bennett's Principles and Practices of Infectious Diseases.* 5th ed. Philadelphia: Churchill Livingstone, 2000.

Bisno AL, Van de Rijn I. Classification of Streptococci. *In* Mandell GL, Bennett JE, Dolin R: *Mandell, Douglas and Bennett's Principles and Practices of Infectious Diseases.* 5th Edition. Philadelphia: Churchill Livingstone, 2000.

Bisno AL. Nonsuppurative post streptococcal sequelae: Rheumatic fever and glomerulonephrits. *In* Mandell GL, Bennett JE, Dolin R: *Mandell, Douglas and Bennett's Principles and Practices of Infectious Diseases.* 5th ed. Philadelphia: Churchill Livingstone, 2000.

Gomes AP, Facio MR, Siqueira-Batista R, Igreja RP, Santos SS. Estreptococcias. *In* Siqueira-Batista R, Gomes AP, Igreja RP, Huggins DW: *Medicina Tropical – Abordagem Atual das Doenças Infecciosas e Parasitárias.* Rio de Janeiro: Cultura Médica, 2001.

Lancefield RC. A serological differentiation of human and other groups of hemolytic streptococci. *J Exp Med* 1933;57:571–95.

CAPÍTULO 59
Febre Purpúrica Brasileira

Marcílio Lisbôa Vital ◆ Andréia Patrícia Gomes ◆ Sávio Silva Santos

CONCEITO

Febre purpúrica brasileira (FPB) é uma doença infecciosa aguda, que atinge crianças eutróficas de três meses a 10 anos de idade, predominando do primeiro ao quarto anos de vida. É a manifestação das ações sistêmicas de endotoxinas liberadas pelo *Haemophilus influenzae* sorogrupo *aegyptius*, que atingem, em menor ou maior graus, pele, pulmões, adrenais, rins, coração, fígado, cérebro, órgãos linfóides e vasos sangüíneos. Apresenta-se como surtos epidêmicos ou casos esporádicos, iniciados com conjuntivite. Possui alta letalidade (cerca de 70%), porém há casos mais brandos.

ETIOLOGIA

A FPB é causada por cepas de alta virulência de *Haemophilus influenzae* sorogrupo *aegyptius*, cocobacilo gram-negativo, não capsulado, também conhecido como bacilo de Kock-Weeks e *Haemophilus influenzae* biotipo III. Há dois mecanismos principais que podem explicar, pelo menos em parte, a alta virulência destas cepas: (1) propriedade antifagocitária e (2) protease anti-IgA 1.

EPIDEMIOLOGIA

Ocorre na forma epidêmica ou esporádica, principalmente em períodos quentes e chuvosos. Necessita interação entre agente, hospedeiro e ambiente. A mosca "Lambe Olhos" (*Hippelates*) é citada como possível vetor; sua proliferação está facilitada nas condições climáticas acima citadas.

Surtos de conjuntivite podem ser o passo inicial para a FPB, precedendo-a em cerca de 15 dias.

Crianças e adultos sadios podem albergar o agente nas conjuntivas ou na orofaringe, transmitindo-o por gotículas de saliva, secreções oculares e objetos contaminados ou por via vetorial.

ASPECTOS CLÍNICOS

Inicialmente há uma conjuntivite purulenta que evolui, durante o seu curso ou após resolução, com febre alta, vômitos e dor abdominal. Posteriormente, surgem petéquias, púrpuras, necroses periféricas e progressão rápida para colapso cardiovascular pela presença de síndrome de resposta inflamatória sistêmica (SIRS) e choque séptico.

O acometimento de determinados órgãos e sistemas pode causar quadros diversos, como pode ser visto no Quadro 59-1.

DIAGNÓSTICO

Baseia-se na suspeita a partir do quadro clínico sugestivo com duas ou mais características presentes no Quadro 59-1, associados a mais de três daquelas do Quadro 59-2.

A determinação do agente etiológico é obtida por exame dos *swabs* ocular e de nasofaringe e hemoculturas com semeadura imediatamente após coleta do sangue. Porém é impossível diferenciar o *H. influenzae* sorogrupo *aegyptius* das demais espécies de *Haemophilus* spp. Para tal, elege-se o teste de soroaglutinação em lâmina com anti-soro policlonal a partir de secreções de conjuntiva e de orofaringe, com alta sensibilidade (97%) e boa especificidade (89%).

O hemograma auxilia na avaliação, ao evidenciar leucopenia com linfopenia grave. A velocidade de hemossedimentação está aumentada e as plaquetas em número reduzido (< 50.000/ mm^3). O tempo de protrombina encontra-se prolongado.

Ainda como auxiliares na avaliação do paciente ainda podem ser usadas provas de função renal, teste de limulus (avalia presença de endotoxinas). Gasometria e avaliação de eletrólitos são exames adicionais.

Quadro 59-1. Principais sintomas e sinais associados a órgãos e sistemas acometidos	
Sistema digestivo	Náuseas, vômitos, hepatomegalia, dor abdominal, enterorragia, diarréia
Sistema locomotor	Mialgias
Rins	Oligúria ou anúria*
Sistema nervoso central	Cefaléia, sonolência, agitação, convulsões
Aparelho respiratório	Tosse, hemoptóicos, taquidispnéia, cianose, edema agudo de pulmão
Sistema hematopoiético	Leucopenia (< 2.500/mm^3) e linfopenia grave; plaquetopenia (< 50.000/ mm^3)
Sistema cardiovascular	Endocardite,** aumento de câmaras direitas, deposição de fibrina em pequenos vasos

*Auxiliam no diagnóstico se persistirem por período superior a seis horas.
**Há apenas um caso relatado (em Israel).

Quadro 59-2. Dados auxiliares para o diagnóstico

Febre alta	> 38,5° C
Hipotensão arterial sistólica	< 80 mmHg
Taquicardia	> 100 bpm
Erupção cutânea	Púrpura, petéquia
Evidência de surto de conjuntivite há três semanas ou caso na mesma comunidade há um mês	

Quadro 59-3. Drogas e doses utilizadas para tratamento e profilaxia

Medicamento	Posologia
Cloranfenicol	100 mg/kg/dia, IV, 6/6h, por sete dias
Hidrocortisona	50 mg/kg/dia, IV, metade na primeira aplicação e o restante de 4/4h ou 6/6h. Não passar das 24 horas
Rifampicina	20 mg/kg/dia, 12/12h, por quatro dias

DIAGNÓSTICO DIFERENCIAL

A FPB deve ser diferenciada de outras entidades que levam a choque séptico com petéquias e púrpuras. Infecções bacterianas: meningococcemia, meningite por *Haemophilus influenzae* B, sepse por enterobactérias.

Dengue hemorrágico e febre amarela são as principais entidades de etiologia viral a serem avaliadas. Tifo exantemático e febre maculosa são ricketsioses a eliminar na avaliação do paciente com FPB.

TRATAMENTO

O tratamento varia conforme o quadro clínico. Naqueles com choque séptico compensado, sem evidências clínicas de CID, são usados hidrocortisona e cloranfenicol (Quadro 59-3). Outrossim, os pacientes em franco choque descompensado com CID devem ser internados em CTI, com observação contínua, oxigenoterapia, correção de distúrbios hidroeletrolíticos e do choque e cloranfenicol (Quadro 59-3), não devendo ser usado corticóide.

PREVENÇÃO

A profilaxia está indicada somente nos menores de sete anos de idade e comunicantes do caso índice. É feita com o uso de rifampicina (20 mg/kg/dia) de 12 em 12 horas, por quatro dias.

BIBLIOGRAFIA RECOMENDADA

Cervi MC, Rocha GM, Rubin LG. Febre Purpúrica Brasileira. *In* Veronesi R, Focaccia R: *Veronesi – Tratado de Infectologia.* 9ª ed. Rio de Janeiro: Atheneu, 1997.

Durack DT, Perfect JR. *Haemophilus* Species. *In* Stein JH: *Internal Medicine.* 4th ed. St. Louis: Mosby, 1994.

Gillespie MJ. *Haemophilus* e *Pasteurella. In* Nisengard RJ, Newman MG: *Microbiologia Oral e Imunologia.* 2ª ed. Rio de Janeiro: Guanabara-Koogan, 1997.

Hand WL. *Haemophilus* Species. *In* Mandell GL, Bennett JE, Dolin R: *Principles and Practice of Infectious Diseases.* 5th ed. Philadelphia: Churchill-Livingstone, 2000

Murphy TF, Kasper DL. Infecções causadas por *Haemophilus influenzae,* outras espécies de *Haemophilus,* grupo HACEK e outros bacilos gram-negativos. *In* Fauci AS, Braunwald E, Isselbacher KJ, Wilson JD, Martin JB, Kasper DL, Hauser SL, Longo DL: *Harrison – Medicina Interna.* 14ª ed. Rio de Janeiro: McGraw-Hill, 1998.

O'Brien TP. *Conjunctivitis. In* Mandell GL, Bennett JE, Dolin R: *Principles and Practice of Infectious Diseases.* 5th ed. Philadelphia: Churchill-Livingstone, 2000.

Simberkoff MS. Infecções causadas por espécies de *Haemophilus. In* Bennett JC, Plum F: *Cecil – Tratado de Medicina Interna.* 20ª ed. Rio de Janeiro: Guanabara-Koogan, 1996.

Toledo MRF. *Haemophilus. In* Trabulsi LR, Alterthum F, Gompertz OF, Candeias JAN: *Microbiologia.* 3ª ed. São Paulo: Atheneu, 1999.

CAPÍTULO 60

Febre Tifóide

Cristiano Melo Gamba ◆ Luiz Antonio Lopes Pereira
Rodrigo Siqueira-Batista ◆ Sávio Silva Santos

CONCEITO

A febre tifóide é uma doença infecciosa aguda, febril de transmissão oral-fecal causada por bactérias do gênero *Salmonella*, sorotipos Typhi e Paratyphi A, B e C. A nomenclatura mais atual do gênero *Salmonella*, usando como exemplo a espécie anteriormente denominada *Salmonella typhi*, seria *Salmonella enterica*, subsp. Entérica, sorotipo Typhi (ou *Salmonella* Typhi). Neste capítulo permanecerá em uso a terminologia antiga.

ETIOLOGIA

Salmonella typhi é um bacilo gram-negativo, não esporulado, móvel, flagelado, intracelular, de dois a cinco micrômetros de diâmetro, pertencente à família *Enterobacteriaceae*. Conserva-se facilmente em água contaminada, inclusive se esta encontra-se sob a forma de gelo. Permanece viável no leite e derivados não pasteurizados, esgotos, roupas, assim como no pó. Tem grande infectividade, virulência e alto poder de multiplicação.

EPIDEMIOLOGIA

A febre tifóide é uma doença bacteriana aguda, de distribuição mundial, associada a baixos níveis socioeconômicos, relacionando-se, principalmente, a precárias condições de saneamento, higiene pessoal e ambiental. Foi praticamente eliminada em países onde esses problemas foram superados, mas persiste no Brasil de forma endêmica, com superposição de epidemias, especialmente no Norte e Nordeste do país, refletindo as condições de vida dessas regiões.

As principais fontes de infecção são os indivíduos doentes e os portadores. O doente é contagioso através das excreções (fezes e urina) e, em certos casos, também pelo vômito, expectoração ou pus. Os adolescentes e adultos jovens são os mais suscetíveis dentre as diversas faixas etárias, devido a uma maior exposição.

A transmissão se dá principalmente de forma indireta através de água e alimentos, em especial o leite e derivados, contaminados com fezes ou urina de paciente ou portador. Manipuladores crônicos de alimentos, portadores ou oligossintomáticos, com hábitos de higienes deficientes, podem contaminar produtos posteriormente consumidos pela comunidade. O congelamento não destrói a bactéria (por exemplo, sorvetes podem ser veículos de transmissão). A contaminação fecal dos depósitos hídricos também é um importante meio de disseminação da moléstia. Raramente as moscas participam da transmissão.

A transmissão pode ser direta, por contágio inter-humano do doente ou portador, ao indivíduo suscetível, por meio de excretas contaminadas.

Aproximadamente 2% a 3% dos indivíduos que desenvolvem a doença transformam-se em eliminadores crônicos, mesmo aqueles que tenham recebido tratamento adequado. Esses indivíduos eliminam *S. typhi* (eventualmente por anos), devido a multiplicação lenta e contínua da bactéria em vias biliares. São de particular importância para a vigilância epidemiológica porque mantêm a endemia e dão origem a surtos epidêmicos.

Em áreas de maior endemicidade, a incidência de febre tifóide é maior em crianças e adultos jovens de ambos os sexos. Entre os portadores crônicos há o predomínio de mulheres.

PATOGÊNESE

A febre tifóide é uma doença septicêmica que tem como "porta de entrada" o sistema digestivo. Após sobreviver à acidez gástrica (indivíduos com acloridria gástrica possuem maior susceptibilidade à doença) e às barreiras intestinais, o bacilo penetra no epitélio intestinal, multiplicando-se nos tecidos linfóide locais (placas de Peyer), produzindo linfangite. Há, então, migração através do ducto torácico e da corrente sangüínea, propagando-se por todo o organismo via hematogênica (fase septicêmica). Essas bactérias penetram nas células histiocitárias do fígado, baço e medula, colonizando ainda a vesícula biliar. São eliminadas nas fezes a partir da terceira semana da doença.

Não há imunidade naturalmente adquirida. A doença confere graus variáveis de imunidade, independente de sua gravidade clínica.

No intestino, há enterocolite difusa com úlceras principalmente na região ileocecal e em áreas circunvizinhas. Essas úlceras podem atingir as camadas muscular e serosa e, havendo perfuração, pode ocorrer peritonite. Os linfonodos e o baço hipertrofiam-se e desenvolvem processo inflamatório com proliferação de nódulos típicos. O fígado também aumenta, na presença de nódulos típicos nos espaços portais e necrose central. Pode ocorrer colecistite crônica nos portadores e, algumas vezes, colelitíase. Deve-se atentar à ocorrência de roséolas tíficas, formadas pela vasodilatação dérmica e pelo infiltrado mononuclear, conseqüente à presença de bacilos.

ASPECTOS CLÍNICOS

O período de incubação depende da dose infectante. Comumente é de uma a duas semanas (10 dias em média) com extremos de até 60 dias. A doença instala-se insidiosamente e evolui em quatro a cinco semanas.

O quadro clínico clássico caracteriza-se por mal-estar geral com surgimento de febre, cefaléia, mialgias, prostração, anore-

PARTE IV ✔ DOENÇAS CAUSADAS POR BACTÉRIAS

xia, dissociação pulso-temperatura (bradicardia mesmo em vigência de temperaturas mais elevadas – sinal de Faget), durante a primeira semana. As queixas abdominais, embora incomuns nesse período, podem aparecer.

Os sintomas iniciais se acentuam a partir da segunda semana. Nesse momento podem estar presentes alterações do nível de consciência, distúrbios psicóticos, agitação psicomotora e até apatia ou torpor. Comumente, ocorre o aparecimento de diarréia que muitas vezes se alterna com períodos de constipação intestinal. Tosse, dor na orofaringe e quedas de cabelos (mais observadas na fase de convalescença) também podem acontecer.

Ao exame físico podemos encontrar esplenomegalia, com baço de consistência amolecida (50% dos casos), hepatomegalia, roséola tífica (manchas na pele de coloração róseas, planas ou com pequenos relevos, localizadas principalmente no abdome e tórax, que desaparecem sob pressão). Manifestações mais raras incluem miocardite, endocardite, pericardite, tromboembolismo, meningismo (eventualmente meningite), encefalite, convulsões, déficit neurológico focal, parkinsonismo transitório, neurite periférica, síndrome de Guillain-Barré, déficit auditivo, pneumonias, empiemas, abscessos pulmonares, piúria, proteinúria, insuficiência renal aguda, glomerulonefrites, síndrome nefrótica, anemia, hemorragia cutânea, de mucosa e visceral. Tais manifestações podem aparecer na segunda ou terceira semanas de doença.

Atualmente, o quadro clássico completo é de observação rara, sendo mais freqüente um quadro em que a febre é a manifestação mais expressiva, acompanhada por alguns dos sinais e sintomas citados anteriormente. As manifestações clínicas em crianças são mais benignas e a diarréia é mais freqüente.

COMPLICAÇÕES

- *Enterorragia* ocorre em menos de 10% dos casos e, habitualmente, surge a partir do final da segunda semana de doença. A localização é preferencialmente ileocecal.
- *Perfurações intestinais* ocorrem em menos de 5% dos pacientes, podendo ou não se manifestar com os sinais clássicos de peritonite fecal. Têm localização preferencial íleo terminal.

Essas são as mais importantes e temidas complicações da febre tifóide e surgem, geralmente, no fim da terceira e no início da quarta semana de doença.

Outras complicações podem ser observadas, embora sejam menos freqüentes, tais como pneumonia, derrame pleural, miocardite, quadros psicóticos, abscessos, pancreatite, colecistite e insuficiência renal.

Recaídas podem ocorrer em 10% dos pacientes, sendo essas mais comumente associadas a tratamento inadequado (período curto de antibioticoterapia).

DIAGNÓSTICO DIFERENCIAL

Em linhas gerais, a febre tifóide deve ser diferenciada de doenças que apresentam febre com evolução subaguda e/ou prolongada, tais como: tuberculose, meningoencefalites subagudas, sepse por agentes piogênicos, colecistite aguda, peritonite bacteriana, fase aguda de esquistossomose mansoni, mononucleose infecciosa, febre reumática, doença de Hodgkin, abscesso hepático, abscesso subfrênico, apendicite aguda, infecção do trato urinário, leptospirose, malária, toxoplasmose, moléstia de Chagas aguda e endocardite bacteriana.

A hipertermia pode ser a única manifestação da febre tifóide; nessas condições, esta deve ser incluída no diagnóstico diferencial das febres de origem obscura.

DIAGNÓSTICO LABORATORIAL

Bacteriológico

O diagnóstico específico da febre tifóide é feito através do exame bacteriológico que se baseia na identificação da *S. typhi* podendo ser obtido a partir da análise do sangue, fezes, aspirado medular (medula óssea), urina, bile e na biópsia das roséolas tíficas.

- *Hemocultura:* é positiva em cerca de 80% a 90% dos casos na primeira semana de doença (em pacientes que não fizeram o uso prévio de antibióticos), embora possa permanecer positiva até a terceira e quarta semanas (30% a 50%).
  As hemoculturas devem ser colhidas em três a quatro amostras em intervalos de quatro a seis horas, através de punção venosa. Devem ser colhidos três a cinco mililitros de sangue (crianças), ou cinco a 10 mililitros (adultos) e em seguida transferidos para frasco contendo meio de cultura.
- *Coprocultura:* é indicada a partir da segunda até a quarta semana (positividade na segunda semana de 80%, caindo para 30% na terceira semana). O seu maior interesse é a identificação de portadores e para o controle de cura.
  Na prática, existem muitas dificuldades em se colher e enviar as fezes ao laboratório, isto pode alterar a positividade do exame.
- *Mielocultura:* é considerado o exame de maior sensibilidade (positiva em mais de 80% dos casos). É de especial valia em pacientes que fizeram uso de antibióticos.
- *Urinocultura:* seu valor diagnóstico limitado, com positividade máxima (15% a 30%) na terceira semana de doença, é imprescindível na investigação de quadros febris.
- *Cultura de bile ou aspirado duodenal:* tem alta positividade a partir da segunda semana. Tem valor preditivo semelhante ao da coprocultura.
- *Cultura de fragmentos de roséola tífica* revela crescimento bacteriano em mais de 70% dos pacientes e permanece positiva, mesmo na vigência de antibioticoterapia.

Sorológico

A **reação de Widal** é positiva, em geral, entre o quinto e o décimo dia de doença, surgindo os títulos máximos entre a terceira e quarta semanas. O mais importante é o aumento da titulação, devendo-se solicitar o exame no início do quadro, caso se suspeite de febre tifóide.

Nesta reação são quantificados três tipos de aglutininas: a anti-O (antígeno somático) são as primeiras que surgem, a anti-H (antígeno flagelar), é o de menor valor diagnóstico, e a anti-Vi (relacionado à virulência, sendo encontrado em portadores crônicos).

Outras reações sorológicas como a reação imunoenzimática (ELISA), reação de fixação em superfície, contra-imunofluorescência podem ser usadas. Entretanto, são testes de emprego limitado, cuja especificidade e sensibilidade ainda estão por ser determinadas.

Inespecíficos

O **hemograma** é um exame que pode ser bastante útil nos casos de febre tifóide, encontrando-se leucopenia e neutropenia com desvio à esquerda, além de eosinofilia, linfocitose relativa, alterações tóxico-degenerativas nos neutrófilos e plaquetopenia. Presença de leucocitose com neutrofilia, principalmente se associada à piora de sintomas abdominais, sugere a ocorrência de perfuração intestinal. Presença de leucopenia (menor ou igual a 2.000 leucócitos) é sugestivo de agressão medular pelo cloranfenicol, quando este é prescrito. A **velocidade de hemossedimentação** (VSH) pode estar normal ou baixa.

Outros exames podem ser solicitados, de acordo com a evolução dos doentes tais como provas bioquímicas ou de função hepática.

TRATAMENTO

O tratamento deve ser ambulatorial, exceto, quando o estado do paciente está muito comprometido, quando se indica a internação e o tratamento por via parenteral.

Específico

O cloranfenicol, considerado tratamento de primeira escolha desde 1948, foi superado pelas quinolonas, devido ao desenvolvimento de resistência ao fármaco, mielotoxicidade, maior mortalidade em alguns estudos, altas taxas de recaídas e surgimento em portadores crônicos.

- *Quinolonas:* ciprofloxacina na dose de 500 mg 12/12 horas ao dia, via oral, por 10 a 14 dias, ou ofloxacina na dose de 200 a 400 mg 12/12 horas, VO, ao dia. Alguns autores recomendam doses maiores de ciprofloxacina (10 mg/kg) para evitar subdoses e indução de resistência. Nas crianças e gestantes não estão indicados o uso de quinolonas.
- *Cefalosporinas:* utilizadas como alternativa às quinolonas. Ceftriaxona (50 a 70 mg/kg em uma aplicação ao dia IM ou IV) por 10-14 dias.
- *Outros antibióticos:* também podem ser utilizados o cloranfenicol, a amoxicilina, ampicilina e sulfametoxazol/trimetoprim.

Podem ocorrer recidivas, que respondem ao mesmo antimicrobiano usado a princípio.

A erradicação do estado de portador crônico pode ser realizada com a utilização de esquemas antimicrobianos tradicionais que utilizam amoxicilina na dose de 100 mg/kg/dia, durante quatro a seis semanas. Na presença de litíase vesicular, a colecistectomia está indicada (Quadro 60-1).

Tratamento de suporte

- A febre, a desidratação e o estado geral do doente devem ser observados, investigados e adequadamente conduzidos. Não devem ser usados medicamentos obstipantes ou laxantes.
- São recomendados repouso e dieta pobre em resíduos (fibras).
- Os casos graves necessitam de atenção constante visando o tratamento adequado de desequilíbrios hidrossalinos e calóricos.
- Controle da curva térmica (importante parâmetro clínico de melhora do doente e referência para o tempo de tratamento).
- Cuidados de higiene.

Não é recomendável a realização de procedimento que tragam risco de hemorragia ou perfuração intestinal, em especial colonoscopias, clisteres e/ou lavagens intestinais. Desaconselha-se o uso de aspirina, pelo risco de hipotermia e hipotensão, bem como os antidiarréicos, por influir na motilidade e se associar à perfuração intestinal.

PREVENÇÃO

A febre tifóide pode ser evitada através de medidas que visam o cuidado com a água, os alimentos e o lixo. Os portadores e/ou doentes devem ser afastados do manuseio de alimentos. O lixo e principalmente as excretas humanas deverão ter sua remoção e tratamento adequados.

É necessário investigar as fontes de infecção e os contactantes, assim como tratar o paciente infectado, desinfetando suas roupas e utensílios, notificando-o aos órgão públicos que lidam com as endemias/epidemias.

Vacinas com organismos vivos (cepa TY21a da *S. typhi*) têm apresentado eficácia em torno de 50% a 90% e com mínimos efeitos adversos. Vacinas com antígeno Vi também têm sido indicadas. Atualmente o que se tem recomendado é a vacinação (vacina TY21 oral ou de antígeno Vi) para pessoas que viajam para áreas endêmicas de febre tifóide, embora não se saiba ainda qual a duração da imunidade, nem quantas doses de reforço são necessárias.

Não está recomendada vacinação na presença de um surto, pois será obstáculo ao diagnóstico sorológico dos casos suspeitos.

Quadro 60-1. Fármacos utilizados no tratamento da febre tifóide		
Fármaco	*Dose e observações*	*Via de administração e tempo de tratamento*
Ciprofloxacina Ofloxacina	500 mg, 12/12 horas 200 a 400 mg, 12/12 horas	Via oral, por 10 a 14 dias Via oral, por 10 a 14 dias
Ceftriaxona Cefexima	2 a 4 g/dia 20 a 30 mg/kg/dia, 12/12 horas	Via intravenosa, por 10 a 14 dias Via oral, por 10 a 14 dias
Amoxicilina	50 a 75 mg/kg/dia, 8/8horas	Via oral, por 14 a 21 dias
Sulfametoxazol/ trimetoprim	800 a 1.600 mg de sulfametoxazol /160 a 320 mg trimetoprim	Via oral, por 14 a 21 dias
Ampicilina	100 mg/kg/dia, 6/6 horas	Via intravenosa, por 14 a 21 dias
Cloranfenicol	50 mg/kg/dia, 6/6 horas A dose máxima é de 4 g/dia Dois dias após o término da febre deve-se reduzir a dose do fármaco à metade, até o fim do tratamento	Via oral, por 14 a 21 dias

Modificado de Hinrichsen *et al*, 2001.

BIBLIOGRAFIA RECOMENDADA

Anderson ES, Smith HR. Chloramphenicol resistance in the typhoid bacillus. *Brit Med J* 1968;3:721.

Barroso PF. Febre tifóide. *In* Schechter M, Marangoni DV: *Doenças Infecciosas — Conduta Diagnóstica e Terapêutica.* Rio de Janeiro: Guanabara-Koogan, 1994.

Barroso PF. Febre tifóide. *In* Schechter M, Marangoni DV: *Doenças Infecciosas — Conduta Diagnóstica e Terapêutica.* 2ª ed. Rio de Janeiro: Guanabara-Koogan, 1998.

Fernandes EC. Febre tifóide. *In* Figueira F, Ferreira OS, Alves JG: *Pediatria* — Instituto Materno-Infantil de Pernambuco (IMIP). 2ª ed. Rio de Janeiro: Medsi, 1996.

Gomez JS, Focaccia R, Lima VP. Febres tifóide e paratifóide. *In* Veronesi R, Focaccia R: Tratado de Infectologia. Rio de Janeiro: Guanabara-Koogan, 1997.

Guia Vigilância Epidemiológica 1999–2000, Fundação Nacional de Saúde (FUNASA) — Ministério da Saúde.

Hinrichsen SL, Lamprea DP, Campos CMS, Araújo CMS. Febre tifóide numa aldeia indígena no Município de Águas Belas, PE. A propósito de um surto. *Rev Bras Med* 1993;50:498–504.

Hinrichesen SL. *et al.* Febre tifóide. *In:* Siqueira-Batista R. Gomes AP, Igreja RP, Huggins DW. Medicina Tropical. Abordagem Atual das Doenças Infecciosas e Parasitárias. Rio de Janeiro: Cultura Médica, 2001.

Levine MM, Gados O, Gilmar RH. Diagnostic level of the widal test in endemics areas typhoid fever. *Am J Trop Med and Hyg* 1978;27:792.

Mirza SH, Beeching NJ, Hart CA. Multi-drug resistant typhoid: A global problem. *J Med Microbiol* 1996;44:317–9.

Mukhar ED, Mekki MO. Trimethoprim/sulphamethoxazole in the treatment of enteric fever in the Sudam. *Trans R Soc of Trop Med Hyg* 1981;75:711.

Robertson RP, Whab MFA, Raasch FO. Evolution of chloramphenicol and ampicilin in *Salmonella* enteric fever. *N Engl J Med* 1968;278:171.

Sistema de Informações de Agravos de Notificação. Secretaria de Saúde de Pernambuco. Agravo: Febre Tifóide. *Semana* 1995;1–52.

Sistema de Informações de Agravos de Notificação. Secretaria de Saúde de Pernambuco. Agravo: Febre Tifóide. *Semana* 1996;1–44.

Veronesi R, Focaccia R. *Tratado de Infectologia.* Rio de Janeiro: Atheneu, 1997.

Zenilmam JM. Febre tifóide. *JAMA* (Brasil) 1998;2:389–92.

CAPÍTULO 61
Gangrena Gasosa

Gisele Bianchini Macacchero ♦ Gibran Roder Feguri ♦ Cristiano Torres
Raphael Abreu Sepulcri ♦ Andréia Patrícia Gomes

CONCEITO

A gangrena gasosa, causada por *Clostridium* spp, é uma doença grave e de rápida evolução, que ocorre normalmente após traumatismos musculares associados a comprometimento vascular da área afetada, criando um meio anaeróbio ideal para a proliferação das bactérias.

O trauma não precisa ser grave, mas o ferimento deve ser profundo, necrótico e sem comunicação com a superfície corporal. Pode ser decorrente de injúria externa ao músculo, procedimentos cirúrgicos, injeções intramusculares profundas, abortamento criminoso ou retido.

O período de incubação da gangrena gasosa, em geral, é curto, em média menor que 24 horas, dependente do grau de contaminação do objeto agressor (por exemplo em feridas perfurantes) ou do "derrame" intestinal (por exemplo, em cirurgias com peritonite difusa), além do grau de comprometimento vascular.

A penetração de uma das 60 espécies do gênero *Clostridium* no interior dos tecidos desvitalizados propicia o surgimento de uma miríade de exotoxinas proteináceas, capazes de determinar a produção de gás nesses tecidos, assim como mionecrose, inflamação, dor, insuficiência renal, hemólise, coma e choque.

ETIOLOGIA

O gênero *Clostridium* é formado por bastonetes gram-positivos, anaeróbios, formadores de esporos e exotoxinas variáveis. *Clostridium perfringens* é responsável por 80% dessas infecções enquanto o *Clostridium novyi*, *Clostridium histolyticum*, *Clostridium ramosum* e *Clostridium bifermentans* causam a quase totalidade dos demais casos.

A gangrena gasosa não traumática ou espontânea é mais comumente causada pelo *Clostridium septicum*, germe mais tolerante aos meios aeróbios.

ASPECTOS CLÍNICOS

O primeiro sintoma, geralmente, é súbito e há dor intensa no local da cirurgia ou na região do ferimento, o que ajuda a diferenciá-la da celulite. Nesta fase, podem ocorrer hipotensão e taquicardia. A febre está presente, porém não é proporcional à gravidade da doença (habitualmente mais baixa). Icterícia pode estar presente.

O ferimento torna-se edemaciado e a pele circunjacente é pálida. O acúmulo de líquido abaixo da pele produz uma descarga serosa acastanhada e/ou sanguinolenta, com odor fétido. Com o avançar da doença, o tecido circundante altera-se de pálido para escuro e finalmente torna-se descolorido, com vesículas coalescentes e vermelhas, preenchidas por líquido. O gás pode ser palpável nesta área.

Complicações incluem hipotensão, necrose hepática, coagulação intravascular disseminada, insuficiência renal aguda (gerada por hemoglobinúria e mioglobinúria) e necrose tubular aguda. Nos estágios finais, caso não se proceda a intervenção terapêutica, podem ocorrer prostração, estupor, delírio, coma e óbito.

DIAGNÓSTICO

A gangrena gasosa é diagnosticada clinicamente, devendo ser iniciada terapia empírica quando houver forte suspeita da doença. Hemograma com leucocitose importante é achado usual. A coleta de hemoculturas podem auxiliar o diagnóstico.

Exames de imagem como radiografia, ultra-sonografia e tomografia computadorizada podem evidenciar gás nos tecidos moles, porém tal achado não é patognomônico de infecção por *Clostridium* spp.

A confirmação diagnóstica é dada pela presença de bastonetes gram-positivos em bacterioscopia e cultura da secreção colhida, realizadas após desbridamento cirúrgico. É importante, ao se encaminhar o material para o laboratório, especificar a possibilidade de infecção anaeróbica, para que seja feita a cultura de forma apropriada.

No **diagnóstico diferencial** são importantes outros tipos de infecções, que podem originar gás nos tecidos como infeccções por *Enterobacter* spp, *Escherichia coli*, infecções anaeróbias mistas por *Peptostreptococcus* spp, fasciite necrotizante, celulite por *Clostridium* spp (processo superficial), miosites por *Streptococcus* spp e outras formas de gangrenas.

TRATAMENTO

Trata-se de uma emergência médica, não se podendo protelar o tratamento devido à gravidade da doença. A penicilina G cristalina 20.000.000/dia, ou 3.000.000 UI de 4/4 horas, intravenosa, por no mínimo 14 dias, é recomendada. Clindamicina, tetraciclina, cloranfenicol e metronidazol têm excelente atividade *in vitro* contra *C. perfringens* e outras espécies do gênero.

Na sepse por *Clostridium* spp, forma grave, pode-se usar clindamicina 600 mg, a cada seis horas, ou penicilina G em altas doses (3,0-3,5 milhões de unidades a cada quatro horas).

O debridamento cirúrgico é essencial para melhorar a sobrevida e prevenir complicações, devendo ser agressivo e precoce. Em casos de comprometimento uterino, às vezes torna-se indispensável a histerectomia. De modo similar, nos casos de acometimento grave de um membro (mais comum nos membros inferiores), a amputação pode se tornar o único tratamento curativo.

A utilização de oxigênio hiperbárico é controversa, apesar de estudos demonstrarem benefício quando associado a antibióticos e debridamento. A antitoxina pode ser suplemento valioso, porém sua eficácia ainda é questionável.

PREVENÇÃO

É importante o debridamento rápido de todo o tecido desvitalizado em feridas profundas. Evitar aplicações de epinefrina intramuscular, assim como aplicação prolongada de torniquetes e fechamento cirúrgico de feridas traumáticas. Avaliar necessidade de antibioticoterapia precoce para pacientes com feridas contaminadas.

BIBLIOGRAFIA RECOMENDADA

Costa GL, Hita RM, Sperry JM, Bonadeo N, Saggin J, Lech O. Gasious gangrene: Differential aspects between the clostridial and not clostridial form. *Revista Médica do Hospital São Vicente de Paulo* 1991;3:35–8.

Lorber B. Gas gangrene and other *Clostridium*-associated diseases. *In* Mandell G, Bennet JE, Dolin R: *Principles and Practice of Infectious Diseases*. 5th ed. Philadelphia: Churchill Livingstone, 2000.

Silva FSC et al. Gasious gangrene: A rare complication of acute appendicitis. *Revista do Colégio Brasileiro de Cirurgiões* 1994;21:227–8.

Sodré CT. Infecções cutâneas e de partes moles. *In* Schechter M, Marangoni DV: *Doenças Infecciosas e Parasitárias — Conduta Diagnóstica e Terapêutica*. 2ª ed. Rio de Janeiro: Guanabara-Koogan, 1998.

CAPÍTULO 62

Hanseníase

José Augusto da Costa Nery ◆ Anna Maria Sales ◆ Andréia Patrícia Gomes

CONCEITO

A hanseníase é uma doença infecciosa, contagiosa, de curso crônico, causada pelo *Mycobacterium leprae*, com ampla distribuição mundial, sobretudo nos países localizados em áreas tropicais e subtropicais. O presente capítulo trata dos aspectos mais relevantes desta enfermidade, grave problema sanitário que assola a humanidade desde a mais remota Antigüidade.

ETIOLOGIA

M. leprae é um bacilo álcool-ácido-resistente, que se cora em vermelho pela fucsina (na técnica de Ziehl-Neelsen) e fica aderido entre si por uma substância gelatinosa, formando grupamentos chamados globias, que são comumente observadas nas lesões de pacientes com as formas multibacilares não tratadas.

O homem é o reservatório natural de *M. leprae*, um parasita intracelular, de multiplicação lenta, que leva de 11 a 16 dias para se multiplicar por divisão binária. A transmissão parece ocorrer por um contato íntimo de longa duração e a principal fonte de contágio é a transmissão através das vias aéreas superiores. A maioria dos indivíduos expostos ao bacilo não desenvolve doença e as pessoas que adoecem o fazem de acordo com o nível de imunidade celular. O início da doença é geralmente gradual, com os primeiros sinais e sintomas podendo aparecer de dois a 10 anos após a infecção; entretanto, alguns pacientes podem apresentar sinais de doença aguda, com manifestações sistêmicas expressivas, como primeiros sintomas da doença.

EPIDEMIOLOGIA

A hanseníase é uma doença que acomete diversos continentes, uma vez que é de alta contagiosidade. No início do ano de 1998, havia 823.803 casos de hanseníase registrados em tratamento no mundo, tendo uma taxa de prevalência de 1,39 casos por 10.000 habitantes. O número de casos novos detectados universalmente a cada ano é de aproximadamente 684.998. Entre os casos novos detectados 76% são oriundos da Índia, 10,3% são crianças abaixo de 15 anos de idade e 42% são multibacilares.

No Brasil, o coeficiente de prevalência da hanseníase vem diminuindo e passou de 16,4/10.000 habitantes em 1985 para 5,51/10.000 habitantes em 1997, uma redução de 66,4%. O percentual de deformidades entre os casos de hanseníase pode servir como medida do diagnóstico precoce, tendo se reduzido em 53% no período de 1987 a 1997. No estado do Rio de Janeiro, a prevalência alcança 4,77 casos para cada 10.000 habitantes, sendo a Baixada Fluminense a área de maior concentração de enfermos.

ASPECTOS CLÍNICOS

A interação entre o ser humano e *M. leprae* manifesta-se de diferentes maneiras, dando origem a várias formas de doença, classificadas por Ridley e Jopling como formas espectrais. Esta interação manifesta-se ora isolada ou associada a manifestações cutâneas, neurais e sistêmicas. O Quadro 62-1 aborda a

Quadro 62-1. Manifestações clínicas e formas da hanseníase	
Forma clínica	*Manifestação*
Tuberculóide-tuberculóide (TT)	Ocorre em indivíduos com resposta imune celular ao patógeno. As lesões são máculas ou placas localizadas, únicas ou em pequeno número. Há presença de poucos ou nenhum bacilo e alteração da sensibilidade térmica, dolorosa e tátil. Há presença de granulomas epitelióides, com predominância de linfócitos T CD_4^+ e produção de interleucina-2 e interferon-gama
Borderline - tuberculóide (BT), *Borderline* - borderline (BB), *Borderline* - lepromatosa (BL)	Apresentação clínica intermediária entre as formas polares. Pode haver características de um pólo ou de outro da doença
Lepromatosa–lepromatosa (LL)	Deficiência da resposta imune celular e predomínio da resposta humoral. Há intensa multiplicação de bacilos no interior dos macrófagos e das células de Schwann. Apresenta-se como lesões cutâneas disseminadas, com grande variedade de formas clínicas, como placas, tubérculos, nódulos (hansenoma) e infiltração difusa. É uma forma multibacilar, constituindo fonte de contágio. A baciloscopia é positiva e não há formação de granulomas epitelióides. Os linfócitos TCD_8^+ são predominantes nas lesões
Indeterminada (I)	Considerada inicial ou incaracterística, se manifesta como mancha única, em geral hipocrômica
Neural pura	Não há evidência de nenhuma lesão cutânea. Dependendo do nervo acometido e da área por este inervada, as manifestações clínicas variam entre mão em garra, amiotrofia cutânea, lagoftalmo, pé caído e mal perfurante plantar

Quadro 62-2. Episódios reacionais e principais características

Tipo de reação	Características
Reação reversa (tipo I)	Ocorre em pacientes com a forma BT, BB e BL. Há aumento da imunidade celular, resultando em mudança para o pólo tuberculóide. Expressa-se clinicamente por inflamação aguda (dor, hipersensibilidade, eritema e edema) em lesões de hanseníase em involução ou involuídas e/ou aparecimento de novas lesões com as mesmas características inflamatórias.Os nervos periféricos tornam-se tumefeitos, com dor e sensibilidade local. Podem ocorrer necrose e ulceração em casos de reações graves, associadas à febre, mal-estar, adinamia, obstrução nasal, dores ósseas, linfodenomegalias e artralgias
Eritema nodoso hansênico (tipo II)	Ocorre em pacientes da forma LL e BL. Pode manifestar-se por alterações sistêmicas como febre, artralgia e comprometimento de outros orgãos, sem contudo trazer em termos cutâneos o clássico quadro de eritema nodoso. Caracteriza-se pelo aparecimento súbito de nódulos inflamatórios, que freqüentemente são dolorosos ao toque. Podem ocorrer, também, máculas, pápulas, placas e paniculite. Manifestações extracutâneas: desde artralgias até quadros de artrites, envolvimento de linfonodos, febre, hepatoesplenomegalia e comprometimento renal, além de envolvimento ósseo com periostite, obstrução nasal e iridociclite, esclerite e episclerite. Há acometimento de testículos e epidídimo, perda de peso e parotidite. O principal diagnóstico diferencial desta condição é a sepse
Neurite isolada	Episódio reacional com dor e espessamento de troncos nervosos, sem associação com quadros cutâneos da reação tipo I ou tipo II

divisão em formas e as principais manifestações associadas a cada uma delas.

Os episódios reacionais são intercorrências onde ocorrem episódios de agudização, com aumento da atividade de doença, provenientes de alterações do estado imunológico e que têm importante significado na manutenção do estigma da doença, por sua associação com a geração de deformidades. O Quadro 62-2 mostra a classificação dos episódios reacionais e suas principais características.

DIAGNÓSTICO

A suspeição diagnóstica deve ser sempre reforçada em um país onde se mantém altos níveis de ocorrência da moléstia. O exame dermatológico deve ser realizado em toda e qualquer lesão suspeita (manchas, máculas, placas, sobretudo com alterações de sensibilidade). Campanhas educacionais são de extrema importância para a orientação da população e diagnóstico precoce, com diminuição do número de pacientes seqüelados. Deve-se ter em mente que a doença é sistêmica e afeta diversos órgãos, como comentado acima; logo, a inexistência de lesão cutânea não exclui o diagnóstico.

O diagnóstico clínico – baseado em exame dermatológico, neurológico e de avaliação fisioterápica – é de denotada e co-nhecida importância. Os exames laboratoriais constam de biópsia cutânea com exame histopatológico, baciloscopia – devendo ser colhida linfa de lóbulos de orelha, cotovelos, joelhos e do local da lesão – além de realização de provas como a histamina e a pilocarpina e Mitsuda, que ajudam no diagnóstico.

TRATAMENTO

O enfoque atual dado ao paciente com hanseníase não se limita mais ao uso da poliquimioterapia (PQT), estratégia que veio modificar o perfil da doença, consagrando-se, sem dúvida, efetiva e segura, levando a cura a milhões de pacientes; nesta perspectiva, é igualmente necessário o controle dos estados reacionais na tentativa de prevenir as incapacidades.

As drogas da poliquimioterapia devem ser ajustadas segundo o peso do paciente, como mostra o Quadro 62-4.

Na impossibilidade de se utilizar a dapsona, esta deve ser retirada das doses supervisionadas e substituida pela clofazimina na dose de 100 mg/dia, nas doses diárias, tanto para os multibacilares, quanto para os paucibacilares.

Os pacientes que apresentem alguma enfermidade concomitante à hanseníase como, por exemplo, infecção pelo vírus da imunodeficiência humana (HIV), tuberculose, diabetes *mellitus* e outras, devem manter seu tratamento poliquimioterápico

Quadro 62-3. Esquemas preconizados pela OMS para tratamento da hanseníase

Forma	Esquema
Paucibacilar	600 mg de rifampicina mensal (no total de seis doses) e 100 mg de dapsona diariamente. É considerado curado todo paciente paucibacilar que tenha tomado 6 doses de PQT num prazo de até 9 meses. A PQT, ao longo dos últimos 10-15 anos, tem se mostrado realmente efetiva na cura da doença, tendo grande adesão entre os pacientes e apresentando efeitos colaterais mínimos
Multibacilar	600 mg de rifampicina e 300 mg de clofazimina, mensalmente e 50 mg de clofazimina e 100 mg de dapsona diariamente, num total de 12 doses. É considerado curado o multibacilar que tenha tomado 12 doses num período de 18 meses, independente do índice baciloscópico final e independente do número de faltas consecutivas
Paucibacilar, lesão única de pele	Esquema ROM (rifampicina na dose de 600 mg, ofloxacina na dose de 400 mg e minociclina na dose de 100 mg), administrado em dose única. Estudos pilotos têm mostrado que o esquema é efetivo e seguro, porém investigações mais prolongadas são ainda necessárias

Quadro 62-4. Doses para ajuste da PQT segundo peso

Dapsona (DDS)	Rifampicina (RFM)	Clofazimina (CFZ)
1,5 mg/kg/dia	10 mg/kg/dia	1 mg/kg/dia

nas doses preconizadas, assim como o tratamento reacional, estando a doença de base sob controle. A paciente grávida deve receber a PQT normalmente, assim como também deve manter sua medicação caso engravide no curso do tratamento. No caso de pacientes infectados pelo HIV, utilizando inibidores da protease, não há até o momento contra-indicação para o uso da rifampicina.

É importante considerarmos ainda os episódios reacionais não como uma fase da doença, mas como uma complicação, que pode e deve ser prevenida. O Quadro 62-5 mostra o tratamento adequado a cada tipo de reação.

PREVENÇÃO

O Plano de Eliminação da Hanseníase privilegiou medidas de controle das fontes de infecção; estabeleceu metas maiores nos estratos com maior problema epidemiológico, propôs a intensificação das atividades de detecção de casos novos e expansão mais acelerada da multidrogaterapia (MDT), assim como introdução de uma medida de controle orientada para os contatos de casos, o BCG intradérmico.

Reconhece-se que a detecção de casos, com tratamento imediato e adequado, é uma estratégia fundamental de intervenção no processo epidemiológico da endemia, já que fontes de infecção são interrompidas através da destruição efetiva do *M. leprae*.

A **imunoprofilaxia** com a vacina BCG, até o momento, é mais efetiva na proteção para a hanseníase do que para a tuberculose. Estudos demonstraram que a efetividade vacinal relaciona-se à faixa etária do comunicantes. A proteção oferecida pelo BCG foi de 55% para aqueles com idade entre um a cinco anos, de 91% para aqueles com idade entre 10 a 18 anos e nenhuma para aqueles com 19 a 28 anos. A vacinação é indicada para os comunicantes de pacientes multibacilares.

A **quimioprofilaxia** é ainda assunto controverso, necessitando-se de maiores estudos para determinação de sua efetividade e possibilidade de indicação em massa.

Quadro 62-5. Tratamento do estado reacional

Reação	Tratamento
Tipo I	Prednisona, na dose de 1 a 2 mg/kg/dia, com redução gradual de acordo com a melhora dermatológica e neurológica do paciente
Tipo II	Talidomida*, associada ou não à prednisona, e prednisona para mulheres em idade fértil. A primeira é utilizada na dose de 300 mg/kg/dia também com redução gradual. Além disso, pode-se usar a pentoxifilina na dose de 1.200 mg/kg/dia. Podem ser utilizadas também azatioprina e clorambucil em esquema de protocolo, nas doses de 150 mg/dia e 6 mg/dia, respectivamente, por um período de seis meses

*Formalmente proibida em gestantes.

BIBLIOGRAFIA RECOMENDADA

Azulay RD, Azulay DR. *Dermatologia*. 2ª ed. Rio de Janeiro: Guanabara-Koogan, 1997.

Da Costa MS, Gallo MEN, Nery JAC, Benchimol E. Avaliação oftalmológica em hanseníase multibacilar. *Arq Bras Oftalmol* 1999;62:701–3.

Düppre NC. Efetividade do BCG-ID em comunicantes de pacientes com as formas multibacilares da hanseníase. Tese de Mestrado. Rio de Janeiro : Escola Nacional de Saúde Pública, 1998.

Gomes AP. Contribuição ao Estudo da Co-infecção *Mycobacterium lepral*/HIV. Dissertação (Mestrado). Rio de janeiro: Instituto Oswaldo Cruz, Fundação Oswaldo Cruz, 2001.

Jopling WH, McDougall AC. *Manual de Hanseníase*. 4ª ed. Rio de Janeiro: Atheneu, 1991.

Lombardi C, Pedrazzani ES, Pedrazzani JC, Ferreira Filho P, Zicker F. Eficacia protetora del BCG contra la lepra en São Paulo, Brasil. *Boletín da Oficina Sanitária Panamericana* 1995;119:415–21.

Ministério da Saúde. Alterações nas instruções normativas do Plano Nacional de Eliminação da Hanseníase. Of. *Circular* nº 67 — CNDS/CENEPI. Brasília, 1998.

Ministério da Saúde. Guia de Controle da Hanseníase. Ministério da Saúde. Fundação Nacional de Saúde. Coordenação de Saúde Sanitária. Centro Nacional de Epidemiologia. CSS/CNDS, p 11. 2ª ed. Brasília, 1994, 156 p.

Ministério da Saúde. Guia para Utilização de Medicamentos e Imunobiológicos na Área de Hanseníase. Secretaria de Políticas de Saúde. Departamento de Gestão de Políticas Estratégicas. 1ª ed. ATDS, 2000.

Ministério da Saúde. Hanseníase no Brasil — Progressos e Dificuldades em Relação à Eliminação. SPS/DGSP/CENEPI/FNS, Brasília, 1998.

Ministério da Saúde. Relatório de Atividades da Área Técnica de Dermatologia Sanitária. Ministério da Saúde, Secretaria de Políticas de Saúde, Departamento de Gestão de Políticas Estratégicas, Brasília 1999.

Nery JAC, Garcia CC, Wanzeller SHO, Sales AM, Gallo MEN, Vieira LMM. Características clínico-histopatológicas dos estados reacionais na hanseníase em pacientes submetidos à poliquimioterapia (PQT). *An Bras Dermatol* 1999;74:1–7.

Nery JAC, Salles AM, Düppre NC, Sampaio EP. Hanseníase. *In* Siqueira-Batista R, Gomes AP, Igreja RP, Huggins DW: *Medicina Tropical — Abordagem Atual das Doenças Infecciosas e Parasitárias*. Rio de Janeiro: Cultura Médica, 2001.

Nery JAC, Vieira LMM, Matos HJ, Gallo MEN, Sarno EN. Reactional states in multibacillary Hansen disease patients during multidrug therapy. *Rev Inst Med Trop São Paulo* 1998;40:363–70.

Nery JAC. Reação na hanseníase: Uma descrição epidemiológica. Dissertação Mestrado em Medicina. Universidade Federal Fluminense, 1995.

Pimentel MIF, Sampaio EP, Nery JAC, Gallo MEN, Saad MHF, Machado AM, Duppre NC, Sarno EN. Borderline-tuberculoid leprosy: Clinical and immunological heterogeneity. *Lep Rev* 1996;67:287–96.

Ridley DS, Jopling WH. A classification of leprosy for research purposes. *Lep Rev* 1962;33:119–28.

Ridley DS, Jopling WH. Classification of leprosy according to immunity. A five group system. *Int J Lep* 1966;34:255–73.

Sampaio EP, Kaplan G, Miranda A, Nery JAC, Miguel CP, Viana SM, Sarno EN. The influence of thalidomide on the clinical and immunologic manifestation of erythema nodosum leprosum. *J Infec Dis* 1993;168:408–14.

Sampaio EP, Pereira GM, Pessolani MCV, Sarno EN. Interaction of the leprosy bacillus and the human host: Relevant components and mechanism of disease. *J Braz Ass Adv Sci* 1998;46:462–71.

Sarno EN, Grau GE, Vieira LMM, Nery JAC. Serum levels of tumor necrosis factor-alpha and interleukin-10 during leprosy reactional states. *Clin Exp Immunol* 1991;84:103–8.

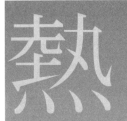

CAPÍTULO 63
Infecções por *Helicobacter pylori*

Sérgio Pettendorfer

Helicobacter pylori (HP) é uma bactéria gram-negativa, espiralada, microaerófila, flagelada que se cora pela hematoxilina-eosina e mais nitidamente pelo Giemsa e por métodos que utilizam sais de prata. Bactérias espiraladas foram descritas na mucosa gástrica de cachorros do final do século XIX por Bizzozero (1893). O cultivo do HP por médicos australianos, Warren e Marshall, ocorreu em 1983, quase um século depois, a partir de amostras de mucosa gástrica de pacientes com úlcera e gastrite, estabelecendo um novo marco no entendimento das doenças do trato digestivo superior.

EPIDEMIOLOGIA

A infecção gástrica pelo HP é atualmente considerada a segunda infecção mais prevalente do homem, suplantada apenas pela cárie dentária. O baixo nível socioeconômico, assim como más condições de habitação e higiene, são consideradas o principal marcador da presença da infecção pelo HP. Estudos sorológicos têm demonstrado que nos países em desenvolvimento a infecção é adquirida precocemente na infância e que a maioria dos indivíduos está infectada. Nos países desenvolvidos, há um progressivo aumento da prevalência da infecção com a idade, acometendo cerca de 50% da população na velhice, sendo pouco freqüente na infância.

A prevalência da infecção causada pelo HP na América Latina é alta, ao redor de 60%, variando de 30% a 90% dependendo das condições socioeconômicas da população determinada. É transmitida por contato íntimo de pessoa a pessoa, pela saliva e principalmente por via fecal-oral, ingestão de água e alimentos contaminados. Uma vez infectado, o indivíduo persiste com a bactéria por toda a vida, a não ser que seja tratado.

PATOGÊNESE

Os principais fatores de colonização do HP na mucosa gástrica são: a motilidade, a produção de urease e a transformação da uréia em amônia e a capacidade de adesão à mucosa.

Foram identificadas pelo menos duas toxinas produzidas pelo HP: vacA – citotoxina vacuolizante e a cagA – citotoxina associada ao gene A. O gene vacA embora presente em todos os microrganismos irá expressar sua proteína ativa de 94 Kda em 67% das cepas de HP, sendo responsável pelo surgimento de vacúolos nas células epiteliais. O gene cagA existe no genoma de algumas linhagens de HP, produz uma proteína ativa de 128 Kda, e esta citotoxina está presente somente quando ocorre o efeito citotóxico do vacA.

A infecção pelo HP tem como resposta inflamatória o aumento de interleucina, fator de agregação plaquetária, proteases e fosfolipases, assim como elevação na produção de gastrina e sem o adequado *feed back* da somatostatina. O processo inflamatório pode localizar-se no antro, no corpo ou em todo o estômago, caracterizando endoscopicamente as gastrites antrais e as pangastrites. O excesso da gastrina determina aumento na secreção ácida que associada a infecção leva ao desenvolvimento de gastrites e úlceras. A presença de acidez acentuada na mucosa duodenal desenvolve metaplasia gástrica, este tecido é colonizado pelo HP, já que o HP infecta apenas epitélio do tipo gástrico, levando à ruptura dos mecanismos de defesa da mucosa, ocorrendo duodenite, e em alguns indivíduos ulceração.

ASPECTOS CLÍNICOS

O conceito atual é que o HP ocasiona infecção, sendo apontado como causa de gastrite, úlceras, linfoma do tipo MALT e até o câncer gástrico. Está presente em mais de 95% dos casos de úlcera duodenal e em aproximadamente 85% das úlceras gástricas. Numerosas observações clínicas demonstram que a erradicação do HP impede a recidiva, na maioria das vezes, da úlcera péptica, reduzindo a taxa de recidiva de mais de 70% no primeiro ano para menos de 10%. A maioria dos indivíduos infectados é assintomática. Dos pacientes infectados com gastrite crônica, menos de 10% desenvolverão úlcera péptica. Estudos recentes sugerem que o HP possa estar associado a outras condições extradigestivas, como doença vascular cerebral, doença coronariana, redução da estatura em crianças, urticária crônica, fenômeno de Raynaud e púrpura de Henoch-Schönlein.

DIAGNÓSTICO

- *Histopatológico:* em biópsia da mucosa gástrica obtida por endoscopia após coloração adequada possibilita a identificação do HP. Sensibilidade de 93% a 99% e especificidade de 95% a 99% são consideradas padrão-ouro *(gold standard)*.
- *Teste da urease (Clotest):* é baseado na liberação de amônia produzido pelo HP por atuação da urease sobre a uréia. Um fragmento de biópsia é colocado numa solução indicadora de pH, revelando a presença do HP. Sensibilidade de 86% a 97% e especificidade de 86% a 98%. Método prático de pesquisa do HP quando da realização de endoscopia digestiva alta.
- *Teste respiratório com C^{14} e C^{13}:* mede a quantidade de C^{14} e C^{13} no ar expirado após ingestão de uréia marcada, permitindo verificar a ação do HP sobre a uréia do que decorre a presença no ar expirado de CO_2 marcado com C^{14} e C^{13}. Sensibilidade de 90% a 98% e especificidade de 80% a 98%. Constitui o método ideal para realizar controle de erradicação após tratamento.
- *Sorologia:* quantifica e qualifica os anticorpos IgG contra o HP por métodos imunoenzimáticos (Elisa) e imunofluorescência indireta. Sensibilidade de 88% a 96% e especi-

318 ❑ Parte IV ✔ Doenças Causadas por Bactérias

ficidade de 89% a 99%. Continua presente após erradicação, sendo o método mais utilizado com fins epidemiológicos.

- *Teste de biologia molecular, PCR (Polimerase Chain Reaction)* : reconhece o DNA do HP em amostra de mucosa e suco gástrico, saliva e fezes. Este teste tem valor na detecção de resistência a antibióticos, detecção de fatores de virulência ou com fins epidemiológicos.
- *Cultura do HP:* é de interesse na avaliação de resistência a antibióticos. Sensibilidade 77% a 94% e especificidade 100%. Não é método de fácil execução.

TRATAMENTO

Quem tratar?

- *Indicações indiscutíveis:* úlcera gástrica ou duodenal ativa ou cicatrizada, duodenite erosiva, linfoma MALT e nos cânceres gástricos precoces após ressecção por mucossectomia ou cirurgia.
- *Indicações discutíveis:* dispepsia funcional, gastrite acentuada, necessidade de uso prolongado de anti-secretor (por exemplo, esofagite erosiva) para reduzir o risco de gastrite atrófica, e na necessidade do uso prolongado de antiinflamatório em paciente com história de dispepsia.

Nos pacientes com maior incidência de câncer gástrico em familiares de primeiro grau, poderia ser oferecida a erradicação do HP aos familiares.

Como tratar?

- *Associar dois ou três dos seguintes antimicrobianos:* amoxicilina (1 g/2 × dia), tetraciclina (500 mg/4 × dia), claritromicina (500 mg / 2 x dia), furazolidona (200 mg/3 × dia), metronidazol (400 mg/ 2 × dia), tinidazol (500 mg/2 × dia), subcitrato de bismuto coloidal (120 mg/3 × dia), citrato de bismuto ranitidina (400 mg/2 × dia).
- *Associar um anti-secretor:* inibidor de bomba de próton (IBP) uma a duas vezes ao dia – omeprazol 20 mg, lanzoprazol 30 mg e pantoprazol 40 mg.
- *Período de tratamento:* 7 a 14 dias.
- O regime mais empregado em todo o mundo com índice de erradicação próximo a 90% é IBP + claritromicina + amoxicilina por 7 a 14 dias.

Nenhum regime pode curar 100% dos pacientes infectados pela HP, ocorrendo falhas em 5% a 10% dos casos; a falha da terapêutica pode estar relacionada com a não aderência ao tratamento e resistência bacteriana aos antibiomicrobianos.

No tratamento do HP, a resistência ocorre mais freqüentemente com nitroimidazólicos (metronidazol e tinidazol) e os macrolídeos (claritromicina) e quase nunca com amoxicilina, tetraciclina, furazolidona e os sais de bismuto. A resistência a claritromicina e metronidazol no Brasil é de respectivamente 8% e 52%.

Recomendações para o retratamento

- Duração: sete a 14 dias.
- Utilizar pelo menos três antimicrobianos associados a anti-secretor.
- Não repetir o metronidazol nem a claritromicina.
- Não tentar terapêutica de erradicação do HP por mais que três vezes.
- Se for possível utilizar cultura e antibiograma.

Exemplo de esquema de retratamento:

- IBP: omeprazol 20 mg, lanzoprazol 30 mg ou pantoprazol 40 mg – 1 ou 2 x dia + metronidazol 250 mg 4 x dia + tetraciclina 500 mg 4 x dia + subcitrato de bismuto coloidal 120 mg 4 x dia. Duração 14 dias.

O controle de erradicação deve ser feito com o teste respiratório após mais de um mês do fim do esquema terapêutico, não sendo obrigatório em pacientes com úlcera duodenal não complicada.

A reinfecção não ocorre ou é extremamente rara. Espera-se para um futuro não distante o aparecimento de vacina eficaz para o HP.

BIBLIOGRAFIA RECOMENDADA

Castro LP, Coelho LGV. *Helicobacter pylori* in South America. *Can J Gastrointerol* 1998;12:509–12.

Coelho LGV. Consenso Latino-Americano sobre Infecção pelo *Helicobacter pylori. Am J Gastroenterol* 2000;95:2388–91.

Coelho LGV. Consenso Nacional sobre *Helicobacter pylori* e Infecções Associadas. *GED* 1996;15:56–8.

Current. European Concepts in the Management of *H. pylori* Infection. *The Maastricht Consensus. GUT* 1997;41:8–13.

Dixon MF. Local acid production and *Helicobacter pylori* unifying hypothesis of gastroduodenal disease. *Eur J Gastroenterol Hepatol* 1995;7:461–6.

Lam SK. *Helicobacter pylori* Consensus Report of the 1997. Asia Pacific Consensus Conference on the Management of *Helicobacter pylori* Infection. *J Gastroenterol & Hepatolog* 1998;13:1–12.

Marais E. Direct detection of *H. pylori* resistance to macrolideos by an polimerase chain reaction/DNA enzyme immunoassay in gastric biopsy specimens. *GUT* 1999;44:463–7.

Marshall BJ. *Helicobacter pylori. Am J Gastroenterol* 1994;89:5116–28.

NIH Consensus Development Panel of *Helicobacter pylori* in Peptic Ulcer Disease. *JAMA* 1994;272:65–9.

Treiber G, Lamber JR. The impact of *Helicobacter pylori* eradication on peptic ulcer healing. *Am J Gastroenterol* 1998;93:1080–4.

CAPÍTULO 64
Infecções por *Pseudomonas aeruginosa*

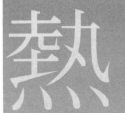

Rodrigo Siqueira-Batista ♦ Andréia Patrícia Gomes ♦ Vicente P. Pessoa-Júnior

CONCEITO

As infecções causadas por *Pseudomonas aeruginosa* são geralmente quadros graves, com prognóstico reservado e estão comumente relacionadas à internação hospitalar, à exposição a fatores de risco como utilização de cateteres, próteses, aparelhos de ventilação mecânica, a doenças de base como co-fator de morbidade, mencionando-se a título de exemplo o diabetes *mellitus* (otite externa maligna) e a fibrose cística (pneumonia de repetição).

ETIOLOGIA

P. aeruginosa é um bastonete gram-negativo, aeróbico, pertencente à família *Pseudomonadaceae*. É um organismo produtor de pigmento, no crescimento em culturas, o que levou a ser conhecida por bacilo piociânico. Cresce em aerobiose, sendo um patógeno não fermentador de carboidratos, cuja identificação exige testes específicos.

EPIDEMIOLOGIA

O agente é ubíquo, distribuindo-se no solo, plantas e animais, podendo fazer parte da microbiota normal humana de pele, mucosa nasal e oral e fezes em freqüência baixa, sendo a prevalência maior nos pacientes em ambiente hospitalar. Há fatores de risco conhecidos para a infecção pelo microrganismo, como a utilização de ventiladores mecânicos, a cateterização venosa profunda, o uso de imunodepressores e antibióticos de amplo espectro de ação, a internação prolongada – sobretudo em unidades de queimados e de terapia intensiva – além de enfermidades (como diabetes *mellitus* e fibrose cística) e o uso de drogas ilícitas intravenosas.

A forma de transmissão do patógeno é ainda não esclarecida. Surtos hospitalares podem estar associados ao uso de equipamentos colonizados como, por exemplo, endoscópios, material de fisioterapia respiratória, nebulizadores, além da possibilidade soluções antissépticas contaminadas. Propõe-se a transmissão através das mãos dos profissionais de saúde; entretanto, tal hipótese não tem ainda comprovação científica.

Em relação à ocorrência de infecções nosocomiais, segundo dados do *Centers for Disease Control and Prevention* (CDC), nos Estados Unidos da América (EUA), a bactéria é responsável por 17% das pneumonias (segunda causa), 11% das infecções do trato urinário (terceira causa), 8% das infecções de sítio cirúrgico (quarta causa) e 3% das infecções da corrente sangüínea (sétima causa) (Quadro 64-1).

Quadro 64-1. Manifestações clínicas e diagnóstico das mais importantes infecções por *P. aeruginosa*

Local	Manifestações clínicas	Diagnóstico
Endocárdio	A endocardite pode ocorrer em válvulas protéticas ou nativas. Quando relacionada a última, associa-se freqüentemente ao uso de drogas intravenosas ilícitas. Manifesta-se por febre, sopro, fenômenos embólicos, sinais de acometimento pulmonar como dispnéia, tosse produtiva, dor pleurítica, derrame pleural e condensação, acometendo mais comumente a câmara cardíaca direita. Podem haver também complicações cardíacas com abscesso, insuficiência cardíaca congestiva (ICC) e ruptura de cordoalha	Enolocordite deve ser suspeitada quando estão presentes situações epidemiológicas de risco. Os exames para diagnóstico são hemocultura e ecocardiograma (Eco), valendo relembrar que no caso de endocardite direita o Eco transesofágico é de extrema utilidade

(Continua)

320 ❑ PARTE IV ✔ DOENÇAS CAUSADAS POR BACTÉRIAS

Quadro 64-1. Manifestações clínicas e diagnóstico das mais importantes infecções por *P. aeruginosa (Continuação)*

Local	Manifestações clínicas	Diagnóstico
Trato Respiratório	Tais infecções acometem pacientes com comprometimento de trato respiratório ou do sistema imune: doença pulmonar obstrutiva crônica (DPOC), insuficiência cardíaca congestiva (ICC), fibrose cística, neutropenia, uso de corticóide e quimioterápicos, Síndrome de Imunodeficiência Adquirida (AIDS) ou relaciona-se à ventilação mecânica e hospitalização. Cursa de forma extremamente grave, na maioria das vezes, evoluindo com bacteremia e sepse, havendo alta taxa de letalidade	O diagnóstico de suspeição é clínico, havendo necessidade de exames complementares invasivos para coleta de material e confirmação diagnóstica. Os métodos mais utilizados são a broncoscopia com lavado broncoalveolar (BAL) ou escovado. Deve-se realizar sempre cultura e antibiograma para esclarecimento do perfil de resistência do agente
Bacteremia	Pacientes imunocomprometidos (AIDS, neoplasias, uso de quimioterápicos, com neutropenia, transplantados) e grandes queimados são os mais freqüentemente acometidos. Cursa com manifestações comuns de sepse, com taquicardia, taquipnéia e febre, evoluindo com hipotensão, choque e disfunção de múltiplos órgãos (MODS), síndrome de angústia respiratória do adulto (SARA), coagulação intravascular disseminada (CID), insuficiência renal aguda (IRA) e óbito. A lesão de pele característica é o ectima gangrenoso	O diagnóstico de suspeição é clínico, baseado nas manifestações relatadas e na presença de fatores de risco. Devem ser colhidas hemoculturas e realizado antibiograma para observação do perfil de sensibilidade aos antibióticos
Sistema nervoso central	A meningite está relacionada a procedimentos como raquicentese, neurocirurgias e trauma penetrante, além da possibilidade de extensão a partir de seios paranasais, orelha e mastóide, ou com bacteremia a partir de outro foco. Mantém a mesma correlação com fatores de risco, como pacientes acima comentados, e cursa com febre, sinais de irritação meníngea e hipertensão intracraniana habituais, podendo evoluir com choque e óbito	O diagnóstico deve ser feito a partir de suspeição clínica e exames complementares como hemocultura e punção lombar com análise liquórica (ver Capítulo 19)
Orelha	Relaciona-se com quadros de otite externa, sendo comumente quadro de pouca gravidade em imunocompetentes. Pode haver invasão tecidual, com acometimento de mastóide, abscesso cerebral e sepse, geralmente na presença de diabetes *mellitus* descompensado. Nos quadros leves, medidas locais são suficientes. O quadro grave, de otite externa maligna, é comentado abaixo	Além do exame clínico, deve-se realizar avaliação otológica e exames de imagem como a tomografia computadorizada (TC) de crânio e mastóide para avaliar a extensão do quadro. Pode-se utilizar a ressonância nuclear magnética (RNM) para avaliação precoce de osteomielite; deve-se realizar cultura do material colhido em cirurgia
Olhos	Implicado em ceratite e em endoftalmite, podendo causar abscessos, celulite orbitária e *oftalmia neonatorum*. Pode estar relacionada com trauma, cirurgias, uso de lentes de contato, queimaduras e imunodepressão. Deve-se estar atento para a possibilidade quando da ocorrência de "olho vermelho" e fatores de risco. Em alguns casos há dor excruciante e perda da função	O diagnóstico é clínico, sendo necessário o exame oftalmológico armado, o qual deve ser feito de forma rápida, evitando-se com isso riscos maiores de cegueira
Articulações	Ocorre por disseminação hematogênica. Pode surgir em crianças, idosos e doentes outros com os fatores de risco já citados para infecção pelo agente. Pode manifestar-se mais freqüentemente por dor e sinais inflamatórios articulares	Deve ser realizada hemocultura, lembrando-se contudo que o rendimento não é alto. Deve-se também colher material da articulação por punção e realizar cultura e antibiograma
Ossos	A osteomielite pode ocorrer mais comumente relacionada a procedimentos cirúrgicos (próteses, por exemplo) ou relacionar-se com lesões perfurantes em pés, sobretudo de diabéticos e relacionados com tênis. Cursa geralmente com dor e sinais inflamatórios locais. Outra forma a comentar é a infecção localizada no esterno relacionada a usuários de drogas intravenosas	O diagnóstico deve ser suspeitado na ocorrência de situação clínica predisponente, devendo ser colhido material para cultura. Os exames de imagem como a TC, a RNM e a cintilografia podem ajudar no diagnóstico
Trato urinário	Associa-se à cateterização vesical, instrumentação ou cirurgia de trato urinário. Pode ocorrer também em diabéticos com maior freqüência. Os sintomas são indistingüíveis dos provocados por outros agentes etiológicos	Deve-se realizar urinocultura e antibiograma. Pode-se também realizar coleta de hemocultura e se houver sepse deve-se investigar com ultra-sonografia a presença de malformações, cálculos, obstruções ou complicações como abscesso perinefrético

Quadro 64-1. Manifestações clínicas e diagnóstico das mais importantes infecções por *P. aeruginosa* (Continuação)		
Sítio	*Manifestações clínicas*	*Diagnóstico*
Trato gastrointestinal	Associa-se a fatores de risco como neutropenia e prematuridade. Pode-se ter quadros diarréicos inespecíficos, perfuração e bacteriana translocação com sepse	Hemoculturas devem ser colhidas
Pele e tecidos moles	Pode provocar celulite e infecções relacionadas a ulcerações e pé-diabético. Relaciona-se também com imunodepressão por neoplasias e grandes queimados. Cursa com lesões enegrecidas, violáceas com necrose, podendo evoluir com metástases e sepse	Hemoculturas devem ser colhidas. Em grandes queimados realiza-se costumeiramente controle por biópsias de pele para detecção precoce da infecção

PATOGÊNESE

Pseudomonas aeruginosa funciona como um patógeno oportunista, raramente causando infecção e doença em pacientes saudáveis sem fatores de risco. O processo se inicia como colonização, evoluindo com invasão local e posterior disseminação hematogênica e doença sistêmica. As características bacterianas de grande poder de adaptação ao meio, necessidades nutricionais simples e resistência contra uma gama de antibióticos permitem sua sobrevivência e proliferação, propiciando a infecção. Além disso, o patógeno é possuidor de enzimas e produtor de substâncias que facilitam sua entrada e permanência gerando os quadros graves, com resposta inflamatória sistêmica (SIRS) e evolução possível com disfunção de múltiplos órgãos e óbito.

ASPECTOS CLÍNICOS E DIAGNÓSTICO

Convém comentar a respeito de situações especiais como a fibrose cística, o diabetes *mellitus* e a infecção pelo vírus da imunodeficiência humana (HIV)/ síndrome de imunodeficiência adquirida (SIDA) e manifestações relacionadas especificamente.

A **fibrose cística** predispõe à colonização pelo agente etiológico em níveis muito superiores ao esperado (em média 80%), sendo, portanto, um importante causador de infecções do trato respiratório baixo nesta população. As manifestações clínicas associam-se ao quadro pneumônico, com aumento da produção de secreção, tosse, dispnéia, dor pleurítica, broncoespasmo, febre e manifestações sistêmicas gerais, como astenia, anorexia e emagrecimento.

O diagnóstico deve ser suspeitado em tal grupo de risco rapidamente e, mais ainda, iniciada a terapêutica específica com drogas com atividade anti-*Pseudomonas* spp. Podem ser utilizadas ceftazidima, cefepima, cefpiroma, aztreonam, piperacilina+tazobactam, amicacina, ciprofloxacina, imipenem, de acordo com a gravidade do caso e o uso prévio de drogas, preferindo-se uma rotação destas, pela possibilidade de resistência. Além disso, é conveniente a associação de drogas nos casos graves, apesar de a monoterapia, na maioria das vezes, obter sucesso.

Com relação à profilaxia e ao uso de antibióticos para supressão crônica, deve-se ter em mente que é ainda assunto controverso e que deve ser cuidadosamente avaliado pelo especialista.

O **diabetes** *mellitus* funciona como fator de risco para infecções gravíssimas como a otite externa maligna, assim como para a maior freqüência de infecções de pele e tecidos, com possibilidade de disseminação sistêmica. O quadro clínico na otite externa maligna é de otalgia e otorréia evoluindo com paralisia de nervos cranianos e possível disseminação para ossos temporal e mastóide. O diagnóstico deve ser suspeitado rapidamente e a terapêutica com antibioticoterapia específica iniciada precocemente em virtude do pior prognóstico nos casos de retardo terapêutico. Além disso, deve-se realizar desbridamento cirúrgico em associação ao tratamento clínico.

A **AIDS**, sobretudo em fases adiantadas de imunodepressão, tem associação com doenças pelo agente. Pode ocorrer infecção, inclusive, em pacientes oriundos de comunidade, sem fatores de risco como internação e uso de procedimentos invasivos. O acometimento pode ser localizado nos seios paranasais, pulmões, pele, com a possibilidade de ocorrência de sepse, sendo acometimentos de intensa gravidade e evolução com óbito freqüente.

TRATAMENTO

Como já comentado, as infecções por *P. aeruginosa* são graves, sendo em sua maioria hospitalares, demandando antibioticoterapia precoce, via intravenosa. O tempo de tratamento é dependente do quadro clínico apresentado, devendo-se estar atento para drenagem de supurações e reversão, quando possível, dos fatores de risco predisponentes à infecção, como a neutropenia, o uso de drogas imunossupressoras e o diabetes *mellitus* descompensado. Além disso, medidas de suporte avançado de vida, reversão do choque, síndrome de angústia respiratória do adulto (SARA), coagulação intravascular disseminada (CID) e sepse devem ser coadjuvantes do tratamento com antimicrobianos.

Uma questão a ser discutida é a utilização ou não de dois antibióticos, buscando-se efeito sinérgico para tratamento de todas as infecções pelo agente. Nos casos de neutropenia e imunodepressão, deverá ser sempre empregado esquema buscando o efeito sinérgico; em outras situações, a monoterapia vem sendo utilizada com resultados satisfatórios; contudo, por prudência, relacionada à gravidade da infecção, preconiza-se a manutenção da utilização de duas drogas, até que a comprovação de tal assertiva não levante qualquer controvérsia. Os antimicrobianos passíveis de uso na infecção por *P. aeruginosa* podem ser vistos, com detalhes, no Quadro 64-2.

É relevante o fato que *Pseudomonas* spp vem causando preocupações importantes em especialistas em infecções hospitalares, pela crescente resistência que o patógeno vem apresentando, tornando tais infecções praticamente intratáveis, visto a já existência de descrição de resistência à totalidade dos fármacos disponíveis.

322 ❑ PARTE IV ✔ DOENÇAS CAUSADAS POR BACTÉRIAS

Quadro 64-2. Antimicrobianos utilizados na infecção por *P. aeruginosa*

Fármaco	Efeitos adversos	Doses	Observações
Carbenicilina	Hipersensibilidade, distúrbios da coagulação (disfunção plaquetária), hepatite medicamentosa e convulsões (em pacientes com insuficiência renal crônica); risco de sobrecarga de sódio	100 a 600 mg/kg/dia fracionados em seis ou doze aplicações (IV)	Penicilina com ação anti- *P. aeruginosa*
Ticarcilina/ác. clavulânico	Hipersensibilidade, distúrbios da coagulação (disfunção plaquetária), hepatite medicamentosa, convulsões	200-300 mg/kg/dia, 4/4h ou 6/6h ou 8/8h (uso IV)	Penicilina com ação anti- *P. aeruginosa* associada a inibidor de β-lactamases
Piperacilina/tazobactam	Hipersensibilidade, convulsões, risco de hemorragias (alterações da função plaquetária)	4,5 g, 6/6 ou 8/8 horas (uso IV)	Penicilina com ação anti- *P. aeruginosa* associada a inibidor de β-lactamases
Ceftazidima	Hipersensibilidade, leucopenia e trombocitopenia (raros) e elevações transitórias de AST e ALT	60 a 100 mg/kg/dia, 8/8h (via IV)	Em geral é considerado o fármaco de escolha para tratamento de infecções por *P. aeruginosa*. Cefalosporina de terceira geração
Cefpiroma	Hipersensibilidade, elevações transitórias de AST e ALT	2 g, IV 8/8h ou 12/12h	Cefalosporina de quarta geração
Cefepima	Hipersensibilidade, elevações transitórias de AST e ALT	2 g, IV 8/8h	Cefalosporina de quarta geração
Imipenem	Hipersensibilidade é pouco usual; convulsões podem ocorrer (em infecções do SNC é, em geral, preferível o uso do meropenem)	Adultos: 0,5-1 grama 6/6h (via IV) Crianças: 50 mg/kg/dia, 6/6h (via IV)	Carbapenema. É descrita reação alérgica "cruzada" com as penicilinas, embora rara
Meropenem	Hipersensibilidade; tem menor potencial epileptogênico que o imipenem	Adultos: 1-2 g, 8/8h (via IV) Crianças: 10-20 mg/kg/dia, 8/8h (via IV); nas meningites 40 mg/kg/dose	Carbapenema. Costuma ser preferível ao imipenem em infecções do sistema nervoso central (SNC)
Aztreonam	Hipersensibilidade, icterícia, aumento transitório de aminotransferases, leucopenia e trombocitopenia	50-200 mg/kg/dia, 6/6h ou 8/8h (uso IV)	Monobactâmico. Não apresenta reação alérgica "cruzada" com outros β-lactâmicos
Amicacina	Nefrotoxicidade, ototoxicidade. Possibilidade de parada respiratória quando administrada em *bolus*	15 mg/kg/dia, dose única diária (via IV), exceto na endocardite, quando deverá ser feita de 8/8h ou 12/12h (via IV)	Aminoglicosídeo de escolha nos casos de infecção por *P. aeruginosa*
Polimixina B	Nefrotoxicidade e ototoxicidade	1,5-2,5 mg/kg/dia, 6/6h (IV) 2,5-3,0 mg/kg/dia, 6/6h (IM)	Fármaco muito tóxico usado basicamente em infecções por *P. aeruginosa* multirresistente
Polimixina E (colistina)	Similar à polimixina B	2,5-5,0 mg/kg/dia, 12/12h (vias IM ou IV)	Fármaco muito tóxico usado basicamente em infecções por *P. aeruginosa* multirresistente
Ciprofloxacina	Fotossensibilidade, hipersensibilidade, possibilidade de convulsão em associação com xantinas	VO = 500-750 mg, 12/12h; IV = 200-400 mg, 12/12h	Quinolona de terceira geração

PREVENÇÃO

As medidas para prevenção da infecção pelo microrganismo passam paralelas àquelas utilizadas para a profilaxia de infecções nosocomiais e podem ser verificadas no Capítulo 6, que é específico. Além dessas, deve-se comentar a possibilidade de controle de outros fatores de risco, que, associados, podem deflagrar infecções de grande gravidade, como o uso de quimioterápicos, corticosteróides, a granulocitopenia, o diabetes *mellitus*; sendo o seu controle e acompanhamento intensivo formas de prevenção das infecções acima comentadas.

Não existem vacina ou quimioprofilaxia indicadas.

BIBLIOGRAFIA RECOMENDADA

Pollack M. *Pseudomonas aeruginosa. In* Mandell GL, Bennett JE, Dolin R: *Principles and Practice of Infectious Diseases.* 5th ed. Philadelphia: Churchill Livingstone, 2000.

Siqueira-Batista R, Gomes AP, Igreja RP, Gomes AP. Medicina Tropical – Abordagem Atual das Doenças Infecciosas e Parasitárias. Rio de Janeiro: Cultura Médica, 2001. 2 volumes.

Tavares W. Manual de Antibióticos e Quimioterápicos Antiinfecciosos. 3ª edição. Rio de Janeiro, Atheneu, 2001.

CAPÍTULO 65
Legionelose

Rodrigo M. Ribeiro ◆ Andréia Patrícia Gomes ◆ Sávio Silva Santos

CONCEITO

Legionelose é o termo utilizado para descrever as infecções causadas por bactérias do gênero *Legionella*, sendo a pneumonia, conhecida por doença dos legionários, a mais importante dessas condições. *Legionella pneumophila* é a principal representante do grupo, causando cerca de 90% das infecções.

ETIOLOGIA

Já foram descritas mais de 30 espécies na família *Legionellaceae*, sendo reconhecidos 14 sorogrupos de *L. pneumophila*.

São pequenos bastonetes gram-negativos, aeróbicos obrigatórios, de crescimento lento e nutricionalmente exigentes. Seu *habitat* usual constitui-se de coleções de águas naturais e tratadas, como lagos, reservatórios e água da torneira, sobretudo água quente, como de aquecedores, encanamentos e torres de resfriamento.

EPIDEMIOLOGIA

O *habitat* natural de *Legionella* spp é o aquático, estando presente em reservatórios, rios, lagos, sendo um agente ubíquo, existente independente da geografia e das condições climáticas.

Em relação aos surtos, pode-se correlacionar com a emissão de aerossóis provindos de condensadores e sistemas de ventilação, além de transmissão intra-hospitalar por umidificadores e nebulizadores, sendo causa de pneumonia nosocomial.

São considerados fatores de risco para a infecção, o tabagismo, o etilismo, a doença pulmonar obstrutiva crônica, a idade avançada, a insuficiência renal e a imunossupressão. Pacientes hígidos mais raramente apresentam a doença grave, mencionando-se o incremento da enfermidade nos pacientes idosos.

Os homens contraem a doença com freqüência duas vezes maior do que as mulheres, embora isso não se aplique a algumas epidemias. Não existem evidências comprovadas de transmissão interpessoal.

Estima-se que 1% a 5% de todas as pneumonias em adultos sejam devidas à *Legionella* spp. Em algumas regiões, a doença dos legionários contraída na comunidade é mais comum, com uma taxa de prevalência média de 10% a 20%. Já a febre de Pontiac é descrita como doença epidêmica, com taxas de ataque superiores a 90%, sendo comprovada sua ocorrência em funcionários de escritório e fábricas, bem como em pessoas que freqüentam *spas* ou usam banheiras do tipo *jacuzzi*.

PATOGÊNESE

A doença é contraída pela inalação de aerossóis contendo *Legionella spp*. Também é possível que alguns pacientes contrai-am a doença por aspiração pulmonar de água contaminada. Os aerossóis contaminados são derivados dos umidificadores, chuveiros, equipamento para terapia respiratória, água de resfriamento industrial e torres de resfriamento, sendo as fontes mais comuns de infecção.

Os microrganismos são fagocitados pelos macrófagos alveolares pulmonares, que não conseguem destruí-los. Inibem a fusão fagolisossomial e multiplicam-se dentro do fagossomo. Por fim, as bactérias em multiplicação produzem citotoxinas, destroem os macrófagos e são liberadas para o meio extracelular. Pode haver lesão por toxinas bacterianas e/ou a reações imunológicas à infecção. As bactérias podem disseminar-se para locais extrapulmonares pelo sistema linfático e pela corrente sangüínea. Provavelmente são transportadas no sangue por células mononucleares infectadas. O mecanismo pelo qual a pneumonia exerce efeitos sistêmicos não é conhecido, mas pode ser resultado de infecção bacteriana disseminada, do efeito da toxina ou da produção dos fatores do hospedeiro, como o fator de necrose tumoral.

A patogênese da febre de Pontiac continua a ser um "mistério". Com base nos achados epidemiológicos e microbiológicos, a inalação de água contaminada por muitos diferentes tipos de bactérias, incluindo espécies de *Legionella* spp, produz essa doença. O período de incubação, 12 a 36 horas, é muito curto para permitir infecção e multiplicação bacterianas. Portanto, é possível que toxinas bacterianas ou fúngicas presentes na água produzam a enfermidade, como hipoteticamente aventado para uma doença bastante correlacionada, a febre do umidificador. Uma outra possibilidade é uma resposta imune a um ou mais dos múltiplos microrganismos encontrados na água. Anticorpos contra espécies do gênero *Legionella* encontradas na água contaminada são vistos na maioria dos indivíduos com a doença, mas o seu significado ainda não foi esclarecido.

ASPECTOS CLÍNICOS

A **doença dos legionários** manifesta-se como uma doença sistêmica febril com pneumonia. Inicia-se com indisposição, febre baixa e anorexia, podendo, então, surgir mialgia, fadiga intensa e febre alta. Queixas gastrointestinais são comuns, como dor abdominal generalizada ou localizada, náuseas, vômitos e diarréia aquosa, sem desidratação. Os sintomas referentes ao trato respiratório podem desenvolver-se bem mais tarde. Tosse seca ou com secreção não purulenta, às vezes sanguinolenta, pode estar presente, assim como dor pleurítica. Confusão mental é comumente relatada em algumas séries de casos, mas obnubilação, convulsões e achados neurológicos focais ocorrem menos freqüentemente.

Em pacientes imunossuprimidos pode ocorrer a forma extrapulmonar, cuja a via de disseminação é hematogênica, podendo causar: endocardite bacteriana, pericardite, pancreatite, pielonefrite, celulite e abscessos. Nos casos graves, pode ocorrer falência de múltiplos órgãos, com insuficiência renal, hepática, cardíaca e da medula óssea. Nas formas extrapulmonares sempre há febre alta, toxemia, prostração, anemia e sudorese profusa.

A taxa de letalidade da doença dos legionários não tratada é de cerca de 10% a 30% em pacientes não imunossuprimidos e de até 80% nos pacientes imunocomprometidos. Desse modo, a maioria das pessoas previamente saudáveis recupera-se da doença dos legionários (não tratada) após um período de sete a 10 dias de doença grave; enquanto aqueles que não se recuperam, morrem de insuficiência respiratória progressiva e de falência de múltiplos órgãos.

A **febre de Pontiac** é uma doença não fatal *influenza*-símile, com sintomas de mialgia, febre, cefaléia e indisposição ocorrendo em 60% a 90% dos pacientes. Artralgia ocorre com freqüência variável, assim como tosse, anorexia e dor abdominal. A doença em geral não é grave e o exame físico, após três a cinco dias, é geralmente normal.

DIAGNÓSTICO

Os resultados de múltiplos testes laboratoriais inespecíficos podem ser anormais nos pacientes com doença dos legionários. Esses achados anormais incluem proteinúria, piúria, hematúria, leucocitose, leucopenia e trombocitopenia. Coagulação intravascular disseminada (CID) pode ser vista em indivíduos com insuficiência respiratória causada pela "doença dos legionários". Hiponatremia, hipofosfatemia, hiperbilirrubinemia, aminotransferases e concentrações elevadas de fosfatase alcalina também podem ser encontradas. Elevação da creatinocinase é comum, e alguns pacientes desenvolvem mioglobinúria e insuficiência renal. Muitas vezes, o liquor está normal, embora raros pacientes possam apresentar 25 a 100 leucócitos/ml de liquor.

A doença dos legionários pode ser diagnosticada através de testes laboratoriais específicos. O teste mais sensível e específico é a cultura de secreções do trato respiratório, como o escarro, devendo ser realizada em todos os pacientes sob suspeita da doença. As provas sorológicas são mais úteis para os epidemiologistas do que para os clínicos, devido às reações-cruzadas com anticorpos contra microrganismos não relacionados. Nenhum teste laboratorial disponível atualmente é 100% exato para diagnosticar a doença dos legionários. Desse modo, terapia empírica deve ser considerada em quadros clínicos apropriados.

A detecção de antígenos urinários tem alta sensibilidade e extremamente útil no diagnóstico. A técnica de PCR *(Polymerase Chain Reaction)* realizada em secreções e tecido pulmonar vem sendo implementada, com alta especificidade. Entretanto, é ainda pouco disponível em nosso meio.

O diagnóstico da febre de Pontiac baseia-se no achado de *Legionella* spp na água, a qual o paciente foi exposto, no aumento significativo de anticorpos contra as espécies isoladas do gênero *Legionella* e no curso clínico compatível com este diagnóstico. Para se ter certeza sobre o diagnóstico da febre de Pontiac, quase sempre é necessária a realização de estudos meticulosos de pessoas não afetadas e de seu meio ambiente. Isso se deve ao fato de o isolamento de *Legionella* spp da água e a elevação dos anticorpos contra *Legionella* spp serem relativamente comuns. Logo, é quase impossível diagnosticar casos não epidêmicos da febre de Pontiac.

No exame radiológico observa-se na doença dos legionários presença de infiltrados alveolares que acabam evoluindo para consolidação. Os infiltrados intersticiais são raros, embora possam ocorrer na fase inicial da doença e depois evoluir para consolidação. Os infiltrados podem ser unilaterais ou bilaterais e expandir-se muito rápido até envolverem todo o pulmão. Derrame pleural, quase sempre de volume pequeno, é comum e pode ser o único achado radiológico anormal no início da doença.

O **diagnóstico diferencial** da doença dos legionários é amplo, sobretudo em hospedeiros imunossuprimidos. Pneumonia por *Mycoplasma pneumoniae, Chlamydia trachomatis, Chlamydia psittaci,* dentre as atípicas, e pneumonia por *Streptococcus pneumoniae* devem ser aventadas como possíveis diagnósticos diferenciais.

TRATAMENTO

A eritromicina é considerada o fármaco de escolha. O medicamento é administrado a cada seis horas, em esquema posológico de 0,5 a 1,0 grama por via intravenosa, até que haja melhora clínica, que em geral ocorre em dois a quatro dias. Gostaríamos de salientar a inexistência da eritromicina intravenosa em nosso meio, sendo, então, preferida a administração de claritromicina na dose de 500 mg, de 12 em 12 horas. Com a melhora, a terapia pode ser modificada para eritromicina, via oral, 0,5 g a cada seis horas por três semanas. Fármacos alternativos possíveis incluem doxiciclina (100 mg, duas vezes ao dia), ou ciprofloxacina (400 mg, via intravenosa, duas vezes ao dia).

Além de antibioticoterapia específica, devem ser oferecidas ao paciente, medidas de suporte clínico e de terapia intensiva.

PREVENÇÃO

É difícil o estabelecimento de regras específicas para a prevenção da legionelose.

Medidas de controle da contaminação de reservatórios de água e procedimentos de descontaminação são de fundamental importância, sobretudo em se tratando de instituições hospitalares, fugindo, entretanto, ao escopo do presente capítulo.

Não existem, até a presente data, vacinas para prevenir a doença. Contudo, uma vacina com mutante ativo do microrganismo foi capaz de proteger cobaias contra doses letais de *L. pneumophila*; portanto, uma vacina aplicável a pacientes de alto risco poderá ser desenvolvida.

BIBLIOGRAFIA RECOMENDADA

Faria EC, Siqueira-Batista R, Gomes AP, Sampaio MS, Lima F, Jansen U, Jansen JM. Pneumopatias infecciosas. *In* Siqueira-Batista R, Gomes AP, Igreja RP, Huggins DW: *Medicina Tropical – Abordagem Atual das Doenças Infecciosas e Parasitárias*. Rio de Janeiro: Cultura Médica, 2001.

Yu VL. *Legionella pneumophila* (Legionnaires' Disease). In Mandell GL, Bennett JE, Dolin R. Principles and Practice of Infectious Diseases. Philadelphia: Churchill Livingstone, 2000.

CAPÍTULO 66
Leptospirose

Sávio Silva Santos ◆ Rodrigo Siqueira-Batista
Andréia Patrícia Gomes ◆ Délia Celser Engel

CONCEITO

A leptospirose é uma doença febril aguda, com amplo espectro clínico – desde casos assintomáticos até quadros graves que evoluem para o óbito – causada por espiroquetas do gênero *Leptospira*, distribuída mundialmente, não ocorrendo, entretanto, nas regiões polares. Consiste em uma doença aguda que tem como manifestações clínicas iniciais febre, calafrios, cefaléia, conjuntivite e dores musculares, elementos estes que chamam atenção para o seu diagnóstico. A icterícia e a insuficiência renal estão presentes nas formas graves da doença.

ETIOLOGIA

Os patógenos causadores da leptospirose são bactérias pertencentes à ordem *Spirochetales*, família *Leptospiraceae*, agentes helicoidais de pequeno diâmetro, muito móveis, que à coloração pelo método de Gram são vistas como gram-negativos. As bactérias do gênero *Leptospira* apresentam morfologia de espiroqueta estreita, com formato de "ponto de interrogação".

Até o presente momento, 10 espécies isoladas de animais e humanos, com base nos estudos de hibridização de DNA, têm sido implicadas na etiologia da leptospirose – *Leptospira interrogans*, *Leptospira kirshneri*, *Leptospira weilii*, *Leptospira noguchii*, *Leptospira borgpetersenii*, *Leptospira santarosai*, *Leptospira meyeri*, *Leptospira inadai*, *Leptospira fainei* e *Leptospira alexanderi*. As diferentes espécies de *Leptospira* são subdivididas em 25 sorogrupos e 223 sorovares. Técnicas como o PCR (*Polymerase Chain Reaction*) podem ser usadas para a discriminação entre os sorovares.

As bactérias são aeróbias obrigatórias, que utilizam ácidos graxos e álcoois como fonte de produção de energia. Cresce somente em meio especial produzido com soro de coelho ou bovino (Fletcher ou Stuart), necessitando de ambiente escuro e temperatura média de 30°C, podendo levar de cinco dias a dois meses para crescer.

EPIDEMIOLOGIA

A leptospirose é uma zoonose endêmica e cosmopolita, com ocorrência em todos os continentes, com exceção do Ártico e Antártida, sendo comum em áreas tropicais. Os reservatórios são os animais domésticos como o rato de esgoto *(Rattus norvegicus)* e silvestres. O acometimento de roedores geralmente causa infecção assintomática com colonização dos túbulos renais e eliminação de *Leptospira* em grande quantidade na urina, possibilitando a contaminação do ambiente e a infecção humana. É visto que em cães, gatos e gado – bovino, ovino e caprino – pode ocorrer a doença clinicamente manifesta, inclusive com gravidade. O homem é um hospedeiro acidental, que se infecta através do contato com água contaminada, seja por atividades recreativas, ocupacionais ou mesmo ocasionais, como após enchentes. A transmissão inter-humana é rara e sem importância epidemiológica. Há dois padrões epidemiológicos importantes na leptospirose:

- *Países desenvolvidos:* nestes é uma doença esporádica, com um nítido caráter profissional e ocupacional (indivíduos que se expõem no trabalho com animais).

- *Países subdesenvolvidos:* em nosso meio, a enfermidade tem importante sazonalidade, ocorrendo significativo incremento do número de casos no verão, em decorrência das enchentes próprias desse período (elevado índice pluviométrico), associada à falta de controle dos roedores e do sistema ineficaz de coleta de lixo, drenagem de águas pluviais e esgotamento sanitário.

O tempo de incubação médio é de 10 dias, com extremos entre dois e 30 dias. É uma doença que pode acometer homens e mulheres sem distinção, com ocorrência em qualquer faixa etária, mas com observação muito rara em crianças. Entretanto, o comportamento da síndrome de Weil é diferente, com marcante distinção de sexos (90% dos acometidos são homens, sobretudo adultos jovens). O fato de se observar maior ocorrência em homens parece estar ligado à exposição.

PATOGÊNESE

A suscetibilidade a *Leptospira* spp é universal. A doença pode ocorrer mais de uma vez em um mesmo indivíduo, sendo causada, no entanto, por sorotipos diferentes. A infecção por *Leptospira* spp pode originar desde infecção subclínica e doença pouco sintomática, a formas dramáticas com falência de múltiplos órgãos e óbito. A gravidade é dependente tanto do inóculo de parasitas, da infectividade e da patogenicidade da cepa infectante, quanto da resposta imune do paciente.

Após a invasão tissular e da corrente sangüínea, há lesão endotelial de pequenos vasos, sendo esta última responsável pela maior parte das manifestações clínicas da **fase septicêmica**, a qual ocorre nos sete primeiros dias. A leptospiremia leva à reação inflamatória, com capilarite, resultando em alterações da barreira endotelial e aumento da permeabilidade capilar, além de, em casos graves, gerar diátese hemorrágica e anóxia tecidual.

A presença de *Leptospira* spp na circulação evoca resposta imunológica humoral com a produção de anticorpos neutralizantes da classe IgM, deixando de se detectar o agente nos líquidos biológicos (com exceção da urina). Inicia-se, assim, a **fase imune**, com duração de até 30 dias, caracterizada por comprometimento de múltiplos órgãos e sistemas, na dependência do grau de resposta do hospedeiro e da intensidade da agressão sofrida na fase septicêmica.

Na síndrome de Weil – insuficiência renal, icterícia e alterações hemorrágicas –, o *acometimento renal* é conseqüente à hipoperfusão oriunda tanto da capilarite generalizada com perda de líquido para o terceiro espaço, quanto da diminuição da ingesta, sangramentos, vômitos, diarréia e outras perdas. É possível que haja contribuição da rabdomiólise existente para o desenvolvimento da lesão renal. Os *distúrbios hemorrágicos* ocorrem principalmente pelo dano capilar generalizado e menos por outros mecanismos, como plaquetopenia ou alterações hepáticas, embora estes distúrbios contribuam para o agravamento da condição. Quanto à *icterícia* esta resulta fundamentalmente de lesão subcelular hepática, com excreção inadequada de bilirrubinas por dano enzimático.

ASPECTOS CLÍNICOS

As manifestações clínicas da infecção por *Leptospira* spp são extremamente variadas e amplas, podendo cursar desde evoluções subclínicas, passando por doença febril aguda autolimitada, até quadros graves com insuficiência renal e fenômenos hemorrágicos, com alto potencial de letalidade. Para fins de melhor compreensão da história natural da doença, dividem-se as apresentações em dois pólos: a forma anictérica e a forma ictérica, conforme o apresentado no Quadro 66-1.

No **diagnóstico diferencial** importam doenças como dengue (leptospirose anictérica, uma vez que dengue em poucas ocasiões cursa com icterícia), febre amarela, malária, hantavirose, hepatites virais graves, colescistite, colangite, pneumonias,

além de sepse por agentes bacterianos, sobretudo *Staphylococcus aureus* em crianças, onde a ocorrência da leptospirose é menor. A diferenciação é baseada em dados clínicos, epidemiológicos e em exames complementares.

DIAGNÓSTICO

A confirmação diagnóstica é realizada através de sorologia ou isolamento do agente em cultura, esta raramente disponível em laboratórios de rotina, sendo realizada nos laboratórios de referência. A confirmação não deve ser aguardada para o início do tratamento. A avaliação por exames laboratoriais específicos e não específicos para o diagnóstico de leptospirose é apresentada nos Quadros 66-2 e 66-3.

TRATAMENTO

As linhas gerais de tratamento da leptospirose humana são apresentadas no Quadro 66-4.

Mesmo com tratamento adequado, alguns pacientes podem evoluir com complicações graves associadas a própria doença como a **miocardite**, **hemorragia pulmonar** e **síndrome de angústia respiratória do adulto** ou **sepse** de origem hospitalar, já que esta infecção é altamente prevalente em pacientes com invasão por cateteres venosos, urinário e de diálise peritoneal, além de longo período de internação, uso de antimicrobianos e estado grave.

Alta hospitalar. Os pacientes só devem receber alta hospitalar quando ocorre a normalização ou diminuição progressiva das escórias, atingindo níveis próximos ao basal do paciente, além da normalização dos eletrólitos, o que ocorre na maioria das vezes.

Quadro 66-1. Evolução clínica da leptospirose	
Formas clínicas	**Aspectos clínicos**
Anictérica	Apresenta-se na maior parte dos casos de forma mais branda, com quadro súbito de cefaléia, febre, astenia, anorexia, náuseas, vômitos, diarréia e mialgia, confundindo-se ou sendo confundida com quadro gripal. Outras vezes, a doença evolui com maior acometimento do estado geral, febre alta, cefaléia, hiperemia ou hemorragia conjuntival, náuseas, vômitos, diarréia e mialgia intensa (principalmente nas panturrilhas, coxas e abdome). Podem surgir, evolutivamente, hepatomegalia, esplenomegalia e, mais raramente, hematêmese. Alterações cutâneas podem estar ausentes, mas, se presentes, são mais comumente lesões maculares ou maculopapulares, eritematosas ou petequiais. Alterações do sistema respiratório podem ser vistas como tosse seca ou com expectoração e hemoptóicos. Tem sido descrita a ocorrência de alguns casos de hemorragia pulmonar com insuficiência respiratória, síndrome de angústia respiratória do adulto e óbito. Esta apresentação, por vezes, predomina sobre as alterações clássicas (lesões hepáticas, renais, musculares e hemorrágicas localizadas em outros sítios) e até mesmo sobre as manifestações gerais da doença. O quadro persiste por cerca de sete dias, podendo haver cura ou progressão para a fase imune, após rápido período de defervescência. As principais características da fase imune são os quadros neurológicos e oculares. Anemia e cardite podem também ser encontradas nesta fase. Entre as manifestações neurológicas, a meningite a liquor claro é a mais freqüentemente encontrada. Já foram também descritas outras alterações como paralisia facial, síndrome de Guillain-Barré e mielite. A uveíte pode acometer um ou os dois olhos, cursando com hipópio e periflebite retiniana, porém com recuperação da visão e bom prognóstico. Na leptospirose anictérica, raramente há evolução para insuficiência renal, ao contrário do observado na forma ictérica
Ictérica	É uma doença com maior potencial de gravidade, com maior risco de ocorrência de **insuficiência renal,** alterações hemodinâmicas, cardíacas, pulmonares e **fenômenos hemorrágicos,** associados à **icterícia**. Cursa com mialgia intensa, sobretudo nas panturrilhas, evoluindo com icterícia entre o terceiro e sétimo dias de doença, apresentando caracteristicamente uma tonalidade alaranjada (icterícia rubínica) bastante intensa. Hepatomegalia está presente em até 70% dos pacientes, mas esplenomegalia é pouco usual. A vasodilatação cutânea é proeminente e a pressão com a mão espalmada sobre a pele deixa a marca por alguns segundos. Pode haver evolução com desidratação, choque, insuficiência renal aguda, além de distúrbios metabólicos, hidroeletrolíticos e ácido-básicos. Os fenômenos hemorrágicos estão presentes e podem ser desde petéquias a hemorragias graves, de origem digestiva e pulmonar. Eventualmente estão presentes anemia, alterações eletrocardiográficas (sintomáticas ou não) e insuficiência cardíaca. O quadro clínico constituído pela tríade icterícia, manifestações hemorrágicas e insuficiência renal é conhecido por **síndrome de Weil**, com prognóstico reservado. As complicações de ordem infecciosa seguem-se aos distúrbios hidroeletrolíticos em importância. Infecções hospitalares da corrente sangüínea, do trato respiratório e do trato urinário – sobretudo esta última – são as de maior ocorrência, como é observado freqüentemente em outros pacientes graves

328 ❑ PARTE IV ✔ DOENÇAS CAUSADAS POR BACTÉRIAS

	Quadro 66-2. Métodos para o diagnóstico específico da leptospirose	
Objetivo	*Método*	*Comentário*
Isolamento/ identificação de Leptospira	Microscopia em campo escuro e de fluorescência	Pouco sensíveis e específicos, o que diminui sua utilidade no diagnóstico
	Cultura nos meios de Fletcher ou Stuart	Nos primeiros 10 dias de doença, quando ocorre a bacteremia, *Leptospira* spp pode ser isolada a partir do sangue e do líquido cerebroespinhal (se for necessária a punção lombar, devido à suspeita inicial de meningite ou pela presença de sinais clínicos que indiquem o procedimento); a cultura incubada à temperatura de 28ºC a 30ºC, em ambiente escuro, normalmente se torna positiva por volta do décimo dia, mas pode ocorrer em até dois meses. As culturas de urina podem ser realizadas depois da primeira semana, já que há eliminação do agente através da urina por até quatro a cinco semanas. Deve-se ressaltar, entretanto, que ela é intermitente e exige alcalinização cuidadosa da urina, o que pode dificultar o diagnóstico
	PCR (*Polymerase Chain Reaction*)	Tem se mostrado, em nível experimental, como um exame rápido e eficiente na detecção de *Leptospira* spp, mas ainda não é exame disponível para fins diagnósticos de rotina
Detecção de anticorpos*	Microaglutinação	Possui alta sensibilidade e especificidade. **É o padrão-ouro para o diagnóstico**
	ELISA	Possui também alta sensibilidade e especificidade
	Macroaglutinação	É rápido e prático mas tem elevado risco de falso-positivo. Não deve ser empregado para se optar (ou não) para instituição terapêutica
	MCAT (teste de aglutinação microcapsular)	Método simples, rápido (cerca de três horas) e que vem apresentando sensibilidade em torno de 90% e especificidade acima de 96%, com valor preditivo positivo de 94,9% e valor preditivo negativo de 92,9% (em investigações na Tailândia)
	Dipstick	Simples e reprodutível, com boa adaptação para trabalhos de campo e para *screening* da enfermidade

* O diagnóstico imunológico da doença é feito com pareamento do soro, ou seja, é realizada uma primeira coleta no início do quadro e uma segunda com intervalo de duas semanas, observando-se a elevação da titulação em pelo menos quatro vezes para a confirmação.

Quadro 66-3. Exames complementares na avaliação de um paciente com leptospirose[φ]

Hemograma completo

Mostra leucocitose e neutrofilia – importante no diagnóstico diferencial com dengue, que cursa com leucopenia e linfomonocitose –, além de plaquetopenia e anemia, a qual em geral hipocrômica, relacionada à doença grave. A avaliação do hematócrito auxilia na estimativa do grau de desidratação e da necessidade de hemotransfusão, principalmente se ocorrerem manifestações hemorrágicas com alterações hemodinâmicas

Velocidade de hemossedimentação

Encontra-se elevada, sendo importante para diagnóstico diferencial com febre amarela (valores baixos ou próximos a zero)

Tempo e atividade de protrombina

Em geral alargado e com atividade reduzida

Aminotransferases

Elevação discreta ao contrário do observado nas hepatites e febre amarela que cursam com aumento importante destas enzimas

Fosfatase alcalina

Aumento significativo

Bilirrubina

Elevação, principalmente da fração conjugada (na forma ictérica), a qual não ocorre no dengue

Creatinofosfocinase

Elevação devido à miosite provocada pela enfermidade e da creatinofosfocinase fração miocárdica, em caso de miocardite

Escórias nitrogenadas

Elevação de uréia e creatinina, associadas a níveis de potássio sérico normais ou baixos

Gasometria arterial

Acidose metabólica e hipoxemia

EAS

Presença de proteinúria, hematúria e leucocitúria

[φ] Convém lembrar que são essenciais para a administração da conduta terapêutica adequada a avaliação das escórias nitrogenadas (uréia e creatinina), das alterações hidroeletrolíticas e do equilíbrio ácido-básico, devido à possibilidade de insuficiência renal aguda com necessidade de diálise. Além desses, é importante a realização de eletrocardiograma, para a averiguação de sinais de miocardite ou arritmias cardíacas, e de radiografia de tórax, em virtude da ocorrência de infiltrado bilateral difuso, ou mesmo de comprometimento extenso com vasculite e sangramento pulmonar.

Quadro 66-4. Terapêutica da leptospirose

Objetivo terapêutico	Condutas adotadas
Correção da desidratação e dos distúrbios do equilíbrio hidroeletrolítico e ácido-básico	Nas formas graves da doença há desidratação, com possibilidade de choque hipovolêmico, devendo-se instituir rapidamente a reposição com solução fisiológica a 0,9% ou Ringer lactato. Deve-se, inicialmente, instituir acesso venoso periférico, sendo contra-indicada a punção de veias profundas, pelas alterações da coagulação e possibilidade de sangramento. Em caso de não haver retorno da diurese e/ou manutenção da hipotensão arterial, a realização de dissecção venosa é premente para a avaliação da pressão capilar pulmonar através de cateter com balão fluxo-dirigido (Swan-Ganz), ou, na impossibilidade desta, da pressão venosa central (PVC), medidas úteis para orientar a reposição volêmica nos casos mais graves. A reposição de bicarbonato obedece aos critérios usuais, sendo realizada se o pH for igual ou inferior a 7,1
Tratamento da disfunção renal	Após a hidratação a maioria dos pacientes recupera a diurese; caso isso não ocorra, tenta-se o estímulo com diurético de alça – furosemida na dose de 20 a 100 mg – e/ou com o uso de dopamina em doses de até 3 mg/kg/min. Se não houver recuperação da diurese, deve-se observar os critérios de diálise, já que a instituição da diálise peritoneal precoce previne as complicações. Os critérios para a indicação de diálise são: (1) **sobrecarga hídrica**, (2) **hiperpotassemia refratária ao tratamento clínico**, (3) **uréia maior que 200 mg/dl**, (4) **uremia** (manifestações de sangramento, alterações do nível de consciência e pericardite e (5) **acidose metabólica refratária**
Antibioticoterapia	Não possui eficácia totalmente comprovada. Trabalhos demonstram encurtamento do período de internação e diminuição mais rápida dos níveis de creatinina e da leptospirúria em pacientes nos quais foi feita a administração de penicilina, independente do tempo de adoecimento. O Ministério da Saúde indica o tratamento até o quarto dia, sendo discutível sua utilização até a primeira semana (a presença de leptospira na uveíte na segunda semana poderia sugerir que o antibiótico fosse utilizado além do quarto dia). Convém lembrar da possibilidade de ocorrência de reação de Jarisch-Herxeimer. Os fármacos mais utilizados são: • Penicilina cristalina na dose de 100.000 UI/kg/dia de 4/4 horas, por 5-7 dias, via IV • Doxiciclina na dose de 100 mg de 12/12 horas, via oral • Tetraciclina na dose de 500 mg de 6/6 horas, via oral
Cuidados intensivos	Medidas de cuidados intensivos podem ser necessárias para os enfermos mais graves, mencionando-se manutenção das condições hemodinâmicas, profilaxia da trombose venosa profunda, profilaxia da úlcera de decúbito, profilaxia da úlcera de estresse e administração de vitamina K e reposição de plasma e plaquetas

PREVENÇÃO

A leptospirose é doença de notificação obrigatória, sendo tal comunicação, medida de saúde pública de grande importância para a vigilância de surtos e controle da doença, com diagnóstico precoce adequado e detecção da situação desencadeante. A subnotificação da moléstia é um problema marcante, contribuindo, juntamente com o grande número de formas clínicas anictéricas, para que seja subestimado o real número de casos. A seguir são apresentadas a quimioprofilaxia, vacinas e as medidas de controle de roedores.

Combate aos roedores e medidas de saneamento. É o grupo de condutas de maior valor. Em termos de controle é de grande valia o combate aos roedores (*R. norvegicus*), o que, em geral, leva a sensível diminuição do número de casos. Outras medidas afins incluem o destino adequado do lixo, esgotamento sanitário, fornecimento de água potável e educação com esclarecimento da população sobre a doença e sua via de aquisição. Evitar o banho e a natação em locais com águas paradas, que podem estar contaminadas com *Leptospira* spp é igualmente útil na prevenção da doença.

Quimioprofilaxia. Pode ser pré ou após exposição conhecida. É relevante comentar que a utilização de medicamentos não apresenta 100% de efetividade, mas que no caso de exposições por períodos de tempo curto, por necessidades profissionais, é uma medida adequada. O fármaco de escolha nos casos de exposição, como pela ocorrência de enchentes ou inundações, é a *doxiciclina* na dose de 200 mg/dia por cinco a sete dias. Para exposição a áreas endêmicas, a dose utilizada é de 200 mg/semana, sendo observada proteção de 95%, com redução da taxa de ataque de 4,2 % no grupo com ingesta de placebo para 0,2% no grupo ingerindo a droga. Eritromicina e a ampicilina são opções.

Vacinas. A vacina humana não confere imunidade permanente, além de não estar disponível em nosso meio. Em Cuba, vem sendo testada uma vacina inativada contendo cepas de *L. interrogans* canicola, *L. interrogans* icterohaemorragiae e *L. interrogans* pomona, a qual se encontra ainda em fase de testes, com taxa de soroconversão na ordem de 30%.

BIBLIOGRAFIA RECOMENDADA

Livros e Artigos

Centers for Disease Control and Prevention. Health Information to International Travel 1996–97. Atlanta, 1997.

Igreja RP, Câmara FP, Moreno M, Ramos Jr. AN, Mello MOLB, Siqueira-Batista R, Lima LAA. Hantavirose em um contexto epidêmico para leptospirose. *Braz J Infec Dis* 1997;1(Suppl.):146.

Leptospirosis worldwide, 1999. *Weekly Epidemiological Records* 1999;74:237–42.

Ministério da Saúde/Fundação Nacional de Saúde/CENEPI. Manual de Leptospirose. Brasília, 1995.

Ministério da Saúde/Fundação Nacional de Saúde/CENEPI. Casos notificados de doenças por unidade de federação e período especificado e acumulado no ano — Brasil 1997–1999.

Rios-Gonçalves AJ, Carvalho JEM, Guedes e Silva JB, Rozembaum R, Vieira ARM. Hemoptise e síndrome de angústia respiratória aguda como causa de morte na leptospirose. Mudanças de padrões clínicos e anatomopatológicos. *Arq Bras Med* 1993;67:161–6.

Rios-Gonçalves AJ, Cunha RQ, Seabra JJ, Passoni LFC, Takahashi C, Souza DS, Monteiro de Castro MA, Matos A. Leptospirose: Reflexões sobre o espectro grave. *Arq Bras Med* 1989;63:453–60.

Rios-Gonçalves AJ, Façanha MC, Santos JRP, Santos JW, Lima JMC, Andrade J. Leptospirose — uma emergência em doenças infecciosas. *Arq Bras Med* 1984;58:320–5.

Rios-Gonçalves AJ, Pinheiro PM, Boa Nova CP, Mello K, Takiuti MT, Monteiro SM, Azevedo FF, Machado MAT, Stavola M, Santos CC, Bastos MO. Manifestações clínicas e radiográficas pulmonares na leptospirose benigna, durante o surto epidêmico no Rio de Janeiro. *Arq Bras Med* 1990;64:69–73.

Rios-Gonçalves AJ. Formas graves de leptospirose: Uma visão atual da clínica e da terapêutica com algumas anotações sobre os surtos epidêmicos no Estado do Rio de Janeiro. *J Bras Med* 1988;54:94–100.

Santos SS, Almeida LC, Gomes AP, Engel DC, Siqueira-Batista R. Leptospirose: Estudo clínico. *Ars Cvrandi* 2001;34:46–55.

Siqueira-Batista R, Gomes AP, Engel DC, Barroso DE, Santos SS. Leptospirose. *In* Siqueira-Batista R, Gomes AP, Igreja RP, Huggins DW: *Medicina Tropical — Abordagem Atual das Doenças Infecciosas e Parasitárias*. Rio de Janeiro: Cultura Médica, 2001.

Siqueira-Batista R, Potsch DV, Faria EC, Martins IS, Lopes F, Caroli-Bottino A. Sepse estafilocócica em paciente com diagnóstico clínico-epidemiológico e laboratorial de leptospirose. *INFECTIO* 96 (Congresso da Sociedade Brasileira de Infectologia). Anais do IX Congresso Brasileiro de Infectologia, 1996.

Internet

Santos SS, Siqueira-Batista R, Engel DC, Almeida LC, Choji CH, Gomes AP. Leptospirose: Um olhar sobre o agente e a doença. Sociedad Iberoamericana de Información Científica. Site www.siicsalud.com/dato/dat024/01706034a.htm.

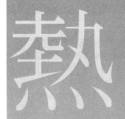

CAPÍTULO 67
Micobacterioses Não-Tuberculosas

Daniel Chamié ◆ Cristiano Melo Gamba
Eduardo Cesar Faria ◆ Rodrigo Siqueira-Batista

CONCEITOS GERAIS

O gênero *Mycobacterium* spp é composto por um grupo de bactérias aeróbicas em forma de bastonete levemente curvo ou reto, que não formam esporos. Resistem à descoloração pelo álcool-ácido sendo, portanto, denominados bacilos álcool-ácido-resistentes (BAAR), quando observadas pela coloração pela técnica de Ziehl-Neelsen.

Dentre as de maior relevância, por causarem a maioria das infecções em humanos, estão *M. tuberculosis*, *Mycobacterium avium-intracellulare* e *M. leprae*. Excetuando-se *M. leprae* e as bactérias do complexo *Mycobacterium tuberculosis* (*M. tuberculosis, M. bovis* e *Mycobacterium africanum*) as demais são conhecidas como atípicas ou não-tuberculosas (MNT).

Entre as décadas de 50 e 80, Runyon e Timpe estabeleceram uma classificação para as MNT (conforme mostrado no Quadro 67-1) – propondo que elas também poderiam causar doenças em humanos – que dependia da sua velocidade de crescimento, morfologia e pigmentação das colônias em meio sólido, bem como suas particularidades bioquímicas.

Amplamente distribuídas na natureza, as MNT são geralmente encontradas no solo, água, poeira doméstica, animais domésticos e selvagens e em pássaros.

A maioria das infecções, incluindo as adquiridas em hospitais, resulta de inalação ou inoculação direta a partir de fontes ambientais. Ingestão pelo trato gastrointestinal pode ser a forma de infecção em crianças com adenopatia cervical por NTM e em pacientes com AIDS, onde os sintomas gastrointestinais predominam e a mucosa intestinal apresenta-se intensamente envolvida, indicando que a infecção pode ter se iniciado pelo trato gastrointestinal. A transmissão pessoa-pessoa é extremamente rara, não havendo necessidade de isolamento para os pacientes infectados.

Como grupo, esses organismos são menos patogênicos para os humanos que *M. tuberculosis*, podendo colonizar superfícies e secreções corporais sem causar doença. Vale uma ressalva com relação ao *M. kansasii*, que pode provocar doenças pulmonar ou sistêmica indistingüíveis da tuberculose. Invasão tecidual é mais propensa a ocorrer em indivíduos com condições predisponentes associadas à deficiência das defesas locais ou sistêmicas. Antes da pandemia de Síndrome de Imunodeficiência Adquirida (SIDA), as infecções por MNT eram extremamente raras e crônicas sem maior importância clínica, quando a partir de então as infecções disseminadas por MNT se tornaram extremamente freqüentes, principalmente nos estágios avançados da SIDA. Infecções disseminadas por MNT ocorrem quase exclusivamente em pacientes gravemente imunodeprimidos, geralmente aqueles com SIDA. Raramente, tais infecções são encontradas em pacientes imunodeprimidos por outra causa. Nesses pacientes com comprometimento das defesas celulares, a maioria das infecções micobacterianas são causadas por organismos pertencentes ao grupo chamado complexo *M. avium* (MAC). Este grupo sempre foi considerado como incluindo o *M. avium* e o *M. intracellulare* (designado pela abreviação "MAI"), tendo, no passado, também incluído o *M. scrofulaceum* (conseqüentemente sob a abreviação "MAIS"). Com o desenvolvimento de novas técnicas de diagnóstico, ficou mais fácil distinguir o *M. avium* do *M. intracellulare*, quando se tornou claro que a grande maioria das infecções disseminadas por "MAC" em pacientes com SIDA era, na verdade, causada pelo *M. avium*. Contudo, embora do ponto de vista microbiológico o termo "MAC" esteja ultrapassado, na prática clínica, continua sendo amplamente usado.

CLÍNICA, DIAGNÓSTICO E TRATAMENTO

As MNT causam um amplo espectro de doenças – podendo ter acometimento sistêmico, pulmonar, linfático e cutâneo – discutidas melhor no Quadro 67-2.

As hemoculturas são a base do diagnóstico das infecções por MNT, mas requerem cultivos em meios especiais e crescem lentamente (mesmo as micobactérias de "crescimento rápido"), levam de três a sete dias para formar colônias visíveis num meio sólido, enquanto as de "crescimento lento" levam semanas ou até mesmo não crescem. O método de lise-centrifugação permite quantificação da bacteremia, contudo, algumas micobactérias (como por exemplo *Mycobacterium genavense*) não crescem adequadamente em meios sólidos e não são detectadas por este método. Culturas em "caldos" líquidos, como os usados no sistema *Bactec*, encurtam o tempo de identificação de uma cultura positiva, mas, por outro lado, impossibilitam o estudo da morfologia e pigmentação das colônias. Atualmente, técnicas como

Quadro 67-1. Classificação das micobactérias não tuberculosas

Fotocromógenos (Grupo I)	Crescem lentamente no meio de cultura (>7dias) e quando expostos a luz adquirem cor amarelo brilhante ou laranja. Não produzem pigmentos no escuro
Escotocromógenos (Grupo II)	Crescem lentamente, mas produzem pigmentos quando expostos à luz ou mesmo no escuro
Não fotocromógenos (Grupo III)	Crescem lentamente, mas não desenvolvem pigmentos seja no escuro ou sob a luz
Crescimento rápido (Grupo IV)	Crescem no meio de cultura em 3-5 dias, mas também não produzem pigmentos

Condição	Agentes etiológicos	Clínica	Tratamento
Quadro 67-2. Micobacterioses não-tuberculosas			
Disseminada	***M. avium complex* (MAC) (III) *M. kansasii* (I), *M. chelonae* (IV), *M. abscessus* (IV), *M. haemophilum* (III),** *M. fortuitum* (IV), *M. xenopi* (II), *M. simiae* (I), *M. gordonae* (II), *M. terrae complex* (III), *M. neoarum* (II), *M. celatum* (III), *M. genavense* (III?)	Infecção disseminada com MNT é essencialmente uma doença de imunodeficiência avançada. Em pacientes infectados pelo HIV, a contagem média de linfócitos TCD_4 no momento do diagnóstico é de 10 células/mm³. Portanto, outros diagnósticos diferenciais devem ser afastados antes, quando um paciente com sintomas sugestivos de infecção por MNT apresenta-se com mais de 100 células/mm³. Infecção disseminada deve ser suspeitada em casos de febre prolongada (algumas vezes variando de intensidade e acompanhada de sudorese noturna) e perda de peso. Achados incluem hepatoesplenomegalias, linfadenopatia generalizada, incluindo adenopatia mediastinal e abdominal (que pode resultar em diarréia e/ou dor abdominal). Anemia e leucopenia são freqüentemente documentadas e podem ter vários fatores envolvidos como causa, não significando apenas invasão da medula óssea pelas MNT	Os organismos do grupo MAC são os mais envolvidos nos casos de infecção sistêmica por MNT. Em particular, a isoniazida e pirazinamida têm pouco efeito contra os MAC. Os agentes mais ativos contra MAC são os macrolídeos claritromicina e azitromicina, que são bem absorvidos pelo trato gastrointestinal e atingem boa concentração nos macrófagos e tecidos A maioria dos MAC são sensíveis a etambutol, ciprofloxacina, clofazimina, amicacina, rifampicina e rifabutina. Contudo, nenhuma dessas drogas reduz consideravelmente a intensidade da bacteremia quando usadas isoladamente. Enquanto ainda não se identificam quais as melhores combinações de drogas, o esquema recomendado é: 1. **Claritromicina** (500 mg 12/12 h) ou **azitromicina** (600 mg/dia) 2. **Etambutol** (15-25 mg/kg/dia) 3. **Adicionar uma terceira droga oral** ao esquema: rifabutina (300 mg/dia) ou ciprofloxacina (750 mg 12/12 h) Em pacientes imunocompetentes, o tratamento deveria ser realizado por, no mínimo, 18 a 24 meses, enquanto nos pacientes com SIDA, deveria ser mantido por toda a vida (principalmente se houver melhora clínica e microbiológica com o esquema utilizado). Vale lembrar que o uso da rifampicina e da rifabutina concomitantemente ao uso de inibidores da protease, em pacientes portadores do HIV, é problemático pois estas duas drogas aumentam o metabolismo hepático dos inibidores da protease, resultando em níveis subterapêuticos dos mesmos
Pulmonar	***M. avium complex* (MAC) (III), *M. kansasii* (I), *M. abscessus* (IV), *M. xenopi* (II),** *M. simiae* (I), *M. szulgai* (II), *M. malmoense* (III), *M. fortuitum* (IV), *M. chelonae* (IV)	A maioria dos pacientes se apresenta com tosse crônica, febre baixa e mal-estar. Alguns apresentam hemoptise. Geralmente existem doenças pulmonares preexistentes, como DPOC, câncer, tuberculose, bronquiectasias, fibrose cística e silicose com cavidades *M. avium* só raramente causa doença pulmonar significante em pacientes com SIDA. Seu isolamento no escarro na ausência de alterações radiográficas usualmente não tem significado clínico (exceto que em pacientes com menos de 50 linfócitos TCD_4^+/mm^3, pode ser um sinal de alta probabilidade de culturas positivas no futuro). Já o achado de *M. kansasii* no escarro é altamente significante. Este organismo pode causar doença, geralmente nos lobos superiores, que se assemelha à tuberculose pulmonar, com febre, tosse, infiltrados e lesões cavitárias Ao contrário do achado de *M. tuberculosis*, o qual mesmo uma única colônia, independente da origem, tem alto significado clínico, o isolamento de MNT no escarro nunca, por si só, prova a existência de doença, uma vez que as MNT são comensais e colonizam tanto as vias aéreas normais como as doentes. Portanto, foram formulados critérios diagnósticos mínimos para o diagnóstico de micobacteriose pulmonar (ver no texto acima)	Pacientes com doença mínima (em particular pacientes infectados com HIV com MNT no escarro ou líquido do lavado broncoalveolar, mas com pouca evidência de lesão pulmonar) não necessitam tratamento. Da mesma forma, doença pulmonar por MNT pode se apresentar como nódulo pulmonar solitário, que uma vez ressecado (para excluir ou confirmar câncer), não requer nenhum tratamento adicional com drogas A maioria dos outros pacientes são tratados com antimicrobianos. Os esquemas preferidos são aqueles usados para tratar infecções por infecção disseminada por organismos MAC. Se o agente causal é o *M. kansasii*, o esquema utilizado pode ser: **isoniazida** (300 mg/dia), **rifampicina** (600 mg/dia) e **etambutol** (15 mg/kg/dia) por 18 meses As indicações cirúrgicas são imprecisas e incluem: má resposta aos antibióticos, presença de doença localizada e ausência de contra-indicações, principalmente no que diz respeito à função respiratória

Quadro 67-2. Micobacterioses não-tuberculosas (Continuação)

Condição	Agentes etiológicos	Clínica	Tratamento
Linfadenite	**M. avium complex (III), M. scrofulaceum (II)**, M. fortuitum (IV), M. chelonei (IV), M. abscessus (IV), M. kansasii (I)	Ocorre principalmente em crianças entre um a cinco anos. Geralmente afeta a cadeia cervical anterior de forma unilateral e indolor. Os linfonodos podem aumentar rapidamente de tamanho e formar fístulas para a pele. O diagnóstico definitivo é feito pela recuperação do agente em culturas dos linfonodos acometidos	Uma vez excluída tuberculose, o tratamento de escolha é a excisão dos linfonodos, sem uso de drogas associado. Quando há um maior risco, devido à proximidade com o nervo facial, a aspiração pode ser combinada ao uso de drogas. Claritromicina associada ao etambutol e/ou à rifabutina é o esquema indicado
Cutânea	**M. marinum (I), M. fortuitum (IV), M. chelonae (IV), M. abscessus (IV), M. ulcerans (III)**, M. avium complex (III), M. kansasii (I), M. terrae (III), M. smegmatis (IV), M. haemophilum (III)	Após contato com tanques de peixes tropicais, piscinas ou peixes de água salgada, aparece dentro de uma semana a dois meses (média de duas a três semanas), um pequeno nódulo ou pústula violáceos num ponto de menor trauma. Essa lesão pode evoluir e criar uma úlcera ou pequenos abscessos, ou ainda permanecer como nódulo. Lesões múltiplas e ascendentes, similares à esporotricose, podem ocorrer ocasionalmente. A doença não é exclusivamente encontrada em imunodeprimidos, apesar de ser mais freqüente neste grupo. O diagnóstico é feito a partir de culturas e análise histológica de material biopsiado, em adição a uma história compatível de exposição ao agente	As lesões geralmente cicatrizam espontaneamente. Caso persistam ou haja disseminação, **rifampicina** (300-600 mg/dia) em combinação com **etambutol** (15 mg/kg/dia), **sulfametoxazol-trimetoprim** (800/160 mg 12/12h), ou **minociclina** (100 mg/dia), podem ser tentados por três meses; é sempre útil o teste de sensibilidade para o estabelecimento da terapia antimicrobiana
Osteoarticular	**M. chelonae (IV), M. haemophilus (III), M. avium complex (MAC) (III), M. narinum (I), M. kansasii (I)**	Infecção osteoarticular granulomatosa crônica após inoculação direta do agente através de trauma aberto, incisões cirúrgicas, feridas penetrantes puntiformes acidentais ou diagnósticas. A maioria dos acometidos não tem doença imunossupressora	Desbridamento cirúrgico é necessário tanto para o diagnóstico quanto para o tratamento. Terapia medicamentosa para o agente específico está também indicada, devendo ser guiado pelo teste de sensibilidade

* Os agentes etiológicos são apresentados seguidos por um número entre parênteses, que mostra a classificação desse agente segundo a classificação de Runyon apresentada no Quadro 67-1. Os agentes apresentados em negrito são os mais comumente encontrados em cada situação clínica.

amplificação de DNA e reação em cadeia de polimerase (PCR) têm aumentado a velocidade e acurácia no diagnóstico laboratorial de infecções pulmonares e extrapulmonares.

Na maioria dos pacientes sintomáticos, a intensidade da bacteremia é tal, que quase todas as hemoculturas dão resultado positivo. Portanto, não é necessária a realização de coletas seriadas de hemoculturas. Na prática clínica, duas ou três amostras são suficientes. Ademais, colonização de indivíduos assintomáticos e contaminação externa das amostras podem resultar em culturas positivas na ausência de doença clínica.

Devido sua ampla distribuição ambiental e o fato de poder colonizar secreções (como escarro) sem causar doença, o diagnóstico de doença pulmonar por MNT requer alguns critérios mínimos para ser considerada como presente:

- Pacientes com infiltrados cavitários na radiografia de tórax quando: duas ou mais amostras de escarro (ou uma de escarro e uma de lavado brônquico) são BAAR positivas e/ou produzem crescimento bacteriano moderado a intenso na cultura; outros diagnósticos diferenciais foram excluídos (doença fúngica, tuberculose, malignidade).

- Na presença de um infiltrado pulmonar não cavitário, que não pode ser atribuído a outra doença, quando as culturas de escarro não se tornam negativas nem com higiene brônquica, nem com tratamento por duas semanas com drogas específicas para micobactérias.

Testes cutâneos com antígenos específicos para as MNT ainda não são disponíveis.

Como o fígado e a medula óssea são geralmente envolvidos nas MNT disseminadas, as bactérias podem ser identificadas a partir de amostras de biópsia desses sítios. O diagnóstico também pode ser estabelecido pela identificação do agente em amostras de biópsias pulmonares transbrônquicas, percutâneas ou cirúrgicas.

Quando comparadas com M. tuberculosis, as MNT são bem menos virulentas, acometendo geralmente pacientes gravemente imunodeprimidos, que usualmente tenham outros problemas médicos associados. Seu tratamento é complexo e freqüentemente necessita ser continuado indefinidamente, uma vez que a erradicação das MNT é difícil e requer o uso de várias drogas com diversos efeitos colaterais. As drogas usadas para o tratamento das infecções disseminadas por MNT são diferentes das que são usadas no tratamento da tuberculose.

Em resumo, o Quadro 67-2 apresenta os principais agentes relacionados à micobacteriose não tuberculosa, o correspondente quadro clínico e a terapêutica.

BIBLIOGRAFIA RECOMENDADA

Brown BA, Wallace RJ. Infections due to nontuberculous mycobacteria. *In* Mandell GL, Bennett JE, Dolin R: *Principles and Practice of Infectious Diseases.* 5th ed. Philadelphia: Churchill Livingstone, 2000.

Faria EC. Manifestações respiratórias da AIDS. *In* Siqueira-Batista R, Gomes AP, Igreja RP, Huggins DW: *Medicina Tropical — Abordagem Atual das Doenças Infecciosas e Parasitárias.* Rio de Janeiro: Cultura Médica, 2001.

Havlir DV, Ellner JJ. *Mycobacterium avium* complex. *In* Mandell GL, Bennett JE, Dolin R: *Principles and Practice of Infectious Diseases.* 5th ed. Philadelphia: Churchill Livingstone, 2000.

Jawetz E, Melnick JL, Adelberg EA, Brooks GF, Butel JS, Ornston LN. Mycobacteria in Medical Microbiology. 18th ed. Norwalk, CT: Appleton & Lange, 1989.

Preheim LC. Outras micobacterioses. *In* Goldman L, Bennett JC. *Cecil — Tratado de Medicina Interna.* 21ª ed. Rio de Janeiro: Guanabara-Koogan, 2001.

CAPÍTULO 68

Nocardiose

Giselle Frauches-Campos ◆ Andréia Patrícia Gomes
Rodrigo Siqueira-Batista ◆ Eduardo Cesar Faria

CONCEITO

Nocardiose é uma doença bacteriana invasiva, de curso subagudo, provocada por actinomicetos do gênero *Nocardia*. O órgão mais comumente agredido é o pulmão, sendo diagnóstico diferencial de síndromes "típicas" como pneumonia, celulite, micetoma, ceratite, doença disseminada e síndrome linfocutânea.

EPIDEMIOLOGIA

Nocardia spp é um actinomiceto aeróbio, gram-positivo, com várias espécies conhecidas que causam doença no ser humano como *Nocardia asteroides, Nocardia brasiliensis, Nocardia farcinica, Nocardia nova, Nocardia otitidiscaviarum, Nocardia pseudobrasiliensis* e *Nocardia transvalensis*.

A nocardiose é uma moléstia de distribuição global, que acomete mais freqüentemente adultos do que crianças, e mais homens do que mulheres. Essa bactéria habita o solo e participa da decomposição de matéria orgânica. Pacientes com deficiência de imunidade celular, como portadores de linfomas, síndrome de imunodeficiência adquirida (AIDS), doenças granulomatosas (tuberculose) e transplantados têm maior risco da forma pulmonar e disseminada da nocardiose.

ASPECTOS CLÍNICOS

A pneumonia é a manifestação mais freqüente da nocardiose, ocorrendo em até 75% dos pacientes. Seu início é subagudo, podendo ser abrupto em indivíduos imunodeprimidos. Manifesta-se por tosse produtiva, com escarro purulento, febre, anorexia, astenia, perda de peso, podendo apresentar dispnéia, dor pleurítica e hemoptise. Caracteristicamente, há períodos de remissões e exacerbações. Massas brônquicas obstrutivas acontecem raramente. A radiografia de tórax mostra infiltrado de padrão variável, porém nódulos e cavitações são comuns. Em um terço dos casos há empiema. A doença pode disseminar-se causando pericardite, mediastinite e síndrome da veia cava superior. Cerca de metade dos pacientes com nocardiose pulmonar apresenta disseminação extrapulmonar.

Doença extrapulmonar isolada ocorre em um quinto dos pacientes. Tipicamente surge um abscesso de evolução subaguda ou crônica, que pode fistulizar. O local mais comum dessa forma de apresentação é o sistema nervoso central (SNC), principalmente em região supratentorial; podendo ser multiloculado e ainda fistulizar para o espaço subaracnóideo. Pele, rins, ossos e músculos são outros órgãos que podem ser acometidos pela doença disseminada.

Quando ocorre a penetração por inoculação transcutânea, pode-se observar celulite, síndrome linfocutânea ou micetoma.

A celulite ocorre uma a três semanas após a penetração da *Nocardia* spp, causando dor, edema, eritema e calor no local. Músculos, tendões, ossos e articulações podem ser envolvidos, se houver progressão da doença. A síndrome linfocutânea caracteriza-se por lesão piodermatosa no local de inoculação, com ulceração central e drenagem de secreção purulenta, é geralmente associado à *N. brasiliensis*. Os nódulos subcutâneos seguem os canais linfáticos. O actinomicetoma acontece mais freqüentemente em mãos e pés, podendo acometer também outros locais como região posterior do pescoço e parte superior do dorso. A lesão, em alguns casos, surge após trauma, evoluindo com inflamação nodular. O micetoma pode romper e fistulizar, dando saída à secreção serosa, purulenta ou sanguinolenta, e ainda formar trajeto, à medida que as fístulas aparecem. Com a progressão do quadro, áreas cutâneas adjacentes, tecido subcutâneo e ossos são envolvidos, provocando, cronicamente, deformidades.

A nocardiose deve ser lembrada sempre que houver fistulizações torácicas em pacientes com AIDS, sendo as espécies causadoras mais comuns *N. asteroides* e *N. brasiliensis*.

Ceratite é uma manifestação rara da enfermidade, geralmente associada à doença disseminada.

DIAGNÓSTICO

O diagnóstico é feito através de culturas e coloração de escarro, lavado broncoalveolar, líquido pleural ou de outras secreções dos locais envolvidos. A maior parte dessas bactérias é álcool-ácido-resistente, captando bem corantes de prata e têm crescimento lento, demorando até quatro semanas para adquirir sua forma característica. São visualizadas, ao exame de escarro ou pus, como filamentos gram-positivos enfileirados e ramificados, podendo significar somente colonização. Frascos de cultura bifásica incubados em condições aeróbias por até 30 dias geralmente permitem o isolamento.

Manifestações neurológicas implicam na realização de tomografia computadorizada (TC) ou de ressonância magnética (RNM) de crânio. Em lesões expansivas cerebrais pode ser necessário aspiração com agulha e encaminhamento do material para cultura e coloração.

Nos actinomicetomas, o diagnóstico é feito pela comprovação de grânulos na secreção.

TRATAMENTO

As sulfonamidas são as drogas de escolha para a terapêutica da nocardiose. Inicia-se com 6-8 g/dia de sulfadiazina ou sulfisoxazol, em quatro doses diárias, sendo reduzida para 4 g/dia após controle clínico. A associação com trimetoprim mostrou um pequeno aumento na eficácia, porém com maior risco de toxicidade hematológica. A dose é de 10 a 20 mg/kg de trimetoprim e de 50 a 100 mg/kg de sulfametoxazol em duas doses diárias, sendo reduzida posteriormente para 5 mg/kg de trimetoprim e 25 mg/kg de sulfametoxazol. Nocardiose pulmonar ou sistêmica deve ser tratada por seis a 12 meses em pacientes imunocompetentes e sem lesão do SNC. Comprometimento do SNC ou da imunidade aumentam o tempo de tratamento para um ano. Celulite e síndrome linfocutânea são tratadas durante dois meses, porém se houver acometimento ósseo, esse tempo deve ser ampliado para quatro meses. A terapêutica é mantida por seis a 12 meses após cura clínica no actinomicetoma. A ceratite recebe sulfonamida tópica e oral até a cura, mantendo-se por mais dois a quatro meses.

O teste de sensibilidade antimicrobiana só deve ser feito em locais onde haja métodos específicos. Ele vai auxiliar nos casos em que não há resposta ao tratamento ou se houver paraefeitos. A maioria desses agentes são sensíveis a sulfonamidas, minociclina, amicacina, cefotaxima, ceftriaxona e imipenem, sendo freqüentemente resistentes à ampicilina e eritromicina.

A melhor opção na impossibilidade de uso das sulfonamidas é a minociclina (100 a 200 mg duas vezes ao dia). Amicacina e imipenem também são boas alternativas de tratamento. Infecções provocadas pela N. nova podem ser tratadas com eritromicina e/ou ampicilina. Amicacina é a melhor alternativa, quando a via a ser usada for a parenteral. A associação de dois ou mais antibióticos ainda não está definida.

Lembrar que não se deve suspender drogas imunossupressoras que tratam a doença básica dos pacientes com nocardiose. Avaliar a redução da dose desses medicamentos.

Abscesso cerebral acessível deve ser aspirado, drenado ou excisado. Se não houver resposta à terapêutica administrada, também se deve cogitar a aspiração. A melhora clínica acontece após uma a duas semanas de tratamento. O acompanhamento é feito através de exames de imagem.

PROGNÓSTICO

O prognóstico vai variar com a localização da doença, integridade do sistema imunológico e tempo que levou para o início da terapêutica. A nocardiose tem baixa mortalidade, em torno de 5%, para as formas pulmonar e disseminada, ampliando essa taxa para os casos em que há comprometimento do SNC.

BIBLIOGRAFIA RECOMENDADA

Chambers H. Doenças infecciosas: Bacterianas e clamídias. *In* Tierney Jr. L, McPhee S, Papadakis M: *Lange Diagnóstico e Tratamento.* Rio de Janeiro: Atheneu, 2001.

Faria E, Siqueira-Batista R, Gomes AP, Capone A, Almeida M, Judice M, Gonçalves M. Manifestações respiratórias da AIDS. *In* Siqueira-Batista, Gomes AP, Igreja RP, Huggins DW: *Medicina Tropical — Abordagem das Doenças Infecciosas e Parasitárias.* Rio de Janeiro: Cultura Médica, 2001.

Filice G. Nocardiose. *In* Fauci AS, Braunwald E, Isselbacher KJ, Wilson JD, Martin JB, Kasper DL, Hauser SL, Longo DL (Eds.): *Harrison — Medicina Interna.* 14ª ed. Rio de Janeiro: McGraw-Hill, 1998.

Sorrel TC, Iredell JR, Mitchell DH. *Nocardia* Species. In Mandell GL, Bennett JE, Dolin R. Principles and Practice of Infectuous Diseases. Philadelphia: Churchill Livingstone, 2000.

CAPÍTULO 69
Peste

Alexandre Galera B. Lobo ◆ José Cerbino Neto ◆ Sávio Silva Santos

CONCEITO

A peste é uma zoonose primária de roedores silvestres, que pode passar a ter o homem como hospedeiro através dos ratos comensais. A pulga transmissora pertence a espécie *Xenopsylla cheopis*. A doença possui três formas clínicas: bubônica, pulmonar e septicêmica.

ETIOLOGIA

É causada pela *Yersinia pestis*, uma bactéria gram-negativa, de coloração bipolar, imóvel e não esporulada, que ocasionalmente também pode ser transmitida através das vias aéreas.

Após a entrada das bactérias no organismo, estas migram para os linfonodos locais, sendo fagocitadas por células mononucleares, dentro das quais se multiplicarão, para então produzirem uma endotoxina de ação neurotóxica e uma toxina de natureza protéica denominada de "toxina murina". A partir daí, se instala uma reação inflamatória aguda no linfonodo acometido com conseqüente necrose e lise de macrófagos e liberação de bactérias para a corrente sangüínea e outros órgãos.

EPIDEMIOLOGIA

A peste possui disseminação bastante ampla, sendo encontrada em especial no sudoeste dos EUA, Rússia, Índia, Vietnã, África, China, e alguns países da América do sul, incluindo o Brasil, tendo sido responsável através da história por três pandemias de dimensões catastróficas. Nos dias de hoje, porém, a peste urbana praticamente desapareceu mantendo-se ativa apenas em seus focos endêmicos.

ASPECTOS CLÍNICOS

A doença se manifesta com três apresentações clínicas distintas, a saber: **forma bubônica** (peste bubônica), **forma septicêmica** (peste negra), e **forma pulmonar**. A primeira delas é a mais freqüente, com cerca de 95% dos casos, e apresenta-se com adenite dolorosa (bubão) proximal ao sítio de picada da pulga, preferencialmente em região inguinocrural, mas tam-

bém em regiões axilar e cervical, que evolui invariavelmente para fistulização. Associam-se febre alta e contínua, calafrios e cefaléia, podendo evoluir para hipertermia, delírios, prostração, toxemia e morte, porém a maioria tem evolução benigna.

A forma septicêmica em geral evolui a partir da forma bubônica não tratada, com acometimento de diversos órgãos, e sendo caracterizada por taquicardia, hipotensão, hemorragias submucosas, equimoses e vasculites com lesões necróticas dos dedos e da pele, matando em 24 ou 48 horas.

Quando ocorre acometimento pulmonar, caracteriza-se a forma pneumônica, com período de incubação curto e aspecto clínico e radiológico semelhantes a uma pneumonia bacteriana de outra etiologia, porém com evolução fulminante. Vale lembrar que durante a forma pulmonar secundária, por chegada das bactérias até o pulmão, pode ocorrer a transmissão da *Y. pestis* por aerossóis contaminados (tosse), o que levará à ocorrência da forma pulmonar primária da doença.

As formas pulmonar e septicêmica primárias possuem diagnóstico muito difícil pela ausência dos bubões.

Uma síntese dos aspectos clínicos mais importantes das doenças por pestes é apresentada no Quadro 69-1.

DIAGNÓSTICO

Materiais obtidos do doente, como aspirado de um bubão flutuante ou escarro, no caso da forma pulmonar, podem ser corados pelo Gram, Giemsa ou Wright, evidenciando a clássica morfologia bipolar da *Y. pestis*. As culturas de material contaminado assim como a hemocultura são perfeitamente realizáveis em meio ágar-sangue ou meio de Mac-Conkey, porém com crescimento relativamente lento das bactérias. Os exames laboratoriais de rotina são de pouca valia com discreta leucocitose e nenhum achado específico.

TRATAMENTO

A estreptomicina é o medicamento de escolha em dose de 7,5 a 15 mg/kg a cada 12 horas por via intramuscular durante 10 dias; a tetraciclina pode ser realizada concomitantemente com

Forma clínica	Transmissão	Aspectos clínicos
Bubônica	Vetor	Linfangite febril aguda, com bubão, febre e "fácies pestosa"
Pulmonar	Via respiratória	Tosse, febre, taquidispnéia e escarro fluido, não viscoso e sanguinolento
Septicêmica	Vetor	Calafrios, febre, taquicardia, cefaléia severa, náuseas, vômitos, diarréia sanguinolenta, delírio e morte

Quadro 69-1. Características clínicas principais das enfermidades causadas por pestes

a estreptomicina (em associação) ou isoladamente em casos menos graves na dose de 10 a 20 mg/kg a cada seis horas. O cloranfenicol deve substituir as drogas anteriores quando houver acometimento do SNC (meningite por *Y. pestis*), pela sua melhor penetração através da barreira hematoencefálica e deve ser feito na dose de 75 a 100 mg/kg/dia divididas em quatro aplicações por via intravenosa.

PREVENÇÃO

A vacinação contra a doença deve ser considerada nos indivíduos de áreas endêmicas e expostos ao risco, porém tem eficácia duvidosa e tempo de imunidade bastante curto, devendo ser readministrada em seis meses. A quimioprofilaxia com tetraciclina (250 mg, quatro vezes ao dia por um mês) deve ser aconselhada para os contactantes e o isolamento dos pacientes com a forma pulmonar é imprescindível.

BIBLIOGRAFIA RECOMENDADA

Butler T. Yersinia species, including plague. *In* Mandell GL, Bennett JE, Dolin R. Principles and Practice of Infectious Diseases. Philadelphia: Churchill Livingstone, 2000.

Veronesi R, Foccacia R. *Veronesi — Tratado de Infectologia.* Rio de Janeiro: Atheneu, 1997.

CAPÍTULO 70
Pinta

Rodrigo Siqueira-Batista ◆ Andréia Patrícia Gomes ◆ Ricardo Pereira Igreja

CONCEITO

Doença bacteriana causada pelo *Treponema carateum*, restrita à pele e de evolução crônica, atualmente em desaparecimento.

ETIOLOGIA E EPIDEMIOLOGIA

T. carateum pertence à família *Spirochaetaceae*, tendo morfologia espiralar, comprimento entre seis e 15 micrômetros e extremidades adelgaçadas.

A enfermidade foi endêmica na América Latina em boa parte do século XX, sobretudo no México, Colômbia, Venezuela, Peru e Brasil (atualmente ainda existem "focos" na região do Alto Solimões e rios Purus, Juruá e Negro – todos na Amazônia).

A moléstia não tem transmissão venérea, sendo o contato feito por contato inter-humano (material oriundo de lesões do enfermo é capaz de infectar o susceptível, quando em contato com soluções de continuidade da pele), ou por fômites (passagem de *T. carateum* que contaminam os objetos para a pele e áreas com solução de continuidade, possibilitando a infecção); de forma similar ao descrito para a bouba (ver Capítulo 45) insetos também podem estar implicados (estes se nutrem com material oriundo de lesões de bouba; havendo persistência de *T. carateum*, por algumas horas, no estômago do artrópodo, o patógeno pode ser regurgitado sobre áreas cutâneas em que haja soluções de continuidade).

ASPECTOS CLÍNICOS

O período de incubação da pinta é em geral de uma a três semanas. A evolução clínica da moléstia é apresentada no Quadro 70-1.

O principal diagnóstico diferencial é a sífilis, merecendo também destaque as dermatofitoses, psoríase, pitiríase versicolor, eritema *discromium perstans*, vitiligo e hanseníase.

DIAGNÓSTICO LABORATORIAL

É realizado em bases clínicas e laboratoriais, merecendo destaque:

- Pesquisa de *T. carateum* nas lesões cutâneas.
- Reações sorológicas com antígenos treponêmicos (VDRL) e não treponêmicos (FTA-Abs).
- Biópsia com histopatológico da área acometida.

Quadro 70-1. Manifestações clínicas da pinta	
Fase	**Manifestações clínicas**
Primária	A lesão inicial ocorre no local da inoculação do agente (mais comumente nos membros inferiores), surgindo uma pequena pápula ou mácula eritematosa. Ao longo de meses, há crescimento da lesão (algumas vezes coalescimento de lesões satélites), que apresenta aspecto eritematoso e infiltrativo, com limites pouco precisos e aparecimento de lesões secundárias
Secundária	Desenvolvem-se em meses ou poucos anos após as da fase primária; caracterizam-se como máculas hipocrômicas (podendo ter também aspecto eritematoso, eritêmato-hipocrômico ou mesmo violáceo), descamativo, aumentando de tamanho e confluindo para formar manchas maiores. Estas lesões altamente infectantes são conhecidas como "pintides"
Terciária	Surgem lesões despigmentadas após anos de evolução, podendo ser concomitantes alterações das fases primária e secundária

TRATAMENTO

É feita com os fármacos apresentados no Quadro 70-2.

Quadro 70-2. Terapêutica da pinta	
Fármaco	**Posologia**
Penicilina benzatina*	1.200.000 - 2.000.000 U (600.000 U para crianças menores de dez anos), via intramuscular, dose única
Tetraciclina	500 mg, 6/6h, via oral, 5-7 dias
Cloranfenicol	50 mg/kg/dia, via oral, 10-14 dias

* Medicamento de escolha.

PREVENÇÃO

A transmissão da moléstia pode ser interrompida pelo tratamento dos contactantes com penicilina benzatina, 600.000 a 1.200.000U, dose única, por via intramuscular.

BIBLIOGRAFIA RECOMENDADA

Chulay JD. *Treponema* species (yaws, pinta, bejel). *In* Mandell GL, Bennett JE, Dolin R: *Mandell, Douglas and Bennett's Principles and Practices of Infectious Diseases.* 5th ed. Philadelphia: Churchill Livingstone, 2000.

Igreja RP, Siqueira-Batista R, Barroso DE. Pinta. *In* Siqueira Batista R, Gomes AP, Igreja RP, Huggins DW: *Medicina Tropical — Abordagem Atual das Doenças Infecciosas e Parasitárias.* Rio de Janeiro: Cultura Médica, 2001.

Perine PL. Treponematoses endêmicas. *In* Fauci AS, Braunwald E, Isselbacher KJ, Wilson JD, Martin JB, Kasper DL, Hauser SL, Longo DL: *Harrison — Medicina Interna.* 14ª ed. Rio de Janeiro: Guanabara-Koogan, 1998.

Woltsche-Kahr I, Schmidt B, Aberer W, Aberer E. Pinta in Austria for Cuba. *Arch Dermatol* 1999;135:685–8.

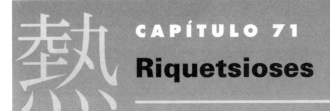

CAPÍTULO 71
Riquetsioses

Carlos Eduardo da Silva Figueiredo ◆ Fabrício Aguiar Bellini
Cristiano Melo Gamba ◆ Cristiano Hayoshi Choji

INTRODUÇÃO

O gênero *Rickettsia* é composto por cocobacilos gram-negativos intracelulares obrigatórios, caracterizados por sua persistência neste ambiente por longos períodos. Pertencem à ordem das *Rickettsiales* e tem sido dividida em três famílias: *Rickettsiacea*, *Bartonellaceae* e *Anaplasmatacea*. A família *Rickettsiacea* é subdividida em três grupos: *Rickettsieae*, *Ehrlicheae* e *Wolbachieae*. As *Rickettsieae* consistem dos gêneros: *Coxiella*, *Rickettsia* e *Rochalimaea (Bartonella)*.

As enfermidades são transmitidas por insetos vetores e seu ciclo envolve mamíferos como reservatórios.

As infecções são divididas em cinco grupos: febres maculosas (transmitidas por carrapatos e ácaros), tifo murino (transmitidas por pulgas e piolhos), tifo rural (transmitidas por ácaro), erlichioses (Capítulo 56) e febre Q.

FEBRE MACULOSA DAS MONTANHAS ROCHOSAS (FMMR)

É uma riquetsiose grave causada pela *Rickettsia rickettsii*, também conhecida como tifo transmitido pelo carrapato, *febre petequial*, febre maculosa ou tifo de São Paulo. O carrapato é ao mesmo tempo o vetor e o reservatório do agente. A transmissão ocorre quando o vetor infectado, na sua forma adulta, pica o homem visando a sua própria alimentação. A picada é indolor e na maioria das vezes passa despercebida. O agente etiológico é transmitido a partir das glândulas salivares do carrapato somente após seis a 10 horas de parasitismo. A infecção humana também pode ocorrer através do contato com a hemolinfa do carrapato infectado, como ocorre no ato de remoção do mesmo da pele ou de animais, especialmente quando este vetor é acidentalmente esmagado entre os dedos. A inoculação de cerca de 10 microrganismos é suficiente para induzir a doença.

PATOGÊNSE

Após a introdução do agente na pele, há disseminação do mesmo para a circulação sistêmica através de vasos linfáticos e de pequenos vasos sangüíneos. A seguir, o próprio patógeno induz a sua própria fagocitose por suas células-alvo, constituintes do endotélio vascular. No interior destas células, ocorre replicação intensa com conseqüente lesão direta das mesmas. O resultado é uma resposta inflamatória caracterizada por aumento da permeabilidade vascular, edema tissular, hipovolemia, hipotensão e hipoalbuminemia. Plaquetas são consumidas nos diversos locais acometidos, levando à trombocitopenia. Um estado pró-coagulante é instalado devido à lesão endotelial, liberação de substâncias pré-coagulantes, geração de trombina e aumento de fatores antifibrinolíticos. Entretanto, coagulação intravascular disseminada verdadeira e hemorragias clinicamente importantes são raramente observadas. A trombose oclusiva de pequenos vasos contribui para a gravidade do processo. Essas lesões podem ser encontradas nos pulmões, coração, rins, cérebro e adrenal.

ASPECTOS CLÍNICOS

Na fase inicial da doença a distinção entre FMMR e outras doenças de etiologia bacteriana e viral é muito difícil, e freqüentemente só é reconhecida quando lesões tardias graves ocorrem.

O período de incubação varia de dois a 14 dias (média de sete dias). Nos primeiros dias, a sintomatologia mais comum inclui: febre, cefaléia, mialgias, náuseas, vômitos, mal-estar e anorexia. Um *rash* do tipo macular é o sinal diagnóstico mais importante, sendo seu início observado em 80% a 90% dos casos entre o terceiro e quinto dia de doença. A sua ausência é causa de atraso no diagnóstico, piorando o prognóstico. Tipicamente, inicia-se ao redor dos punhos e tornozelos, podendo atingir as palmas das mãos e as solas dos pés nas fases tardias. Petéquias nos punhos, tornozelos e axilas também podem ser observadas. Inicialmente, as lesões maculares desaparecem à digitopressão e, posteriormente, tornam-se fixas, de coloração vermelho-escuro ou arroxeada. Raramente uma escara é observada no local da picada do carrapato na FMMR. Lesões isquêmicas e gangrenosas podem ocorrer nos membros e nos dedos como resultado de trombose oclusiva.

Em 25% dos pacientes há comprometimento do sistema nervoso central, e verifica-se a ocorrência de encefalite devido a lesões vasculares, podendo ocasionar coma, ataxia e crise convulsiva. A meningoencefalite resulta em pleocitose mononuclear discreta no liquor em cerca de um terço dos pacientes, a proteinorraquia está elevada e a glicorraquia normal. Em raras situações, a pleocitose pode ter predomínio de polimorfonucleares. O comprometimento neurológico é sinal de mau prognóstico.

A lesão hepática ocorre em cerca de 4% dos pacientes, demonstrada pela elevação discreta das aminotransferases. A icterícia é um evento incomum, assim como a insuficiência hepática.

A fundoscopia revela ingurgitamento de vias retinianas, oclusões arteriais e hemorragias em chama de vela. Estas alterações refletem vasculite retiniana com permeabilidade vascular aumentada e trombose. Conjuntivite é muito comum.

Insuficiência renal aguda é um grave problema nos casos severos de FMMR. Azotemia pré-renal devido à hipovolemia responde à reposição de volume, mas pode resultar em necrose tubular aguda e necessitar de hemodiálise.

O envolvimento pulmonar é sugerido pela presença de tosse e evidências radiológicas, como infiltrado alveolar, pneumonia intersticial e derrame pleural. Edema pulmonar não cardiogênico e síndrome da angústia respiratória do adulto podem ser encontrados e necessitam de suporte ventilatório.

O leucograma é geralmente normal, mas o aumento de células brancas imaturas pode estar presente. Anemia ocorre em até 30% dos casos. Trombocitopenia é evidenciada nos casos graves e moderados. Raramente observa-se coagulopatia com prolongamento dos tempos de coagulação e redução da concentração de fibrinogênio, uma vez que o sistema hemostático funciona na prevenção de sangramentos importantes devido às lesões endoteliais.

Nos quadros básicos de FMMR, o óbito ocorre entre oito e quinze dias após o início dos sintomas, caso a terapia não seja instituída. Nos casos fulminantes, o óbito ocorre nos primeiros cinco dias da doença. Estes últimos são mais freqüentes em negros com deficiência de glicose-6-fosfato desidrogenase, nos idosos e nos pacientes com história de alcoolismo. O prognóstico é relacionado com a precocidade da instituição da terapia efetiva.

Os sobreviventes desenvolvem imunidade duradoura à *R. rickettsii*. As seqüelas mais comuns são as neurológicas e as amputações de extremidades devido à necrose trombótica.

Os diagnósticos diferenciais mais importantes incluem meningococcemia, sífilis secundária, leptospirose, dengue, febre amarela, púrpura trombocitopênica trombótica, farmacodermias e sepse estafilocócica.

DIAGNÓSTICO

Em geral, os testes diagnósticos sorológicos são negativos à época em que o paciente procura assistência médica. Utiliza-se a reação de Weil-Felix que emprega antígenos polissacarídeos de três cepas de *Proteus* (OX-19, OX-2, OX-K). A sensibilidade e a especificidade do teste são de 71% e 94%, respectivamente. A proporção de falsos-positivos chega a 20%.

A imunofluorescência indireta substitui a reação de Weil-Felix, tem sensibilidade de 94% a 100% e especificidade de 100%.

Um teste diagnóstico útil durante a doença aguda é o exame imuno-histológico de uma biópsia cutânea, utilizando-se imunofluorescência ou imunoenzimática.

Exceto no estágio pré-terminal, a PCR (reação em cadeia da polimerase) não constitui uma abordagem sensível, devido ao pequeno número de patógenos circulantes.

A cultura é uma técnica possível, porém raramente efetuada devido basicamente ao risco biológico.

TRATAMENTO ESPECÍFICO

- Doxiciclina 100 mg, de 12 em 12 horas, por cinco a sete dias.
- Tetraciclina 25 a 50 mg/por quilo/dia, dividido em quatro doses.
- Cloranfenicol 50 a 100 mg/kg/dia, dividido em quatro tomadas, via oral ou em quatro aplicações, via intravenosa.

FEBRE MACULOSA DO MEDITERRÂNEO E OUTRAS FEBRES MACULOSAS

Doença causada pela *Rickettsia conorii* que é encontrada na Europa, África e Sudoeste Asiático. Transmitidas pelo carrapato *Rhipecephalus sanguineus*, o nome da doença varia de acordo com a sua localização geográfica (p. ex.: febre botonosa, febre maculosa de Israel, febre maculosa de Astrakan, tifo do carrapato da Índia). A fisiopatologia da doença é muito semelhante à FMMR.

Independente da designação da doença, as manifestações mais comuns são: febre elevada, exantema, e escara de inoculação (couro cabeludo, axila e prega inguinal). A sintomatologia surge aproximadamente após cinco a sete dias ocorrida a picada do artrópode. Os linfonodos satélites à escara estão aumentados. A erupção generalizada surge no quarto ou quinto dia, incluindo as regiões palmares e plantares, do tipo maculopapulares rosadas.

A duração da doença é de duas semanas e a morte não é comum.

DIAGNÓSTICO

- Reação de Wiel-Felix para antígeno OX-19 após a segunda-terceira semana de doença.
- Imunofluorescência indireta.
- Amplificação do DNA em tecido.

TRATAMENTO

- Doxiciclina 100 mg, de 12 em 12 horas, por um a cinco dias.
- Ciprofloxacina 750 mg, 12 em 12 horas, por cinco dias.
- Cloranfenicol 500 mg, de seis em seis horas, por sete a 10 dias.

FEBRE AFRICANA POR PICADA DE CARRAPATO

Agente etiológico: *Rickettsia africae*, transmitida pelo carrapato *Amblyoma* spp. Freqüentemente cursa com febre e escara de inoculação.

FEBRE MACULOSA JAPÔNICA

Agente etiológico: *Rickettsia japonica*. Cursa com febre, erupção e escara.

TIFO DO CARRAPATO DE QUEENSLAND

Agente etiológico: *Rickettsia australis*. Transmitido pelo carrapato *Ixodes holocyclos*. Causa erupção maculopapular ou vesicular e escara.

DIAGNÓSTICO

Baseia-se nos achados clínico-epidemiológicos, no isolamento das riquétsias ou sorologia.

TRATAMENTO

Semelhante à febre maculosa do Mediterrâneo.

RIQUETSIOSE VARICELIFORME

Causada pela *Rickettsia akari*, que é isolada de ácaros (*Allodermanyssus sanguineus*), que se alimentam nos roedores e cavalos. Foi descrita pela primeira vez em 1946, na cidade de Nova Iorque, sendo doença relativamente comum em áreas urbanas na Ucrânia.

As alterações patológicas são restritas à pele, e a patogênese é semelhante à FMMR.

No local da picada, após sete a 10 dias, forma-se uma pápula eritematosa firme que posteriormente se transforma numa vesícula e que, por fim, forma uma úlcera. Logo após este período, ocorrem subitamente febre, calafrios, sudorese, cefaléia, lombalgia, mal-estar e aumento dos linfonodos próximos à escara de inoculação, que são indolores. As lesões maculares surgem após dois a três dias de doença, principalmente no tronco, raramente nas regiões palmares e plantares; evoluem rapidamente para vesículas e crostas de forma muito semelhante à infecção pelo *vírus varicela-zoster*.

DIAGNÓSTICO

Imunofluorescência indireta.

TRATAMENTO

- Doxiciclina 100 mg, de 12 em 12 horas, por um a cinco dias.
- Ciprofloxacina 750 mg, 12 em 12 horas, por cinco dias.
- Cloranfenicol 500 mg, de seis em seis horas, por sete a 10 dias.

TIFO EPIDÊMICO

Existem várias designações para esta doença, tais como: tifo clássico, tifo europeu, febre da prisão, febre da guerra, entre outros. É causado pela *Rickettsia prowazeckii*, transmitida pelo piolho do corpo, estando associado às condições socioeconômicas da população, ao clima e a períodos de guerra ou catástrofe. É prevalente nas áreas montanhosas da África, América do Sul e Ásia.

Manifesta-se pelo início súbito de cefaléia, febre e deterioração do nível de consciência. A erupção surge na parte superior do corpo, a partir do quinto dia de febre, é inicialmente macular e sem tratamento evolui para maculopapular e petequial confluente. Manifestações oculares como fotofobia e conjuntivite são freqüentes e nos casos graves pode haver necrose e gangrena das extremidades.

A doença de Brill-Zinsser assemelha-se ao tifo epidêmico quanto aos sintomas observados, todavia, trata-se de enfermidade mais leve.

DIAGNÓSTICO

Como acontece nas outras riquetsioses, o diagnóstico na fase inicial deve ser clínico-epidemiológico. As técnicas sorológicas são as mais utilizadas, entre elas, a imunofluorescência indireta, microaglutinação, fixação do complemento e ELISA.

TRATAMENTO

Doxiciclina 200 mg, em dose única ou até o paciente permanecer afebril por período superior a 24 horas é o esquema de escolha.

TIFO ENDÊMICO

Também chamado de murino, é causado pela *Rickettsia typhi*. Tem os ratos como reservatórios e as pulgas (*Xenopsylla cheopis*) como vetores. É mais branda que o tifo clássico.

O período de incubação é em média de 11 dias e a duração da doença não tratada é de 12 dias. As manifestações clínicas consistem em: cefaléia, febre, mialgias e uma tênue erupção cutânea de difícil visualização, que desaparece após quatro a cinco dias. Pode haver comprometimento pulmonar.

DIAGNÓSTICO

- Imunofluorescência indireta.
- ELISA.
- Imunopatologia.
- Amplificação do DNA em biópsia cutânea.

TRATAMENTO

- Doxiciclina 100 mg, de 12 em 12 horas, de sete a 15 dias.
- Cloranfenicol 500 mg, de seis em seis horas, sete a 15 dias.

TIFO RURAL

Causado pela *Rickettsia tsutsugamushi*. É transmitido por um ácaro (*Leptodrobidium* spp), distribui-se no Leste e Sul da Ásia, Norte da Austrália e ilhas do Oceano Pacífico Ocidental. O período de incubação varia de seis a 18 dias. Os pacientes apresentam cefaléia de início súbito, febre e calafrios. Os pacientes não tratados evoluem com meningoencefalite, pneumonite e miocardite.

DIAGNÓSTICO

Imunofluorescência indireta e *Polymerase Chain Reaction (PCR)*.

TRATAMENTO

- Doxiciclina 100 mg, de 12 em 12 horas, de sete a 15 dias.
- Cloranfenicol 500 mg, de seis em seis horas, sete a 15 dias.

FEBRE Q

Resulta da infecção por *Coxiella burnetii*. É uma zoonose que tem como fonte de infecção os bovinos, ovinos, caprinos e animais de estimação (gatos). As manifestações clínicas consistem em uma síndrome gripal, febre prolongada, podendo ocorrer hepatite, pneumonia, pericardite, endocardite, meningoencefalite e infecção durante a gravidez.

DIAGNÓSTICO

As técnicas mais empregadas para o diagnóstico de febre Q são:

- Fixação do complemento.
- Imunofluorescência indireta.
- ELISA.

TRATAMENTO

Doxiciclina 100 mg, de 12 em 12 horas.

Tetraciclina 500 mg, de seis em seis horas. O tratamento deverá ser continuado até uma semana após o paciente se tornar afebril.

A terapia para endocardite ainda não foi bem estabelecido, doxiciclina e quinolona têm se mostrado eficazes.

ERLICHIOSE HUMANA (FEBRE DAS MONTANHAS ROCHOSAS SEM MÁCULA)

O primeiro caso foi descrito nos EUA em 1986, causado pelas *Ehrlichia chaffeensis* e *Ehrlichia equi*. Produzem dois tipos de doenças: a erlichiose monocítica humana e a erlichiose granulocítica humana. Os sinais e sintomas das duas formas são semelhantes, sendo difícil de diferenciar da FMMR. O diagnóstico baseia-se nos achados clínico-epidemiológicos e o exame do esfregaço sangüíneo revela neutrófilos contendo vacúolos de *Ehrlichia* (ver mais ampla abordagem no Capítulo 53).

TRATAMENTO

- Doxiciclina 100 mg, uma vez ao dia.
- Tetraciclina 500 mg, uma vez ao dia.

- Cloranfenicol 500 mg, uma vez ao dia.
- Deve-se manter o tratamento até três dias após o desaparecimento da febre.

BIBLIOGRAFIA RECOMENDADA

Dietze R, Sexton DJ. Riquetsioses. *In* Schechter M, Marangoni DV: *Doenças Infecciosas — Conduta Diagnóstica e Terapêutica*. 2ª ed. Rio de Janeiro: Guanabara-Koogan, 1998.

Hornick RB. Riquetsioses. *In Cecil — Tratado de Medicina Interna*. Rio de Janeiro: Guanabara-Koogan, 1997.

Mandell GL, Bennett JE, Dolin R. *Principles and Practice of Infectious Diseases*. 5th ed. Philadelphia: Churchill Livingstone, 2000.

Marrie TJ, Dumler JS, Walker DH, Raoult D. Rickettsioses. *In* Fauci AS, Braunwald E, Isselbacher KJ, Wilson JD, Martin JB, Kasper DL, Houser SL, Longo DL: *Harrison — Medicina Interna*. 14ª ed. Rio de Janeiro: Guanabara-Koogan, 1998.

Raoult D, Roux V. Rickettsioses as paradigms of new or emergening infectious diseases. *Clin Microbiol Rev* 1997;10:694–719.

CAPÍTULO 72
Tétano

Andréia Patrícia Gomes ◆ Luiz Affonso Mascarenhas ◆ Nelson Gonçalves Pereira

CONCEITO

O tétano é uma doença infecciosa, não contagiosa, causada pela exotoxina do *Clostridium tetani*, caracterizada por hipertonia ou contratura de grupos musculares (trismo, disfagia, rigidez de nuca, opistótono) e abalos violentos e generalizados associado, em geral, a uma história prévia de ferimento.

ETIOLOGIA

Clostridium tetani é um bacilo gram-positivo, anaeróbio restrito, em forma de baqueta de tambor. Em condições adversas, esporula e sobrevive por muitos anos na natureza. Quando advém situação favorável, germina e produz duas toxinas: a tetanolisina (sem significado clínico) e a tetanoespasmina – responsável pelas manifestações clínicas da doença.

EPIDEMIOLOGIA

O bacilo existe na natureza (solo, águas putrefatas, fezes animais), necessitando ser inoculado, seja por trauma, cirurgia ou coto umbilical. Por não existir imunidade natural, todas as pessoas são suscetíveis à doença. O sexo masculino é duas vezes mais acometido quando a doença é acidental, pela maior prevalência de acidentes neste.

Com o advento da imunização, a doença tornou-se rara nos países desenvolvidos. Porém o número de casos na faixa etária acima de 50 anos tem aumentado, em decorrência do desconhecimento público da necessidade de realização de vacinação de reforço a cada 10 anos.

É interessante ressaltar que a porta de entrada da infecção é desconhecida entre 5% e 15% dos casos.

Chama-se **período de incubação** (PI) o tempo decorrido entre o ferimento e o surgimento da primeira contratura ou hipertonia, principalmente a musculatura do masseter (trismo) e paravertebral. Varia de três a 14 dias.

O **período de progressão** (PP) é o tempo decorrido entre a primeira contratura até o aparecimento de abalos de toda a musculatura, com contrações violentas, espontâneas ou provocadas por estímulos sonoros ou táteis, tem grande importância clínica quando menor que 48 horas.

PATOGÊNESE

Após inoculação do bacilo, este germina e em oito horas inicia a produção da toxina tetânica. A toxina penetra através das terminações nervosas da placa motora e viaja retrogradamente pelos axônios até a medula espinhal e sistema nervoso central (SNC). Nesses locais, através da inibição dos neurônios internuciais, ocorre hipertonia mantida e diminuição do limiar de excitação neuromuscular resultando em abalos generalizados. Há também ação da toxina em neurônios simpáticos pré-ganglionares, com hiperexcitabilidade simpática, circulação de catecolaminas e disautonomia.

ASPECTOS CLÍNICOS

Nas manifestações habituais da doença não é observada febre; se presente, deve-se pensar em outras hipóteses diagnósticas ou em infecção secundária no local de inoculação. Outra manifestação que não é presente é a alteração do estado de consciência, sendo característica, mesmo em casos gravíssimos, a manutenção da lucidez.

Pode ser classificado, segundo a clínica, em localizado, neonatal e generalizado, sendo o último o mais freqüente.

O tétano **localizado** envolve hipertonia dos grupos musculares próximos ao sítio de inoculação, refletindo um estado parcial de imunidade.

Nos quadros de tétano cefálico, observa-se localização da contratura em face, evoluindo com paralisia facial e flácida e acometimento de musculatura da deglutição. É considerado por alguns autores como fase evolutiva do tétano generalizado.

O tétano **neonatal** advém da inoculação do *C. tetani* através do coto umbilical e indica falência de técnicas assépticas de manipulação, sendo comum em locais do interior a colocação de terra, café, teia de aranha, na crença de cicatrização mais rápida da ferida. Além disso, indica programa inadequado de vacinação de gestantes no pré-natal, já que é doença imunoprevenível. A doença é de extrema gravidade, com letalidade de 90%. Os bebês apresentam progressiva deterioração clínica com fraqueza generalizada, seguida de hipertonia e contraturas generalizadas subentrantes, podendo ocorrer evolução para óbito por insuficiência respiratória e distúrbios hidroeletrolíticos, mais comumente.

O tétano **generalizado** é a forma de acometimento mais comum, devendo ser ressaltadas suas manifestações clínicas, já que é este o que vai ser mais encontrado na rotina clínica:

- *Hipertonia do masseter* (trismo) e riso sardônico.
- *Contratura muscular:* cervical, paravertebral, abdominal, de membros. Pode haver evolução com opistótono.
- *Abalos musculares generalizados:* dolorosos e de duração e intensidade dependente da gravidade da doença. No tétano grave e gravíssimo, podem levar à apnéia e necessidade de assistência ventilatória.
- *Lucidez:* característica da doença; não há coma ou qualquer outra alteração do nível de consciência.
- *Disautonomia:* labilidade de pressão arterial, podendo haver hipertensão ou hipotensão, taquiarritmias, bradiritmias ou bloqueios de ramo ou do nódulo atrioventricular, sudorese, hipertermia, são manifestações decorrentes dos elevados níveis de catecolaminas liberados. A presença de disautonomia é considerada sinal de gravidade e pior prognóstico no tétano.

346 ❑ Parte IV ✔ Doenças Causadas por Bactérias

Classificação da gravidade. As formas de tétano são classificadas quanto ao foco, localização da contratura e gravidade. Dessas, de suma importância para a orientação da conduta terapêutica adequada e para a avaliação do prognóstico e dos riscos para o paciente, é a classificação por gravidade

- *Tétano gravíssimo:* PI < 7 dias, PP < 48 horas, hipertonia generalizada e intensa, crises de apnéia, abalos freqüentes ou espontâneos com baixa resposta aos miorrelaxantes e disautonomia. Letalidade de 30% a 90%.
- *Tétano grave:* PI < 7 dias, PP < 48 horas, hipertonia generalizada e intensa, porém crises de apnéia e abalos não freqüentes ou após muita estimulação, com boa resposta aos miorrelaxantes. Letalidade de < 30%.
- *Tétano moderado/leve:* PI > 7 dias, PP > 48 horas, hipertonia não intensa ou localizada, sem crises de apnéi e sem abalos, com ótima resposta ao miorrelaxante. Letalidade < 5%. Pode ainda ser classificado da segunda escala de pontuação abaixo em:

leve: letalidade de < 10% = 0 a 1 ponto;

moderado: letalidade entre 10 a 20% = 2 a 3 pontos;

grave: letalidade entre 20 a 40% = 4 pontos;

gravíssimo: letalidade > 50% = 5 a 6 pontos;

A escala de pontuação é apresentada abaixo:

- PI < 7 dias (1 ponto);
- PP < 48 horas (1 ponto);
- porta de entrada cefálica/neonatal;
- Abalos (1 ponto);
- temperatura > 39,5 (1 ponto);
- taquicardia > 120 bpm (1 ponto).

Complicações. Devido à presença de contraturas subentrantes generalizadas pode haver períodos significativos de apnéia, com necessidade de traqueostomia e ventilação mecânica. Além disso, o quadro de asfixia também pode se dar por espasmo da musculatura laríngea ou acúmulo de secreção. Nesses casos, a garantia de via aérea pérvia e aspiração efetiva podem assegurar a recuperação de ventilação adequada, sem necessidade de prótese respiratória.

Outras complicações possíveis são picos hipertensivos com acidentes vasculares encefálicos, sobretudo em idosos, taquiarritmias com evolução fatal ou geração de angina por aumento do trabalho miocárdico e das necessidades de oxigênio. Pode também haver alterações hemodinâmicas com hipotensão arterial e choque. Além das citadas, eventualmente ocorre insuficiência renal com redução da diurese (oligúria) e retenção de escórias. Na maioria das vezes surgindo por causas pré-renais (baixo débito, insuficiência vascular, perdas exacerbadas).

As complicações infecciosas sobrevêm às previamente citadas e são aquelas que freqüentemente acometem outros pacientes graves, que necessitam de cuidados intensivos, acesso venoso profundo, cateterização urinária, prótese respiratória, sendo as mais comuns as infecções urinárias, pneumonias, sepse e sinusites, além da infecção no foco. Tais quadros devem ser tratados obedecendo aos critérios de agentes etiológicos presumíveis para o tipo de infecção e o perfil de sensibilidade local com antibioticoterapia específica, ajustando-se o tratamento com base nos dados obtidos através do teste de sensibilidade.

Convém lembrar que o diagnóstico do tétano é clínico, não devendo o médico se ater a resultados laboratoriais.

Diagnóstico diferencial

- *Infecções bucoamigdalianas:* podem se assemelhar ao tétano pela presença de trismo. Ao contrário deste, há intensa dor e presença de sinais clínicos de infecção local, ao exame da orofaringe, além da possibilidade de outros sinais sistêmicos, como febre. Não esquecer, contudo, da possibilidade de tétano por foco dentário.
- *Doença cervical:* torcicolos e outras contraturas musculares podem ser consideradas no diagnóstico diferencial, contudo faltam outros elementos como o foco, a história de ferimento.
- *Meningite:* o quadro clínico de meningite pode ser diferenciado do tétano, na maioria das vezes facilmente, já que o paciente apresentará febre, vômitos e outros sinais como de irritação meníngea (Kernig e Brudzinski) ou sinais focais. Além disso, não há porta de entrada. No caso de impossibilidade de diagnóstico clínico, deve-se proceder a raquicentese com exame liquórico para o estabelecimento do diagnóstico diferencial.
- *Intoxicação por estricnina e fenotiazídicos:* relato de uso de medicação é importante para a diferenciação da impregnação por fenotiazídicos. No caso, o paciente apresenta hiperpirexia, hipertensão, convulsões, alteração do nível de consciência, delírio, icterícia, o que facilita o diagnóstico no caso.
- *Tetania:* distúrbios hidroeletrolíticos podem provocar quadros de espasmos localizados como, por exemplo, a hipocalcemia. Há história de outras alterações que corroboram o diagnóstico. Alterações metabólicas como hipoglicemia, hipocalcemia, podem provocar distúrbios convulsivos, sobretudo em recém-nascidos e bebês.
- *Raiva e histeria:* a raiva é uma doença com 100% de letalidade, que ocorre pela inoculação do vírus através de mordedura animal, arranhadura ou contato da saliva com mucosas ou pele lesada. As manifestações incluem fotofobia, hidrofobia, febre, podendo haver evolução com paralisia muscular e óbito ocorrendo como final da doença. O tempo de incubação é longo, diferente do tétano. A histeria é um diagnóstico de exclusão. Todo o paciente deve ser atentamente examinado e investigado antes de ser estabelecida tal hipótese.
- *Acidente por aranhas:* algumas espécies podem provocar alterações musculares, com contrações, imitando o tétano.

TRATAMENTO

1. **DIAGNÓSTICO E ESTABILIZAÇÃO DO PACIENTE: PRIMEIRA HORA**

Nesta fase da abordagem, devem ser estabelecidos o PI, o PP, a porta de entrada, a história vacinal, além da coleta de hemograma, glicose, uréia, creatinina, sódio e potássio, para otimizar o acompanhamento do paciente. Avaliação radiológica com telerradiografia de tórax e radiografia do local da provável porta de entrada são importantes – esta última possibilita a detecção de corpo estranho no foco, o qual deverá ser extraído imediatamente. Entretanto, por ordem de importância, as medidas a serem rapidamente tomadas são:

A) **Avaliação da permeabilidade das vias aéreas.** Garantir a ventilação adequada ao paciente. Considerar a possibilidade de traqueostomia se:
   - Abalos musculares subentrantes, com períodos longos de apnéia.

- Presença de secreção alta com estímulo para contratura da musculatura laríngea.
- Presença de secreção em vias respiratórias baixas (pneumonia), para toalete adequada.
- Necessidade de curarização.
- Sedação excessiva com depressão respiratória.

B) **Acesso venoso, preferencialmente dissecção venosa, no tétano grave.** No caso de tétano leve ou moderado, é permitida a garantia de acesso via cateter do tipo *extra-cat*. Deve-se lembrar que a punção venosa profunda é contra-indicada em virtude dos riscos inerentes à realização do procedimento na vigência de abalos musculares e pela permanência do estímulo local na perpetuação das contraturas.

C) **Sedação.** Deve ser iniciada com diazepam pela sua ação miorrelaxante e de agonista gabaérgico. A dose habitualmente utilizada é de 2 a 10 mg/kg/dia, devendo ser ajustada à posologia conforme a necessidade. Comumente, inicia-se com 10 mg, via intravenosa (IV), em *bolus* a cada quatro horas, diminuindo-se o intervalo de acordo com a evolução clínica, sendo freqüente a utilização de 10 a 20 mg/hora (uma a duas ampolas) para controle dos abalos musculares. Pode-se associar outras drogas ao benzodiazepínico para controle das contraturas:
- *Prometazina:* 25 a 50 mg (meia a uma ampola) até de 6/6 horas (habitualmente, 50 mg a cada oito horas).
- *Clorpromazina:* 5 a 10 mg a cada seis ou oito horas.
- *Esquema M1* (hibernação artificial): associação de meperidina, prometazina e clorpromazina.

Na falta de controle com tais fármacos, deve ser avaliada a curarização do paciente.

D) **Transferência para unidade especial de pacientes tetânicos.** Preconiza-se o tratamento em um local com isolamento acústico, pouca luminosidade e manuseio essencial. No caso de não haver unidade específica no hospital, internar o paciente em unidade de terapia intensiva (UTI), com monitorização cardíaca contínua, monitorização dos sinais vitais, diurese, balanço hídrico e função respiratória.

E) **Cateterismo oro ou nasogástrico para início da nutrição enteral.**
Deve ser realizado precocemente em virtude das necessidades calóricas aumentadas e pela dificuldade posterior pela acentuação das contraturas e do trismo.

2. FASE INICIAL DO TRATAMENTO: PRIMEIRAS 24 HORAS

A) **Administração do soro antitetânico (SAT).** 10.000 a 20.000 unidades IV, ou imunoglobulina antitetânica 250 a 500 U intramuscular (IM).

B) **Administração da vacina antitetânica (VAT).** Aplicar toxóide tetânico (ATT) ou dupla de adulto (dT), 0,5 ml, em sítio distinto do local de aplicação do SAT.

C) **Antibioticoterapia.** Iniciar administração de antibióticos, observando uma das seguintes opções:
- Penicilina cristalina 200.000 UI/kg/dia, IV, 4/4 horas (este é o fármaco de escolha).
- Metronidazol 500 mg, IV, a cada seis horas (alternativa para pacientes alérgicos, se não há infecção no local da porta de entrada).

Nos casos em que esteja associada infecção secundária, utilizar antibióticos com atividade sobre *Streptococcus pyogenes* e *Staphylococcus aureus*, agentes etiológicos mais comumente encontrados.

Infecção secundária	
Não	**Sim**
Penicilina cristalina 20.0000 UI/kg/dia IV de quatro em quatro horas (máximo 24 milhões) ou	Amoxicilina / clavulanato 30 a 50 mg/kg/dia IV de oito em oito horas (máximo 3 gramas) ou
Metronidazol 30 mg/kg/dia IV de oito em oito horas (máximo 2,5 gramas) ou	Cefalotina 50 a 150 mg/kg/dia IV de seis em seis horas (máximo 10 gramas) ou
Tetraciclina 30 mg/kg/dia VO de seis em seis horas (máximo 2,0 gramas)	Clindamicina 15 a 40 mg/kg/dia IV de seis em seis horas (máximo 2,7 gramas)

Fonte: Gomes, AP. Monografia de Especialista, 1999.

D) **Desbridamento.** A assepsia com água e sabão e o desbridamento cirúrgico são medidas de vital importância para o tratamento da doença. A limpeza cirúrgica inadequada, com permanência de material estranho, pode perpetuar as contraturas e a manutenção da doença. No caso de permanência de abalos após conduta terapêutica adequada, deve-se novamente explorar o foco e procurar outros possíveis sítios perpetuadores. Antes da nova manipulação do foco, deve-se administrar nova dose de SAT. 10.000 a 20.000 unidades, IV. Se administrada imunoglobina na primeira vez, não é necessária a repetição da segunda dose.

E) **Curarização.** Quando não há controle efetivo das contraturas com sedação, opta-se pela curarização dos pacientes, devendo-se salientar que a sedação deve ser mantida, já que o efeito do curare é de bloqueio neuromuscular e não de sedação.

Doses, administração e paraefeitos dos principais curares utilizados na terapia do tétano			
Curare	*Atracúrio*	*Pancurônio*	*Alcurônio*
Dose	4-12 µg/kg/min	1-2 µg/kg/min	0,25 mg/kg
Intervalo	contínuo	contínuo	*bolus* de 10 mg / contínuo
Paraefeitos principais	anafilaxia, hipotensão, broncoespas-mo, taquicardia	anafilaxia, broncoespas-mo, taquicardia moderada	anafilaxia, hipotensão, broncoespas-mo, arritmias

Fonte: Gomes, AP. Monografia de Especialista, 1999.

Doses, administração e paraefeitos dos principais curares utilizados na terapia do tétano.

3. FASE INTERMEDIÁRIA DO TRATAMENTO: uma a três semanas

A) **Disautonomia.** Os fármacos mais comumente utilizados para o tratamento são:
- Labetalol: ação α e β, na dose de 0,25 a 1,0 mg/min.
- *Propranolol:* 20 a 80 mg, de 8/8 horas.
- *Morfina:* 0,5 a 1,0 mg/kg/hora.

Preferir medicamentos anti-hipertensivos em caso de necessidade e não administração a intervalos regulares, pela alta labilidade pressórica do paciente.

348 ❏ PARTE IV ✔ DOENÇAS CAUSADAS POR BACTÉRIAS

B) **Profilaxia da trombose venosa profunda.** Utilizar um dos seguintes fármacos:

- Enoxiparine (Clexane®), 40 mg, uma aplicação subcutânea (SC) diária.
- Heparina 5.000 UI (1 ml), SC, de 12/12 horas.

C) **Profilaxia da úlcera de decúbito.** Utilizar sistematicamente a mudança regular de decúbito e colchão d'água ou tipo "casca de ovo".

D) **Profilaxia da úlcera de estresse.** Em caso do paciente não estar recebendo nutrição enteral, que previne contra úlcera de estresse, deve-se iniciar:

- Sucralfato.
- Bloqueador H_2, optando-se por ranitidina (50 mg, IV, 12/12 horas) ou cimetidina (300 mg, IV, 8/8 horas).
- Bloqueador da bomba de prótons: omeprazol (40 mg/dia).

Convém lembrar que nenhum dos fármacos é inócuo, devendo-se dar preferência ao sucralfato pela menor alteração do pH intragástrico, menor alteração da microbiota (gram-negativos entéricos), fato mais comum com os bloqueadores H_2.

E) **Cuidados com as vias aéreas superiores e/ou traqueostomia.** Realizar sistematicamente:

- Aspiração com técnica asséptica.
- Higiene adequada.

F) **Cuidados com a manutenção das condições hemodinâmicas.**

- Monitorização cardíaca contínua.
- Monitorização da pressão arterial.
- Tratamento das arritmias.
- Tratamento dos distúrbios pressóricos.

G) **Desmame da sedação.** Iniciar diminuição progressiva dos fármacos, com espaçamento dos intervalos.

H) **Fisioterapia.**

- Respiratória.
- Motora.

I) Administração da segunda dose da VAT. Trinta a sessenta dias após a primeira dose.

4. **TRATAMENTO BÁSICO DO TÉTANO NEONATAL**

A) **SAT 5000 UI IM/IV**

B) **Diazepam.** 0,5 mg/kg na primeira dose por cateter orogástrico (COG) ou IV; a seguir 2 a 12 mg/kg/dia por COG ou IV contínuo ou de hora/hora (até de 4/4h).

- *Diazepam: ampola 10 mg/2 ml; xarope 2 mg/5 ml.*

C) **Clorpromazina.** 0,5 mg/kg na primeira dose por COG/IV/ a seguir 1,5 a 2,5 mg/kg ÷ 4/4h por COG/IV.

- *Clorpromazina.* Amplictil® ampola 25 mg/ 5 ml; gotas a 4% - 40 mg/ml = 40 mg/20 gts= 2 mg/gt

D) **Antibioticoterapia.** Penicilina cristalina, 0 a 7 dias, na dose de 25.000 a 50.000 UI/kg/ dose 12/12 h; > 7 dias 25.000 a 50.000 UI/kg/dose 8/8 h.

E) **Coto umbilical** (se ainda existir). Limpeza com solução de permanganato de potássio (higiene diária).

F) **Cimetidina.** 20 a 40 mg/kg/dia 6/6h.

G) **Manuseio mínimo necessário.** Avaliar uso de analgesia ou diazepínico (0,5 mg/kg) antes de cada procedimento (aspiração de TOT/VAS, punçao venosa ou arterial, cateterismo, etc.).

H) **Aquecimento adequado.**

I) **Cuidados gerais.**

J) **Curarização e Ventilação Mecânica.** No tétano gravíssimo e no grave que não responde bem ao diazepam + clorpromazina em doses máximas (já de h/h).

- *Alloferine:* (10 mg/2 ml) – ataque = 0,3 mg/kg; manutenção 0,1 mg/kg de até h/h puro ou diluído em AD.

K) Dieta por cateter orogástrico e nutrição parenteral total.

PREVENÇÃO

O tétano é uma doença imunoprevenível, podendo ser erradicada, só dependendo de medidas de saúde pública, planejamento e atendimento adequados.

Toda criança deve ser imunizada com a vacina antitetânica, devendo ser aplicada a cada 10 anos o reforço.

No caso de lesões acidentais, a conduta é a seguinte:

A) Lavagem abundante do local com água e sabão.

B) Desbridamento do local com a retirada dos corpos estranhos e tecidos desvitalizados.

C) Nos casos onde é indicada a imunização passiva (soro) deve ser lembrada a antibioticoprofilaxia que pode ser feita com:

- Penicilina V oral na dose de 400.000 a 500.000 UI/kg/dia, 6/6 horas.
- Ampicilina na dose de 50 a 400 mg/kg/dia, 6/6 horas.
- Amoxicilina na dose de 30 a 50 mg/kg/dia de 8/8 horas.
- Tetraciclina na dose de 500 mg de 6/6 horas (contra-indicada para crianças e gestantes).
- Vacinação e soroterapia, conforme o Quadro 72-1.

	Ferida Limpa ou Superficial		**Outros ferimentos[a]**	
História Vacinal	**ATT[b]**	**SAT ou IGAT**	**ATT[b]**	**SAT ou IGAT**
Desconhecida ou < 3 doses	Sim	Não	Sim	Sim
Três doses	Não[c]	Não	Não[d]	Não

Quadro 72-1. Profilaxia do tétano acidental

[a]Ferida contaminada, suja com terra, pus, saliva, projétil, perfurante, por prego, queimadura.
[b]Se abaixo de sete anos, fazer tríplice DTP.
[c]SIM, se a última dose for mais que 10 anos.
[d]SIM, se a última dose for mais que cinco anos.

BIBLIOGRAFIA RECOMENDADA

Barravieira B. Estudo clínico do tétano. *Arq Bras Med* 1994;68(3):145.

Gomes AP, Gouvêa EF, Siqueira-Batista R. Tétano. *Rev Bras Med* 1999;56:902–10.

Gomes AP, Mascarenhas LA, Martins IS, Pereira NG. Tétano. *In* Siqueira-Batista R, Gomes AP, Igreja RP, Huggins DW: *Medicina Tropical — Abordagem Atual das Doenças Infecciosas e Parasitárias*. Rio de Janeiro: Cultura Médica, 2001.

Gomes AP. Tétano: Uma abordagem atual. Monografia de especialista em Doenças Infecciosas e Parasiárias. Universidade Federal do Rio de Janeiro, 1999.

Mandell, GL, Bennett JE, Dolinh. *Principles and Practice of Infectious Diseases*. 5th ed. Philadelphia: Churchill Livingstone, 2000.

Mascarenhas LA. Avaliação da proficiência de Unidades Médicas quanto à correta profilaxia do tétano na região metropolitana do Rio de Janeiro. Tese de Mestrado. Universidade Federal do Rio de Janeiro, 1995.

Tavares W. Tétano: Diagnóstico, tratamento e profilaxia. *J Bras Med* 1988;54:4.

CAPÍTULO 73
Tuberculose

Paulo Cesar de Oliveira ◆ Carlos Pereira Nunes ◆ Julio Maria de Oliveira

CONSIDERAÇÕES INICIAIS

A tuberculose deve ser definida como uma doença infecto-contagiosa, granulomatosa, supurativa, crônica, insidiosa, sistêmica, evolutiva, consumptiva e potencialmente letal. Constitui-se, ainda nos dias atuais, em um sério problema de saúde coletiva. Mesmo nos países desenvolvidos é motivo de preocupação, o que levou a Organização Mundial de Saúde (OMS) a considerar, em 1993, a tuberculose como "emergência sanitária mundial".

O "bacilo de Koch", agente causal da doença, é um bastonete aeróbio estrito, que mede de um a quatro micrômetros de comprimento por 0,3 a 0,6 μm de largura, pertencente à ordem das *Actinomycetales*, família *Mycobacteriaceae*, gênero *Mycobacterium* e faz parte do complexo *Mycobacterium tuberculosis*, sendo uma forma de transição entre actinomicetos e eubactérias. Possui características biológicas interessantes, tais como o fato de não produzir toxinas, não possuir flagelos, não formar esporos e ser facilmente destruído pelo calor e radiação ultravioleta. Duplica-se em 18 a 48 horas, inclusive no meio intracelular, tendo a possibilidade de parasitar com baixa atividade metabólica, persistindo viável por longo período sem agredir ou ser percebido pelas células de defesa do hospedeiro humano. Na coloração pelo método de Ziehl-Neelsen, é capaz de reter a fucsina, resistir à lavagem por solução ácido-alcoólica e aparecer nas lâminas com coloração vermelha sob o fundo azul. Tal característica faz com que seja conhecido como bacilo álcool-ácido-resistente ou BAAR.

MAGNITUDE DO PROBLEMA

A tuberculose é uma doença que existe há muitíssimo tempo, havendo relato científico de achados compatíveis com a mesma em múmias egípcias e até em ossos humanos pré-históricos com data provável de 8.000 anos antes de Cristo. Ao longo do tempo, a doença tem evoluído, resistindo aos avanços da ciência médica, com os indicadores epidemiológicos atuais apontando para valores de incidência crescente. A Organização Mundial de Saúde (OMS) estima que existam no mundo cerca de 1 bilhão e 700 milhões de pessoas infectadas, com cerca de 2 milhões e novecentos mil óbitos causados pela doença. Nas Américas, segundo dados de notificação à Organização Pan-americana de Saúde (OPAS), o número de casos novos situa-se na faixa dos 250 mil, com uma taxa de incidência entre 30 a 35 por 100.000 habitantes, admitindo-se, todavia, que esses valores possam estar subestimados. O Brasil situa-se no décimo lugar entre os países que notificam à OMS, com 50 milhões de pessoas infectadas, cerca de 130 mil casos novos e uma taxa de incidência entre 50 e 100 por 100.000 habitantes (dados de 1998). Em nosso país, nota-se que a doença predomina nas regiões Sudeste (48%) e Nordeste (29%), estando o Rio de Janeiro como primeiro do *ranking* em incidência, coeficiente de mortalidade e índice de abandono de tratamento. Em março de 2000, foi firmada a Declaração de Amsterdam, entre os 20 países onde estão 80% dos casos de tuberculose, com o compromisso de investir e priorizar ações para deter o avanço da doença. Além da falência dos programas de controle da doença, da falta de políticas públicas de saúde eficazes, das crises econômicas e das desigualdades sociais, com crescimento das populações pobres e marginalizadas, um dos fatores que mais têm contribuído para a atual e grave situação epidemiológica da tuberculose é a sindrome de imunodeficiência adquirida (AIDS). A co-infecção tem taxas de incidência muito elevadas nos Estados Unidos (138,1 por 1 milhão de habitantes) e no Brasil (100,2/1.000.000) – dados da OPAS de 1998. Um problema que tem crescido em importância diz respeito ao número de casos de tuberculose multirresistente. As informações que existem são ainda precárias, todavia percebe-se que há uma tendência ao crescimento de resistência primária às drogas antituberculosas, notadamente em pacientes infectados pelo vírus da imunodeficiência humana (HIV), em enfermos que abandonam o tratamento e pacientes confinados em albergues, prisões e hospitais.

HISTÓRIA NATURAL

Crianças e idosos têm maior risco de acometimento; entretanto a doença é mais prevalente na população adulta. Um indivíduo sadio é infectado pela aspiração de bacilos eliminados através da tosse, do espirro, da fala, do canto ou da respiração de traqueostomizados. Nas gotículas de Flügge dos pacientes bacilíferos são veiculados os núcleos de Wells, medindo cerca de cinco micrômetros, contendo de um a três bacilos, com uma freqüência de 250 núcleos por hora. Calcula-se que seja necessária uma exposição a cerca de 25.000 núcleos para ocorrer o contágio. O material aspirado pode ficar retido na mucosa do trato respiratório superior, ser removido pelo mecanismo mucociliar, ser destruído por células mononucleares fagocíticas e macrófagos alveolares ou, por outro lado, chegar efetivamente até os alvéolos. Por ação gravitacional e em razão da verticalidade do brônquio fonte direito os bacilos alojam-se na base pulmonar, em segmentos justapleurais, mais freqüentemente à direita. Nesta circunstância, então, desenvolve-se a primeira manifestação de defesa, caracterizada por uma reação inflamatória inespecífica, neutrofílica, denominada cancro de inoculação. Os bacilos, a seguir, tendem a se disseminar, migrando por canalículos linfáticos das proximidades até linfonodos da região intertraqueobrônquica homolateral, que se hipertrofiam. Esta tríade de lesão: cancro de inoculação, linfangite regional e adenite satélite, configura o *complexo primário* ou *complexo de Rancke*, com um pólo parenquimatoso e um pólo ganglionar, descrição que é denominada, com propriedade, pelos radiologistas de "imagem em halter". Neste momento evolutivo da história natural da doença, começam a se desenvolver alterações imunobiológicas, que serão comentadas adiante. A progressão das alterações anatomopatológicas no pulmão do indivíduo infectado pode se fazer de duas maneiras, no sentido da cura ou com evolução da agressão. Havendo a regressão das lesões, pode acontecer três tipos de cura, a saber:

- *Com reabsorção de todo o complexo:* cura absoluta.

- *Com persistência da adenopatia, por vezes evoluindo com calcificação:* cura com resíduo linfonodal.

- *Com compactação do processo inflamatório do cancro inicial, gerando eventualmente o nódulo de Ghon:* cura com resíduo parenquimatoso.

Se, por outro lado, a doença evoluir, superando as defesas iniciais, o bacilo tenderá a migrar para o ápice, iniciando intensa proliferação, reacendendo os mecanismos de defesa, caracterizando o granuloma específico, com infiltrado linfocitário, células gigantes tipo Langhans, macrófagos e material fibroblástico. Segue-se supuração, necrose tecidual caseosa, cavitação, agressão e/ou neoformação vascular, configurando a lesão morfológica típica da tuberculose – a lobite escavada. O paciente, nesta etapa, exterioriza a sintomatologia usual. A esta altura da história natural da doença, pode ainda ocorrer a involução do processo, graças às defesas do organismo, em especial à ação microbicida de radicais oxidantes dos macrófagos (óxido nítrico, por exemplo), com a possibilidade de três formas de cura:

- *Cura com anulação:* havendo reabsorção da inflamação, fechamento das lesões cavitárias e formação de estrias fibróticas.

- *Cura com processo fechado:* situação em que a inflamação é contida, cavidades se presentes são consolidadas, formando área densa e usualmente limitada, dando origem aos "tuberculomas" clássicos.

- *Cura com processo aberto:* na qual as forças elásticas do pulmão não conseguem colapsar as cavidades formadas, fazendo com que "cavernas" residuais permaneçam, por vezes povoadas de bacilos latentes, ou mesmo servindo de abrigo para fungos oportunistas.

A qualquer momento do processo evolutivo pode ocorrer a disseminação dos bacilos, seja por via canalicular ou broncógena, por via sangüínea ou hematodrômica ou, ainda, através do sistema linfático. A doença progredindo a partir da primoinfecção vai determinar a tuberculose primária, em função diretamente proporcional à carga bacilar e sua virulência e inversamente proporcional às defesas do hospedeiro, conforme os postulados de Rich.

As alterações imunobiológicas que são desencadeadas com a contaminação inicial compreendem dois fenômenos distintos, o desenvolvimento de hipersensibilidade e a produção de células específicas de defesa caracterizando a denominada resistência adquirida.

1. A hipersensibilidade é atribuída a populações especiais de linfócitos T (CD_4^+) que guardam memória antigênica de componentes do bacilo.

2. A resistência adquirida é devida, em menor escala, à produção de anticorpos anti-*Mycobacterium* por linfócitos B (imunidade humoral) e, de forma mais importante, por conta da expansão clonal de linfócitos T CD_4^+ da classe fenotípica Th1, responsáveis por reação do tipo IV da classificação de Gell e Coombs (imunidade celular). Sabe-se que os macrófagos alveolares fagocitam os bacilos quando da contaminação mas não conseguem destruí-los inicialmente. Os macrófagos secretam interleucinas 1 e 2 que sensibilizam os linfócitos T CD_4^+ Th1 e as células T *natural killers* que secretam interferon γ, que, por sua vez, irão ativar os próprios macrófagos para a produção de radicais de oxigênio e capazes de destruir ou inibir o crescimento dos bacilos.

ASPECTOS CLÍNICOS

A tuberculose pulmonar **primária** ocorre na seqüência da infecção inicial e é, usualmente, mais freqüente em crianças, pela possibilidade precoce de exposição destas ao bacilo. Pode se apresentar na forma do complexo primário, oligossintomático, auto-limitado e de cura espontânea ou pode, por disseminação broncógena, determinar uma síndrome de consolidação típica – a pneumonia tuberculosa. Havendo disseminação por via sangüínea, esta pode ocorrer de forma grave, aguda, miliar, denominada *disseminação de Hüebschmann* ou de maneira mais branda e lenta, a *disseminação de Redeker*. Se a disseminação é por via linfática, ocorre linfadenomegalia mediastinal, hilar ou paratraqueal que, eventualmente, pode exercer compressão brônquica, caracterizando a epituberculose. Quando sintomática, o quadro encontrado é de febre moderada e de evolução lenta, tosse seca ou produtora de escarro mucóide, desconforto respiratório, inapetência e perda ponderal. Em raras oportunidades, podem surgir hemoptise, eritema nodoso, conjuntivite flictenular ou artralgias. De forma prática e objetiva vale assinalar que os casos de pneumonia com evolução desfavorável ou arrastada, em escolares ou adolescentes, devem merecer investigação complementar para tuberculose.

A tuberculose **pós-primária** ou **secundária** é decorrente de reativação de bacilos endógenos ou conseqüente a reinfecção exógena. A semiologia do paciente acometido pode variar em função de seu estado prévio. O quadro clássico compõe-se de tosse, inicialmente seca, posteriormente produtiva, com expectoração mucopurulenta, evoluindo ao longo do tempo, podendo surgir sangramento respiratório. Astenia, emagrecimento, queda do estado geral, fácies de doença crônica, palidez, sudorese noturna e febre vespertina são achados freqüentes. Todavia, a perspectiva da tuberculose ocorrer com quadro atípico é tão comum, nos tempos atuais, que em qualquer circunstância de doença pulmonar evolutiva, o diagnóstico diferencial deve ser cogitado. Bethlem, sabiamente, dizia "a tuberculose é sempre uma possibilidade".

As formas extrapulmonares da tuberculose são tão variadas e tão expressivas que, nos dias atuais, a doença é motivo de estudo e preocupação das diferentes especialidades médicas. De forma sumária, apresentamos um quadro descritivo das manifestações sistêmicas desta doença (Quadro 73-1).

Quadro 73-1. Aspectos clínicos da tuberculose

Tuberculose pleural	É a forma extrapulmonar mais comum. Usualmente unilateral. Mais freqüente em adultos. O líquido costuma ser amarelo citrino, mas o empiema pode ocorrer. O bacilo é encontrado em lesões na própria serosa, sendo incomum no exame direto do líquido. Dosagem de adenosina deaminase (ADA) é exame com boa sensibilidade para o diagnóstico da doença
linfadenite tuberculosa	A primeira em freqüência nos infectados pelo HIV, em relação à tuberculose extrapulmonar. Acomete linfonodos cervicais, mediastinais e mesentéricos – nesta ordem. Os linfonodos tendem a se fusionar, coalescer e fistulizar. Cultura do material aspirado do linfonodo costuma selar o diagnóstico. Com freqüência o PPD é positivo
Tuberculose meningoencefálica	É a forma mais grave da doença. Freqüente em crianças. De evolução subaguda ou crônica, pode determinar sinais neurológicos focais ou gerais. O liquor apresenta pleocitose, com predomínio de linfócitos, glicose baixa e proteínas elevadas. Cultura nem sempre é positiva
Tuberculose urinária	Rara em crianças. Costuma determinar cavitações no parênquima renal, dilatações pielocaliciais e calcificações visíveis na urografia excretora. Pacientes com infecções urinárias de repetição, piúria sem bacteriúria e urina ácida são os que devem ser investigados mais adequadamente
Tuberculose osteoarticular	As articulações mais acometidas são a coxofemoral e os joelhos. Determina quadro doloroso importante, costuma determinar derrame sinovial, lesões líticas e evoluir para a imobilização (anquilose) da articulação
Tuberculose vertebral	O mal de Pott é a forma específica da doença agredindo os corpos vertebrais. As lesões são multifocais, destrutivas, não respeitando os espaços intervertebrais, culminando com colapso das vértebras e lesões neurorradiculares
Tuberculose genital	Acometer a trompa e o endométrio é mais comum que o miométrio e o ovário. Pode ocasionar infertilidade. No homem, o testículo e o epidídimo são os alvos. Geralmente é unilateral, com sinais de flogose, fístulas e adenopatia satélite. Na mulher pode ser causa de esterilidade
Tuberculose cutânea	Na pele as manifestações podem ser as mais variadas: verrucosa, escrofuloderma, tuberculides, goma tuberculosa, eritema nodoso, lúpus vulgar, eritema indurado de Bazin. Na tuberculose miliar pode haver manifestação cutânea na forma de lesões eritematopapulomaculovesiculosas, embora seja raro
Tuberculose adrenal	O acometimento da glândula pode determinar disfunção, caracterizando a doença de Addison. Astenia, hipotensão, dores abdominais, episódios de diarréia, o achado de microcardia e dosagens baixas de cortisol sérico são dados chamativos para o diagnóstico
Tuberculose entérica	O jejuno, o íleo e o ceco são as sedes preferenciais. Episódios de diarréia ou de obstrução intestinal, dor abdominal associada a massas palpáveis em pacientes com perda ponderal chamam a atenção. Fístulas, assim como perfurações e hemorragias podem ocorrer
Tuberculose hepática	Os pacientes cursam com doença crônica, dor abdominal, icterícia, hepatomegalia, presença de calcificações no fígado e ascite
Tuberculose peritoneal	Está freqüentemente associada à lesão entérica ou hepatobiliar. Ascite é achado característico
Tuberculose pericárdica	Pode ocorrer lesão exsudativa entre os folhetos, com aspecto de "pão com manteiga" ou derrame líquido com restrição diastólica
Tuberculose ocular	Conjuntivite por inoculação direta ou por hipersensibilidade pode ocorrer
Tuberculose auditiva	É uma forma rara, ocorrendo mais amiúde doença da orelha média, a qual se caracteriza por perfuração da membrana timpânica, otorréia indolor e perda auditiva de condução

A tuberculose miliar é uma forma disseminada da doença que merece consideração especial. Caracteriza-se pela multiplicação desmesurada dos bacilos através da corrente sangüínea e/ou linfática, comprometendo, simultaneamente, diferentes orgãos e sítios do organismo. São descritas formas diferentes de exteriorização da tuberculose miliar. Há uma forma aguda, mais comum, freqüente em adultos jovens e crianças, na qual o comprometimento pulmonar sob a forma de infiltrado micronudular difuso, costuma se fazer acompanhar de agressão multissistêmica (hepática, esplênica, adrenal, meningoencefálica, cutânea), com evolução de poucas semanas. A forma dita obscura é de evolução lenta, acometendo mais os idosos, de forma menos agressiva, com pobreza semiológica. Há, ainda, uma forma mais rara, chamada de tuberculose miliar não reativa, que acomete pacientes com AIDS, evoluindo de maneira fulminante, como uma sepse aguda.

CO-INFECÇÃO TUBERCULOSE/HIV

Conforme já assinalado, a resposta orgânica contra *Mycobacterium* spp é efetuada principalmente pelo braço celular da imunidade, com intensa participação de macrófagos e linfócitos T. O HIV infecta, principalmente, embora não exclusivamente, células que expressam em sua superfície moléculas do tipo CD_4^+, como os macrófagos e linfócitos T, essenciais na defesa contra a tuberculose. Não bastasse isso, sabe-se que o homem é o principal reservatório de *M. tuberculosis*, estimando-se que 30% a 60% da população adulta, abaixo dos 50 anos, estejam infectados. No Brasil relata-se uma cifra de cerca de 50 milhões de indivíduos. A taxa de co-infecção nesta camada é 3% a 4% e com uma estimativa de 150.000 co-infectados. Portanto, ao depararmos com a pandemia da AIDS, espera-se um aumento de 10.000 a 15.000 casos novos de adoecimento por tuberculose, principalmente via reativação endógena.

Um outro ponto que marca esta associação macabra relaciona-se ao fato que alguns estudos demonstram que macrófagos e linfócitos ativados em resposta ao bacilo, produzem citocinas, como o fator de necrose tumoral α que seria (*in vitro*) capaz de estimular a replicação do HIV.

O impacto da infecção pelo HIV na epidemia da tuberculose é extremamente preocupante, visto que o relativo equilíbrio anteriormente existente foi quebrado com o surgimento deste novo flagelo da humanidade.

Em decorrência da virulência de *M. tuberculosis,* o surgimento da doença precede a imunodepressão que poderá vir a se instalar no indivíduo infectado pelo retrovírus. Desta forma a tuberculose pode ser, e é com freqüência, a primeira infecção detectada no paciente, quando os níveis de células T CD$_4^+$ caem para cerca de 450 células/mm³. Nestes pacientes as formas de apresentação clínica e radiológica se superpõem àquelas encontradas nos não infectados. Podemos notar também, com freqüência, adenite tuberculosa, associada à lesão parenquimatosa ou como forma isolada. Por sua vez, no paciente com grave imunocomprometimento, isto é, contagem de células T CD$_4^+$ abaixo de 200 células/mm³, observamos anergia tuberculínica, exames de escarros com baciloscopia negativa, surgimento de dispnéia, não tão intensa como na infecção pelo *Pneumocystis carinii* e sintomas gerais. Notamos, também, que a expectoração, os hemoptóicos e as hemoptises são menos comuns, já que o acometimento é principalmente intersticial e a formação de cavernas é mais rara, ocorrendo somente em 5% a 15% dos casos, e em localização não habitual. Achados relevantes são as adenopatias hilares e/ou mediastinais que, quando presentes, auxiliam no diagnóstico diferencial com a pneumocistose. Nos estágios mais avançados da AIDS as apresentações extrapulmonares são mais freqüentes, como o acometimento pleural e pericárdico. É possível encontrar manifestações generalizadas da tuberculose com sinais e sintomas gerais de longa duração, associado à hepatoesplenomegalia e com elevada morbi-mortalidade.

DIAGNÓSTICO

A tuberculose para ser adequadamente diagnosticada admite uma abordagem que compreende, pelo menos, cinco tipos de diagnósticos: o clínico, o radiológico, o imunológico, o bacteriológico e o histopatológico. Os três primeiros seriam diagnósticos de suposição e os dois últimos diagnósticos de certeza. A busca da confirmação diagnóstica deve ser sempre objetivada, com o sentido de evitar *teste terapêutico* ou *terapêutica de prova* pelos diversos inconvenientes desta prática.

O **diagnóstico clínico** se fundamenta na história de contágio e na avaliação dos sinais e sintomas apresentados pelo paciente. A interpretação dos resultados de determinados exames complementares pode fornecer subsídios importantes para a suposição clínica do diagnóstico. Neste contexto, temos que considerar como dados relevantes o achado de anemia normocrômica normocítica na série vermelha do hemograma; a presença de leucocitose leve ou moderada, com linfocitose, no estudo da série branca; a VHS elevada, usualmente acima de 50 milímetros na primeira hora e a análise propedêutica dos líqui-

dos de serosas comprometidas mostrando dosagem de glicose reduzida, dosagem de proteínas elevadas, densidade acima de 1015, dosagem de ADA (adenosina deaminase) elevada – acima de 40 U/l. Pesquisa sorológica feita através do método ELISA *(enzyme-linked immunosorbent assay)*, métodos baseados em amplificação de ácidos nucléicos, como PCR *(protein chain reaction)* ou métodos de biologia molecular, como MTD *(amplified Mycobacterium tuberculosis direct test)* são exames que, no momento atual, estão sendo criteriosamente analisados pelos pesquisadores com o objetivo de avaliar sensibilidade e especificidade dos mesmos para a detecção do bacilo da tuberculose.

O **diagnóstico radiológico** do passado, diagnóstico "por imagem" dos dias atuais, leva em consideração as imagens detectadas em telerradiografia do tórax, tomografia computadorizada (TC), ultra-sonografia (US), ou exames radiográficos contrastados em casos especiais (clister opaco para a tuberculose intestinal e urografia excretora para a doença renal, por exemplo).

O **diagnóstico imunológico** é feito com a prova tuberculínica, realizada através da inoculação intradérmica de 0,1 ml do PPD *(protein purified derivated)*, equivalente a duas unidades de tuberculina. Deve ser sempre aplicada na região anterior do antebraço esquerdo e interpretada da seguinte forma:

- *0 a 4 mm – não reator:* indivíduo não infectado ou anérgico.
- *5 a 9 mm – reator fraco:* indivíduo infectado pelo bacilo da tuberculose ou outras micobactérias.
- *10 mm ou mais – reator forte:* indivíduo infectado pelo bacilo da tuberculose e que pode estar doente ou não.

Positividade à tuberculina pode ser encontrada em indivíduos previamente vacinados e tende a decrescer com o passar dos anos. O PPD pode ser negativo na vigência de tuberculose ativa em algumas circunstâncias, tais como nos indivíduos em uso de citostáticos, corticosteróides ou outros imunossupressores, em desnutridos, caquéticos ou idosos, na coexistência de viroses sistêmicas, sarcoidose, neoplasias malignas de cabeça e pescoço ou doenças linfoproliferativas, na gravidez ou em cerca de 5% de casos, inexplicavelmente. Os pacientes infectados pelo HIV devem ser considerados positivos quando tiverem uma prova tuberculínica maior que 5 milímetros.

O **diagnóstico bacteriológico** é realizado com o achado do bacilo em secreções ou fluidos orgânicos. A pesquisa pode ser realizada no exame do escarro, ou outros espécimes clínicos colhidos, com o método de Ziehl-Neelsen e através de cultura, com o meio de Löwenstein-Jensen. Na busca do diagnóstico, é boa norma colher material seriado para avaliações sucessivas, não se aceitando a negatividade em uma única amostra do material.

O **diagnóstico histopatológico**, por fim, se estabelece com o achado do granuloma da tuberculose em tecido orgânico, com suas caraterísticas definidas, quais sejam, a presença de infiltrado linfomonocitário, com células gigantes tipo Langhans, macrófagos, material fibroblástico, necrose caseosa e a presença do bacilo de Koch.

TRATAMENTO E PREVENÇÃO

Embora os conhecimentos acerca da doença e seu agente etiológico sejam amplos e ainda que os medicamentos existentes sejam eficazes para determinar a cura em 98 % dos casos de tuberculose, mesmo assim, o volume de pacientes com doença em atividade, nos dias de hoje, atinge números colossais. As condições socioeconômicas precárias, os grandes aglomerados urbanos, a imunodeficiência, a associação com o alcoolismo e desnutrição são alguns dos complicadores no controle da tuberculose. Acrescido a estes fatos ou como conseqüência deles, temos o abandono de tratamento, que alcança índices de 12,5 % no Brasil e de 24 % no Estado do Rio de Janeiro do total de casos tratados, quando o preconizado pela OMS é que estes índices sejam menores que 5 %. Desta forma, a política de saúde vigente e suas ações têm sido insuficientes para combater as co-morbidades, a ignorância, a pobreza e a promiscuidade.

Tenta-se atualmente uma nova estratégia no controle da tuberculose, que é a implantação do tratamento supervisionado, conhecido pela sigla DOT *(direct observed treatment),* no qual o paciente toma sua medicação sob supervisão contínua e previamente determinada. Em contraste com o tratamento convencional, denominado auto-administrado, espera-se com o DOT a diminuição das taxas de abandono. No entanto, este modelo não é de aplicação simples, já que envolve o comprometimento de terceiros. O mais freqüente e de mais fácil aplicabilidade é a utilização das equipes dos programas de saúde da família, através dos agentes comunitários, nesta supervisão. Alguns serviços têm recorrido à própria equipe do programa de controle da tuberculose e aos familiares dos pacientes ou, quando possível, às empresas onde estes pacientes trabalhem. Os resultados encontrados nas localidades onde o DOT foi implantado mostram uma redução das taxas de abandono, sinalizando que o tratamento supervisionado talvez seja uma das saídas para o controle do abandono de tratamento.

Independente da estratégia terapêutica utilizada o objetivo maior é evitar o adoecimento do indivíduo e para tanto contamos com as armas abaixo.

Profilaxia vacinal

Estudos retrospectivos e prospectivos têm correlacionado a vacinação com BCG com a redução da incidência das formas graves de tuberculose, como a meningite tuberculosa e a tuberculose miliar. Atualmente o Ministério da Saúde preconiza a aplicação do BCG em recém-natos e, posteriormente, na idade pré-escolar, em torno dos seis anos. Derivada do bacilo de Calmette-Guérin, uma cepa atenuada do *Mycobacterium bovis,* o BCG é de uso obrigatório antes do primeiro ano de vida, havendo as seguintes contra-indicações em sua aplicação:

- Recém-nato com menos de dois quilos.
- Imunodeficiência congênita ou adquirida *(contra-indicação absoluta).*
- Reações dermatológicas na área de aplicação.
- Doenças graves.
- Uso de drogas imunossupressoras.

A vacinação com BCG não costuma provocar reações sistêmicas, ficando as complicações restritas às manifestações locais. Normalmente, sua evolução é benigna deixando uma cicatriz vacinal como conseqüência da ulceração que pode perdurar por cerca de oito semanas. A ulceração não requer nenhuma medida terapêutica ou curativo local. Basta manter a ferida limpa e descoberta. Raramente, como conseqüência de uso errôneo da vacina, podem ocorrer abscessos locais, úlceras com tamanhos maiores que o esperado ou linfonodos flutuantes e abscedados. O tratamento destes casos, quando sua duração ultrapassa mais de seis meses, é o uso de isoniazida na dosagem de 10 mg/kg de peso diariamente, até a regressão da lesão, o que costuma ocorrer cerca de 45 dias após o início do tratamento.

A vacinação está indicada em casos especiais, tais como, trabalhadores da área de saúde não reatores ao PPD e recém-nascidos e crianças infectados pelo HIV ou filhos de mães com AIDS, desde que não apresentem sintomas de imunodepressão.

Quimioprofilaxia

Consiste na administração de isoniazida, em situações especiais, para prevenir o adoecimento de indivíduos. É utilizada a dosagem de 10 mg/kg de peso até o máximo de 400 mg, diariamente durante seis meses.

Classificamos em *secundária,* quando o indivíduo já foi infectado pelo bacilo, ou *primária,* antes da ocorrência da infecção. As indicações para a utilização da quimioprofilaxia são as seguintes:

I. Comunicantes de bacilíferos, menor de cinco anos, não vacinados com BCG, que embora estejam assintomáticos e apresentem exame radiológico normal, sejam reatores ao PPD.

II. Recém-nascidos co-habitantes de foco bacilífero. Nesses casos, preconiza-se a administração de isoniazida, na dosagem de 10 mg/kg de peso, pelo período de três meses. Aplica-se então o PPD e no caso de ser não reator vacina-se com BCG, caso contrário, mantém-se a medicação até o sexto mês.

III. Indivíduos infectados pelo HIV, nos seguintes casos:
   (a) Comunicantes intradomiciliares ou institucionais de pacientes bacilíferos, independente da prova tuberculínica.
   (b) Reatores ao PPD e assintomáticos.
   (c) Não reatores ao PPD, porém com linfócitos totais menores que 1.000 células/mm^3 ou CD4 menor que 350 células/mm^3.
   (d) Portadores de lesões radiológicas cicatriciais.
   (e) Imunodeprimidos por uso de drogas ou por doenças imunossupressoras e comunicantes intradomiciliares de bacilíferos.

Quimioterapia

Os esquemas de tratamento seguem recomendação do Ministério da Saúde e variam conforme a situação (Quadro 73-2).

Entende-se como sem tratamento os pacientes que nunca receberam medicação antituberculosa ou o fizeram por menos de 30 dias. Considera-se retratamento aqueles prescritos para pacientes que abandonaram o tratamento inicial após uso por mais de 30 dias ou tiveram recidiva da doença após o tratamen-

Quadro 73-2. Tratamento da tuberculose	
Situação	*Esquema recomendado*
Sem tratamento anterior	Esquema I
Com tratamento anterior: retorno após abandono ou retratamento por recidiva	Esquema IR
Meningite tuberculosa	Esquema II
Falência de tratamento com esquemas I ou IR	Esquema III
Multirresistentes	Encaminhar aos Centros de Referência

Capítulo 73 ✔ TUBERCULOSE ☐ **355**

Quadro 73-3. Esquema I

Fases do tratamento	Drogas	Peso do paciente			
		Até 20 kg	Mais de 20 e até 35 kg	Mais de 35 e até 45 kg	Mais de 45 kg
		mg/kg/dia	mg/dia	mg/dia	mg/dia
1ª fase (2 meses)	R	10	300	450	600
	H	10	200	300	400
	Z	35	1.000	1.500	2.000
2ª fase (4 meses)	R	10	300	450	600
	H	10	200	300	400

R = Rifampicina; H = isoniazida; Z = pirazinamida.

Quadro 73-4. Esquema IR

Fases do tratamento	Drogas	Peso do paciente			
		Até 20 kg	Mais de 20 e até 35 kg	Mais de 35 e até 45 kg	Mais de 45 kg
		mg/kg/dia	mg/dia	mg/dia	mg/dia
1ª fase (2 meses)	R	10	300	450	600
	H	10	200	300	400
	Z	35	1.000	1.500	2.000
	E	25	600	800	1.200
2ª fase (4 meses)	R	10	300	450	600
	H	10	200	300	400
	E	25	600	800	1.200

R = Rifampicina; H = isoniazida; Z = pirazinamida; E = etambutol.

Quadro 73-5. Esquema II

Fases do tratamento	Drogas	Doses para todas as idades mg/kg/peso/dia	Dose máxima em kg
1ª fase (2 meses)	R	20	600
	H	20	400
	Z	35	2.000
2ª fase (4 meses)	R	10 a 20	600
	H	10 a 20	400

R = Rifampicina; H = isoniazida; Z = pirazinamida.
Obs.: Recomenda-se o uso de prednisona na dose de 1 a 2 mg/kg de peso por um prazo de dois a quatro meses. Na criança a dose máxima é de 30 mg/dia e deve-se iniciar a fisioterapia o mais precocemente possível.

Quadro 73-6. Esquema III

Fases do tratamento	Drogas	Peso do paciente			
		Até 20 kg	Mais de 20 e até 35 kg	Mais de 35 e até 45 kg	Mais de 45 kg
		mg/kg/dia	mg/dia	mg/dia	mg/dia
1ª fase (3 meses)	S	20	500	1.000	1.000
	Et	12	250	500	750
	E	25	600	800	1.200
	Z	35	1.000	1.500	2.000
2ª fase (9 meses)	Et	12	250	500	750
	E	25	600	800	1.200

S = Estreptomicina; Et = etionamida; Z = pirazinamida; E = etambutol.
Obs.: Em maiores de 60 anos a dose máxima de estreptomicina é de 500 mg/dia.

Quadro 73-7. Reações indesejáveis e efeitos adversos	
Drogas	**Reações indesejáveis e efeitos adversos**
Isoniazida (H)	Náuseas, vômitos, icterícia e neuropatia periférica
Rifampicina (R)	Náuseas, vômitos, icterícia, asma, urticária e manifestações hemorrágicas
Pirazinamida (P)	Náuseas, vômitos e icterícia, artralgias
Estreptomicina (S)	Perda de equilíbrio e diminuição da audição
Etambutol (E)	Náuseas, vômitos e alterações visuais que podem levar à cegueira
Etionamida (Et)	Náuseas, vômitos, icterícia e diarréia

to completado. Falência seria a persistência de sintomas ou positividade do escarro ao final do tratamento. Pacientes multirresistentes são aqueles cujo teste de sensibilidade apresentam resistência a duas ou mais drogas e necessitam de esquemas especiais de tratamento. Devido ao custo elevado e a importância de mantermos estes pacientes sob controle rigoroso, eles devem ser encaminhados aos centros de referência para tratamento da tuberculose.

O tratamento da tuberculose nos pacientes infectados pelo HIV não difere daquele preconizado para os não infectados. Inicialmente o tempo de tratamento foi estendido para nove meses (2m RHZ + 7m RH), contudo, atualmente, preconiza-se o tratamento habitual com mesma duração. Em relação à interação entre os fármacos, podem ser utilizados os inibidores da transcriptase reversa, o efavirenz e os inbidores de protease saquinavir e ritonavir devendo-se consultar para maiores informações as Recomendações do Ministério da Saúde.

BIBLIOGRAFIA RECOMENDADA

Bethlem N. *Pneumologia*. 4ª ed. Rio de Janeiro: Atheneu, 1995.

Consenso Brasileiro de Tuberculose. *J Bras Pneum* 1997.

Controle da Tuberculose: Uma Proposta de Integração Ensino–Serviço. 2ª ed. Rio de Janeiro: CNTC/NUTES, 1989.

Cukier A, Nakatani J, Morrone N. *Pneumologia. Atualização e Reciclagem*. Vol. 2. Rio de Janeiro: Atheneu, 1997.

Kritski AL, Conde MB, Muzy de Souza GR. *Tuberculose. Do Ambulatório à Enfermaria*. 2ª ed. Rio de Janeiro: Atheneu, 2000.

Light RW. *Pleural Diseases*. 2nd ed. Philadelphia: Lea & Febiger, 1990.

Manual de Normas para o Controle da Tuberculose. Revisado e ampliado pelo Comitê Técnico-Científico de Assesssoramento à Tuberculose do Ministério da Saúde. Brasília: Ministério da Saúde, 1999.

Ministério da Saúde. Atualização das Recomendações para tratamento da co-infecção HIV – Tuberculose em Adultos e Adolescentes. Brasilia, 2001.

Ministério da Saúde. Recomendações para Terapia Anti-Retroviral em Adultos e Adolescentes Infectados pelo HIV. Brasilia, 2001.

Sant'anna CC, Bethlem N. *Tuberculose na Infância*. 2ª ed. Rio de Janeiro: Cultura Médica, 1988.

Schechter M, Marangoni DV. *Doenças Infecciosas — Conduta Diagnóstica e Terapêutica*. 2ª ed. Rio de Janeiro: Guanabara-Koogan, 1998.

Siqueira-Batista R, Palheta-Neto FX, Gomes AP, Pezzin-Palheta AC. Tuberculosis – related middle ear otitis: a rare occurrence. Rev Soc Bras Med Trop 2002; 35(3): 267-268.

SOPTERJ. *Pneumologia. Aspectos Práticos e Atuais*. Rio de Janeiro: Revinter, 2001.

Tarantino AB. *Doenças Pulmonares*. 3ª ed. Rio de Janeiro: Guanabara-Koogan, 1990.

CAPÍTULO 74
Tularemia

Alexandre Galera B. Lobo ◆ Andréia Patrícia Gomes ◆ Sávio Silva Santos

CONCEITO

A tularemia é uma enfermidade infecciosa aguda causada pela *Francisella tularensis*, um cocobacilo gram-negativo, não capsulado, não esporulado e aeróbio, responsável por infecção de animais primariamente, e ocasionalmente de humanos.

EPIDEMIOLOGIA

Francisella tularensis é transmitida para seres humanos principalmente pela contaminação com tecidos e secreções de animais infectados, sendo por isso mais comum em caçadores e indivíduos que manipulam coelhos, lebres e outros roedores. Pode, ainda, ser adquirida através de vetores como carrapato e mosca; ingestão de carnes mal cozidas e águas contaminadas; ou por aspiração de inalantes.

Ocorre principalmente na América do Norte, países da Europa setentrional, e Ásia, não havendo casos descritos no hemisfério sul. Não tem distinção por etnia ou grupo etário, sendo mais freqüente em homens, apenas pela sua maior exposição ocupacional ao patógeno.

ASPECTOS CLÍNICOS

A tularemia pode apresentar-se sob forma localizada ou sistêmica, com sintomas e sinais em geral mais pronunciados no local de entrada do agente.

De uma forma geral, após a inoculação na pele, a bactéria se multiplica localmente produzindo uma pápula eritematosa, dolorosa ou pruriginosa que evolui para uma ulceração. Ocorre a seguir disseminação para os linfonodos regionais, com linfadenopatia, e subseqüente bacteremia com acometimento do sistema mononuclear fagocitário. Nos órgãos afetados ocorrem áreas de necrose e formação de granulomas, que podem coalescer e formar abscessos, para depois evoluírem com fibrose e calcificação na fase de cura. O doente apresenta, na maioria das vezes, febre alta, cefaléia, calafrios, vômitos, prostração, manifestações cutâneas, hepatomegalia, esplenomegalia e, eventualmente, icterícia.

Existem, porém, algumas formas específicas de apresentação clínica a saber: ulceroganglionar (úlcera com linfadenite regional), oculoganglionar (acometimento conjuntival e linadenite regional), ganglionar (ocorre a linfadenite sem lesão inicial no local de inoculação), orofaríngea (com faringite ulcerativa e adenopatia cervical coalescida), tifóidea (forma disseminada grave com dor abdominal, vômitos, náuseas, diarréia, anorexia, febre, calafrios e rigidez de nuca) e pleuropulmonar (com quadro de pneumonia bilateral e derrame pleural).

DIAGNÓSTICO

A história epidemiológica é fundamental como o contato com coelhos ou artrópodes em zona endêmica e, assim como o quadro de febre com lesão cutânea mais linfangite, deve levar à suspeita do diagnóstico.

Os exames laboratoriais são pouco específicos com leucocitose (até 20.000), neutrofilia, VHS aumentada, plaquetopenia, hiponatremia, aumento de aminotransferases, mioglobinúria e aumento na creatinofosfocinase (CPK).

A bactéria é raramente vista na coloração pelo Gram e pode ser recuperada de secreções orgânicas através de culturas em meios especiais.

Podem ainda ser realizados métodos de imunofluorescência direta de secreções e tecidos, detecção de antígenos por PCR e sorologia por ELISA.

TRATAMENTO

A droga de primeira escolha é a estreptomicina, exceto na meningite, na dose de 7,5 a 10 mg/kg, via intramuscular, de 12 em 12 horas por sete a 14 dias. A gentamicina na dosagem de 5 mg/kg/dia, com duas aplicações diárias, por via intramuscular, durante 10 dias, é uma alternativa adequada, enquanto tetraciclina e cloranfenicol podem ser utilizados, mas com restrições, pela maior ocorrência de recaídas por seu efeito bacteriostático.

PREVENÇÃO

Em áreas endêmicas deve-se ter o máximo de precaução na manipulação de coelhos, lebres e outros roedores, assim como atentar para o uso de repelentes e vestes adequadas para minimizar o contato com carrapatos e moscas.

Ainda não é uma doença imunoprevenível, já que as vacinas não apresentam efetividade adequada. A profilaxia antibiótica não é recomendada após possível exposição.

Vale ressaltar, ainda, a necessidade de cozimento completo da carne de coelho, lebre e aves silvestres antes da ingestão e de tratamento adequado da água a ser utilizada pela população.

BIBLIOGRAFIA RECOMENDADA

Cross JT, Penn RL. *Francisella tularensis* (tularemia). *In* Mandell GL, Bennett JE, Dolin R: *Principles and Practice of Infectious Diseases*. 5th ed. Philadelphia: Churchill Livingstone, 2000.

Ferreira MS, Veronesi R. Tularemia. *In* Veronesi R, Foccacia R: *Veronesi — Tratado de Infectologia*. Rio de Janeiro: Atheneu, 1997.

Jacobs RF. Tularemia. *In* Fauci AS, Braunwald E, Isselbacher KJ, Wilson JD, Martin JB, Kasper DL, Houser SL, Longo DL: *Harrison — Medicina Interna*. 14ª ed. Rio de Janeiro: Guanabara-Koogan, 1998.

PARTE V

Doenças Causadas por Protozoários

CAPÍTULO 75

Amebíase

Donald William Huggins ◆ Luzidalva Barbosa de Medeiros
Cristiano Hayoshi Choji ◆ Carlos Eduardo da Silva Figueiredo

CONCEITO

A amebíase é a infecção causada por *Entamoeba histolytica*, protozoário que determina quadros clínicos de diarréia e/ou disenteria, alternados com evacuações normais ou constipação intestinal (denominada também de colite amebiana, disenteria amebiana, amebiose, enterocolite amebiana e disenteria tropical).

EPIDEMIOLOGIA

A amebíase é de distribuição cosmopolita, embora a doença seja mais freqüentemente encontrada nos países tropicais subdesenvolvidos, sendo raramente vista nos países industrializados. Deste modo, à semelhança de outras doenças infecciosas e parasitárias, a situação econômica e higiênica precárias são importantes determinantes na sua ocorrência.

No Brasil, estima-se que a freqüência esteja entre 2,5% a 5,0% para as formas intestinais, sendo rara a ocorrência de abscessos hepáticos. Não há diferenças epidemiológicas no que se refere a idade, sexo, profissão e cor nas diferentes séries estudadas.

A transmissão é do tipo fecal/oral, decorrente da ingestão de cistos que permitem a transmissão graças a sua elevada resistência em diversos meios: 30 dias em água; 12 dias em fezes frescas; 24 horas em pães e bolos e 20 horas em laticínios. O período de incubação pode variar desde alguns dias até anos, de maneira que é difícil sua avaliação.

ETIOLOGIA, CICLO EVOLUTIVO E PATOGÊNESE

E. histolytica é um protozoário que pertence a classe *Rhizopodea*, ordem *Amoebida* e família *Endamoebidae* que se move e incorpora alimentos por meio de pseudópodes. Os trofozoítas medem 20 a 40 μm de diâmetro sendo muito ativos. Uma de suas características é a presença de eritrócitos no seu interior, sendo a única espécie do gênero patogênica para o homem. Também são encontrados os seguintes parasitos comensais no tubo digestivo humano: *Entamoeba hartmani, Entamoeba coli, Iodameba bütschlii, Endolimax nana* e *Dientamoeba fragilis*.

Seu ciclo evolutivo é do tipo monoxêmico (apenas um hospedeiro definitivo). Após a ingestão dos **cistos maduros**, estes passam incólumes pelo estômago, intestino delgado, região ileocecal e liberam o **metacisto** por uma fenda, processo denominado desencistamento, que ocorre em meio pobre de oxigênio e presença da microbiota anaeróbia. O metacisto sofre divisão binária dando origem a quatro **trofozoítas metacísticos** que se reproduzem novamente em oito, e assim sucessivamen-te. Estes migram para o intestino grosso, onde o colonizam. Neste local, podem invadir a mucosa ou permanecer na luz intestinal como comensais, sofrer processo de desidratação e transformar-se em **cistos**, que são eliminados com as fezes. O número de cistos eliminados varia de 330 mil a 45 milhões/dia.

Diversos fatores influenciam a patogenicidade da *E. histolytica*, tais como o número de cistos ingeridos, sua viabilidade e patogenicidade; além disso, são relevantes fatores do próprio hospedeiro como o pH intestinal, resistência diminuída da mucosa intestinal e microbiota anaeróbia preexistente. A presença de bactérias parece ser muito importante, existindo a possibilidade de que elas transfiram algum fator metabólico, genético ou viral, capaz de promover a virulência amebiana.

Os trofozoítas metacísticos penetram nos tecidos por ação mecânica, afastam as células e chegam aos espaços intercelulares, por seus pseudópodes ou pela lise celular provocada por enzimas proteolíticas. Outro mecanismo seria a perda da integridade do epitélio da mucosa intestinal, decorrente da deficiência da vitamina C ou por ulcerações determinadas por parasitos preexistentes.

Após a penetração, ocorre intensa multiplicação dos trofozoítas, determinando as ulcerações do tipo em "botão de colarinho". Posteriormente, os trofozoítas podem alcançar vasos sangüíneos ou linfáticos, atingindo fígado e pulmão. As principais sedes das lesões por *E. histolytica* são, em ordem decrescente de freqüência, ceco, colo ascendente, retossigmóide, apêndice ileocecal e colo transverso.

ASPECTOS CLÍNICOS

A amebíase pode se apresentar de modo assintomático ou oligossintomática, sendo que nos casos onde apresenta sintomatologia, essa se correlaciona com o sítio da infecção sendo dividida em intestinal ou extra-intestinal.

Colite disentérica é a forma intestinal menos freqüente. Os sintomas podem surgir subitamente, ou dois a três dias após um surto diarréico. Caracteriza-se por dores abdominais intensas, evacuações freqüentes (acima de oito), líquidas, mucopiossanguinolentas, associadas a tenesmo, náuseas, vômitos, mal-estar geral, prostração, anorexia, cefaléia e febre baixa. Em alguns casos pode ocorrer enterorragia, simulando colite ulcerativa inespecífica.

Colite não disentérica é a forma clínica mais freqüente da amebíase. O quadro clínico geralmente sucede ao ataque agudo da parasitose. Permanecem o mal-estar geral e o desconforto digestivo, semelhantes ao da forma disentérica, porém menos intensos e acrescidos de meteorismo. A diarréia, com duas a três exonerações ao dia, durante dois a três dias, melho-

Quadro 75-1. Fármacos empregáveis no tratamento da amebíase*

Fármaco	Colite não-disentérica	Colite disentérica	Pediatria	Eficácia e observações
Secnidazol	2 gramas dose única	2 gramas/dia dois dias	30 mg/kg/dia dois dias	Eficácia de 95%. Evitar durante a gravidez e lactação
Metronidazol	500 mg 3x/dia cinco dias	750 mg 3x/dia dez dias	35-50 mg/kg/dia 10 dias	Eficácia de 95%. Pode causar erupção, vertigens, depressão e leucopenia
Tinidazol	2 g/dia dois dias	2 g/dia dois dias	50 mg/kg/dia dois dias	Eficácia de 80% a 90%. Ingerir após refeição. Efeitos adversos similares ao metronidazol
Teclosan	1.500 mg/dia dose única	1.500 mg/dia dose única	15 mg/kg/dia cinco dias	Não é recomendado para formas invasivas

*As reações adversas mais freqüentes são relativas à intolerância gastrointestinal. Não devem ser ingeridas bebidas alcoólicas até quatro dias após a administração dos fármacos, dada a possibilidade do efeito dissulfiram.

ra espontaneamente ou após o uso de antiespasmódicos, alternando com trânsito intestinal normal ou constipação. Esses sintomas podem desaparecer por três a cinco meses e retornar espontaneamente, ou após ingestão de alimentos gordurosos.

As formas intestinais podem ter como complicações extremas a perfuração intestinal e a peritonite, que leva a quadro de abdome agudo. Neste contexto, é importante o questionamento sobre os antecedentes de quadro diarréico ou disentérico. Em alguns casos pode haver história de tratamento prévio específico para amebíase. Alem dessas complicações podem ocorrer estenoses e amebomas, que simulam tumores.

As formas extra-intestinais são mais raras, sendo dessas o abscesso hepático o mais importante, porém pouco encontrado em nosso país. Nesta eventualidade ocorre dor acentuada no hipocôndrio direito, febre elevada e hepatomegalia dolorosa (tríade sintomatológica). *E. histolytica* pode alcançar o fígado por três vias: sangüínea (através da veia porta, a mais aceita), linfática e peritoneal. Ao atingir o órgão, ocorre necrose difusa e aguda das células hepáticas e posterior confluência do processo com formação do abscesso. Outras localizações já descritas para o abscesso por *E. histolytica* são pulmonar, cerebral, genital, esplênica e a pele.

DIAGNÓSTICO

O diagnóstico das formas intestinais baseia-se no exame parasitológico de fezes. No caso de fezes moldadas, utilizam-se os métodos de Faust, Ritchie, MIF e o exame direto corado pelo lugol, buscando a presença de cistos do protozoário. Para fezes diarréicas, a colocação imediata no fixador de Shaudin, visualizando-se as formas trofozoíticas após coloração com hematoxilina férrica é bastante prática para o diagnóstico.

Para a doença invasiva, pesquisa de *E. histolytica* nos tecidos, tal como em biópsia retal, hepática, cutânea e cerebral, deverá ser criteriosamente avaliada na dependência de cada caso. No caso do abscesso hepático, dispõe-se para a avaliação hepática, das aminotransferases, 5-nucleotidase, fosfotase alcalina e gama-gutamil-transpeptidase, as quais podem ter seus valores normais ou elevados. Para estabelecimento do diagnóstico e conduta terapêutica são importantes o uso de métodos de imagem como ultra-sonografia e tomografia computadorizada (TC), para localização da lesão. A aspiração de material hepático não possui bom índice de diagnóstico (o parasita em local está localizado nas bordas da lesão).

Métodos sorológicos tais como ELISA, fixação de complemento, imunofluorescência indireta e hemaglutinação indireta são também empregáveis nos casos de amebíase invasiva; neste último, títulos superiores a 1:128 são sugestivos, mesmo em áreas endêmicas (como o Brasil), títulos elevados podem permanecer por vários anos.

TRATAMENTO

A infecção por *E. histolytica* deverá receber tratamento, mesmo nos casos assintomáticos. Os fármacos disponíveis para o tratamento da amebíase estão listados, por ordem de escolha, no Quadro 75-1.

O tratamento específico do abscesso amebiano é feito com metronidazol (alternativa: secnidazol 500 mg 8/8 h por cinco a sete dias). Indicações cirúrgicas incluem a presença de lesões muito volumosas, geralmente de difícil tratamento clínico ou localizadas no lobo hepático esquerdo, pelo risco potencial de ruptura para o pericárdio e conseqüente tamponamento cardíaco.

PREVENÇÃO

As medidas para a prevenção da amebíase passam por modificações nas condições de vida das populações acometidas, notadamente o acesso universal ao saneamento básico e água tratada. São importantes também a adoção de hábitos de higiene pessoal, visando à quebra da cadeia de transmissão. Quimioprofilaxia com etofamida é indicada por alguns autores para viajantes que se dirijam a países com alta prevalência da parasitose.

BIBLIOGRAFIA RECOMENDADA

Andrade DR, Andrade Jr. DR. Amebíase. *In* Veronesi R, Focaccia R: *Veronesi — Tratado de Infectologia*. Rio de Janeiro: Atheneu, 1997.

Faust EC, Russel PF, Hung RC. *Craig and Faust's Parasitologia Clínica*. Barcelona: Salvat Editores, 1974.

Huggins DW, Medeiros LB. Amebíase. *In* Siqueira-Batista R, Gomes AP, Igreja RP, Huggins DW: *Medicina Tropical — Abordagem atual das Doenças Infecciosas e Parasitárias*. Rio de Janeiro: Cultura Médica, 2001.

Marshall MM, Naumovitz D, Ortega Y, Sterling CR. Waterborne Protozoan Pathogens. Clinical Microbiology Reviews/American Society for Microbiology, 1997, pp 67–85.

Soli ASV. Parasitoses Intestinais. *In* Schechter M, Marangoni DV: *Doenças Infecciosas — Conduta Diagnostica e Terapêutica*. 2ª ed. Rio de Janeiro: Guanabara-Koogan, 1998.

CAPÍTULO 76
Amebas de Vida Livre

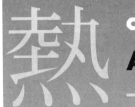

Donald William Huggins ◆ Rodrigo Siqueira-Batista

CONCEITO

As *amebas de vida livre* podem ser parasitas do homem, sendo capazes de provocar várias condições mórbidas, algumas com marcante gravidade. Os principais gêneros implicados são *Naegleria*, *Acanthamoeba* e *Balamuthia*.

ETIOLOGIA, ASPECTOS CLÍNICOS, DIAGNÓSTICO E TRATAMENTO

As principais enfermidades humanas causadas por amebas de vida livre são apresentadas no Quadro 76-1.

Quadro 76-1. Principais amebas de vida livre e doenças associadas

Patógeno	Clínica e diagnóstico	Tratamento e prevenção
Naegleria fowleri	É considerado o principal agente etiológico da meningoencefalite amebiana primária. *N. fowleri*, à semelhança de outras amebas de vida livre, é ubíqua, podendo ser isolada a partir de água doce (rios, lagos, pequenas coleções hídricas, fontes minerais, rede pública de abastecimento, piscinas aquecidas ou não), água do mar e aparelhos de ar condicionado. *N. fowleri* é considerada uma espécie termofílica, sendo freqüentemente encontrada em coleções de águas aquecidas, natural e artificialmente, além de frascos de água mineral engarrafada. O protozoário é descrito em animais (peixes, répteis, aves, mamíferos), vegetais e humanos (cavidade nasal, faringe e intestino). Já foi isolado de numerosas piscinas e açudes do Rio de Janeiro e São Paulo Há várias descrições na literatura de meningoencefalite aguda primária causados por *N. fowleri*, sendo esta a principal manifestação clínica nas infecções pelo protozoário. Entretanto, recentemente, descreveu-se um caso de ceratite semelhante à ceratite por *Acanthamoeba*. Acredita-se que o protozoário invada a mucosa nasal, atravessando a lâmina crivosa do etmóide pela bainha do nervo olfatório, penetrando e invadindo o encéfalo. Instala-se, então, quadro de **meningoencefalite** purulenta, com áreas hemorrágicas e necrotizantes. As amebas podem se encontrar em exsudatos e no liquor, na forma trofozoítica. Há maior incidência em crianças e jovens com história recente de natação em piscinas aquecidas O período de incubação usual é de sete dias. Clinicamente manifesta-se por início abrupto com sinais e sintomas de meningoencefalite, tais como febre alta, cefaléia intensa, vômitos "em jato", sinais de irritação meníngea, alteração do sensório e convulsões, os quais evoluem rapidamente para coma e óbito, caso não tratada rapidamente. Já foi descrito envolvimento cerebelar e medular O diagnóstico diferencial é feito com infecções do sistema nervoso central por outras etiologias, principalmente meningite bacteriana aguda pelos agentes mais usuais (*Neisseria miningitidis*, *Streptococcus pneumoniae* e *Haemophilus influenzae*)	**Terapia**: Anfotericina B (0,6 mg/kg/dia), IV, uma vez ao dia. Outros antimicrobianos como tetraciclina, rifampcina e miconazol têm ação *in vitro*. Recomenda-se a utilização de esquema combinado com anfotericina B e rifampicina **Prevenção**: Recomendações ainda estão por ser definitivamente estabelecidas. Deve-se manter limpeza e higiene de piscinas

(Continua)

Quadro 76-1. Principais amebas de vida livre e doenças associadas *(Continuação)*

Patógeno	Clínica e diagnóstico	Tratamento e prevenção
	O diagnóstico é firmado a partir da análise do liquor. Deve ser realizada avaliação **citológica** (leucócitos aumentados, em geral mais da 500 células/mm³, predominando polimorfonucleares — 90%; hemácias, as quais aumentam progressivamente no liquor, podendo chegar a mais de 20.000 células/mm³), **bioquímica** (glicorraquia em torno de 10 mg/dl, proteinorraquia elevada), **bacteriológica** (bacterioscopia e cultura negativas), **micológica** (exame direto e cultura negativos) e **parasitológica** (presença de amebas visualizadas através da coloração por hematoxilina férrica, Giemsa e Gram) Pesquisa pode ser feita também por avaliação histopatológica obtida por biópsia cerebral; o material deve ser corado pela hematoxilina-eosina (HE). Testes sorológicos não são empregados	
Acanthamoeba spp	As espécies patogênicas de Acanthamoeba para humanos incluem *Acanthamoeba castellani, Acanthamoeba polyphaga, Acanthamoeba culbertsoni, Acanthamoeba palestinensis, Acanthamoeba astronyxis, Acanthamoeba hatchetti* e *Acanthamoeba rhysodes*. São causadoras de encefalite amebiana granulomatosa e de ceratite associada ao uso de lentes de contato, sendo também encontrada em coleções hídricas **Encefalite amebiana granulomatosa**. A via de infecção ainda não está definitivamente estabelecida, parecendo ocorrer através do nervo olfatório, mas também pelo trato respiratório e pele. É uma condição mais freqüente em pacientes imunodeprimidos ou com graves doenças de base, tais como diabéticos, imunossuprimidos por quimioterapia, transplantados, alcoólatras, insuficiência hepática, tumores, gestantes e infectados pelo vírus da imunodeficiência humana (HIV). O curso é insidioso, com sinais e sintomas dependentes da localização das lesões, estando presentes sinais de localização, alterações comportamentais, distúrbios de consciência e sinais de irritação meníngea. Cefaléia e febre, geralmente baixa, são igualmente observadas. Sinais de hipertensão intracraniana podem ocorrer (secundários ao edema cerebral), já tendo sido descrita herniação cerebelar. Há relatos de casos com comprometimento pulmonar. Geralmente, há lesão cutânea por *Acanthamoeba* spp, concomitante ao comprometimento do sistema nervoso central. O diagnóstico diferencial deve ser feito com abscessos cerebrais de outras etiologias, cisticercose e lesões neoplásicas **Ceratite**. Parece estar relacionada à limpeza das lentes de contato com água contaminada. Ocorre em pessoas saudáveis. O curso é insidioso, evoluindo com dor recorrente, intensa e alterações corneanas com o infiltrado epitelial em forma de anel, que costuma culminar em necrose. O diagnóstico diferencial é feito com ceratite por herpesvírus, bactérias gram-negativos e fungos Diagnóstico. É estabelecido através do exame histopatológico do material purulento obtido por biópsia, pois os cistos de *Acanthamoeba* têm morfologia peculiar. Raquicentese deve ser evitada nestes pacientes pelo risco de herniação. Para os casos de ceratite, deve-se fazer a avaliação do botão corneano, podendo-se visualizar cistos e trofozoítos do protozoário no estroma	**Terapia**: Relata-se o uso de imidazólicos (cetoconazol e miconazol), além de sulfadiazina **Prevenção**: não completamente estabelecida. Utilizar água estéril para a higiene de lentes de contato, devendo-se também evitar o uso destas durante os banhos de piscina
Balamuthia mandrillaris	Espécie que vem sendo descrita como agente causal de encefalite amebiana granulomatosa. O quadro clínico é bastante similar ao descrito para *Acanthamoeba*, estando associada a casos de encefalite amebiana granulomatosa, com curso insidioso. Há a possibilidade de infecção de hospedeiros saudáveis, sem sinais de imunodepressão O diagnóstico é similar ao descrito para *Acanthamoeba* spp	Não é conhecido tratamento efetivo para *B. mandrillaris*, estando em estudos a utilização de pentamidina e azólicos (fluconazol)

BIBLIOGRAFIA RECOMENDADA

Denney CF, Iragui VJ, Uber-Zak LD, Karpinski NC, Ziegler EJ, Visvesvara GS, Reed SL. Amebic meningoencephalitis caused by *Balamuthia mandrillaris*: Case report and review. *Clin Infec Dis* 1997;25:1354–8.

Foronda AS. Infecções por amebas de vida livre. *In* Veronesi R, Focaccia R: *Veronesi — Tratado de Infectologia*. Rio de Janeiro: Atheneu, 1997.

Huang ZH, Ferrante A, Carter RF. Serum antibodies to *Balamuthia mandrillaris*, a free-living amoeba recently demonstrated to cause granulomatous amoebic encephalitis. *J Infect Dis* 1999;179:1305–8.

Huggins DW. Amebas de vida livre. *In* Siqueira-Batista R, Gomes AP, Igreja RP, Huggins DW: *Medicina Tropical — Abordagem Atual das Doenças Infecciosas e Parasitárias*. Rio de Janeiro: Cultura Médica, 2001.

Martinez AJ. Free-living amebas: Infection of the central nervous system. *Mount Sinai J Med* 1993;60:271–8.

Scaglia M. Human pathology caused by free-living amoebae. *Ann Ist Super Sanita* 1997;33:551–66.

Singh U, Petri Jr. WA. Free-Living Amebas. *In* Mandell GL, Bennett JE, Dolin R: *Principles and Practice of Infectious Diseases*. 5th ed. Philadelphia: Churchill Livingstone, 2000.

CAPÍTULO 77
Babesiose Humana

Rodrigo Siqueira-Batista ◆ Andréia Patrícia Gomes ◆ Ricardo Pereira Igreja

CONCEITO

A babesiose é uma enfermidade de animais silvestres e domésticos, com importância veterinária e econômica pelo acometimento de gado. É ocasional nos seres humanos, sendo observada maior ocorrência do agente em trabalhadores que têm contato com gado.

ETIOLOGIA

O gênero *Babesia* é composto por protozoários de mamíferos e pássaros. Mais de 70 espécies já foram descritas na África, Ásia, Europa e América. *Babesia* spp é um agente parasitário que mede de um a cinco micrômetros, apresentando forma oval, redonda ou piriforme, acometendo eritrócitos, o que a assemelha muito aos protozoários do gênero *Plasmodium* spp, em decorrência de sua conformação e localização. Em relação ao homem, vêm ocorrendo casos pelas espécies *Babesia microti*, *Babesia divergens* e *Babesia bovis*.

Após a penetração no organismo humano – não há, como na malária, a passagem por uma "fase" tecidual – *Babesia* spp penetram em eritrócitos, multiplicam-se por fissão binária formando tétrades, as quais lisam o eritrócito liberando **merozoítos** que podem reiniciar o ciclo.

EPIDEMIOLOGIA

A enfermidade humana vem sendo descrita na Europa – Iugoslávia, França, Rússia, Escócia – e Estados Unidos da América, sendo também descrita nas Ilhas Canárias. As particularides da babesiose na Europa e nos Estados Unidos são apresentadas no Quadro 77-1.

Em relação à hemotransfusão, foi descrita a infecção com *B. microti* após administração de concentrados de plaquetas e de leucócitos e sangue total oriundos de doadores de sangue assintomáticos, em pelo menos sete ocasiões. Este parasita pode sobreviver até 35 dias a 4ºC.

ASPECTOS CLÍNICOS

O período de incubação é geralmente de sete a 21 dias, podendo se estender a seis semanas. As manifestações clínicas diferem acentuadamente entre os casos europeus e norte-americanos.

Na **Europa** os indivíduos são esplenectomizados e a evolução é fulminante, com febre, prostração, anemia e hemoglobinúria. Em contraste, nos Estados Unidos a maioria das infecções é assintomática ou branda, estando relacionada a asplenia em apenas 30% dos casos, com uma baixa taxa de letalidade. Embora haja uma alta incidência de infecções subclínicas, as infecções clínicas são mais comuns em asplênicos, em pacientes com doença de Lyme, idosos e pacientes com fatores predisponentes, como

Quadro 77-1. Epidemiologia da babesiose humana	
Área geográffica	*Características epidemiológicas*
Estados Unidos	Nos Estados Unidos é uma endozoonose de ratos — os quais atuam como reservatórios —, sendo a transmissão realizada através da picada do carrapato *Ixodes scapularis*, através de hemotransfusão por plaquetas ou sangue fresco ou via transplacentária e perinatal. Entre 1982 e 1998, 139 pacientes foram hospitalizados em Nova Yorque com babesiose, tendo havido letalidade de 6,5%. Na Europa, ocorrem as espécies *B. divergens* e *B. bovis,* infactando o gado e sendo transmitida pelo *Ixodes ricinus.* Os vetores ingerem o protozoário na alimentação, com posterior multiplicação no intestino dos artrópodos e migração para glândulas salivares. Tanto larvas, quanto ninfas e adultos podem transmitir a doença para humanos, embora as ninfas sejam o principal vetor
Europa	Na Europa, a maioria das infecções ocorrem em indivíduos com asplenia, sendo *B. divergens* o agente principal. Nos Estados Unidos, *B. microti* pode infectar indivíduos previamente saudáveis, embora a doença seja mais grave nos pacientes asplênicos (sem o baço)

infecção pelo vírus da imunodeficiência humana (HIV), linfoma, asplenia ou em idosos.

Os sintomas iniciais são inespecíficos, tais como mal-estar, fadiga, anorexia, febre (com bradicardia relativa), cefaléia, dores articulares e musculares, além de alterações do comportamento com labilidade emocional ou depressão. A febre pode ser constante ou intermitente. Observou-se, também, evolução com síndrome de angústia respiratória do adulto (SARA), choque, petéquias e outros fenômenos hemorrágicos, sendo também encontrado hepatoesplenomegalia. A associação com doença de Lyme não é rara.

As alterações laboratoriais consistem em anemia hemolítica com aumento de reticulócitos e de desidrogenase láctica (LDH), além da diminuição da haptoglobina. Há elevação da velocidade de hemossedimentação (VHS), trombocitopenia, leucopenia (com linfopenia), além de retenção de escórias, proteinúria, hemoglobinúria e elevação das aminotransferases.

O período de convalescença é usualmente de algumas semanas, podendo estender-se por até dezoito meses.

DIAGNÓSTICO LABORATORIAL

Os métodos usuais para o diagnóstico da babesiose são:

- *Hematoscopia*, por distensão corada pelo Giemsa ou um dos seus derivados, ou gota espessa. Pode haver confusão diagnóstica com espécies do gênero *Plasmodium*, sendo a tétrade de merozoítos um aspecto morfológico típico de *Babesia* spp (às vezes é de difícil localização).
- *Imunofluorescência indireta*, na qual títulos iguais ou superiores a 1:256, em pacientes com quadro clínico e epidemiologia compatíveis, possibilitam a confirmação sorológica com uma amostra de sangue apenas.
- *PCR (polymerase chain reaction)*, ainda em nível experimental, mas com capacidade para detecção de baixas parasitemias.

TRATAMENTO

O tratamento da babesiose é também distinto em relação à região onde ocorre a doença, conforme o apresentado no Quadro 77-2.

Têm sido descritas falhas no tratamento com a associação descrita, sendo buscadas alternativas como a associação cotrimoxazol-pentamidina e o diminazene, fármaco tripanossomicida, com sucesso restrito. Apesar do tratamento com clindamicina e quinino, a doença pode recrudescer, sendo necessária a realização de novos cursos terapêuticos. Mais recentemente, tem sido relatado o sucesso da associação azitromicina e quinino.

Na Europa e nos casos graves americanos, além da quimioterapia é preconizada exosangüíneo-transfusão, com o objetivo de minorar os níveis de parasitemia ou a realização de plasmaférese.

PREVENÇÃO

Uma medida exeqüível para os pacientes com doenças de base relacionadas à evolução grave da babesiose é evitar visitas a áreas onde haja carrapatos. Caso absolutamente necessário, as pessoas devem se proteger o máximo possível com roupas de mangas, calças, meias, além de aplicar repelentes, sobretudo os que contêm permetrina (na roupa) e DEET (na pele), que são os mais eficientes.

A transmissão por via transfusional pode ser reduzida através da exclusão de doadores provindos de áreas endêmicas ou que tenham história de picadas de carrapatos em um período de dois meses. Não é indicada a testagem do sangue. Deve-se lembrar da possibilidade de babesiose no diagnóstico diferencial das infecções transfusionais.

Quadro 77-2. Terapêutica da babesiose humana	
Área geográfica	**Tratamento proposto**
Estados Unidos	Pacientes sem fatores de risco ou doença de base apresentam, usualmente, baixa parasitemia, recuperando-se sem necessidade de quimioterapia específica, na maioria das vezes. Em pacientes com doença grave, que necessitam de tratamento, deve-se utilizar clindamicina (600 mg a cada 6 horas) associada ao quinino (650 mg a cada seis ou oito horas, por sete a 10 dias). Cloroquina não é efetiva
Europa	O tratamento específico é difícil, estando baseado em relatos esporádicos. Diminazene é ativo contra *Babesia* spp em animais, tendo sido utilizado em um caso humano, havendo, entretanto, óbito do paciente. A associação pentamidina/sulfametoxazol-trimetoprim foi usada com sucesso em um paciente. Quinino e a associação cloroquina/pirimetamina não têm efeito

BIBLIOGRAFIA RECOMENDADA

Bonoan JT, Johnson DH, Cunha BA. Life-threatening babesiosis in an asplenic patient treated with exchange transfusion, azithromycin, and atovaquone. *Heart Lung* 1998;27:424–8.

Centers for Disease Control and Prevention. Clindamycin and quinine treatment for *Babesia microti* infections. *MMWR* 1983;32:65–71.

Gelfand JA, Poutsiaka D. *Babesia. In* Mandell G, Bennett JE, Dolin R: *Principles and Practice of Infectious Diseases.* 5th ed. Philadelphia: Churchill Livingstone, 2000.

Krause PJ, Spielman A, Telford SR, Sikand VK, McKay K, Christianson D, Pollack RJ, Brassard P, Magera J, Ryan R, Persing DH: *Persistent Parasitemia after Acute Babesiosis. N Engl J Med* 1998;339:160–5.

Siqueira-Batista R, Gomes AP, Igreja RP. Babesiose humana. *In* Siqueira-Batista R, Gomes AP, Igreja RP, Huggins DW: *Medicina Tropical — Abordagem Atual das Doenças Infecciosas e Parasitárias.* Rio de Janeiro: Cultura Médica, 2001.

White DJ, Talarico J, Chang HG, Birkhead GS, Heimberger T, Morse DL. Human babesiosis in New York State: Review of 139 hospitalized cases and analysis of prognostic factors. *Arch Inter Med* 1998;158:2149–54.

CAPÍTULO 78
Criptosporidíase

Cristiano Hayoshi Choji ◆ Carlos Eduardo da Silva Figueiredo ◆ Sávio Silva Santos

CONCEITO

Doença causada por protozoário intracelular obrigatório de enterócitos, o *Cryptosporidium parvum,* patógeno de grande prevalência em nosso meio ambiente, vindo a desencadear diarréia em crianças, associada ou não à desnutrição. Entretanto, em adultos imunocomprometidos, pode vir a ser causa de diarréia crônica muito volumosa, síndrome disabsortiva levando a desidratação e desequilíbrio hidroeletrolítico, que pode evoluir para o óbito.

EPIDEMIOLOGIA

Patógeno de distribuição cosmopolita e mundial, é encontrado em pacientes imunocomprometidos de todo o mundo, notadamente como integrante da síndrome da imunodeficiência adquirida (SIDA), sendo doença definidora da mesma. Inquéritos determinaram prevalência de até 93% de infecções em pacientes com baixos níveis de imunidade decorrente da infecção pelo vírus da imunodeficiência humana (HIV). Entretanto, também é causador de diarréia em crianças, principalmente abaixo de dois anos, em regiões com baixo nível socioeconômico.

O patógeno é de transmissão fecal-oral, sendo importantes fontes de contaminação a água não tratada, banhos em piscinas públicas, alimentos contaminados, além da autoperpetuação da infecção decorrente da falta de higiene (contaminação com as próprias fezes); em média cerca de 130 **oocistos** já são suficientes para desencadear a infecção. Em recente pesquisa realizada no rio Atibaia – Estado de São Paulo –, foram positivas todas as amostras colhidas, demonstrando a alta prevalência ambiental do parasito. Importante o dado de que nem os filtros comuns nem a adição de cloro, usualmente utilizados como formas de profilaxia, são capazes de interromper a cadeia de transmissão do patógeno.

ETIOLOGIA E CICLO EVOLUTIVO

Existem diversas espécies de *Cryptosporidium,* porém apenas o *C. parvum* é patogênico para o homem, bem como para outros mamíferos. Trata-se de um protozoário intracelular obrigatório, que tem como nicho o meio intracelular do enterócito humano, local este de difícil alcance aos antimicrobianos.

Sua infecção se dá pela ingesta de **oocistos** que possuem diâmetro de cinco micrômetros, contendo quatro **esporozoítos** cada um. Dentro do intestino delgado, após estímulo dos sais biliares e do suco pancreático, ocorre sua ruptura e liberação dos **esporozoítos**. Uma vez livres no intestino delgado esses **esporozoítos** aderem aos enterócitos, invadindo-os, logo a seguir, por ação enzimática, rompendo as microvilosidades ao mesmo tempo em que é utilizada a própria membrana da célula hospedeira para o envelopamento. Seu nicho intracelular, além de lhe ser exclusivo garante ao mesmo tempo grande proteção. O parasita se replica em oito **merozoítos** que saem da célula hospedeira causando sua lesão, para em seguida infectar outra célula, completando assim o estágio assexuado. Em algum momento os merozoítos se diferenciam em gametas (merozoítos tipo 2), que realizaram o estágio sexuado, gerando finalmente os **oocistos** que serão eliminados nas fezes, dando continuidade ao ciclo. Entretanto, cerca de 20% desses eclodem na própria luz intestinal, ocasionando a perpetuação da infecção.

ASPECTOS CLÍNICOS

Após um período de incubação de dois a 14 dias inicia-se quadro de diarréia, vômitos, dor abdominal mal definida, febre, prostração além de anorexia. Usualmente, em pacientes previamente hígidos, a diarréia é aquosa, e a doença é autolimitada em um a 20 dias, sendo considerada também como uma forma de diarréia dos viajantes. A criptosporidíase intestinal pode-se apresentar clinicamente sob quatro formas: cólera *like*, enfermidade diarréica crônica, diarréia intermitente e doença diarréica transitória (forma encontrada em pacientes hígidos).

Nas crianças, é uma das etiologias de diarréia aguda, podendo também se cronificar levando a estados de desnutrição. Nestes casos, fica mal definido se a criptosporidíase é causadora da desnutrição, ou se a baixa de imunidade permite a sua infecção, sendo a primeira hipótese a mais plausível.

No paciente imunossuprimido, é notável a relação da doença crônica com o grau de depressão do sistema imune, sendo descrita relação entre os níveis de linfócitos T CD^+_4 e a doença, como em outras moléstias oportunistas. No entanto o indivíduo pode adquirir criptosporidíase em qualquer ponto da evolução da SIDA, uma vez que níveis de células T CD^+_4 menores que 200 cels./mm³ são correlacionados com a diarréia pelo protozoário, muitas vezes associada a outros patógenos como o citomegalovírus (CMV). Importante, quanto à abordagem clínica, é a observação de que a melhora dos níveis de linfócitos T CD_4^+ pode por si só reverter o quadro clínico.

DIAGNÓSTICO

No paciente hígido a diarréia pode ser abordada usualmente de maneira sindrômica, não necessitando de maiores esforços para esclarecimento diagnóstico, de vez que é autolimitada.

No paciente imunodeprimido é importante a valorização do esclarecimento diagnóstico de qualquer etiologia potencialmente tratável. Especificamente nos quadros diarréicos, é importante salientar que sinais e sintomas não são diagnósticos, sendo comuns múltiplas infecções simultâneas (CMV, micobatérias não-tuberculosas, microsporidiose, criptosporidíase, entre outros), o quadro diarréico pode ser parte de uma doença sistêmica e que não se pode adiar a utilização de métodos invasivos para o correto diagnóstico (quando já esgotados métodos não invasivos).

Com o evoluir desfavorável da criptosporidíase, podem ocorrer acometimento de sítios extra-intestinais, sendo o mais comum o biliar; eventualmente são também descritas formas pulmonares, além da disseminada.

Métodos complementares

O diagnóstico se baseia no achado de oocistos nas fezes, ou na demonstração do parasito através de biópsia da mucosa intestinal. Em pacientes imunodeprimidos e sintomáticos, que eliminam bilhões de oocistos, o exame de fezes utilizando a técnica da coloração ácido-resistente é adequado. A biópsia duodenal por via endoscópica, utilizando coloração hematoxilina-eosina, é extremamente específica e sensível, além de diagnosticar outras infecções associadas.

Existe também a possibilidade do uso da imunofluorescência no exame de fezes, porém, esta é de alto custo, além de apresentar reações cruzadas. Os métodos de *polimerase chain reaction* (PCR) constituem alternativas atrativas, tendo como desvantagem o seu alto custo.

TRATAMENTO

Em indivíduos imunocompetentes, o tratamento é de suporte, constituído de adequada hidratação e correção de eventuais desequilíbrios eletrolíticos, além de medicação sintomática para o conforto do paciente, sendo a infecção debelada pelo próprio sistema imune.

Em pacientes imunodeprimidos o objetivo maior é o de restaurar a capacidade imune. No caso de pacientes com SIDA, a terapia anti-retroviral é a principal arma a ser utilizada no tratamento; ocorrendo resposta ao tratamento os pacientes se tornam livres da doença em média de cinco a sete semanas. Quanto ao tratamento específico, há enorme dificuldade de se obter resposta terapêutica, isto decorrente do nicho intracelular do *Cryptosporidium* spp, já tendo sido utilizados azitromicina, espiramicina, paramomicina e nitazoxanide, além de associações das mesmas. O Ministério da Saúde indica que azitromicina na dose de 900 a 1.200 mg/dia pode trazer algum benefício. Também é relatado que a utilização de claritromicina na profilaxia de micobacterioses não-tuberculosas tem benefícios na criptosporidíase. Outras medidas são a correta hidratação e a correção de distúrbios eletrolíticos, sendo essas condutas importantíssimas, uma vez que o volume de perdas decorrentes da diarréia eventualmente alcança 20 litros em um dia. Podem também ser utilizados análogos da somatostatina, para controle da diarréia (octreotide), e antidiarréicos (loperamida).

PREVENÇÃO

Medidas gerais de saneamento básico são a pedra fundamental da profilaxia; além disso, a correta identificação de pacientes de risco com SIDA e o correto uso do tratamento anti-retroviral são as condutas ideais.

BIBLIOGRAFIA RECOMENDADA

Andrade Neto JL, Assef MCV. Criptosporidiose e microsporidiose. *In* Veronesi R, Focaccia R: *Veronesi — Tratado de Infectologia.* Rio de Janeiro: Atheneu, 1997.

Carr A, Mariot D, Field A, Vasak E, Cooper DA. Treatment of HIV-1-associad microsporidiosis with combination antiretroviral therapy. *Lancet* 1998;351:256–61.

Clark DP. New Insights into Human Cryptosporidiosis. Clinical Microbiology Reviews/American Society for Microbiology, Oct. 1999, pp 554–63.

Criptosporidíase. *Guia de Bolso de Doenças Infecto-contagiosas.* Site da Internet *www.funasa.gov.br.*

Franco RMB, Roha-Eberhardt R, Cantusio Neto R. Occurrence of *Cryptosporidium* oocysts and *Giardia* cysts in Raw Water from the Atibaia River. *Rev Inst Med Trop S Paulo* 2001;43:109–11.

Lacerda MCR. Manifestações Gastrointestinais da AIDS. *In* Siqueira-Batista R, Gomes AP, Igreja RP, Huggins DW: *Medicina Tropical — Abordagem Atual das Doenças Infecciosas e Parasitárias.* Rio de Janeiro: Cultura Médica, 2001.

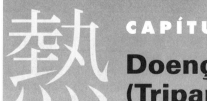

CAPÍTULO 79
Doença do Sono
(Tripanossomíase Humana Africana)

Rodrigo Siqueira-Batista ◆ Ricardo Pereira Igreja ◆ Pedro Albajar i Viñas

CONCEITO

A doença do sono – tripanossomíase humana africana – é uma moléstia parasitária restrita a África, causada por protozoários da espécie *Trypanosoma brucei* e transmitida por insetos do gênero *Glossina*, as moscas tsé-tsé. No ano de 1998 foi descrito, por Igreja e colaboradores, o primeiro caso – importado – em nosso país.

ETIOLOGIA E EPIDEMIOLOGIA

Os agentes etiológicos da doença do sono são protozoários flagelados do gênero *Trypanosoma*, subgênero *Trypanozoon* e espécie *Trypanosoma (Trypanozoon) brucei*, que compreendem cinco subespécies: (1) *Trypanosoma brucei gambiense*, (2) *Trypanosoma brucei rhodesiense*, (3) *Trypanosoma brucei brucei*, (4) *Trypanosoma brucei evansi* e (5) *Trypanosoma brucei equiperdum*. Somente as duas primeiras subespécies têm maior importância, causando a doença do sono; *T. brucei brucei* causa a nagana, uma tripanossomíase de animais silvestres que também acomete o gado, com enormes prejuízos (sem embargo, há raros casos humanos descritos por este patógeno na Costa do Marfin).

A doença do sono é encontrada apenas na África, estendendo-se desde o paralelo 15°N até o 29°S (região na qual o vetor habita). Distinguem-se as áreas atingidas pelas duas subespécies – bem como seu comportamento epidemiológico – conforme o apresentado no Quadro 79-1.

Quadro 79-1. Distribuição e "comportamento" epidemiológico da doença do sono

Patógeno	Área geográfica	"Comportamento" epidemiológico
T. brucei gambiense	África Ocidental nos países como Senegal, Mali (ao Sul), Níger, Burkina Faso, Sudão (no sudeste), Etiópia, Chade, Botsuana, Angola, República Democrática do Congo, República Central Africana, República dos Camarões, Gabão, Zimbábue, Congo, Moçambique e Uganda	Ainda que reservatórios diferentes do homem já tenham sido sugeridos para a tripanossomíase gambiense — porcos, cães, bovinos e ovinos —, considera-se a doença como uma antroponose endêmica que, eventualmente, cursa com surtos epidêmicos de proporções variáveis
T. brucei rhodesiense	Ocorre principalmente na África Oriental e Central, sobretudo em Uganda, Quênia, Tanzânia, Zâmbia, Malawi, Zimbábue, Moçambique, Botsuana, mas também em Angola (extremo sudeste) e Etiópia	Os transmissores deste patógeno habitam áreas de savana e de vegetação ribeirinha nas florestas, em pequenos ecótopos, onde alimentam-se de mamíferos (principalmente bovinos) que funcionam como reservatórios da doença — bubalo, inhala, elande, impala e javali. Por suas características, a tripanossomíase rhodesiense é considerada uma zoonose, com a infecção do homem sendo um evento acidental, no momento em que este penetra nos nichos ecológicos do *T. brucei rhodesiense* (em muitas áreas comporta-se como típica doença ocupacional, ocorrendo em caçadores, pescadores, e outros)

Estima-se que 60 milhões de pessoas estão sob risco para a tripanossomíase humana, ocorrendo 30 mil novos casos a cada ano.

Vetores e transmissão

A moléstia é predominantemente rural, sendo transmitida por dípteros hematófagos (o macho e a fêmea) da família *Glossinidae*, gênero *Glossina*, conhecidos como moscas tsé-tsé. As moscas são bem adaptadas a bosques, florestas e savanas – nestas últimas, principalmente próximo a coleções de água. Os insetos permanecem em repouso sobre as folhas e troncos da vegetação, tendo mais atividade no final da manhã e período da tarde, principalmente entre as 11 e 16 horas.

Foram descritos casos também de transmissão congênita – de ocorrência esporádica – e de infecção acidental em laboratórios – só para *T. b. gambiense* – ambas sem papel epidemiológico significativo. Hemotransfusão é uma via de transmissão possível, mas até o presente momento não se reportou (na África). Transmissão mecânica foi sugerida (mas não documentada) por "agrupamento" de casos em uma mesma casa ou por casos em áreas onde não ocorrem as moscas tsé-tsé.

PATOGÊNESE

Após a picada das glossinas, são inoculadas no hospedeiro vertebrado diferentes formas evolutivas do *T. brucei*, os epimastigotas, os tripomastigotas proventriculares e os tripomastigotas metacíclicos, sobrevivendo apenas estes últimos. Vários mamíferos podem ser infectados pelo *T. brucei*. Os parasitos inoculados em humanos permanecem confinados em nódulo inflamatório que surge no local da picada (cancro de inoculação) por cerca de nove dias, período ao final do qual ganham a circulação, multiplicando-se ativamente e alcançando elevadas parasitemias, sobretudo no *T. brucei rhodesiense*, podendo haver morte por perturbações metabólicas advindas do grande número de parasitos. Algum tempo após o estabelecimento no sangue, há invasão de outros tecidos e órgãos, sobretudo linfonodos, baço, medula óssea, linfa e sistema nervoso central, com o encontro de parasitos no liquor. O parasitismo da linfa e do sangue é mais prolongado nas infecções pelo *T. brucei gambiense* – geralmente, até dois a três anos —, em relação à infecção pelo *T. brucei rhodesiense* – até três a quatro meses.

ASPECTOS CLÍNICOS

A evolução clínica da infecção pelo *Trypanosoma brucei* é bastante pleomórfica, havendo diferenças na apresentação do quadro em relação às subespécies – *T. brucei gambiense* e *T. brucei rhodesiense* (Quadro 79-2).

Dias após a picada das moscas tsé-tsé, com a inoculação do *Trypanosoma brucei*, pode surgir o **cancro de inoculação** (típico da cepa **Busoga** do *T. b. rhodesiense*), zona eritematosa com edema local e dor, algumas vezes associada a linfadenopatia regional. Permanece por duas a três semanas, deixando hiperpigmentação local por vários anos. Entretanto muitos pacientes que desenvolvem a doença não relatam a ocorrência de alteração cutânea prévia. A partir de então, a tripanossomíase humana africana evoluiu, distinguindo-se dois períodos – hemolinfático e nervoso.

Período hemolinfático. É a fase inicial, aguda, da doença. Apresenta-se com febre intermitente (inicialmente de moderada a alta, que pode evoluir para apresentação vespertina com temperatura mais baixa), cefaléia, astenia, mal-estar, anorexia, perda de peso, prurido, linfadenomegalias axilares (mais na tripanossomíase rhodesiense), epitrocleares, supraclaviculares e cervicais, podendo haver aumento do volume do pescoço, constituindo o *sinal de Winterbottom* (típico da tripanossomíase gambiense), hepatoesplenomegalia moderada. É também relatado o *sinal de Kerandel*, caracterizado por profunda hiperestesia com forte dor à pressão ou percussão branda dos tecidos, havendo certo espaço de tempo entre o estímulo e o início da dor. Outras alterações são também relatadas, conforme o apresentado no Quadro 79-3.

Em ambas as formas da doença os sintomas presentes são, no geral, os mesmos – exceto o *sinal de Winterbottom*, o qual costuma estar ausente na rhodesiense e as demais distinções já apontadas –, devendo-se ressaltar a evolução mais lenta (nor-

Quadro 79-2. Diferenças gerais entre as tripanossomíases por *T. brucei gambiense* e *T. brucei rhodesiense* (Modificado de Rocha & Cruz Ferreira, 1997)		
Característica	***T. brucei gambiense***	***T. brucei rhodesiense***
Distribuição geográfica	África Ocidental e Central	Basicamente África Oriental
Principais vetores	*Glossina* do grupo *palpalis*: *Glossina palpalis*, *Glossina tachinoides*, *Glossina fuscipes*	*Glossina* do grupo morsitans: *Glossina morsitans*, *Glossina pallipides*
Reservatórios	Homem. Animais domésticos (?)	Homem. Animais selvagens e domésticos
Níveis de parasitemia	Mais baixa	Mais elevada
Virulência experimental	Menos virulento (parasitemia irregular)	Mais virulento (parasitemia contínua e abundante)
Período de incubação	De uma a poucas semanas	Geralmente mais curto
Achados patológicos	Lesões predominam no sistema nervoso central (SNC)	Polisserosite e miocardite
Evolução clínica	Indolente (ao longo de anos, em geral dois a três), predominando sintomas do SNC	Aguda (em meses, em geral de seis a nove), com predomínio de sintomas tóxicos e viscerais
Tratamento	Melhores resultados (parasito mais sensível aos fármacos)	Mais difícil, exigindo doses mais elevadas e tempo mais prolongado

Quadro 79-3. Aspectos clínicos do período hemolinfático

Sistema orgânico	Manifestações mais importantes
Aparelho cardiovascular	Taquicardia, miocardites, pericardite com derrame pericárdico, pancardite, especialmente na tripanossomíase rhodesiense
Pele	As **tripânides**, máculas eritematosas encontradas principalmente no dorso e no abdome, as quais podem ser recorrentes, de difícil observação na raça negra
Olho	Principalmente conjuntivite, ceratite e coriorretinite, especialmente na tripanossomíase rhodesiense
Sistema digestivo	Diarréia e icterícia hepatocelular (esta última em alguns casos de tripanossomíase rhodesiense)
Endócrino	Orquite, impotência, ginecomastia, alterações menstruais e caquexia, a despeito da polifagia e polidipsia muitas vezes relatada
Outras	Síndrome edemigênica (principalmente na face e nos membros, podendo haver generalização – anasarca), secundária, entre outras causas, a hemodiluição

malmente anos) da tripanossomíase gambiense (com envolvimento extensivo do sistema nervoso central, a clássica doença do sono) e mais aguda da tripanossomíase rhodesiense, com início mais súbito do quadro clínico, predomínio de toxemia, hipotensão arterial e, eventualmente, coagulação intravascular disseminada, levando à morte em meses, por lesão cardíaca ou visceral. Nas duas formas há, freqüentemente, quadros de superinfecção bacteriana (sobretudo respiratória) que podem acelerar a evolução para o êxito letal.

Período nervoso. Além das alterações descritas, surge o comprometimento neuropsiquiátrico – secundário à invasão do sistema nervoso central pelos tripanossomos –, sendo esta a principal característica da doença. Alterações neuropsíquicas surgem em diferentes momentos históricos da infecção, geralmente sendo mais precoces na tripanossomíase rhodesiense, iniciando-se com cefaléia, insônia, alteração do humor, podendo tomar diferentes contornos clínicos – principalmente, evolução característica de um quadro de meningoencefalite subaguda. Surgem tremores afetando os membros e as pálpebras, hipertonia muscular, movimentos coréicos ou coreoatetósicos e comprometimento da marcha (ataxia cerebelar). Alterações psiquiátricas (alternância de irritabilidade, agitação, agressividade, mania, delírio, paranóia, confusão mental, depressão e apatia) e déficits neurológicos focais transitórios ou permanentes (paresias e plegias de membros, face e nervos cranianos) podem também ocorrer. Crises convulsivas generalizadas costumam surgir em diferentes momentos da história natural da doença.

A alteração mais característica da tripanossomíase humana africana é a hipersonia, a qual é geralmente precedida por períodos de insônia e inversão do padrão sono-vigília (é principalmente observada na tripanossomíase gambiense, pois na rhodesiense a morte costuma sobrevir antes na instalação das manifesta-

ções neuropsíquicas clássicas). A sonolência evolui de um aspecto episódico para uma forma progressiva e constante. Quadro demencial, coma e óbito constituem o desfecho da doença não tratada, geralmente após anos para a tripanossomíase gambiense e meses para a tripanossomíase rhodesiense.

DIAGNÓSTICO

Nos pacientes com quadro clínico sugestivo de doença de sono e com história epidemiológica compatível, deve-se buscar, por métodos laboratoriais, o diagnóstico da tripanossomíase. O diagnóstico laboratorial fundamenta-se no achado do parasito (métodos parasitológicos), pois o tratamento tem altos índices de efeitos adversos – com a letalidade podendo chegar a 5% a 10% como conseqüência direta dos fármacos usados –, o que faz com que o diagnóstico de certeza deva ser apurado antes do início da terapêutica. Reações sorológicas são úteis métodos de *screening*. Uma visão geral do diagnóstico da doença do sono é apresentada no Quadro 79-4.

Técnicas também testadas incluem o *monoclonal antibody against a procyclic invariant antigen (Komba)* e o PCR *(polymerase chain reaction)*.

Avaliação liquórica. O achado do parasito no liquor é difícil. Caso o paciente já tenha sido diagnosticado, a avaliação liquórica é extremamente importante na doença do sono, graças ao diferente direcionamento da terapêutica, na presença ou não de alterações do liquor:

- Celularidade (até cinco células/mm^3 no liquor normal).
- Proteinorraquia (até 37 mg/dl).
- Pesquisa de IgM (se aumentada, sugere invasão do sistema nervoso central pelo *T. brucei*).
- Presença do *T. brucei*.

Recomenda-se antes da raquicentese, a administração de uma dose de suramina (1 ampola = 1 grama), para minorar o risco de introdução iatrogênica do parasito no liquor, durante o procedimento.

TRATAMENTO

O tratamento da doença do sono é complexo (pela alta incidência de graves efeitos adversos), constituindo-se ainda em um verdadeiro desafio a busca de novos medicamentos com menor toxicidade e maior eficácia. **Ao ser diagnosticado um caso da enfermidade, a instituição da terapêutica deve ser discutida com um especialista na moléstia, dados os potenciais paraefeitos graves dos fármacos empregáveis.** Os medicamentos utilizados na doença do sono são apresentados no Quadro 79-5.

Antes de se instituir o tratamento, é mandatória a realização de raquicentese por punção lombar para se averiguar alterações liquóricas que indiquem comprometimento do sistema nervoso central:

- Se o liquor estiver normal, emprega-se a suramina ou pentamidina (esta última somente para a tripanossomíase gambiense em áreas onde não tenha sido previamente utilizada como quimioprofilaxia de massa).
- Em casos de liquor alterado, melarsoprol (associado a suramina na tripanossomíase rhodesiense, deve-se começar a suramina antes do melarsoprol) ou eflornitina (esta somente para as infecções por *T. brucei gambiense*). Nitrofurazona é empregada na falha terapêutica ao melarsoprol.

Quadro 79-4. Diagnóstico da infecção por *T. brucei*

Diagnóstico parasitológico

Realizado no sangue, no aspirado do cancro de inoculação, de linfonodos ou de medula óssea, no líquido de serosas e no liquor (baixa positividade, pois o parasito não é facilmente encontrado neste humor)

Pesquisa direta	Realizada a fresco ou com material fixado (gota espessa e distensão) e corada pelo método de Giemsa
Técnicas de concentração	Utiliza principalmente o QBC e a centrifugação ou a filtração em colunas trocadoras de íons (esta última considerada o melhor método)
Inoculação em animais sensíveis	Principalmente o camundongo, tendo este método maior aplicabilidade na atividade de pesquisa que na prática clínica
Cultivo	Pouco utilizado dadas as exigências nutricionais do parasito
Xenodiagnóstico	Empregando-se glossinas criadas em laboratório, sendo empregado basicamente com fins de pesquisa

Diagnóstico imunológico

Empregado nas duas tripanossomíases (principalmente na gambiense, graças ao seu curso mais crônico). As técnicas são utilizadas para a detecção de anticorpos contra *T. brucei*, não constituindo, entretanto, métodos definitivos para a indicação do tratamento

Imunofluorescência indireta	Técnica clássica, devendo ser considerados títulos superiores a 1:20 ou 1:40
ELISA	Boa técnica para detecção de anticorpos
Hemaglutinação	Pode ser utilizada em tubo capilar ou placa, com especial emprego nos trabalhos de campo
Aglutinação direta de tripanossomos (CATT)	Mistura-se uma suspensão de parasitos fixados e corados com o soro do paciente, havendo nos casos positivos aglutinação visível a olho nu dos tripanossomos, podendo ser utilizado em trabalhos de campo
Aglutinação do látex	Vem sendo utilizada para pesquisa de IgM no liquor, com bons resultados
Anti-parasite enzyme specific antibody assay	Utilizadas no diagnóstico de tripanossomíase rhodesiense, tem o problema de poder dar reação cruzada com *Leishmania* spp

Quadro 79-5. Fármacos empregados no tratamento da tripanossomíase humana africana
[Adaptado de Siqueira-Batista R, Igreja RP, Albajar i Viñas P. Doença do sono (Tripanossomíase humana africana). *In*: Siqueira-Batista R, Gomes AP, Igreja RP, Huggins DW. Medicina Tropical – Abordagem Atual das Doenças Infecciosas e Parasitárias. Rio de Janeiro, Editora Cultura Médica, 2001]

Fármaco	*Observações*
SURAMINA	É um derivado da uréia, destituído de ação sobre tripanossomos no sistema nervoso central (não ultrapassa a barreira hematoencefálica). Inicia-se a terapêutica com uma dose teste de 0,1 a 0,2 mg/kg, via intravenosa (reações idiossincrásicas graves são descritas – 1 para 20.000 indivíduos). Caso haja boa tolerância, aplicar após três dias, dose de 15-20 mg/kg (máximo de 1 g por injeção), diluído em 10 mililitros de água destilada estéril, em doses semanais até que se alcance uma dose acumulada de 5 a 7 gramas (a dose máxima é empregada para *T. brucei rhodesiense*). Os efeitos adversos mais importantes são os distúrbios gastrointestinais (náuseas, vômitos, diarréia), erupções cutâneas (pode ocorrer descamação), artralgias, dor plantar, estomatite, conjuntivite, hiperestesias em extremidades e alterações renais – hematúria, proteinúria e cilindrúria – estas últimas podendo impedir o prosseguimento do tratamento. A presença de insuficiência renal prévia é contra-indicação para o uso de suramina
PENTAMIDINA	É uma diamina aromática com bom efeito tripanossomicida, sem no entanto atuar na infecção do sistema nervoso central (não ultrapassa a barreira hematoencefálica). É empregado apenas na infecção por *T. brucei gambiense*, por não ter atuação satisfatória contra o *T. brucei rhodesiense*. A dose é de 4 mg/kg/dia, via intravenosa (a via intramuscular costuma ter como complicação a formação de abscessos estéreis) diluídos em 100 a 200 ml de solução glicosada a 10% (infundidos em uma a duas horas), totalizando dez doses. Os principais efeitos adversos são as alterações da glicemia (sobretudo hipoglicemia; raramente diabetes *melitus*), distúrbios cardiovasculares (arritmias e hipotensão), anorexia, náuseas, vômitos, diarréia e dores abdominais, havendo mais raramente neurites e pancreatite como complicações

(Continua)

374 ❏ PARTE V ✔ DOENÇAS CAUSADAS POR PROTOZOÁRIOS

Quadro 79-5. Fármacos empregados no tratamento da tripanossomíase humana africana
[Adaptado de Siqueira-Batista R, Igreja RP, Albajar i Viñas P. Doença do sono (Tripanossomíase humana africana).
In: Siqueira-Batista R, Gomes AP, Igreja RP, Huggins DW. Medicina Tropical – Abordagem Atual das Doenças Infecciosas e Parasitárias.
Rio de Janeiro, Editora Cultura Médica, 2001] *(Continuação)*

Fármaco		Observações
ARSENICAIS	Melarsoprol	É considerado um bom tripanossomicida, atravessando a barreira hematoencefálica. É usado na dose de 3,6 mg/kg, por via intravenosa, em uma única aplicação para o período hemolinfático, e em três séries de três doses diárias, intercalando-se uma semana entre as séries, para o período nervoso. Entre os efeitos adversos tem-se a reação local (pelo extravasamento do fármaco), com dor e edema, diarréia severa, reação do tipo Jarich-Herxheimer, lesões oculares, neurite óptica, dermatite esfoliativa e a encefalopatia arsenical, a qual pode surgir de forma insidiosa com agitação, sonolência, tremores e dificuldade de fala (**encefalopatia reacional**), até uma forma de início abrupto (**encefalopatia hemorrágica**), com febre alta, convulsões, coma e óbito (esta última quase sempre é fatal). A mortalidade pode alcançar de 5 a 10%. O tratamento desta condição é feito com corticosteróides e anticonvulsivantes. Prevenção dos efeitos adversos do melarsoprol pode ser feita com administração de prednisolona
	Melarsonil potássico	É usado principalmente na tripanossomíase gambiense (desaconselha-se o uso na tripanossomíase rhodesiense pelo maior índice de falhas terapêuticas), em doses de 4 mg/kg/dia, segundo o mesmo esquema do melarsoprol. Alterações do trato gastrointestinal, reação de Jarich-Herxheimer e neurite óptica são os principais efeitos adversos
NITROFURAZONA		Atua tanto no período hemolinfático quanto no nervoso, sendo empregada nas falhas terapêuticas ao melarsoprol. A dose deve ser de 90 a 120 mg/kg/dia (divididos em quatro tomadas), por via oral, durante cinco a sete dias, podendo esta série ser repetida após uma semana. É bastante tóxica, causando grave polineurite, ataxia cerebelar e paralisias
EFLORNITINA (DFMO)		É um fármaco mais recentemente utilizado, com indicação para as formas hemolinfáticas e nervosas da tripanossomíase gambiense (não é efetiva sozinha contra *T. b. rhodesiense*). A dose recomendada é de 400 mg/kg/dia, via intravenosa, divididos em 4 aplicações diárias (6/6 horas), por 14 dias, completadas com o uso oral de 300 mg/kg/dia também em quatro doses, por mais 30 dias. Diarréia, anemia e trombocitopenia são os principais efeitos adversos. É extremamente cara (só encontrada na Organização Mundial de Saúde), sendo reservada para os casos de falha terapêutica ao melarsoprol

---

Os percentuais de cura chegam a 90% no período hemolinfático e de 50% a 70% no período nervoso. Depois de seis meses de tratamento, a presença de níveis liquóricos normais de IgM, proteínas e celularidade apontam para a cura, ainda que seja necessário um seguimento de até dois anos. A despeito do tratamento, podem permanecer seqüelas neurológicas.

PREVENÇÃO

A doença do sono, em muitas regiões, representa um grave problema de saúde pública, engrossando as estatísticas de morbidade e mortalidade das populações assoladas. As principais medidas capazes de reduzir o impacto da enfermidade são:

- Identificação e tratamento precoce dos doentes.
- Luta antivetorial.
- Educação sanitária.

Infelizmente, em muitas localidades a conjuntura política e socioeconômica (desinformação, miséria, precárias condições de vida, falta de estrutura sanitária) não permite o sucesso das estratégias.

BIBLIOGRAFIA RECOMENDADA

Atoughia J, Costa J. Therapy of human African trypanosomiasis: Current situation. *Mem Inst Oswaldo Cruz* 1999;94:221–24.

Igreja RP, Fonseca MS, Castiñeiras TMPP, Nogueira SA, Ramos Jr. AN, Siqueira-Batista R. Tripanossomíase humana africana. Anais do XXXIV Congresso da Sociedade Brasileira de Medicina Tropical, 1998.

Jennings FW. Combination chemoterapy of CNS trypanosomiasis. *Acta Tropica* 1993;54:205–14.

Pepin J, Milord F, Khonde A, Nyonsenga T, Loko L, Mpia B, Wals P. Risk factors for encephalopathy and mortality during melarsoprol treatment of Trypanosoma brucei gambiense sleeping sickness. *Trans R Soc Trop Med Hyg* 1995;89:92–7.

Rocha LAC, Cruz Ferreira FS. Tripanossomíase humana africana. *In* Veronesi R, Foccacia R: *Tratado de Infectologia*. Rio de Janeiro: Atheneu, 1997.

Siqueira-Batista R, Igreja RP, Albajar I, Viñas PA. Doença do sono (tripanossomíase humana africana). *In* Siqueira-Batista R, Gomes AP, Igreja RP, Huggins DW: *Medicina Tropical — Abordagem Atual das Doenças Infecciosas e Parasitárias*. Rio de Janeiro: Cultura Médica, 2001.

Traub N, Hira PR, Chintu C. Congenital trypanosomiasis: Report of a case due to *Trypanosoma brucei rhodesiense*. *E Afr Med J* 1978;55:477–81.

UNDP/World Bank/WHO. African trypanosomiasis. *Tropical Disease Research*. Geneva, WHO, 1985.

World Health Organization. Control and surveillance of African trypanosomiasis. Report of a WHO expert committee. *WHO Technical Report Series* 1998;881:1–114.

CAPÍTULO 80
Giardíase

Luzidalva Barbosa de Medeiros ◆ Donald William Huggins
Cristiano Hayoshi Choji ◆ Carlos Eduardo da Silva Figueiredo

CONCEITO

A giardíase, também denominada lamblíase, é a infecção do aparelho digestivo causada pelo protozoário flagelado *Giardia intestinalis (Giardia lamblia).*

EPIDEMIOLOGIA

A giardíase é parasitose cosmopolita, tendo maior prevalência em locais de clima tropical e subtropical. No Brasil sua prevalência varia de 10% a 50% dependendo do estudo, da região e faixa etária pesquisada, vindo a predominar nas crianças entre zero e seis anos.

A transmissão ocorre pela ingesta de cistos que contaminam a água e os alimentos, assim como a transmissão interpessoal em creches e hospitais psiquiátricos, podendo também ocorrer transmissão sexual (sexo anal/oral). Dentro desse contexto é igualmente importante a atuação de vetores mecânicos. O cisto permanece viável no ambiente por até 60 dias.

ETIOLOGIA E CICLO EVOLUTIVO

Giardia intestinalis é um protozoário flagelado, em forma de pêra, medindo o trofozoíta 20 por 10 μm, existindo de cada lado um disco em forma de ventosa, por meio do qual se fixa à superfície das células da mucosa intestinal, sendo encontrado em toda extensão do duodeno.

Seu ciclo biológico é monoxênico (apenas hospedeiro definitivo). Os **cistos**, ao chegarem ao duodeno, rompem-se, deixando livres os **trofozoítas**, que por processo de divisão binária se multiplicam intensamente, podendo tomar toda a extensão do duodeno e o jejuno proximal. Ao se moverem para o cólon, formam os **cistos** que darão continuidade ao ciclo. Os cistos são eliminados pelas fezes em grande quantidade (300 milhões a 14 bilhões por dia), ocorrendo um período de interrupção de sua eliminação por sete a dez dias.

PATOGÊNESE

A patogenia está ligada ao número de parasitas que colonizam o intestino delgado, a cepa do protozoário, sinergismo com bactérias e fungos, além de fatores inerentes ao hospedeiro como hipocloridria e deficiência de IgA e IgE na mucosa digestiva.

Os parasitos, quando em grande número, possuem ação irritativa sobre a mucosa intestinal, levando a uma produção excessiva de muco, alterações de produção de enzimas digestivas (principalmente dissacaridases, ocasionando intolerância ao leite e derivados), além de formar barreira mecânica, eventos que dificultam a absorção (vitaminas lipossolúveis, ácidos graxos, vitamina B_{12}, ácido fólico e ferro). Ocorrem também lesões produzidas pelos trofozoítas fortemente aderidos ao epitélio intestinal ao nível das microvilosidades intestinais e até invasão da lâmina própria.

ASPECTOS CLÍNICOS

A maioria dos pacientes é assintomática ou oligossintomática, sobretudo os adultos. Entretanto, em crianças ou adultos jovens, a parasitose pode apresentar amplo espectro clínico. As crianças pequenas podem apresentar hemorragia retal e fenômenos alérgicos.

A **síndrome diarréica** é a manifestação clínica mais freqüente, representada pela diarréia de evolução crônica, contínua ou com surtos de duração variável, acompanhada por cólicas abdominais, com alternância de exonerações normais e constipação intestinal. O número de evacuações é em geral de duas a quatro vezes ao dia, com fezes pastosas, abundantes, fétidas e com predomínio de muco.

Outras apresentações clínicas menos comuns são: **síndrome de má absorção**, que leva ao emagrecimento, anorexia, distensão abdominal, flatulência, desnutrição, raquitismo, esteatorréia, além de anemia; **síndrome dispéptica** com sensação de desconforto epigástrico, plenitude gástrica pós-prandial, digestão difícil, eructações, pirose, náuseas além de vômitos; **síndrome pseudo-ulcerosa** constituída por dor epigástrica ou pirose, que melhora com a ingestão de alimentos e retorna com o jejum.

DIAGNÓSTICO

É de difícil estabelecimento em bases clínicas. Em termos laboratoriais temos:

- *Pesquisa de cistos* (em fezes formadas), através do exame direto a fresco, ou corado pelo lugol; podem ser também utilizados os métodos de Faust e colaboradores (método de escolha) ou Hoffman, Pons e Janer.
- *Pesquisa de trofozoítas* (em fezes líquidas), direto a fresco, ou corado pelo lugol, hematoxilina férrica e MIF (em geral é exame de rotina com custo mais acessível). Como os trofozoítas são destruídos no meio exterior em 15 minutos, é conveniente conservar as fezes com o conservante de Schaudin ou no MIF.

TRATAMENTO

Os fármacos disponíveis para o tratamento da giardíase estão listados, por ordem de escolha, no Quadro 80-1.

Quadro 80-1. Fármacos empregáveis no tratamento da giardíase*

Fármaco	Crianças	Adultos	Efeitos colaterais e observações	Eficácia
Secnidazol	30 mg/kg/dia dose única	2 gramas dose única	Intolerância gastrointestinal Não usar durante a gravidez e lactação	95%
Metronidazol	35 mg/kg/dia cinco dias	250 mg 3×/dia cinco dias	Náuseas, vômitos, vertigens, cólicas, gosto metálico, erupções, depressão e leucopenia	95%
Tinidazol	50 mg/kg/dia dose única	2,0 gramas dose única	Semelhantes ao do metronidazol Ingerir após refeição	80% a 90%
Albendazol	400 mg/dia cinco dias	400 mg /dia cinco dias	Cefaléia e epigastralgia Uso clínico recente	70% a 97%

*Importante não serem ingeridas bebidas alcoólicas nos quatro dias subseqüentes ao uso da medicação, dada a possibilidade do efeito dissulfiram.

PREVENÇÃO

As medidas mais importantes para a prevenção da giardíase são acesso a saneamento básico, ingestão de água tratada ou fervida, cuidados com a higiene pessoal e adequada preparação e conservação dos alimentos. Alem dessas ações, é importante o adequado diagnóstico e tratamento dos doentes a fim de interromper a cadeia de transmissão.

BIBLIOGRAFIA RECOMENDADA

Cimerman B, Cimerman S. Giardíase. *In* Veronesi R, Focaccia R: *Veronesi – Tratado de Infectologia.* Rio de Janeiro: Atheneu, 1997.

Faust EC, Russel PF, Hung RC. *Craig and Faust's Parasitologia Clínica.* Barcelona: Salvat Editores, 1974.

Huggins DW, Medeiros LB. Amebíase. *In* Siqueira-Batista R, Gomes AP, Igreja RP, Huggins DW: *Medicina Tropical.* Rio de Janeiro: Cultura Médica, 2001.

Marshall MM, Naumovitz D, Ortega Y, Sterling CR. Waterborne Protozoan Pathogens. Clinical Microbiology Reviews/American Society for Microbiology, 1997, pp 67–85.

Soli ASV. Parasitoses intestinais. *In* Schechter M, Marangoni DV: *Doenças Infecciosas – Conduta Diagnostica e Terapêutica.* 2ª ed. Rio de Janeiro: Guanabara-Koogan, 1998.

CAPÍTULO 81
Isosporose

Maria de Fátima da Silva Moreira Jorge ◆ Loriléa Chaves de Almeida

CONCEITOS

A isosporose – ou isosporíase – é a enfermidade parasitária humana causada por *Isospora belli*, parasito que ganhou importância no final do século passado por se associar à infecção pelo vírus da imunodeficiência humana (HIV), causando importantes quadros diarréicos.

ETIOLOGIA E EPIDEMIOLOGIA

Isospora belli é um parasito pertencente ao filo *Apicomplexa*, ordem *Eucocciida*, família *Eimeiidae*. É monoxêmico, habitando o intestino delgado humano.

O patógeno é cosmopolita, havendo, no entanto, maior ocorrência em áreas com pior situação higiênica e sanitária. A transmissão ocorre por via fecal-oral através da ingestão de oocistos infectantes, sendo descrita por interpessoal e por ingesta de água e alimentos contaminados.

ASPECTOS CLÍNICOS

O período de incubação é de sete a 14 dias, na maior parte dos pacientes. Geralmente a infecção é assintomática; entretanto, quando há manifestações, predominam cólicas abdominais, diarréia, náuseas, vômitos e, eventualmente, febre.

Nos últimos anos, a grande importância da *I. belli* advém de sua participação como patógeno oportunista na infecção pelo HIV. Nesses pacientes a enfermidade ganha outros contornos, ocorrendo diarréia crônica aquosa, muitas vezes profusa, dor abdominal tipo cólica, emagrecimento e queda do estado geral. Caso não identificada e tratada logo, pode surgir síndrome disabsortiva (sobretudo lipídios). Atualmente, o número de casos de isosporíase vem apresentando importante redução, o que é atribuído ao mais amplo emprego da profilaxia da pneumocistose com sulfametoxazol-trimetoprim.

Eosinofilia importante (até 15% a 20%) pode ser encontrada nos pacientes com infecção por *I. belli*.

DIAGNÓSTICO LABORATORIAL

O diagnóstico é feito pelo encontro de oocistos no exame parasitológico de fezes (em geral, são necessários métodos de concentração). Quando houver suspeita de isosporose é necessário mencionar, na solicitação do exame, a necessidade de se pesquisar o patógeno.

TRATAMENTO

Os esquemas terapêuticos para a isosporose são apresentados no Quadro 81-1.

Quadro 81-1. Terapêutica da isosporose

Fármaco	Esquema	Tempo
Sulfametoxazol-trimetoprim	800 mg de sulfametoxazol, 6/6h (por 10 dias), seguidos por 800 mg 12/12h por três semanas	Cerca de 30 dias
Pirimetamina	75 mg, uma vez ao dia + 10-15 mg ácido folínico	14 dias

PREVENÇÃO

As medidas preventivas da isosporose incluem a melhoria das condições socioeconômicas das populações, com garantias de boas condições sanitárias e higiene. Em relação à Síndrome de Imunodeficiência Adquirida (SIDA), o uso de sulfametoxazol-trimetoprim na profilaxia para infecções por *Pneumocystis carinii* tem se mostrado medida suficiente para reduzir muito a ocorrência da isosporose nesses pacientes.

BIBLIOGRAFIA RECOMENDADA

Corrêa MOA. Isosporose humana. *In* Veronesi R, Foccacia R: *Tratado de Infectologia*. Rio de Janeiro: Atheneu, 1997.

Gomes AP, Siqueira-Batista R, Igreja RP, Silva Santos S. Profilaxia das Infecções Oportunistas na Síndrome de Imunodeficiência Adquirida. J Bras Med 2001; 81:66-78

Keystone JS, Kozarsky P. *Isospora belli, Sarcocystis* species, *Blastocystis hominis* and *Cyclospora*. *In* Mandell G, Bennett JE, Dolin R: *Principles and Practice of Infectious Diseases*. 5th ed Philadelphia: Churchill Livingstone, 2000.

Rachid M, Schechter M. *Manual de HIV/AIDS*. 6ª ed. Rio de Janeiro: Revinter, 2001.

Rachid M. Manifestações gastrintestinais da AIDS. *In* Siqueira-Batista R, Gomes AP, Igreja RP, Huggins DW: *Medicina Tropical — Abordagem Atual das Doenças Infecciosas e Parasitárias*. Rio de Janeiro: Cultura Médica, 2001.

CAPÍTULO 82
Leishmaniose Tegumentar

Adaucto Hissa-Elian ◆ Renata Antunes Joffe

CONCEITO

Leishmaniose tegumentar (LT) é uma doença infectoparasitária, não contagiosa, decorrente do parasitismo de macrófagos por protozoário flagelado do gênero *Leishmania*, transmitido ao homem pela picada de um artrópodo (flebótomo) fêmea infectado. Caracteriza-se em sua forma habitual por lesão cutânea ulcerada muito bem constituída, podendo determinar lesões mucosas e cartilaginosas de caráter destrutivo.

ETIOPATOGENIA E EPIDEMIOLOGIA

Os protozoários do gênero *Leishmania* pertencem ao reino *Protozooa*, filo *Mastigophora*, ordem *Kinetoplastida* e família *Trypanosomatidae*. As espécies mais comuns no Brasil são a *Leishmania brasiliensis, Leishmama guyanensis e Leishmania amazonensis*. Os flebótomos vetores predominantes são do gênero *Lutzomyia e Psychodopygus*, com várias espécies.

A LT ocorre primariamente em mamíferos (pequenos roedores, preguiça, tamanduás, gambás, e outros). A infecção nestes animais reservatórios tende a ser benigna, assintomática e inaparente. O homem e os animais domésticos também podem funcionar como reservatórios de *Leishmania* spp, à medida que a transmissão da doença aproxima-se de regiões peri-domiciliares.

A LT, que primordialmente era doença de indivíduos em contato com matas e florestas vem, nas últimas décadas, modificando o seu perfil. No Brasil, a enfermidade tem apresentado dois padrões epidemiológicos:

- *Áreas de colonização recente – surtos epidêmicos:* regiões pioneiras associadas a aberturas de estradas e povoados com derrubada de matas. Reservatórios: animais silvestres.
- *Áreas de colonização antiga – endêmico:* periferia de centros urbanos e zonas rurais já desmatadas. Não há associação com desmatamento. Animais domésticos (cães, eqüinos e roedores) e o próprio homem podem ser reservatórios do parasita.

Os patógenos se reproduzem por divisão binária e se apresentam de duas formas:

1. **Forma amastigota** (imóvel, sem flagelo, intracelular) – encontrada no sangue e nas lesões teciduais, no interior dos macrófagos do hospedeiro.
2. **Forma promastigota** (móvel, flagelada, extracelular) encontrada no inseto vetor e em culturas. É a forma infectante.

O flebótomo ao se alimentar do animal contaminado, se infecta com formas **amastigotas**. Sua transformação em promastigotas infectantes se processa em torno de cinco a sete dias. O vetor, ao se alimentar novamente, pica e injeta saliva contaminada com as formas infectantes **(promastigotas)**; estas se ligam a receptores de macrófagos e são fagocitadas. O patógeno, então, diminui de tamanho, perde o flagelo e volta à forma **amastigota**, multiplicando-se e podendo infectar outros macrófagos.

A doença tem um período de incubação variável (alguns dias a semanas ou meses). A lesão correspondente ao ponto de inoculação (leishmaniose infecção) inicia-se por um edema seguindo-se de eritema e lesão papulopustulocrostosa, que evolui para uma ulceração característica. Lesões tuberosas, verrucosas ou de outros aspectos são menos freqüentes.

A LT pode apresentar um espectro de manifestações clínicas que vai desde a infecção subclínica, lesões típicas localizadas, lesões generalizadas, comprometimento mucoso, até a forma difusa anérgica. Sabe-se, hoje, que essa diversidade lesional está na dependência de vários fatores, sobretudo, da espécie de *Leishmania* spp infectante e da resposta imunológica do hospedeiro.

A Organização Mundial de Saúde (OMS) estima a prevalência mundial da leishmaniose em 12 milhões de casos e incidência de aproximadamente 600.000 casos novos/ano, sendo considerada uma das doenças parasitárias mais freqüentes do mundo. A prevalência no Brasil é a mais alta de todas as Américas. Segundo dados da Fundação Nacional de Saúde, no período de 1984-1994, foram notificados 153.283 casos; entre o período de 1995-1996 foram notificados 65.696 casos.

A moléstia é descrita em praticamente todos os estados com predominância na Região Norte.

ASPECTOS CLÍNICOS

Lesões cutâneas

Leishmaniose ulcerada (úlcera de Bauru) é a forma típica da LT. Caracteriza-se por úlcera circular ou reniforme de bordas elevadas, infiltradas, de fundo irregular, granulomatoso, de cor eritematoviolácea, e geralmente recoberta por uma secreção sero-purulenta (úlcera em moldura). Dor e prurido não são comuns e cordões linfáticos podem desenvolver-se em torno da úlcera. Tende à involução espontânea num prazo que varia de seis a 18 meses, deixando uma cicatriz atrófica apergaminhada, muito característica.

Leishmaniose difusa anérgica. É uma forma cutânea que se caracteriza por apresentar lesões disseminadas tuberonodulares infiltradas, lembrando as lesões de hanseníase virchoviana.

Outras formas de apresentação cutânea incluem: lesões verrucosas, lesões vegetantes, lesões nodulo-gomosas (simulando esporotricose) e lesões papulo-tuberosas (mais freqüentes em crianças).

Lesões mucosas

A incidência de lesões mucosas varia de região para região, dependendo da espécie de *Leishmania* spp, da facilidade de tratamento dos pacientes, do tempo de existência dos focos, entre outros fatores.

O acometimento mucoso tem caráter destrutivo, pode se apresentar simultaneamente às lesões cutâneas ou, o que é mais freqüente, meses ou mesmo anos após a cicatrização destas lesões.

Traduz-se por infiltração e eritema do septo nasal seguindo-se de ulceração e perfuração da cartilagem; infiltração do lábio superior e das asas do nariz. A destruição do septo cartilaginoso e conseqüente desabamento do nariz configura a chamada fácies tapiróide (nariz de anta). Toda a mucosa oral, a faringe e a laringe poderão estar envolvidas, apresentando lesões infiltradas e ulcerovegetantes.

O **diagnóstico diferencial** é estabelecido a partir dos seguintes parâmetros:

- *Forma ulcerada*: carcinoma espinocelular, pioderma gangrenoso, úlcera tropical, ectima, sífilis terciária.
- *Forma verrucosa*: esporotricose, cromomicose, tuberculose (variante verrucosa).
- *Forma mucosa*: carcinoma espinocelular, paracoccidioidomicose, histoplasmose, rinoescleroma, sífilis terciária (goma sifilítica), tuberculose cutânea (lúpus vulgar), bouba e perfuração do septo do nariz por uso de cocaína.

DIAGNÓSTICO

O diagnóstico da LT pode ser eminentemente clínico. Lesões características e em pequeno número de lesões (um a três), acometimento de áreas expostas e a presença de lesão com evolução de semanas ou meses, refratária a tratamentos com antibióticos, sugerem esta possibilidade diagnóstica.

Diagnóstico laboratorial. Exame direto corado pelo Giemsa, Wright ou Leishman de material colhido por escarificação ou biópsia da borda da lesão é um método bastante empregado. A positividade do exame é inversamente proporcional à duração da infecção.

Exame histopatológico. Reação granulomatosa inespecífica. O diagnóstico de certeza só pode ser dado quando se identifica o parasita nos tecidos.

Intradermoreação de Montenegro. Tem alta sensibilidade e alta especificidade. A leitura é feita em 48 horas. Permanece positivo durante toda a vida do paciente, permitindo diagnóstico retrospectivo. Sua indicação como teste diagnóstico ou teste de valor epidemiológico nas regiões endêmicas é controverso, já que se encontram indivíduos com reação positiva, sem nunca ter apresentado lesão. Teste não reator é observado até quatro meses do início da lesão cutânea, na leishmaniose difusa anérgica e em pacientes imunodeprimidos. O teste de Montenegro é muito útil para o diagnóstico da leishmaniose mucosa.

Imunofluorescência indireta e reação de fixação de complemento têm pouca utilização na prática clínica. Em relação às técnicas laboratoriais modernas para o diagnóstico da leishmaniose tegumentar, novos métodos vêm sendo desenvolvidos, como o *Polymerase Chain Reaction* (PCR), de uso ainda restrito aos centros de pesquisa.

TRATAMENTO

São três as drogas principais envolvidas no tratamento da LT, conforme o apresentado no Quadro 82-1.

Droga	Posologia	Cuidados
N-metil-glucamina ou meglumina – antimonial pentavalente - Sb (Glucantime®). É considerada a droga de primeira escolha e é distribuída pelo Ministério da Saúde	Dosagem: **Lesões cutâneas** – 10-20 mg Sb/kg/dia, IM ou IV, durante 20 dias. Não havendo cicatrização repete-se o tratamento. Há relatos de tratamento intralesional, com bom resultado. **Lesões mucosas:** 20-30 mg Sb/kg/dia por 30 dias ou até a cura clínica	Não deve ser administrado em pacientes portadores de cardiopatias, moléstia de Chagas, hepatopatias, nefropatias, tuberculose pulmonar e gravidez
Anfotericina B (Fungizon®) – prescrita no impedimento do uso ou nos casos refratários ao Glucantime®. Alguns autores consideram como droga de escolha para o tratamento da LT com comprometimento mucoso	Dosagem: início com 0,5 mg/kg/dia, IV, gota a gota, em soro glicosado 5%, aumentando gradativamente até 1 mg/kg/dia. Dose máxima: 50 mg/dia. Em geral, a dose total não ultrapassa 1,5 g para as formas cutâneas e 3 g para as formas mucosas	Avaliação e monitorização criteriosa do hemograma e das funções renal e hepática
Isotionato de pentamidina (Pentacarinat® – ampolas com 300 mg). Tem sido utilizada como boa alternativa à N-metil-glucamina e à anfotericina B. Ótimos resultados, com doses baixas, foram alcançados no tratamento de LT por *L. guyanensis*. Sua utilização em crianças como droga de primeira escolha vem sendo preconizada	Dosagem: 4 mg/kg, via intravensa, diluída em soroglicosado a 10% com intervalo de dois dias em três aplicações	Dosagens superiores a 1,5 g necessitam de avaliação hepática, renal e cardiológica durante o tratamento. A droga tem ação hipoglicemiante e deve ser administrada após alimentação

Quadro 82-1. Terapia da leishmaniose tegumentar*

* Ver também o Capítulo 83.

PREVENÇÃO

As ações preventivas da leishmaniose são centradas na interrupção do ciclo de transmissão, principalmente pelo contrele do vetor e dos reservatórios. As medidas adotadas são variáveis de região para região, na dependência das características epidemiológicas próprias de cada local. Vacinas encontram-se em investigação, abrindo perspectivas futuras para a profilaxia da enfermidade.

BIBLIOGRAFIA RECOMENDADA

Azulay RD, Azulay DR. Dermatoses por protozoários. *Dermatologia.* Rio de Janeiro: Guanabara-Koogan, 1997.

Da Cruz AM, Azeredo-Coutinho RB. Leishmaniose tegumentar americana. *In* Siqueira-Batista R, Gomes AP, Igreja RP, Huggins DW: *Medicina Tropical — Abordagem Atual das Doenças Infecciosas e Parasitárias.* Rio de Janeiro: Cultura Médica, 2001.

Medeiros ACR, Roselino AMF. Leishmaniose tegumentar americana: Do histórico aos dias de hoje. *An bras Dermatol* 1999;74:329–36.

Pearson RD, Queiroz Sousa A, Jeronimo SMB. *Leishmania* species: Visceral (kala-azar), cutaneous and mucosal leishmaniais. *In* Mandell G, Bennett JE, Dolin R: *Principles and Practice of Infectious Diseases.* 5th ed. Philadelphia: Churchill Livingstone, 2000.

CAPÍTULO 83

Leishmaniose Visceral (Calazar)

Frederico de Castro Escaleira ◆ Cristiano Torres ◆ Rodrigo Siqueira-Batista
Sávio Silva Santos ◆ Donald William Huggins

CONCEITO

A leishmaniose visceral ou calazar é uma zoonose causada por protozoário do gênero *Leishmania* e transmitida por insetos do gênero *Lutzomyia* nas Américas e *Phlebotomus* no Velho Mundo.

Os casos típicos apresentam evolução crônica com febre, emagrecimento, hepatoesplenomegalia e pancitopenia.

ETIOLOGIA

O agente etiológico do calazar é um protozoário flagelado da classe *Mastigophora*, ordem *Kinetoplastida*, família *Trypanosomatidae*, gênero *Leishmania* e espécies *Leishmania donovani* (causadora do calazar na Índia e em outras regiões orientais), *Leishmania infantum* (causadora do calazar em áreas do mediterrâneo) e *Leishmania chagasi* (causadora do calazar americano).

No ciclo evolutivo dos protozoários, as formas amastigotas (arredondadas, sem flagelo exteriorizado) se multiplicam nos macrófagos de mamíferos suscetíveis (incluindo o homem). Nos insetos flebótomos fêmeas, ao sugar o sangue contaminado dos mamíferos, *Leishmania* spp desenvolve-se até atingir uma forma flagelada denominada **promastigota**. Esta migra para a probóscida do inseto, sendo inoculada nos mamíferos por regurgitação no momento do repasto sangüíneo.

EPIDEMIOLOGIA

A leishmaniose visceral é uma zoonose típica de áreas tropicais, se apresentando de forma endêmica em várias regiões do mundo, com destaque para Bangladesh, Índia, regiões do Mediterrâneo, Quênia, Sudão, Oriente Médio, alguns países da América Latina (Colômbia, Venezuela, Bolívia, El Salvador e Honduras).

No Brasil, localiza-se cerca de 90% dos casos de leishmaniose visceral das Américas, sendo Bahia, Ceará, Maranhão, Pernambuco, Piauí, Rio Grande do Norte e Sergipe, os estados com maior número de casos notificados da doença.

A forma de transmissão é através da picada dos vetores contaminados, insetos flebótomos fêmeas pertencentes a família *Psychodidae* e subfamília *Phlebotominae*, gêneros *Phlebotomus* (Velho Mundo) e *Lutzomyia* (América). Os principais reservatórios são raposas, cães e gambás.

ASPECTOS CLÍNICOS

O período de incubação e as manifestações clínicas da leishmaniose visceral variam muito de acordo com a resposta imunológica do hospedeiro, podendo ser divididas nas seguintes formas:

Forma assintomática, quando os indivíduos, apesar de infectados, não apresentam sintomas, porém o teste intradérmico demonstra reatividade.

Forma oligossintomática, caracterizada por sintomas inespecíficos como febrícula, tosse seca, diarréia, adinamia, podendo estar presente discreta hepatomegalia, com o baço palpável em uma minoria dos casos. Dos pacientes enquadrados nesta forma, a maioria evolui após três a seis meses com melhora dos sintomas, mesmo sem tratamento. Uma parte menor evolui para a forma clássica, com destaque para as crianças desnutridas.

Forma aguda, caracterizada por febre alta, tosse e diarréia acentuada sem hepatoesplenomegalia e alterações hematológicas importantes, com duração média de dois meses e grande elevação de IgM e IgG anti-*Leishmania*. Tem como diagnóstico diferencial febre tifóide, malária, esquistossomose mansoni, toxoplasmose e outras doenças febris agudas acompanhadas de hepatoesplenomegalia.

Forma clássica, é uma doença de evolução prolongada tendo como principais características a desnutrição protéico-calórica, o edema, cabelos quebradiços e cílios alongados. O período de incubação é muito variável, com a maioria dos casos ocorrendo entre dois a oito meses após o contágio.

Os sintomas iniciais constituem-se de febre persistente ou intermitente, diarréia, astenia, adinamia, tosse seca, sonolência e emagrecimento progressivo. Com a evolução da doença sobrevêm anemia, cabelos secos, quebradiços com mais de uma coloração (sinal da bandeira), cílios alongados, edema com início em membros inferiores, podendo evoluir para anasarca, esplenomegalia volumosa, hepatomegalia de magnitude variável, distensão abdominal pela hepatoesplenomegalia e algum grau de ascite, manifestações hemorrágicas (epistaxe, equimose, petéquias, gengivorragia), retardo da puberdade e atraso do crescimento em crianças e jovens, hipergamaglobulinemia e hipoalbuminemia.

Nos estágios finais da doença os pacientes apresentam dispnéia aos mínimos esforços, pancitopenia acentuada, podendo ocorrer complicações como infecções bacterianas, sangramentos, estomatite gangrenosa, levando até a morte do paciente.

Infecção nos imunodeprimidos infectados pelo vírus da imunodeficiência humana – HIV, com quadro clínico em geral não característico, com evolução rápida, progressiva e algumas vezes fatal, sendo a contagem de células T CD_4^+ um fator prognóstico importante.

DIAGNÓSTICO

O diagnóstico definitivo é feito pelo achado de formas amastigotas não flageladas em esfregaços corados pelo Giemsa, ou pelo isolamento de *Leishmania* em meios de cultura apropriados. O material pode ser obtido a partir de punção biópsia de medula óssea (método de escolha com sensibilidade de 85% e especificidade de 100%), punção esplênica (tomando os devidos cuidados com as complicações hemorrágicas e de ruptura esplênica), punção hepática (que tem baixa sensibilidade) e pesquisas de *Leishmania* na pele, sangue e mucosa nasal.

Testes sorológicos podem ser usados no diagnóstico do calazar. Atualmente, o teste de aglutinação direta, a reação de imunofluorescência indireta e as reações imunoenzimáticas encontram aplicação prática no diagnóstico da doença. O teste de Montenegro é negativo em pacientes com calazar já estabelecido, devido à diminuição da imunidade celular ocorrida durante a doença. Não tem valor diagnóstico mas fornece ajuda indireta, pois esta anergia específica é revertida após a cura.

Outros métodos auxiliares no diagnóstico são o hemograma, que revela anemia normocrômica intensa (menos de três milhões de hemácias/ mm^3 e hematócrito entre 25 e 30%), leucopenia (2.000 a 4.000 leucócitos/mm^3) e plaquetopenia abaixo de 100.000/ mm^3 nos casos clássicos. É freqüente também o fenômeno de *rouleaux* nas hemácias. dosagem sérica de proteínas revela hipoalbuminemia com aumento de globulinas.

As aminotransferases encontram-se normais ou levemente aumentadas, tornando o diagnóstico de calazar improvável em vista de aumento maior que 10 vezes os valores normais.

O EAS pode revelar proteinúria, hematúria, piúria e cilindrúria.

TRATAMENTO

É necessário internar o paciente para uso de terapêutica parenteral específica.

Os fármacos de primeira escolha são os **antimoniais pentavalentes**, podendo ser usados o antimoniato de meglucamina (Glucantime® – ampolas de 5 ml com 85 mg de antimônio/ml) ou o estibogluconato de sódio (Pentostan® – frascos de 60 ml contendo 100 mg de antimônio/ml).

São necessários 20 mg de antimônio (Sb^{5+}) por quilo de peso por dia, por via intravenosa ou intramuscular, em uma aplicação diária, por 20 a 40 dias. Em casos de ausência de melhora clínica ou parasitológica, o tratamento deve ser prolongado por mais 10 dias.

É importante ficar atento aos efeitos adversos dos antimoniais os quais são dose e tempo-dependentes. Os mais comuns são mialgias e dores articulares (facilmente controlados com analgésicos), astenia, náuseas, vômitos, anorexia e dor abdominal também freqüentes. Hematúria, leucopenia, anemia, trombocitopenia e discreta elevação de aminotransferases podem ocorrer transitoriamente, sem necessidade de suspensão do tratamento. Já a ocorrência de cardiotoxicidade, expressa por achatamento e inversão de onda T e prolongamento do seg-

mento QT no ECG, com risco de precipitação de arritmias e morte súbita (efeito adverso mais temido do Glucantime®), é indicação de suspensão do tratamento. Lesão renal e alergia ao Glucantime® são efeitos adversos raros.

É importante saber que em caso de pacientes portadores de insuficiência renal moderada ou grave, deve-se evitar o uso do Glucantime®, pois pode haver acúmulo de antimônio devido ao prejuízo da sua eliminação renal. Os antimoniais estão contra-indicados para as gestantes, portadoras de cardiopatias, nefropatias, hipersensibilidade ao antimônio, hepatopatias e moléstia de Chagas.

Como drogas de segunda linha e particularmente importantes nos casos de falência terapêutica com os antimoniais pentavalentes, temos a anfotericina B e a pentamidina.

A **anfotericina B** deve ser administrada por via intravenosa, em infusão lenta, diluída em soro glicosado 5% contendo 1.000 unidades de heparina e 100 mg de hidrocortisona, para reduzir o risco de flebite e febre. A dose deve ser elevada progressivamente para verificar a tolerância do paciente, até chegar na dose de 0,5 a 1 mg/kg/dia (máximo de 50 mg/dia), em dias alternados até a dose total acumulada de 2 g. Meia hora antes da infusão venosa do medicamento, deve-se administrar 500 mg de paracetamol e 25 mg de prometazina por via oral. Febre é o principal efeito adverso (85% dos casos), sendo também descritos anorexia, náuseas, vômitos, cefaléia, hipopotassemia e flebite no local da aplicação.

A **pentamidina** deve ser prescrita na dose de 3 a 4 mg/Kg por via intramuscular ou intravenosa, em dias alternados, ou três vezes por semana, por cinco a 25 semanas, dependendo da resposta do paciente, diluída em 250 ml de soro glicosado a 10% na administração intravenosa. Dor local, enduração, formação de abscesso estéril, náuseas, vômitos, dor abdominal, hipotensão, síncope e hipoglicemia ou diabetes são os principais efeitos adversos deste fármaco.

Existem resultados bastante promissores com a associação de **interferon gama recombinante humano** (100 a 400 mg/m^2 de superfície corporal, via intramuscular) e **glucantime** intravenoso (dose de 20 mg de Sb^{5+}/kg/dia) nos casos sustentadamente refratários ao tratamento clássico. A cada 10 dias o paciente deve ser reavaliado e o tratamento deve ser mantido no máximo por 40 dias.

Fatores estimuladores de colônias de granulócitos e macrófagos G-CSF e GM-CSF têm sido utilizados para o tratamento de disfunções hematológicas em pacientes com leishmaniose visceral e neutropenia, com intuito de diminuir os índices de infecções bacterianas e virais.

No tratamento de pacientes com AIDS e calazar os antimoniais e a anfotericina B têm demonstrado eficácia, sendo indicada a terapia de manutenção com anfotericina B. Na gestação, o tratamento visa à cura da gestante e à prevenção da transmissão transplacentária. Não se deve usar os antimoniais por sua teratogenicidade, tampouco a anfotericina B (que é cardio e nefrotóxica), sendo a aminosidina (12 a 16 mg/ kg/dia, via intramuscular, durante 15 a 20 dias) o fármaco de escolha.

CONTROLE DE CURA

São critérios de cura clínica que devem ser monitorados: a queda da febre (primeiro sintoma que desaparece), a regressão da hepatoesplenomegalia e a melhora do estado geral e do apetite (vistos na primeira semana de tratamento), ganho de peso, volume urinário, tamanho dos linfonodos, aumento da albumina e queda da gamaglobulina.

ECG prévio ao início da terapêutica deve ser realizado sempre e a punção da medula óssea poderá ser realizada ao término do tratamento para se confirmar a cura parasitológica.

PREVENÇÃO

Não existe, até o momento, vacina ou drogas de comprovada proteção que possam ser usadas na imuno ou quimioprofilaxia da leishmaniose visceral. As medidas mais relevantes a serem adotadas são: (1) controle das populações de reservatórios (em especial cães errantes e domésticos infectados) e (2) controle de insetos vetores (uso de inseticidas químicos e cuidados com lixo e detritos orgânicos). Diagnosticar e tratar precocemente os pacientes também tem importância epidemiológica, assim como a comunicação imediata dos casos novos ao sistema de saúde local, o qual deverá iniciar a busca ativa de casos visando à delimitação da real magnitude do evento e controle do mesmo.

BIBLIOGRAFIA RECOMENDADA

Badaró R, Duarte MJS. Leishmaniose Visceral. *In* Veronesi R, Focaccia R: *Tratado de Infecctologia.* Rio de Janeiro: Atheneu, 1997.

Hinrichsen SL, Pinto ACT, Oliveira AD, Coutinho CMP, Correa PMRB, Sá VP. Leishmaniose Visceral. *In* Siqueira-Batista R, Gomes AP, Igreja RP, Huggins DW: *Medicina Tropical — Abordagem Atual das Doenças Infecciosas e Parasitárias.* Rio de Janeiro: Cultura Médica, 2001.

Huggins DW, Medeiros LB, Melo AS, Farias Jr. HA. Leishmaniose visceral — calazar. *Rev Bras Med* 1993;59:1203–22.

Mattos MS. Calazar. *In* Schechter M, Marangoni DV: *Doenças Infecciosas — Conduta Diagnóstica e Terapêutica.* 2ª ed. Rio de Janeiro: Guanabara-Koogan, 1998.

Ministério da Saúde. Fundação Nacional de Saúde. Leishmaniose Visceral. Centro Nacional de Epidemiologia. Doenças Infecciosas e Parasitárias, 1998.

Tavares W. *Manual de Antibióticos e Quimioterápicos Antiinfecciosos.* 3ª ed. Rio de Janeiro: Atheneu, 2001.

CAPÍTULO 84
Malária

Andréia Patrícia Gomes ◆ Rodrigo Siqueira-Batista ◆ Ricardo Pereira Igreja

CONCEITO

A malária, doença febril aguda de evolução potencialmente grave, é a parasitose de maior impacto no mundo. Distribui-se por extensas regiões tropicais e subtropicais, acometendo expressivo contingente da população, sobretudo nos países subdesenvolvidos do terceiro e quarto mundos.

ETIOLOGIA E EPIDEMIOLOGIA

A malária é causada por protozoários do gênero *Plasmodium* das seguintes espécies: *Plasmodium malariae*, *Plasmodium vivax*, *Plasmodium falciparum* e *Plasmodium ovale*. *P. vivax* é o mais amplamente distribuído nas áreas endêmicas, enquanto *P. ovale* é restrito ao continente africano.

Ciclo evolutivo. Ao picar o homem susceptível, os mosquitos do gênero *Anopheles* introduzem na corrente sangüínea, junto a saliva, os **esporozoítas** (forma infectante). Decorridos 30 minutos, estes desaparecem do sangue circulante – alguns são destruídos por células do sistema mononuclear fagocitário, enquanto outros penetram nos hepatócitos, onde multiplicam-se por um processo de divisão múltipla (esquizogonia), dando origem aos **esquizontes teciduais** ou hepáticos. Este processo é concluído, de acordo com a espécie infectante, após um período de cinco a 16 dias; cada esquizonte dará origem a milhares de **merozoítas** (de 10 a 40 mil), que ganham os capilares intra-hepáticos. No caso do *P. ovale* e *P. vivax*, algumas formas – os **hipnozoítas** – permanecem latentes no fígado, por meses ou anos, sendo responsáveis por recaídas (este estágio não ocorre nas outras duas espécies de *Plasmodium* spp). Os **merozoítas** liberados invadirão os eritrócitos (o processo total é rápido, não ultrapassando 30 segundos), através de receptores presentes na membrana destas células, como antígenos do sistema Duffy para o *P. vivax* e glicoforina A para o *P. falciparum*. A idade dos eritrócitos invadidos é variável de acordo com a espécie – *P. vivax* e *P. ovale*, reticulócitos; *P. malariae*, eritrócitos maduros; *P. falciparum*, todas as células circulantes da linhagem vermelha.

Uma vez dentro dos eritrócitos, os plasmódios transformar-se-ão em **trofozoítas**, que crescem e sofrem divisão nuclear, passando a **esquizontes sangüíneos** que, após divisão (esquizogonia), originarão novos **merozoítas**, em número de oito a 32. Há, então, ruptura das células infectadas, com liberação dos merozoítas, que irão reiniciar o ciclo. A periodicidade da esquizogonia sangüínea é variável, de acordo com a espécie – 36 a 48 horas para *P. falciparum*, 48 horas para *P. vivax* e *P. ovale*, 72 horas para *P. malariae*.

Alguns merozoítas diferenciam-se em gametócitos femininos e masculinos (**macrogametócitos** e **microgametócitos**, respectivamente), que amadurecerão em período variável – 36 horas para *P. vivax*; 14 a 21 dias para *P. falciparum*. Quando a fêmea de *Anopheles* pica o homem doente, ingere os gametócitos que, no tubo digestivo do vetor, transformar-se-ão em gametas (o **microgametócito** sofre o processo de exflagelação, convertendo-se em microgameta). Ocorre a fecundação formando o **zigoto** (ou ovo), que em 18 a 24 horas torna-se móvel e alongado, passando a ser chamado **oocineto**. Estas formas invadem a parede do estômago do *Anopheles*, transformando-se em **oocistos** que, por aumento progressivo de tamanho e divisão (esporogonia), produzem numerosos **esporozoítas**. Estes, após ruptura dos oocistos, ganham a cavidade celomática dos mosquitos, migrando para as glândulas salivares, possibilitando a infecção humana. O ciclo no vetor dura, em geral, de sete a 21 dias.

Distribuição. A malária é uma protozoose que afeta 103 países, estando expostas cerca de 2,5 bilhões de pessoas no mundo, ocorrendo na maioria das regiões tropicais com predomínio na África Subsaariana, Nova Guiné e Haiti. No Brasil, a área de endemia – região Amazônica (estados do Acre, Amazonas, Roraima e Pará, que concentram mais de 90% dos casos) – apresenta grandes dificuldades para erradicação devido às condições ambientais como o forte calor, a umidade e as coleções hídricas abundantes que providenciam condições propícias ao desenvolvimento do mosquito vetor, pertencente ao gênero *Anopheles* (classe *Insecta*, ordem *Diptera*, família *Culicidae*), além das condições humanas: habitação, falta de programas operacionalizados como a borrifação de inseticidas, e a própria dispersão demográfica da área.

O Vetor e a transmissão. O inseto do gênero *Anopheles* se infecta, ao picar o homem doente. No Brasil, as principais espécies transmissoras pertencem a dois subgêneros: *Nyssorrynchus* e *Kerteszia*. O *Anopheles* (*Nyssorrynchus*) *darlingi* é o principal transmissor na Região Amazônica, tendo importância pela sua ampla distribuição, além de seu acentuado grau de antropofilia e endofagia. Na faixa litorânea, estendendo-se do Amapá ao norte de São Paulo, encontramos o *Anopheles* (*Nyssorrynchus*) *aquasalis,* com grande relevância epidemiológica (prolifera preferencialmente em água salobra). O *Anopheles* (*Kerteszia*) *cruzii* e o *Anopheles* (*Kerteszia*) *bellator* distribuem-se igualmente pelo litoral — sul de São Paulo ao norte do Rio Grande do Sul —, representando um problema em termos de controle, por seu hábito de constituir criadouros na água acumulada sobre a base das folhas de bromélias.

Além da malária natural, pode-se ter a reintrodução da doença através de hemotranfusões, acidentes com material pérfuro-cortante em laboratórios ou na atividade profissional de saúde ou pela introdução de vetores contaminados pela doença trazidos por meios de transporte, como, por exemplo, o avião ("malária do aeroporto").

PATOGÊNESE

A doença causada por *P. falciparum* é mais agressiva, apresentando particularidades não observadas nas infecções promovidas pelas outras três espécies, sendo este patógeno o único produtor de doença da microcirculação. Após a invasão do parasita, progressivamente, há mudanças na membrana celular com alteração das propriedades de transporte, exposição de antígenos de superfície e inserção de proteínas derivadas do parasita. As hemácias parasitadas pelo agente apresentam protuberâncias em sua superfície, o que facilita a aderência destas às células endoteliais de vênulas pós-capilares e capilares de diversos órgãos como cérebro, pulmões e rins, propiciando a maior gravidade da doença, através do fenômeno conhecido por citoaderência. Somando-se à citoaderência, existe também o processo de produção de "rosetas", onde células parasitadas aderem a células não infectadas, havendo, portanto, o efeito sinérgico dos dois eventos na patogênese da malária grave, com formação de agregados celulares que interferem com o fluxo na microcirculação. A propriedade de citoaderência explica o porquê de só trofozoítas serem observados em sangue periférico, o que é de importância para o diagnóstico da espécie causadora do quadro, ao exame microscópico. Parasitemias altas (maiores ou iguais a 5%) são relacionadas com apresentações mais graves de malária, tanto pelo maior acometimento da microcirculação quanto pela presença de efeitos metabólicos deletérios como a hipoglicemia e a acidose lática.

Ao contrário do que ocorre na infecção por *P. falciparum*, as hemácias não são seqüestradas na microcirculação quando parasitadas por agentes das outras três espécies, pois não surgem as protuberâncias plasmáticas observadas na doença falcípara. Na infecção por *P. vivax* ou *P. ovale,* mesmo com a magnitude da parasitemia limitada pelo número de reticulócitos, pode haver quadros de parasitemia de 1% a 2%, já que a hemólise pode ser um estímulo para a eritropoiese e, assim, ser possível uma elevação da concentração de reticulócitos na circulação. No caso da infecção por *P. malariae*, que invade células velhas, a parasitemia costuma ser baixa e a sintomatologia leve, podendo, no entanto, estar presente um quadro de glomerulopatia relacionada a imunocomplexos, num período de 3 a 6 meses após a infecção.

Os indivíduos que residem em área endêmica tendem, após infecções repetidas, desde que por mesma espécie e cepa, a adquirir certo grau de proteção denominado "premunição". Apresenta quadro clínico leve ou ausente (tolerância), altos títulos de anticorpos e baixa parasitemia (menor que 10.000/mm³); são então considerados semi-imunes. O afastamento da área endêmica por mais de seis meses faz com que tal proteção seja gradativamente perdida. Além das pessoas não imunes e das crianças nos primeiros meses de vida, gestantes também constituem grupo de maior risco para malária grave.

Há ainda fatores que corroboram para uma certa proteção do indivíduo contra quadros graves de malária como a deficiência de glicose-6-fosfato-desidrogenase, a anemia falciforme e a talassemia.

ASPECTOS CLÍNICOS

A malária é uma das hipóteses a serem investigadas em pacientes com quadros de febre a esclarecer, que apresentem história epidemiológica que possibilite a infecção por *Plasmodium* spp. A febre alta contínua ou em paroxismos é habitualmen-te acompanhada por calafrios, intensa queda do estado geral, astenia e mialgia. Em geral, ocorre também prostração, cefaléia e alterações laboratoriais como elevação de aminotransferases, bilirrubinas e distúrbios nos fatores da coagulação.

Podem ser observadas as formas conhecidas por coléricas – com diarréia abundante e marcante desidratação – e álgida, onde há apresentação de cianose de extremidades, pele fria e pegajosa, que tem como fisiopatogenia a mediação do fator de necrose tumoral, à semelhança da sepse bacteriana, sendo por alguns relacionada à presença da associação de infecção por gram-negativos entéricos. Outra condição atribuída à etiologia malárica é a síndrome esplenomegálica tropical, que consiste em quadro de esplenomegalia maciça, hiperesplenismo e malária prévia, sendo suposta a correlação com uma resposta imune aberrante ao parasito.

Malária grave – *P. falciparum.* A malária por *P. falciparum* deve ser sempre considerada como grave ou potencialmente grave, em pacientes não imunes, mesmo quando não são observados, inicialmente, os sinais clássicos de gravidade adotados pela Organização Mundial de Saúde (OMS).

Nas infecções graves, ocorrem, freqüentemente, perfusão tissular inadequada, com déficit de oxigenação, além de alterações do metabolismo ácido-básico e comprometimento de múltiplos órgãos. Como critérios de gravidade, temos:

- *Coma:* a presença de índice de Glasgow menor que sete caracteriza o coma malárico, na ausência de outras condições responsáveis. Geralmente ocorre por distúrbios metabólicos.

- *Anemia:* é fator de gravidade quando a hemoglobina chega a níveis inferiores a 5 g/dl ou quando o hematócrito é menor que 15%. Devem ser excluídas, sempre, outras causas concorrentes para a anemia.

- *Hemorragias: po*dem ocorrer devido à uremia, costumando estar associadas à coagulação intravascular disseminada.

- *Hipoglicemia:* tem patogênese mulfifatorial, estando associada tanto a própria infecção malárica (que induz alterações no metabolismo do glicogênio hepático e inibição da gliconeogênese) quanto à instituição da terapêutica (o quinino pode, através do desencadeamento de hiperinsulinemia, precipitar a hipoglicemia).

- *Acidose metabólica:* ocorre pelo déficit de perfusão tissular, encontrando-se o pH abaixo de 7,2 e o bicarbonato sérico menor que 15 mmol/l. Em geral, ocorre hiperventilação (tentativa de compensação respiratória) e respiração de Kussmaul.

- *Distúrbios renais:* diversos podem ser os acometimentos do rim na malária grave. Pode haver insuficiência renal – mais freqüentemente oligúrica (diurese inferior a 400 ml/24 horas) – oriunda, na maior parte das vezes, de lesão pré-renal por conta de desidratação e má perfusão, evoluindo com necrose tubular aguda. Outra alternativa etiológica é a lesão provocada por hemoglobinúria, quando da ocorrência de hemólise maciça, havendo possibilidade de progressão para necrose tubular. A ocorrência de hemólise brusca, mesmo na presença de parasitemias baixas, pode se dar por fenômenos imunológicos, que deve ser diferenciada de quadros de hemólise por deficiência de glicose-6-fosfato desidrogenase e uso de medicação oxidante, como, por exemplo, a primaquina.

- *Distúrbios pulmonares:* a presença de edema agudo de pulmão e de síndrome de angústia respiratória do adulto

(SARA) se faz presente em quadros graves, sendo atribuída a alterações da permeabilidade capilar pulmonar, devendo o médico estar atento para a reposição volêmica, que deve ser feita de forma parcimoniosa.

Malária por *P. vivax*, *P. ovale* e *P. malariae*. Há nos primeiros 15 dias de infecção um período onde o indivíduo permanece assintomático, conhecido por período pré-patente. A partir daí, a maior parte das pessoas começará a apresentar quadro de mal-estar, astenia, mialgia, cefaléia, anorexia e febre, que no começo é geralmente irregular ou contínua, passando a ser intermitente somente ao final da primeira semana.

A febre é geralmente acompanhada por calafrios e sudorese profusa. A doença vai progredindo com anemia incipiente e icterícia (pela hemólise, com predomínio de bilirrubina não conjugada). Ao exame clínico, pode ser observada esplenomegalia, sinais clínicos de anemia com mucosas hipocoradas, emagrecimento e icterícia.

Nas infecções pelo *P. ovale* e *P. vivax*, podem ocorrer recaídas, causadas pelos hipnozoítas oriundos do fígado, que surgem mais freqüentemente até seis meses da doença, podendo surgir até cinco anos após a infecção. No caso da malária por *P. falciparum* e *P. malariae*, não existem as recaídas, mas pode haver recrudescências, originadas da persistência das formas sangüíneas. Ocorrem, na infecção pelo *P. falciparum*, mais freqüentemente no primeiro mês, podendo ocorrer, entretanto, num período de até dois anos, diferente da infecção pelo *P. malariae*, onde pode haver recrudescência nos cinco anos seguintes à infecção (mais comum, contudo, nos três primeiros anos).

Diagnóstico diferencial. Deve ser feito com outras enfermidades que cursam com febre e hepatoesplenomegalia, com destaque para a febre amarela, o dengue, a hepatite, o calazar, a endocardite infecciosa, as sepses bacterianas, as leucoses, a leptospirose e a síndrome de mononucleose infecciosa. No caso de acometimento cerebral, deve-se atentar para meningite e/ou outros acometimentos do sistema nervoso central.

DIAGNÓSTICO

O diagnóstico de malária deve ser cogitado pelo médico toda vez que este se deparar com um quadro febril a esclarecer. A presença de febre deve sempre levar o profissional de saúde a indagações sobre a história epidemiológica do indivíduo, que, no caso do diagnóstico de malária, deve constar de interrogatório sobre viagens a áreas endêmicas da doença, principalmente à Amazônia legal, à Ásia e à África. Além de pensarmos nas viagens em associação ao quadro de malária por transmissão natural, ou seja, pela picada do mosquito *Anopheles* spp, deve-se também suspeitar da possibilidade em casos de febre e hemotransfusão, transplante de órgãos ou acidentes com material pérfuro-cortante.

A confirmação do diagnóstico é feita pela realização de distensão sangüínea ou gota espessa coradas pelo Giemsa. A distensão de sangue periférico permite a identificação da morfologia do parasita, com a diferenciação da espécie infectante, que é importante para a adequação do tratamento. A gota espessa é um exame que aumenta a chance do diagnóstico, pois permite a visualização de uma maior quantidade de parasitas, graças à possibilidade de examinar um volume sangüíneo três a cinco vezes maior, elevando a sensibilidade do método. Além disso, a gota permite a determinação da parasitemia, que

é fator preditor de gravidade na infecção pelo *P. falciparum*, além de permitir o acompanhamento da queda da mesma, após o início da terapêutica. Sem embargo, este exame é menos sensível na identificação da espécie, visto a ocorrência de distorção morfológica dos parasitas, quando da lise das hemácias, uma das etapas obrigatórias na coloração.

Além das técnicas de coloração, existem outros métodos que vêm sendo desenvolvidos para o estabelecimento do diagnóstico de malária como a imunofluorescência indireta e o ensaio imunoenzimático (ELISA), a pesquisa do parasita pelo "Método dos Capilares", no qual é utilizada a acridina-laranja como corante, e o *ParaSight*®.

Em casos de infecção grave o diagnóstico é sempre de *P. falciparum*, devendo o tratamento ser estabelecido para este agente.

TRATAMENTO

Malária por *P. vivax*, *P. ovale* e *P. malariae*. O fármaco de escolha é a cloroquina, na dose de 10 mg/kg (base), e a seguir, 5 mg/kg em seis, 24 e 48 horas após a primeira dose (Quadro 84-1). O tratamento ambulatorial, por via oral, é preferível; a via intravenosa pode ser usada quando há vômitos ou diarréia, comprometendo a absorção da droga. A amodiaquina pode ser usada como alternativa, nas mesmas doses que a cloroquina. Em caso de resistência à cloroquina, deve ser usado o quinino ou halofantrine. A resposta clínica é rápida.

Os fármacos acima citados não agem sobre os esquizontes tissulares hepáticos do *P. vivax* e *P. ovale*, sendo necessário o uso da primaquina na dose de 0,25 mg/kg/dia (15 mg/dia), por 14 dias. Pode ser iniciada concomitantemente ou após o uso da cloroquina. Os pacientes com malária induzida não necessitam de terapia radical, assim como os infectados por *P. malariae*, já que não há presença de hipnozoítas.

Tratamento de malária por *P. falciparum*. A malária por *P. falciparum* deve ser tratada o mais brevemente possível, sendo a hiperparasitemia fator de risco para a pior progressão da doença.

O objetivo do tratamento da malária grave é o controle imediato da parasitemia, com o uso de esquizonticidas eritrocitários de ação rápida. Como o quadro é de gravidade, deve ser utilizada droga intravenosa, para obtenção de níveis séricos com maior rapidez.

O fármaco de escolha para o tratamento é o quinino administrado por via intravenosa, na dose de 5 a 10 mg/kg a cada seis ou oito horas. Para a redução imediata da parasitemia, alguns autores preconizam a associação do quinino à artemisinina (artesunato = 2 m/kg, IV, e doses subseqüentes de 1 mg/kg, 24/24h; artemeter = 3,2 mg/kg, IM, e doses subseqüentes de 1,6 mg/kg 24/24 horas).

A avaliação da parasitemia após 48 horas de terapia é importante para verificação de falha terapêutica, sobretudo em pacientes que venham mantendo quadro clínico inalterado ou com piora.

Além dos fármacos antimaláricos devem ser lembradas as medidas gerais de manutenção dos pacientes, conforme o apresentado no Quadro 84-2.

Tratamento da malária em gestantes. Os esquizonticidas que podem ser administrados durante a gestação são cloroquina, mefloquina (a partir do quarto mês de gestação); sesquiterpeno-lactonas – artesunato e artemeter – só deverão ser utilizadas após o segundo trimestre de gestação. Os compostos

Capítulo 84 ✔ MALÁRIA ❑ 387

Quadro 84-1. Tratamento de escolha para malária por diferentes espécies de *Plasmodium*

Espécie	Grau	Fármacos de escolha	Via	Tempo de Tratamento	Observações
P. falciparum Nos casos de infecção por esta espécie, deve ser incluída no tratamento dose única de primaquina para que se eliminem os gametócitos e se evite a infecção dos mosquitos (e, por conseguinte, a transmissão)	Grave	Quinino (fármaco de escolha)	IV	3 -7 dias	• Todas os fármacos venosos, após a melhora do quadro, devem ser passados para via oral • Atenção à hipoglicemia durante o uso do quinino • O quinino pode ser associado à doxiciclina • Para a mefloquina a dosagem é maior em crianças • No Brasil, devido à grande resistência de *P. falciparum*, cloroquina não é opção para tratamento da malária por este agente • A cloroquina nunca é a primeira escolha nos casos de malária por *P. falciparum*
		Artemisinina	IV/IM	24- 48 horas	
		Cloroquina (certeza de sensibilidade a este fármaco)	IV	30 horas	
	Não complicada	Mefloquina	VO	dose única	
		Quinino	VO	3-7 dias	
		Sulfadoxina/pirimetamina	VO	dose única	
		Cloroquina (certeza de sensibilidade a este fármaco)	VO	48 horas	
P. malariae **P. ovale** **P. vivax** No caso de infecções por *P. ovale* e *P. vivax*, associa-se primaquina, VO, por 14 dias, para eliminação de hipnozoítas	Grave	Quinino	IV	3-7 dias	• Avaliar sempre a deficiência da glicose-6 fosfato desidrogenase (G6-PD), antes do uso da primaquina (risco de anemia hemolítica) • Restante já citado nas observações acima
		Artemisinina	IM/IV	24 -48 horas	
		Cloroquina	IV	30 horas	
	Não complicada	Cloroquina (escolha)	VO	48 horas	
		Mefloquina (alternativa)	VO	dose única	
		Sulfadoxina-pirimetamina (alternativa)	VO	dose única	

IV = Intravenoso; VO = via oral; IM = intramuscular

Quadro 84-2. Medidas de suporte nos pacientes com malária grave

Condição	Tratamento proposto
Choque/hipotensão arterial (Capítulo 143)	Reposição volêmica parcimoniosa pelo risco de síndrome de angústia respiratória do adulto (SARA) e edema agudo pulmonar, iniciando-se aminas simpaticomiméticas como dopamina e/ou dobutamina para recuperação dos níveis tensionais
Insuficiência renal aguda (Capítulo 144)	Ocorre por condições pré-renais (responsivas à hidratação) ou por necrose tubular aguda (necessidade de terapia dialítica – de preferência hemodiálise, em virtude do comprometimento da microcirculação prejudicial à realização de diálise peritoneal)
Anemia	Deve ser observada se há repercussão hemodinâmica e real necessidade de hemotransfusão, devido a esta ser realizada com base na avaliação do paciente
Hipoglicemia	Manter controle glicêmico atento e glicose intravenosa regular, de acordo com as necessidades aumentadas decorrentes da doença
Coagulação intravascular disseminada	Reposição de plasma fresco e fatores de coagulação
Insuficiência respiratória/SARA (Capítulo 142)	Ventilação mecânica, pressão expiratória final positiva (PEEP) e controle efetivo da administração de líquidos
Hemorragia digestiva	Início precoce de dieta por via oral (ou enteral por cateter) visando à proteção de mucosa gástrica; pode-se fazer profilaxia com bloqueadores da bomba de prótons, antagonistas H_2 ou o sucralfato

sulfônicos são contra-indicados no primeiro trimestre de gravidez pela possibilidade de malformações congênitas, havendo problemas também com seu uso no último trimestre pela possibilidade de *kernicterus*. Além destes, são também não utilizáveis os medicamentos como o quinino (empregável apenas em condições extremas), as tetraciclinas e o halofantrine. A primaquina, que é usada como gametocida nas infecções por *P. falciparum* e hipnozoiticida para *P. vivax*, não deve ser utilizada (adia-se seu uso para após o termo da gravidez).

A profilaxia das gestantes não-imunes que vão para área endêmica deve ser feita com cloroquina e proguanil, conforme preconizada para adultos em geral.

Para informações adicionais sobre mecanismos de ação, posologia e efeitos adversos dos fármacos consultar o Capítulo 1.

PREVENÇÃO

As medidas de proteção individual consistem em providências tomadas na tentativa de reduzir a exposição do indivíduo ao vetor *Anopheles* spp e a profilaxia com medicamentos indicados a pessoas não imunes que farão viagens a áreas endêmicas.

Medidas gerais. É preconizada a utilização de roupas de mangas compridas, calças e meias, visando à diminuição da área corporal exposta. Entretanto, este conselho é desprovido de qualquer cunho prático, pois as áreas de maior risco no Brasil estão localizadas na Região Amazônica, onde as condições climáticas dificultam a adoção de tais medidas. Outra alternativa é o uso de inseticidas repelentes em aerossol no ambiente domiciliar diário e ainda dispositivos antimosquitos de liberação lenta, já que o vetor tem hábito preferencialmente noturno e intra ou peridomiciliar. Ademais, existem métodos de impregnação de roupas e mosquiteiros com substâncias do grupo das permetrinas que são comprovadamente eficazes na diminuição da exposição, podendo ser empregados com segurança.

Quimioprofilaxia. É assunto controvertido devido à possibilidade de efeitos adversos, da não aderência ao esquema proposto e a crescente resistência dos *Plasmodium* spp no mundo. É recomendada para indivíduos oriundos de áreas sem transmissão que vão para áreas endêmicas com tempo de permanência limitado. O fármaco de escolha para a profilaxia em áreas de baixa ou ausência de resistência é a cloroquina (300 mg/semana), que pode ser associada ao proguanil. Em áreas de resistência pode ser utilizada a mefloquina havendo, entretanto, contra-indicação para o seu uso em crianças, gestantes, pacientes com antecedentes psiquiátricos, epilepsia e algumas profissões – como pilotos de avião –, pois há risco de alterações na coordenação e percepção espacial. Outra possibilidade é o uso de tetraciclinas, preferencialmente a doxiciclina, na dose de 100 mg/dia.

BIBLIOGRAFIA RECOMENDADA

Gomes AP, Siqueira-Batista R. Malária. Sociedad Iberoamericana de Información Científica, *Site*, 2000.

Gomes AP, Siqueira-Batista R, Gonçalves MLC, Igreja RP. Malária. *In* Siqueira-Batista R, Gomes AP, Igreja RP, Huggins DW: *Medicina Tropical – Abordagem Atual das Doenças Infecciosas e Parasitárias*. Rio de Janeiro: Cultura Médica, 2001.

Gomes AP. Malária grave. J Bras 2000; 79:68-76.

Siqueira-Batista R, Gomes AP, Ramos Jr. AN, Sforza-de-Almeida MP, Gouvêa EF, Guimarães APO, Cerbino Neto J, Fonseca MS, Gonçalves MLC, Trujillo WFC. Malária (Partes 1 de 2). *J Bras Med* 1999;77:30–7.

Siqueira-Batista R, Gomes AP, Ramos Jr. AN, Sforza-de-Almeida MP, Gouvêa EF, Guimarães APO, Cerbino Neto J, Fonseca MS, Gonçalves MLC, Trujillo WFC. Malária (Partes 2 de 2). *J Bras Med* 2000;78:52–75.

Siqueira-Batista R, Gomes AP, Ramos Jr. NA, Trujillo WFC. Epidemiología y control de la malaria. Una perspectiva brasileña. *Rev Med Costa Rica y Centro América* 1999;547:53–8.

Siqueira-Batista R, Ramos Jr. AN, Pessanha BS, Sforza-de-Almeida MP, Potsch DVF. Chloroquine and cardiac arrhythmia. *E Afr Med J* 1998;75:117–9.

Souza JM, Couto AARA, Silva EB, Abdon NP, Silva RSU. Malária. *In* Queiroz de Leão RN: *Doenças Infecciosas e Parasitárias – Enfoque Amazônico*. Belém: CEJUP, 1997.

White NJ. Malaria. *In* Cook G: *Manson's Tropical Disease*. 20ª ed. Philadelphia: WB Saunders, 1996.

CAPÍTULO 85
Microsporidiose

Cristiano Hayoshi Choji ◆ Carlos Eduardo da Silva Figueiredo

INTRODUÇÃO

O termo *Microsporidia* é uma designação não-taxonômica comumente utilizada para descrever os organismos da ordem dos *Microsporida* e do filo *Microspora*.

Os microrganismos do grupo *Microsporidia* são protozoários intracelulares obrigatórios formadores de esporos. O primeiro caso da doença foi relatado em 1959, e apenas 10 casos tinham sido bem documentados até 1985, quando foi identificado uma nova espécie (*Enterocytozoon bieneusi*) em um paciente infectado pelo vírus da imunodeficiência humana (HIV), na França. Até este momento o patógeno era descrito apenas como causa de doença em insetos, mamíferos e peixes. Desde então, muitos relatos de infecções por *Microsporidia* têm sido feitos em todo o mundo, e estes parasitas são agora reconhecidos como um dos mais comuns agentes infecciosos em infecções oportunistas nos pacientes com HIV.

ETIOLOGIA E CICLO DE VIDA

Os esporos têm cerca de 1 a 20µ de comprimento. As espécies que parasitam os mamíferos, incluindo o homem, tendem a ser menores com diâmetros de 1 a 2µ e são ovóides ou piriformes.

O seu ciclo de vida é dividido em três fases:

A fase I, chamada de fase de infecção, se inicia com a ingestão ou inalação dos esporos pelo hospedeiro suscetível. Nesta fase, o esporo emite uma estrutura filamentosa (filamento polar) semelhante a uma "antena de rádio", pelo qual o parasita injeta o chamado **esporoplasma** na célula do hospedeiro.

Na fase II o esporoplasma se desenvolve a estágios **proliferativos**, ou **merontes**, que se multiplicam e formam plasmódios multinucleares. Este processo é chamado de **merogonia**.

Segue-se a fase III ou **esporogonia**, a qual origina uma célula **meronte** de membranas espessas até as formas de **esporontes**. Após subseqüentes divisões, os **esporontes** se transformam em **esporoblastos**, que se desenvolvem a esporos maduros e estes se acumulam no interior das células infectadas, que se rompem liberando os **esporos**, completando seu ciclo de vida.

EPIDEMIOLOGIA

Infecções humanas por *Microsporidia* têm sido relatadas em todas as partes do mundo, havendo relação com a infecção pelo HIV. Apenas 35 casos de pacientes sem infecção pelo HIV foram descritos e bem documentados até o momento, sendo que boa parte dos indivíduos moravam ou viajaram para áreas tropicais ou subtropicais.

A prevalência mundial da microsporidiose intestinal situa-se entre 7% e 50% na população de aidéticos e freqüentemente está associada a quadros crônicos de diarréia em pacientes com a contagem de linfócitos TCD_4^+ menor que 100 células/mm. Recentemente, no município do Rio de Janeiro, foi realizado um estudo sobre microsporidiose intestinal em 140 pacientes infectados pelo HIV, que demonstrou uma prevalência em torno dos 18%.

Alguns relatos têm demonstrado a presença do *Microsporidia* como patógeno oportunista em pacientes transplantados em uso crônico de imunossupressores.

Dos numerosos patógenos que compõem o grupo *Microsporidia*, os gêneros relacionados com a infecção em humanos são: *Nosema (Nosema connori, Nosema ocularum), Encephalitozoon (Encephalitozoon cuniculi, Encephalitozoon intestinalis, Encephalitozoon hellem, Encephalitozoon bieneusi), Pleistophora* spp, *Trachipleistophora (Trachipleistophora hominis, Trachipleistophora antropophtera), Vittaforma (Vittaforma corneae), Microsporidium (Microsporidium ceylonensis, Microsporidium africanum)*.

Vias de infecção e transmissão

O modo correto de transmissão ainda é incerto mas se presume, a partir de experimentos em laboratório, que a mesma se dê após o contato com fezes, urina e secreções respiratórias contaminadas com os esporos do parasita.

A transmissão interpessoal parece ter um papel importante. Recente estudo de caso-controle demonstrou a associação da doença com o homossexualismo masculino, sugerindo a via sexual como partícipe desta.

ASPECTOS CLÍNICOS

A microsporidiose é verdadeiramente uma doença emergente promovendo um grande espectro de formas de apresentação, conforme mostra o Quadro 85-1.

Quadro 85-1. Manifestações clínicas da microsporidiose humana

Espécies	Manifestações clínicas principais
E. bieneusi	Enterite, colangite, colecistite, bronquite, pneumonia, rinite, sinusite
E. intestinalis	Enterite, colangite, colecistite, nefrite, infecção trato urinário, bronquite, rinite, sinusite, ceratoconjuntivite, infecção disseminada
E. hellem	Nefrite, infecção trato urinário, bronquiolite, pneumonia, rinite, sinusite, ceratoconjuntivite, abscessos prostáticos
E. cuniculi	Hepatite, peritonite, encefalite, infecção intestinal, infecção trato urinário, ceratoconjuntivite, sinusite, rinite, infecção disseminada
T. hominis	Miosite, ceratoconjuntivite, sinusite, rinite
T. antropophtera	Encefalite, miosite, infecção disseminada
Pleistophora spp.	Miosite
V. corneae	Ceratite
N. ocularum	Ceratoconjuntivite
N. connori	Infecção disseminada
Nosela spp.	Miosite
M. africanum	Ulceração de córnea
M. ceylonensis	Ulceração de córnea

Adaptado de: Franzen C et al. Molecular Techniques for Detection, Species Differentiation and Philogenetic Analysis of Microporidia. Clinical Infection Disease. April 1999.

DIAGNÓSTICO

O diagnóstico da microsporidiose humana depende da identificação dos esporos nas amostras clínicas: fezes, secreção biliar e duodenal, urina, secreção conjuntival, lavado broncoalveolar, escarro, secreção nasal, ou biópsia de tecido. A detecção dos mesmos é extremamente difícil e depende de tempo. Originalmente o diagnóstico definitivo da doença obrigava a técnicas de microscopia eletrônica, mas atualmente, com a melhoria das técnicas da microscopia óptica, houve um grande avanço no diagnóstico.

Uma ampla gama de testes sorológicos foram desenvolvidos para a detecção de anticorpos contra a microsporidiose, mas a sensibilidade e especificidade ainda não são corretamente determinadas principalmente nos pacientes imunodeficientes.

Recentes estudos de biologia molecular têm levado a aplicação de técnicas de amplificação do DNA pela reação em cadeia da polimerase (PCR). Os testes habitualmente utilizados são:

- Exame das fezes pelo método do chromotope.
- Exame da secreção conjuntival e uretral com a coloração pelo Giemsa.
- Imunofluorescência e ELISA, como técnicas de detecção de anticorpos.
- PCR.
- Cultura de tecidos.

TRATAMENTO

O sucesso do tratamento da microsporidiose nos imunocomprometidos é extremamente limitado; vários sistemas de culturas e modelos animais, para estudos experimentais visando à identificação de agentes antimicrobianos em potencial, têm sido criados mas com resultados não muito satisfatórios.

O fármaco com melhor eficácia é o albendazol na dose de 400 mg a cada 12 horas por três a quatro semanas. Apesar da eficácia maior deste fármaco quando comparado com outros agentes, este esquema terapêutico não erradica o patógeno do paciente. Nos casos oculares, a aplicação tópica de fumagilina mostrou-se eficaz.

A utilização concomitante dos inibidores da protease no tratamento anti-retroviral de pacientes infectados pelo HIV está relacionada à melhora da imunidade com conseqüente remissão dos processos diarréicos.

BIBLIOGRAFIA RECOMENDADA

Bryan RT. Microsporidia. In Mandell G, Bennett JE, Dolin R: Principles and Practice of Infectious Diseases. 5th ed. Philadelphia: Churchill Livingstone, 2000.

Cimerman S, Cimerman B, Ferreira MS. Parasitoses e infecção HIV/AIDS. In Veronesi R, Focaccia R, Lomar AV: Retroviroses Humanas HIV/AIDS. Etiologia, Patogenia, Patologia Clínica, Tratamento e Prevenção. Rio de Janeiro: Atheneu, 2000.

Franzen C, Muller A. Molecular techniques for detection, species differentiation and philogenetic analysis of microsporidia. Clin Infec Dis 1999;12:243–85.

CAPÍTULO 86
Moléstia de Chagas

Rodrigo Siqueira-Batista ◆ Andréia Patrícia Gomes ◆ Rodolpho J. M. Farinazzo
Rogério Caldas Lopes ◆ Lúcia Brandão de Oliveira

CONCEITO

A moléstia de Chagas é uma antropozoonose restrita ao continente americano, causada pelo *Trypanosoma (Schizotrypanum) cruzi*, que se caracteriza pela existência de duas fases – aguda e crônica –, ambas com potencial desenvolvimento de formas graves.

ETIOLOGIA

T. cruzi é o protozoário flagelado causador da doença. O ciclo evolutivo do *T. cruzi* é complexo. Ao picar o homem são, o triatomíneo infectado defeca próximo à solução de continuidade recém-formada, depositando juntamente com as fezes as formas infectantes **tripomastigotas metacíclicos**. Ao coçar a região irritada pela picada do hemíptero, o homem leva essas formas para a intimidade dos tecidos, havendo invasão da corrente sangüínea. Os tripomastigotas metacíclicos entram, posteriormente, em contato com células do sistema mononuclear fagocitário (SMF), interagindo com e invadindo estas últimas, passando então à forma **amastigota**, após a internalização. Segue-se, então, o escape do vacúolo fagocitário. A partir desse momento, ocorrerão divisões sucessivas (em torno de nove), tornando a célula repleta de parasitos. Depois, há nova transformação, passando então a **tripomastigota sangüíneo**, havendo a liberação dos flagelados na circulação, os quais poderão invadir novas células do homem (sistema mononuclear fagocitário – SMF, musculares lisas, esqueléticas, cardíacas, nervosas etc.), reiniciando o ciclo neste hospedeiro. Caso novo triatomíneo pique esse indivíduo, sugará as formas tripomastigotas sangüíneas, as quais alcançarão o intestino médio e posterior do inseto, transformando-se em **epimastigotas**, os quais dividir-se-ão e transformar-se-ão em **tripomastigotas metacíclicos**, podendo infectar novo hospedeiro vertebrado suscetível.

EPIDEMIOLOGIA

A doença é restrita à América, abrangendo uma área que se estende do sul dos Estados Unidos até a Argentina e o Chile.

As principais formas de transmissão da moléstia de Chagas são a **transfusional** e a **vetorial**. Os vetores são hemípteros hematófagos obrigatórios da família *Reduviidae* e da subfamília *Triatominae*, cujas principais espécies são *Triatoma infestans*, *Rhodnius prolixus*, *Panstrongylus megistus* e *Triatoma sordida*. Estes infestam as casas de "pau-a-pique" e, ao picar o homem suscetível, transmitem a infecção. Outras vias de menor impacto epidemiológico incluem a congênita – o risco de uma gestante passar a infecção para o filho é estimado em 0,1% a 2%, os acidentes de laboratório, os transplantes de órgãos e a transmissão oral.

ASPECTOS CLÍNICOS

Fase aguda. Passa despercebida em grande número de casos. O período de incubação é de sete a 10 dias para a transmissão vetorial e de até 100 dias caso ocorra transmissão transfusional. Alguns pacientes apresentam os sinais clássicos de porta de entrada – complexos cutaneoganglionar (chagoma de inoculação) e oftalmoganglionar (sinal de Romanã, caracterizado por edema bipalpebral, unilateral, indolor, acompanhado por linfadenopatia satélite pré-auricular e submandibular). Outros achados incluem febre (superior a 39°C), mal-estar, mialgias, astenia, anorexia, cefaléia, linfadenopatia generalizada (com linfonodos normalmente móveis, indolores, não coalescidos e sem sinais de inflamação na pele adjacente), hepatoesplenomegalia, edema subcutâneo generalizado ou localizado (face ou membros inferiores – de consistência elástica, sem hipertermia ou dor). A presença de exantemas é rara. A doença aguda pode evoluir com extrema gravidade – quando surgem miocardite e/ou meningoencefalite –, ainda que estas raramente ocorram. A duração deste período é, em geral, de um a dois meses.

Fase crônica. É dividida nas formas indeterminada, cardíaca, digestiva e cardiodigestiva.

A *forma indeterminada*, por definição, abrange os pacientes assintomáticos com sorologia reativa, com radiografia de tórax, de esôfago e de cólon normais, além do eletrocardiograma convencional sem alterações. Esta forma é assintomática ou oligossintomática e os pacientes costumam desfrutar de boa saúde, ignorando a doença. A maior parte dos enfermos na fase crônica se incluem nesta forma clínica da endemia. O prognóstico é bom a curto e médio prazos, podendo, por exemplo, permanecer-se por toda a vida nesta fase.

A *forma cardíaca (cardiopatia chagásica crônica – CCC)* constitui-se na forma mais importante da moléstia de Chagas. Expressa-se clinicamente como insuficiência cardíaca congestiva (ICC), arritmias e distúrbios de condução (extra-sistolia ventricular – alteração mais freqüente –, bloqueio de ramo direito associado ao hemibloqueio anterior esquerdo, fibrilação atrial, bloqueio atrioventricular completo, com risco de morte súbita) e fenômenos tromboembólicos (formação de trombos murais por conta da maior estase e dilatação das câmaras cardíacas).

A *forma digestiva ("megas")* é caracterizada por alterações em órgãos como esôfago e cólon, secundárias à destruição das células nervosas do sistema nervoso autônomo, nos plexos intramurais, e em particular do plexo mioentérico de Auerbach. Na esofagopatia chagásica, temos como principais manifestações soluços, salivação, pirose, regurgitação, emagrecimento e hipertrofia das glândulas parótidas. Como complicações mais importantes mencionam-se a esofagite por estase, a desnutrição, a ruptura esofágica, a fistulização, as pneumonias por broncoaspiração e as neoplasias como o adenocarcinoma de esôfago. Em relação à colopatia chagásica, as alterações são mais encontradiças nos segmentos distais do intestino grosso, cursando com obstipação, meteorismo, disquesia, dor abdominal, halitose, anorexia, palidez e astenia; como complicações mais importantes têm-se os fecalomas e os volvos ou torções, principalmente do cólon sigmóide.

Na *forma cardiodigestiva,* há presença simultânea de comprometimento digestivo e cardíaco, sendo encontrados os mesmos sinais e sintomas das duas formas previamente descritas.

Alterações neurológicas são também descritas, principalmente no que se refere ao sistema nervoso autônomo (distúrbios na resposta pressórica e da freqüência cardíaca, em casos de estimulação simpática), periférico (desnervação motora parcial, ainda que com pouca significação clínica) e central (alterações comportamentais, como desempenho cognitivo mais pobre, principalmente).

Nos casos de *imunodepressão,* a infecção pelo *T. cruzi* tem comportamento distinto. Nos pacientes transplantados e imunossuprimidos pelo tratamento com fármacos visando evitar a rejeição do enxerto, observa-se como manifestação clínica principal a miocardite, com alta parasitemia e grande número de células parasitadas nos tecidos cardíacos, similares à forma aguda. Em chagásicos que apresentam co-infecção pelo vírus da imunodeficiência humana (HIV), a manifestação predominante da doença em reativação é o acometimento do sistema nervoso central, com quadros de meningoencefalite, de lesões tumor-*like* no encéfalo (diagnóstico diferencial de neurotoxoplasmose), podendo também haver miocardite aguda, com desenvolvimento de arritmias ou insuficiência cardíaca.

DIAGNÓSTICO

São indicações para investigação laboratorial da moléstia de Chagas:

- Suspeita de infecção aguda (sinais de porta de entrada, febre e/ou hepatoesplenomegalia com história recente de hemotransfusão, pacientes de área endêmica).
- Doadores de sangue.
- Gestante que tenha permanecido em área endêmica e/ou recebido hemotransfusão.
- Todo filho de chagásica.
- Pacientes com distúrbios cardíacos ou digestivos que façam suspeitar de etiologia chagásica.
- Doadores ou receptores de órgãos.
- Pacientes de área endêmica ou com história de hemotransfusão que devam receber imunossupressores.
- Indivíduos com antecedentes epidemiológicos e sintomas inespecíficos e/ou neurológicos e/ou transtornos por disfunção do sistema nervoso autônomo.

O diagnóstico na *fase aguda* deve ser preferencialmente parasitológico, decorrente da elevada parasitemia encontrada. A importância de se conseguir o diagnóstico nesta etapa se deve ao fato de os pacientes tratados neste momento de história natural possuírem cerca de 70% de chance para evolução favorável (erradicação do parasito, com cura). Os métodos diretos – exame a fresco, distensão, gota espessa – devem ser os primeiros exames a serem solicitados; caso estes não confirmem o diagnóstico, solicitam-se os métodos parasitológicos indiretos – xenodiagnóstico e hemocultivo.

Na *fase crônica* da doença a parasitemia é baixa e, portanto, os exames parasitológicos não possuem eficácia satisfatória. Os métodos empregados são indiretos e o mais usado é a procura de anticorpos anti-*T. cruzi* da classe IgG, mencionando-se as técnicas de hemaglutinação indireta, ELISA e imunofluorescência indireta como as principais. A execução de duas técnicas diferentes é necessária para se obter resultados confiáveis. Se os resultados entre os testes forem diferentes, o exame deve ser repetido semanas após. A imunofluorescência indireta para a pesquisa de anticorpos anti-*T. cruzi* de classe IgM pode ser solicitada nos casos em que houver forte suspeita clínica de moléstia de Chagas aguda mas os métodos de diagnóstico parasitológico revelarem-se negativos. *Polymerase chain reaction* (PCR) tem sido empregada, embora seu uso ainda não seja rotineiro.

MÉTODOS COMPLEMENTARES

A avaliação por exames complementares do paciente chagásico é crucial, pela possibilidade de se estabelecer quantitativa e qualitativamente a extensão do dano produzido pela doença e traçar o prognóstico, baseado nas alterações encontradas. Além do eletrocardiograma e da radiografia de tórax, alguns exames são extremamente importantes para a avaliação cardiológica do paciente chagásico, entre os quais o ecocardiograma, a eletrocardiografia dinâmica (holter), a ergometria, a avaliação por cintigrafia miocárdica (cardiologia nuclear), a fonomecanocardiografia, os estudos eletrofisiológicos e os estudos hemodinâmicos.

TRATAMENTO

Embora enfermidade de progressão lenta, o tratamento para a doença da Chagas continua difícil. Após o início da descompensação cardíaca, a doença freqüentemente evolui de forma inexorável e rápida para a morte, principalmente por arritmia, mas também por insuficiência cardíaca e tromboembolismo.

O tratamento específico é realizado através dos fármacos *nifurtimox (Lampit®)* e *benzonidazol (Rochagan®),* sendo apenas o último encontrado no Brasil. São indicações de tratamento:

- Casos agudos e congênitos.
- Quimioprofilaxia em infecção acidental.
- Pacientes com infecção recente (crônicos com idade inferior a 10 anos).
- Reativação (nos transplantados e na infecção pelo HIV).
- Pacientes na forma crônica indeterminada, em caráter experimental.

A administração dos fármacos é feita por via oral, sendo metabolizados pelo fígado e excretados por via urinária. O tempo de tratamento é habitualmente 60 dias, exceção feita à quimioprofilaxia em acidentes (10 dias).

O *nifurtimox* é um nitrofurânico comercializado em comprimidos de 120 mg; sua posologia é de 8-10 mg/kg/dia para adultos e 10-15 mg/kg/dia para crianças, ambos de 12/12 horas. Os efeitos colaterais mais comuns são anorexia, perda de peso, enjôos, vômitos, dores abdominais, insônia, neurites e alguns distúrbios comportamentais. O *benzonidazol* é encontrado em comprimidos de 100 mg e sua administração é feita em doses de 5 mg/kg/dia para adultos e de 7-10 mg/kg/dia para crianças, sempre tomadas de 12/12 horas. Os efeitos colaterais mais encontrados são a dermatopatia urticariforme, a depressão medular com leucopenia (que pode tornar premente a interrupção do tratamento, necessitando-se eventualmente do uso de antibióticos) e a polineuropatia periférica, esta regredindo espontaneamente ao final do tratamento.

O *tratamento sintomático* da moléstia de Chagas é feito através de medidas terapêuticas vigentes para os diferentes comprometimentos da doença. Assim, na insuficiência cardíaca emprega-se o tratamento farmacológico com diuréticos, inibidores da cininase II (enzima conversora da angiotensina) e com os digitálicos. Nos distúrbios do ritmo, a amiodarona parece ser eficaz para o controle das arritmias ventriculares freqüentes na doença. Outros fármacos antiarrítmicos adequados às arritmias apresentadas devem ser instituídos, devendo-se, para isso, contar com o parecer de um cardiologista. O uso de marca-passo deve ser também avaliado, nas situações pertinentes. Anticoagulação pode ter algum benefício em casos de episódios tromboembólicos recorrentes. Em casos muito avançados da cardiopatia chagásica crônica, a única medida realmente salvadora para o paciente é o transplante cardíaco, embora episódios de parasitemia e recorrência da doença de Chagas possam ainda ser problemas. Na esofagopatia e colopatia chagásicas, medidas dietéticas e farmacológicas podem ser empregadas para o controle dos sintomas. Tratamento cirúrgico por técnicas especializadas é muitas vezes requerido para a otimização terapêutica do paciente.

PREVENÇÃO

A prevenção da endemia é em geral dirigida para o combate ao vetor e para a interrupção da transmissão transfusional. A *luta antivetorial* é feita através de inseticidas (piretróides de síntese são os mais empregados), pinturas inseticidas (a base de *malathion)* com longo efeito residual e melhoria das habitações (reboco de paredes, substituição de tetos). O *controle da transmissão transfusional* realizado através da seleção de doadores por sorologia prévia corresponde à medida mais usada. Em relação à *prevenção da transmissão congênita*, é mandatória a detecção precoce da infecção do recém-nato, com a instituição premente de tratamento. Em *transplantados*, a principal medida de controle é a abstenção do transplante de um doador infectado para um receptor susceptível. Em casos de *acidentes com material contendo T. cruzi*, indica-se a quimioprofilaxia imediata com nifurtimox ou benzonidazol, por 10 dias (Capítulo 2).

BIBLIOGRAFIA RECOMENDADA

Andrade Z, Andrade S. Moléstia de Chagas em imunodeprimidos. *In* Siqueira-Batista R, Corrêa AD, Huggins DW: *Moléstia de Chagas*. Rio de Janeiro: Cultura Médica, 1996.

Braunwald E, Zipes DP, Libby P. *Heart Disease: A Textbook of Cardiovascular Medicine*. 6th ed. Philadelphia: WB Saunders, 2001.

Chagas CJR. *Coletânea de Trabalhos Científicos*. Brasília: Editora Universidade de Brasília, 1985.

Dias JCP. Doença de Chagas, epidemiologia e prevenção. *Arq Bras Cardiol* 1996;63:451–3.

Kirchoff. Chagas' disease. *In* Mandell G, Bennett JE, Dolin R: *Principles and Practice of Infectious Diseases*. 5th ed. Philadelphia: Churchill Livingstone, 2000.

Siqueira-Batista R, Corrêa AD, Huggins DW. *Moléstia de Chagas*. Rio de Janeiro: Cultura Médica, 1996.

Siqueira-Batista R, Gomes AP, Viñas PA, Huggins DW, Storino RA. Moléstia de Chagas. *In* Siqueira-Batista R, Gomes AP, Igreja RP, Huggins DW: *Medicina Tropical — Abordagem Atual das Doenças Infecciosas e Parasitárias*. Rio de Janeiro: Cultura Médica, 2001.

Siqueira-Batista R, Huggins DW. Perspectivas para a moléstia de Chagas às portas do Século XXI. *Arq Bras Cardiol* 1996;66:79–81.

Storino R, Milei J. *Enfermedad de Chagas*. Buenos Aires: Doyma Argentina, 1994.

CAPÍTULO 87
Rinosporidiose

Angélica Cristina Pezzin-Palheta ◆ Francisco Xavier Palheta-Neto
Carlos Alberto Krewer Feier ◆ Rodrigo Siqueira-Batista

CONCEITO

A rinosporidiose é um processo inflamatório crônico causado por um protozoário aquático *Rhinosporidium seeberi*. Caracteriza-se por lesões polipóides das membranas mucosas e afeta principalmente as fossas nasais (70%), os olhos (10%) e mais raramente a nasofaringe, cavidade oral, laringe, uretra, a genitália, o reto e, ocasionalmente, a pele e vísceras. Apresenta-se sob quatro formas: nasal, ocular, cutânea e disseminada (esta última bastante rara).

EPIDEMIOLOGIA

É uma doença típica de climas tropicais, endêmica no Sul da Índia e no Sri-Lanka, mas rara no sudeste asiático e outras regiões, observando-se casos isolados e esporádicos em quase todo o mundo. No Brasil foi descrita, principalmente, na região Nordeste. Acomete mais homens que mulheres, com maior incidência na segunda e terceira décadas de vida. A moléstia tem sido encontrada também em animais, como cavalos, mulas, gatos, cachorros e patos selvagens.

ETIOLOGIA

Desde a sua descoberta por Guiliermo Seeber (1900), a natureza do agente causal tem sido muito debatida. Inicialmente descrito como protozoário, foi posteriormente classificado como fungo por Askworth (1923) e denominado *Rhinosporidium seeberi*. Atualmente, através da análise do 18S ácido ribonucléico ribossomal, tem sido enquadrado em um novo grupo de protistas aquáticos. Seu *habitat* natural, mecanismo de transmissão, hospedeiro, reservatório natural e ciclo vital são desconhecidos.

A infecção resulta da inoculação traumática do organismo. A doença progride com a replicação local do *R. seeberi* associado ao crescimento hiperplásico do tecido hospedeiro e resposta imune localizada. Estudos têm relacionado a infecção a nadadores ou banhistas de represas, lagos e rios de água doce.

Embora não se relacione com alguma imunodeficiência, existe relato de caso em paciente com sorologia reativa para o vírus da imunodeficiência humana.

ASPECTOS CLÍNICOS

A doença nas mucosas se caracteriza por lesões de aspecto polipóide, friáveis, sangrantes, sésseis ou pediculadas, de crescimento lento e superfície rósea-avermelhada, semeada de pontos branco-acinzentados, às vezes papilomatosas e verrucosas e não dolorosas. O quadro clínico varia com a localização e o estágio de desenvolvimento da lesão:

- A rinosporidiose nasal pode se manifestar por rinorréia unilateral, sensação de corpo estranho nasal, obstrução nasal unilateral, respiração bucal, prurido, crises esternutatórias, coriza, epistaxes, descarga pós-nasal e tosse.

- A forma ocular pode acometer a conjuntiva, o saco lacrimal, a esclera e as pálpebras. Inicialmente é assintomática, podendo apresentar fotofobia, hiperemia e infecção secundária.

- Nas formas cutânea e sistêmica evidenciam-se lesões verrucosas friáveis, lesões tipo queimadura no couro cabeludo, abdome, nasofaringe, cavidade oral, laringe, uretra, ânus e pênis.

Infecção bacteriana local secundária, recorrência e disseminação com risco de vida — o que é extremamente raro — são as formas de complicação.

O prognóstico é excelente, exceto nos casos de disseminação.

DIAGNÓSTICO

Baseia-se na anamnese, exame físico – com adequada oftalmoscopia e rinoscopia anterior, e exames complementares –, endoscopia nasal com fibra óptica (rígida ou flexível), radiografia simples, tomografia computadorizada (TC) e/ou ressonância nuclear magnética (RNM) das cavidades paranasais são de suma importância no correto diagnóstico e na programação terapêutica.

R. seeberi não cresce em meios de cultura ou em cultivos celulares, tampouco é inoculável com sucesso em animais de experimentação. O quadro morfológico é distinto e, portanto, o diagnóstico é realizado pelo exame microscópico obtido do material histológico/citológico dos exsudatos ou lesões tissulares.

Diagnóstico diferencial. Faz-se o diagnóstico diferencial da rinosporidiose nasal com corpo estranho, hipertrofia e degeneração polipóide dos cornetos nasais, tumores nasais ou de *cavum*, angiofibroma juvenil, pólipo antrocoanal, condiloma acuminado e polipose inflamatória crônica. A oculosporidiose pode ser incluída no diagnóstico diferencial de lesões polipóides conjuntivais mesmo em áreas não endêmicas, podendo-se pensar também em hemangioma. No caso de acometimento genital, faz-se diagnóstico diferencial com condilomas e tumores malignos; se retal, com varizes hemorroidárias e se cutânea, com verrugas vulgares.

TRATAMENTO

O tratamento de eleição é a exérese cirúrgica, cursando, às vezes, com recidivas. Em algumas ocasiões, há regressão espontânea. Observa-se a recorrência em 10% dos casos onde é realizada a excisão simples. A ampla excisão com eletrocoagulação da base da lesão promove decréscimo na recorrência.

O tratamento da oculosporidiose conjuntival consiste na excisão precoce da lesão acompanhada da conjuntiva ao redor da lesão. Nesses casos a recorrência é rara e pode ser minimizada pela cauterização da base da lesão com solução de nitrato de prata a 2% ou criopexia.

PREVENÇÃO

Evitar o contato com águas potencialmente contaminadas, principalmente em regiões endêmicas.

BIBLIOGRAFIA RECOMENDADA

Arora R, Ramachandran V, Raina U, Mehta DK. Oculosporidiosis in Northern India. Indian Pediatrics — 2000.[HYPERLINK http://www.indianpediatrics.net/may2001/may-540-543.html].

D'Adesky AC. Watch for unusual HIV infections. HIV+, nº 2, dez. 1998/jan. 1999. http: [HYPERLINK http://www.aegis.com/pubs/hivplus/1999/jan/scary.html].

Fredricks DN, Jolley JA, Lepp PW, Kosek JC, Relman DA. *Rhinosporidium seeberi:* A Human pathogen from a novel group of aquatic protistan parasites. *Emerg Infect Dis* 2000;6:273–82.

Gandolfo D, Gandolfo G, Jimenez R. Rhinosporidiosis Nasal. Presentación de un caso en paciente pediátrico. [HYPERLINK http://hospitalalassia.com/especialidades/otorrinol/rinosporidium.htm].

García JG, Rojo MG, Dávila FM, Pérez RL, Vicente MC. Rhinosporidiosis. Presentación de dos casos. Comunicación nº 007. [HYPERLINK http://www.conganat.org/icongresso/comunic/com007/titulo.htm].

Herr RA, Ajello L, Taylor JW, Arseculeratne SN, Mendoza L. Phylogenetic analysis of *Rhinosporidium seeberi's* 18S small-subunit ribosomal DNA groups this pathogen among members of the protoctistan mesomycetozoa. *J Clin Microbiol* 1999;37:2750–4.

Hospenthal DR. Rhinosporidiosis. Emedicine Journal — Infectious Diseases. [HYPERLINK http://www.emedicine.com/med/topic2029.htm].

Igreja RP, Siqueira-Batista R, Miranda LP. Rinosporidiose. *In* Siqueira-Batista R, Gomes AP, Igreja RP, Huggins DW: *Medicina Tropical — Abordagem Atual das Doenças Infecciosas e Parasitárias.* Rio de Janeiro: Cultura Médica, 2001.

Stepien A, García Jardón M, Banach L, Paton N, Gonvender J, Cabuko M. Rinosporidiosis en el material histopatológico del hospital general de Umtata (1986–1999). IV Congresso Virtual Hispano Americano de Anatomía Patológica, 2001. [HYPERLINK http://conganat.uninet.edu/COMUNICACION-E/018/].

CAPÍTULO 88

Toxoplasmose

Rodrigo Otávio da Silva Escada ◆ Vicente P. Pessoa-Júnior ◆ Carlos Eduardo da Silva Figueiredo

CONCEITO

A toxoplasmose é uma zoonose caracterizada clinicamente por cinco entidades de grande relevância: toxoplasmose ocular, síndrome de mononucleose, toxoplasmose congênita, toxoplasmose na gravidez e a reativação em indivíduos imunodeprimidos.

ETIOLOGIA

A doença é causada por um protozoário, parasito intracelular de vários vertebrados – desde mamíferos até aves –, chamado *Toxoplasma gondii*. Este protozoário existe na natureza em três formas distintas: **oocistos** (formas que liberam esporozoítas), **cistos tissulares** (que contêm e podem liberar bradizoítas) e **taquizoítas**. Após a ingestão de qualquer uma destas formas pelos felinos, novos oocistos são formados no interior do intestino destes mamíferos através de reprodução sexuada. Logo, são considerados hospedeiros definitivos do *T. gondii*, sendo o homem e outros animais de sangue quente considerados hospedeiros intermediários. Estes oocistos são liberados para o meio ambiente juntamente com as fezes destes felinos, onde sofrem um processo de esporulação (cada oocisto esporulado contém dois esporocistos, que, por sua vez, contêm dois esporozoítas cada). A esporulação é responsável pelo surgimento de um grande reservatório ambiental de infecção, pois permite a sobrevivência dos oocistos por até 18 meses.

Os taquizoítas são formas observadas na infecção primária e na reativação da doença. São obrigatoriamente intracelulares e sua presença indica infecção ativa. Podem penetrar nos tecidos e sofrer um processo de encistamento, dando origem aos cistos tissulares, que contêm no seu interior os bradizoítas. O sistema nervoso central, os olhos, os músculos esqueléticos, lisos e cardíacos são as topografias mais comuns de encistamento. Devido a essa persistência nos tecidos, a demonstração de cistos em cortes histológicos não significam necessariamente que a infecção foi recentemente adquirida ou que é clinicamente relevante.

EPIDEMIOLOGIA

A toxoplasmose é uma zoonose cosmopolita. A infecção humana ocorre por:

- Ingestão de alimentos contaminados por oocistos (forma epidemiologicamente mais importante).
- Consumo de carne crua (bradizoítos já detectados em carne bovina e suína).
- Transmissão materno-fetal.
- Transmissão acidental por auto-inoculação em laboratórios, transmissão transfusional (sangue total ou leucócitos) e transmissão através de transplante de órgão (doador soropositivo doando para soronegativo) – formas sem importância epidemiológica.

Não existe relato, até o presente momento, de transmissão inter-humana.

PATOGÊNESE

T. gondii multiplica-se no interior das células no local onde penetra nos hospedeiros. O trato gastrointestinal é a principal porta de entrada e o sítio inicial de infecção. Bradizoítas liberados de cistos tissulares ou esporozoítas liberados de oocistos penetram e multiplicam-se no interior das células epiteliais intestinais. Primeiramente, há disseminação para os linfonodos mesentéricos e, a seguir, para órgãos distantes através da invasão de vasos linfáticos e sangüíneos. Com a ativação da imunidade celular e humoral do hospedeiro, somente os parasitas protegidos por um *habitat* intracelular ou no interior de cistos sobrevivem.

A formação dos cistos ocorre em diferentes órgãos e tecidos durante a primeira semana de infecção. Estes cistos tissulares são os responsáveis pela infecção residual (latente ou crônica) e persistem principalmente no cérebro, olho e músculos esqueléticos e cardíaco.

Em indivíduos imunocompetentes, a infecção inicial culmina em um estágio de infecção crônica ou latente sem significância clínica, correspondendo à persistência assintomática dos cistos nos tecidos. Nos indivíduos imunodeficientes, a doença é mais comumente resultado de reativação de infecção latente. A reativação é resultado da ruptura dos cistos acompanhada de proliferação incontrolada dos organismos e de destruição tissular.

ASPECTOS CLÍNICOS

Aqui dividiremos a apresentação clínica nas entidades já mencionadas.

Infecção Aguda no Imunocompetente. São importantes os seguintes elementos clínicos:

- *Assintomática ou oligossintomática em aproximadamente 80% dos casos:* formas frustras.

- *Quando sintomática, o quadro consiste em uma síndrome de mononucleose:* febre, hepatoesplenomegalia, linfadenomegalia, mialgia, dores de garganta e *rash* cutâneo. Na maioria das vezes é benigna e autolimitada (até aproximadamente um mês). É fato incomum a visceralização (coração, pulmão ou sistema nervoso central. Diagnóstico diferencial é feito com outras causas de síndrome de mononucleose – vírus Epstein-Barr (EB), citomegalovírus (CMV), moléstia de Chagas, infecção pelo vírus da imunodeficiência humana (HIV), doenças linfoproliferativas (linfoma, por exemplo), sífilis e rubéola.

Infecção em Imunodeprimidos. Os aspectos de maior importância são:

- *Quadro neurológico,* com encefalite ou mielopatia. É geralmente subagudo, podendo apresentar-se com alterações do estado de consciência, convulsões, paresia, alterações dos nervos cranianos, alterações psiquiátricas e sinais de hipertensão intracraniana. A doença apresenta imagens tomográficas como lesões hipodensas, com captação anelar à administração de contraste.
- *Quadro pulmonar* com pneumonite. Tem evolução "arrastada" com tosse, febre e evolução com dispnéia, similar ao *Pneumocystis carinii.* A radiografia de tórax apresenta infiltrado intertiscial.
- *Quadro ocular* (coriorretinite). Deve ser diferenciado do citomegalovírus, herpes zoster oftálmico e herpes simples.
- *Quadro cardíaco,* o qual cursa com miocardite.

Toxoplasmose Ocular. Aspectos de maior relevância:
- Quadro mais encontrado: retinocoroidite focal necrotizante.
- Causa mais freqüente de uveíte posterior (50% de todos os casos), predominando em jovens da segunda a terceira década.
- Geralmente se dá por infecção congênita.
- Os sintomas dependem da localização e extensão do envolvimento da retina, assim como o grau de perda de visão.
- Fundoscopia: as lesões agudas se caracterizam por aparecerem abruptamente com placas algodonosas brancas ou amareladas, com limites mal definidos.
- A infecção ocular não fornece estímulo suficiente para aumentar níveis de anticorpos.
- Diagnóstico diferencial: infecções por *Mycobacterium tuberculosis,* sífilis, citomegalovírus e *Toxocara* spp.

Toxoplasmose na Gravidez. Principais características:
- Geralmente assintomática.
- Problema: transmissão do *T. gondii* ao feto.
- O risco da transmissão ao feto aumenta no último trimestre, sendo menor no segundo trimestre e menor que este no primeiro trimestre.
- Recomenda-se não engravidar até seis meses após soroconversão.
- As gestantes podem apresentar: abortamento, parto prematuro, prenhez molar e perda do concepto por morte intra-uterina.

Toxoplasmose Congênita. São importantes os seguintes elementos clínicos:
- Resultado mais comum da primoinfecção materna sintomática ou não, durante a gestação, porém ocorre em mulher imunocompetente, onde a infecção ocorreu cerca de seis a oito semanas antes da gravidez.
- É mais grave se o concepto a adquire no primeiro trimestre, resultando, muitas vezes, em abortamento, partos prematuros e graves seqüelas para o concepto.
- Manifestações clínicas mais comuns: coriorretinite, estrabismo, cegueira, epilepsia, surdez, retardamento mental ou psicomotor, anemia, icterícia, *rash* cutâneo, hepatoesplenomegalia, petéquias, encefalite, pneumonite, microcefalia, calcificações, hidrocefalia, diarréias, outras.
- Pode ser assintomática.
- Diagnóstico diferencial: infecções por herpes simples, rubéola, sífilis e citomegalovírus.

DIAGNÓSTICO

É estabelecido através dos seguintes métodos:
- *Isolamento do agente* em sangue, fluidos orgânicos ou outros materiais clínicos, através da inoculação em cobaia.
- *Histopatológico,* com demonstração de taquizoítos em tecidos ou amostras de fluidos orgânicos (liquor, lavado bronco alveolar, e outros).
- *Testes sorológicos* para detecção de:
  (a) IgG. Surgem a partir da segunda semana de infecção e persistem por toda a vida. Técnicas: imunofluorescência, ELISA, fixação do complemento, testes de aglutinação e testes de hemaglutinação; estes permitem a detecção de IgG de baixa avidez (infecção há menos de dois meses) e alta avidez (infecção há mais de três meses).
  (b) IgM. Surgem a partir da primeira semana de infecção e podem persistir por até 12 meses. Técnicas: IfIgM, DSIgM-ELISA e ISAGA-IgM.
  (c) IgA. Importante na infecção aguda e congênita, com excelentes resultados. Técnicas: ELISA IgA e ISAGA IgA.
  (d) IgE. Importante na infecção congênita, síndrome de mononucleose e crianças com quadro de retinite, possuindo grande exatidão.

Outros

- Reação em cadeia de polimerase (PCR) em vários tecidos e fluidos orgânicos; é empregado para diagnóstico de toxoplasmose congênita e ocular disseminada.
- ELISA para antígenos livres no soro (ainda em estudo).

Diagnóstico das entidades clínicas

1. Paciente imunocompetente
   - Obter duas amostras sangüíneas com intervalo de três semanas para realizar sorologia para IgG e IgM sendo diagnóstico definitivo quando há soroconversão de IgG ou IgM; ou quando há aumento de ao menos duas titulações entre as amostras.
   - Outras formas de diagnóstico definitivo: quando há presença em uma só amostra de positividade para IgG e/ou IgM associado à positividade para IgA ou IgG de baixa avidez, ou ainda pela histopatologia.
2. Paciente imunodeprimido (AIDS, malignidades, transplantados ou terapia imunossupressora)
   - *Diagnóstico definitivo:* histopatológico – presença de taquizoítos ou presença de um cisto (bradizoítos) associado à reação inflamatória ou presença de vários cistos. Pode ser utilizado PCR e isolamento do patógeno.
   - *Quadro neurológico*[1]. *Diagnóstico fortemente sugerido* (sustenta início de terapia empírica): associação entre positividade para IgG, RM ou TC com múltiplas lesões características e contagem de linfócitos T $CD_4^+ < 200$ células (em pacientes com AIDS/SIDA) ou pacientes em terapia imunossupressora. *Diagnóstico presumido:* lesão única a RM ou TC, associado à negatividade para IgG ou resposta clínica inadequada com tratamento

---

[1]Pode-se, ainda, utilizar por PCR (aqui é aconselhável o uso de PCR para Epstein-Barr vírus (linfoma primário), citomegalovírus (ventriculite), vírus JC (leucoencefalopatia multifocal progressiva), se exigido o diagnóstico diferencial com estas entidades ou isolamento do patógeno (embora seja raro seu isolamento) ambos no líquor, nos casos em que a biópsia é contra-indicada ou inconclusiva.

ótimo ou profilaxia para toxoplasmose, indica-se biópsia cerebral: se houver presença de **taquizoítos** ou PCR positivo o diagnóstico passa a ser definitivo.

- *Quadro pulmonar. Diagnóstico fortemente sugerido*: clínica associada a radiografia de tórax com infiltrado intersticial e IgG positivo, afastada pneumocistose. *Diagnóstico definitivo*: PCR ou histopatológico no lavado broncoalveolar (BAL).
- *Quadro ocular*: PCR de material do vítreo pode ser considerado em caso de fundoscopia atípica. Pesquisar também, nestes casos, herpes zoster, herpes simples e citomegalovírus.

3. Toxoplasmose ocular:
- Basicamente o diagnóstico é dado pela fundoscopia com tratamento empírico evoluindo com sucesso (lembrar que não há anticorpos detectáveis, usualmente, apenas IgG em baixos títulos).
- Se houver lesão atípica ou tratamento ineficaz ou ambos, considerar PCR em amostras do vítreo ou humor aquoso. Biópsia só em último caso, pois é muito arriscada.

4. Toxoplasmose na gravidez:
- Sua conduta diagnóstica e terapêutica está resumida no Quadro 88-1.

5. Toxoplasmose congênita:
- Se a infecção aguda materna for comprovada ou altamente suspeita, deve ser realizada pesquisa no feto com: ultra-sonografia e/ou amniocentese até 18 semanas de gestação para realizar PCR.
- *Recém-nascido. Diagnóstico definitivo*: IgA ou IgM positivo no sangue periférico (IgA mais sensível); se IgA e IgM são negativos e IgG positivo, acompanhar o recém-nato até seis a 12 meses (pois a permanência de IgG no recém-nato além desse período indica infecção congênita e não IgG materno) com fundoscopia, estudo radiológico (detectar calcificações) e exame do liquor e outros fluidos corporais (para isolamento do patógeno e realização de PCR).

TRATAMENTO

Devem ser consideradas como indicações de tratamento:

- *Paciente imunocompetente:*
  - síndrome de mononucleose persistente (> 1 mês) ou grave (em geral, nestes casos, há visceralização);
  - infecção adquirida por acidente em laboratório ou transfusão tendem a ser mais graves e por isso, em geral, recomenda-se que sejam tratadas.
- *Paciente imunodeprimido:*
  - sempre realizar tratamento, pois há sério risco de óbito.
- *Toxoplasmose ocular:*
  - para alguns autores o tratamento só não estaria indicado se as lesões forem pequenas, periféricas e sem risco de cegueira imediata – sobretudo nos pacientes imunocompetentes (por haver possibilidade de quadro auto-limitado) a não ser que o quadro persista por mais de um mês, ou se a infecção não for congênita, mas adquirida;
  - além do tratamento específico, nas lesões que envolvem a mácula, o nervo óptico ou feixe papilomacular

---

Quadro 88-1. Conduta na toxoplasmose na gravidez

Situação I

- Situação aguda
  - IF-IgM positiva ($\geq$ 1:32)
  - ELISA IgM positiva (alto)
  - IF-IgG, positivo ($\geq$ 1:1.024 ou crescência de títulos ou $\geq$ 1/4.000)
  - Teste de avidez IgG (Vidas): anticorpos de baixa avidez – doença recente/ativa

Conduta: Tratar

Situação II

- Transição
  - IF-IgM negativa ou IF-IgM positiva (< 1:32 – Residual?)
  - ELISA IgM negativa
  - IF-IgG positiva (1:2-1:512) Improvável doença recente/ativa (mas ficar atento para clínica e/ou elevação de títulos)
  - IgG, positiva ($\geq$ 1:1.024) possível – Atenção para altos títulos!
  - Teste de avidez IgG (Vidas):

Anticorpos de alta avidez – doença passada (infecção ocorrida há mais de três meses)

Conduta: Esta é uma das fases em que mais se exige observação e acompanhamento de títulos e avaliações clínicas periódicas (incluindo ultra-sonografia obstétrica). Deve-se estar atento para a elevação de títulos, assim como para problemas concomitantes como doenças que causem imunodepressão e/ou gestação

Situação III

- Situação antiga
  - IF-IgM negativa
  - ELISA IgM negativa
  - IF-IgG (1:2-1:512) sem elevação de títulos e/ou clínica. Teste de avidez (Vidas): Anticorpos de alta avidez – doença passada (infecção ocorrida há mais de três meses)

Conduta: Não tratar

IF = Imunofluorescência indireta.

(lesões extremamente graves), deve-se usar corticoterapia sistêmica.

- *Toxoplamose na mulher:*
  - sempre tratar, quando documentada infecção aguda.
- *Toxoplasmose congênita:*
  - sempre tratar, quando documentada infecção aguda.

Os Quadro 88-2 e 88-3 apresentam os esquemas de escolha e alternativos, respectivamente, os quais devem ser mantidos por quatro a seis semanas.

A infecção congênita deve ser tratada inicialmente como descrita acima por dois a seis meses, mantendo-se por um período de 12 meses, com redução da dose de pirimetamina para 1 mg/kg, três vezes na semana.

As pacientes gestantes devem receber espiramicina na dose de 3g/dia (evita transmissão ao feto em 60% dos casos; porém não o está tratando). Se a infecção congênita é documentada, o tratamento é como o descrito no Quadro 88-2, porém a pirimetamina não deve ser usada nas primeiras 16

Quadro 88-2. Esquemas de escolha na infecção por *T. gondii*		
Medicamentos	**Doses**	**Via**
Sulfadiazina	1-1,5 g de 6 em 6 horas	Oral
Pirimetamina	50-75 mg/dia	Oral
Ácido folínico	10-20 mg/dia	Oral
Clindamicina	600 mg de 6 em 6 horas	Oral
Pirimetamina	50-75 mg/dia	Oral
Ácido folínico	10-20 mg/dia	Oral

Quadro 88-3. Esquemas alternativos na infecção por *T. gondii*		
Medicamentos	**Doses**	**Via**
Claritromicina	1 g de 12 em 12 horas	Oral ou venoso
Pirimetamina	50-75 mg/dia	Oral
Ácido folínico	1.200-1.500 mg/dia	Oral
Atovaquone	50-75 mg/dia	Oral
Pirimetamina	50-75 mg/dia	Oral
Ácido folínico	10-20 mg/dia	Oral

semanas de gestação pelo risco de malformações, devendo-se utilizar apenas a sulfadiazina.

Nos imunocomprometidos, deve-se realizar o tratamento de acordo com os Quadros 88-2 ou 88-3 (se necessitar tratamento alternativo) e após manter profilaxia secundária com sulfadiazina (2 g/dia) e pirimetamina (25 mg, três vezes na semana) e ácido folínico (três vezes na semana). A profilaxia primária em pacientes com AIDS e contagem de linfócitos T CD_4^+ < 100/mm^3 é apresentada no Capítulo 22.

Efeitos adversos da sulfadiazina que limitam seu uso, obrigando a utilização de esquemas alternativos, incluem *rash* cutâneo, anemia, leucopenia.

Efeitos adversos da pirimetamina: supressão da medula óssea com ocorrência de anemia e leucopenia que são minorados ou evitados com ácido folínico.

PREVENÇÃO

Tem grande relevância em imunodeprimidos (IgG negativos) e gestantes, sendo importantes as seguintes medidas gerais:

- Lavagem adequada das mãos antes da alimentação, após manipulação de jardins, terra, fezes de animais. Evitar manipulação de fezes de animais e, quando necessário, que se faça com uso de luvas. Alimentos devem ser bem cozidos, não devendo ser ingeridos crus; leite deverá ser sempre pasteurizado.

Outras condutas relevantes:

- *Cuidados pré-natais:* teste para detecção do *T. gondii* (o teste inicial deve ser realizado até a décima/décima segunda semana de gestação. Se negativo, repeti-lo por volta da vigésima semana e no pré-termo. Se positivo para IgG seguir Quadro 88-1 e se positivo para IgM encaminhar para tratamentos).
- *Imunocomprometidos:* (1) profilaxia primária ou secundária, quando indicadas; (2) acompanhamento sorológico anual, se IgG negativo.

BIBLIOGRAFIA RECOMENDADA

Corrêa RB, Rosso ALZ, Fonseca BA. Manifestações neurológicas da AIDS. *In* Siqueira-Batista R, Gomes AP, Igreja RP, Huggins DW: *Medicina Tropical — Abordagem Atual das Doenças Infecciosas e Parasitárias.* Rio de Janeiro: Cultura Médica, 2001.

Hinrinchsen SL, Tavares Neto JI, Pinheiro MRS, Pontes Neto NT, Mendonça PM, Sobral da Silva PF, Soriano da Silva PL: *Toxoplasmose. In* Siqueira-Batista R, Gomes AP, Igreja RP, Huggins DW: *Medicina Tropical — Abordagem Atual das Doenças Infecciosas e Parasitárias.* Rio de Janeiro: Cultura Médica, 2001.

Montoya JG, Remington JS. *Toxoplasma gondii. In* Mandell G, Bennett JE, Dolin R: *Principles and Practice of Infectious Diseases.* 5th ed. Philadelphia: Churchill Livingstone, 2000.

CAPÍTULO 89
Tricomoníase

Antônio José dos Santos ◆ Paula Monarcha Bastos
Thiers Soares ◆ Rodrigo Siqueira Batista

CONCEITO

A tricomoníase é uma doença sexualmente transmissível, causada pelo protozoário *Trichomonas vaginalis*. Em muitos casos o patógeno pode ser encontrado em mulheres sem quaisquer sintomas.

ETIOLOGIA

Trichomonas vaginalis é um protozoário piriforme, flagelado, móvel, que mede aproximadamente $10 \times 7\mu m$. Nas mulheres, tem tropismo pelo epitélio vaginal com pH de 6,0, pelos dutos de Skene e pelo trato urinário inferior. No homem, habita a uretra e a próstata. O patógeno pode ser encontrado ainda na boca (associado à periodontite) e, em alguns casos, no trato gastrointestinal.

EPIDEMIOLOGIA

É a principal causa de vaginite sintomática (até 25%, em várias séries de estudo), tendo sua maior prevalência em mulheres com múltiplos parceiros sexuais, que não utilizam métodos contraceptivos — sejam de barreira ou hormonal — e que apresentem outras doenças sexualmente transmissíveis, incluindo infecção por *Chlamydia* spp ou *Neisseria gonorrhoeae*.

Transmissão

A forma de transmissão mais comum é pela via sexual (aproximadamente 100%). O parasita tem a capacidade de sobreviver em ambientes úmidos, podendo assim habitar ladrilhos de banheiro por seis horas e toalhas úmidas por 24 horas, o que possibilita a transmissão não venérea.

ASPECTOS CLÍNICOS

As mulheres e os homens portadores podem ser assintomáticos em até 50%, enquanto as gestantes em até 70%. Manifesta-se por corrimento vaginal, irritação vulvovaginal, dispareunia, disúria ou polaciúria. O corrimento é referido por 50% a 75% das pacientes, podendo variar de aquoso e abundante a espesso e amarelo-esverdeado, com bolhas. Odor fétido não é comum, presente somente em 10% das pacientes.

Ao exame ginecológico, observa-se eritema vaginal, podendo ocorrer em 75% das mulheres infectadas. O aspecto clássico do "colo em morango", com hemorragias puntiformes e dilatação capilar, é visto na inspeção macroscópica em menos de 5% dos casos, sendo evidentes em 90% das colposcopias.

A maioria dos homens é assintomática, podendo estar presente corrimento escasso em alguns casos. O agente pode causar epididimite, prostatite e ulcerações penianas, principalmente, no prepúcio.

DIAGNÓSTICO

A detecção de *T. vaginalis*, móveis, à microscopia, em esfregaços frescos de secreções prostáticas ou vaginais, pela coloração de Papanicolau, tem sensibilidade de 60% a 80%. A coloração para o anticorpo imunofluorescente (contra a proteína da membrana do protozoário) tem sensibilidade entre 70% e 90%, sendo a cultura o exame mais sensível (95%) e específico. Contudo, é também o método mais demorado, levando de três a sete dias para confirmação diagnóstica.

TRATAMENTO

A terapia deve ser instituída para ambos os parceiros, no intuito de prevenir reinfecções. O metronidazol é o principal fármaco, podendo ser dado em dose única de 2 g ou, no caso de intolerância, 250 mg três vezes ao dia, ou 500 mg duas vezes ao dia, durante sete dias. Na gravidez, é indicado cotrimazol supositório 100 mg à noite por duas semanas. Na falência terapêutica, seja por uso irregular do tratamento ou por cepas com alta resistência ao metronidazol, administra-se 2 a 3 gramas de metronidazol por sete a 14 dias, ou tinidazol em dose única de 2 g. Deve-se recomendar abstinência de bebidas alcoólicas, pelo menos quatro dias após a conclusão da terapia, devido ao potencial efeito dissulfiram.

PREVENÇÃO

Por estar intimamente relacionada ao comportamento sexual, a prevenção deve ser feita pelo uso de preservativo durante o ato sexual. No caso de violência sexual, metronidazol 2 g, em dose única, deve ser empregado.

BIBLIOGRAFIA RECOMENDADA

Berek JS, Adashi EY, Hillard PA. Infecções vaginais. *Novak Tratado de Ginecologia* 1999;15:310–1.

Castelani MA. Infecções Ginecológicas e Obstétricas. In Schechter M, Marangoni DV. Doenças Infecciosas — Conduta Diagnóstica e Terapêutica. 2ª ed. Rio de Janeiro: Guanabara-Koogan, 1998.

Siqueira-Batista R, Gomes AP, Igreja RP, Huggins DW. Medicina Tropical - Abordagem Atual das Doenças Infecciosas e Parasitárias. Rio de Janeiro: Cultura Médica, 2001. 2 volumes

Tierney LM, McPhee SJ, Papadakis MA. Vaginitis. *Current Medical Diagnosis & Treatment*. 40th ed. New York: McGraw-Hill, 2001.

Viana LC, Geber S, Martins M. Vulvovaginite. *Ginecologia* 1998;24:262–3.

PARTE VI

Doenças Causadas por Helmintos

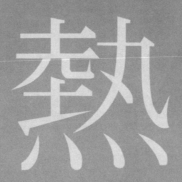

CAPÍTULO 90
Ancilostomíase

Sávio Silva Santos ◆ Loriléa Chaves de Almeida
Andréia Patrícia Gomes ◆ Donald William Huggins

A ancilostomíase é uma moléstia causada por parasitos da família *Ancylostomidae* – *Ancylostoma duodenale* e *Necator americanus* – os quais vivem no intestino delgado quando adultos, tendo o seu ciclo biológico uma passagem pela árvore respiratória.

ETIOLOGIA

Os patógenos causadores da ancilostomíase pertencem à família *Ancylostomidae*, a qual é dividida em duas subfamílias: uma com espécies providas de dentes na cápsula bucal, constituindo a subfamília *Ancylostominae* e com as seguintes espécies: *A. duodenale*, *A. brasiliense* e *A. caninum*; a outra, subfamília *Necatorinae*, na qual as espécies possuem lâminas ou placas cortantes na cápsula bucal, sendo o *N. americanus* a única de interesse médico.

No momento em que são eliminados juntamente com as fezes, os ovos dos helmintos possuem apenas quatro células. No meio exterior necessitam de ar, grau moderado de temperatura – 20 a 30°C (com mais de 30°C apresentam anomalias de desenvolvimento e abaixo de 10°C sofrem parada de evolução) – e certa umidade. Ao cabo das 24 horas, desenvolvem-se as **larvas rabditóides, do primeiro estágio (L_1)** ou primeira muda; em torno de 48 a 72 horas, surge a segunda **muda ou larvas filarióides do segundo estágio (L_2)**; cerca de cinco a oito dias após (média de cinco dias aparecem as **larvas filarióides do terceiro estágio) (L_3)**, que são infectantes. Estas podem penetrar ao nível da pele ou ser ingeridas com alimentos ou água contaminados. Na primeira eventualidade, as larvas infectantes migram para os pulmões, perfuram os capilares e caem nos alvéolos, caminham pela árvore pulmonar até serem deglutidas e atingirem o duodeno. No segundo caso, as larvas desenvolvem-se no intestino delgado (quarta muda), sem precisarem migrar para os pulmões. Os vermes adultos atingem a maturidade sexual decorridos 60 dias após a entrada no organismo.

EPIDEMIOLOGIA

A ancilostomíase é uma parasitose cosmopolita. Em algumas áreas da América, *N. americanus* é a espécie prevalente. No Brasil, *A. duodenale* é mais freqüente nos estados onde a imigração européia e japonesa são predominantes. A parasitose é transmitida através da penetração das larvas infectantes pela pele, porém em raras ocasiões pode o mecanismo de transmissão ser oral – ingestão de água ou alimentos contaminados com larvas, as quais atravessam a mucosa oral.

A alimentação é também um fator importante no desencadeamento das manifestações clínicas e do grau de infecção. Indivíduos com ingestão insuficiente de proteínas em sua alimentação são mais suscetíveis de adquirirem infecção intensa, com ocorrência de anemia bastante acentuada. Na quase totalidade dos casos, a ancilostomíase por si mesma não é capaz de provocar anemia ferropriva, sendo esta última condição muito relacionada ao binômio parasitose-desnutrição.

ASPECTOS CLÍNICOS

As manifestações clínicas da ancilostomíase podem ser divididas em agudas e crônicas, conforme o apresentado no Quadro 90-1.

Quadro 90-1. Aspectos clínicos da ancilostomíase

Fase da moléstia		Aspectos clínicos
Aguda	Sintomas cutâneos	Na pele, especialmente dos membros inferiores (espaços interdigitais, bordas dos pés e pernas), surge uma dermatite pruriginosa bastante intensa e incomodativa, com duração variável de 24 a 72 horas e resolução espontânea. Freqüentemente, associa-se infecção secundária bacteriana, ocorrendo vesículas e pústulas
	Sintomas pulmonares	Nas infecções moderadas surgem sintomas como tosse não produtiva, febre baixa, dor torácica, astenia, náuseas, vômitos discretos e dispnéia leve, configurando o quadro clínico da *síndrome de Loeffler*. Ocorre hipereosinofilia tropical e a radiografia de tórax revela infiltrado pulmonar fugaz e transitório. Em outras ocasiões, nas infecções intensas, o quadro clínico é de pneumonia ou broncopneumonia. A febre é elevada, associada a dor torácica e tosse com produção de secreção amarelo-esverdeada associada à tosse, intensa astenia, prostração, cefaléia, mal-estar geral, náuseas e vômitos
Crônica	Sintomas gerais	O paciente costuma apresentar cefaléia, irritabilidade, insônia, mal-estar geral, febrícula, prostração, letargia e emagrecimento
	Sintomas digestivos	Estes são inespecíficos, como em toda parasitose intestinal. Freqüentemente os enfermos relatam náuseas, vômitos, sensação de plenitude gástrica, meteorismo, flatulência, anorexia, diarréia (fezes pastosas, em número de duas a três evacuações ao dia, com duração de dois a três dias; em outros casos, pode-se verificar esteatorréia) e desconforto epigástrico (traduzido por dor recorrente, sem período ou ritmo, traduzindo uma duodenite). Alterações do apetite são muito freqüentes – os doentes podem referir anorexia ou exagero do apetite (bulimia) e outras vezes perversões do mesmo ("pica"). Comumente este fato traduz-se por ingestão de terra (geofagia), giz, barro (ricos em ferro e cálcio), para suprir o déficit de ferro, cálcio e fósforo
	Sintomas hematológicos	As queixas hematológicas surgem em decorrência da perda crônica de sangue e carência nutritiva. A deficiência parcial ocorre desde a infância e vai se agravando com o surgimento da infecção parasitária. Desta maneira, aparecerá anemia ferropriva, com todo o seu espectro clínico – tonturas, zumbidos, cefaléia, lipotimias, palidez, fatigabilidade, astenia, prostração, indisposição para o trabalho, língua esbranquiçada (língua em porcelana) e edema pré-tibial matutino
	Sintomas cardiovasculares	Em decorrência do grave estado anêmico, surgirão os sintomas cardiovasculares, tais como taquicardia, edema de membros inferiores ou anasarca (insuficiência cardíaca congestiva), dispnéia, hepatomegalia dolorosa, estase da jugular, refluxo hepatojugular, sopro ao nível do mesocárdio-pancardíaco, sopro da jugular ou "ruído de piorra", cardiomegalia. Precordialgias podem também ser descritas pelos pacientes, simulando crises anginosas

DIAGNÓSTICO

É feito a partir do exame parasitológico das fezes, realizado por técnicas qualitativas, tais como o exame direto a fresco ou corado pelo lugol.

TRATAMENTO

Entre os fármacos atualmente empregáveis no tratamento da ancilostomíase, temos o mebendazol, o albendazol e o pamoato de pirantel (Quadro 90-2). O tratamento da anemia deve ser instituído prontamente como parte das medidas para recuperação nutricional do paciente.

PREVENÇÃO

As mais importantes medidas para a prevenção da ancilostomíase são as seguintes:

- *Local adequado para depósito da matéria fecal:* rede de esgoto sanitário, fossas ou latrinas.

- *Educação:* uso de calçado; lavar bem as mãos antes das refeições e após a defecação; lavar bem os alimentos de consumo; ferver bem a água de beber, quando no local não exista água potável; abolir adubação da terra com fezes humanas.

Quadro 90-2. Tratamento da ancilostomíase

Fármaco	Dose	Efeitos Adversos
Mebendazol	100 mg 12/12 horas por três dias, via oral, após as refeições	Os efeitos adversos são desprezíveis
Albendazol	400 mg/dia, via oral, dose única; pode-se repetir após 14 dias	Pouco usuais; já descritos cefaléia e epigastralgia
Pamoato de pirantel	20 a 30 mg/kg, por três dias, em dose única	São relatados anorexia, tonturas, náuseas, diarréia, sonolência, vômitos, erupção cutânea e outros

BIBLIOGRAFIA RECOMENDADA

Crompton DW, Whitehead RA. Hookworms infections and human iron metabolism. *Parasitol* 1993;107:137–145.

Huggins DW, Almeida TK, Almeida MMC. Novos quimioterápicos antiparasitários: Albendazol e secnidazol. *Rev Bras Med* 1991;48:310–318.

Huggins DW. Tratamento das helmintíases intestinais. *F Méd (Br)* 1981;83(Suppl. 1):3–6.

Mahmoud AAF. Intestinal nematodes (roundworms). *In* Mandell GL, Bennett JE, Dolin R: *Principles and Practice of Infectious Diseases.* 5th ed. Philadelphia: Churchill Livingstone, 2000.

Medeiros LB, Huggins DW. Ancilostomíase. *In* Siqueira-Batista R, Gomes AP, Igreja RP, Huggins DW: *Medicina Tropical — Abordagem Atual das Doenças Infecciosas e Parasitárias.* Rio de Janeiro: Cultura Médica, 2001.

Moraes RG, Goulart EG, Leite LC. *Moraes, Parasitologia e Micologia Humana.* 4ª ed. Rio de Janeiro: Cultura Médica, 2000.

World Health Organization. Prevention and control of intestinal parasitic infections. Report of a WHO Expert Committee. WHO Technical Rep Ser 749. Geneva, World Health Organization, 1987.

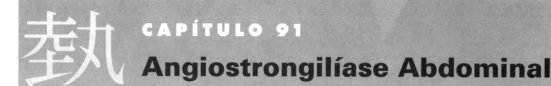

CAPÍTULO 91
Angiostrongilíase Abdominal

Bruno Sarno Vidal Chaves ◆ Miguel Bailak Neto
Donald William Huggins ◆ Carlos Eduardo da Silva Figueiredo

O gênero *Angiostrongylus* é composto por algumas espécies, duas de importância humana: *Angiostrongylus cantonensis*, agente etiológico de meningite eosinofílica na Ásia e *Angiostrongylus costaricensis*, capaz de causar enfermidade abdominal em humanos – a angiostrongilíase abdominal.

ETIOLOGIA E EPIDEMIOLOGIA

A angiostrongilíase já foi descrita em vários países, desde o sul dos Estados Unidos até o norte da Argentina e sul do Brasil. No sul do Brasil (área de importância em nosso meio), tanto crianças quanto adultos são acometidos. *A. costaricensis* é parasita heteroxeno, ou seja, necessita de um hospedeiro vertebrado (definitivo) e um invertebrado (intermediário). No Brasil (Região Sul), o rato-do-arroz é o hospedeiro mais bem adaptado. Em relação aos hospedeiros intermediários, estes são moluscos dos gêneros *Limax*, *Bradybaena*, *Helix*. Sem embargo, são lesmas da família *Veronicellidae* os hospedeiros intermediários mais importantes, como *Phyllocaulis variegatus*, no sul do Brasil.

Em geral, os homens se infectam pela ingestão de **larvas infectantes (L_3)**. Estas larvas podem sair no muco produzido pelos moluscos e contaminar alimentos, mãos ou fômites. O uso de moluscos coletados no ambiente como alimento pode ser situação de risco para a infecção, sobretudo se mal cozidos. Há igualmente possibilidade, também não documentada em condições naturais, de transmissão de larvas através da água.

Após a ingestão, as larvas penetram na parede do intestino e completam suas mudas, originando os vermes adultos.

ASPECTOS CLÍNICOS

A maioria das infecções costuma ser assintomática ou oligossintomática. Quando ocorrem alterações, a enfermidade cursa com dor abdominal e febre por poucos dias. A dor e a febre podem se acompanhar de alterações do hábito intestinal, náuseas, vômitos, anorexia e astenia. Um importante achado no exame físico é a palpação de tumoração ileocecal. Eventualmente, há remissão espontânea e ressurgimento dos episódios por vários meses.

Em alguns enfermos as manifestações sugerem hepatite (neste caso, o parasita se localiza no sistema venoso porta-mesentérico), com sinais e sintomas de colestase. Outra ocorrência possível é o quadro similar a síndrome de larva migrans visceral (ver Capítulo 106), com febre, hepatomegalia dolorosa e eosinofilia. Em raras oportunidades foram descritos casos com oclusão arterial aguda em testículos e em membro inferior.

Como principais complicações da helmintíase citam-se oclusão intestinal, perfuração intestinal (com peritonite e sepse por *Enterobacteriaceae*).

DIAGNÓSTICO

A avaliação laboratorial na angiostrongilíase abdominal, por exames específicos e inespecíficos, é apresentada no Quadro 91-1.

Quadro 91-1. Diagnóstico da angiostrongilíase abdominal

	Diagnóstico	Comentários
Exames específicos	Avaliação sorológica	Teste de aglutinação em partículas de látex (realizado na Costa Rica) e ELISA (no Brasil), este último com sensibilidade de 76% e especificidade de 98%, para detecção da fase aguda da infecção
	Histopatológico	Cortes histológicos de biópsias ou peças cirúrgicas evidenciam vermes ou ovos intra-arteriais
Exames inespecíficos	Leucograma	Eosinofilia muito elevada, de até 90%, costuma ser encontrada (mas sua ausência não exclui o diagnóstico). Leucocitose com desvio para a esquerda, em um contexto clínico pertinente, pode sugerir perfuração da parede intestinal com peritonite e sepse
	Enzimas hepáticas	Aminotransferases podem estar aumentadas mas não em níveis comparáveis aos das hepatites virais; fosfatase alcalina e gama GT estão elevadas nos casos de colestase
	Exames de imagem	Radiografia contrastada de abdome pode mostrar, nas formas tumorais, espessamento da parede intestinal e redução da luz. Ultra-sonografia abdominal pode evidenciar essas alterações, assim como linfadenomegalia mesentérica e lesões focais hepáticas

TRATAMENTO

Não se usam anti-helmínticos devido ao risco de migração errática ou agravamento das lesões com a morte dos parasitos. Há indicação de cirurgia frente aos quadros de abdome agudo (oclusão ou perfuração intestinal).

PREVENÇÃO

É pautada, de um modo geral, nos seguintes aspectos:

- Lavagem adequada de verduras e frutas consumidas cruas (água sanitária numa solução a 1,5% – uma colher de sopa em um litro de água – pode ser usada na desinfecção, deixando de molho as verduras ou frutas por uma hora antes de enxaguar bem em água corrente).

- Cuidados com as criações de moluscos para consumo (*escargot*): estas devem ser bem fechadas para evitar o contato dos animais com fezes de roedores; moluscos coletados na natureza devem ser bem cozidos.

O controle de roedores não tem impacto direto sobre o risco de transmissão da angiostronguíase abdominal, pois eles não são fonte das formas infectantes (os hospedeiros são silvestres).

BIBLIOGRAFIA RECOMENDADA

Graeff-Teixeira C, Camillo-Coura L, Lenzi HL. Clinical and epidemiological studies on abdominal angiostrongyliasis in southern Brazil. *Rev Inst Med Trop São Paulo* 1991;33:375–80.

Graeff-Teixeira C, Camillo-Coura L, Lenzi HL. Histopathological criteria for diagnosis of abdominal angiostrongyliasis. *Parasitol Res* 1991;77:606–11.

Graeff-Teixeira C, Thomé JW, Pinto SCC, Camillo-Coura L, Lenzi HL. *Phyllocaulis variegatus* – an intermediate host of *Angiostrongylus costaricensis* in south Brazil. *Mem Inst Oswaldo Cruz* 1989;84:65–68.

Graeff-Teixeira C. Angiostronguíase abdominal. *In* Siqueira-Batista R, Gomes AP, Igreja RP, Huggins DW: *Medicina Tropical – Abordagem Atual das Doenças Infecciosas e Parasitárias.* Rio de Janeiro: Cultura Médica, 2001.

Morera P. Granulomas entéricos y linfáticos con intensa eosinofilia tisular producidos por un estrongilídeo (*Strongylata*; Railliet y Henry, 1913). II – Aspecto Parasitológico (nota previa). *Acta Med Costaric* 1967;10:257–265.

Zanini GM, Graeff-Teixeira C. Angiostrongilose abdominal: Profilaxia pela destruição das larvas infectantes em alimentos tratados com sal, vinagre ou hipoclorito de sódio. *Rev Soc Bras Med Trop* 1995;28:389–392.

CAPÍTULO 92
Ascaridíase

Carlos Eduardo Salgado Costa ◆ Daniel Chamié ◆ Rodrigo Ribeiro da Silva
Donald William Huggins ◆ Luzidalva Barbosa de Medeiros

CONCEITOS GERAIS

Doença causada por *Ascaris lumbricoides*, helminto nematóide que vive na luz do intestino delgado do homem e alguns macacos superiores. Quando pouco numerosas, as fêmeas podem atingir 30 a 40 centímetros de comprimento, mas, nas infecções maciças não passam de 10 a 15 centimetros. A maioria dos infectados tem poucos vermes e é assintomática. A doença clínica origina-se de hipersensibilidade pulmonar e de complicações intestinais que podem incluir de uma simples dor abdominal a um quadro de obstrução total, algumas vezes seguida de perfuração.

ETIOLOGIA

Ascaris lumbricoides pertence à família *Ascarididiae,* sendo o mais cosmopolita de todos os helmintos. As fêmeas adultas são extremamente férteis eliminando, cada uma, cerca de 240 mil ovos por dia – estes, muito resistentes no meio ambiente, podendo sobreviver por seis a sete anos. Após várias semanas subseqüentes à eliminação fecal pelo hospedeiro (homem), os ovos amadurecem no solo tornando-se infectantes. As larvas dos ovos, após serem estes deglutidos, eclodem no intestino e invadem a mucosa e a circulação geral para realizarem as migrações do **ciclo pulmonar**, rompendo os capilares e caindo nos alvéolos, onde adquirem resistência ao suco gástrico. Depois ascendem pela árvore brônquica, podendo ser expulsas (tosse) ou deglutidas, retornando, assim, ao intestino delgado onde se tornam vermes adultos. Ocorre um intervalo de dois a três meses entre a infecção inicial e a maturidade sexual dos vermes, que podem permanecer vivos no tubo digestivo por um a dois anos.

EPIDEMIOLOGIA

Ascaris lumbricoides é um verme amplamente distribuído nas regiões tropicais e subtropicais, principalmente na África, Ásia e Américas Central e do Sul. O número de óbitos por ascaridíase é estimado em 60.000 por ano. A transmissão ocorre pela deposição de material fecal com ovos no solo e é relacionada à ausência de saneamento básico ou pelo uso deste material como fertilizante. Crianças (pré-escolares e jovens escolares) estão mais expostas à infecção por sua propensão em levar as mãos contaminadas com ovos à boca. Eventualmente, em solos com elevado índice de contaminação, ovos podem ser aspirados juntamente com a poeira, retidos em vias aéreas e, posteriormente, deglutidos. Fora de áreas endêmicas, a infecção, embora menos freqüente, pode ocorrer por meio de ovos transportados nos vegetais.

ASPECTOS CLÍNICOS

Os mais importantes aspectos clínicos da ascaridíase são apresentados no Quadro 92-1.

Entre as principais complicações da ascaridíase citam-se:
- Pancreatite aguda hemorrágica ou edematosa.
- Abscessos hepáticos ou hepatite abscedada.
- Perfuração intestinal com peritonite.
- Oclusão intestinal, mais comumente encontrada em crianças com grande infestação – durante um ataque podem ser eliminados vermes nos vômitos.
- Penetração renal com posterior obstrução ureteral.
- Colecistite.
- Colangite.
- Apendicite.

DIAGNÓSTICO LABORATORIAL

1. **Parasitológico de fezes:** pode diagnosticar a maioria dos casos de ascaridíase pela detecção microscópica dos ovos mamilados característicos de *Ascaris* spp. Técnicas qualitativas incluem Hoffman, Pons e Janer e quantitativas, Stoll Hausheer, Kato-Katz ou Barbosa.
2. **Hemograma:** pouco específico; pode ocorrer eosinofilia na fase inicial, que pode, entretanto, estar em níveis mínimos mesmo na infestação franca.
3. **Radiografia simples de abdome:** em pacientes com oclusão intestinal, revela "massas" de vermes nas alças intestinais cheias de gases.
4. **Ultra-sonografia e colangiopancreatografia retrógrada endoscópica:** estes exames detectam vermes localizados na árvore pancreatobiliar.

Quadro 92-1. Manifestações clínicas da ascaridíase	
Manifestações	*Características relevantes*
Intestinais (sobretudo em crianças)	• Dor abdominal, desconforto, náuseas, vômitos, meteorismo, anorexia, flatulência, diarréia
Pulmonares (mais comumente obsevadas em áreas endêmicas)	• Síndrome de Loeffer – febre, tosse seca, dor torácica localizada, eosinofilia e infiltrado pulmonar transitório
	• Pneumonia – febre alta, tosse com escarro amarelado ou sanguinolento, prostração, astenia e dispnéia
Hepáticas	• Dor, hepatomegalia, icterícia, febrícula, anorexia, náuseas, vômitos e plenitude simulando quadro de hepatite viral

TRATAMENTO

- *Piperazina:* paralisa a musculatura dos vermes, os quais são expulsos pelo peristaltismo intestinal. Atualmente é empregada apenas nos casos de oclusão intestinal e na suspeita de obstrução biliar. *Dose:* 50 a 100 mg/kg/dia durante seis dias (a dose máxima diária é de 3,0 g). Pode ser repetido após 14 dias de intervalo.

- *Levamisole:* possui baixa toxicidade e ótima tolerabilidade com índice de cura entre 90% e 100%. *Dose:* adultos – 150 a 160 mg em dose única. Crianças – 80 mg em dose única.

- *Albendazol:* impede absorção de glicose pelos helmintos, determinando sua morte. *Dose:* 400 mg em dose única, podendo ser repetida após 14 dias.

- *Mebendazol:* mecanismo de ação idêntico ao albendazol. *Dose:* 100 mg duas vezes ao dia por três dias.

Tratamento da oclusão intestinal

É baseado nas seguintes medidas:

- Dieta zero.
- Aspiração por cateter nasogástrico.
- Piperazina 50-100 mg/kg através da sonda.
- Óleo mineral (15 a 30 ml) 30 minutos após a piperazina e a cada três horas até completar 24 horas.
- Hidratação parenteral.
- Após desobstrução, manter piperazina por cinco dias e dieta líquida por 24 horas.
- Casos de oclusão completa ou não resolução clínica necessitam de abordagem cirúrgica.

PREVENÇÃO

A profilaxia da ascaridíase é baseada nas seguintes condutas:

- Locais adequados para depósito de fezes.
- Educação sanitária incluindo campanhas publicitárias.
- Desinfecção do solo peridomiciliar.
- Tratamento em massa da população.

BIBLIOGRAFIA RECOMENDADA

Crompton DW, Whitehead RA. Hookworms infections and human iron metabolism. *Parasitol* 1993;107:137–145.

Huggins DW, Almeida TK, Almeida MMC. Novos quimioterápicos antiparasitários: Albendazol e secnidazol. *Rev Bras Med* 1991;48:310–318.

Huggins DW. Tratamento das helmintíases intestinais. *F Méd* (Br) 1981;83(Suppl. 1):3–6.

Mahmoud AAF. Intestinal nematodes (roundworms). *In* Mandell GL, Bennett JE, Dolin R: *Principles and Practice of Infectious Diseases.* 5th ed. Philadelphia: Churchill Livingstone, 2000.

Medeiros LB, Huggins DW. Ancilostomíase. *In* Siqueira-Batista R, Gomes AP, Igreja RP, Huggins DW: *Medicina Tropical — Abordagem Atual das Doenças Infecciosas e Parasitárias.* Rio de Janeiro: Cultura Médica, 2001.

Moraes RG, Goulart EG, Leite LC, Moraes RG. *Parasitologia e Micologia Humana.* 4ª ed. Rio de Janeiro: Cultura Médica, 2000.

World Health Organization. Prevention and control of intestinal parasitic infections. Report of a WHO Expert Committee. WHO Technical Rep Ser 749. Geneva, World Health Organization, 1987.

CAPÍTULO 93
Capilaríase

Marcelo Souto Nacif ◆ Rodrigo Siqueira-Batista ◆ Carlos Cleber Nacif

CONCEITO

Moléstia parasitária causada por helmintos nematóides da família *Trichuridae* – a *Capillaria philippinensis* –, encontrada no intestino delgado dos humanos, promotora de diarréia e má-absorção, ou pela forma *Capillaria hepatica* que acomete o fígado, sendo que na maioria dos casos relatados houve evolução para a morte.

ETIOLOGIA E EPIDEMIOLOGIA

Capilaríase intestinal. Esta infecção foi reconhecida nas Filipinas, primariamente no norte de Luzon e na Tailândia.

O ciclo de vida de *C. philippinensis* não é completamente compreendido. Sabe-se que há presença da larva em peixes frescos, o que leva a infecção de homens e pássaros, sendo os pássaros hospedeiros importantes. Depois da ingesta de peixe cru infectado, a larva invade o jejuno e o íleo, onde se transforma em adulto. Esta forma, após maturação, originará novos ovos e larvas. Diferente da maioria dos helmintos que parasitam os humanos, com exceção de *Strongyloides stercoralis*, o parasita se multiplica no interior do intestino, processo conhecido como auto-infecção, podendo resultar em uma infecção maciça. Nos casos fulminantes, as necrópsias revelam um intestino delgado espessado e edematoso, uma mucosa lisa e presença de um infiltrado mononuclear. Também são encontradas grandes quantidades de ovos, larvas e formas adultas na luz e na mucosa do intestino.

Em pacientes não tratados, a evolução para o óbito ocorre em mais de um terço dos casos.

Capilaríase hepática. Os reservatórios naturais deste parasito são os ratos domésticos e outros animais. Freqüentemente, o reservatório é ingerido por um predador (cão, gato). Após a ingestão, os ovos atravessam, sem eclodir, seus intestinos, sendo dispersos no meio com as fezes. Aí embrionam, em contato com o oxigênio atmosférico, e, ao fim de um mês, passam a ser infectantes para novos hospedeiros – eventualmente o homem. Depois de ingeridos, os ovos embrionados eclodem, as larvas invadem a mucosa intestinal e vão para o fígado, onde evoluem para vermes adultos, em quatro semanas. A acumulação de ovos do parasito no fígado desencadeia hepatite aguda ou subaguda, com áreas de necrose, formação de granulomas e extensa fibrose.

ASPECTOS CLÍNICOS

Capilaríase intestinal. O quadro clínico é, basicamente, relacionado à diarréia progressiva e má absorção. A síndrome clínica clássica compõe-se de uma enteropatia perdedora de proteínas, que pode ser grave. Os pacientes relatam dor abdominal, vômitos, perda de peso, indisposição com distensão abdominal, mal-estar e edema. Febre é incomum.

Capilaríase hepática. A principal característica da doença é a hepatomegalia, a qual se acompanha de febre, dor no hipocôndrio direito, distensão abdominal, esplenomegalia, anorexia, náuseas e vômitos, diarréia ou constipação intestinal.

DIAGNÓSTICO

Capilaríase intestinal. Os exames laboratoriais mostram sinais clássicos de enteropatia perdedora de proteína, gordura, minerais, e má absorção de vitaminas e perda de eletrólitos. A eosinofilia é incomum, porém já foi relatada após o tratamento. O diagnóstico definitivo é coproscópico, feito pela detecção do ovo semelhante ao *Trichuris trichiura* ou da larva, propriamente dita. Não existem exames sorológicos para o diagnóstico.

Capilaríase hepática. O laboratório revela leucocitose com intensa eosinofilia, anemia e provas de função hepática alteradas. Nesses pacientes, os ovos do parasito não aparecem nas fezes, só podendo ser vistos em biópsias hepáticas.

TRATAMENTO

Os fármacos preconizados para o tratamento de capilaríase são apresentados no Quadro 93-1.

PREVENÇÃO

Evitar a ingestão de peixes de água fresca crus ou mal cozidos. Educação sanitária e destino sanitário dos dejetos humanos são medidas igualmente importantes.

Quadro 93-1. Bases terapêuticas da capilaríase*		
Fármaco	**Dose**	**Tempo de tratamento**
Mebendazol**	200 mg, vo, 12/12 horas	20 dias
Albendazol***	400 mg, vo, uma vez ao dia	10 dias

*Além dos fármacos, é necessário terapia de reposição hidroeletrolítica e nutrição hiperprotéica como suporte.
**Medicamento de escolha.
***Alternativa.

BIBLIOGRAFIA RECOMENDADA

Goldsmith RS. Helminthic infections. *In* Tierney LM, McPhee SJ, Papadakis MA: *Current Medical Diagnosis & Treatment.* 39th ed. Norwalk, CT: Appleton & Lange/McGraw-Hill, 2000.

Nash TE. Visceral larva migrans and other unusual helminth infections. *In* Mandell GL, Bennett JE, Dolin R: *Principles and Practice of Infectious Diseases.* 5th ed. Philadelphia: Churchill Livingstone, 2000.

Rey L. *Dicionário de Termos Técnicos de Medicina e Saúde.* Rio de Janeiro: Guanabara-Koogan, 2000.

Siqueira-Batista R, Igreja RP. Outros trematódeos causadores de infecção humana. *In* Siqueira-Batista R, Gomes AP, Igreja RP, Huggins DW: *Medicina Tropical — Abordagem Atual das Doenças Infecciosas e Parasitárias.* Rio de Janeiro: Cultura Médica, 2001.

CAPÍTULO 94
Cisticercose Humana

Francisco Xavier Palheta-Neto ◆ Angélica Cristina Pezzin-Palheta ◆ Carlos Alberto Krewer Feier
Manuela Rodrigues Muller ◆ Andréia Patrícia Gomes

CONCEITO

A cisticercose é uma doença cosmopolita, causada pelo *Cysticercus cellulosae* (termo sem valor taxonômico), forma larvária da *Taenia solium* (ver capítulo 109). O comprometimento do sistema nervoso central é o que levanta maior interesse médico em decorrência da gravidade dos casos, com importante risco de vida.

ETIOLOGIA

Na cisticercose, o homem se interpõe acidentalmente ao ciclo, fazendo a ingestão dos ovos provindos de água e alimentos (contaminados naturalmente ou através da manipulação de alimentos por pessoas com hábitos de higiene inadequados). Quando há ingestão dos ovos, ocorre a liberação das oncosferas pela ação dos sucos digestivos e da bile, que através da corrente sangüínea chegam ao organismo desenvolvendo-se preferencialmente em locais com alta concentração de oxigênio, como o sistema nervoso central, olhos, musculatura esquelética e menos comumente, nervos periféricos, língua, cavidade oral, coração, pleura, pulmão e peritônio, originando, assim, a cisticercose.

EPIDEMIOLOGIA

A Organização Mundial de Saúde (OMS), em 1992, estimava haver cerca de 50 milhões de pessoas com a manifestação neurológica da doença (neurocisticercose) no mundo e que 50 mil mortes por ano acontecem em conseqüência da infecção.

Sem predileção por sexo, são as crianças mais infectadas pelo hábito de levar os dedos à boca sem lavagem adequada das mãos, aumentando a chance de infecção com maior número de ovos e, por conseguinte, com maior número de cisticercos; ao contrário, os idosos são comumente menos acometidos. Pessoas vivendo em baixas condições socioeconômicas, com nível de educação rudimentar, que habitam em locais com inadequado fornecimento de água e recolhimento de esgotos são também alvos mais fáceis.

ASPECTOS CLÍNICOS

As manifestações clínicas são polimórficas e dependem da localização do cisticerco, da resposta particular de cada indivíduo, da atividade ou não de lesão e da fibrose resultante da tentativa de contenção do cisto pelo organismo. Convém lembrar que na maior parte das vezes o quadro é assintomático, sendo um achado quando da realização de exames de imagem por outros motivos.

Geralmente os sintomas iniciais são convulsões, sinais de irritação meníngea, distúrbios visuais ou cefaléia. Podem ocorrer sinais de hipertensão intracraniana, com hipertensão arterial, bradicardia e arritmia respiratória ou alterações neuropsiquiátricas com mudança de comportamento. A encefalite é uma manifestação grave da doença, causada provavelmente por mecanismo imunoalérgico, cursando com edema cerebral. Manifesta-se por alterações da consciência, convulsão, alterações visuais, vômitos e outros sinais de hipertensão intracraniana. O quadro medular tem como manifestações clínicas mais comuns a paraparesia, as alterações esfincterianas e as radiculalgias, confundindo-se facilmente com compressão medular de origem tumoral.

Na cisticercose ocular, há opacificação visual, desorganização intra-ocular, inflamação com acometimento de diversas estruturas (irite, sinéquias, ciclite, uveíte e panoftalmite) e perda da visão ou do globo ocular. Os casos de localização muscular normalmente não apresentam sintomas, sendo achados de imagem.

O diagnóstico diferencial da neurocisticercose inclui hidatidose, vasculites, neurotoxoplasmose (no contexto de pacientes com síndrome de imunodeficiência adquirida (AIDS), infecções fúngicas e micobacterianas, abscessos cerebrais e neoplasias.

DIAGNÓSTICO

O diagnóstico laboratorial é feito com base nos exames de imagem como a tomografia computadorizada de crânio (TC) e a ressonância nuclear magnética (RM) e na avaliação do líquido cefalorraquidiano. Alterações liquóricas dependem de vários fatores como a localização do cisticerco, seu estágio evolutivo e reação do hospedeiro. O liquor apresenta-se em geral claro, freqüentemente com aumento da pressão, da celularidade (com eosinofilia), aumento das proteínas, sobretudo das globulinas, e hipoglicorraquia (pouco expressiva).

Os exames sorológicos podem ser realizados no sangue e no liquor. O ELISA no sangue é um teste que oferece alta sensibilidade e especificidade, quando há doença ativa. Outros exames utilizados são a imunofluorescência indireta, a hemaglutinação e a fixação de complemento, os quais, entretanto, podem produzir grande número de falsos reatores. O teste de Western blot para imunoglobulina M (IgM) e para IgG anticisticerco tem sensibilidade que pode chegar a 100%.

TRATAMENTO

O tratamento sintomático, que consiste no controle das convulsões com fármacos anticonvulsivantes, é consenso entre os autores. Os corticosteróides são freqüentemente indicados nos casos de aracnoidite crônica, encefalite, racema e no acometimento ocular, onde a reação inflamatória funciona de forma lesiva, com seqüelas importantes.

É discutida a indicação de tratamento cisticida em pacientes oligo ou assintomáticos, sendo preconizada na doença ativa. Dois fármacos vêm sendo utilizados, conforme o apresentado no Quadro 94-1. Alguns estudos sugerem melhor resposta com o albendazol, por possuir ação nos cistos parenquimatosos, meninges e cistos ventriculares, assim como em casos oculares, além de menor incidência de efeitos adversos.

Quadro 94-1. Tratamento da cisticercose

Fármacos	Doses	Tempo de tratamento
Albendazol*	10-15 mg/kg/dia em dose única diária	8-10 dias
Praziquantel**	50 mg/kg/dia, divididos de 8/8 horas	30 dias

*Fármaco de escolha.
**Alternativa.

No tratamento da neurocisticercose, o paciente deve ser internado, pela possibilidade de ocorrência de efeitos oriundos da liberação antigênica, como o edema cerebral e as convulsões, que necessitam de atenção médica especializada e efetiva para o seu controle.

A indicação cirúrgica é opção terapêutica nos casos de cistos intraventriculares e na hidrocefalia, realizando-se derivação ventriculoperitoneal para alívio da hipertensão intracraniana. Nos casos de acometimento medular, além do tratamento específico e do uso de medidas antiedema, geralmente há necessidade de conduta cirúrgica com retirada dos cistos, fato também de marcada importância na forma ocular.

PREVENÇÃO

A profilaxia e o controle da doença requerem medidas de higiene, sanitárias, de educação e de controle da teníase (diminuindo a prevalência desta verminose e da possibilidade de infecção com a ocorrência da cisticercose). Necessita-se, como em outras parasitoses, de programas amplos de mudança das condições precárias de higiene e de vida da população. Convém lembrar mais uma vez que o fornecimento de água tratada, saneamento básico com destino adequado de fezes, e educação fariam com que a teníase, a cisticercose e outras diversas helmintíases diminuíssem, ou mesmo desaparecessem de nosso meio.

BIBLIOGRAFIA RECOMENDADA

Garcia HH, Harrison LJ, Parkhouse RM, Montenegro T, Martinez SM, Tsang VC, Gilman RH. A specific antigen-detection ELISA for the diagnosis of human neurocysticercosis. The Cysticercosis Working Group in Peru. *Trans Royal Soc Trop Med Hyg* 1998;92:411-414.

Gomes AP, Siqueira-Batista R, Engel DC, Igreja RP. Cisticercose humana. *In* Siqueira-Batista R, Gomes AP, Igreja RP, Huggins DW: *Medicina Tropical – Abordagem Atual das Doenças Infecciosas e Parasitárias*. Rio de Janeiro: Cultura Médica, 2001.

Gurha N, Sood A, Dhar I, Gupta S. Optic nerve cysticercosis in the optic canal. *Acta Ophthalmol Scand* 1999;77:107–109.

Huggins DW, Almeida TK, Almeida MMC. Novos quimioterápicos antiparasitários: Albendazol e secnidazol. *Rev Bras Med* 1991;48:310–318.

Huggins DW, Hinrichsen SL, Arruda CS, Medeiros LB, Fragoso V, Oliveira ER. Helmintíases na infância. *Pediatria Moderna* 1993;29:529–552.

Proano JV, Madrazo I, Garcia L, Garcia-Torres E, Correa D. Albendazole and praziquantel treatment in neurocysticercosis of the fourth ventricule. *J Neuros* 1997;87:29–33.

Ramos Jr. AN, Siqueira-Batista R, Huggins DW, Cavalcanti MG, Cerbino Neto J, Gomes AP. Perspectivas. *In* Huggins DW, Siqueira-Batista R, Medeiros LB, Ramos Jr. AN: *Esquistossomose Mansoni*. São Paulo: Grupo Editorial Moreira Jr., 1998.

Rey L. *Parasitologia*. 2ª ed. Rio de Janeiro: Guanabara-Koogan, 1992.

Siqueira-Batista R. Contexto de formação da sociedade brasileira: Impactos sobre a saúde. *Arq Bras Med* 1996;70:531–537.

Toledo A, Larralde C, Fragoso G, Gurkian G, Manoutcharian H, Aceero G, Doras G, Lopez-Caisella F, Garlia CK, Vanguen R, Terraz J, Scietto E: Towards a *Taenia solium* vaccine: An epitope shared by *Taenia crassiceps* and *T. solium* protects mice against experimental cysticercosis. *Immunol* 1999;67:2522–2530.

CAPÍTULO 95
Clonorquíase

Rodrigo Siqueira-Batista ◆ Ricardo Pereira Igreja ◆ Marcelo Souto Nacif

CONCEITO

A clonorquíase é uma enfermidade parasitária crônica, causada pelo trematódeo *Clonorchis sinensis*, que cursa com comprometimento, por vezes grave, das vias biliares. A doença é endêmica no sudoeste da Ásia, predominando na Coréia, Hong Kong, China e Vietnã, incidindo também em algumas regiões do Japão. É rara em outros locais do planeta, onde vitima apenas imigrantes orientais.

ETIOLOGIA

O **verme adulto** é um parasito dos ductos biliares. Quando em infestações maciças, também é capaz de alocar-se no ducto pancreático e na vesícula biliar, dos hospedeiros definitivos (cão, gato e homem). Medem cerca de 10 a 25 milímetros de comprimento por três a cinco milímetros de largura. Os **ovos** são esferóides, amarelados, com 16 a 29 micrômetros de diâmetro (em média), estando completamente embrionados ao ser depositados pelo verme adulto no conduto biliar.

A chegada de larvas de *C. sinensis* ao sistema biliar humano evoca uma resposta inflamatória do epitélio biliar, com proliferação e descamação celular, podendo ocorrer fibrose pericanalicular.

EPIDEMIOLOGIA

Os ovos são eliminados no ambiente pelos animais infectados, juntamente com as fezes, contaminando a água. Estes são ingeridos por moluscos (hospedeiros intermediários) de vários gêneros – *Bulinus*, *Parafossarulus*, *Alocinma*, e outros –, liberando o **miracídio** que se desenvolve em uma geração de **esporocistos** e outra de **rédias**, das quais se desenvolvem as **cercárias**. Estas estruturas invadem o revestimento de diferentes espécies de peixes de água doce (*Cyprinidae*, *Ctenopharyngodon*), alojando-se na musculatura destes animais **(metacercária encistada)**.

A infecção humana é adquirida pela ingestão de pescado inadequadamente cozido, havendo o desencistamento de **metacercárias** no duodeno, as quais alcançam o ducto biliar comum através da ampola de Váter, podendo localizar-se, então, nos ductos biliares mais distais; a seguir tornam-se vermes adultos. A presença do verme promove irritação epitelial, que tem como resposta a hiperplasia adenomatosa do epitélio. Nas formas crônicas existe um espessamento dos ductos biliares com ocorrência de fibrose, que pode se estender para o parênquima hepático, sem levar à disfunção parenquimatosa nem à cirrose nodular, podendo, entretanto, ser fator de desenvolvimento de colangiocarcinoma.

ASPECTOS CLÍNICOS

Boa parte das infecções por *C. sinensis* são assintomáticas. De um modo geral, os pacientes queixam-se de anorexia, diarréia, dor epigástrica e desconforto abdominal, podendo ao exame clínico ser detectada hepatomegalia, distensão abdominal e icterícia pouco pronunciada. Podem ocasionar obstrução ductal e litíase (geralmente por vermes que morrem), ocorrendo muitas vezes cólica biliar. Em alguns casos, colangite, colângio-hepatite e abscesso hepático secundário (por patógenos da família *Enterobacteriaceae)* costumam ocorrer, configurando quadros com maior gravidade.

O diagnóstico diferencial deve ser feito com hepatite crônica, infecções por *Ascaris lumbricoides,* abscesso hepático amebiano, cisto hidático e colangiocarcinoma.

DIAGNÓSTICO

Deve ser pensado em pacientes oriundos do continente asiático com quadro clínico compatível. Dessa forma, acredita-se que indivíduos de baixo padrão socio-econômico em regiões endêmicas da Ásia, ao longo da infância, desenvolvam um quadro de colangite piogênica de repetição pela migração do *C. sinensis* para a árvore biliar. Eventualmente, a helmintíase pode ser um achado acidental em exames de fezes, já que indivíduos acometidos podem permanecer sem sintomas por tempo superior a 50 anos.

O diagnóstico é firmado a partir do encontro de ovos do *C. sinensis* nas fezes ou em aspirado duodenal, utilizando-se uma técnica de concentração como a do formol-éter. Um teste de ELISA empregando antígeno recombinante purificado mostrou elevada especificidade para clonorquíase.

A ultra-sonografia permite identificar os movimentos dos vermes adultos no interior dos ductos biliares e outros sinais indiretos, também servindo para avaliar a eficácia do tratamento ao identificar a parada dos movimentos do parasita.

Um estudo combinado de tomografia computadorizada (TC) e ressonância magnética (RM), incluindo a CPRM (colangiopancreatorressonância), pode demonstrar toda a extensão da doença, evitando estudos colangiográficos invasivos nestas vias biliares, portadoras de múltiplas estenoses e, portanto, propícias ao desenvolvimento de colangite.

TRATAMENTO

O tratamento da clonorquíase é feito com os fármacos apresentados no Quadro 95-1.

Quadro 95-1. Terapia farmacológica de clonorquíase

Fármaco	Dose	Tempo
Praziquantel	75 mg/kg/dia, 8/8 horas	um dia
Albendazol	10 mg/kg/dia, dose única diária	sete dias

Cirurgia está indicada para o tratamento de algumas complicações ou para correção da obstrução biliar, o que é raramente necessário.

PREVENÇÃO

Como medida fundamental para a prevenção da clonorquíase está o cozimento satisfatório do pescado a ser consumido.

BIBLIOGRAFIA RECOMENDADA

Buchwald D, Lam M, Hooton TM. Prevalence of intestinal parasites and association with symptoms in Southeast Asian refugees. *J Clin Pharmacol Therap* 1995;20;271–275.

Carpenter JA. Bacterial and parasitic cholangitis. *Mayo Clin Proc* 1998;73:473–478.

Liu LX, Harinasuta KT. Liver and intestinal flukes. *Gastroenterol Clin North Am* 1996;25:627–636.

Mahmoud AA. Trematodes *(Schistosomiasis)* and other flukes. *In* Mandell GL, Bennett JE, Dolin R: *Principles and Practice of Infectious Diseases.* 5th ed. Philadelphia: Churchill Livingstone, 2000.

Rocha M. *Tomografia Computadorizada e Ressonância Magnética: Gastroenterologia.* 1ª ed. São Paulo: Sarvier, 1997.

Savassi-Rocha PR, Lopes RL. Colecistoses, coleperitônio, peritonite biliar, hemobilia, bilemia e parasitos biliares. *In* Dani R: *Gastroenterologia Essencial.* 2ª ed. Rio de Janeiro: Guanabara-Koogan, 2001.

Siqueira-Batista R, Huggins DW, Igreja RP. Clonorquíase. *In* Siqueira-Batista R, Gomes AP, Igreja RP, Huggins DW: *Medicina Tropical — Abordagem Atual das Doenças Infecciosas e Parasitárias.* Rio de Janeiro: Cultura Médica, 2001.

CAPÍTULO 96

Difilobotríase

Carlos Eduardo da Silva Figueiredo ◆ Fabiano Alves Squeff ◆ Cristiano Hayoshi Choji

CONCEITO

A difilobotríase é uma moléstia intestinal provocada por cestódeos do gênero *Diphyllobothrium*, encontrada em várias regiões do mundo, não tendo sido descrita em nosso país até o presente momento.

ETIOLOGIA E PATOGÊNESE

Os helmintos do gênero *Diphyllobothrium* pertencem à família *Diphyllobothridae* e à ordem *Pseudophyllidea*. A espécie que mais comumente causa a difilobotríase é o *Diphyllobothrium latum*. Descreve-se também a parasitose por *Diphyllobothrium pacificum*, *Diphyllobothrium cordatum*, *Diphyllobothrium houghtoni* e *Diphyllobothrium nihonkaiense*.

O **verme adulto** de *D. latum* possui um escólex em forma de "espátula", podendo alcançar até 10 metros. É parasita de diversos hospedeiros, dentre os quais, o homem. Estes eliminam, juntamente com as fezes, **ovos** com 45 a 65 μm. Após 15 dias, origina-se uma larva, o **coracídio**, a qual é ingerida por crustáceos dos gêneros *Cyclops* e *Diaptomus*, desenvolvendo-se na cavidade geral destes por 20 dias, transformando-se em **procercóides**. Estas estruturas podem ser ingeridas, juntamente com os crustáceos, pelo segundo hospedeiro intermediário, os peixes. A larva liberta-se em seu tubo digestivo, atravessando a parede intestinal até se fixar na musculatura, convertendo-se em **plerocercóides**. O homem infecta-se ao ingerir a carne de peixe contendo as larvas plerocercóides. Após cinco a seis semanas começam a aparecer os primeiros ovos nas fezes.

No âmbito gastrointestinal, as lesões são causadas diretamente pela presença do parasita. A infecção pode ser produzida por um ou mais espécimes (costumam viver anos), os quais podem atingir grandes dimensões e possuir um grande número de estróbilos, provocando transtornos no trânsito gastrointestinal. O parasita ainda consome avidamente grandes quantidades de vitamina B_{12}.

EPIDEMIOLOGIA

Espécies do gênero *Diphyllobothrium* são descritas nas regiões do Alaska, Argentina, Canadá, Chile, Estados Unidos, Peru, Japão, entre outros. Os fatores que propiciam a infecção humana nessas localidades são: a presença do hospedeiro definitivo (homem e outros animais); presença dos hospedeiros intermediários (primeiro e segundo); hábitos alimentares da população humana (ingestão de pescado cru, defumado ou mal cozido) e o grau de contaminação das coleções hídricas pelos hospedeiros definitivos.

ASPECTOS CLÍNICOS

O quadro clínico é bastante variável, dependendo do grau de desenvolvimento do parasita, compreendendo desde pacientes assintomáticos até aqueles que apresentam dores abdominais constantes, com emagrecimento e intensa anemia (botriocefálica) decorrente da falta de Vitamina B_{12}, além de eosinofilia e leucopenia. Pacientes parasitados pelo *D. pacificum* apresentam sintomas menos intensos.

DIAGNÓSTICO

O diagnóstico da difilobotríase é feito pela identificação de ovos do parasita nas fezes do hospedeiro. Eventualmente, há necessidade de diferenciar o *D. latum* de outras espécies de *Diphyllobothrium*.

TRATAMENTO

O tratamento para a infecção pelo *D. latum* é feito com o uso da niclosamida, seguida pelo uso de um laxativo (cerca de duas horas após) para expulsão do verme. O prazinquantel tem-se mostrado igualmente uma excelente opção. As doses são apresentadas no Quadro 96-1. A suplementação de vitamina B_{12} se faz necessária nos casos com carência estabelecida.

Quadro 96-1. Terapia farmacológica da difilobotríase

Fármaco	Doses	Tempo de tratamento
Niclosamida	1 g para crianças de 11-34 kg; 1,5 g para crianças > 34 kg; 2 g para adultos	dose única
Praziquantel	10-12 mg/kg, divididos 8/8 horas	1 dia

PREVENÇÃO

A principal medida para a prevenção da difilobotríase é abster-se do consumo de pescado cru ou mal cozido. Educação sanitária das populações sob risco de adquirir a infecção é premente em termos de controle da enfermidade.

BIBLIOGRAFIA RECOMENDADA

Cueto HM. Difilobotríase. *In* Veronesi R, Focaccia R: *Tratado de Infectologia*. Rio de Janeiro: Atheneu, 1997.

Faust EC, Russel PF, Hung RC. *Craig and Faust's Parasitologia Clínica*. Barcelona: Salvat Editores, 1974.

Trujillo WFC, Huggins DW. Difilobotríase. *In* Siqueira-Batista R, Gomes AP, Igreja RP, Huggins DW: *Medicina Tropical*. Rio de Janeiro: Cultura Médica, 2001.

Manson-Bahr PEC, Apted FIC. *Manson's Tropical Diseases*. 8th ed. London: Baillière Tindall, 1982.

Moraes RG, Costa Leite J, Goulart EG. *Parasitologia & Micologia Humana*. 4ª ed. Rio de Janeiro: Cultura Médica, 2000.

Soli ASV. Parasitoses intestinais. *In* Schechter M, Marangoni DV: *Doenças Infecciosas: Conduta Diagnóstica e Terapêutica*. 2ª ed. Rio de Janeiro: Guanabara-Koogan, 1998.

CAPÍTULO 97
Enterobíase

Carlos Alberto Argento ◆ Andréia Patrícia Gomes ◆ Loriléa Chaves de Almeida

CONCEITO

A enterobíase é a infecção causada pelo helminto *Enterobius vermicularis* determinando como sintoma mais importante o prurido anal.

ETIOLOGIA

Enterobius vermicularis pertence à superfamília *Oxyuroidea*. É um pequeno helminto filiforme, de cor branca. Os vermes adultos vivem na região cecal e imediações, podendo ser achados no interior do apêndice ileocecal.

O ciclo biológico é do tipo monoxêmico (só possui o hospedeiro definitivo que é o homem). As fêmeas repletas de ovos desprendem-se do ceco e dirigem-se para o ânus, principalmente à noite. Neste local se rompem eliminando os ovos. Estes, em número de até 20.000, são encontrados na região perianal; nas mulheres podem ser observados ainda na vagina, útero e bexiga. Uma vez embrionados, tornam-se infectantes em poucas horas, contaminando o ambiente, sendo ingeridos pelo hospedeiro. No duodeno as **larvas rabditóides** libertam-se alcançando o íleo, onde sofrem duas mudas. No ceco tornam-se adultos, copulam e as fêmeas voltam a migrar para as margens do ânus (região perianal). O ciclo completo processa-se em dois meses (60 dias). A longevidade do helminto adulto é de 40 a 60 dias.

EPIDEMIOLOGIA

A enterobíase é uma helmintíase de distribuição cosmopolita, com acentuada prevalência no domicílio, em asilos, colégios e creches. É uma parasitose de elevada incidência na idade escolar.

A transmissão pode se dar pelos seguintes mecanismos: (1) **direto**, quando os ovos são ingeridos pelo mesmo paciente (processa-se da região anal para a boca e é muito comum nas crianças e rara nos adultos); (2) **indireta** ou enteroinfecção, quando os ovos presentes no alimento ou poeira são ingeridos ou aspirados por outras pessoas (ocorre tanto em crianças como em adul-

tos); (3) **auto-infecção interna**, considerado um processo excepcional, devido à vida curta do parasita (ocorreria quando os ovos se rompessem no reto e as larvas migrassem até o ceco, transformando-se em vermes adultos); (4) **retroinfecção**, a qual consiste na eclosão dos ovos na região perianal, quando as larvas migrariam pelo ânus até a porção superior do intestino grosso, ocorrendo o seu desenvolvimento em vermes adultos.

ASPECTOS CLÍNICOS

A maioria das infecções costuma ser assintomática. O sintoma mais encontrado é o prurido anal, por vezes incontrolável, levando o paciente a coçar-se constantemente, ocasionando irritação anal, eventualmente com proctite e vulvovaginite nas meninas. Outras queixas incluem dor abdominal, diarréia, náuseas, vômitos ocasionais, evacuações mucossanguinolentas e tenesmo.

Algumas complicações são raramente encontradas, tais como infecções do trato urinário, peritonite, salpingite, apendicite, "helmintomas", granuloma hepático e formação de nódulos pulmonares.

DIAGNÓSTICO

Para o diagnóstico laboratorial empregam-se as seguintes técnicas:

* *Método da fita gomada ou celofane:* é o metodo de Graham (realizado pela manhã antes da higiene anal).

* *Swab anal.*

* *Esfregaço vaginal*, para pesquisa de parasitas.

TRATAMENTO

Os principais fármacos indicados na terapêutica da enterobíase são apresentados no Quadro 97-1.

Quadro 97-1. Tratamento da enterobíase

Fármaco	Dose	Efeitos adversos
Mebendazol	100 mg 12/12h, por três dias, via oral, após as refeições	Os efeitos adversos são desprezíveis
Albendazol	400 mg/dia, via oral, dose única; pode-se repetir após 14 dias	Pouco usuais; já descritos cefaléia e epigastralgia
Pamoato de pirantel	20 a 30 mg/kg, por três dias, em dose única	São relatados anorexia, tonturas, náuseas, diarréia, sonolência, vômitos, erupção cutânea e outros
Pamoato de pirvínio	10 mg/kg (dose única); dose máxima de 800 mg/dia	Cólicas, diarréia, náuseas, vômitos e cefaléia

PREVENÇÃO

As principais medidas para a prevenção da enterobíase são:

- Lavar em água quente a roupa da cama e não "sacudi-la".
- Cortar as unhas das crianças, regularmente.
- Lavagem das mãos com escovas.
- Limpeza do assoalho do quarto, preferencialmente sem varrer e sem aspirar.
- Tratar todas as pessoas da família, juntamente com o doente.

BIBLIOGRAFIA RECOMENDADA

Huggins DW. Tratamento das helmintíases intestinais. *F Méd (Br)* 1981;83(Suppl. 1):3–6.

Huggins DW. Enterobíase. *Rev Port Doenç Infec* (Lisboa) 1989;12:251–254.

Huggins DW, Almeida TK, Almeida MMC. Novos quimioterápicos antiparasitários: Albendazol e secnidazol. *Rev Bras Med* 1991;48:310–318.

Huggins DW, Medeiros LB. Enterobíase. *In* Siqueira-Batista R, Gomes AP, Igreja RP, Huggins DW: *Medicina Tropical — Abordagem Atual das Doenças Infecciosas e Parasitárias.* Rio de Janeiro: Cultura Médica, 2001.

Moraes RG, Goulart EG, Leite LC. *Moraes, Parasitologia e Micologia Humana.* 4ª ed. Rio de Janeiro: Cultura Médica, 2000.

Mahmoud AAF. Intestinal nematodes (roundworms). *In* Mandell GL, Bennett JE, Dolin R: *Principles and Practice of Infectious Diseases.* 5th ed. Philadelphia: Churchill Livingstone, 2000.

World Health Organization. Prevention and control of intestinal parasitic infections. Report of a WHO Expert Committee. WHO Technical Rep Ser 749. Geneva, World Health Organization, 1987.

CAPÍTULO 98

Esquistossomoses Humanas

Rodrigo Siqueira-Batista ◆ Andréia Patrícia Gomes ◆ Carlos Alberto Argento
Sávio Silva Santos ◆ Maria José Conceição ◆ Luis Eduardo M. Quintas

CONCEITO

As esquistossomoses são enfermidades parasitárias, veiculadas pela água e causadas por helmintos trematódeos do gênero *Schistosoma*, os quais têm como hospedeiros intermediários diferentes espécies de moluscos e o homem como o principal hospedeiro definitivo. As esquistossomoses possuem ampla distribuição geográfica, sendo encontradas nos continentes africano, americano e asiático, com importante número de pessoas acometidas.

SCHISTOSOMA MANSONI

ETIOLOGIA

O gênero *Schistosoma* é composto por platelmintos trematódeos, heteroxenos, dióicos (com sexos separados), possuindo diferentes estágios de desenvolvimento (vermes adultos, ovos, miracídios, esporocistos, cercárias e esquistossômulos), cada um deles com características peculiares. Os vermes adultos têm por *habitat* o sistema porta hepático, principalmente a veia mesentérica inferior. Sua longevidade é, em geral, de três a cinco anos, podendo chegar a 25 anos. O número de vermes encontrados no homem pode chegar a 2.000 espécimes.

Ciclo evolutivo. No sistema porta hepático, macho e fêmea copulam, havendo a fecundação da fêmea. Estas, isoladas ou acopladas ao macho, migram contra a corrente sangüínea e iniciam a postura dos ovos na submucosa dos vasos de menor calibre da parede intestinal. Alguns ovos são lançados na corrente sangüínea, enquanto outros chegam à luz intestinal. Os ovos colocados levam de seis a sete dias para tornarem-se maduros, possuindo em seu interior o **miracídio** formado. Da submucosa, estes chegam à luz intestinal, sendo o período desde a postura dos ovos até o momento de atingirem a luz intestinal, de aproximadamente 20 dias. Neste caso, os ovos vão para o exterior juntamente com o bolo fecal e, ao atingirem a água, liberam o **miracídio**, a depender de fatores como temperatura (28°C), luminosidade intensa e níveis de oxigenação da água. Caso os ovos não atinjam a luz intestinal, também ocorrerá a morte dos miracídios. Estes, após serem liberados na água, penetram nas espécies suscetíveis de *Biomphalaria* (eventualmente também em outros moluscos, sem que se complete o ciclo biológico), hospedeiros intermediários, onde se desenvolverão. Há transformação dos **miracídios** em **esporocistos primários** que, por **poliembrionia, originam esporocis-**

tos secundários, os quais migram para as glândulas digestivas e ovoteste do molusco, onde cada esporocisto dará origem a numerosas larvas, as cercárias, que atingem a água nas horas mais quentes e luminosas do dia, principalmente de 11 às 17 horas. Ao alcançarem a pele do homem, fixam-se entre os folículos pilosos com auxílio de suas duas ventosas e penetram ativamente graças aos seus movimentos ativos e à ação das secreções histolíticas das glândulas de penetração. A penetração se dá em aproximadamente 15 minutos, levando à irritação da pele.

Após a penetração, as larvas resultantes deste processo – denominadas esquistossômulos – adaptam-se às condições fisiológicas do meio interno, migram pelo tecido subcutâneo e, ao penetrarem em um vaso, são levadas passivamente da pele até o coração direito, pulmões, veias pulmonares, coração esquerdo, sistema porta, veias mesentéricas, até alcançarem as alças intestinais do sigmóide e do reto. Os **esquistossômulos** se dirigem para o sistema porta, seja por via sangüínea, seja por via transtissular. Uma vez no sistema porta intra-hepático, alimentam-se e desenvolvem-se, transformando-se em formas unissexuadas, machos e fêmeas, 28 a 30 dias após a penetração. A partir deste ponto, migram, acasalados, via sistema porta, até o território da artéria mesentérica inferior, onde farão a oviposição. Os primeiros ovos são vistos após 40 dias da infecção do hospedeiro. Completa-se, assim, o ciclo evolutivo do helminto.

EPIDEMIOLOGIA

A esquistossomose encontra-se distribuída em várias regiões tropicais do globo e é observada em mais de 50 países, sendo estimada uma prevalência mundial de 200 milhões de indivíduos. Os principais países latino-americanos assolados são Brasil, Venezuela, Porto Rico, Antilhas e Suriname. No Brasil, os principais estados acometidos são Alagoas, Sergipe, Bahia, Minas Gerais e Pernambuco. Os estados do Rio de Janeiro, São Paulo, Espírito Santo, Paraná, Pará, Maranhão, Piauí, Paraíba, Ceará e Rio Grande do Norte também possuem uma grande prevalência, mas em menor escala que os anteriormente mencionados. São considerados fatores importantes para que a doença se torne endêmica:

- A presença do suscetível (homem).
- Ocorrência do hospedeiro intermediário (planorbídeo).
- Larga distribuição e alta resistência do hospedeiro intermediário (molusco) aos períodos de seca.
- Existência de corpos d'água adequados ao desenvolvimento do hospedeiro intermediário, nos quais a população te-

nha o hábito de se banhar, lavar suas roupas e utensílios domésticos.

- Despejo de esgotos domésticos nas coleções d'água ou próximo a elas.

O homem é considerado o único hospedeiro vertebrado a contribuir para o ciclo epidemiológico. Os hospedeiros intermediários do *S. mansoni* são invertebrados do filo *Mollusca*, classe *Gastropoda*, ordem *Pulmonata*, família *Planorbidae*, subfamília *Planorbinae*, gênero *Biomphalaria*. A espécie mais importante por sua distribuição e por suas características biológicas favoráveis ao desenvolvimento do helminto é a *Biomphalaria glabrata*. *Biomphalaria tenagophila* e *Biomphalaria straminea* são também importantes, sendo a primeira espécie encontrada principalmente no sul do país, estado de São Paulo e Sul da Bahia e a segunda, encontrada em quase todas as bacias hidrográficas do país.

Para que indivíduos sejam infectados, é necessário que haja contato com corpos d'água contaminados. Isto ocorre principalmente onde não há abastecimento público de água potável e saneamento, fato que obriga a população a se utilizar de rios, lagos, pequenas represas, dentre outros, para a realização de suas atividades rotineiras, como banhar-se, lavar roupas e panelas e até mesmo utilizar estas águas para consumo, sem qualquer tratamento prévio. Os maiores focos ocorrem nas áreas de irrigação e em corpos d'água peridomiciliares, poluídos por fezes humanas e ricos em matéria orgânica, favorecendo, assim, um ambiente propício ao caramujo.

Em geral, a faixa etária com maiores taxas de infecção está compreendida entre 15 e 20 anos, pois estes indivíduos vão acumulando contínuas infecções desde os dois anos de idade, período em que também há uma maior eliminação de ovos nas fezes. A carga parasitária tende a baixar a partir dos 20 anos, devido ao envelhecimento e morte natural dos parasitos. Este fato pode ser atribuído também ao aumento da resistência dos indivíduos no decorrer dessas reinfecções.

ASPECTOS CLÍNICOS

A história natural da esquistossomose mansoni é apresentada no Quadro 98-1.

DIAGNÓSTICO

Diante da suspeita clínica de esquistossomose mansoni, baseada em dados clínicos e epidemiológicos, está indicada a realização da avaliação laboratorial diagnóstica. Métodos parasitológicos e imunológicos podem ser empregados.

Exames parasitológicos

No diagnóstico parasitológico é fundamental o exame de fezes, com especial importância para as técnicas de Lutz e Kato-Katz – esta última é uma técnica quantitativa, com grande aplicabilidade na inferência da carga parasitária. Detecta a presença de ovos nas fezes, o que ocorre após o 45º dia de infecção. Há importantes variações na positividade do exame de fezes, na dependência de fatores tais como carga parasitária, experiência do laboratorista e tempo de infecção – quanto mais antiga a infecção, no geral, menor é a oviposição.

A biópsia retal, técnica indolor e de rápida execução, é também utilizável, sendo de maior positividade do que o para-

sitológico de fezes. É muito importante no controle de cura, podendo ser sistematicamente adotada com esta finalidade. O raspado retal também é empregável, sem, entretanto, apresentar vantagens sobre a biópsia. As biópsias tissulares (intestino, fígado) também fornecem o diagnóstico na avaliação histopatológica, representando, porém, mais achados do que métodos diagnósticos propriamente ditos.

Métodos imunológicos

As reações imunológicas são mais empregadas na fase crônica da doença (são positivas a partir do 25º dia). Sua importância aumenta com a progressão (cronicidade) da doença. As principais são *intradermorreação* (apropriada para inquéritos epidemiológicos e para o diagnóstico dos pacientes não oriundos de área endêmica, com quadro sugestivo de estarem apresentando alterações relacionadas à fase pré-postural), *reações de fixação do complemento*, *imunofluorescência indireta*, técnica imunoenzimática (*Enzyme linked immunosorbent assay – ELISA*) e *ELISA de captura*.

Avaliação inespecífica

No hemograma, encontramos, eventualmente, leucopenia com eosinofilia discreta a moderada e plaquetopenia. A anemia hemolítica (hiperesplenismo) é pouco comum. Há hipoalbuminemia leve na forma compensada e intensa na descompensada, com acentuada elevação da gamaglobulinemia (na fase crônica da parasitose verifica-se taxa elevada de IgG). As provas de função hepática, na fase compensada da forma hepatoesplênica, e as reações que testam a função do fígado são normais, exceto fosfatase alcalina e γ-GT que se encontram aumentadas. Já na fase descompensada, verificamos discretas elevações das transaminases (100 a 200 UI), bilirrubinas (2 a 5 mg%) e tempo de protrombina. As provas de função renal, como dosagem de uréia e creatinina, encontram-se, em geral, dentro dos valores de referência, salvo nos casos de nefropatia esquistossomótica avançada.

Alguns métodos devem ser empregados para a satisfatória avaliação dos esquistossomóticos nas diferentes formas clínicas. Assim, têm importância a telerradiografia de tórax (avaliação da forma vasculo-pulmonar), o ecocardiograma (avaliação da forma vasculopulmonar), a ultra-sonografia abdominal (avaliação da forma hepatoesplênica), endoscopia digestiva alta e baixa (avaliação da forma hepatoesplênica) e a esplenoportografia (avaliação da forma hepatoesplênica), esta última em desuso após o advento da ultra-sonografia com dopplerfluxografia.

TRATAMENTO

Além do tratamento específico, particularidades devem ser consideradas na terapêutica dos diferentes estágios evolutivos da esquistossomose mansoni. Na fase aguda, a **dermatite cercariana** é tratada com anti-histamínicos e corticosteróides tópicos, associados ao tratamento com os fármacos específicos. Os quadros de **febre toxêmica** podem requerer internação hospitalar, devendo-se indicar repouso, hidratação adequada, uso de antitérmicos, analgésicos e antiespasmódicos. Na fase crônica, nas formas **intestinal**, **hepatointestinal** e **hepatoesplênica**, devem ser contempladas medidas para minorar o quadro diarréico (quando presente) e os fenômenos dispépticos. Na

424 ❑ Parte VI ✔ Doenças Causadas por Helmintos

		Quadro 98-1. Aspectos clínicos da esquistossomose mansoni
	Fase	**Características clínicas**
Aguda	**Dermatite cercariana**	É caracterizada por erupção micropapular eritematosa e discretamente edemaciada. Nas zonas endêmicas, estes fenômenos geralmente passam despercebidos pelos pacientes. Neste estágio, não se encontram ovos nas fezes, sendo a intradermorreação positiva. Penetração cutânea por helmintos que não o *S. mansoni* constitui o principal diagnóstico diferencial
	Esquistossomose aguda	Coincidindo com a postura de ovos (fase postural) surge, abruptamente, febre elevada acompanhada de calafrios e sudorese profusa, mal-estar geral, lassidão, astenia, tosse não produtiva – eventualmente com crise asmatiforme –, anorexia, náuseas, vômitos, mialgias e cefaléia. Ao lado desses sintomas, costuma observar-se diarréia com numerosas evacuações. Podem ser encontrados fenômenos alérgicos como urticária e edema de Quinck. Ao exame físico, notam-se emagrecimento, hepatoesplenomegalia, linfadenomegalia, taquicardia e hipotensão arterial. A icterícia surge apenas nas formas mais graves. Na maioria dos pacientes, a forma aguda dura em média quatro a oito semanas, podendo a hepatoesplenomegalia persistir por dois a três anos após o tratamento específico, mesmo que este tenha sido efetivo. Leucocitose com hipereosinofilia, discreta elevação de aminotransferases e de bilirrubinas podem ser observadas nos exames laboratoriais. Os principais diagnósticos diferenciais são calazar, febre tifóide, moléstia de Chagas aguda, mononucleose infecciosa, brucelose, leucoses, malária, hepatite viral e enterobacteriose septicêmica prolongada
Crônica	**Formas Intestinal e hepatointestinal**	As formas intestinal e hepatointestinal são estudadas conjuntamente, pois a última nada mais é do que a primeira associada à hepatomegalia. É muito raro o encontro da forma intestinal pura. Estas formas clínicas são observadas com maior predileção entre as crianças e os adultos jovens. A apresentação clínica é muito variada, muitas vezes com sintomas e sinais que são difíceis de se atribuir à etiologia esquistossomótica. Em geral, são relatados sintomas dispépticos, tais como eructações, sensação de plenitude gástrica, náuseas, vômitos, pirose, flatulência e anorexia. Essas manifestações clínicas gerais se associam a dor abdominal do tipo cólica, difusa ou localizada na fossa ilíaca direita, acompanhada por pequenos surtos diarréicos – fezes líquidas ou pastosas, em número de três a cinco evacuações por dia, ou disentéricas (fezes líquidas com muco e sangue) – associados ao tenesmo. As cólicas abdominais precedem a defecação e depois desaparecem. Ao exame físico são escassos os achados, exceto o emagrecimento – presente em alguns doentes – e a hepatomegalia, com o fígado palpável de dois a seis centímetros abaixo do rebordo costal direito (hipertrofia predominante do lobo esquerdo, que se projeta abaixo do apêndice xifóide), sendo indolor, de consistência endurecida e de superfície irregular. O baço não é percutível, nem palpável. No diagnóstico diferencial temos a colitegranulomatosa crônica (retocolite ulcerativa, doença de Crohn), colites parasitárias (amebíase, balantidíase, isosporíase e outras), micóticas (paracoccidioidomicose, candidose etc.), shiguelose, enterobacteriose septicêmica prolongada, síndrome do cólon irritável, diverticulite e polipose intestinal
	Forma hepatoesplênica	A evolução da forma intestinal ou hepatointestinal para a hepatoesplênica está sujeita a influência de diversos fatores, pertinentes ao paciente e ao parasita, a saber (1) raça (o grupo racial negro apresenta maior resistência a desenvolver a forma hepatoesplênica), (2) infecções sucessivas, (3) grau de infecção parasitária, (4) estado de desnutrição protéica, (5) associação com hepatites virais, sobretudo hepatite B, (6) etilismo crônico, (7) estado imunológico do hospedeiro, (8) qualidade do hospedeiro intermediário, (9) associações com outras condições mórbidas (malária, calazar, tuberculose, colagenoses, micoses viscerais, enterobacteriose septicêmica prolongada), e (10) uso de terapêutica específica. A forma hepatoesplênica pode ser subdividida em formas compensada e descompensada. Na forma hepatoesplênica compensada, ao lado dos sintomas digestivos e gerais já relatados na forma intestinal e hepatointestinal associam-se a hipertensão porta e a esplenomegalia, ambas podendo estar correlacionadas com fenômenos hemorrágicos – epistaxes, petéquias, hematêmese e melena. Na forma hepatoesplênica descompensada, podemos encontrar ao exame físico, além da ascite volumosa, edema de membros inferiores, icterícia, telangectasias (aranhas vasculares), "hálito hepático", eritema palmar, ginecomastia e queda de pêlos (sobretudo torácicos, axilares e pubianos). A encefalopatia portossistêmica pode ser encontrada após surtos hemorrágicos, tratamento abusivo com diuréticos, ingestão protéica acentuada e constipação intestinal, caracterizando-se pela presença de alterações de personalidade (irritabilidade, muito violência e agressividade), insônia, tremores musculares, *clonus*, hálito hepático, *flapping*, torpor e coma. É mais observado nas cirroses e fase avançada da esquistossomose, principalmente quando esta última associa-se à hepatite B e ao alcoolismo. Em algumas ocasiões, a esquistossomose mansoni hepatoesplênica se associa à glomerulopatia (15% dos casos), pancreatites, hepatite crônica, infecções por enterobactérias (enterobacteriose septicêmica prolongada) e desordens hematológicas como o linfoma. Recentemente, vem sendo descrita de forma mais amiúde a ocorrência de co-infecção pelo *Staphylococcus aureus*, nestes pacientes. No diagnóstico diferencial deve-se afastar, necessariamente, a cirrose hepática

Quadro 98-1. Aspectos clínicos da esquistossomose mansoni *(Continuação)*

Fase		Características clínicas
Crônica	**Formas vasculopulmonares**	O envolvimento pulmonar na esquistossomose mansoni é muito mais comum do que o imaginado. A maioria dos pacientes a exibe associada à forma hepatoesplênica da parasitose. Clinicamente, podemos individualizar duas formas vasculopulmonares: a hipertensiva e a cianótica. A **hipertensiva** é mais comumente observada e se caracteriza por dispnéia de esforço, palpitações, tosse seca e dor torácica constritiva. Astenia ou fadiga extrema, emagrecimento rápido, anorexia e sinais de insuficiência cardíaca podem ser igualmente observados. Ao exame físico, encontra-se estado geral comprometido, dedos em baqueta de tambor, turgência jugular, hepatomegalia dolorosa, ausculta respiratória com roncos, sibilos, frêmito tóraco-vocal diminuído e áreas de submacicez, além de edema de membros inferiores. Na ausculta cardíaca, tem-se hiperfonese de P_2 com desdobramento constante, ritmo de galope e sopro sistólico. A evolução dos casos segue um curso natural até a progressão para o *cor pulmonale*. A **cianótica** é mais observada em indivíduos do sexo feminino (proporção de 2:1) e em portadores de esplenomegalias ou pacientes já esplenectomizados. Apresenta-se com cianose geralmente discreta — atribuída a microfístulas arteriovenosas —, sobretudo nas extremidades e dedos em baqueta de tambor
	Forma pseudoneoplásica	A forma tumoral ou pseudoneoplásica é bastante rara simulando adenocarcinoma de cólon, em muitas situações. Pode apresentar-se como pólipos únicos ou múltiplos, estenoses ou vegetações tumorais, as quais crescem para a luz intestinal. Os achados clínicos nesses casos incluem a enterorragia e a dor abdominal intensa e difusa (forma polipóide), além da obstrução intestinal, emagrecimento progressivo, anorexia, tumoração palpável e distensão abdominal. A colonoscopia com biópsia pode esclarecer o diagnóstico
	Nefropatia esquistossomótica	O acometimento renal na esquistossomose mansoni é mais freqüente na forma hepatoesplênica da doença. Aproximadamente 12% a 15% das pessoas infectadas pelo *S. mansoni* – e que apresentam esta forma – desenvolvem a nefropatia esquistossomótica, que acomete ambos os sexos com maiores prevalências, na maioria das vezes, em adultos jovens na terceira década de vida, sendo a expressão clínica mais importante da doença a síndrome nefrótica. Enquanto nas outras formas clínicas da esquistossomose, a formação de granuloma em torno dos ovos seria o evento mais importante, na nefropatia, a reação imunológica mediada pela formação de imunocomplexos depositados nos glomérulos representa o provável mecanismo patogênico
	Formas ectópicas	São consideradas como aquelas nas quais a presença do elemento parasitário – ovos ou vermes adultos – é localizada fora do sistema porta, o *habitat* natural do helminto. Tem importância a neuroesquistossomose, podendo haver, entretanto, outras localizações para o helminto **Neuroesquistossomose**. Acredita-se na existência de três mecanismos pelos quais os ovos do *S. mansoni* possam localizar-se no sistema nervoso central: (1) embolização de ovos através da rede arterial, decorrente da presença de anastomoses arteriovenosas prévias; (2) migração de ovos através de anastomoses entre os sistemas venosos portal e de Batson; (3) oviposição *in situ*, após migração anômala dos helmintos Apesar de a presença de ovos ser importante para o desencadeamento de anormalidades neurológicas, nem sempre estas ocorrerão – há relatos de necropsias de pacientes previamente assintomáticos, que possuíam ovos em seu sistema nervoso central. Além disso, vermes adultos podem ser igualmente encontrados. O quadro clínico dependerá, obviamente, da localização dos ovos ou vermes. Mais freqüentemente encontramos sintomas neurológicos comprometendo a medula espinhal tóraco-lombar, com quadro de mielite transversa. Em termos de diagnóstico diferencial, se faz importante a exclusão de outras causas como, por exemplo, neoplasias, para a doença neurológica **Outras localizações**. São bastante raras e clinicamente não suspeitadas, sendo o seu diagnóstico, geralmente, achados de biópsia ou necropsia. A maioria dos casos são de exíguo interesse clínico, com exceção da neuroesquistossomose, a qual se reveste de grande importância médica. Exemplos outros de ectopia na esquistossomose mansoni incluem a apendicular, vesicular, pancreática, peritoneal, genitourinária, miocárdio, cutânea, esofágica, gástrica, tiroidiana e supra-renal

426 ❏ Parte VI ✔ Doenças Causadas por Helmintos

forma hepatoesplênica, condutas para redução do risco de hemorragias digestivas, como a escleroterapia de varizes de esôfago e o uso de β-bloqueadores, também são extremamente relevantes.

O tratamento específico é feito com os fármacos praziquantel e oxaminiquine, conforme o apresentado no Quadro 98-2.

Para o acompanhamento de cura são realizados seis exames parasitológicos de fezes (um por mês ou dois a cada dois meses) e/ou uma biópsia retal no sexto mês pós-tratamento (a qual deve ser, de preferência, sempre realizada).

O tratamento cirúrgico é realizado por diferentes técnicas, principalmente a esplenectomia (para a hipertensão portal com hiperesplenismo), anastomose portocava (esta última em desuso pela maior ocorrência de encefalopatia hepática), anastomose esplenorrenal, descompressão esofagogástrica e técnicas de reparação das varizes esofagianas. O transplante hepático vem sendo tentado com bons resultados, a despeito das dificuldades técnicas e relacionadas a dificuldade de doadores, inerentes ao procedimento.

PREVENÇÃO

O controle da esquistossomose no país depende de programas que devem ser desenvolvidos considerando-se:
- Quimioterapia efetiva, em massa ou individual.
- Controle do hospedeiro intermediário.

- Redução da contaminação da água ou do contato com esta.
- Vacinação.
- Modificação das condições de vida das populações expostas.
- Educação para a saúde.

Nesse contexto, a Organização Mundial da Saúde (OMS), através da formação de um comitê de especialistas na doença, elaborou um documento, publicado em 1993, com as diretrizes para o controle da doença:

- Controle da morbidade por meio da utilização de quimioterapia, sendo outras grandes intervenções baseadas na educação para a saúde e o estabelecimento de fontes de água não contaminadas, representam medidas factíveis e eficazes.
- O controle da endemia é eficaz quando faz parte do sistema de atenção integral à saúde da população e quando o sistema de atenção primária à saúde é bem desenvolvido e capacitado para atender às necessidades desta população.
- Os avanços diferem em relação ao controle das várias características epidemiológicas da esquistossomose com os recursos sendo adaptados de acordo com a cultura dos diferentes países.

Quadro 98-2. Terapia da esquistossomose mansoni			
Fármaco	**Espectro**	**Dose**	**Efeitos adversos**
Praziquantel	Atuação contra as espécies do gênero *Schistosoma* que parasitam o homem, agindo também sobre *Taenia solium, Taenia saginata, Hymenolepis nana* (inclusive as formas larvárias), *Diphyllobothrium latum, Opisthorchis viverrini, Paragominus westermani, Dipylidium caninum, Fasciolopsis buski, Heterophyes heterophyes, Metagonimus yokogawai, Nanophyetus salmincola* e *Clonorchis sinensis*. O uso contra a *Fasciola hepatica* encontra-se em estudos	40 mg/kg, em tomada única	Náuseas, dores abdominais, cefaléia, tonteiras, sonolência, palpitação, prurido, urticária, vômito, cinetose, sensação de "cabeça oca", diarréia, hipoacusia, hiporreflexia, distúrbio visual e tremor. Estes sintomas e sinais geralmente duram de 24 a 48 horas, desaparecendo espontaneamente. **O fármaco não deve ser empregado em gestantes.** É excretado pelo leite materno, sendo recomendado que as mulheres não amamentem no dia em que o praziquantel for administrado e durante as 72 horas subseqüentes. É contra-indicado na insuficiência hepática, renal e cardíaca graves, e na forma hepatointestinal descompensada
Oxaminiquine	Atividade estrita sobre *S. mansoni*	15 mg/kg em tomada única para adultos e de 20 mg/kg em tomada única para crianças	Tonteiras, sonolência, cefaléia, manifestações neuropsíquicas (excitação, irritabilidade, convulsão, alucinação, sensação de flutuação). Também pode ocorrer febre, hipertensão arterial, leuco e linfopenia transitórias. Para aliviar tais sintomas, recomenda-se administrá-lo após a refeição (café matinal ou jantar). É **contra-indicado em grávidas,** em lactantes, em crianças com menos de dois anos de idade, nas insuficiências renal, hepática e cardíaca descompensadas, e em casos de hipertensão porta descompensada. Além disso, não deve ser utilizado em pessoas com epilepsia

Capítulo 98 ✔ Esquistossomoses Humanas ❑ **427**

- O controle da esquistossomose deve ser encarado como uma meta a longo prazo, onde deve sempre haver um comprometimento sério para a sua implementação. Enquanto os objetivos a curto prazo para a redução da prevalência podem ser alcançados em dois anos em muitas áreas, um sistema de vigilância epidemiológica deve ser mantido e conduzido por 10 a 20 anos.

Já existem inúmeras evidências acumuladas mostrando que as condições socioeconômicas estão fortemente associadas às taxas de morbidade e de invalidez para várias doenças, como a esquistossomose. Associado a este fato, a implementação da assistência primária à saúde, com o reconhecimento de que a saúde de uma população é influenciada não só pelos serviços de saúde, mas por uma série de fatores ambientais, sociais e econômicos, apresenta-se como importante fator para a consolidação de estratégias de controle. Condições básicas de sobre-vivência e de educação devem ser os alicerces de todo o projeto que vise ao controle da esquistossomose, sendo a participação da população em todo o processo de controle da moléstia um fator de irrefutável importância.

OUTRAS INFECÇÕES PELO GÊNERO *SCHISTOSOMA*

Outros helmintos do gênero *Schistosoma* são descritos, eventualmente, como causadores — ou potencialmente causadores — de infecções no homem. Em algumas situações, são descritos casos de pacientes infectados com híbridos de duas espécies diferentes de *Schistosoma*, como por exemplo *Schistosoma intercalatum* e *Schistosoma haematobium*, *Schistosoma bovis* e - *Schistosoma curassoni*. As outras espécies do gênero com importância na Medicina humana são apresentadas no Quadro 98-3.

Quadro 98-3. Espécies de *Schistosoma* causadores de infecção humana	
Espécies	**Aspectos de maior relevância**
Schistosoma haematobium	Causador da esquistossomose hematóbia, é um parasito capaz de infectar as veias do plexo vesical quando adulto, causando cistite e, por conseqüência, lesões no aparelho genitourinário, também podendo acometer os pulmões por vasobstrução naquela região. A moléstia tem prevalência em quase todos países da África, mormente a África do Sul, Angola, Congo, Egito, Moçambique, Nigéria, Zâmbia e Zimbábue. No continente asiático, sua localização concentra-se mais na faixa do Oriente Médio, em países como a Arábia Saudita, Irã, Iraque, Líbano e Turquia; existindo alguns relatos na Índia. Os hospedeiros intermediários são moluscos do gênero *Bulinus*, os quais são encontrados nas áreas endêmicas da África e da Ásia. A infecção é adquirida no momento em que o suscetível entra em contato com as águas infestadas por cercárias do *S. haematobium*. Clinicamente há uma **fase aguda** (iniciada com uma dermatite cercariana e, semanas depois, caracterizada por febre, mal-estar, cefaléia, dor generalizada, anorexia, tosse, diarréia, hepatoesplenomegalia – que resulta da infecção é dolorosa à palpação – e intensa eosinofilia) e uma **crônica** (geralmente começa a surgir após o terceiro mês de infecção, mas de forma tão discreta que somente após meses de evolução do processo inflamatório a doença se instala; o primeiro sinal é a hematúria; proteinúria também pode ser precocemente identificada; presença de inflamação e lesões na mucosa e submucosa da bexiga e ureteres com conseqüente dor e necessidade freqüente de urinar devido à irritabilidade e pela redução da elasticidade por conseqüência da fibrose da parede vesical). As principais **complicações** são calculose, piúria (devido à grande quantidade de eosinófilos), pielonefrite, hidronefrose e insuficiência renal crônica. O diagnóstico é realizado através de exames de urina (técnica de filtração da urina, um método simples, rápido e barato e consiste em passar a urina por um filtro de *nylon* em suporte para posterior visualização em lâmina sob o microscópio ótico, empregando lugol para corar os ovos) e de testes imunológicos (similares ao descrito para *S. mansoni*). O tratamento é feito com praziquantel (ver doses descritas para *S. mansoni*) ou o metrifonato
Schistosoma japonicum	Agente etiológico da esquistossomose japônica ou oriental, a qual foi descrita em 1847 no Japão. A infecção ocorre em áreas do Extremo Oriente, como Japão, China, Formosa, Filipinas, Tailândia e Camboja. O *S. japonicum*, morfologicamente similar ao *S. mansoni* e *S. haematobium*, tem como hospedeiro intermediário moluscos do gênero *Oncomelania* spp. As manifestações clínicas são variadas e compreendem diarréia, hepatomegalia, esplenomegalia, obstrução intestinal, apendicite, pneumonia, oclusões cerebrais e mielites. O diagnóstico é baseado na pesquisa de ovos no exame parasitológico de fezes, sendo o tratamento realizado com praziquantel
Schistosoma mekongi	Trematódeo descrito no Sudeste Asiático. Habita o sistema porta-mesentérico do homem, podendo causar um quadro clínico similar ao observado na esquistossomose mansoni, com formas clínicas intestinais e hepatointestinais e com hepatoesplenomegalia e hipertensão portal, eventualmente com acentuada gravidade. Praziquantel (20 mg/kg, divididos em três doses, em 1 dia) é o fármaco de escolha para o tratamento das infecções por *S. mekongi*
Schistosoma intercalatum	Já foi descrito como parasito do sistema porta hepático humano, em áreas do continente africano, sobretudo nas áreas central e oeste. Os hospedeiros intermediários são moluscos do gênero *Bulinus-Bulinus (Physopsis) africanus* e *Bulinus (Physopsis) forskalii*. Recentemente, foram descritos casos de infecção por *S. intercalatum* (encontro de ovos nas fezes) na República de São Tomé e Príncipe e no Gabão. Ovos do parasito já foram também encontrados na urina de pacientes na África Oriental. À semelhança do parasitismo por *S. mansoni*, o substrato fisiopatogênico para as alterações encontradas na infecção por *S. intercalatum* é a formação do granuloma. A manifestação clínica mais usual é a disenteria, com o tratamento sendo feito com praziquantel

(Continua)

Quadro 98-3. Espécies de *Schistosoma* causadores de infecção humana *(Continuação)*

Espécies	Aspectos de maior relevância
Schistosoma bovis	É um parasito comumente encontrado no sistema porta-mesentérico de animais — bovinos, caprinos e eqüinos — no sul da Europa e na África. Seus hospedeiros intermediários são moluscos do gênero *Bulinus-Bulinus (Physopsis) africanus e Bulinus (Physopsis) truncatus*. Em humanos, está relacionado à ocorrência de dermatite cercariana, já tendo sido descrita a presença de ovos dessa espécie nas fezes de alguns pacientes africanos (em Uganda, Zimbábue, Nigéria, Quênia e África do Sul), acreditando-se, entretanto, que a infecção humana seja transiente
Schistosoma curassoni	Alguns autores consideravam esta espécie como sinônimo de *S. haematobium* e *S. mattheei* ou *S. bovis*. Seus hospedeiros intermediários são moluscos do gênero *Bulinus-Bulinus (Physopsis) truncatus e Bulinus (Physopsis) africanus*. Entretanto, estudos posteriores mostraram se tratar de uma espécie distinta. Infecta seres humanos no Oeste da África, sendo também descritas infecções por híbridos de *S. curassoni* com *S. bovis*
Schistosoma mattheei	É um helminto encontrado no sistema porto-mesentérico de animais — cabras, gado bovino, zebras e impalas — tendo sido descritos casos humanos no sul da África. Os hospedeiros intermediários são moluscos do gênero *Bulinus-Bulinus (Physopsis) africanus e Bulinus (Physopsis) globosus*. Pode parasitar no homem os plexos venosos pélvicos e vesicais, além do sistema porto-mesentérico, sendo encontrados ovos do helminto tanto nas fezes quanto na urina. Já foi descrito o achado de ovos similares aos de *S. mattheei* em lesão medular de um paciente africano
Schistosoma rodhaini	É um parasito de roedores silvestres na África (República Democrática do Congo, Uganda e Quênia), podendo infectar experimentalmente cães e gatos. Infecções humanas são descritas na República Democrática do Congo e no Zimbábue

BIBLIOGRAFIA RECOMENDADA

Artigos/Livros

Andrade ZA. The situation of hepatoesplenic schistosomiasis in Brazil today. *Mem Inst Oswaldo Cruz* 1998;93(Suppl. 1):313–316.

Argento CA, Figueiredo N. Por que e o que fazer no tratamento específico da esquistossomose. *Ars Cvrandi* 1984;17:116.

Bina JC. Estudo das variáveis que podem influenciar na evolução da esquistossomose mansônica: Efeito da terapêutica específica e da interrupção da transmissão. Tese de Doutoramento. Salvador, Universidade Federal da Bahia, 1995.

Comité OMS d'experts de la lutte contre la schistosomiase. Impact de la schistosomiase sur la santé publique: Morbidité et mortalité. *Bull de l'Organisation Mondiale de la Santé* 1994;72(1):5–11.

Huggins DW, Siqueira-Batista R, Medeiros LB, Ramos Jr. AN. Esquistossomose Mansoni. São Paulo: Grupo Editorial Moreira Jr., 1998.

Katz N. Schistosomiasis control in Brazil. *Mem Inst Oswaldo Cruz* 1998;93(Suppl. I):33–35.

Lambertucci JR, Barravieira B. Esquistossomose mansônica. Estudo clínico. *J Bras Med* 1994;67:59.

Organización Mundial de la Salud. Control de la esquistosomiasis. Serie de Informes Técnicos 830, OMS, Ginebra, 1993.

Malta J. *Esquistossomose Mansônica*. Recife: Editora Universitária da Universidade Federal de Pernambuco, 1994.

Prata A. Esquistossomose Mansoni. *In* Veronesi R, Foccacia R: *Tratado de Infectologia*. Rio de Janeiro: Atheneu, 1997.

Siqueira-Batista R, Ramos Jr. AN, Faria EC, Farinazzo RJM, Huggins DW. Esquistossomose mansoni em sua forma crônica. Aspectos clínicos. *Rev Bras Med* 1997;54:835–839.

Siqueira-Batista R, Gomes AP, Quintas LEM, Conceição MJ, Freitas E, Huggins DW, Argento CA. Esquistossomoses humanas. *In* Siqueira-Batista R, Gomes AP, Igreja RP, Huggins DW: *Medicina Tropical — Abordagem Atual das Doenças Infecciosas e Parasitárias*. Rio de Janeiro: Cultura Médica, 2001.

Siqueira-Batista R, Santos SS, Gomes AP, Huggins DW, Conceição MJ. Esquistossomose mansoni. *Rev FMT* 2001;3:21–33.

Internet

Siqueira-Batista R, Gomes AP, Cevallos Trujillo WF, Ramos Jr. AN, Huggins DW. Esquistosomosis mansoni. Estudio Clínico General. Sociedad Iberoamericana de Información Científica (site) — www.siicsalud.com/dato/dat015/00216000.htm.

CAPÍTULO 99
Estrongiloidíase

Donald William Huggins ◆ Carlos Eduardo Salgado Costa
Daniel Chamié ◆ Vicente P. Pessoa-Júnior

CONCEITO

A estrongiloidíase é uma moléstia causada por *Strongyloides stercoralis*, helminto nematóide da família *Strongyloididae*. Acomete principalmente o duodeno e o jejuno proximal, sendo a maioria dos sintomas decorrente do parasitismo desses locais pelo verme adulto ou de sua migração larval através de tecidos pulmonares e cutâneos.

O principal hospedeiro é o homem, embora, não raro, possa ser encontrado parasitando outros animais como cães, gatos, porcos, alguns roedores e primatas.

ETIOLOGIA E EPIDEMIOLOGIA

A enfermidade é cosmopolita, endêmica em regiões tropical e subtropical, sendo mais rara nas áreas de clima temperado. Sua prevalência varia conforme condições climáticas e socioeconômicas, sendo estimada uma prevalência de 60 milhões de casos em todo o mundo.

Strongyloides stercoralis é um nematódeo que possui em seu ciclo vital diferentes estágios: **macho de vida livre, fêmea de vida livre, ovos, larvas e fêmeas paternogenéticas.** A **fêmea partogenética** (forma parasitária) mede 1,7 a 2,5 milímetros de comprimento por 30 a 50 micrômetros de largura, sendo ovípara. Ela amadurece e vive na intimidade da mucosa intestinal, onde a postura de ovos é realizada. Possui ciclos de vida distintos, sendo um na terra e outro em seu hospedeiro definitivo (homem). No primeiro caso, **larvas rabditóides** são eliminadas junto com material fecal no solo. Passadas 24 a 30 horas em condições favoráveis (solo quente, úmido e sombreado), transformam-se em larvas filarióides infectantes. Entretanto, o parasita também possui um ciclo de vida livre no solo, no qual, de algumas larvas **rabditóides**, desenvolvem-se vermes adultos macho ou fêmea produtores de ovos e dos quais emergem novas larvas rabditóides, perpetuando o ciclo.

As **larvas filarióides** penetram ativamente através da pele alcançando a circulação e atingindo capilares pulmonares, rompendo-os e caindo nos alvéolos. Inicia-se então o processo de ascensão das larvas pela árvore brônquica até atingirem a faringe, sendo deglutidas e levadas ao seu *habitat* normal (intestino delgado).

Amiúde, ocorre metamorfose de **larvas rabditóides** em **filarióides** no próprio intestino, principalmente em pacientes imunocomprometidos ou constipados crônicos. Dá-se então o mecanismo de auto-endoinfecção, através do qual estas **larvas filarióides** penetram na parede do íleo ou intestino grosso atingindo vasos linfáticos intestinais e a circulação portal, sendo também carreados até os capilares pulmonares, repetindo assim o ciclo. Este processo é acelerado por fatores como acloridria, constipação e outras condições que possam reduzir a motilidade intestinal.

Outro mecanismo de auto-infecção é a denominada auto-exoinfecção, que consiste na penetração da larva filarióide na pele da região anal, principalmente em indivíduos em precárias condições de higiene nos quais observa-se deposição de restos de material fecal no local, propiciando a transformação de **larvas rabditóides** em **filarióides**. Estes explicam e persistência das infecções por longos períodos (que podem durar por mais de 20 anos).

ASPECTOS CLÍNICOS

Cerca de um terço dos infectados é assintomática. O tempo decorrido desde a penetração da forma **filarióide** na pele até seu surgimento nas fezes é de três a quatro semanas. O diagnóstico de estrongiloidíase deve ser suspeitado em qualquer paciente cujo quadro clínico prevaleça diarréia persistente com presença de muco ou epigastralgia associada a eosinofilia sangüínea. É interessante mencionar a existência de várias descrições na literatura documentando uma correlação entre a estrongiloidíase e o alcoolismo, fato que pode ser útil na suspeição diagnóstica. Uma síntese das manifestações clínicas da estrongiloidíase é apresentada no Quadro 99-1.

A hiperinfecção está geralmente associada a condições de imunossupressão do hospedeiro que incluem: uso de corticosteróides (um dos mais importantes fatores), agentes quimioterápicos, citostáticos, portadores de neoplasias, Síndrome da Imunodeficiência Adquirida (SIDA), infecções severas ou doenças metabólicas. Dentre as complicações ocasionadas pela hiperinfecção, podemos citar:

- Derrame pleural.
- Pericardite e miocardite.
- Granulomas hepáticos.
- Colecistite.
- Púrpura.
- Lesões ulceradas em qualquer altura do trato gastrointestinal.
- Íleo paralítico.
- Peritonite.
- Sepse e meningite (por *Enterobacteriaceae*) – estas bastante relacionadas ao uso de corticosteróides em doses elevadas.
- Choque.
- Síndrome de disfunção de múltiplos órgãos e óbito.

Quadro 99-1. Clínica das infecções por *S. stercoralis*	
Manifestações	**Características relevantes**
Cutâneas	Edema focal, inflamação, petéquias e lesões urticariformes. Em pacientes imunodeprimidos, tais sintomas podem estar ausentes
Pulmonares	Síndrome de Loeffler – febre, tosse seca ou com pouca expectoração, dor torácica, infiltrados pulmonares transitórios e hipereosinofilia Broncopneumonia – febre alta, tosse com expectoração mucopurulenta ou sanguinolenta, dispnéia e dor torácica. O exame físico pode apresentar zonas de macicez pulmonar
Intestinais	Diarréia, epigastralgia, anorexia, náuseas, vômitos, plenitude gástrica, flatulência. Pode apresentar febre com o agravamento da infecção, bem como alternância entre diarréia e constipação e presença de muco e sangue nas fezes. A dor epigástrica pode simular um quadro de úlcera duodenal. Em casos graves, pode ocorrer suboclusão intestinal por enterite estenosante

DIAGNÓSTICO LABORATORIAL

São úteis para o diagnóstico da estrongiloidíase os seguintes métodos:

- *Parasitológico de fezes*: métodos de concentração como a técnica de Hoffman, Pons e Janer.
- *Coprocultura e extração de larvas*: técnicas de Baerman-Moraes, Rugai, Matos e Brisola. Destes, o método de eleição é o Baerman-Moraes, pois aproveita o termotropismo e o hidrotropismo das larvas, podendo também ser aplicado ao escarro e ao lavado gástrico com o objetivo de diagnosticar a fase larvária.
- *Achados sorológicos e hematológicos*: na estrongiloidíase intestinal crônica de baixo grau, a contagem de células brancas geralmente é normal, podendo ocorrer discreta eosinofilia. Com o aumento larval, pode-se atingir uma leucocitose que pode alcançar 25.000, podendo chegar a 82% de eosinófilos. A imunoglobulina sérica IgE pode estar elevada. Testes como ELISA (que possui sensibilidade de 85% e especificidade de 97%) e hemaglutinação direta não são utilizados rotineiramente, ficando reservados para os pacientes imunodeprimidos com suspeita da infecção e com risco de vida.
- *Exame radiológico*: pode revelar distorções do relevo mucoso, processo estenosante, alterações compatíveis com má absorção. A radiografia de tórax é importante no que diz respeito ao diagnóstico de síndrome de Loeffer.

TRATAMENTO

Estão disponíveis para tratamento da estrongiloidíase os seguintes fármacos:

- *Tiabendazol*: anti-helmíntico de amplo espectro que atua bloqueando a captação de glicose pelo helminto, provocando sua morte (ver Capítulo 1). Não possui ação sobre a forma larvar. Índices de cura entre 90% e 95%. *Dose*: (1)25 mg/kg/dia durante cinco a sete dias; (2) 50 mg/kg em dose única; (3)10 mg/kg/dia por 30 dias (esquema reservado para casos de auto-endoinfecção e nos pacientes imunodeprimidos).
- *Cambendazol*: mecanismo de ação similar ao mebendazol, possuindo mesmo índice de cura e efeitos adversos desprezíveis se utilizado nas doses habituais. *Dose*: 5 mg/kg em dose única. Repetir sete a dez dias após a primeira dose.
- *Albendazol*: eficácia em torno de 60%. *Dose*: dois comprimidos de 400 mg ao dia por três dias seguidos.
- *Ivermectina*: vem sendo utilizado, com sucesso, na dose de 200 µg/kg/dia, por dois dias.

PREVENÇÃO

Sobressaem as seguintes medidas de maior relevância:

- Utilização de locais adequados para deposição de material fecal.
- Educação sanitária (uso de calçados, lavagem sistemática das mãos e dos alimentos).
- Tratamento de todos os pacientes, principalmente os assintomáticos, pois são os mais importantes do ponto de vista epidemiológico.

BIBLIOGRAFIA RECOMENDADA

Crompton DW, Whitehead RA. Hookworms infections and human iron metabolism. *Parasitol* 1993;107:137–145.

Huggins DW. Tratamento das helmintíases intestinais. *F Méd* (Br) 1981;83(Suppl. 1):3–6.

Huggins DW, Medeiros LB. Estrongiloidíase. *In* Siqueira-Batista R, Gomes AP, Igreja RP, Huggins DW: *Medicina Tropical — Abordagem Atual das Doenças Infecciosas e Parasitárias*. Rio de Janeiro: Cultura Médica, 2001.

Moraes RG, Goulart EG, Leite LC. *Moraes Parasitologia e Micologia Humana*. 4ª ed. Rio de Janeiro: Cultura Médica, 2000.

Mahmoud AAF. Intestinal nematodes (roundworms). *In* Mandell GL, Bennett JE, Dolin R: *Principles and Practice of Infectious Diseases*. 5th ed. Philadelphia: Churchill Livingstone, 2000.

World Health Organization. Prevention and control of intestinal parasitic infections. Report of a WHO Expert Committee. WHO Technical Rep Ser 749. Geneva, World Health Organization, 1987.

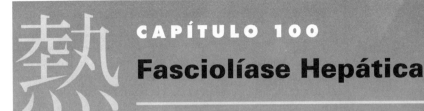

CAPÍTULO 100
Fascioliase Hepática

Rodolpho J.M. Farinazzo ♦ Marcelo Souto Nacif
Rodrigo Siqueira-Batista ♦ Donald William Huggins

CONCEITO

A fascioliase hepática é uma zoonose causada pelo trematódeo *Fasciola hepatica*, parasita de herbívoros, muito encontrado nas regiões com atividade pecuária. Constitui-se numa doença em que o homem é eventualmente acometido, sendo o fígado, a vesícula biliar e as vias biliares os principais "alvos" da doença.

ETIOLOGIA

Fasciola hepatica é um parasita macroscópico (1,0 por 2,5 centímetros), hermafrodita, de cor pardo-acinzentada. O adulto possui um aspecto elipsóide, achatado dorso-ventralmente, tornando-o semelhante a uma folha oblonga. Na porção anterior, existe uma ventosa oral na extremidade, chamada de acetábulo.

O ciclo evolutivo começa com a presença do verme adulto na vesícula e nos canais biliares, tanto nos seus hospedeiros naturais (ovelha ou gado), quanto no homem. Neste local ocorre a deposição de ovos (140 × 75 μm) que são levados pela bile ao intestino, sendo eliminados nas fezes. Ao ganhar o ambiente aquático, nove a 15 dias após, os ovos eclodem e dão origem aos miracídios. Estes têm que encontrar seu hospedeiro intermediário, um molusco do gênero *Lymnaea*, já que em oito horas após a eclosão, morrerão caso não encontrem o molusco. Dentro dos linfáticos do molusco, os **miracídios** formam os **esporocistos** e, após duas mudas, as **rédias**. Depois de quatro semanas, a segunda geração de **rédias** se transforma em **cercárias**. Estas deixam o molusco e se transformam em cistos, passando a serem denominadas de **metacercárias**, localizando-se agora na superfície de plantas aquáticas, como o agrião por exemplo. Quando ingeridas pelo hospedeiro definitivo, as metacercárias são liberadas na porção superior do intestino, penetram no intraperitônio pela parede intestinal e entram no fígado através da cápsula de Glisson. Neste órgão, caminham através do parênquima até atingirem os ductos biliares, onde se fixam e se tornam parasitos adultos.

EPIDEMIOLOGIA

A fascioliase hepática é uma doença cosmopolita. Em humanos tem sido descrita especialmente na América do Sul, Europa, África, China e Austrália, principalmente em regiões de criação de ovelhas e gado – bovinos, caprinos, suínos, cães e coelhos podem também ser hospedeiros do agente. No Brasil, são descritos pouco mais de 30 casos da doença, nos Estados do Paraná, São Paulo, Mato Grosso do Sul e Bahia, o que se deve, provavelmente, ao subdiagnóstico.

A infecção ocorre a partir da ingestão de verduras como o agrião, podendo, contudo, originar-se a partir do consumo de outros vegetais crus, água, caranguejo, peixe e fígado crus. A contaminação das águas é feita a partir das fezes contendo ovos do parasita.

ASPECTOS CLÍNICOS

O homem é um hospedeiro definitivo pouco suscetível em relação aos demais hospedeiros, já que durante a infecção encontram-se poucos vermes no parênquima hepático, o que na maioria das vezes faz com que a infeção seja descoberta acidentalmente. Sem embargo, em infecções maciças ocorre destruição do epitélio biliar, com fibrose secundária (hepática e biliar), necrose hepática, formação de abscessos, colângio-hepatite e morte. A apresentação clínica da infecção por *F. hepatica* também se dá sob uma fase aguda e outra crônica.

Fase aguda. A suspeita de fascioliase hepática na fase aguda, que em geral dura três meses, é bastante difícil e acontece principalmente durante surtos epidêmicos. Isto se dá porque muitos pacientes são assintomáticos, ou apresentam poucos sintomas e de caráter vago.

Os sintomas encontrados mais comumente são o aumento doloroso do fígado, febre eventualmente alta, e uma notável eosinofilia, que pode atingir níveis de 60 a 80% na contagem diferencial. Há a possibilidade, também, da ocorrência de dores abdominais e diarréia. A leucocitose pode chegar a 35.000 células/mm^3. Laboratorialmente também pode-se identificar uma hipergamaglobulinemia e uma leve alteração nas provas de função hepática. Esta fase costuma durar de três a quatro meses.

Fase crônica. Possui longa duração, com ampla variação no quadro clínico, com muitos enfermos apresentando febre, enquanto em outros predomina o emagrecimento. O quadro pode simular angiocolite, colecistite ou calculose. O paciente apresenta eventualmente sintomas de dor abdominal, normalmente na região epigástrica ou no hipocôndrio direito, principalmente do tipo cólica, podendo haver simultaneamente constipação intestinal, anorexia e dispepsia. Quando há colelitíase associada, é observada icterícia de padrão obstrutivo, podendo ocorrer hepatomegalia, esplenomegalia e urticária.

Laboratorialmente, encontra-se um número de leucócitos entre 5.000 e 40.000 células/mm^3. A eosinofilia é quase uma regra e situa-se entre 25% e 80% na contagem diferencial. Em raros casos se verificam alterações da função hepática.

Quando ocorre piora súbita do quadro, deve-se desconfiar de uma infecção biliar – colangite – ou uma obstrução mecânica das vias biliares por cálculos ou vermes, o que requer intervenção cirúrgica de urgência.

Nas formas mais graves pode haver cirrose biliar, formações adenomatosas e até mesmo um quadro de insuficiência hepática crônica, sendo a obstrução dos ductos biliares e a cirrose biliar eventos raros.

DIAGNÓSTICO

Conforme mencionado acima, o diagnóstico deve ser considerado em pacientes com história de ingestão de plantas aquáticas, em zonas endêmicas, que desenvolvem prostração, febre e icterícia associada a hepatoesplenomegalia e eosinofilia ao hemograma.

A identificação dos ovos de *F. hepatica* nas fezes ou no suco duodenal, obtido por cateter, corresponde a um diagnóstico bastante confiável, sendo necessários métodos de concentração, como formol-éter para aumentar a sensibilidade do exame, já que muitas vezes a eliminação de ovos é pequena. Antes da realização dos exames complementares, os pacientes não podem se alimentar de carne, de fígado ou outros alimentos que contenham extratos hepáticos e biliares, sob o risco de provocar resultados falsos-positivos, caso o alimento esteja contaminado.

A reação de fixação de complemento para *F. hepatica* pode ser utilizada, mencionando-se seu valor diagnóstico em caso de positividade com títulos maiores que 1/1.000. Resultados confiáveis também são obtidos através de métodos diagnósticos imunológicos, como ELISA. A difusão dupla e a precipitação em gel são razoavelmente específicas, sendo, no entanto, pouco sensíveis. Métodos como o PCR *(Polymerase Chain Reaction)* vêm sendo avaliados, ainda em nível experimental.

Recentemente, a ultra-sonografia tem sido usada no diagnóstico fasciolíase, mas é necessário uma grande suspeição diagnóstica e um examinador experiente. A tomografia computadorizada do fígado pode demonstrar pequenos nódulos ou caminhos lineares tortuosos. Já a colangiografia endoscópica retrógrada pode evidenciar o parasita e alterações por este provocadas, mas deve ser usada com cautela, dependendo da fase da doença e do estado do paciente. Novos trabalhos vêm mostrando que a colangiorressonância poderá trazer uma melhor abordagem diagnóstica.

TRATAMENTO

Ainda não existe tratamento específico que tenha apresentado resultados satisfatórios. Entretanto, o **bitinol** é a opção de escolha, sendo administrado na dose de 30 a 50 mg/kg, durante 10 a 15 dias, em dias alternados. Bons resultados podem ser obtidos com o uso da deidroemetina, na dosagem de 1 mg/kg de peso por dia durante 10 dias. Estudos vêm demonstrando resposta adequada no tratamento da helmintíase com o uso de triclobendazol. O uso do praziquantel é controverso, havendo relatos de cura e outros de ineficácia no tratamento da fasciolíase hepática.

PREVENÇÃO

A profilaxia das infecções por *F. hepatica* começa pelo controle do agrião consumido. Este deve ser proveniente de hortas cercadas e irrigadas sem contaminação das fezes de gados. Da mesma forma, não se deve consumir o agrião de origem silvestre.

A água de beber, em áreas endêmicas, deve estar protegida contra a poluição fecal; de todo modo, esta deverá ser fervida ou adequadamente filtrada.

BIBLIOGRAFIA RECOMENDADA

Andrade Neto JL, Muzzillo DA, Carneiro Filho M. Fasciolíase Hepática. *In* Veronesi R, Focaccia R: *Tratado de Infectologia.* Rio de Janeiro: Atheneu, 1997.

El-Karaksy H, Hassanein B, Okasha S, Behairy B, Gadallah I. Human fascioliasis in Egyptian children: Successful treatment with triclabendazole. *J Trop Ped* 1999;45:135–138.

Estebán JG, Flores A, Angles R, Mas-Coma S. High endemicity of human fascioliasis between Lake Titicaca and La Paz valley, Bolivia. *Trans R Soc Trop Med Hyg* 1999;93:151–156.

Farinazzo RJM, Igreja RP, Huggins DW. Fasciolíase hepática. *In* Siqueira-Batista R, Gomes AP, Igreja RP, Huggins DW: *Medicina Tropical – Abordagem Atual das Doenças Infecciosas e Parasitárias.* Rio de Janeiro: Cultura Médica, 2001.

Mahmoud AAF. Trematodes *(Schistosomiasis)* and other flukes. *In* Mandell GL, Bennett JE, Dolin R: *Principles and Practice of Infectious Diseases.* 5th ed. Philadelphia: Churchill Livingstone, 2000.

Paz A, Sanchez-Andrade R, Panadero R, Suarez JL, Diez-Banos P, Morrondo P. Subclass profile of specific IgG antibodies in rats challenged during acute and chronic primary infection with *Fasciola hepatica. Parasitol Res* 1999;85:770–775.

Savassi-Rocha PR, Lopes RL. Colecistoses, coleperitônio, peritonite biliar, hemobilia, bilemia e parasitos biliares. *In* Dani R: *Gastroenterologia Essencial.* 2ª ed. Rio de Janeiro: Guanabara-Koogan. 2001.

CAPÍTULO 101
Filaríases

Rodrigo Otávio da Silva Escada ◆ Loriléa Chaves de Almeida ◆ Carlos Eduardo da Silva Figueiredo

As filaríases são doenças animais e humanas causadas por **nematódeos (filárias)**. No ciclo biológico dos helmintos têm-se vermes adultos sexuados encontrados nos tecidos e na circulação do hospedeiro vertebrado, os quais produzem **embriões (microfilárias)**, que podem apresentar periodicidade de aparecimento na circulação.

As espécies de maior importância clínica são as causadoras da filaríase bancroftiana e da oncocercose. Os demais parasitos estão organizados no Quadro 101-4, ao final deste capítulo.

FILARÍASE BANCROFTIANA

Doença causada pelo nematódeo *Wuchereria bancrofti*, ocorre predominantemente em populações de baixo nível socioeconômico. A moléstia é conhecida popularmente por elefantíase.

ETIOLOGIA

O agente etiológico, *W. bancrofti*, pertence a família *Onchocercidae* da superfamília *Filarioidea*, necessitando do mosquito vetor (*Culex quinquefasciatus* – muriçoca/carapanã) para infectar o homem.

Ciclo evolutivo. As microfilárias são "sugadas" pelo vetor e, no seu interior, se transformam em larvas infectantes. Na ocasião de novo repasto sangüíneo, as larvas são depositadas sobre a pele do indivíduo sadio, penetrando-a por movimento ativo. Atingem, então, o sistema linfático (linfonodos e vasos linfáticos), aí se transformando em vermes adultos sexuados, que se acasalam dando origem às microfilárias. Estas seguem para circulação sangüínea, reiniciando o ciclo.

A doença é exclusiva do homem.

EPIDEMIOLOGIA

É comum em países pobres e subdesenvolvidos, ocorrendo em áreas tropicais, como os continentes africano e sul-americano, bem como no sudeste da Ásia e na região ocidental do Pacífico. No Brasil, os focos de transmissão ativa incluem a grande Recife, Pernambuco e Maceió. A prevalência mais alta da infecção é observada em indivíduos de 20 a 40 anos e do sexo masculino.

ASPECTOS CLÍNICOS

As manifestações da infecção por *W. bancrofti* são bastante diversas, com acometimento de diferentes órgãos e sistemas. A seguir, serão apresentados os principais quadros, de acordo com o proposto por Dreyer & Norões (2001).

Comprometimento linfático. Ocasionado pelos vermes adultos que lesam os vasos linfáticos podendo originar os seguintes quadros:

- *Linfangectasia subclínica:* dilatação linfática visualizada, juntamente com o verme, pela ultra-sonografia ou durante procedimento cirúrgico. Não há reação inflamatória, mas progride para as formas sintomáticas.
- *Linfangite filarial aguda:* ocorre pela morte dos vermes adultos (espontaneamente ou secundariamente ao tratamento) e se caracteriza por granulomas do conteúdo escrotal, perceptíveis ao exame físico ou por ocasião do exame dos vasos linfáticos. Os granulomas podem ser indolores ou dolorosos (membros superiores e inferiores). Se dolorosos, na bolsa escrotal, podem ser confundidos com orquite e outras afecções dos testículos.
- *Síndrome de disfunção linfática:* hidrocele e linfedema (mais freqüente nos membros inferiores).
- *Síndrome de fistulização linfática:* quilúria (pela ruptura de vasos para o sistema excretor do trato urinário, sendo a linfa eliminada junto à urina, sempre associada à hematúria). Quilocele e linfoescroto (linfangiomatose adquirida da genitália externa masculina e ocorre apenas em indivíduos que sofreram hidrocelectomia; são muito comuns processos infecciosos repetidos).
- *Linfadenopatia:* geralmente indolor, sendo mais prevalente nas crianças, sem predileção por sexo. A ultra-sonografia permite a visualização dos vermes adultos vivos sem necessidade, portanto, de biópsia. Quando os helmintos morrem, freqüentemente há linfadenite.

Comprometimento extralinfático. Causada pelas **microfilárias** e substâncias difusíveis e até por imunocomplexos. Destacam-se:

- Artrite, com duas formas: oligoarticulares – não encontradas **microfilárias** nas articulações; e poliarticulares – podem-se encontrar as microfilárias nos tecidos articulares.
- Doença renal, cursando com hematúria e proteinúria, estando associada à microfilaremia.
- Eosinofilia pulmonar tropical (infiltrado pulmonar + eosinofilia) encontrada também em outras helmintíases, caracterizando-se por ataques asmatiformes e tosse produtiva (principalmente à noite), anorexia e perda de peso.
- Granuloma microfilarial, condição rara que ocorre principalmente no baço.
- *Rash* cutâneo urticariforme.

DIAGNÓSTICO

Não existe método diagnóstico definitivo para a enfermidade (mesmo em relação à eosinofilia pulmonar tropical). Na suspeita diagnóstica, interligar dados clínicos e laboratoriais (procedência do indivíduo e o seu tempo de moradia em área endêmica, outras informações ao exame físico, anamnese) e até da resposta terapêutica.

Pesquisa da microfilária. Deve obedecer ao critério de periodicidade da microfilária para coleta: melhor horário de 23:00 horas a 1:00 hora nas infecções por *W. bancrofti*.

- *Gota espessa*: bom para inquéritos hematológicos e triagem.
- *Técnica de filtração de sangue em membrana policarbonato*: padrão ouro para identificação e quantificação da microfilária.

Pesquisa do verme adulto

- *Biópsia*: não deve se feita de rotina, sendo empregada no diagnóstico diferencial de adenopatias.
- *Ultra-sonografia*: detecta vermes vivos (realizar principalmente em bolsa escrotal, mas também em membros superiores e inferiores e linfonodos).

Pesquisa de anticopos e antígenos circulantes

- *Anticorpos*: técnica não satisfatória, pois eventualmente há reação cruzada com outros nematódeos e protozoários – em desuso.
- *Antígenos*: hoje são usados anticorpos monoclonais (AcMO) por ELISA – Og4C3 e AD12. Há, atualmente, um teste rápido (AcMOAD12) através de cartão que fica pronto em 15 minutos, com resultados promissores em áreas endêmicas. São necessários novos estudo, pois já se detectou reação cruzada com a dracunculíase.

PCR (Polymerase Chain Reaction)

Importante na detecção do ácido nucléico parasitário nos mosquitos sendo útil em estudos sobre a transmissão da filaríase linfática; ainda pouco útil para diagnóstico clínico.

Outros exames complementares

- *Contagem absoluta de eosinófilos*: especialmente na eosinofilia pulmonar tropical (EPT), para monitorizar tratamento.
- *EPF*: sempre nos casos de EPT para diagnóstico diferencial com outras causas desta síndrome. Fazer exames seriados.
- *EAS*: nos microfilarêmicos pela possibilidade de hematúria microscópica e/ou, quilúria (grande número de células mononucleares + hematúria + proteinúria).
- *Pesquisa de linfócitos na urina*: se EAS anormal e se presentes de forma predominante fecham diagnóstico de quilúria.
- *Contagem de Addis*: indicada se há hematúria no EAS. Realizar antes e depois do tratamento para monitorar resposta. Se a hematúria persitir por mais de 30 dias, deve-se proceder a quantificação de microfilárias; sendo positiva, o enfermo deve ser tratado novamente. Nos casos de quilúria, também está indicado, antes de ser iniciada dieta hipolipídica.
- *Proteinúria de 24 horas*: sempre indicada se houver quilúria. É utilizada para monitorizar resposta a dieta hipolipídica.

TRATAMENTO

A terapêutica da filariose bancroftiana é apresentada no Quadro 101-1.

Observações importantes: nos portadores de hematúria, o tratamento com dietilcarbamazina (DEC) por 12 dias deve ser repetido tantas vezes quantas forem necessárias para levar ao desaparecimento das microfilárias. Se o tratamento com DEC falhar e havendo reaparecimento da hematúria, tratar o paciente com ivermectina. Nos casos de quilocele, a cirurgia deve ser precoce.

Efeitos colaterais do tratamento antifilarial:

- *Reações adversas sistêmicas são microfilárias-dependentes:* hematúria transitória, febre, cefaléia e mialgias. Pode haver necessidade de uso de analgésicos e antitérmicos.
- *Reações adversas locais:* associadas à morte dos vermes adultos – linfanginite e adenite. Não ocorre com a ivermectina. Podem ser assintomáticas ou dolorosas. Nas mulheres grávidas, o quadro costuma ser mais grave.

PREVENÇÃO

Evitar contato do homem com vetor. Devem ser também realizadas:

- *Interrupção da transmissão através da supressão da microfilaremia em áreas endêmicas:* usar na população DEC ou ivermectina, ou DEC+ivermectina ou albendazol (este último mais efetivo).
- *Controle da morbidade:* medidas gerais para linfedema, cirurgias plásticas reparadoras e outras necessárias.

ONCOCERCOSE

CONCEITO

Filaríase causada por parasito subcutâneo, sendo responsável por lesões de pele e oculares. Também conhecida como cegueira dos rios, doença de Robles, volvulose, erisipela da costa e mal-marado.

ETIOLOGIA

É causada pela *Onchocerca volvulus*, nematódeo que apresenta duas formas evolutivas: vermes adultos sexuados e microfilárias.

EPIDEMIOLOGIA

É uma doença de áreas tropicais, estando presente na África e América Latina, com focos na América Central. No Brasil, as regiões endêmicas são os estados do Amazonas e Roraima.

É fundamental para a ocorrência da doença a proximidade a rios com água corrente, necessários para o desenvolvimento dos vetores, os simulídeos (no Brasil – *Simulium guianense* responsável por 60% da transmissão, *Simulium yarzabali* e *Simulium oyapochense* – na África – *Simulium dannosum*). A ocorrência de infecção humana varia segundo os fatores abaixo:

- Abundância de criadouros.
- Alta densidade de simulídeos.
- Abundância de indivíduos infectados.
- Densidade da população humana exposta à infecção.
- Condições socioeconômicas.

ASPECTOS CLÍNICOS

Cursa com três grandes síndromes, conforme o apresentado no Quadro 101-2.

Capítulo 101 ✔ FILARÍASES ❑ **435**

Quadro 101-1. Tratamento da filariose bancroftiana

Aspectos clínicos		Tratamento recomendado				
		Probabilidade de infecção ativa	Dietilcarbamazina (DEC)*	Ivermectina	Educação e aconselhamento	Outros procedimentos gerais
Manifestações Agudas	Microfilarêmicos	100%	6 mg/kg dose única	NR	Sim	–
	Amicrofilarêmicos portadores de vermes adultos	100%	6 mg/dose única	NR	Sim	–
	Microfilarêmicos com hematúria Episódios agudos	100%	12 dias	Sim	Sim	–
	LFA	100%	Após episódios agudos	NR	Sim	Compressas frias, repouso e analgésicos quando necessário
Manifestações Crônicas	linfedema	Baixa	Se infectado	NR	Sim	Higiene diária, cura das portas de entrada, drenagem postural, exercícios, antibióticos profiláticos em casos muito avançados
	Linfoescroto	Baixa	Se infectado	NR	Sim	Higiene, antibióticos (terapêutico ou profilático) Cirurgia reconstrutora
	Hidrocele	Variável	Se infectado	NR	Sim	Cirurgia
	Quilocele	Variável	Se infectado	NR	Sim	Cirurgia
	Quilúria	Variável	Se infectado	NR	Sim	Dieta hipolipídica e hiperprotéica, hidratação, cateterização vesical
	Adenopatia	Baixa	Se infectado	NR	Sim	Higiene do membro ipsilateral
	EPT	100%	12-30 dias	Não	Sim	Broncodilatadores, repouso

NR = Não recomendado.
EPT = Eosinofilia pulmonar tropical; LFA = linfangite filarial aguda;
* Até 50% dos vermes adultos são resistentes ao tratamento com DEC. Ademais, DEC não deve ser usado em gestantes e na nutriz até um mês após o parto.

Quadro 101-2. Manifestações clínicas da oncocercose

Condição	Aspectos clínicos
Oncocercomas	Ocorrem em 70% dos infectados, sendo indolores; nestes são encontrados casais de vermes adultos envolvidos em cápsulas fibrosa, os quais após a morte dos vermes, evoluem com importante reação inflamatória. Podem coalescer. São encontrados principalmente na região pélvica, tórax (África), articulações, cabeça (Américas) e são geralmente múltiplos, esféricos, não aderentes e não supurativos
Oncodermatite	Ocorre em 100% dos infectados, ocasionada pela migração das microfilárias no tecido subcutâneo, havendo prurido, liquenificação e perda de pigmentos. Se **aguda**, o prurido é intenso, piorando a noite, evoluindo com edema e rubor. Se **crônica**, observa-se perda do brilho da pele, envelhecimento precoce, xerodermia e liquenificação, evoluindo para atrofia
Lesão ocular	Manifestação mais grave, caracterizada inicialmente por cegueira noturna que evolui tardiamente para cegueira total
Outras	Ainda não completamente comprovadas: artrites crônicas e agudas, convulsões, nanismo (lesão hipofisária) e alterações renais

436 ❑ Parte VI ✔ Doenças Causadas por Helmintos

No **diagnóstico diferencial** importam as linfadenomegalias, lipomas, cistos sabáceos, granulomas de corpo estranho, nódulos de cisticercose, feo-hifomicoses, outras causas infecciosas ou não de ceratites, iridociclite, coriorretinite, atrofia do nervo óptico e lesões vasculares (como diabetes *mellitus* e toxoplasmose), escabiose, bouba, hanseníase, avitaminoses e micoses cutâneas.

DIAGNÓSTICO

Identificação dos vermes adultos

Por biópsias dos nódulos (histopatologia).

Pesquisa das microfilárias

- Biópsias cutâneas são as mais utilizadas sendo realizada ao nível das escápulas e/ou trocânteres, retirando-se tecido da derme e epiderme, o qual é colocado em soro fisiológico para avaliação após 80 minutos. Podemos utilizar avaliação quantitativa para controle de cura.

- Análise da urina por EAS.

- Biópsias, as quais podem ser realizadas em conjuntiva, linfonodos e, eventualmente, vísceras.

- Teste de Mazzoti: técnica indireta para pesquisa das microfilárias através da administração de DEC por via oral, sendo positivo se o paciente apresentar prurido, edema ou pápulas. Está em desuso graças à possibilidade de reações graves, podendo, às vezes, ser fatal.

Provas sorológicas

Técnicas sorológicas são insatisfatórias pois, na maioria das vezes, existe reação cruzada com outros helmintos (principalmente nematódeos).

PCR (Polymerase Chain Reaction)

Há bons resultados – alta especificidade e sensibilidade – porém é muito oneroso e pouco disponível na maior parte dos serviços.

Pesquisa de IgG$_4$ e Western Blot

Sensibilidade excelente. Ainda não utilizados em larga escala pelo alto custo.

TRATAMENTO

O tratamento adequado engloba um fármaco contra as microfilárias e outro contra os vermes adultos. Como os efeitos colaterais podem ser graves e inconvenientes, a indicação terapêutica é restrita às seguintes circunstâncias: (1) acometimento ocular; (2) lesões cutâneas com sintomatologia evidente; e (3) presença de nódulos na cabeça. Os fármacos empregados são apresentados no Quadro 101-3.

Pode-se realizar nodulectomia em casos de nódulos de fácil acesso e em pequeno número, como medida adjuvante.

PREVENÇÃO

É feita a partir do tratamento dos portadores – ivermectina, dose única a cada seis meses para a população (ótimos resultados) ou DEC semanal (na dose de 50 a 200 mg durante seis a oito semanas). Assim há diminuição da microfilaremia e, portanto, da transmissão, além de ser minorada a gravidade da doença. Ademais, se empregam medidas para o controle do vetor através da utilização de inseticidas, visando à morte das formas larvárias do vetor. Vem-se observando sucesso em tais medidas com diminuição dos casos de cegueira e do número de transmissores.

OUTRAS FILARÍASES

Outros patógenos causadores de filaríases são apresentados a seguir no Quadro 101-4.

		Quadro 101-3. Tratamento da oncocercose		
Fármaco	**Dose**	**Efeito adverso**	**Observações**	
Dietilcarbamazina	0,5-1,0 mg/kg nos dois primeiros dias; 2 mg/kg nos cinco dias restantes para completar sete dias	Pode haver exacerbada reação cutânea, reações sistêmicas e agravamento das lesões oculares. Assim, muitas vezes administram-se corticosteróides por via oral ou intravenosa, dependendo da gravidade, concomitantemente à administração	Destrói somente microfilárias, o que obriga o tratamento repetido enquanto houver vermes adultos (fêmeas fecundadas); fármaco em desuso no tratamento da oncocercose	
Ivermectina	150 µg/kg e repetir em seis meses	Poucos efeitos adversos	Vem se tornando droga de escolha em substituição à DEC, sendo a melhor opção no presente	
Suramina	15 mg/kg por semana, por via intravenosa	Febre, prurido, estomatite, conjuntivite, proteinúria e hematúria, manifestações neurológicas, vômitos, diarréia, artralgia e mialgias	É um dos agentes microfilaricidas mais utilizados	

Capítulo 101 ✔ FILARÍASES ❑ 437

Quadro 101-4. Helmintos causadores de filaríases

Etiologia	Epidemiologia	Clínica	Diagnóstico	Tratamento
Brugia malayi	Distribui-se pelo Sri Lanka, Indonésia, Filipinas, Índia, China, Coréia e Japão. Não encontrada no Brasil	Linfangites de extremidades associadas com febre. Há freqüente acometimento de nódulos inguinais. A progressão para elefantíase é rara. Não há relato de doença urogenital	Igual a filaríase bancroftiana	Como na filaríase bancroftiana
Dirofilaria immitis	É encontrada em várias partes do mundo. No Brasil, ocorre no Amazonas, Pará, Bahia, Rio de Janeiro, São Paulo, Paraná, Rio Grande do Sul. Vetor: mosquitos dos gêneros *Mansoni, Anopheles, Anigere*. É parasito do coração direito e artéria pulmonar de cães e gatos, podendo ocasionalmente ser encontrado no homem	Geralmente sintomas pulmonares como tosse, dor torácica ou hemoptíase (infarto pulmonar) – A radiografia de tórax pode mostrar lesões. Manifestações clínicas são extremamente raras	Biópsia	Não completamente estabelecido
Mansonella ozzardi	Encontrada na América (México, América Central, Antilhas, Colômbia, Venezuela, Guianas, Peru, Bolívia, Argentina e Brasil- Mato Grosso, Roraima e Amazonas). Vetor: são os mesmos simulídeos da oncocercose	Eventualmente, as microfilárias causam febre, dor abdominal, artralgia e eosinofilia em alguns pacientes	Pesquisa de microfilárias no sangue periférico sem necessidade de critério de periodicidade	Ivermectina (150 mg/kg, em dose única)
Mansonella streptocerca (também conhecida por *Acantocheilonema streptocerca*)	São descritas na África ocidental e central, principalmente em Gana e no Congo. Encontram-se na pele de tecido subcutâneo, sendo a transmissão feita por dípteros *Culicoides grahani*	Dermatite com prurido intenso, progredindo com linfangite, linfedema e elefantíase, acometendo membros inferiores, principalmente	Pesquisa de microfilárias no sangue periférico sem necessidade de critério de periodicidade	DEC (6 mg/kg/dia durante duas semanas)
Mansonella perstans (também conhecida por *Acantocheilonema perstans*)	Descrita na África, Panamá, Venezuela, norte da Argentina e na Guiana. A microfilária é encontrada no sangue, sem apresentar periodicidade; a transmissão é feita por *Culicoides austeni e C. grahami*	Em alguns casos, pode causar alergia, edemas e varizes linfáticas, além de febrícula, mal-estar e eosinofilia	Igual à filaríase bancroftiana	Igual a filaríase bancroftiana, com exceção da dose de DEC ser de 10 a 12 miligramas por quilo, por dia, podendo-se também fazer uso de mebendazol por 30 dias

(Continua)

438 ❑ Parte VI ✔ Doenças Causadas por Helmintos

		Quadro 101-4. Helmintos causadores de filaríases *(Continuação)*		
Etiologia	**Epidemiologia**	**Clínica**	**Diagnóstico**	**Tratamento**
Loa loa	Encontrada na África ocidental e central. Os transmissores são: *Chysop silacea, Chysops dimidiata, Chysops distinctinspennis*	A manifestação clínica mais comum são os tumores (ou edemas) de Calabar. Quando atingem a córnea provocam graves lesões, com uma conjuntivite intensa. São também relatados fibrose endomiocárdica e síndrome nefrótica (decorrente de auto-imunidade), além de meningite caracterizada pela presença de microfilárias no liquor	É feito pela demonstração de microfilárias no sangue periférico, ou de vermes adultos no olho	DEC (6-10 mg/kg/dia por 21 dias). Tem sido observado em estudos que a dose diária por três dias ao mês de 5 mg/Kg mostra resultados satisfatórios como profilaxia em áreas endêmicas
Dracunculus medinesis	É encontrado nas áreas tropicais da Ásia (Índia, Arábia, Paquistão, Irã e Iraque) e África. O homem se infecta quando ingere um crustáceo infectado (gênero *Cyclops*)	Predominam os sintomas locais (no momento da exteriorização do helminto) com dor e sensação de queimação local. Há também queixas alérgicas como prurido e urticária	É feito através da identificação da fêmea exteriorizada	Consiste na extração cirúrgica dos vermes, bem como no uso de fármacos como metronidazol (600 a 800 mg, três vezes ao dia, por sete dias), niridazol (25 mg/kg/dia por 10 dias). A profilaxia é feita com educação sanitária quanto ao consumo de água e de crustáceos

BIBLIOGRAFIA RECOMENDADA

Dreyer G, Norões J. Filaríase bancroftiana. *In* Siqueira-Batista R, Gomes AP, Igreja RP, Huggins DW: *Medicina Tropical — Abordagem Atual das Doenças Infecciosas e Parasitárias.* Rio de Janeiro: Cultura Médica, 2001.

Gomes AP, Siqueira-Batista R, Trujillo WFC, Igreja RP. Oncocercose. *In* Siqueira-Batista R, Gomes AP, Igreja RP, Huggins DW: *Medicina Tropical — Abordagem Atual das*

Doenças Infecciosas e Parasitárias. Rio de Janeiro: Cultura Médica, 2001.

Grove DI. Tissue nematodes *(trichinosis, dracunculiasis, filariasis). In* Mandell GL, Bennett JE, Dolin R: *Principles and Practice of Infectious Diseases.* 5th ed. Philadelphia: Churchill Livingstone, 2000.

Siqueira-Batista R, Gomes AP, Igreja RP. Outras filaríases. *In* Siqueira-Batista R, Gomes AP, Igreja RP, Huggins DW: *Medicina Tropical — Abordagem Atual das Doenças Infecciosas e Parasitárias.* Rio de Janeiro: Cultura Médica, 2001.

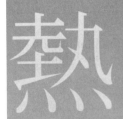

CAPÍTULO 102
Hidatidoses Humanas (Equinococose)

Marcelo Souto Nacif ◆ Luiz Guilherme de Moura-Lopes ◆ Carlos Cleber Nacif
Rodrigo Siqueira-Batista ◆ Donald William Huggins

CONCEITO

As hidatidoses humanas são doenças parasitárias causadas pelas formas larvares dos cestódeos da família *Taeniidae*, pertencentes ao gênero *Echinococcus*. O homem, neste caso, é hospedeiro intermediário do helminto. A doença ocorre pelo desenvolvimento de cistos do parasita em órgãos viscerais e sua sintomatologia decorre, principalmente, do efeito de massa destes cistos.

O gênero *Echinococcus* possui cinco espécies capazes de parasitar o homem: *Echinococcus oligarthrus*, *Echinococcus patagonicus*, *Echinococcus vogeli*, *Echinococcus multilocularis* e *Echinococcus granulosus*, esta última a de maior importância por sua ampla distribuição mundial.

ETIOLOGIA

Os **vermes adultos** medem de quatro a seis milímetros, possuindo cabeça (escólex globoso e quatro ventosas para a fixação) e corpo (três ou quatro proglotes, sendo o último grávido – cerca de 400 a 800 ovos). Estão localizados no intestino delgado dos cães (hospedeiro definitivo). Ao serem eliminados, os ovos ganham o meio ambiente juntamente com as fezes dos animais, contaminando solo, água, pastagens e hortaliças. Os **ovos**, de 30 a 36 μm de diâmetro, possuem revestimento espesso e estriado radialmente, com embrião hexacanto no seu interior. Costumam manter-se viáveis por mais de um mês, onde os hospedeiros intermediários – principalmente ovinos, bovinos, suínos e, eventualmente, o homem – ingerem estes ovos, os quais liberam o embrião no intestino delgado desses animais. O embrião atravessa a mucosa intestinal, alcançando o fígado através da circulação porta. Geralmente fixa-se nesse órgão formando o **cisto hidático** (forma larvar) de contorno esférico, possuidor de um complexo sistema de membranas e que, de um modo geral, alcança um centímetro ao final do quinto ou sexto mês. Cresce cerca de um centímetro por ano, podendo parar o crescimento ao atingir cinco a 10 centímetros de diâmetro. Sem embargo, eventualmente, o cisto hidático desprende-se e segue o trajeto veia cava, coração direito e vasos pulmonares, alojando-se no parênquima pulmonar. Excepcionalmente, atravessa a vasculatura pulmonar chegando ao coração esquerdo, podendo, a partir de então, chegar a qualquer parte do corpo, mencionando-se sistema nervoso, olhos, rins, ossos, baço e tireóide, entre outros.

Quando os cães se alimentam das vísceras dos animais infectados, ingerem os cistos contendo milhares de escóleces, que, ao chegarem ao duodeno, desenvaginam-se e desenvolvem-se em vermes adultos, em cerca de dois meses.

EPIDEMIOLOGIA

A distribuição geográfica da hidatidose é estreitamente relacionada à presença de canídeos portadores (hospedeiros definitivos), tanto domésticos quanto selvagens, que disseminam os ovos contaminando o ambiente, principalmente nas regiões onde os programas de erradicação do parasita são ineficientes. Na América do Sul, é muito comum na Argentina e Uruguai, sendo que no Brasil a helmintose ocorre com maior frequência no Rio Grande do Sul, porém, já com descrições em outros estados.

Estima-se que a maior parte das infecções ocorra na infância, pelo maior contato com cães infectados; entretanto, o diagnóstico é feito muito tempo depois (de 10 a 25 anos, em média), momento no qual começam a surgir os sintomas.

Ovinos, bovinos, caprinos são os mais importantes hospedeiros intermediários da doença, estabelecendo o ciclo, em geral, com cães usados para acompanhar estes rebanhos. Outros animais podem também ser parasitados enquanto hospedeiros intermediários. Nas áreas de ocorrência desses animais, canídeos selvagens – raposas, lobos, chacais e coiotes – representam os hospedeiros definitivos capazes de contaminar o ambiente.

ASPECTOS CLÍNICOS

A maior parte das infecções é assintomática. Em muitas circunstâncias, o cisto é descoberto casualmente, por ocasião da realização de um exame de imagem.

A maior parte dos casos ocorre muito tempo após a infecção, em geral uma a três décadas, podendo chegar a 50 anos. Em geral, até 80% dos pacientes apresentam cisto único, com a distribuição apresentada no Quadro 102-1.

Dessa forma, os principais órgãos acometidos em termos de freqüência são o fígado e os pulmões, os quais juntamente com o cérebro – pela gravidade inerente –, serão discutidos em maior detalhe (Quadro 102-2). Devendo ser lembrado que, freqüentemente, os sintomas estão ausentes, já que estes são derivados, na maioria das vezes, do crescimento apresentado pelo cisto.

440 ❏ Parte VI ✔ Doenças Causadas por Helmintos

Quadro 102-1. Locais mais acometidos	
Fígado	50% a 70%
Pulmão	20% a 30%
Músculos	5%
Ossos	3%
Rins	2%
Cérebro	1 a 2%
Baço	1%
Outros órgãos	1%

Outras localizações incluem os ossos (cistos ósseos poderão levar a fraturas), músculos, baço, rim, coração e olho, entre outros.

A ruptura dos cistos hidáticos pode levar a quadros de hipersensibilidade com gravidade variável, incluindo eventuais episódios de anafilaxia.

Quadro 102-2. Formas clínicas principais da hidatidose (Baseado em Huggins & Igreja, 2001)	
Forma clínica	**Comentários**
Hidatidose hepática	Quando há sintomas cursa com hepatomegalia, dor no hipocôndrio, náuseas e vômitos. Pode ocorrer colestase, icterícia e eventualmente colangite – se compressão das vias biliares –, hipertensão portal – nos casos de compressão da veia porta – e síndrome de Budd-Chiari – se efeito de massa sobre as veias supra-hepáticas – entre outras manifestações. Ruptura para a cavidade peritoneal pode ocorrer, havendo implantação secundária de cistos no peritônio. É descrita a "invasão" do cisto por germes piogênicos, com evolução para abscesso hepático. Em alguns casos, há calcificação do cisto, o que sugere a morte do helminto
Hidatidose pulmonar	Acomete mais freqüentemente os lobos pulmonares inferiores, com certa predileção pelo pulmão direito. Nos casos sintomáticos prevalecem tosse (com expectoração eventual), dor torácica e dispnéia. Pode ocorrer, em alguns casos, ruptura para brônquio, espaço pleural ou mediastino. A calcificação de cistos pulmonares é evento raro. Infecção secundária em cavidades parcial ou totalmente esvaziadas podem ocorrer, originando padrão radiológico de abscesso hepático
Hidatidose cerebral	Ainda que no contexto geral da hidatidose seja menos freqüente, tem grande importância pela gravidade que pode assumir. Compromete qualquer área cerebral, mais comumente a porção supratentorial no território irrigado pela artéria cerebral média. As manifestações clínicas são as de um tumor, com ocorrência de cefaléia, crises convulsivas, distúrbios motores, transtornos psíquicos e síndrome de hipertensão intracraniana. Ruptura de cistos em tais localizações pode levar a quadros dramáticos com elevação abrupta da pressão intracraniana, herniação e evolução para o óbito

DIAGNÓSTICO

É estabelecido em bases clínicas – pacientes em investigação de massas viscerais, sobretudo no fígado e pulmões – e epidemiológicas – procedência de área endêmica. Para a confirmação devem ser utilizados métodos de imagem e de investigação laboratorial – sorológicos, parasitológicos e de biologia molecular.

Entre os métodos radiológicos, a **radiografia de tórax** pode demonstrar imagem bastante sugestiva nos campos pleuropulmonares, com cistos hidáticos configurando a imagem do tipo "traçada a compasso". Em casos de ruptura do cisto, pode ocorrer aspecto com nível hidroaéreo, caracterizando a imagem em "camalote". Estas alterações são compatíveis hidatidose, mas devem ser diferenciadas de tuberculose pulmonar, neoplasias e abscessos pulmonares. A **ultra-sonografia abdominal (USG)** é exame de grande importância na avaliação da hidatidose no fígado e em outras regiões intrabdominais, definindo número de cistos, tamanho, localização e relação com estruturas vizinhas. As lesões devem ser diferenciadas de outras causas de lesões císticas. A **tomografia computadorizada (TC)** e **ressonância magnética (RM)** possuem maior acurácia que os dois métodos anteriores, podendo oferecer informações anatômicas sobre o cisto. Aparecem como uma ou mais áreas císticas, de cinco a 15 centímetros de diâmetro, com calcificações parietais e cistos "filhos" (septos internos). Entretanto, em alguns casos apresenta-se como formação única, bem delimitada, sem calcificações, com aspecto semelhante ao de um cisto simples. Outros métodos como cintigrafia e laparoscopia podem ser empregados para complementação em termos de imagem.

Na avaliação sorológica, dentre as técnicas disponíveis, menciona-se hemaglutinação indireta, imunofluorescência, imunoeletroforese e imunodifusão. Ensaios imunoenzimáticos vêm sendo empregados, demonstrando elevada sensibilidade e especificidade na detecção de antígenos séricos nos pacientes infectados por *E. granulosus*. *Imunobloting* é um dos métodos que permitem o diagnóstico de certeza, quando se detectam as bandas características do agente.

Na avaliação parasitológica, nos casos em que há ruptura do cisto, elementos parasitários – escólex, acúleos, cutículas – através de diferentes materiais (a fresco ou pela coloração por Ziehl-Neelsen), como urina, escarro, líquido ascítico, pericárdico, pleural etc.

Na biologia molecular, mais recentemente, vêm sendo desenvolvidas técnicas diagnósticas – testes de hibridização e *polymerase chain reaction*, PCR – possuidoras de elevada sensibilidade e especificidade, com grande potencial para definição diagnóstica da parasitose.

TRATAMENTO

O tratamento da hidatidose é predominantemente cirúrgico, através da extirpação do cisto, geralmente quando este apresenta diâmetro superior a 10 centímetros, bem como em todos os casos em que há localização extra-hepática e extrapulmonar. De um modo geral, constitui-se contra-indicação ao procedimento cirúrgico: múltiplos cistos; graves afecções hepáticas, renais, cardíacas ou outras condições que imponham elevado risco ao procedimento cirúrgico; cistos muito pequenos no fígado ou pulmões e cistos inativos ou calcificados.

A drenagem por punção vem sendo avaliada, tendo como ressalva a ocorrência de importantes complicações entre as quais reação anafilática e a hidatidose secundária, conseqüentes à abordagem da lesão.

O tratamento farmacológico emprega dois fármacos, o mebendazol e o albendazol, havendo consenso sobre a superioridade do primeiro. Entretanto, os resultados não são sempre consistentes, havendo melhor rendimento nos casos de cistos com menos de sete centímetros de diâmetro. O albendazol tem sua maior indicação nos casos inoperáveis e em pré-operatório, como fator impeditivo à ocorrência de hidatidose secundária (neste caso, o tratamento é iniciado 15 dias antes da cirurgia, sendo mantido por dois meses depois).

PREVENÇÃO

Para o controle das hidatidoses humanas há necessidade de aplicação de rígidos programas de controle da doença. Nestes termos deve-se preconizar: educação sanitária através de melhoria das condições de criação animal; abolição, dentro do possível, do uso de cães pastores; impedimento à alimentação de cães com vísceras de animais infectados; controle dos matadouros, incinerando-se as vísceras infectadas com o cisto hidático e a eliminação dos cães errantes.

BIBLIOGRAFIA RECOMENDADA

Apt W. Hidatidose e Equinococose. *In* Cimerman B, Cimerman S: *Parasitologia Humana e seus Fundamentos*. Rio de Janeiro: Atheneu, 1999.

Ferreira MS, Gonçalves WG, Rocha A, d'Alessandro-Bacigalupo A, Rausch RL. Hidatidose. *In* Veronesi R, Focaccia R: *Tratado de Infectologia*. Rio de Janeiro: Atheneu, 1997.

Huggins DW, Igreja RP. Hidatidoses humanas. *In*: Siqueira-Batista R, Gomes AP, Igreja RP, Huggins DW. Medicina Tropical – Abordagem Atual das Doenças Infecciosas e Parasitárias. Rio de Janeiro: Cultura Médica, 2001.

King CH. Cestodes (Tapeworms). *In* Mandell GL, Bennett JE, Dolin R: *Principles and Practice of Infectious Diseases*. 5th ed. Philadelphia: Churchill Livingstone, 2000.

Moraes RG, Costa Leite J, Goulart EG. *Parasitologia & Micologia Humana*. 3ª ed. Rio de Janeiro: Cultura Médica, 1998.

Rocha M. Tomografia Computadorizada e Ressonância Magnética em Gastroenterologia. 1ª ed. São Paulo: Sarvier, 1997.

CAPÍTULO 103
Himenolepíase

Angélica Cristina Pezzin-Palheta ◆ Francisco Xavier Palheta-Neto
Andréia Patrícia Gomes ◆ Rodrigo Siqueira-Batista

CONCEITO

A himenolepíase é uma infecção causada por helmintos do gênero *Hymenolepis*. As principais espécies patogênicas são o *Hymenolepis diminuta* e, principalmente, o *Hymenolepis nana*, também conhecida como tênia anã. Possuem o corpo achatado – são cestódeos, vivendo no jejuno e no íleo do homem e de ratos.

EPIDEMIOLOGIA

A moléstia é cosmopolita. *H. nana* é um parasito de ampla ocorrência, comumente encontrado em crianças e adultos jovens, sendo mais prevalente em áreas tropicais e subtropicais. Dois fatores parecem ser muito importantes para a determinação do impacto em uma dada população: a densidade populacional e a permanência em ambientes fechados. De um modo geral, a prevalência da população em geral flutua entre 0,04% e 3,5%. Entretanto, quando se estuda a faixa etária pediátrica, esta pode chegar a 40%.

Sua transmissão pode ocorrer por ciclo monoxênico ou heteroxênico. No primeiro, os ovos eliminados juntamente com as fezes são ingeridos pelo homem. No intestino delgado são liberadas as oncosferas que penetram nas vilosidades intestinais e, em quatro dias, transformam-se em larva cisticercóide. Dez dias após os vermes saem das vilosidades, desenvaginando-se e fixando-se na mucosa pelos escólices, onde é completada a maturação. Já no ciclo heteroxênico, os ovos eliminados com as fezes, ao chegarem ao solo, são ingeridos por larvas de insetos – como pulgas (*Xenopsylla cheopis*, *Pulex irritans*) e coleópteros de cereais (como *Tenebrio mollitor*, *Tenebrio obscurus* e *Tribollium* spp) – e, ao atingirem o intestino destes, liberam a oncosfera que se transforma em larva cisticercóide. O homem se infecta ao ingerir insetos que contenham em seu tubo digestivo as larvas cisticercóides, as quais desenvaginam-se e fixam-se à mucosa intestinal humana, onde vão amadurecer.

ETIOLOGIA

Hymenolepis nana pertence à família *Hymenolepidae*. O verme adulto mede cerca de dois a quatro centímetros, podendo alcançar dez centímetros os maiores espécimes. O *habitat* de *H. nana* é a porção terminal do íleo, onde podem ser encontrados de centenas a milhares de parasitos (até quatro mil exemplares).

Descreve-se como principal mecanismo de defesa do hospedeiro a hiperplasia das células secretoras de muco, com grande produção mucóide e conseqüente proteção da mucosa, associada à ação imunológica local determinada por anticorpos. Para que seja elicitada resposta imune humoral é necessária a invasão da mucosa intestinal pelas oncosferas, o que ocorre no ciclo monoxênico. Nos casos em que a infecção ocorre a partir das larvas cisticercóides presentes na parede do tubo digestivo de artrópodos, não há invasão tissular (os ovos são liberados diretos na luz intestinal) e, por conseguinte, não há desencadeamento de imunidade humoral. Nesses casos, hiperinfecções podem ocorrer.

ASPECTOS CLÍNICOS

A maioria dos pacientes são assintomáticos. As principais queixas são cólicas abdominais, náuseas, vômitos, anorexia, emagrecimento, diarréia, insônia, tonturas e fenômenos alérgicos como rinite e urticária. Podem ocorrer crises convulsivas tônico-clônicas em alguns pacientes, por motivo não perfeitamente esclarecido.

DIAGNÓSTICO

Como em outras parasitoses intestinais, de um modo geral os sinais e sintomas não são específicos do agente. Nesse caso, o diagnóstico laboratorial se impõe. Este é realizado a partir do exame parasitológico de fezes, quando do encontro de ovos nas técnicas qualitativas, tais como Hoffman, Pons e Janer.

TRATAMENTO

Os principais fármacos empregados na terapêutica da himenolepíase são o praziquantel (a dose utilizada é de 25 mg/kg, em tomada única, havendo cura superior a 95%) e a niclosamida (apresenta índice de cura acima de 80% na dose de 2 g/dia, por cinco dias).

PREVENÇÃO

A ocorrência das enfermidades parasitárias intestinais está intimamente relacionada às condições sanitárias e ao nível educacional da população. Neste âmbito, as seguintes linhas gerais devem ser adotadas para a prevenção da himenolepíase, bem como de outras helmintíases intestinais:

Educação. Orientações gerais acerca da lavagem das mãos antes das refeições e após defecar, do hábito de roer as unhas, da lavagem cuidadosa de frutas e hortaliças, da proteção dos alimentos quanto a insetos e da abstenção do uso de matéria fecal como adubo. A higiene pessoal, o nível de conscientização da população sobre a transmissão da infeção e a melhoria das medidas sanitárias são importantes para erradicar a doença.

Higiene local. Preparo de um local adequado para depósito das fezes (fossas e latrinas); limpeza do assoalho do quarto sem varrer e sem aspirar; ademais, deve-se proceder sistemático combate aos artrópodos coprófagos e aos roedores.

Tratamento dos casos e contatos. Tratar todas as pessoas da família juntamente com o doente, bem como todas as crianças de creches, colégios e outros.

BIBLIOGRAFIA RECOMENDADA

Almeida LC, Gomes Ap, Siqueira-Batista R, Palheta-Neto FX, Pezzin-Palheta AC, Feier CAK, Igreja RP. Himenolepíase: Aspectos gerais. *Pediatria Moderna* 2001:37:444-448.

Amato Neto V, Correa LL. *Exames Parasitológicos das Fezes.* São Paulo: Sarvier, 1980.

Arwin SM, Maldonado YA. Protozoan and helminth infections. *In* Remington JS, Klein JO: *Infectious Diseases of the Fetus & Newborn Infant.* 4th ed. Philadelphia: WB Saunders, 1995.

Faust EC, Russel PF, Jung RC. *Craig e Faust's Parasitologia Clínica.* Barcelona: Salvat Editores, 1974.

Huggins DW, Siqueira MW, Souza EM, Silva SM. Incidência da himenolepíase e teníase no Instituto de Medicina da UFPE no período de 1968 a 1970. *Rev Soc Bras Med Trop* 1971;5:291–297.

Huggins DW, Hinrichsen SL, Arruda CS, Medeiros LB, Fragoso V, Oliveira ER. Helmintíases na infância. *Pediatria Moderna* 1993;29:529–552.

Huggins DW, Medeiros LB, Oliveira ER. Himenolepíase: Atualização e prevalência no Hospital de Clínicas da UFPE. *Rev Inst Med Trop São Paulo* 1994;36:327–334.

Medeiros LB, Huggins DW, Siqueira-Batista R, Igreja RP. Himenolepíase. *In* Siqueira-Batista R, Gomes AP, Igreja RP, Huggins DW: *Medicina Tropical — Abordagem Atual das Doenças Infecciosas e Parasitárias.* Rio de Janeiro: Cultura Médica, 2001.

Moraes RG, Goulart EG, Leite LC. *Moraes, Parasitologia e Micologia Humana.* 4ª ed. Rio de Janeiro: Cultura Médica, 2000.

Siqueira-Batista R. Contexto de formação da sociedade brasileira: Impactos sobre a saúde. *Arq Bras Med* 1996;70:531–537.

CAPÍTULO 104
Lagoquilascaríase

Raimundo Nonato Queiroz de Leão ◆ Francisco Xavier Palheta-Neto ◆ Angélica Cristina Pezzin-Palheta
Rodrigo Siqueira-Batista ◆ Carlos Alberto Krewer Feier

CONCEITO

A lagoquilascaríase é uma antropozoonose causada por um helminto tissular do gênero *Lagochilascaris*. Descrita inicialmente por Robert Leiper em 1909, tem no *Lagochilascaris minor* a única das cinco espécies conhecidas, ligada à patogenia humana. Artigas e colaboradores descreveram, em 1968, o primeiro caso brasileiro e, dez anos mais tarde, Leão e colaboradores, o primeiro amazônico.

ETIOLOGIA

Os vermes adultos possuem coloração branco-leitosa, medem de cinco a 20 milímetros e na extremidade cefálica apresentam a boca guarnecida por três lábios bem desenvolvidos, separados por interlábios. Os ovos medem de 63 a 85 μm no maior diâmetro, apresentam a casca externa espessa, com a superfície possuindo múltiplas escavações em "saca-bocados". Estas, quando em número não superior a 25 na periferia, caracterizam a espécie *L. minor*.

Várias hipóteses tentam explicar o mecanismo de infecção da doença, sendo mais aceita atualmente a de Smith e colaboradores, que propuseram a infecção por ingestão de larvas encistadas nos músculos e outros tecidos de animais silvestres.

Os hospedeiros naturais (carnívoros silvestres) abrigariam o verme adulto nas primeiras porções do sistema digestivo ou respiratório, onde as fêmeas depositam os ovos. Estes seriam eliminados com as fezes, contaminando o solo. Posteriormente, após se tornarem embrionados, quando ingeridos por hospedeiros intermediários (provavelmente roedores silvestres), infectariam esses animais, evoluindo para formas larvárias encistadas nos músculos e tecido celular subcutâneo. Os hospedeiros definitivos, ao devorarem esses animais, seriam infectados pelas larvas encistadas, fechando o ciclo enzoótico natural. O homem, o cão e o gato domésticos, ao se infectarem, comportam-se como hospedeiros definitivos acidentais.

EPIDEMIOLOGIA

Esta parasitose é considerada uma doença emergente no continente americano – é restrita à América Latina –, acometendo indivíduos das classes econômicas menos favorecidas, notadamente em áreas rurais.

Em relação à distribuição, vêm sendo reportados casos humanos na região neotropical, em países como México, Costa Rica, Trinidad Tobago, Colômbia, Venezuela, Suriname, Bolívia e Brasil. A maioria das descrições são brasileiras oriundas, principalmente na Região Amazônica – considerada um importante foco da helmintíase – e, especialmente, na região situada entre os rios Tocantins e Araguaia.

ASPECTOS CLÍNICOS

A lagoquilascaríase apresenta evolução crônica, com períodos de remissão e recidiva. Os principais sítios de acometimento são a região cervical, a mastóide e a orelha média. É caracterizada principalmente por lesões nodulares que fistulizam, originando úlceras e abscessos, com drenagem de secreção purulenta ou serossanguinolenta. Podem também ocorrer: hipoacusia, zumbido, amigdalite, manifestações neurológicas (síndrome convulsiva, síndrome cerebelar, paralisia facial periférica ou de outros pares cranianos) e manifestações respiratórias (tosse, expectoração e dispnéia, podendo evoluir até a insuficiência respiratória). É freqüente o relato de eliminação de vermes por orifícios naturais ou pertuitos das lesões.

DIAGNÓSTICO

O diagnóstico etiológico é estabelecido pela identificação do verme adulto, além do encontro de ovos e larvas do parasito nas secreções provenientes das lesões. Os ovos de *L. minor* podem ser encontrados, também, nas fezes dos pacientes, quando as lesões se abrem para a luz do trato digestivo. Exames radiológicos podem também ser utilizados para avaliação da extensão das lesões.

TRATAMENTO

Diversos anti-helmínticos já foram utilizados no tratamento desta parasitose. Segundo Leão & Fraiha (2000), os que apresentam melhor resultado são o **levamisol** na dose de 80 ou 150 mg/dia – de acordo com a faixa etária – por três dias consecutivos; em segundo lugar, o **cambendazol** em séries de 20 mg/kg/dia, por cinco dias consecutivos. O número e o intervalo destas séries permanecem indefinidos. Intervenções cirúrgicas para limpeza local podem ser necessárias.

PREVENÇÃO

A profilaxia baseia-se na não ingestão de carnes – principalmente de cutia e outros roedores silvestres –, sem adequada cocção. Ressalta-se também a importância da educação em saúde, particularmente na zona rural, com a recomendação de bons hábitos alimentares e de higiene geral.

BIBLIOGRAFIA RECOMENDADA

Artigas PT, Araújo P, Romiti N, Ruivo M. Sobre um caso de parasitismo humano por *Lagochilascaris minor* Leiper, 1909, no Estado de São Paulo, Brasil. *Rev Inst Med Trop S Paulo* 1968;10:78–83.

Barbosa CAL, Campos DMB. Avaliação da eficácia terapêutica da ivermectina sobre larvas de quarto estádio de *Lagochilascaris minor* em gatos infectados experimentalmente. *Rev Soc Bras Med Trop* 2001;34:373–376.

Campos DMB, Freire Filha LG, Vieira MA, Paçô JM, Maia MA. Experimental life cycle of *Lagochilascaris minor* Leiper, 1909. *Rev Inst Med Trop S Paulo* 1992;34:277–287.

Fraiha H, Leão RNQ, Costa FSA. Lagoquilascaríase humana e dos animais domésticos. *Zoon Rev Int* 1989;1:25–33.

Igreja RP, Siqueira-Batista R. Lagoquilascaríase. *In* Siqueira-Batista R, Gomes AP, Igreja RP, Huggins DW: *Medicina Tropical — Abordagem Atual das Doenças Infecciosas e Parasitárias.* Rio de Janeiro: Cultura Médica, 2001.

Leão RNQ, Fraiha Neto H, Dias LB. Lagoquilascaríase. *In* Veronesi R, Focaccia R: *Tratado de Infectologia.* Rio de Janeiro: Atheneu, 1997.

Leão RNQ, Leão Filho J, Braga-Dias L, Calheiros LB. Infecção humana pelo *Lagochilascaris minor* Leiper, 1909. Registro de um caso observado no Estado do Pará (Brasil). *Rev Inst Med Trop S Paulo* 1978;20:300–306.

Leão RNQ, Fraiha H. Lagoquilascaríase. *In* Leão RNQ: *Doenças Infecciosas e Parasitárias. Enfoque Amazônico.* Belém: CEJUP/UEPa/IEC. 1997.

Leão RNQ, Fraiha H. Lagoquilascaríase. *In* Toneli E, Freire LMS: *Doenças Infecciosas na Infância e Adolescência.* 2ª Ed. Rio de Janeiro: Medsi, 2000.

Leiper RT. A new nematode worm from Trinidad. *Proc Zool Soc Lond* 1909;2:742–743.

Paçô JM. Comprovação experimental da importância de roedores silvestres na transmissão da *Lagochilascariasis.* Dissertação de Mestrado. Universidade Federal do Goiás, Goiânia, 1994.

Paçô JM, Campos DMB. *Lagochilascaris minor.* Leiper, 1909: Nove décadas de revisão bibliográfica. *Rev Pat Trop* 1998;27:11–34.

Palheta-Neto FX. Lagoquilascaríase Humana e Animal. Monografia conclusão de Curso. Universidade do Estado do Pará, Belém, 1997.

Palheta-Neto FX, Leão RNQ, Pezzin-Palheta AC, Freire CAK. Lagoquilascaríase. Uma helmintíase emergente. *Rev FMT* 2001; 3:37-38.

Siqueira-Batista R, Palheta-Neto FX, Gomes AP, Pezzin-Palheta AC, Feier CAK. Lagoquilascariasis: An exotic and important disease for travelers. *N Zeal Med J* 2001; 114:389.

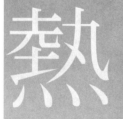

CAPÍTULO 105
Larva Migrans Cutânea (Helmintíase Migrante, Bicho Geográfico)

Renata Antunes Joffe ◆ Adaucto Hissa-Elian

CONCEITO

É uma verminose cutânea determinada pela inoculação acidental, penetração e migração percutânea de larvas de nematódeos parasitas habituais do cão e do gato.

ETIOLOGIA

O agente mais comum é o *Ancylostoma braziliensis*, embora eventualmente o *Ancylostoma caninum, Uncinaria stenocephala e Bunostomum phlebotomum* também possam causar a doença.

EPIDEMIOLOGIA

Ocorre mais freqüentemente em zonas tropicais e subtropicais, onde há calor e umidade – condições ideais para o desenvolvimento dos ovos, os quais, em 24 horas se transformam em larvas, tornando-se infectantes em torno de uma semana.

Podem acometer qualquer indivíduo são; no entanto, aqueles freqüentadores de praias, jardineiros, agricultores, bem como as crianças que brincam com terra e areia estão sob maior risco devido à deposição no solo dos ovos contaminadas através das fezes dos cães e gatos.

ASPECTOS CLÍNICOS

O achado mais típico inclui lesões serpigino-lineares, finas e elevadas, apresentando uma lesão pápulo-eritematosa na extremidade (ponto de presença da larva). O quadro é extremamente pruriginoso; o diagnóstico, às vezes, é menos evidente: as lesões escoriam-se, tornam-se exulcerocrostosas e podem apresentar infecção secundária. É descrita uma forma da doença com lesões papulosas. A localização preferencial inclui plantas e dorso dos pés, mãos, antebraços e nádegas. É descrita uma forma da doença com lesões papulosas. Eosinofilia e aumento de IgE são observados.

O **diagnóstico diferencial** é eventualmente feito com eritema migratório da doença de Lyme (ver capítulo 52), picadas de inseto, dermatofitose e granuloma anular.

A doença é autolimitada. A pele humana é inóspita para a larva. Na evolução natural, a maioria das larvas morre e as lesões regridem dentro de seis a oito semanas. Em alguns casos, pode ocorrer infecção secundária e eczematização.

DIAGNÓSTICO

É eminentemente clínico. Na maioria das vezes, as lesões se apresentam em sua forma mais típica, não oferecendo, regra geral, dificuldades ao diagnóstico.

TRATAMENTO

As opções terapêuticas na larva migrans cutânea são apresentadas no Quadro 105-1.

Quadro 105-1. Tratamento da larva migrans cutânea

Tipo	Fármacos
Tópico (no caso de poucas lesões)	**Tiabendazol** – pomada a 25%, duas vezes ao dia. **Gelo** local pode inibir a progressão do parasita, atenuando os sintomas de prurido. **Crioterapia** com nitrogênio líquido pode ser utilizada com cuidado, principalmente nas lesões em extremidades, de crianças
Sistêmico (no caso de lesões numerosas)	**Tiabendazol** 30-50 mg/kg/dia, via oral (VO), em duas doses, durante dois a cinco dias. Para crianças, em dose única antes de dormir. Também é mencionado **Albendazol** 400 mg/dia, VO, durante três dias. **Ivermectina** 200µg/kg, VO, dose única. Tem apresentado resultados animadores

PREVENÇÃO

Uso de luvas para a manipulação de terra e a educação sanitária (orientação para não se levar animais à praia) são importantes aspectos na prevenção.

BIBLIOGRAFIA RECOMENDADA

Nash TE. Visceral larva migrans and other unusual helminth infections. *In* Mandell G, BenneTt JE, Dolin R: *Principles and Practice of Infectious Diseases*. 5th ed. Philadelphia: Churchill Livingstone, 2000.

Valle HA, Lima RB, Alves RF, Monteiro GBM, d'Acri AM. Larva migrans cutânea. *In* Siqueira-Batista R, Gomes AP, Igreja RP, Huggins DW: *Medicina Tropical — Abordagem Atual das Doenças Infecciosas e Parasitárias*. Rio de Janeiro: Cultura Médica, 2001.

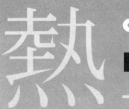

CAPÍTULO 106
Larva Migrans Visceral

Frederico de Castro Escaleira ◆ Sávio Silva Santos ◆ Donald William Huggins

CONCEITO

Larva migrans visceral é a síndrome clínica causada pela migração prolongada de larvas nematódeas típicas de outros mamíferos em tecidos humanos, variando de situações assintomáticas até acometimento de vários órgãos e sistemas.

ETIOLOGIA E EPIDEMIOLOGIA

A larva migrans visceral tem como principal agente etiológico *Toxocara canis*, helminto pertencente à família *Ascarididae*, que tem como hospedeiro definitivo alguns canídeos, com o homem participando como hospedeiro intermediário. Outros agentes como *Toxocara catis* e *Ancylostoma caninum* também podem estar implicados na ocorrência de larva migrans visceral.

O ciclo de vida de *T. canis* no homem inicia-se com a ingestão de ovos infectantes contendo larvas L_2 ou ingesta das próprias larvas L_2. Estas dirigem-se até o ceco, atravessam suas paredes, alcançam a corrente sangüínea, o fígado, os pulmões, os capilares venopulmonares, o coração e a circulação sistêmica, disseminando-se.

Nos cães machos e adultos, o ciclo de *T. canis* é semelhante ao do homem; nas fêmeas, as larvas migrans, sob estímulos hormonais no período gestacional, evoluem até chegar à traquéia para estágio L_3 e L_4, são deglutidas e no intestino delgado passam a verme adulto (L_5), iniciando a postura de ovos, que em duas a três semanas são infectantes.

Toxocara spp tem distribuição mundial, excetuando-se as regiões árticas, atingindo países desenvolvidos e em desenvolvimento de forma semelhante, com acometimento de até 2% a 3% dos adultos e 4% a 14% das crianças.

A infecção ocorre pela ingestão acidental de ovos do solo contaminado, por vegetais não cozidos e mãos não lavadas.

ASPECTOS CLÍNICOS

A larva migrans visceral pode se apresentar de formas clínicas variadas na dependência do grau de parasitismo, localização tecidual da larva e resposta inflamatória do hospedeiro. Merecem destaque em relação aos aspectos clínicos:

Forma assintomática. Neste caso há eosinofilia persistente com o paciente assintomático ou apresentando sintomas inespecíficos como tosse, hepatomegalia, linfadenite, sibilância, alterações no ritmo de sono, cefaléia e dor abdominal recorrente. A eosinofilia pode durar dois anos ou mais, tendo desaparecimento espontâneo.

Forma clássica. Acomete principalmente crianças pré-escolares. Febre e hepatomegalia, associadas à eosinofilia persistente e hipergamaglobulinemia caracterizam a síndrome. Outros sinais e sintomas como irritabilidade, mal-estar, anorexia, dor abdominal, esplenomegalia, linfadenite, tosse, sibilos com infiltrado pulmonar e lesões urticariformes podem estar presentes. Crises convulsivas e distúrbios do comportamento por lesão do sistema nervoso central são raros.

Outras manifestações associadas são miocardite, pleurite, artrite e miosite.

Forma ocular. Tende a ocorrer em crianças maiores e adultos. Diminuição da acuidade visual, dor ocular e estrabismo, com uveíte, papilite e presença de granuloma no pólo posterior ou periférico na fundoscopia são as principais manifestações. Eventualmente, há evolução com endoftalmite, catarata, fibrose da retina e amaurose.

DIAGNÓSTICO

Deve-se pesquisar a presença de larva migrans visceral em pacientes com hipereosinofilia persistente, tendo como principais diagnósticos diferenciais outras doenças parasitárias, doenças alérgicas, hematológicas e vasculites (principalmente a de Churg-Strauss).

A forma ocular deve ser diferenciada de retinoblastoma, retinite exsudativa (doença de Coat), trauma e outras uveítes, sobretudo as que apresentarem granulomas eosinofílicos.

Laboratório. Os exames inespecíficos mostram leucocitose (que pode exceder 100.000 celulas/mm^3) com eosinofilia, hipergamaglobulinemia e elevação das iso-hemaglutininas por estimulação de antígenos da superfície das larvas de *Toxocara* spp.

O diagnóstico específico é baseado em métodos sorológicos, já que não há material parasitário excretado e dificilmente encontra-se a larva em biópsias. O ELISA baseado no antígeno TES (antígeno de secreção-excreção) é o exame mais utilizado com maior especificidade se o soro for tratado com extratos de parasitos não homólogos (ELISA por inibição competitiva) ou o dot-ELISA, que utiliza antígenos somáticos.

Pacientes com forma ocular podem apresentar baixos títulos séricos, sendo empregável a pesquisa de anticorpos no humor aquoso além de angiografia com fluoresceína para firmar o diagnóstico.

Outros métodos mais específicos estão sendo introduzidos, como *Polymerase Chain Reaction* (PCR) e *Western-blot*.

TRATAMENTO

Devido a larva migrans visceral apresentar-se, na maioria das vezes, como doença benigna de curso limitado, com manifestações decorrentes principalmente da resposta inflamatória do hospedeiro, o tratamento sintomático com broncodilatadores, anti-histamínicos e corticosteróides é a base da terapêutica.

Fármacos anti-helmínticos são sempre usados, porém seu valor ainda é discutível. Os principais esquemas empregados são:

- Dietilcarbamazina na dose de 6 mg/kg/dia, fracionado em três tomadas após as refeições, durante três semanas.
- Tiabendazol na dose de 50 mg/kg/dia, fracionado em duas tomadas, durante cinco dias.
- Mebendazol na dose de 200 a 400 mg/dia, fracionado em duas tomadas, durante cinco dias.
- Albendazol na dose de 10 mg/kg/dia em uma única tomada, durante cinco dias.

O tratamento da forma ocular inclui corticosteróides tópicos e/ou sistêmicos associado a fotocoagulação em alguns casos.

PREVENÇÃO

A principal medida de prevenção da larva migrans visceral é o tratamento dos cães parasitados. Outras condutas importantes são as relacionadas à higiene pessoal, saneamento básico e impedimento da presença de cães, dentro do possível, nos locais com grande freqüência de crianças (praças, parques e praias, entre outros).

BIBLIOGRAFIA RECOMENDADA

Botti SHO. Larva Migrans Visceral. *In* Siqueira-Batista R, Gomes AP, Igreja RP, Huggins DW: *Medicina Tropical — Abordagem Atual das Doenças Infecciosas e Parasitárias.* Rio de Janeiro: Cultura Médica, 2001.

Hallack KA, Cunha RMC. Larva Migrans Visceral. *In* Veronesi R, Focaccia R: *Tratado de Infectologia.* Rio de Janeiro: Atheneu, 1997.

Tavares W. *Manual de Antibióticos e Quimioterápicos Antiinfecciosos.* 3ª ed. Rio de Janeiro: Atheneu, 2001.

CAPÍTULO 107

Opistorquíase

MARCELO SOUTO NACIF ◆ RODRIGO SIQUEIRA-BATISTA ◆ RICARDO PEREIRA IGREJA

CONCEITO

Doença causada por helmintos trematódeos do gênero *Opisthorchis* – a infeção humana é produzida pelo *Opisthorchis felineus* e *Opisthorchis viverrini* – consistindo em um importante problema clínico em determinadas áreas geográficas. Estes dois parasitas são comuns em cães e gatos, podendo, ocasionalmente, provocar doença no homem.

ETIOLOGIA E EPIDEMIOLOGIA

Os vermes adultos são muito parecidos, com aspecto chato, alongado e lanceolado, medindo 7-20 milímetros de comprimento por 1,5-3 milímetros de largura. Possuem duas ventosas de tamanhos quase iguais, ceco simples e gônadas situadas posteriormente.

Opisthorchis felineus é encontrado no extremo leste da Europa e sudeste da Ásia, enquanto *O. viverrini*, na China, Vietnã, Tailândia, Birmânia e Malásia. Ambas as espécies têm por hospedeiros habituais o gato, o cão, a raposa, o porco e outros mamíferos que se alimentam de peixe.

O ciclo da vida é semelhante ao do *Clonorchis sinensis* (ver Capítulo 95). Os ovos são eliminados nas fezes pelos animais infectados, contaminando a água, o que possibilita que eles sejam ingeridos por hospedeiros intermediários, moluscos da família *Hydrobiidae*, de vários gêneros. Após isso, há liberação do miracídio, que se desenvolve em uma geração de esporocistos e outra de rédias, das quais evoluem as cercárias. Essas estruturas invadem o revestimento de diferentes espécies de peixes de água doce, alojando-se na musculatura desses animais (metacercária encistada). A infecção humana é adquirida pela ingestão de pescado inadequadamente cozido, havendo o desencistamento de metacercárias no duodeno, as quais alcançam o ducto biliar comum através da ampola de Vater, podendo localizar-se, então, nos ductos biliares mais distais, até a transformação em verme adulto.

Uma significante associação entre a infecção pelo *O. viverrini* e o colangiocarcinoma tem sido documentada em áreas endêmicas, principalmente no nordeste da Tailândia e na Rússia.

ASPECTOS CLÍNICOS

Infecções leves a moderadas são assintomáticas, não estando associadas a sinais e sintomas específicos. No entanto, moléstias mais graves (infecções causadas por seis a oito mil vermes) caracterizam-se por febre, anorexia, dor epigástrica, diarréia, perda de peso, urticária, artralgia, leucocitose, acentuada eosinofilia, elevação da AST, hepatomegalia e icterícia, em sua fase aguda, podendo durar algumas semanas. Os ductos biliares estão, em geral, inflamados e hipertrofiados. Nas infecções crônicas existe uma progressiva fibrose periductal com dilatação e estase, o que propicia infecções secundárias, formação de cálculos, colangite piogênica recorrente, formação de abscessos e/ou flebites do sistema porta intra-hepático.

DIAGNÓSTICO

As manifestações clínicas e alterações ultra-sonográficas da vesícula e da árvore biliar são mais comuns em pessoas de 21 a 40 anos de idade ou idosos, que provavelmente tiveram uma infeção prévia, necessitando, para seu diagnóstico, de um alto índice de suspeição.

O diagnóstico é estabelecido pelo exame de fezes (coproscópico), quando se visualizam os ovos. O aspirado duodenal possui uma sensibilidade aproximada de 100%. A fase aguda pode ser difícil de ser diagnosticada, porque o ovo só aparece nas fezes após três a quatro semanas do início dos sintomas. Na fase crônica, testes de função hepática podem estar alterados indicando lesão do parênquima hepático.

A tomografia computadorizada (TC) pode mostrar dilatação dos pequenos ductos biliares intra-hepáticos com mínima dilatação do extra-hepático. A colangiografia endoscópica costuma revelar estenoses, dilatações e visualizar o próprio parasita.

O teste sorológico preferido é o ELISA. Sem embargo, reações cruzadas podem existir se não for usado um anticorpo monoclonal específico.

TRATAMENTO

A droga de escolha e o **praziquantel**, sendo utilizados 75 mg/kg/dia em três tomadas por dia, em um único dia.

PROFILAXIA E CONTROLE

Como medida fundamental para a prevenção da opistorquíase está o cozimento satisfatório do pescado a ser consumido.

BIBLIOGRAFIA RECOMENDADA

Goldsmith RS. Helminthic infections. *In* Tierney LM, McPhee SJ, Papadakis MA: *Current Medical Diagnosis & Treatment.* 39th ed. New York: Appleton & Lange/McGraw-Hill, 2000. Liu LX, Harinasuta KT. Liver and intestinal flukes. *Gastroenterol Clin North America* 1996;25:627–636.

Mahmoud AA. Trematodes (Schistosomiasis) and other flukes. *In* Mandell GL, Bennett JE, Dolin R: *Principles and Practice of Infectious Diseases.* 5th ed. Philadelphia: Churchill Livingstone, 2000.

Rey L. *Dicionário de Termos Técnicos de Medicina e Saúde.* Rio de Janeiro: Guanabara-Koogan, 2000.

Siqueira-Batista R, Igreja RP. Outros trematódeos causadores de infecção humana. *In* Siqueira-Batista R, Gomes AP, Igreja RP, Huggins DW: *Medicina Tropical — Abordagem Atual das Doenças Infecciosas e Parasitárias.* Rio de Janeiro: Cultura Médica, 2001.

CAPÍTULO 108

Paragonimíase

Angélica Cristina Pezzin-Palheta ◆ Francisco Xavier Palheta-Neto ◆ Andréia Patrícia Gomes
Rodrigo Siqueira-Batista ◆ Carlos Alberto Krewer Feier

CONCEITO

A paragonimíase é uma doença zoonótica produzida por trematódeos do gênero *Paragonimus*, de evolução crônica, limitada, não contagiosa e basicamente pulmonar, podendo cursar, em alguns casos, com manifestações extrapulmonares.

ETIOLOGIA E EPIDEMIOLOGIA

A helmintíase encontra-se amplamente difundida por todo o mundo, tendo sua maior endemicidade na Ásia, na África e na América. Até a presente data não foi publicada a existência de casos autóctones de paragonimíase no Brasil, tampouco foram relatados no exterior casos adquiridos neste país. Sem embargo, a moléstia foi reportada em vários países da América Latina mencionando-se México, Venezuela, Peru, Colômbia, Costa Rica, Equador, Guatemala, Panamá, Honduras, El Salvador e Nicarágua.

Nas áreas rurais dão-se as condições básicas para manter ativa esta parasitose: presença dos hospedeiros intermediários e definitivos, meio ambiente adequado (florestas ou bosques úmidos, percorridos por um grande sistema hidrográfico) e hábitos alimentares da população.

Apenas sete espécies do gênero *Paragonimus* são identificadas como patogênicas ao homem. Dentre eles, o *Paragonimus mexicanus* é encontrado na maior parte de países da América Latina – México, Colômbia, Guatemala, Peru, Costa Rica e Equador, sendo o principal responsável pela paragonimíase no homem, nessas regiões.

O ciclo é mantido tanto pelo homem como por animais, sejam estes selvagens ou domésticos. Tem início quando os ovos eliminados, junto com a expectoração ou com as fezes, alcançam rios, riachos ou outras coleções de água doce. Dentro do ovo, em aproximadamente 21 dias, desenvolve-se a forma larvária e ciliada, que é o **miracídio**. Este sai do ovo e nada ativamente em busca do primeiro hospedeiro intermediário, que sempre é um molusco – caracol de água doce (*Aroapyrgus* spp). Caso não o encontre, morre em aproximadamente 24 horas; caso o contrário, se transforma em **esporocisto**, em cujo interior se forma a primeira geração de **rédias**. Cada uma destas desenvolve outra geração de **rédias filhas** que, posteriormente, formarão as **cercárias** (para todo este desenvolvimento são necessários, aproximadamente, cinco meses). Estas abandonam o primeiro hospedeiro intermediário e se deslocam lentamente, sem nadar, podendo ser ingeridas, livres ou no interior do molusco, pelo segundo hospedeiro intermediário (caranguejo de água doce ou camarão de rio – *Pseudoyhelphusa dilatada, Eudaniela garmani, Ptycophallus* spp, e outros), onde se transformam em **metacercárias** (necessitam, em geral, de três a cinco semanas), a única forma infectante para o hospedeiro definitivo.

O homem e outros animais carnívoros ingerem o segundo hospedeiro intermediário, contaminado com **metacercárias**, cru ou insuficientemente cozido, infectando-se. No aparelho digestivo do hospedeiro definitivo, essas **metacercárias** desencistam-se e adquirem vitalidade, perfurando a parede intestinal e caindo na cavidade abdominal, atravessando o diafragma e alcançando os pulmões, onde se desenvolvem até alcançar seu estado adulto, aproximadamente entre 55 e 70 dias. Aqui permanecem dentro de uma cápsula fibrosa, onde se encontra um material purulento e sanguinolento que contém os ovos. Quando esses cistos se rompem, o material é eliminado no escarro, podendo dispersar-se novamente pelo ambiente, com a possibilidade de se iniciar outra vez o ciclo. Em raras ocasiões, pode-se observar migrações erráticas do parasita, ocorrendo principalmente em tecido celular subcutâneo, cavidade abdominal e sistema nervoso central. Outras vias possíveis de infecção são através da água e/ou de alimentos contaminados com **metacercárias**.

Para que o hospedeiro definitivo adquira a enfermidade é indispensável que o parasita passe previamente por seus dois hospedeiros intermediários — eles são chaves na cadeia epidemiológica.

ASPECTOS CLÍNICOS

Forma pulmonar

A apresentação pulmonar é a mais importante, podendo evoluir com febre intermitente, dor torácica, suores noturnos e, raramente, astenia, anorexia e perda de peso — o principal diagnóstico diferencial seria a tuberculose pulmonar. A enfermidade grassando no pulmão apresentaria duas fases:

- A *primeira fase* compreende o período entre a ingestão de metacercária e o desenvolvimento do parasita adulto no pulmão – fase assintomática –, quando é muito difícil o diagnóstico etiológico. Nesses casos, é importante levar em conta a história epidemiológica (especialmente a zona de onde procede o paciente e o antecedente de ingestão do segundo hospedeiro intermediário), além da realização de exames imunológicos, que podem nortear melhor a investigação clínica.

- A *segunda fase* é caracterizada pelo desenvolvimento do parasita adulto no pulmão: surgem os sintomas clássicos que indicam acometimento do tecido pulmonar, tais como tosse com expectoração do tipo sanguinolento, achocolatada ou ferruginosa – o que é o mais comum – ou ainda mucopurulenta, nos casos de co-infecção bacteriana. Uma característica importante é o pouco comprometimento do estado geral do paciente.

Outras formas

Também são relatados quadros extrapulmonares, sendo mais comum o comprometimento do tecido celular subcutâneo, da cavidade abdominal e do sistema nervoso central, havendo neste último, mais comumente, cefaléia súbita e sinais e sintomas de irritação meníngea.

DIAGNÓSTICO

Não é de difícil estabelecimento, desde que tenha sido pensado. Laboratorialmente, o primeiro método para um diagnóstico etiológico definitivo é o exame a fresco do escarro e/ou das fezes do paciente, com a amostra sendo examinada entre lâmina e lamínula, em microscópio comum e com objetiva de 10×. Serão usados os métodos de concentração, se for negativo o exame direto, nos casos em que a amostra tenha pequena quantidade de ovos. Outros métodos diagnósticos podem ser utilizados, tais como ELISA, reação de fixação de complemento, reação intradérmica e eletroforese.

TRATAMENTO

As opções terapêuticas na paragonimíase são apresentadas no Quadro 108-1.

Quadro 108-1. Tratamento da paragonimíase (Palheta-Neto *et al*, 2001)

Fármaco	Dose e duração	Observações
Praziquantel	25 mg/kg/dia, por três dias	É alto o percentual de cura com poucos paraefeitos, o que ajuda a evitar o abandono do tratamento. Os mais comuns efeitos adversos são náuseas
Triclobendazol	10 mg/kg, dose única, repetindo-se 5 mg/kg três dias após	Formas pulmonares resistentes à terapêutica com praziquantel têm sido tratadas com sucesso

PREVENÇÃO

A complexidade do ciclo de vida do parasito e a diversidade de hospedeiros tornam difícil o controle da doença, pois a manutenção desta zoonose tem estreita relação com a presença de hospedeiros intermediários selvagens. Sem embargo, o conhecimento do ciclo ajuda na tomada de medidas do tipo individual e familiar, para uma diminuição na transmissão.

Assim, a preparação adequada de alimentos, através do bom cozimento dos hospedeiros secundários, como caranguejos ou camarões é muito importante. Outra medida igualmente relevante é a realização de um diagnóstico precoce e tratamento oportuno para os pacientes.

Finalmente, não se deve esquecer que esta doença necessita ser perfeitamente diferenciada da tuberculose pulmonar, evitando tratamentos antituberculosos desnecessários, capazes de trazer prejuízos aos pacientes por conta de efeitos indesejáveis dos fármacos, além de onerar os sistemas de saúde.

BIBLIOGRAFIA RECOMENDADA

Alves J, Shizuo I. Sobre um caso de distomatose pulmonar (paragonimíase). *O Hospital* 1937;12:385–399.

Blair D, Xu ZB, Agatsuma T. Paragonimiasis and the genus *Paragonimus*. *Advances in Parasitology* 1999;42:113–222.

Calvopina M, Guderian RH, Paredes W, Chico M, Cooper PJ. Treatment of human paragonimiasis with triclobendazole: Clinical tolerance and drug efficacy. *Transactions of Royal Society of Tropical Medicine and Hygiene* 1998;92:566–569.

Kong Y, Ito A, Yang HJ, Chung YB, Kasuya S, Kobayashi M, Liu YH, Cho SY. Immunoglobulin G (IgG) subclass and IgE responses in human paragonimiasis caused by three different species. *Clinical Diagnostic and Laboratorial Immunology* 1998;5:474–478.

Maleewong W. Recent advances in diagnosis of paragonimiasis. *Southeast Asian Journal of Tropical Medicine and Public Health* 1997;28(Suppl. 1):134–138.

Marques E. Contribuição para o estudo da paragonimíase. Nota sobre um caso de paragonimíase humana observada em São Paulo. *Revista Médica de São Paulo* 1909;14:282–285.

Martha CH. Paragonimíase. Estudo epidemiológico na comunidade El Porvenir, Provincia de Manabí, Equador, 1994. Tese de Mestrado Instituto Oswaldo Cruz-Fiocruz, Rio de Janeiro — Brasil, 1995.

Miyazaki I, Ibañez N, Miranda H. On a new lung fluke found in Peru, *Paragonimus peruvianus* (Trematod: Troglotrematode). *Jpn J Parasitology* 1969;18:123–130.

Palheta-Neto FX, Tryillo WFC, Gomes AP, Pezzin-Palheta AC, Almeida LC, Siqueira-Batista R. Paragonimíase: Aspectos gerais de uma importante doença parasitária no mundo. *ARS Cvrandi* 2001; 8:31-35.

Trujillo WFC, Castro NP, Armijos RX. Paragonimíase. *In* Siqueira-Batista R, Gomes AP, Igreja RP, Huggins DW: *Medicina Tropical — Abordagem Atual das Doenças Infecciosas e Parasitárias.* Rio de Janeiro: Cultura Médica, 2001.

CAPÍTULO 109

Teníase

Vicente P. Pessoa-Júnior ◆ Andréia Patrícia Gomes ◆ Francisco Xavier Palheta-Neto
Angélica Cristina Pezzin-Palheta ◆ Carlos Alberto Krewer Feier

CONCEITO

A teníase é uma doença cosmopolita decorrente da presença no intestino humano, principalmente o delgado, de duas espécies de parasitas: a *Taenia solium* e a *Taenia saginata*, conhecidas popularmente como solitárias. Esses animais desenvolvem larvas tipo **cisticerco** em seus tecidos; o homem, ao ingerir carne crua ou mal cozida, torna-se infectado pelas larvas, as quais vão evoluir para vermes no intestino, originando assim a teníase. A ingestão pelo homem de ovos ou proglotes de *T. solium* ocasionará a formação de larvas – **cisticercos** – em seu organismo, fato não verificado com *T. saginata*; podendo se desenvolver cisticercose.

ETIOLOGIA

Taenia spp são parasitos do filo *Platyhelminthes*, classe *Cestoidea*, ordem *Cyclophyllidea*, família *Taeniidae*. O verme adulto é grande, achatado, em forma de fita e de coloração esbranquiçada.

O homem, único hospedeiro definitivo, uma vez infectado, é capaz de eliminar mais de 500.000 ovos diariamente, contaminando o solo, as pastagens e as coleções de água. Os hospedeiros intermediários – porco para *T. solium*; boi para *T. saginata* – ingerem ovos do helminto. Através da ação do suco digestivo e da bile, há a liberação da oncosfera e penetração desta, na luz intestinal, com invasão da mucosa e acesso à circulação sangüínea, sendo levada, então, passivamente para a musculatura esquelética e cardíaca, onde se desenvolvem; cerca de 60 dias após passam a ser infectantes para os humanos. Estes, ao ingerirem a carne crua ou mal cozida infectada com os cisticercos, poderão desenvolver a teníase. Após a ingestão, os cisticercos fixam-se à mucosa intestinal, aí permanecendo até seu desenvolvimento completo, em cerca de três meses.

Caso o homem "funcione" como o hospedeiro intermediário de *T. solium*, interpondo-se acidentalmente ao ciclo (ingestão dos ovos provindos de água e alimentos contaminados naturalmente, ou através da manipulação de alimentos por pessoas com hábitos de higiene inadequados), o ciclo desenrola-se como o descrito para os suínos, com a liberação da oncosfera pela ação dos sucos digestivos e da bile, que através da corrente sangüínea chega a várias partes do organismo. A larva, então, desenvolve-se preferencialmente em locais com alta concentração de oxigênio, como o sistema nervoso central (SNC), os olhos, a musculatura esquelética e, menos comumente, os nervos periféricos, língua, cavidade oral, coração, pleura, pulmão e peritônio, originando, assim, a cisticercose (ver Capítulo 94).

EPIDEMIOLOGIA

Estima-se que mais de 70 milhões de pessoas estejam infectadas por *T. saginata* e que até 2,5 milhões possam estar infectadas por *T. solium* (em relação à teníase – acerca da cisticercose, ver o Capítulo 94) no mundo. A teníase por *T. saginata* é descrita em vários países, com áreas de alta endemicidade – África, Oriente Médio, Ásia Central e América Latina –; moderada prevalência – países europeus, Japão e Filipinas – e baixa prevalência – Austrália, Estados Unidos e Canadá. Em relação à teníase por *T. solium* há endemicidade mais elevada na América Latina. Nas comunidades judaicas, a prevalência é muito baixa, provavelmente pela proibição religiosa da ingestão de carne de porco.

ASPECTOS CLÍNICOS

Teníase

Muitos pacientes com teníase são assintomáticos. Os principais sintomas são náuseas, vômitos, anorexia, diarréia (eventualmente alternada com constipação), dores epigástricas ("dor de fome"), cólicas abdominais, emagrecimento, insônia, tonturas e fenômenos alérgicos como prurido cutâneo e urticária. Alguns autores relatam a ocorrência de irritabilidade, insônia, cefaléia e vertigens relacionadas à doença.

Cisticercose

O quadro clínico decorre principalmente da invasão do SNC pelos cisticercos, variando desde sintomas neurológicos leves até crises convulsivas graves – tônico-clônicas generalizadas. Outros sinais e sintomas incluem cefaléia, zumbido, queixas oculares como borramento da visão, fotofobia e diplopia, alterações da personalidade, anestesia localizada, afasia, amnésia, letargia e fraqueza. Algumas vezes, hipertensão intracraniana – a qual pode ser severa, inclusive com evolução para o óbito – ocorre devido à hidrocefalia que se segue ao bloqueio das vias de circulação do liquor pelo cisticerco. Na cisticercose ocular, os sintomas variam desde um desconforto leve até uma inflamação grave.

Para complementar as informações deste breve comentário, consultar o Capítulo 94.

DIAGNÓSTICO

De modo geral, o diagnóstico clínico é inespecífico, pois os sinais e sintomas observados são comuns a infecções por outros parasitos intestinais. Laboratorialmente, pode-se lançar mão dos seguintes métodos diagnósticos:

- *Pesquisa de proglotes nas fezes*: realizada através da técnica de tamização do bolo fecal.

- *Pesquisa de ovos nas fezes*: através dos métodos usuais – Faust, Hoffman, Pons e Janer, entre outros (uma das limitações é não ser possível o discernimento da espécie).
- *Testes sorológicos*: os principais são hemaglutinação, imunofluorescência indireta (IFI) e ELISA, os quais podem auxiliar o diagnóstico de teníase quando da ineficácia da pesquisa parasitológica.
- *Detecção de antígenos*: utilizando ensaios coproantigênicos, com especificidade elevada.
- *Biologia molecular*: através da utilização de *probes* de DNA, apresentando o método alta especificidade e sensibilidade para diagnosticar e diferenciar as espécies de *Taenia* spp.

TRATAMENTO

As principais opções terapêuticas para o tratamento das teníases são, por ordem de opção:
- *Praziquantel*: utilizado na dose de 10 mg/kg, em tomada única, havendo cura superior a 95%.
- *Albendazol*: a dose é de 400 mg em dose única diária, por três dias consecutivos.
- *Mebendazol*: a dose é de 100 mg duas vezes ao dia, durante três dias (de preferência após as refeições), sendo relatada cura parasitológica em torno de 50% a 70% dos casos.
- *Niclosamida*: apresenta índice de cura acima de 90% no tratamento da teníase, na dose de 2 g/dia, por cinco dias.

O controle de cura é feito a partir do exame das fezes – em geral há eliminação do helminto cerca de 48 horas após a ingestão do vermífugo. A *Taenia* spp eliminada deverá ser examinada em laboratório para se verificar se houve expulsão completa do parasito. Caso não haja eliminação total do helminto, exames parasitológicos deverão ser realizados até três meses após o tratamento; neste caso, a defecação de novos proglotes indica a ineficácia dos fármacos, evocando a necessidade de novo curso terapêutico.

PREVENÇÃO

A profilaxia e o controle da teníase requerem, como em outras parasitoses, programas amplos de mudança de hábitos alimentares, como abolição da ingestão de carnes cruas ou mal cozidas, além de modificações nas condições precárias de higiene e de vida da população.

Deve-se pesquisar as pessoas, fazendo-se o diagnóstico da parasitose e tratando os infectados, diminuindo-se assim a contaminação do solo com os ovos e a posterior possibilidade de infecção de animais e de novas pessoas (nesse caso propiciando a ocorrência de cisticercose humana). Convém lembrar, mais uma vez, que o fornecimento de água tratada, saneamento básico com destino adequado de fezes e educação fariam com que a teníase, a cisticercose e outras diversas helmintíases diminuíssem, ou mesmo desaparecessem de nosso meio. Importam também, em termos de controle da teníase, a avaliação e a inspeção da carne para consumo, fiscalizando-se os criadouros (suínos devem ser criados, preferencialmente, em regime de confinamento) e abatedouros, reduzindo-se, assim, a ocorrência da parasitose.

BIBLIOGRAFIA CONSULTADA

Botero D, Tanowtiz HB, Weiss LM, Wittner M. Taeniasis and cysticercosis. *Infect Dis Clin North Am* 1993;7:683–697.

Faust EC, Russel PF, Jung RC. *Craig e Faust's Parasitologia Clínica*. Barcelona: Salvat Editores, 1974.

Gomes AP, Siqueira-Batista R, Engel DC, Igreja RP. Cisticercose Humana. *In* Siqueira-Batista R, Gomes AP, Igreja RP, Huggins DW: *Medicina Tropical — Abordagem Atual das Doenças Infecciosas e Parasitárias*. Rio de Janeiro: Cultura Médica, 2001.

Gomes AP, Medeiros LB, Huggins DW. Teníase. *In* Siqueira-Batista R, Gomes AP, Igreja RP, Huggins DW: *Medicina Tropical — Abordagem Atual das Doenças Infecciosas e Parasitárias*. Rio de Janeiro: Cultura Médica, 2001.

Harrison LJS, Delgado J, Parkhouse RME. Differential diagnosis of *Taenia saginata* and *Taneia solium* with DNA probes. *Parasitol* 1990;100:459–461.

Huggins DW, Hinrichsen SL, Arruda CS, Medeiros LB, Fragoso V, Oliveira ER. Helmintíases na infância. *Pediatria Moderna* 1993;29:529–552.

Huggins DW, Medeiros LB, Quintas LEM, Ramos Jr. AN, Siqueira-Batista R, Sforza-de-Almeida MP. Tratamento. *In* Huggins DW, Siqueira-Batista R, Medeiros LB, Ramos Jr. AN: *Esquistossomose Mansoni*. São Paulo: Grupo Editorial Moreira Jr., 1998.

Moraes RG, Goulart EG, Leite LC. *Moraes, Parasitologia e Micologia Humana*. 4ª ed. Rio de Janeiro: Cultura Médica, 2000.

Schantz PM. Tapeworms (cestodiasis). *Gastroenterol Clin North Am* 1996;25:637–653.

Wittner M. Taeniasis and cysticercosis. *Infect Dis Clin North Am* 1993;7:383–397.

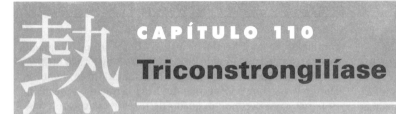

CAPÍTULO 110
Triconstrongilíase

Luis Eduardo M. Quintas ◆ Giselle Frauches-Campos

A triconstrongilíase é uma doença causada por helmintos do gênero *Trichostrongylus*. Geralmente, esses nematódeos provocam moléstia em animais herbívoros, e, em alguns casos, em seres humanos.

EPIDEMIOLOGIA

Três espécies conhecidas de *Trichostrongylus* parasitam seres humanos. São elas o *Trichostrongylus colubriformis*, *Trichostrongylus orientalis* e *Trichostrongylus probulurus*. A triconstrongilíase ocorre com mais freqüência na Ásia e África. Seu ciclo de vida é semelhante ao descrito para os ancilostomídeos (ver Capítulo 90). *Trichostrongylus* spp penetra no organismo através da ingestão de vegetais folhosos contaminados com suas larvas, que vão amadurecer no intestino delgado humano, tornando-se vermes adultos. Pequena quantidade de sangue é sugada no intestino pelo verme adulto.

ASPECTOS CLÍNICOS

Comumente a triconstrongilíase não produz sintomas, porém infestações maciças podem ocasionar queixas digestivas – náuseas, sensação de plenitude epigástrica, diarréias e dores animais – associadas a anemia e eosinofilia, em alguns poucos casos.

DIAGNÓSTICO

O diagnóstico é feito pela identificação dos ovos de *Trichostrongylus* spp nas fezes, podendo-se para isto serem utilizadas diferentes técnicas.

TRATAMENTO

O tratamento de escolha da triconstrongilíase é feito com pamoato de pirantel, na dose de 11 mg/kg em uma única tomada, com dose máxima de um grama. Terapêutica alternativa pode ser feita com mebendazol, na dose de 100 mg, 12/12 horas, por três dias, ou albendazol, 400 mg em dose única.

PREVENÇÃO

A adoção de um programa de educação sanitária para a população é extremamente importante como prevenção primária da triconstrongilíase. Princípios básicos como lavar as mãos antes das refeições e após usar o banheiro, lavar adequadamente frutas e verduras – evitando-se deixá-las exposta a insetos, controle adequado do depósito das fezes com fossas e latrinas devem ser proporcionados à população, como forma de controle da moléstia.

BIBLIOGRAFIA RECOMENDADA

Goldsmith R. Doenças Infecciosas: Protozoários e helmintos. *In* Tierney Jr. L, McPhee S, Papadakis M: *Lange Diagnóstico e Tratamento*. Rio de Janeiro: Atheneu, 2001.

Kazura J. Infestações por nematódeos. *In* Bennett J, Plum F: *Cecil Tratado de Medicina Interna*. 20ª ed. Rio de Janeiro: Guanabara-Koogan, 1997.

Liu L, Weller P. Nematódeos intestinais. *In* Fauci AS, Braunwald E, Isselbacher KJ, Wilson JD, Martin JB, Kasper DL, Houser SL, Longo DL: *Harrison Medicina Interna*. 14ª ed. Rio de Janeiro: Guanabara-Koogan, 1998.

Mahmond AAF. Introduction to helminth infections. *In* Mandell GL, Bennett JE, Dolin R. *Principles and Practice of Infectious Diseases*. 5th ed. Philadelphia: Churchill Livingstone, 2000.

Siqueira-Batista R, Igreja RP. Outros *Nematoda* de importância humana. *In* Siqueira-Batista R, Gomes AP, Igreja RP, Huggins DW: *Medicina Tropical – Abordagem Atual das Doenças Infecciosas e Parasitárias*. Rio de Janeiro: Cultura Médica, 2001.

CAPÍTULO 111

Tricuríase

Giselle Frauches-Campos ◆ Rodrigo Siqueira-Batista ◆ Donald William Huggins

CONCEITO

Tricuríase ou tricocefalíase é a parasitose intestinal causada por *Trichuris trichiura*, enfermidade cosmopolita com ampla distribuição mundial.

ETIOLOGIA E EPIDEMIOLOGIA

Trichuris trichiura é um helminto que mede cerca de três a cinco centímetros de comprimento, tem corpo alongado, semelhante a um chicote, e extremidade cefálica afilada.

A tricuríase é uma doença parasitária comum, de distribuição mundial, principalmente em regiões tropicais e subtropicais, com maior incidência em áreas com condições sanitárias precárias. Estimativas apontam para a existência de aproximadamente 800 milhões de casos em todo o mundo. *T. trichiura* penetra no organismo através da ingestão de ovos em água e alimentos contaminados. Os ovos chegam ao duodeno, onde haverá liberação de larvas que, após seu amadurecimento, dirigir-se-ão para o ceco e cólon ascendente. Nesses locais, as fêmeas liberarão os ovos que serão eliminados com as fezes. Cada grama de fezes contém, aproximadamente, 200 ovos. O ciclo de vida do helminto dura, em média, três meses.

ASPECTOS CLÍNICOS

A doença geralmente é assintomática. Queixas como dor abdominal, anorexia, tenesmo, náuseas, vômitos e diarréia mucóide ou sanguinolenta ocorrem quando há infestação maciça. Distensão abdominal, hipertimpanismo à percussão, emagrecimento e palidez cutânea podem estar presentes no exame físico. As crianças são mais suscetíveis às infestações graves, podendo evoluir com desnutrição, prolapso retal e hipodesenvolvimento pôndero-estatural. Shigelose, amebíase e outras parasitoses intestinais podem estar associadas à tricuríase.

DIAGNÓSTICO

Os ovos do *T. trichiura* são facilmente vistos no exame de fezes, através dos métodos qualitativos de Hoffman, Pons e Janer, e quantitativos de Stoll-Hausheer, Barbosa e Kato-Katz. Os ovos têm formato característico de barril alongado. As larvas adultas podem ser visualizadas na proctoscopia.

TRATAMENTO

Mebendazol é o medicamento utilizado quando existem múltiplos agentes infecciosos envolvidos (100 mg duas vezes ao dia por três dias), com cura em 80% a 100% dos casos. O **oxipirantel** também pode ser usado na infecção por isolada pelo *T. trichiura*, desde que isolada, nas doses de 15 mg/kg/dia por dois dias na infecção leve ou moderada, e de 10 mg/kg/dia por cinco dias para doença grave. Outras drogas que também podem ser utilizadas são o **albendazol** e o **pamoato de pirantel**. O enema de **hexilresorcinol** deve ser usado nos casos de infestação maciça, nas doses de 30 a 40 ml/kg em crianças, e 1.000 a 1.500 ml para adultos. Controle de cura deve ser feito no sétimo, 14° e 21° dias após o tratamento, com técnicas quantitativas.

PREVENÇÃO

Baixa condição socioeconômica está diretamente relacionada não só à tricuríase, como também a outras helmintíases e protozooses. Portanto, um programa de educação sanitária para a população é extremamente importante como prevenção primária dessas parasitoses. Princípios básicos como lavar as mãos antes das refeições e após usar o banheiro, lavar adequadamente frutas e verduras sem deixá-las expostas a insetos e controle adequado do depósito das fezes com fossas e latrinas devem ser esclarecidos à população. A desinfecção do solo peridomiciliar, local onde as crianças brincam, pode ser feita com cresol a 5%, cinamida calcária, borato de sódio e pentaclorofenato de sódio, medidas habitualmente de pouca aplicabilidade na prática.

BIBLIOGRAFIA RECOMENDADA

Goldsmith R. Doenças Infecciosas: Protozoários e helmintos. *In* Tierney Jr. L, McPhee S, Papadakis M: *Lange Diagnóstico e Tratamento*. Rio de Janeiro: Atheneu, 2001.

Huggins DW, Medeiros LB. Tricuríase. *In* Siqueira-Batista, Gomes AP, Igreja RP, Huggins DW: *Medicina Tropical — Abordagem Atual das Doenças Infecciosas e Parasitárias*. Rio de Janeiro: Cultura Médica, 2001.

Liu L, Weller P. Nematódeos intestinais. *In* Fauci AS, Braunwald E, Isselbacher KJ, Wilson JD, Martin JB, Kasper DL, Houser SL, Longo DL: *Harrison Medicina Interna*. 14ª ed. Rio de Janeiro: Guanabara-Koogan, 1998.

Mahmoud AAF. Introduction to helminth infection. *In*: Mandell GL, Bennett JE, Dolin R. Principles and Practice of Infectious Diseases. Philadelphia: Churchill Livingstone, 2000.

Mahmoud AAF. Intestinal Nematodes (Roundworms). *In Mandell GL*, Bennett JE, Dolin R. *Principles and Practice of Infectious Diseases*. 5th ed. Philadelphia: Churchill Livingstone, 2000.

Quintas LEM, Mendonça D. Farmacologia Molecular Aplicada às Doenças Tropicais. In: Siqueira-Batista R, Gomes AP, Igreja RP, Huggins DW. *Medicina Tropical – Abordagem Atual das Doenças Infecciosas e Parasitárias*. Rio de Janeiro: Cultura Médica, 2001.

CAPÍTULO 112
Triquinelose

Adbeel Franco-Barbosa ◆ Marcus Acioly ◆ Andréia Patrícia Gomes
Renato Henriques Tavares ◆ Sávio Silva Santos

Triquinelose, triquiníase ou triquinose são diferentes denominações para uma zoonose humana, causada por helmintos do gênero *Trichinella*.

ETIOLOGIA E EPIDEMIOLOGIA

É uma doença cosmopolita, ocorrendo na América do Norte, Europa, Ásia e África. A América do Norte, com exceção de parte do México, constitui uma grande área endêmica. Chile, Argentina e Uruguai são os países da América do Sul que apresentam o maior número de casos. A moléstia nunca foi relatada no Brasil. Dá-se através da ingestão de carne de porco crua ou mal-cozida. Há relatos da transmissão da doença após ingestão de carne de javali e cavalo. Os ratos e os porcos são os grandes "vilões" da manutenção da endemicidade, visto que têm hábitos de canibalismo e coprofagia, adquirindo a verminose. Com isso, esta passa a fazer parte do seu sistema de transmissão, podendo eventualmente ser transmitida aos homens.

Há cinco espécies de *Trichinella* reconhecidamente capazes de causar infecção humana, a saber: *Trichinella spiralis*, *Trichinella pseudospiralis*, *Trichinella nativa*, *Trichinella nelsoni* e *Trichinella britani*.

Após a ingestão de carne contaminada com o helminto, a larva encistada é liberada no estômago, por ação da pepsina e da acidez gástrica, migrando para a mucosa intestinal, onde sofre maturação para vermes adultos. Estes se encontram localizados na região compreendida entre o piloro e a válvula ileocecal. Não são encontrados no cólon. As fêmeas liberam as larvas, as quais atingem a luz intestinal ou, mais freqüentemente, a circulação, indo depositar-se no tecido muscular esquelético, onde sofrem maturação.

PATOGÊNESE E ASPECTOS CLÍNICOS

O quadro clínico compreende desde casos leves a casos graves da doença, dependendo do número de parasitos, das condições específicas do hospedeiro e do local de acometimento. O período de incubação abrange três a 50 dias. Interessante notar que os sintomas apresentam extrema correlação com as fases sucessivas da invasão do parasito, conforme o apresentado no Quadro 112-1.

Quadro 112-1. Aspectos clínicos da triquinelose

Fases de invasão	Manifestação clínica
Invasão	Há desenvolvimento dos helmintos e a sua penetração através da mucosa intestinal, pode-se eventualmente observar diarréia, náuseas, vômitos e dor abdominal, geralmente durante a primeira semana após a infecção
Produção e migração larvária	Esta etapa é marcada pela invasão muscular, ocorrendo na segunda semana de infecção. Os músculos mais freqüentemente acometidos são o diafragma, os masseteres, a musculatura da língua, os lombares e os bíceps. A migração provoca uma reação de hipersensibilidade local e sistêmica, caracterizada pela eosinofilia marcante (podendo alcançar 20% a 70% ou mais do leucograma), edema palpebral e facial, febre, hemorragias subconjuntivais e subungueais. Linfadenopatia, mialgias e artralgias compõem o quadro. Há dificuldade para falar, deglutir ou mastigar. Miocardite, com taquiarritmias ou insuficiência cardíaca e, menos comumente, encefalite ou pneumonite podem ocorrer, sendo responsáveis pela maior parte das mortes
Encistamento	Esta fase se sobrepõe à anterior, desenvolvendo-se em duas a três semanas. Pode haver agravamento dos sintomas musculares com pico no final da terceira semana, evoluindo com progressiva e gradual melhora ou caquexia, desidratação e morte. A formação de cápsulas em derredor do agente é a característica deste período com calcificação dos mesmos, acarretando sua morte ou permanência viável por anos

DIAGNÓSTICO

Febre, eosinofilia, edema periorbitário, mialgias e história epidemiológica de ingestão de carne suspeita embasam um diagnóstico presuntivo. No entanto, este é praticamente impossível de ser realizado, pela ampla gama de doenças que causam manifestações clínicas similares.

A triquinoscopia, biópsia muscular com pesquisa de larvas ao microscópio, é de difícil realização, sendo ineficaz em casos leves e nas primeiras duas semanas de doença. O caráter endêmico da enfermidade torna os testes imunológicos não muito valiosos. O ELISA é o mais específico. O Western Blot, a imunofluorescência indireta e o teste da floculação da bentonita podem ser utilizados. A imunoistoquímica indireta provou ser um ótimo teste, atingindo sensibilidade de 100% e especificidade de 93%. *Polymerase Chain Reaction* (PCR) é promissor para o diagnóstico.

O hemograma revela intensa eosinofilia, com pico entre a segunda e a quarta semanas. Além disso, poderá haver aumentos nos títulos das enzimas musculares, como CPK, LDH e AST.

O **diagnóstico diferencial** é amplo, fazendo-se com as outras helmintíases ou quaisquer enfermidades que levem ao comprometimento do estado geral, artralgias e/ou mialgias.

TRATAMENTO

A utilização do tiabendazol é recomendada na dose de 50 mg/kg, por dois dias consecutivos. O paciente apresenta melhora dos sintomas em 24 a 48 horas. Não obstante esta resposta, sua eficácia contra as larvas encistadas não foi demonstrada conclusivamente, podendo-se observá-las à triquinoscopia até 10 meses após a cura clínica. Os glicocorticóides, como prednisona (1 mg/kg/d por 5 dias), podem ser utilizados nos casos de miosite grave ou miocardite.

PREVENÇÃO

O combate aos roedores, o destino adequado do lixo e a inspeção da carne de porcos são medidas de fundamental importância para o controle da doença. Além disso, deve-se evitar a ingestão de carne não fiscalizada ou consumi-la somente após adequada cocção para destruição das larvas.

BIBLIOGRAFIA RECOMENDADA

Fauci AS, Braunwald E, Isselbacher KJ, Wilson JD, Martin JB, Kasper DL, Hauser SL, Longo DL. *Harrison Medicina Interna*. Trad. da 14ª edição americana. Rio de Janeiro: Guanabara-Koogan, 1998.

Gomes AP, Castro NP, Trujillo WFC. Triquinelose. *In* Siqueira Batista R, Gomes AP, Igreja RP, Huggins DW: *Medicina Tropical – Abordagem Atual das Doenças Infecciosas e Parasitárias*. 1ª ed. Rio de Janeiro: Cultura Médica, 2001.

Grove DI. Tissues nematodes (Trichinosis, dracunculiasis, filariasis). *In* Mandell G, Bennett JE, Dolin R. *Principles and Practice of Infectious Diseases*. 5th ed. Philadelphia: Churchill Livingstone, 2000.

PARTE VII

Doenças Causadas por Fungos

CAPÍTULO 113
Aspergilose

Julio Maria de Oliveira ◆ Carlos Pereira Nunes ◆ Paulo Cesar de Oliveira

CONCEITO

Denomina-se aspergilose as infecções causadas por fungos do gênero *Aspergillus,* nome dado ao patógeno pela similaridade morfológica com o aspersório, pelo biólogo e padre italiano P. A. Micheli, em 1729.

Infecções em seres humanos foram inicialmente descritas no ano de 1840 por Bennett, Sluyter e Rayer. Fresenius foi quem empregou pela primeira vez o termo aspergilose em 1850, descrevendo a infecção fúngica em pássaro. Virchow, em 1856, descreveu, com base em autópsias, casos de aspergilose pulmonar invasiva. Em 1926, Thom e Church publicaram *The Aspergilli,* o primeiro livro exclusivo sobre o assunto. Em 1938, Devé criou o termo aspergiloma para descrever a massa fúngica encontrada em cavernas pulmonares preexistentes; em 1952, Moon & Hinson descreveram a forma broncopulmonar alérgica da doença.

ETIOLOGIA E EPIDEMIOLOGIA

O gênero *Aspergillus* é composto por mais de 200 espécies, sendo que somente 20 têm relação direta com doenças no homem e nos animais domésticos. A espécie mais relacionada com o acometimento pulmonar é *Aspergillus fumigatus. Aspergillus flavus* é freqüentemente implicado como causador de doenças invasivas em locais como a pele e seios da face, enquanto *Aspergillus niger* tem importância como agente causal de otite externa. As espécies *Aspergillus terreus*, *Aspergillus ustus*, *Aspergillus sydowi* e *Aspergillus nidulans* mais raramente são implicados como causadores de pneumopatia.

Os fungos deste gênero são ubíquos e podem ser encontrados em vários locais, tais como restos orgânicos no solo, no ar, na água e em outros meios líquidos e mesmo sobre seres vivos. Dão origem a grande quantidade de pequenos conídios, capazes de ser veiculados pelo ar. Não têm preferência geográfica, embora haja descrições predominantes em países de clima tropical ou temperado. Nos dias atuais, a grande preocupação reside no fato de que, por serem oportunistas, estão presentes em ambientes hospitalares e determinam doença em pacientes submetidos à terapêutica imunossupressora, assim como em tabagistas, portadores de doença pulmonar obstrutiva, fibrose pulmonar, tuberculose ou outras pneumopatias prévias que cursem com lesões císticas ou cavitárias. Não há predomínio por sexo, etnia ou idade. A via respiratória é a porta de entrada mais freqüente. A moléstia acomete com grande freqüência os pulmões ainda que possa determinar, também manifestações extrapulmonares.

MANIFESTAÇÕES PULMONARES

O termo aspergilose pulmonar é relacionado a uma gama variada de acometimentos e não a uma doença em particular.

As apresentações clínicas dependem não só das propriedades patogênicas do fungo, mas também do *status* imunológico e de possíveis alterações estruturais do parênquima pulmonar do hospedeiro. Portanto, o espectro dessas moléstias pode variar de uma forma na qual o fungo age como antígeno, determinando reação de hipersensibilidade; pode também habitar cavernas tuberculosas saneadas no âmago do pulmão ou comportar-se de forma invasiva, de maneira aguda, acometendo os pacientes gravemente imunocomprometidos, ou de modo crônico nos pacientes com menor grau de imunodepressão, ganhando importância na pandemia da infecção pelo vírus da imunodeficiência humana (HIV).

Os principais quadros de agressão pulmonar deste agente são descritos a seguir.

ASPERGILOSE BRONCOPULMONAR ALÉRGICA

Apresenta-se quase exclusivamente em asmáticos. Embora possa acometer alguns pacientes portadores de fibrose cística, decorrente de uma reação de hipersensibilidade complexa, com o envolvimento de anticorpos da classe IgE e IgG, induzida por fungos do gênero *Aspergillus,* que colonizam a árvore brônquica desses pacientes. O quadro clínico é variável e inespecífico, por vezes superpondo-se a uma crise de asma, acompanhada de infiltrados pulmonares, eosinofilia sangüínea e, no escarro, eliminação de expectoração espessa acastanhada, eventualmente com presença de sangue. Em decorrência da inespecificidade dos achados clínicos, alguns critérios diagnósticos devem estar presentes para sua confirmação.

Critérios maiores

- Asma.
- Bronquiectasias centrais.
- Infiltrados pulmonares transitórios.
- Eosinofilia no sangue (> de 1.000 células/mm³) e escarro.
- IgE total aumentada (> 2.000 UI/ml).
- Hipersensibilidade cutânea imediata positiva para *A. fumigatus.*
- Precipitinas contra antígenos do *A. fumigatus* (IgG).
- IgE específica para *Aspergillus*, elevada no soro.

Critérios menores

- Presença de *A. fumigatus* no escarro.
- Expectoração de "moldes brônquicos".
- Hipersensibilidade cutânea tardia positiva para o *A. fumigatus.*

O diagnóstico é confirmado quando existem sete critérios maiores ou seis maiores e um menor.

ALVEOLITE ALÉRGICA EXTRÍNSECA

Também denominada pneumonite de hipersensibilidade, acomete pacientes não atópicos, diferenciando-se da aspergilose broncopulmonar alérgica por não haver colonização da árvore brônquica pelo microrganismo, surgindo após sensibilização ao *Aspergillus* spp por inalações repetidas e maciças de esporos do fungo presentes no feno mofado e em sistemas de umidificação.

A doença pode se apresentar de forma aguda, quatro a seis horas após exposição intensa ao antígeno, manifestando-se clinicamente por febre, calafrios, mialgias, tosse e dispnéia e, radiologicamente, por infiltrados de padrão intersticial bilaterais. A forma crônica decorre de exposições repetidas, com manifestações clínicas insidiosas: tosse seca, dispnéia, com alterações radiológicas do tipo fibrose intersticial e com potencial evolutivo para o faveolamento pulmonar.

ASMA

Manifestações típicas de asma podem ocorrer em alguns indivíduos após a inalação de esporos fúngicos, assim como manifestações de rinite, diferenciando-se da aspergilose broncopulmonar alérgica por não haver febre e infiltrado pulmonar.

ASPERGILOMA

Pode receber também a denominação de micetoma ou "bola fúngica". Resulta do crescimento do fungo dentro de uma cavidade parenquimatosa preexistente, em sua grande maioria, uma caverna tuberculosa residual saneada após tratamento. Não existem manifestações clínicas características desta forma de aspergilose. O diagnóstico é estabelecido com base no paciente que apresenta hemoptises de repetição ou hemoptóicos, em associação com a imagem radiológica sugestiva: presença de massa sólida com "meia-lua" de ar ao redor, no interior de uma caverna (sinal de Monod). Observa-se que esta massa movimenta-se com as mudanças de decúbito do paciente, sendo identificada melhor ao realizarmos tomografia computadorizada (TC).

ASPERGILOSE PULMONAR INVASIVA AGUDA

Caracteristicamente, acomete pacientes imunocomprometidos, sendo rara em indivíduos imunocompetentes. A apresentação clínica é variável e inespecífica. Em neutropênicos, sob regime intenso e duradouro de antibióticos, febre refratária pode ser o único indício. Clinicamente, pode se apresentar como pneumonia bacteriana grave, com imagem radiológica de infiltrado broncopneumônico que pode evoluir para cavitação, podendo surgir, por vezes, nódulos, freqüentemente múltiplos. O diagnóstico de certeza é difícil, estabelecido, no mais das vezes, quando o fungo cresce em abundância em escarro ou secreção nasal de paciente com algum fator de risco para adquirir a doença.

ASPERGILOSE PULMONAR INVASIVA CRÔNICA

Costuma acometer pacientes com menor grau de imunocomprometimento, como diabéticos e etilistas, sendo resultado de invasão pulmonar pelo *Aspergillus*, spp manifestando-se clinicamente por febre baixa, hemoptóicos e emagrecimento. Radio-

logicamente, a apresentação mais freqüente é de consolidação parenquimatosa com cavitação de permeio. O diagnóstico requer realização de biópsia pulmonar com o achado de hifas de *Aspergillus* spp invadindo o tecido pulmonar.

MANIFESTAÇÕES EXTRAPULMONARES

Quando a doença fúngica evolui de forma disseminada é freqüente acontecer agressão de outros locais do organismo, simultaneamente ou não ao acometimento pulmonar. Os pacientes infectados pelo HIV, assim como os neutropênicos e transplantados, são vítimas potenciais destas manifestações e uma criteriosa vigilância deve ser exercida quando se está cuidando desses pacientes. As formas mais comuns dessas apresentações são descritas a seguir.

Sinusite por *Aspergillus*

A agressão aos seios da face pode configurar-se de três maneiras distintas.

- *Forma invasiva aguda*: acomete principalmente pacientes neutropênicos, incluindo transplantados de medula óssea e infectados pelo HIV. Pode ser concomitante à forma pulmonar ou manifestar-se isoladamente. Apresenta-se, na maioria das vezes, de maneira agressiva e destrutiva, invadindo a órbita e, por vezes, o cérebro a partir dos seios paranasais. Os sintomas são inespecíficos cursando com febre, tumefação orbital, obstrução nasal e dor facial. Para realização do diagnóstico a tomografia computadorizada apresenta maior sensibilidade que a radiografia convencional. As imagens mais características incluem a opacificação dos seios, com destruição óssea ou invasão de tecidos próximos.

- *Forma invasiva crônica*: pacientes com infecção pelo HIV, em uso de corticoterapia sistêmica ou com diabetes, podem apresentar infecção crônica pelo *Aspergillus* em seio etmoidal, com progressão para erosão óssea em direção à órbita. Cefaléia, anosmia e diplopia são as manifestações clínicas usuais.

- *Forma fúngica alérgica*: pode se apresentar como uma sinusite crônica sem resposta terapêutica, normalmente associada a polipose nasal. Na tomografia computadorizada (TC) não se evidenciam sinais de doença invasiva.

ASPERGILOSE CEREBRAL E MENÍNGEA

Em pacientes imunocomprometidos, com doença fúngica disseminada, podem coexistir lesões cerebrais expansivas causadas por *Aspergillus*. Este pode ainda originar abscessos cerebrais, que é a causa mais comum deste tipo de acometimento em receptores de órgãos sólidos. Meningite e envolvimento da medula são raros.

ASPERGILOSE OCULAR

Ceratite pós-traumática por *Aspergillus* spp tem sido relatada com alguma freqüência na literatura especializada. Com menor freqüência, em transplantados, uma endoftalmite pode surgir no contexto de uma infecção generalizada. Eventualmente resulta, ainda, da invasão da órbita, decorrente de uma infecção em seios paranasais.

ASPERGILOSE CUTÂNEA

A pele pode ser infectada por *Aspergillus* spp durante processos disseminados, ou mesmo, de modo primário pós-trauma ou queimaduras, em pacientes imunocomprometidos. As lesões podem se apresentar como pápulas, pústulas, nódulos, abscessos subcutâneos, granulomas ou lesões necróticas.

ASPERGILOSE ÓSSEA

No decorrer de doença disseminada ou local, em pacientes imunocomprometidos, usuários de drogas intravenosas ilícitas, ou após trauma ou cirurgia, pode surgir infecção óssea por *Aspergillus* spp.

ASPERGILOSE CARDIOVASCULAR

Endocardite pode ocorrer como complicação de cirurgia cardíaca. Miocardite e pericardite podem, também, acontecer no curso evolutivo de doença disseminada. Há relatos de tromboflebite séptica em pacientes com cateteres contaminados e infecções pós-cirúrgicas em enxertos de aorta, configurando quadros de alta mortalidade.

MICOTOXICOSE

Várias espécies de fungos podem determinar intoxicação crônica por ação de toxinas metabolicamente produzidas. *Aspergillus* produz aflotoxina, e a ingestão pelo homem de alimentos contaminados é capaz de determinar quadros de hepatite aguda.

DIAGNÓSTICO

A investigação propedêutica de pacientes com fatores de risco para as infecções oportunísticas deve incluir a busca de sintomas e/ou sinais clínicos de micoses sistêmicas. A complementação do diagnóstico será feita com exames sorológicos – quase nunca específicos – e exames micológicos – por métodos diretos ou de cultivo e com exames histopatológicos.

SORODIAGNÓSTICO

Teste de aglutinação em látex é usado, sendo descrita uma especificidade de cerca de 90%, todavia com sensibilidade inferior.

A soropositividade obtida através da reação de imunodifusão radial dupla com duas ou mais bandas de precipitação, em indivíduos clinicamente suspeitos, é um dado importante para selar o diagnóstico.

A avaliação através do método ELISA, na literatura, tem sido assinalada como de melhor sensibilidade e especificidade, com valores acima de 90%. São indicados de maneira especial para o controle de pacientes com risco de infecção, tais como transplantados e imunossuprimidos pós-operados. Existem protocolos que realizam o teste duas vezes por semana durante o período pós-transplante ou no período de neutropenia, indicando-se tratamento específico quando se obtêm dois resultados positivos.

Em pacientes com história clínica sugestiva de aspergilose, o aumento total de IgE, a elevação de IgE específica para *Aspergillus* spp ou precipitinas do tipo IgG contra antígenos de *Aspergillus* spp devem ser considerados no diagnóstico.

Estudos em desenvolvimento avaliam a contribuição que poderão dar as análises competitivas de *Polymerase Chain Reaction* (PCR) para o diagnóstico da doença. O que se observou, até o momento, foram resultados com baixa sensibilidade dos cultivos de material respiratório, com alto índice de falsos-positivos.

DIAGNÓSTICO MICOLÓGICO

O material colhido pode ser examinado diretamente, entre lâmina e lamínula, em preparações com KOH, de 10% a 40%, buscando-se as estruturas fúngicas. Se há disponibilidade para uso de um microscópio de fluorescência, o material pode ser preparado com branco de calcoflúor, permitindo, através da fluorescência, a detecção mais rápida do fungo.

A cultura para *Aspergillus* spp poderá ser realizada com meios de cultivo simples, como ágar-sangue, todavia melhores resultados são obtidos com meios especiais, usando ágar-Sabouraud ou este meio acrescido de antibióticos (cloranfenicol somente ou cloranfenicol com gentamicina, penicilina ou estreptomicina). Colônias pequenas, brancas e algodonosas surgem com 24-48 horas de incubação. Quando as colônias não assumem aspecto característico, faz-se necessária a repicagem do material para meios mais específicos, como o meio de Czapek-Dox, que é, inclusive, capaz de distinguir as espécies diferentes de *Aspergillus* spp.

DIAGNÓSTICO HISTOPATOLÓGICO

Na análise histopatológica de material de biópsia utilizam-se colorações e técnicas especiais, como PAS, Hematoxilina-eosina, Grocott-Gomory, visando a demonstrar a invasão do tecido pelo fungo.

TRATAMENTO

O tratamento das diferentes formas de agressão determinadas por *Aspergillus* spp vai depender, obviamente, do local da lesão, da intensidade da doença e do estado geral do paciente. As lesões externas dependem de cuidados básicos de higiene, antissepsia e mesmo de aplicação tópica de antifúngicos, como cetoconazol, nistatina e outros.

Nas formas imunoalérgicas, os cuidados iniciais consistem em afastamento das fontes antigênicas causais e do uso de corticosteróides.

A cirurgia é o tratamento definitivo para os pacientes com aspergiloma. Todavia, a possibilidade de operar e o tipo de procedimento cirúrgico a ser escolhido vai depender da condição funcional pulmonar do paciente. O emprego de antifúngicos, como anfotericina B, instilados intracavitariamente tem sido descrito na literatura com sucesso.

Os maiores problemas residem no tratamento das formas invasivas e disseminadas da doença, onde o êxito não é fácil de ser obtido. Os medicamentos disponíveis em nosso meio são os poliênicos – a anfotericina B, e os derivados azólicos – cetoconazol, itraconazol, fluconazol, miconazol e outros.

A anfotericina B é um macrolídeo poliênico, sintetizado por Gold e colaboradores em 1956, a partir do *Streptomyces nodosus*. Seu mecanismo de ação consiste em ligar-se aos esteróides presentes na membrana celular dos fungos, produzindo poros ou canais, aumentando a permeabilidade desta membrana, o que permite uma grande perda de eletrólitos, notadamente o potássio, do meio intracelular do fungo. Dependendo da dose empregada, pode agir como fungicida ou fungistático. É a droga de escolha para tratamento das formas mais severas da doença fúngica. A administração é feita por via venosa e cuidados especiais devem ser tomados, em função das interações medicamentosas, dos efeitos colaterais e das ações tóxicas des-

464 ❑ Parte VII ✔ Doenças Causadas por Fungos

te fármaco (ver Capítulo 1). Usada junto com corticosteróides pode aumentar os efeitos mineralocorticóides destes. Quando empregado junto com diuréticos e digitálicos, por também depletar potássio, pode determinar complicações.

Os efeitos adversos mais freqüentes são: febre, calafrios, cefaléia, artralgia, dores no corpo, náuseas, vômitos, diarréia, tromboflebite (Quadro 113-1). Eventualmente, pode ocorrer acidente anafilático.

Quadro 113-1. Efeitos adversos da anfotericina B

Efeito colateral	Medicações usadas antes e durante a administração
Cefaléia, artralgia	Paracetamol via oral
Náuseas, vômitos	Metoclopramida via oral
Tromboflebite	Heparina via intravenosa
Anafilaxia	Adrenalina subcutânea e hidrocortisona intravenosa
Febre, calafrios	Paracetamol via oral

A anfotericina B é nefrotóxica, podendo causar lesão glomerulotubular grave; é hepatotóxica, podendo determinar icterícia e lesão hepatocelular; é cardiotóxica, com agressão ao tecido de condução, determinando arritmias e é medulotóxica, podendo comprometer a síntese de hemácias e leucócitos mielóides.

Quadro 113-2. Toxicidade e cuidados com o uso de anfotericina B

Toxicidade	Cuidado a ser tomado durante o tratamento
Renal	Monitorar uréia, creatinina e nível sérico de potássio dus vezes por semana
Hepática	Dosagem periódica de bilirrubinas, transaminases e γ-glutamil transpeptidase
Cardíaca	Realizar eletrocardiogramas periódicos
Medula óssea	Realizar hemograma periódico

Alguns autores preconizam o uso de 5-fluorocitosina associada com o objetivo de, por sinergismo, reduzir a dose da anfotericina. A fluorocitosina é uma pirimidina fluorada sintética que atua no interior da célula fúngica alterando a síntese do DNA do microrganismo. Não deve ser empregada isoladamente no tratamento das micoses sistêmicas por ser apenas fungistática. Seus paraefeitos mais freqüentes são náuseas, vômitos e diarréia. Eventualmente, pode determinar neutropenia e trombocitopenia reversíveis.

A dose da anfotericina B deve variar em função do tipo de preparação usada. O tempo total de tratamento vai variar em função da tolerância do paciente ao fármaco. Na prática, o que se preconiza é iniciar o tratamento com dose mínima do medicamento, em infusão lenta em veia profunda, se possível, com observação das reações colaterais apresentadas. Se o paciente tolerar, a medicação deverá ser feita diariamente, com doses crescentes, até o limite de 50 mg por vez. Não havendo a tolerância do paciente, deve-se administrar a maior dose diária que ele suportar ou administrar a droga em dias alternados. O objetivo final é integralizar uma dose total de tratamento em torno de 2 a 4 g.

Quadro 113-3. Formas de uso da anfotericina B

Preparação	Nome comercial	Dose
Anfotericina deoxicolato	Fungizon®	1,0 a 1,5 mg/kg/dia
Anfotericina B lipossomal	Ambisome®	4 a 5 mg/kg/dia
Anfotericina B dispersão coloidal	Amphocil®	4 a 5 mg/kg/dia

A outra opção de tratamento para a aspergilose nas formas invasivas consiste no uso de derivados azólicos. Estes fármacos agem inibindo a biossíntese dos lipídios presentes na membrana celular dos fungos, alterando a permeabilidade desta. A vantagem reside no fato de se poder empregar o medicamento por via oral, com redução dos problemas de toxicidade e efeitos colaterais. Os melhores resultados são obtidos com o itraconazol e o cetoconazol. Há ainda o fluconazol, que tem apresentações para uso venoso e oral

Os efeitos colaterais mais comuns se relacionam com o aparelho digestivo – náuseas e vômitos – e podem ser atenuados administrando o medicamento junto com alimentos. O cetoconazol pode determinar diminuição da libido, impotência, irregularidades menstruais e ginecomastia pelo fato de interferirem com a síntese de esteróides androgênicos adrenais, fato que não ocorre com o uso de itraconazol, que eventualmente pode causar cefaléia, hipertensão e hipocalemia.

Quadro 113-4. Derivados azólicos empregados no tratamento da aspergilose

Fármaco	Modo de usar
Itraconazol	200 mg/dia, via oral, por três meses. Seguir com metade da dose por um a dois anos
Cetoconazol	200 a 400 mg/dia, via oral, duas vezes ao dia, por três meses. Seguir com 1/2 dose por 1 a 2 anos
Fluconazol	200 mg/dia, por via intravenosa ou oral, uma vez ao dia, por três meses

Mais recentemente, um novo antifúngico, o acetato de caspofungina, vem sendo empregado no tratamento da aspergilose invasiva, possuindo efeito comparável ao da anfotericina B, mas com menos paraefeitos. Para complementar estas informações sugere-se a leitura do capítulo 1.

BIBLIOGRAFIA RECOMENDADA

Bethlem N. *Pneumologia.* 4ª ed. Rio de Janeiro: Atheneu, 1995.

França AT. *Aspergilose Broncopulmonar Alérgica.* 1ª ed. Rio de Janeiro: Studio Alfa, 1996.

Sarosi GA, Davies SF. *Doenças Fúngicas do Pulmão.* 3ª ed. Rio de Janeiro: Revinter, 2001.

Schechter M, Marangoni DV. *Doenças Infecciosas. Conduta Diagnóstica e Terapêutica.* 2ª ed. Rio de Janeiro: Guanabara-Koogan, 1998.

Sidrim JJC, Moreira JLB. *Fundamentos Clínicos e Laboratoriais da Micologia Médica.* Rio de Janeiro: Guanabara-Koogan, 1999.

SOPTERJ. *Pneumologia. Aspectos Práticos e Atuais.* Rio de Janeiro: Revinter, 2001.

Tarantino AB. *Doenças Pulmonares.* 3ª ed. Rio de Janeiro: Guanabara-Koogan, 1990.

CAPÍTULO 114
Candidíase

Marcelo Vianna Vettore

CONCEITO

São as infecções causadas pelo gênero *Candida*, fungo cujas primeiras citações datam da época de Hipócrates. Podem acometer diversos sítios, como a cavidade oral, órgãos genitais feminino e masculino, esôfago, estômago, pele, unhas, trato urinário e disseminar-se, sendo causa de sepse.

ETIOLOGIA

São conhecidas mais de 150 espécies de *Candida*, sendo dez importantes patógenos nos humanos: *Candida albicans*, *Candida guilliermondii*, *Candida krusei*, *Candida parapsilosis*, *Candida stellatoidea* (hoje considerada *Candida albicans*), *Candida tropicalis*, *Candida pseudotropicalis*, *Candida lusitaniae*, *Candida rugosa* e *Candida glabrata*.

ECOLOGIA E EPIDEMIOLOGIA

Candida spp pode ser encontrada no solo, no meio ambiente, em ambiente hospitalar, em objetos inanimados e na comida. É considerada um agente pertencente à microbiota habitual do homem, encontrando-se na pele, no trato gastrointestinal, na secreção pulmonar e no trato genital feminino.

A infecção se dá, na maioria das vezes, por via endógena, sendo, contudo, descrita e possível a transmissão inter-humana.

A partir da década de 40, com a introdução dos antibióticos, vem ocorrendo um aumento importante do número de casos. Recentemente, tal fato que é crescente, tem sido atribuído também a outros fatores como a infecção pelo vírus da imunodeficiência humana (HIV-1), as terapêuticas avançadas para suporte de vida e procedimentos cirúrgicos de alta complexidade, como transplante de órgãos e colocação de próteses.

ASPECTOS CLÍNICOS

CANDIDÍASE ORAL

Apresenta-se como creme branco, tipo "coalhada", localizado na mucosa jugal e no palato mais freqüentemente, podendo ser removido com espátula, deixando a superfície dolorosa e sangrante. O diagnóstico é clínico, podendo ser auxiliado pelo raspado e fixação do material com KOH 10% ou coloração pelo método de Gram.

Outras manifestações possíveis são a atrofia aguda inespecífica, a atrofia crônica com reação inflamatória, a queilite angular, muito comum, e a leucoplasia, que acomete com maior intensidade bochecha, lábios e língua.

ESOFAGITE

Está associada ao tratamento de doenças malignas do sistema hematopoiético ou linfático e à Síndrome de Imunodeficiência Adquirida (AIDS). Pode ocorrer com ou sem comprometimento oral, tendo como sintomas mais comuns a disfagia, sensação de obstrução à deglutição ou dor torácica retroesternal. Náusea e vômito também podem acompanhar o quadro descrito, além de complicações como sangramento e disseminação.

O diagnóstico é feito através da endoscopia digestiva alta (EDA), com biópsia, mas pode ser dispensado, com início imediato da terapêutica específica, mediante a presença de quadro clínico compatível em pacientes com fatores de risco. A doença por *Candida* spp pode estar associada a outras enfermidades do esôfago, em pacientes imunocomprometidos, como herpes simples e citomegalovirose.

INFECÇÃO GASTROINTESTINAL

A localização mais comum é o estômago. A condição clínica mais comumente associada é a neoplasia. Pode apresentar-se, clinicamente, como úlcera única ou múltipla (lesão mais freqüente), úlcera gástrica crônica, perfuração gástrica ou úlcera gástrica maligna com infecção concomitante.

Os achados anatomopatológicos incluem envolvimento difuso da mucosa (forma rara) ou úlcera gástrica benigna com invasão focal.

Acomete com a mesma freqüência intestinos delgado e grosso, manifestando-se como ulceração, erosão superficial, formação de pseudomembrana, úlcera penetrante ou perfuração.

VAGINITE

Está associada a diabetes *melitus*, antibioticoterapia e gravidez. A correlação com o uso de contraceptivo hormonal oral é controversa. É enfermidade muito comum e cerca de 75% das mulheres terão pelo menos um episódio na vida. Das vulvovaginites, é a mais freqüente nas mulheres infectadas pelo HIV, ao contrário do observado nas soronegativas, onde a vaginose bacteriana é a mais prevalente.

Apresenta-se como corrimento branco, leitoso, espesso, acompanhado de intenso prurido vulvar e eritema da vagina e lábios vulvares. Pode ocorrer extensão para o períneo, infecção secundária da uretra e endometrite.

SÍNDROME DE CANDIDÍASE CUTÂNEA

Candidíase cutânea generalizada

Ocorre erupção que atinge o tronco, tórax e extremidades. Os casos mais graves são vistos, quando há comprometimento de mãos e pés, e das regiões genitocrural, anal, axilar.

Erosão interdigital blastomicética

É uma lesão dolorosa, predisposta à maceração. Ocorre entre os dedos das mãos e dos pés.

Foliculite

Menos comum que a bacteriana — causada por *Staphylococcus aureus* — raramente se torna extensa.

Balanite

Surgimento com vesículas pruriginosas, associada à ardência intensa. Pode progredir, atingindo coxas, região glútea e escroto. O meio de aquisição pode ser via sexual, com parceira portadora de candidíase vaginal.

Candidíase disseminada

Podem ser observados três tipos de lesão cutânea, mais frequentemente:

- *Macronodular*: mede de 0,5 a 1,0 centímetro e apresenta coloração de rósea a vermelha; pode ser única ou distribuída por todo corpo, indicando disseminação hematogênica. O diagnóstico é feito através de punção-biópsia.
- Lesões similares ao ectima gangrenoso, condição causada por *Pseudomonas aeruginosa*.
- Púrpura fulminante.

Intertrigo

Pode afetar áreas cutâneas quente e úmidas. O início do quadro se dá com pústulas e vesículas, que progridem e se rompem, causando maceração e fissuras.

Paroníquia e onicomicose

Candida spp é a causa mais comum de paroníquia. Secundariamente, surgem espessamento, enrugamento, descoloração e perda da unha. Está associado ao diabetes *melitus* e ao contato das mãos com água por tempo prolongado, como o observado nas lavadeiras.

Rash em fralda

É a causa mais comum de dermatite relacionada às fraldas. Inicia-se na região perianal e se estende ao períneo.

Candidíase perianal

É uma frequente causa de prurido perianal. As complicações são extensão para o canal anal e períneo.

Candidíase mucocutânea crônica (CMC)

Infecção com curso persistente e prolongado de pele, mucosas, cabelos e unhas, apesar da terapêutica adequada. As complicações são: estenose esofágica, desfiguração, alopécia e deformidade de mãos.

Associa-se a alterações imunológicas, sendo o acometimento mais comum de linfócitos T. Os níveis de linfócitos T e de imunoglobulinas séricas habitualmente não estão alterados.

Associa-se, na metade dos casos, a endocrinopatias como o hipoparatiroidismo e a doença de Addison, ocorrendo também correlação com outras enfermidades como o timoma, a dermatofitose crônica, a displasia dental, o vitiligo, a doença autoimune poliglandular, sendo verificada a presença de auto-anticorpos contra células produtoras de melanina.

A candidíase disseminada é uma apresentação rara e o óbito ocorre, mais freqüentemente, por sepse bacteriana.

CANDIDÍASE DO SISTEMA NERVOSO CENTRAL (SNC)

Pode ocorrer infecção de parênquima cerebral e meninges, surgindo, habitualmente, como complicação de candidíase disseminada. Associa-se mais comumente a:

- *Shunt* ventricular.
- Punção lombar, trauma, neurocirurgia.
- Decorrente de complicação de meningites bacterianas.

A taxa de letalidade é elevada, sendo a complicação mais freqüente a hidrocefalia.

Infecção parenquimatosa

Formam-se micro ou macroabcessos disseminados, sendo rara a apresentação com grandes lesões. A clínica é muito variada, podendo causar quadros graves, com coma e morte. Podem ser visualizados à tomografia computadorizada (TC) de crânio.

Infecção nas meninges

Observa-se, em 50% dos casos, alterações liquóricas como pleocitose linfocitária (média de 600 cél./mm³), hipoglicorraquia e aumento de proteína. *C. albicans* é responsável por 90% dos casos, e *C. tropicalis* pode estar envolvida em segundo lugar.

A clínica é caracterizada por síndrome de irritação meníngea com cefaléia, rigidez de nuca e vômitos. O paciente pode apresentar alterações de comportamento, com irritabilidade, podendo quando do acometimento de recém-nascidos, gerar seqüelas permanentes.

Em relação à letalidade, mantém-se elevada, apesar de tratamento adequado, sendo a complicação mais comum a hidrocefalia. A Síndrome de Imunodeficiência Adquirida (SIDA) é considerada um fator predisponente para meningite por *Candida* spp.

Candidíase do trato respiratório

Ocorre mais comumente sob duas formas:

- Broncopneumonia local ou difusa, por inoculação endobronquial.
- Infiltrado difuso e finamente nodular, por disseminação hematogênica. Nos estágios iniciais, pode ser difícil distinguir de insuficiência cardíaca crônica (ICC) e pneumonia por *Pneumocystis carinii*.

Formas raras de apresentação possíveis são a pneumonia necrotizante, o micetoma pulmonar e o infiltrado transitório. A radiografia de tórax é inespecífica em todos os quadros, sendo o diagnóstico definitivo feito através de biópsia, com a observação da invasão fúngica no tecido pulmonar. Não pode ser feito, apenas com achado de levedura em secreção pulmonar, devido à possibilidade de existência como microbiota.

Outros acometimentos possíveis são de brônquios, laringe, epiglote e próteses de laringe.

CANDIDÍASE CARDÍACA

Pode haver acometimento do pericárdio e do miocárdio. A última é marcada pela formação de microabscessos difusos, estando associada à candidíase disseminada e à SIDA.

Os achados, à eletrocardiografia, são inespecíficos, podendo haver arritmia supraventricular, alteração do QRS simulando IAM ou alteração da onda T. Deve ser suspeitada quando há infecção por *Candida* spp e presença de hipotensão e choque.

A pericardite está associada a cirurgias cardíacas e queimaduras, podendo também correlacionar-se com a presença de aspergilose.

Endocardite

É rara causa de endocardite, sendo, contudo, das endocardites fúngicas, a mais comum. *C. albicans* causa cerca de 40% dos casos, sendo mais freqüente o acometimento de valvas aórtica e mitral. Os fatores associados são:

- Valvopatia.
- Pós-operatório de cirurgia cardíaca (50% de todos os casos).
- Exposição a múltiplos antibióticos.
- Administração de fluidos intravenosos por período prolongado.
- Uso de cateteres intravenosos.
- Uso de heroína intravenosa (predomínio de *C. parapsilosis*).
- Uso de quimioterapia.
- Colocação de prótese valvar.

As manifestações clínicas, o diagnóstico e as complicações são semelhantes à endocardite bacteriana.

O tratamento é feito com anfotericina B intravenosa (ver capítulo de infecções cardíacas).

CANDIDÍASE DO TRATO URINÁRIO

O rim é um dos órgãos mais envolvidos na doença disseminada. Pode haver acometimento de trato urinário inferior, superior, uretrite, além de candidúria.

Uretrite

O homem adquire a infecção pelo contato sexual com mulher portadora de vaginite por *Candida*. A mulher apresenta o quadro por extensão de processo vaginal.

Candidúria

Presença de *Candida* spp na urina não indica, necessariamente, infecção renal. Há associação com cateterização vesical e uso de antibióticos, sobretudo de largo espectro. A maioria dos quadros de candidúria tem resolução espontânea.

O diagnóstico é feito por cistoscopia e biópsia. A urinocultura ajuda na diferenciação entre colonização e infecção, sendo este fato questionável por alguns autores.

Cistite

Geralmente ocorre como complicação associada à cateterização vesical. Na ausência de instrumentação, deve-se pensar em diabetes *mellitus*, como fator de risco. Os sintomas podem estar ausentes ou serem idênticos à cistite bacteriana.

Trato urinário superior

A infecção pode ser primária — por via ascendente — ou secundário — por via hematogênica. A mais comum forma de ocorrência é por disseminação hematogênica, estando presentes microabscessos na área cortical. Podem ocorrer, também, necrose de papila, invasão de cálice, abscesso perinefrético e formação de bola fúngica em virtude de obstrução do trato urinário, cálculo ou diabetes *mellitus*.

ARTRITE, OSTEOMIELITE, COSTOCONDRITE E MIOSITE

São extremamente raras. A incidência vem aumentando nos últimos anos, devendo ser pensado como possibilidade diagnóstica, sobretudo em pacientes imunodeprimidos, neutropênicos ou com doenças do sistema linfo-hematopoiético.

Os sítios mais comuns da osteomielite são a coluna, o punho, o fêmur, a junção costocondral, a escápula e o úmero proximal. Há dificuldades de estabelecimento do diagnóstico, já que as hemoculturas são geralmente negativas e a radiografia é inespecífica; deste modo, para a confirmação etiológica, é necessário a realização de aspiração com agulha percutânea e biópsia.

A artrite ocorre como complicação de candidíase disseminada ou por trauma, cirurgia, injeção intra-articular de corticosteróides ou em usuários de heroína intravenosa. A maioria dos casos se dá de forma aguda.

Já a miosite ocorre, na sua maioria, em pacientes neutropênicos, sendo o diagnóstico difícil e geralmente feito através de biópsia.

CANDIDÍASE DO PERITÔNIO, FÍGADO, BAÇO E VESÍCULA BILIAR

A peritonite decorre de complicação de diálise peritoneal, cirurgia gastrointestinal ou perfuração de víscera abdominal, sendo fator predisponente o uso de antibióticos. Pode haver acometimento de outros órgãos do aparelho gastrointestinal, como vesícula biliar, fígado, baço e pâncreas.

O diagnóstico é sugerido pela tomografia computadorizada, ultra-sonografia (USG) ou ressonância nuclear magnética (RM), com a visualização de microabscessos.

VASCULITE

O aumento significativo das vasculites por *Candida* spp se dá pelo uso de dispositivos intravasculares na terapêutica para suporte de vida avançado. As complicações são obstrução de cava superior, endocardite mural do átrio direito, endocardite tricúspide e trombose de veia pulmonar, sendo importante ressaltar que a tromboflebite periférica séptica pode ser decorrente de doença extensa inaparente com poucos sinais e sintomas.

CANDIDÍASE OCULAR

O comprometimento ocular ocorre por via hematogênica ou por inoculação direta. *C. albicans* é o agente mais comum, podendo ocorrer acometimento de qualquer estrutura do aparelho ocular, inclusive endoftalmite.

Manifesta-se por turvação visual, escotomas cintilantes e dor intensa, sendo elevada a incidência de dano ocular permanente. O diagnóstico é estabelecido pela fundoscopia e o tratamento deve ser feito via intra-ocular e intravenosa.

SÍNDROME DA CANDIDÍASE DISSEMINADA OU CANDIDEMIA

O quadro é mais comum em portadores de neoplasias, grandes queimados, pacientes em uso de quimioterápicos, corticosteróides e antibióticos de amplo espectro. Há maior risco também para pacientes cirúrgicos, sobretudo após transplantes de órgãos, cirurgia cardíaca e do trato gastrintestinal.

Há, usualmente, comprometimento de rins, cérebro, miocárdio e aparelho ocular, além de fígado e baço.

O diagnóstico é de difícil suspeição e em cerca de 15% a 40%, só é realizado após a morte.

TRATAMENTO

As linhas gerais de tratamento (fármaco de escolha e drogas alternativas) são apresentadas no Quadro 114-1.

Quadro 114-1. Infecção por *Candida Spp* – Tratamento		
Forma clínica	*Tratamento 1ª escolha*	*Tratamento 2ª escolha*
Mucocutânea	Nistatina	Clotrimazol ou Miconazol
Candidíase oral	Nistatina em suspensão	Fluconazol ou Cetoconazol
Vaginite por *Candida*	Nistatina ou clotrimazol tópicos e fluconazol oral	Miconazol ou violeta de genciana tópicos e cetoconazol oral
Intertrigo	Redução da umidade local e loção de anfotericina B ou creme de nistatina	Miconazol tópico
Paroníquia e onicomicose	Evitar imersão das mãos em água; pode ser usada loção de anfotericina	–
Rash em fralda e candidíase perianal	Nistatina em pó e corticosteróides	Creme ou loção de cetoconazol
Candidíase mucocutânea crônica (CMC)	Anfotericina B intravenosa e imunoestimulação (extrato de leucócitos células livre)*	Cetoconazol ou fluconazol
Candidíase no sistema nervoso central (SNC)	Anfotericina B + 5-fluorocitosina Retirada do *shunt* (se existente)	–
Candidíase no trato respiratório	Anfotericina B parenteral	–
Endocardite por *Candida* spp e candidíase cardíaca	Anfotericina B (6 a 10 semanas.) + cirurgia: remoção da válvula e vegetação	–
Candidíase no trato urinário	Pós-cateterização: resolução sem antifúngico, exceto se ocorre em neutropênicos ou pós-transplante renal: instilação com anfotericina B	5-fluorocitosina ou fluconazol
Artrite, osteomielite, costocondrite e miosite por *Candida* spp	Anfotericina B parenteral Anfotericina B intra-articular em casos refratários ou comprometimento de grandes articulações	–
Peritonite associada à diálise peritoneal	Anfotericina B (instilação local) + remoção do cateter **	–
Candidíase no peritônio, fígado, baço e vesícula biliar	Anfotericina B + cirurgia (esplenectomia, remoção de *bola* fúngica de ductos e vesícula biliar e drenagem pancreática guiada por tomografia computadorizada)	Fluconazol
Vasculite por *Candida* spp	Anfotericina B e remoção do sítio infectado	–
Candidíase ocular	Anfotericina B parenteral (associar 5-fluorocitosina em casos refratários) e vitrectomia (se houver grandes abscessos no vítreo)	–
Síndrome da candidíase disseminada ou candidemia	Anfotericina B ou anfotericina B + 5-fluorocitosina	Fluconazol (pacientes estáveis e sem neutropenia)

*A imunoestimulação tem eficácia que ainda necessita ser melhor avaliada
** Há relatos de tratamentos com sucesso sem a remoção do cateter.
Fluorocitosina: não deve ser usada isoladamente pelo risco de resistência.

BIBLIOGRAFIA RECOMENDADA

Alves de Lima LA. Candidíase. *In* Schechter M, Marangoni DV. *Doenças Infecciosas: Conduta Diagnóstica e Terapêutica.* 2ª ed. Rio de Janeiro: Guanabara-Koogan, 1998.

Fernandes NC. Micoses superficiais e cutâneas. *In* Siqueira-Batista R, Gomes AP, Igreja RP, Huggins DW. Medicina Tropical. Abordagem Atual das Doenças Infecciosas e Parasitárias. Rio de Janeiro, Cultura Médica, 2001.

Mandell GL, Bennett JE, Dolin R. *Principles and Practice of Infectious Diseases.* 5th ed. Philadelphia: Churchill Livingstone, 2000.

Goldman L, Bennett JE. *Cecil Textbook of Medicine.* 21ª ed. Philadelphia: WB Saunders, 2000.

Tierney Jr. LM, McPhee SJ, Papadakis MA. *Current Medical Diagnosis and Treatment.* New York: McGraw-Hill, 2000.

CAPÍTULO 115
Coccidioidomicose

Flávio Taira Kashiwagi ◆ Sávio Silva Santos ◆ Eduardo Cesar Faria

CONCEITO

Coccidioidomicose é uma infecção sistêmica causada pelo fungo dimórfico *Coccidioides immitis*, que pode cursar com diferentes níveis de gravidade.

ETIOLOGIA E EPIDEMIOLOGIA

Coccidioides immitis encontra-se no solo em forma de micélios septados, que ao amadurecerem originam as formas infectantes: os artroconídeos. Os artroconídios penetram na árvore respiratória do infectado e aumentam seu diâmetro, ganhando então a forma de esférulas, que amadurecem (septação) e rompem-se, liberando os esporos. Por fim, os esporos podem ficar retidos nos tecidos e originar novas esférulas ou serem eliminados do corpo, retornando a micélios.

A enfermidade tem caráter endêmico em regiões de baixa pluviosidade como sudoeste dos Estados Unidos e norte do México (incidência de até 60% nessas áreas). O fungo é encontrado principalmente em tocas de animais, cemitérios e sítios arqueológicos. No Brasil, há casos relatados no sertão nordestino com grande parte deles relacionada à atividade de caçar tatus, hábito típico da região.

ASPECTOS CLÍNICOS

Ao penetrar nas vias aéreas do indivíduo, quatro eventos são passíveis de ocorrer em relação à manifestação da doença, conforme o apresentado no Quadro 115-1.

DIAGNÓSTICO LABORATORIAL

Achados pouco específicos como velocidade de hemossedimentação (VHS) elevada e eosinofilia são comuns. Testes sorológicos de imunodifusão dupla em gel de ágar e fixação do complemento, assim como o teste cutâneo de hipersensibilidade à coccidioidina são de valor presuntivo quando positivos, desde que haja suspeita clínica inequívoca.

O diagnóstico de certeza é dado pela demonstração do dimorfismo fúngico (micélias e esférulas) em tecido ou secreção infectadas, através da microscopia direta ou inoculação em camundongos. A cultura do liquor raramente é positiva.

TRATAMENTO

O tratamento é reservado à forma progressiva da doença, visto que a maioria dos casos tem evolução benigna. Apesar de os derivados azólicos — em especial o itraconazol — terem demonstrado bons resultados, a anfotericina em doses totais de 1,5 a 3,0 gramas ainda é o tratamento de eleição.

Quadro 115-1. Aspectos clínicos da coccidioidomicose	
Período	**Manifestações**
Forma assintomática	Ocorre em mais de 50% dos casos e a evolução espontânea para cura é a regra
Coccidioidomicose pulmonar primária	Manifesta-se em cinco a 21 dias após a exposição ao fungo, variando desde um estado gripal até um grave quadro pulmonar inespecífico (febre, tosse produtiva ou não, dor torácica, dispnéia), podendo esse quadro inclusive estar associado a manifestações alérgicas, como erupção maculopapular e eritema nodoso. A doença regride espontaneamente em 30-60 dias. A radiografia pode revelar infiltrados e adenomegalia hilar. Linfadenomegalia mediastinal ou paratraqueal são sugestivas de disseminação
Coccidioidomicose pulmonar progressiva	Ocorre a partir da primoinfecção na qual não houve cura após 60 dias. A seqüela mais comum é um achado radiológico (muitas vezes casual) de um nódulo pulmonar medindo de um a quatro centímetros. Como pode haver confusão com um nódulo maligno, muitas vezes é necessária biópsia por agulha ou ressecção. A cavitação acontece em cerca de 5% dos casos, raramente evoluindo para ruptura e piopneumotórax.Outros aspectos incluem disseminação miliar ou infiltrado inespecífico
Disseminada	Também surge a partir da primoinfecção, sendo caracterizada por ocorrer de forma aguda ou subaguda. As lesões mais freqüentes são encontradas em articulações, ossos, pele, aparelho genitourinário e meninge da base do crânio. Em pacientes imunocomprometidos pode ser fulminante, cursando com fungemia elevada, podendo inclusive ser evidenciada em hemoculturas

BIBLIOGRAFIA RECOMENDADA

Severo LC. Coccidioidomicose. *In* Veronesi R, Foccacia R: *Tratado de Infectologia.* Rio de Janeiro: Atheneu, 1997.

Wanke B. Coccidioidomicose. *In* Siqueira-Batista R, Gomes AP, Igreja RP, Huggins DW: *Medicina Tropical — Abordagem Atual das Doenças Infecciosas e Parasitárias.* Rio de Janeiro: Cultura Médica, 2001.

CAPÍTULO 116
Criptococose

Ricardo Pereira Igreja ◆ Rodrigo Siqueira-Batista

A criptococose é uma infecção cosmopolita, causada pelo fungo encapsulado *Cryptococcus neoformans*, podendo apresentar amplo espectro clínico, que ganhou importância nas duas últimas décadas do século passado graças a epidemia de síndrome de imunodeficiência adquirida (SIDA/AIDS).

ETIOLOGIA E EPIDEMIOLOGIA

Duas variedades deste fungo estão implicadas na etiologia da doença: o *C. neoformans* variedade *neoformans* e *C. neoformans* variedade *gattii*. A variedade *neoformans* possui três sorotipos – A, D e AD; a variedade *gattii*, dois sorotipos – B e C. A variedade *neoformans* apresenta uma distribuição universal, enquanto a *gattii* ocorre principalmente em zonas tropicais e subtropicais da África, da América, do Sudeste Asiático.

Os elementos parasitários do fungo possuem cerca de 5 a 15 μm e uma membrana nitidamente refringente, sendo envoltos por uma cápsula gelatinosa espessa, melhor visualizável pelo exame utilizando a tinta nanquim. A reprodução se dá por brotamento simples, e a gêmula, ao se diferenciar da célula mãe, já se apresenta com a cápsula gelatinosa.

O mecanismo de infecção pelo *C. neoformans* ainda não é completamente elucidado. Embora as formas teciduais sejam caracterizadas por leveduras encapsuladas com brotamento de 7μm ou mais de diâmetro, acredita-se que as formas infectantes sejam muito menores, talvez com 2 a 4 μm. Ainda não se sabe se as infecções provêm exclusivamente da inalação de células leveduriformes fracamente ou não encapsuladas, ou se esporos sexuais especializados – os basidiosporos – também possam iniciar a doença por via pulmonar. Neste caso, os propágulos infectantes devem ser suficientemente pequenos para que alcancem os alvéolos e aí fiquem retidos, a fim de que ocorra a posterior invasão tecidual e disseminação.

É provável que a maior parte dos quadros clínicos causados por *C. neoformans* venham de focos quiescentes estabelecidos previamente; sem embargo, o agente não é incomum no meio urbano, e a exposição de indivíduos suscetíveis a infecções oportunistas pode resultar na infecção direta a partir de uma fonte exógena. Diferentemente de outras micoses como a histoplasmose, blastomicose ou coccidioidomicose, não têm sido relatados surtos ou epidemias de pneumonia criptocócica associada a uma fonte ambiental comum. Isto sugere que a maior parte das infecções primárias possa ser subclínica.

ASPECTOS CLÍNICOS

A criptococose primária ocorre quase sempre no pulmão. A doença pode permanecer localizada ou disseminar para outros tecidos, principalmente o sistema nervoso central (SNC), até mesmo quando há resolução das lesões pulmonares.

As lesões do SNC são as mais freqüentes e as mais importantes manifestações clínicas da criptococcose.

Pacientes imunocompetentes

Na doença pulmonar, ocorre desde situações assintomáticas até formas graves de disseminação local, podendo ocorrer insuficiência respiratória. As manifestações clínicas mais comuns são febre, tosse produtiva, dor pleurítica e emagrecimento, as quais costumam ocorrer insidiosamente. Várias alterações na telerradiografia de tórax podem ser encontradas, desde exames sem alterações até pneumonias intersticiais extensas associadas a síndrome de derrame pleural.

No período anterior à AIDS, os pacientes imunocompetentes apresentavam um quadro de meningite subaguda, com sintomas e sinais tais como cefaléia, febre, náuseas, vômitos e rigidez de nuca, os quais evoluem de forma indolente ao longo de dias. Em alguns casos, a ocorrência de cefaléia e alterações mentais – como confusão, distúrbios de personalidade e de memória – podem evoluir ao longo de semanas e meses. Outras alterações são observadas, tais como diplopia, redução da acuidade visual, nistagmo, estrabismo, paralisia de nervos cranianos, hiporreflexia, sonolência, torpor e coma.

A doença causada pela variedade *gattii* ocorre quase que exclusivamente no hospedeiro imunocompetente. Nesses pacientes, lesões focais do sistema nervoso central, hidrocefalia assim como massas pulmonares e edema de papila ocorrem com maior freqüência.

Outras manifestações incluem alterações cutâneas – pápulas, pústulas, abscessos e ulcerações –, osteo-articulares – fistulização e artrite –, além de endocardite, miocardite, pericardite, peritonite, empiema, retinite, hepatite, prostatite, linfadenomegalia, invasão de medula óssea e de adrenais.

Pacientes com AIDS

Nos pacientes com AIDS, a falta de especificidade é a principal característica clínica da criptococcose, podendo haver evolução com meningite, sepse, ou localização do fungo em outros órgãos e tecidos, tais como articulações, pericárdio, pleura, pulmões, pele, mucosas, próstata e mediastino. A discussão acerca da infecção criptocócica do SNC em pacientes com AIDS está apresentada no Capítulo 22.

DIAGNÓSTICO

Como a maioria dos pacientes com criptococcose apresenta meningite, a maior experiência diagnóstica é com esta forma da doença. Os achados do liquor podem ser normais, como o observado freqüentemente nos pacientes com AIDS, embora costume haver uma elevação da pressão liquórica, bem como pleocitose predominantemente linfocitária. O nível das proteí-

Quadro 116-1. Terapia da criptococose

Fármaco	Esquema	Comentários
Anfotericina B	0,5 a 1,0 mg/kg/dia, pelo menos por seis semanas	O mais importante efeito adverso da anfotericina B é a disfunção renal, que ocorre em 80% dos pacientes. Outras reações adversas incluem calafrios, febre, cefaléia, anemia, edema pulmonar, flebite e convulsões. A anfotericina B é empregada em doses totais de 1,5 a 3,0 gramas Atualmente estão disponíveis formulações de anfotericina associada a lipossoma (anfotericina B lipossomal), reduzindo substancialmente os efeitos adversos atribuíveis ao fármaco e propiciando a utilização de doses mais elevadas (até 5 mg/kg/dia)
Fluconazol	400 mg/dia, 12/12h	Derivado azólico com importante efeito antifúngico, tendo a vantagem de estar disponibilizado por vias oral e venosa e possuir boa penetração no sistema nervoso central. Embora o tratamento de escolha continue sendo a associação anfotericina B / 5-fluorocitosina e, na ausência de 5-fluorocitosina e anfotericina B isolada, o fluconazol é uma boa alternativa, tendo sido observada em algumas séries uma eficácia no tratamento da criptococose comparável à obtida com anfotericina B
5-fluorocitosina	150 mg/kg/dia, 6/6h via oral	As manifestações da toxicidade da 5-fluorocitosina variam de uma diarréia grave e hepatite a uma supressão da medula óssea, com potencial risco de vida; aproximadamente, metade das reações adversas ocorre nas duas primeiras semanas de terapia Apesar da boa penetração no liquor e da boa atividade *in vitro*, os ensaios terapêuticos com a 5-fluorocitosina demonstraram que ela não deve ser usada em monoterapia, pois comumente havia recaída, emergência de fungos resistentes à droga e mielotoxicidade significativa

nas está geralmente elevado e o da glicose geralmente pouco diminuído. Exames microscópicos de preparações com tinta-da-china são positivas em cerca de 50% dos casos de paciente HIV não reatores, enquanto nos pacientes com AIDS, a positividade chega a 75%. A cultura do liquor (no meio de Sabouraud mas não nos meios seletivos contendo ciclo-heximida) é tão sensível quanto a detecção sorológica do antígeno criptocócico, sendo positiva em mais de 95% dos acometidos. Cultivo de outros materiais como sangue, urina, escarro, pus de linfonodos e lesões cutâneas, principalmente, podem também ser positivos. O antígeno polissacarídico capsular pode ser detectado através da aglutinação do látex, utilizando-se o liquor e o soro para a pesquisa.

O exame histopatológico de fragmentos de órgãos ou tecidos pode também ser útil para o diagnóstico, principalmente pela utilização da coloração por mucicarmim para a evidenciação da cápsula. Mais recentemente, a técnica de reação em cadeia da polimerase (PCR) também começou a ser empregada no diagnóstico da doença, com bons resultados.

Na criptococose do sistema nervoso central, métodos de imagem radiológica como a tomografia computadorizada (TC) não costumam mostrar alterações (eventualmente apenas hidrocefalia). Sem embargo, os criptococomas podem ser visualizados como lesões expansivas no interior do encéfalo.

TRATAMENTO

A terapia de escolha nas infecções do SNC na criptococose é a associação anfotericina B/5-fluorocitosina. Os esquemas terapêuticos na criptococose são apresentados no Quadro 116-1.

PREVENÇÃO

Não há medidas profiláticas (quimioprofilaxia ou vacinas) indicadas para a prevenção da criptococose.

BIBLIOGRAFIA RECOMENDADA

Batista L, Silva MV. Criptococose. *In* Veronesi R, Foccacia R: *Tratado de Infectologia.* Rio de Janeiro: Atheneu, 1997.

Diamond R. *Cryptococcus neoformans. In* Mandell G, Bennett JE, Dolin R: *Principles and Practice of Infectious Diseases.* 5th ed. Philadelphia: Churchill Livingstone, 2000.

Fonseca MS, Igreja RP, Siqueira-Batista R, Pinto GA, Ramos Jr. AN. Concomitância de meningite criptocócica e neurossífilis em paciente anti-HIV reator. Anais do XXXIV Congresso da Sociedade Brasileira de Medicina Tropical, 1998.

Igreja RP. Sensibilidade in vitro de amostras de *Cryptococcus neoformans* isoladas de pacientes do Rio de Janeiro. Tese de Mestrado. Rio de Janeiro — Universidade Federal do Rio de Janeiro, 1993.

Igreja RP, Ronin O, Caiuby MJ, Lazera MS, Wanke B, Dromer F, Dupont B. Study on *Cryptococcus neoformans* isolated from patients with persistent cryptococcosis. Congress of the International Society for Human and Animal Mycology, 1994.

Igreja RP. Criptococose. *In* Siqueira-Batista R, Gomes AP, Igreja RP, Huggins DW: *Medicina Tropical — Abordagem Atual das Doenças Infecciosas e Parasitárias.* Rio de Janeiro: Cultura Médica, 2001.

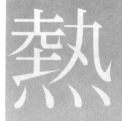

CAPÍTULO 117
Cromomicose (Cromoblastomicose, Dermatite Verrucosa Cromoparasitária ou Cromomicótica, Micose de Petroso e Lane)

Renata Antunes Joffe ◆ Adaucto Hissa-Elian

CONCEITO

É uma infecção micótica subcutânea, granulomatosa, de curso crônico, não contagiosa, causada por diversos fungos pigmentados, habitualmente saprófitos, da família *Dermatiaceae*. Nos tecidos, apresentam-se arredondados e acastanhados (células fumagóides).

ETIOLOGIA

Os fungos pigmentados capazes de causar a cromomicose incluem: *Fonsecae pedrosoi, Cladosporium carrionii, Phialophora verrucosa, Fonsecae compacta, Exophiala castellani, Exophiala jeanselmei, Rhinocladiella aquaspersa.*

Outras espécies como *Botryomyces caespitosus* e *Exophiala spinifera* são mais raramente descritas.

Os fungos *F. pedrosoi* e *C. carrionii* são responsáveis pela maior parte dos casos. Os demais agentes causam a doença de forma esporádica.

A divisão celular é binária (por septação celular e não por gemulação), sendo raro o encontro de elementos alongados insinuando filamentação. No meio de Sabouraud, as colônias apresentam em geral crescimento lento, com coloração escura, variando do verde oliva ao negro.

EPIDEMIOLOGIA

Os fungos são encontrados no solo, assim como em vegetais em decomposição e madeiras em geral. A infecção ocorre após inoculação traumática dos agentes, na pele.

A doença possui distribuição universal sendo mais freqüente em áreas rurais das regiões tropicais e subtropicais (México, Brasil, América Central e do Sul, Venezuela, Austrália e África do Sul).

Acomete preferencialmente membros inferiores de adultos do sexo masculino (geralmente de trabalhadores rurais), sem predileção por etnia.

ASPECTOS CLÍNICOS

Tempo de incubação. Um a dois meses após a inoculação na pele.

Topografia. Normalmente unilateral, acomete membros inferiores, principalmente pés e pernas. Lesões em membros superiores, tronco e face são mais raras.

Lesão inicial e evolução. Pequeno infiltrado papulonodular ou papuloverrucoso, eritematoso, pruriginoso, que evolui lenta e progressivamente ao longo de meses ou anos; se propaga por contigüidade e extensivamente, apresentando lesões verruco-vegetantes, mamilonadas, muito bem demarcadas, atingindo, às vezes, grandes dimensões. Observa-se com freqüência lesões satélites. Eventualmente, encontram-se formas nodulares, tricofitóides ou cicatriciais. Não é raro ocorrer infecção secundária das lesões. O estado geral normalmente está preservado.

DIAGNÓSTICO

É baseado em exames micológicos e na histopatologia conforme o comentado a seguir.

Exame micológico

- O exame direto a fresco do pus, secreção, ou do próprio raspado da superfície das lesões, diluído em KOH a 10% revela corpos arredondados, de cor acastanhada, isolados ou agrupados (corpos fumagóides), multiplicando-se por septação sem brotamento.

- Cultura da secreção no meio de Sabouraud permite a identificação da espécie do fungo (colônias negras).

Histopatologia

Evidencia infiltrado granulomatoso. A presença de células fumagóides no interior dos microabscessos e das células gigantes firma o diagnóstico.

DIAGNÓSTICO DIFERENCIAL

Deve ser feito principalmente com outras condições crônicas que cursam com lesões verrucosas, assim como as doenças do agrupamento LECT – leishmaniose, esporotricose (cromomicose) e tuberculose.

Outros diagnósticos diferenciais incluem neoplasias, feo-hifomicose subcutânea, doença de Jorge Lobo, micetoma, sífilis terciária, bouba e hanseníase.

TRATAMENTO

A cromomicose é uma doença que tem vocação à resistência terapêutica. O tratamento pode variar dependendo de cada situação em particular e da extensão da lesão. Muitas vezes, o tratamento é longo, podendo ocorrer recidivas.

- *Formas localizadas:* criocirurgia com nitrogênio líquido (dois ciclos de 30 a 60 segundos), exérese cirúrgica, eletro-coagulação. Infiltração intralesional com anfotericina B é utilizada em lesões pequenas.
- *Formas extensas:* apesar de alguns autores recomendarem o itraconazol 200-400 mg/dia como droga de primeira escolha para o tratamento, a fluocitosina (100-150 mg/kg/dia) ainda é largamente utilizada apresentando resultados de razoáveis a bons. Em caso de recidivas ou de resistência, utiliza-se a 5-fluorocitosina associada a outras drogas:
  - anfotericina B (50 mg/dia) + 5-fluorocitosina (70-100 mg/kg/dia), por 3 a 4 meses;
  - itraconazol (200 mg/dia) + 5-fluorocitosina (100 mg/kg/dia), durante 6 meses.

O prognóstico é bom na maioria das vezes. Eventualmente ocorre linfedema, provocando elefantíase, incapacitação física e carcinoma espinocelular em lesões crônicas.

BIBLIOGRAFIA RECOMENDADA

Azulay RD, Azulay DR. *Micoses Profundas e Subcutâneas. Dermatologia.* Rio de Janeiro: Guanabara-Koogan, 1997.

Lacaz CS, Porto E, Martins JEC. *Micologia Médica.* São Paulo: Sarvier, 1991.

Severo LC, Londero AT. Micoses. *In* Veronesi R, Foccacia R: *Tratado de Infectologia.* Rio de Janeiro: Atheneu, 1997.

Siqueira-Batista R, Igreja RP. Cromoblastomicose. *In* Siqueira-Batista R, Gomes AP, Igreja RP, Huggins DW: *Medicina Tropical — Abordagem Atual das Doenças Infecciosas e Parasitárias.* Rio de Janeiro: Cultura Médica, 2001.

Wagner KF. Agents of chromomycosis. *In* Mandell GL, Bennett JE, Dolin R: *Principles and Practice of Infectious Diseases.* 5th ed. Philadelphia: Churchill Livingstone, 2000.

CAPÍTULO 118
Doença de Jorge Lobo

Flávio Taira Kashiwagi ◆ Ricardo Pereira Igreja

CONCEITO

A doença de Jorge Lobo é uma infecção fúngica crônica com acometimento cutâneo profundo (epiderme e derme), causada por *Lacazia loboi*.

ETIOLOGIA E EPIDEMIOLOGIA

Lacazia loboi é um agente de difícil cultivo que, ao exame direto ou histológico, apresenta-se como um parasita de forma globosa e parede espessa, multiplicando-se por brotamento contínuo e comumente formando cadeias tipo "rosário".

Ocorre nas regiões equatoriais (porém não exclusivamente nestas), encontrando nas florestas tropicais e subtropicais condições extremamente favoráveis para seu desenvolvimento (calor e umidade). No Brasil, todos os casos relatados até 1996 (255 casos) são originários da Amazônia.

O mecanismo de transmissão ainda não foi estabelecido, porém existem evidências epidemiológicas que apontam para a pele traumatizada como provável via de penetração do fungo. Solo, coleções hídricas e vegetais habitantes desses locais podem abrigar o agente. Não há relato de transmissão inter-humana.

ASPECTOS CLÍNICOS

A enfermidade pode ser considerada exclusivamente cutânea. As lesões são polimórficas podendo ser únicas ou múltiplas. É comum a queixa de ardor ou prurido e a variabilidade de apresentação inclui máculas, pápulas, gomos, lesões verrucosas, lesões atróficas e lesões ulceradas. Há ainda a possibilidade de que nódulos confluam, assumindo assim um aspecto de placas com bordos elevados.

Topograficamente, os locais preferenciais são os membros inferiores, dorso, nádegas e braços. Lesões nos lóbulos das orelhas e na área retroauricular acontecem em grande parte dos casos e estão associadas ao hábito de transportar carga sobre os ombros ou portar gravetos atrás da orelha.

Acredita-se que a ausência de acometimento visceral ocorra devido à baixa termotolerância do fungo, fato este respalda-do pela observação de que a maior parte das lesões desenvolve-se nas áreas mais frias do corpo.

DIAGNÓSTICO

É feito através da visualização de parasitas no exame a fresco de secreção das feridas. Para material sólido de biópsia, o exame histopatológico com coloração específica pelo PAS e Grocott evidencia um intenso infiltrado de macrófagos e células gigantes multinucleadas contendo parasitas em seus interiores. Além disso, pode-se notar reticuloendoteliose da derme, acentuada tendência à fibrose, proliferação das células de Langhans e ausência de necrose. A cultura do fungo é, via de regra, negativa.

No **diagnóstico diferencial** se incluem principalmente a leishmaniose cutânea, a hanseníase virchowiana nodular, a paracoccidioidomicose (forma cutânea nodular e vegetante) e a cromomicose.

TRATAMENTO

O tratamento quimioterápico é indicado nas formas extensas e disseminadas. Deve-se ressaltar, porém, que não é possível a cura definitiva. Os fármacos preconizados são o cetaconazol (400 mg/dia) ou a clofazimina (200 mg/dia por três meses, seguidos de 100 mg/dia por período variável). Há relato de resultados mais satisfatórios com o emprego deste último fármaco.

Para lesões não extensas, a exérese cirúrgica com margem de segurança ou a criocirurgia consistem no tratamento de escolha, podendo esta sim ser uma terapêutica definitiva e de cura.

BIBLIOGRAFIA RECOMENDADA

Marcopito LF. Doença de Jorge Lobo. *In* Veronesi R, Foccacia R: *Tratado de Infectologia.* Rio de Janeiro: Atheneu, 1997.

Maresca AF, Igreja RP, Farinazzo RJM, Barroso DE. Doença de Jorge Lobo. *In* Siqueira-Batista R, Gomes AP, Igreja RP, Huggins DW: *Medicina Tropical — Abordagem Atual das Doenças Infecciosas e Parasitárias.* Rio de Janeiro: Cultura Médica, 2001.

CAPÍTULO 119
Esporotricose

Thiago Alessi Rabelo Marinho ◆ Ricardo Pereira Igreja ◆ Sávio Silva Santos

CONCEITO

A esporotricose é uma infecção fúngica, causada pela inoculação cutânea do *Sporothrix schenkii*. A doença possui alta capacidade de cronificação, com poucas evidências de autoresolução. Tipicamente acomete a pele, os tecidos subcutâneos e os linfáticos regionais; pode ocorrer, também, acometimento de ossos, articulações e, menos comumente, pulmão, sistema nervoso central (SNC) e de outros locais.

ETIOLOGIA

S. schenckii é um fungo dimórfico, que cresce na natureza e no laboratório. Em ágar Sabouraud desenvolve-se como um mofo branco, que com o tempo torna-se preto-amarronzado. Nos tecidos e a 37º C o fungo existe como células leveduriformes redondas, esféricas ou em forma de charuto, com 2 a 6 µm de tamanho.

EPIDEMIOLOGIA

A esporotricose possui distribuição mundial, sem predileção por sexo, idade, ou etnia; com exceção de sua forma extracutânea, a qual mostra-se mais prevalente em homens. Ocorre principalmente em regiões de clima tropical e subtropical. É considerada uma doença ocupacional de determinados grupos, incluindo floristas, jardineiros, paisagistas, carpinteiros e fazendeiros. A transmissão resulta, quase sempre, da introdução de microrganismos por via percutânea. Na forma extracutânea, a via de inoculação permanece indeterminada, provavelmente sendo feita por via linfo-hematogênica ou inalatória. Não se tem conhecimento da transmissão interpessoal.

ASPECTOS CLÍNICOS

Existem duas formas clínicas distintas da doença: cutânea e extracutânea.

A forma cutânea pode ser dividida em dois tipos: em placa ou linfocutânea. A **esporotricose em placa** consiste em uma única lesão ulcerada ou nodular no local de inoculação primária. Esta ocorre preferencialmente na face e em superfícies corporais expostas. A lesão começa como uma pequena pápula vermelha, indolor, que aumenta gradualmente e acaba ulcerando. Apresenta cor violácea, drenando material serossangüinolento. A **esporotricose linfocutânea** é encontrada em 75% dos casos, representando uma extensão da lesão primária. Nódulos subcutâneos, indolores, são observados ao longo dos linfáticos espessados, por dias ou semanas, e ocasionalmente ulceram.

A **esporotricose extracutânea** manifesta-se principalmente no sistema esquelético, ocasionando monoartrite indolente dos joelhos, tornozelos, punhos, cotovelos, osteomielite, tenossinovite e síndrome do túnel do carpo. A poliartrite pode ocorrer, sendo mais comum em indivíduos imunodeprimidos.

O acometimento pulmonar é menos prevalente que o articular. Acontece mais freqüentemente em homens, alcoólatras e idosos, podendo, também, estar associado à tuberculose pulmonar, diabetes *mellitus*, sarcoidose e uso de corticosteróides. Apresenta-se como lesões cavitárias, de paredes finas, unilaterais ou bilaterais associadas a infiltrado parenquimatoso, mimetizando reativação de tuberculose.

O acometimento extracutâneo pode ser observado na conjuntiva, na córnea, nos seios paranasais, rins, testículos e epidídimo. A meningite linfocítica crônica é uma manifestação da esporotricose extra-cutânea descrita em pequeno número de ocasiões.

Além das manifestações relatadas, convém comentar que a doença pode sofrer disseminação em imunodeprimidos, cursando com anemia, leucocitose, emagrecimento, febre baixa e lesões cutâneas extensas, podendo haver, também, acometimento de articulações, ossos, sistema nervoso central (SNC), olhos, linfonodos e medula óssea, sobretudo quando há infecção concomitante pelo vírus da imunodeficiência humana (HIV).

DIAGNÓSTICO

O diagnóstico é confirmado pelo isolamento do microrganismo em culturas de tecidos ou fluidos obtidos dos locais acometidos, como por exemplo pele, nódulos subcutâneos e pulmão. Os achados histopatológicos mostram-se inespecíficos e as células leveduriformes não são, muitas vezes, identificadas pelas colorações de *Gomori* ou *PAS*. O exame do soro e do liquor, por aglutinação, pelo látex ou imunoensaios são importantes, para o achado de anticorpos, principalmente em pacientes com formas disseminadas. Não existem testes cutâneos disponíveis comercialmente.

TRATAMENTO

Os fármacos empregados no tratamento da esporotricose são apresentados no Quadro 119-1.

Quadro 119-1. Terapêutica da esporotricose		
Formas	*Medicamento*	*Prognóstico*
Cutânea	**Escolha**: iodeto de potássio – 5 a 10 gotas, três vezes ao dia; aumentar a dose em três a cinco gotas/dia, até o máximo de 120 a 150 gotas/dia ou toxicidade; a terapia é mantida por mais 30 dias após resolução clínica	EXCELENTE: Alta probabilidade de cura
	Alternativa: itraconazol – 100 a 200 mg ao dia	
Cutânea refratária, em Imunodeprimidos e extracutânea	**Escolha**: Anfotericina B até 1 mg/kg (máximo de 50 mg/dia; para prescrição consultar Capítulo 1) OBS.: a anfotericina B é usada isoladamente, ou pode-se realizar um curso de indução com a anfotericina e continuar o tratamento com itraconazol; o seu uso intra-articular mostra-se benéfico em casos selecionados. Em acometimento de SNC, pode-se associar 5-fluorocitosina	RESERVADO: Significativas taxas de morbidade e mortalidade; alta taxa de refratariedade
	Alternativa: itraconazol – 200 a 400 mg ao dia	

BIBLIOGRAFIA RECOMENDADA

Mello S, Maymone WH, Igreja RP. Esporotricose. *In* Siqueira-Batista R, Gomes AP, Igreja RP, Huggins DW: *Medicina Tropical — Abordagem Atual das Doenças Infecciosas e Parasitárias*. Rio de Janeiro: Cultura Médica, 2001.

Rex JH, Okhuysen PC. *Sporothrix schenckii. In* Mandell GL, Bennett JE, Dolin R: *Principles and Practice of Infectious Diseases*. 5th ed. Philadelphia: Churchill Livingstone, 2000.

CAPÍTULO 120

Histoplasmose

Domenico Capone ◆ Andréia Patrícia Gomes
Eduardo Cesar Faria ◆ Flávio Taira Kashiwagi

CONCEITO

Doença sistêmica causada pelo fungo *Histoplasma capsulatum*, um agente dimórfico de baixa virulência, que tem sua patogenicidade, em geral, vinculada ao estado imunológico do hospedeiro e à carga fúngica inalada. A histoplasmose clássica é causada pelo *H. capsulatum* var. *capsulatum*; entretanto, *H. capsulatum* var. *duboisii* causa também doença sistêmica denominada histoplasmose africana (ou *duboisi*). Somente o primeiro agente é descrito no Brasil.

ETIOLOGIA E EPIDEMIOLOGIA

Histoplasma capsulatum habita o solo na forma de micélio e infecta o homem através de elementos denominados conídios (micro e macroconídios). Estes, ao atingirem os alvéolos, modificam sua estrutura de filamento para levedura (forma patogênica), caracterizando assim o dimorfismo fúngico.

Após atingir o pulmão, há uma tentativa, habitualmente ineficaz, por parte do organismo, em deter a infecção ativando macrófagos alveolares e polimorfonucleares. A multiplicação do fungo estimula o aumento linfonodal hilar, ocorrendo a partir daí fungemia e disseminação sistêmica. Concomitante à fungemia há uma resposta imunológica mediada por linfócitos T, estes sim capazes de bloquear a infecção. Caso um déficit imunológico se instale, poderá haver a reativação da doença.

A distribuição do fungo é cosmopolita, havendo, porém, predomínio em áreas onde o solo é rico em compostos nitrogenados. Esse dado é particularmente importante, já que locais habitados por aves e morcegos, como por exemplo cavernas e poleiros, contêm elevadas quantidades desse parasita. No Brasil, habitantes da região Norte têm maior prevalência de reatividade cutânea à histoplasmina em relação à região Sul.

ASPECTOS CLÍNICOS

Em indivíduos saudáveis, porém residentes em áreas endêmicas, o quadro é benigno e com resolução espontânea. Quando sintomático, pode apresentar febre, *rash* cutâneo, mialgia, cefaléia, tosse seca e outros sintomas inespecíficos. O aspecto radiográfico é de infiltrado reticulonodular e aumento do hilo pulmonar. Uma síntese dos aspectos clínicos da histoplasmose é apresentada no Quadro 120-1.

Além do descrito no Quadro 120-1 há uma forma rara de acometimento, a histoplasmose ocular. Não está relacionado à infecção ativa ou disseminada. Parece haver uma reação local de hipersensibilidade ao antígeno do fungo. O tratamento é feito com coagulação a *laser* das lesões.

DIAGNÓSTICO

Feito por exame direto ou cultura em meio seletivo (Sabouraud ou Mycogel), utilizando-se para isto os mais diferentes materiais, na dependência do quadro clínico apresentado pelo enforme. O diagnóstico sorológico se apóia em achados de imunodifusão dupla em gel-de-ágar. A detecção de antígeno de *H. capsulatum* pode eventualmente ser realizada através de radioimunoensaio em liquor, urina e sangue.

TRATAMENTO

É realizado com os fármacos apresentados no Quadro 120-2.

Como a recidiva é freqüente nos pacientes com AIDS, a terapia a longo prazo é necessária com a utilização de itraconazol, 100 mg/dia.

480 ❑ Parte VII ✔ Doenças Causadas por Fungos

	Quadro 120-1. Quadro clínico da histoplasmose
Forma clínica	*Características*
Histoplasmose pulmonar aguda	Geralmente observada em casos de surtos ou microepidemias. O período de incubação é de três a 20 dias, em média. Febre, astenia, queda do estado geral, tosse não produtiva, dispnéia (ocasionalmente insuficiência respiratória), associados à hepatoesplenomegalia, linfadenomegalias e exantema maculopapular (este nem sempre presente); há maior gravidade em crianças pequenas e na inalação de grandes quantidades de formas infectantes. A radiografia de tórax mostra pequenas áreas de pneumonite com infiltrado alveolar e intersticial em ambos os pulmões, estando quase sempre presentes linfadenomegalias hilares
Histoplasmose pulmonar crônica	É mais comum em homens da terceira a quinta décadas, tendo como principais manifestações febre baixa, queda do estado geral, emagrecimento, dor torácica e tosse produtiva (às vezes com hemoptóicos); infiltrados intersticiais apicais que evoluem para a formação de foco pulmonar denso são descritos na enfermidade. Em pacientes com doença pulmonar obstrutiva crônica (DPOC), a forma crônica da doença mimetiza reinfecção tuberculosa no adulto. Nos pacientes com doença pulmonar nos quais se suspeite de tuberculose, porém com baciloscopia negativa, o diagnóstico de histoplasmose deve ser considerado
Histoplasmose disseminada	**Aguda**: acomete crianças pequenas (em geral menores de dois anos), evoluindo com febre, queda do estado geral, fadiga, tosse, alterações abdominais (diarréia, aumento do volume abdominal), fenômenos hemorrágicos (petéquias, equimoses, sangramento da mucosa oral, hematêmese, melena), hepatoesplenomegalia, linfadenomegalias, icterícia e pancitopenia no hemograma; radiografia em geral mostra infiltrados intersticiais
	Subaguda: mais comum em adultos jovens, evoluindo com febre, queda do estado geral, emagrecimento, astenia e presença de lesões focais (ossos, intestinos – lesões ulceradas –, pele, meninges, adrenal e outros); a radiografia, em geral, mostra infiltrados intersticiais
	Crônica: mais comum após a quinta década, tem como principais características as lesões de orofaringe, lábios, gengivas associados à febre baixa, com raro acometimento pulmonar; acometimento da adrenal, de meninges, endocárdio, linfonodos, pele e outros, podem eventualmente estar presente
Histoplasmose oportunista	Relacionada à imunodepressão (linfomas, leucemias, transplantes, síndrome de imunodeficiência adquirida – AIDS). A infecção grave é a regra e é manifesta como forma pulmonar ou disseminada. Na forma disseminada, pode acometer trato digestivo, supra-renais, sistema nervoso central, sistema reticuloendotelial, ossos e outros. O quadro das formas graves de histoplasmose inclui: febre elevada, calafrios, diarréia, adenomegalias, hepatoesplenomegalia, lesões cutâneas e úlceras de mucosas. Pode haver insuficiência adrenal anos após a infecção

	Quadro 120-2. Abordagem terapêutica da histoplasmose
Forma clínica	*Tratamento*
Pulmonar aguda	Em geral não tratar, salvo nos casos graves ou naqueles que persistam por mais de três semanas; usar anfotericina B (0,5-1,0 mg/kg/dose), até atingir a dose cumulativa de 0,5-1 g; Itraconazol oral 200-400 mg/dia, por seis meses, pode ser uma alternativa
Pulmonar crônica	Anfotericina B (0,5-1,0 mg/kg/dose) até atingir a dose cumulativa de 35-40 mg/kg; itraconazol oral 200-400 mg/dia, por seis meses, pode ser uma alternativa
Disseminada	Anfotericina B (0,5-1,0 mg/kg/dose) até atingir uma dose cumulativa de 35-40 mg/kg
Oportunista	Anfotericina B (0,5-1,0 mg/kg/dose) até atingir a dose cumulativa de 35-40 mg/kg

BIBLIOGRAFIA RECOMENDADA

Deepe GS. *Histoplasma capsulatum. In* Mandell GL, Bennet JE, Dolin R: *Principles and Practice of Infectious Diseases.* 5th ed. Philadelphia: Churchill Livingstone, 2000.

Faria EC, Capone D, Malheiros WMP, Gomes AP, Nascimento ACP. Histoplasmose. *In* Siqueira-Batista R, Gomes AP,

Igreja RP, Huggins DW: *Medicina Tropical — Abordagem Atual das Doenças Infecciosas e Parasitárias.* Rio de Janeiro: Cultura Médica, 2001.

Negroni R. Histoplasmose. *In* Veronesi R, Foccacia R: *Tratado de Infectologia.* Rio de Janeiro: Atheneu, 1997.

Wanke B. Micoses profundas. *In* Schechter M, Marangoni DV: *Doenças Infecciosas: Conduta Diagnóstica e Terapêutica.* 2ª ed. Rio de Janeiro: Guanabara-Koogan, 2001.

CAPÍTULO 121
Infecções por *Fusarium* e *Penicillium*

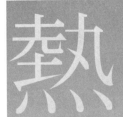

Rodrigo Siqueira-Batista ◆ Andréia Patrícia Gomes

Nos últimos anos, com o aumento do contingente de pacientes imunodeprimidos – transplantados, pacientes submetidos à quimioterapia, infectados pelo vírus da imunodeficiência humana (HIV) – vêm sendo descritas infecções graves por fungos filamentosos pouco usuais. Neste contexto, merecem destaque *Penicillium marneffei* e espécies de *Fusarium*, as quais serão sucintamente abordadas a seguir.

INFECÇÕES POR *FUSARIUM*

As espécies deste gênero são comumente parasitas de vegetais, sendo a ocorrência de infecção humana associada a pacientes imunocomprometidos, seja tanto por doenças como leucemia, linfoma, síndrome de imuno deficiência adquirida (AIDS), quanto em pacientes com neutropenia severa, após transplante, como, por exemplo, de medula óssea. Raramente pode provocar infecção em imunocompetentes por inoculação traumática, assim como pode infectar grandes queimados, também evento raro.

As infecções em imunodeprimidos ainda têm a forma de aquisição desconhecida. São relatadas como fontes possíveis a inalação, a ingesta e a pele. Infecções localizadas como a onicomicose e a sinusite podem funcionar como foco para a forma mais grave da doença, a disseminada, ocorrendo em pacientes com neutropenia grave e prolongada, que cursa com febre, mialgia e lesões de pele (vistas mais freqüentemente em extremidades): máculas, inicialmente pálida, progredindo para eritematosa e evolução com necrose.

O diagnóstico é feito pela recuperação do fungo em hemocultura ou biópsia de pele e cultura. O tratamento é realizado com anfotericina B, como relatado no Capítulo 1 (ver doses, administração, cuidados e efeitos adversos), devendo-se associar fator estimulante de colônias de granulócitos (filgastrina) para reversão, o mais breve possível, da neutropenia.

INFECÇÕES POR *PENICILLIUM MARNEFFEI*

O agente etiológico da penicilinose, *P. marneffei*, é um fungo dimórfico que vem sendo relacionado a graves infecções em pacientes imunocomprometidos, em especial enfermos com AIDS, com inúmeros casos descritos na Tailândia (a principal área de ocorrência). Foram também relatados casos em pacientes pediátricos e adultos, sem que se pudesse identificar imunossupressão associada.

A área geográfica de ocorrência da penicilinose é restrita ao Sudeste Asiático – China, Tailândia, Mianmar, Hong Kong, Indonésia, Laos, Malásia, Singapura, Taiwan e Vietnã. O fungo é isolado do solo e de espécies de roedores – *Rhizomys pruinosis*, *Rhizomys sinensis* e *Rhizomys sumatrensis* – mas não se sabe ao certo o papel deste achado na infecção humana. A inalação de conídios de fontes ambientais e do solo é o mecanismo da infecção por *P. marneffei*.

Quadro 121-1. Tratamento da penicilinose

Fármaco	Esquema
Anfotericina B	0,6 mg/kg/dia, via intravenosa*
Itraconazol	200-400 mg/dia

*Em geral, a anfotericina B é mantida por duas semanas, as quais se segue itraconazol por 10 semanas. Este esquema é mais efetivo que o itraconazol utilizado isoladamente.

A enfermidade tem um curso subagudo, caracterizado por febre, mal-estar, emagrecimento, hepatoesplenomegalia, linfadenomegalia e lesões cutâneas (mais comuns na face, tronco e extremidades, podendo ser encontradas pústulas, nódulos, úlceras ou abscessos). Tosse está presente em 50% dos pacientes, podendo ser produtiva e com hemoptóicos. O comprometimento pulmonar expressa-se por infiltrados reticulonodulares, nodulares, infiltrados alveolares difusos e, eventualmente, cavitações. Lesões osteoarticulares e do pericárdio são também descritas. Nos pacientes infectados pelo HIV, encontram-se mais amiúde alterações cutâneas, que se assemelham ao molusco contagioso, lesões faríngeas e no palato.

Nos exames laboratoriais, anemia e leucocitose são observadas; entretanto, caso haja comprometimento da medula óssea, pancitopenia pode estar presente. Alterações de enzimas hepáticas são descritas nos pacientes em que o fígado é atingido.

O diagnóstico deve ser pensado naqueles pacientes, sobretudo imunodeprimidos, que tenham história de residência ou de viagem às áreas endêmicas. A confirmação laboratorial é feita pelo estudo de diferentes materiais – fragmento de pele, aspirado de linfonodo, sangue, escarro, lavado broncoalveolar, aspirado de medula óssea e outras –, utilizando-se para isso a pesquisa direta, cultura e exames histopatológicos. Testes sorológicos para identificação de *P. marneffei* encontram-se em investigação.

O tratamento de escolha é feito com anfotericina B (associada ou não à flucitosina) – e, em alguns casos, itraconazol –, conforme o mostrado no Quadro 121-1.

Pacientes infectados pelo HIV devem receber profilaxia secundária com itraconazol, 200 mg/dia, por tempo prolongado.

BIBLIOGRAFIA RECOMENDADA

Hennequin C, Lavarde V, Poirot JL. Invasive *Fusarium* infections: A retrospective survey of 31 cases. *J Med Vet Mycol* 1997;35:107–114.

Hospenthal DR, Bennett JE. Miscellaneous fungi and *Prototheca*. *In* Mandell GL, Bennett JE, Dolin R: *Principles and Practice of Infectious Diseases*. 5th ed. Philadelphia: Churchill Livingstone, 2000.

CAPÍTULO 122
Micoses Superficiais

Adaucto Hissa-Elian ◆ Renata Antunes Joffe

CONCEITOS GERAIS

Aproximadamente 200.000 espécies de fungos são conhecidas, destas apenas 90 causam doença humana. Algumas são especialmente patogênicas, enquanto outras são saprófitas oportunistas que se convertem em parasitas, quando as circunstâncias se tornam favoráveis.

Os fungos são eucariotas, possuem um núcleo verdadeiro e uma membrana nuclear que envolve os cromossomas e o nucléolo. Podem ser uni ou multi- celulares. São classificados como heterotróficos, pois não possuem pigmentos fotossintéticos capazes de realizar a absorção da luz. Obtêm matéria-prima e energia para sua existência de material orgânico. As paredes celulares contêm quitina e suas membranas celulares, ergosterol. As drogas antifúngicas atuam interferindo com a atividade nuclear ou com a biossíntese do ergosterol.

As micoses superficiais são cosmopolitas e constituem um percentual importante da clínica diária. Sua incidência varia dependendo dos países e dos climas; os ambientes quentes e úmidos são os que mais favorecem o contágio e a infecção. Atualmente o uso de antibióticos em larga escala, as drogas imunossupressoras e a Síndrome de Imunodeficiência Adquirida (SIDA) aumentaram o número de pacientes nos quais são detectadas infecções por fungos, entre estas, as micoses superficiais.

Três grandes grupos compõem o conjunto de entidades clínicas reunidas sob a denominação de micoses superficiais: (1) ceratofitoses; (2) dermatofitoses; (3) leveduroses. São tradicionalmente considerados como infecções superficiais porque, na maioria das vezes, determinam alterações cutâneas apenas epidérmicas ou dermoepidérmicas (com ou sem inflamação). Podem, no entanto, acometer profundamente a pele e outros órgãos, sobretudo nos pacientes imunocomprometidos.

DIAGNÓSTICO

O diagnóstico deve ser bem estabelecido, pois tratamentos inadequados não só não melhoram as lesões como também produzem mascaramento lesional, dificultando o diagnóstico clínico e laboratorial.

As micoses superficiais, de um modo geral, apresentam imagens expressivas e fortemente diagnósticas sob o ponto de vista clínico. Entretanto, o padrão ouro para o diagnóstico definitivo com identificação do gênero e espécie do fungo envolvido na etiologia é o exame micológico Quadro 122-1.

CERATOFITOSES

As **ceratofitoses** são micoses estritamente epidérmicas. A resposta celular do hospedeiro é, via de regra, ausente. A presença do fungo na camada córnea é quase sempre assintomática.

Quatro condições clínicas podem ser incluídas nesse grupo: ceratofitose negra, *piedra* branca, *piedra* negra e a mais importante do ponto de vista epidemiológico, a pitiríase versicolor – determinada por um comensal saprofítico da pele e das unidades pilossebáceas chamada de *Pityrosporum orbiculare*.

	Exame direto	*Cultura*
Ceratofitoses		
Pitiríase versicolor	Hifas curtas e curvas, e blastosporos pequenos agrupados em cacho de uva	Não realizada na prática clínica
Ceratofitose negra	Hifas curtas ramificadas, septadas com diversos tons de castanho	Colônias de coloração negra ou verde oliva
Piedra branca	Hifas hialinas e artroconídios	Colônias de coloração esbranquiçadas e cremosas
Piedra negra	Concreções de coloração acastanhadas aderidas ao longo do pêlo (estruturas fúngicas formadas por agrupamentos semelhantes a artroconídios)	Colônia castanho-escura, verde-oliva ou negra
Dermatofitoses	Hifas septadas e presença de artroconídios	Decorridos 15 dias após semeadura, crescem colônias que são identificadas em relação a seu gênero e sua espécie
Leveduroses	Grandes blastosporos isolados associados ou não a pseudo-hifas. Hifas verdadeiras podem ser observadas na *Candida albicans*	Colônias cremosas e esbranquiçadas

Quadro 122-1. Exame micológico

É lipofílico e em sua fase patogênica recebe o nome de *Malassezia furfur*. Além da pitiríase versicolor, o *P. orbiculare* está envolvido na etiopatogenia da foliculite pitirospórica, da dermatite seborréica e na piora da dermatite atópica e de algumas formas de psoríase (Quadro 122-2).

Comentários

- A pitiríase versicolor tem destribuição universal, observando-se maior incidência em adolescentes e adultos jovens; apesar do tratamento ser satisfatório, tem caráter recidivante.
- Não é contagiosa e é conhecida popular, porém erroneamente, com o nome de "micose de praia". A hipocromia pós-sol resulta da ação de uma substância produzida pelo fungo chamada de ácido azelaico.
- As *piedras* (branca e negra) são consideradas tricopatias puras.
- A ceratofitose negra é conhecida também como *tinea nigra*.

DERMATOFITOSES

As **dermatofitoses** integram um grupo de fungos miceliares, isto é, constituído de hifas e ceratinofílicos – pêlos, unhas e a camada córnea são as estruturas infectadas. São transmitidos por contato direto com o solo (geofílicos), animais (zoofílicos) e seres humanos (antropofílicos). Distinguem-se três gêneros: *Tricophyton; Microsporum* e *Epidermophyton* e, pelo menos, 40 espécies. No Brasil, estudos de incidência de dermatofitoses têm apontado como as mais prevalentes: *T. rubrum, M. canis* e *T. mentagrofites* (região Sul e Sudeste) e *T. tonsurans, T. rubram* e *M. canis* (região Nordeste). São denominadas "tíneas" ou "tinhas", designando-se a região topográfica relacionada (Quadro 122-3).

Comentários

- As dermatofitoses são, em geral, pruriginosas com exceção da *tinea unguium*.
- A *tinea capitis* afeta, sobretudo, crianças. Pode ser microspórica (lesão única) ou tricofítica (lesões múltiplas). Ambas as formas são tonsurantes. Kérion – processo inflamatório agudo de uma *tinea capitis*, podendo levar à alopecia cicatricial.
- As erisipelas, em nosso meio, têm como topografia principal as pernas e, freqüentemente, a solução de continuidade que funciona como porta de entrada é a fissura da *tinea pedis* interdigital.
- Pacientes diabéticos e imunodeprimidos costumam apresentar *tinea corporis* disseminada, além de outras formas clínicas de dermatofitoses.

LEVEDUROSES

As **leveduroses** compreendem as candidíases. O termo candidíase (ou candidose) tem acepção genérica e é utilizado como denominação para um grupo de manifestações causadas principalmente pela *Candida albicans* e por outras espécies de leveduras relacionadas. O gênero *Candida* inclui fungos unicelulares de forma esférica ou oval e que tem capacidade de formar pseudomicélios em sua fase patogênica (ver Capítulo 114).

É fungo saprófita e tem como *habitat* a mucosa intestinal, o trato respiratório superior e o trato genital feminino. Subordinados a certos fatores e condições favorecedoras, tanto de natureza sistêmica como de natureza ambiental (uso de drogas imunossupressoras, diabetes *mellitus*, uso de antibióticos de amplo espectro, gravidez, AIDS, calor e umidade, atrito e erosões cutâneas), tornam-se patogênicas e podem colonizar a pele ou as mucosas rapidamente (Quadro 122-4).

		Quadro 122-2. Ceratofitoses		
Nome e etiologia	*Topografia*	*Manifestações clínicas*	*Diagnóstico diferencial*	*Tratamento*
Pitiríase versicolor *(M. furfur)*	áreas seborréicas (face e tronco)	Manchas hipocrômicas (podendo ser hipercrômicas ou eritematosas) com descamação esfarinhada	Pitiríase alba, hanseníase indeterminada, hipocromias residuais	**Local:** sulfeto de selênio 2,5%, hipossulfito de sódio 30%, imidazólicos tópicos **Sistêmico:** cetoconazol 200 mg/dia, 20-30 dias. Itraconazol 200 mg/dia, por sete dias
Ceratofitose negra (*Phaeoannelomyces werneckii*)	Regiões palmares. (eventualmente outras localizações)	Mancha acastanhada ou hiperpigmentada	Melanoma, nevos pigmentares	Ceratolíticos, imidazólicos tópicos
Piedra branca (*Trichosphorum* spp)	Cabelos, pêlos pubianos, axilares e da barba	Pequenas nodosidades branca-amareladas fusiformes aderidas ao fio	Pediculose do couro cabeludo e do corpo	Tricotomia, xampus e/ou soluções com derivados imidazólicos, glutaraldeído 2-10%, formalina 2%, imidazólicos tópicos. Medidas de higiene
Piedra negra (*Piedraia hortae*)	Cabelos (raramente em outros fio do corpo)	Pequenos nódulos de consistência pétrea, castanhos ou negros. Fortemente aderidos ao fio	Pediculose do couro-cabeludo	Tricotomia, xampus e/ou soluções com derivados imidazólicos, formalina 2%. Medidas de higiene

484 ❏ PARTE VII ✔ DOENÇAS CAUSADAS POR FUNGOS

Quadro 122-3. Dermatofitoses

Nome	Topografia	Manifestações clínicas	Diagnóstico diferencial	Tratamento
Tinea capitis	Couro cabeludo de crianças	Placas eritematoescamosas com tonsura. Kérion – inflamação com área eritemato- edematosa e lesões pustulocrostosas	Alopecia areata, tricotilomania, dermatite seborréica e infecção bacteriana no caso do Kérion	Griseofulvina 10 mg/kg/dia, via oral (VO), por 6-8 semanas. Tratamento tópico
Tinea corporis	Corpo	Lesão eritematoescamosa, evolução centrífuga, circinadas, tendência à cura central e a bordos microvesiculosos	Eczema numular, pitiríase rósea (medalhão inicial), granuloma anular, hanseníase tuberculóide	Griseofulvina 500 mg/dia, VO. Itraconazol 100 mg/dia, VO. Terbinafina 250/mg, VO por 4-6 semanas (adultos). Tratamento tópico
Tinea cruris	Região inguinal	Lesão arciforme ou circinada, nitidamente delimitada, localizada na região inguinocrural e nádegas	Candidíase, eritrasma e psoríase invertida	Idem *tinea corporis*
Tinea pedis	Pés	Três formas: *intertriginosa* (fissura e maceração interpododáctila), *aguda* (vesículas nas plantas e região lateral dos artelhos), *crônica* (lesão ceratoescamosa nas plantas). Climas quentes e pacientes com hiperidrose são mais suscetíveis	Eczemas, disidrose e erupções disidrosiformes, psoríase e ceratodermias plantares	Idem *tinea corporis*, durante 6-8 semanas
Tinea manum	Mãos	Descamação difusa em região palmar Freqüentemente unilateral	Eczemas, disidrose e erupções disidrosiformes, psoríase palmo-plantar escamosa	Idem *tinea corporis*, durante 6-8 semanas
Tinea barbae	Face e barba	Descamação e eritema discretos, com bordos nem sempre bem delimitados. Crescimento rápido	Dermatite seborréica e foliculites	Tratamento tópico. Em geral não há necessidade de medicação sistêmica
Tinea unguium	Unhas dos pés e das mãos.	Manchas branco-amareladas em unhas espessadas, quebradiças, opacas, massa subungueal e desprendimento do leito ungueal	Psoríase e líquen plano ungueal, traumas e candidíase ungueal	Griseofulvina 500 mg/dia, VO. Itraconazol 100 mg/dia, VO. Terbinafina 250/mg, (adultos) por 4-8 meses ou até a cura clínica

* Iodo, ácido undecilêncio, tolciclato, imidazólicos (miconazol, clotrimazol, isoconazol, e outros); em formulações farmacêuticas – creme, loção ou *spray*.

Quadro 122-4. Leveduroses

Formas clínicas	Manifestações clínicas	Diagnóstico diferencial	Tratamento
Oral	*Pseudomembranosa:* ("sapinho"), no lactente *Atrófica aguda:* segue-se à candidíase pseudomembranosa – eritema e dor no dorso da língua (associada à antibioticoterapia prévia) *Hiperplásica crônica:* caracterizada por placas brancas, aderidas, com contorno eritematoso na língua, bochechas e lábios *Queilite angular:* fissura, exsudato e crosta no ângulo labial (facilitação: prótese e aparelhos dentários)	Grumos de leite, leucoplasias, carcinoma espinocelular, língua geográfica, líquen plano oral	Tópico: violeta de genciana, nistatina. Água boricada e imidazólicos tópicos na queilite angular Oral: fluconazol 150 mg dose única, podendo ser repetida após 5 dias

(Continua)

Quadro 122-4. Leveduroses *(Continuação)*

Formas clínicas	Manifestações clínicas	Diagnóstico diferencial	Tratamento
Intertriginosa	Região: axilar, inframamária, inguinocrural e interglútea. Lesão eritematopustulosas, erosadas, extensivas, úmidas e maceradas, com lesões satélites. Sintoma: prurido e queimação Espaços interquirodáctilos: acomete principalmente o terceiro espaço. Eritema, maceração e fissura. Sintoma: prurido e dor	*Tinea*, eczema de contato, eritrasma, outros intertrigos inespecíficos, psoríase invertida	Aeração, compressas de água boricada, nistatina, imidazólicos e anfotericina B tópicos. Eliminar os fatores predisponentes Oral: fluconazol 150 mg ou itraconazol 200 mg/dia durante cinco dias
Genital	*Candidíase vaginal*: leucorréia abundante e prurido *Vulvovaginite e balanopostite*: lesões eritematosas, eritematopustulosas, erosadas, puntiformes ou difusas. Na balanopostite compromete o forro do prepúcio. Prurido e ardor (desconforto genital)	Tricomoníase, vaginoses, psoríase, eritroplasia de Queyrat, balanite de Zoom, eczemas	Tópico: óvulos imidazólicos vaginais, itraconazol, 400 mg, divididos em duas tomadas de 200 mg. É aconselhável o tratamento dos parceiros
Ungueal	*Oníquia*: sulcos transversais na lâmina ungueal, hiperceratose subungueal e distrofia da unha *Paroníquia*: inflamação periungueal, dolorosa, infecção bacteriana associada	*Tinea unguium* e onicobacterioses	Fluconazol 150 mg, um comprimido semanal, durante 8 semanas Itraconazol 100 mg de 12/12h, 30 dias
Mucosa profunda	Esofagiana e traqueobrônquica. Ocorre nos pacientes com imunossupressão. Ambas condições definem a AIDS. Disfagia pode estar presente	Outras esofagites	Fluconazol 200 mg, dose única, seguidos de 100 mg/dia, por 2-3 semanas

Comentários

- A candidíase mucocutânea crônica acomete pele, unhas e mucosas. Apresenta evolução clínica arrastada e resistência ao tratamento. Essas lesões são encontradas preferencialmente na face, couro cabeludo, extremidades, unhas e regiões periorificiais. Associa-se a outras infecções cutâneas ou sistêmicas, consecutivas a alterações imunológicas primárias (displasia do timo, síndrome de Di George), ou alterações endócrinas, (síndrome pluriglandular, hipoparatiroidismo juvenil familiar, diabetes *mellitus* e outras).
- A candidíase inguinocrural dos lactentes decorre da irritação produzida pela dermatite amoniacal (dermatite de fraldas).
- Diabetes *mellitus* e infecção pelo HIV devem sempre ser investigadas nos casos de candidíase de repetição.

BIBLIOGRAFIA RECOMENDADA

Fernandes NC. Micoses superficiais e cutâneas. *In* Siqueira-Batista R, Gomes AP, Igreja RP, Huggins DW: *Medicina Tropical — Abordagem Atual das Doenças Infecciosas e Parasitárias*. Rio de Janeiro: Cultura Médica, 2001.

Hay RJ. Dermatophytosis and other superficial mycoses. *In* Mandell G, Bennett JE, Dolin R: *Principles and Practice of Infectious Diseases*. 5th ed. Philadelphia: Churchill Livingstone, 2000.

CAPÍTULO 123
Mucormicose

Rodrigo Siqueira-Batista ◆ Andréia Patrícia Gomes
Francisco Xavier Palheta-Neto ◆ Angélica Cristina Pezzin-Palheta

CONCEITO

Denomina-se mucormicose as infecções causadas por fungos pertencentes à ordem *Mucorales*, patógenos capazes de promover condições mórbidas em pacientes imunodeprimidos – diabetes *mellitus*, quimioterapia antineoplásica, uso prolongado de corticosteróides, outros – com importante morbidade e letalidade.

ETIOPATOGENIA E EPIDEMIOLOGIA

A ordem *Mucorales* é composta por fungos morfologicamente distintos, sendo descritas hifas largas, não septadas e variáveis quanto ao tamanho e forma. Os gêneros mais freqüentemente implicados são *Mucor, Rhizomucor, Rhizopus, Absidia, Cunninghamella* e *Apophysomyces*.

Os fungos são saprófitas, ubíquos na Natureza, sendo isolados em vários locais, incluindo a cavidade nasal, fezes e escarro de indivíduos saudáveis, nos quais muito raramente provocam doença. A prevalência é substancialmente maior em pacientes com condição imunossupressora de base; sem embargo, mesmo nestes enfermos, a mucormicose é uma infecção oportunista pouco usual.

A mucormicose está intimamente ligada à ocorrência de co-morbidades, sendo verificada a associação com quadros de imunodepressão – doenças linfoproliferativas, tumores sólidos, uso de corticosteróides e quimioterápicos, transplantes, queimaduras de grande extensão e presença de diabetes *mellitus* (sobretudo, cetoacidose diabética, condição esta que pode preceder ou suceder a ocorrência de mucormicose rinocerebral).

ASPECTOS CLÍNICOS

Clinicamente a doença se manifesta como um quadro de marcante gravidade e evolução rápida, em decorrência da invasão de vasos, isquemia e conseqüente necrose tecidual. Pode se apresentar sob as formas rinocerebral, pulmonar, cutânea, gastrointestinal e disseminada. No caso da primeira, costumam ser observados sinais de celulite na face ou de sinusite, associadas com ulceração ou presença de áreas necróticas no septo nasal ou palato, podendo ocorrer seqüelas neurológicas pela invasão de tecidos periorbitários e abóbada craniana, com meningoencefalite e infartos cerebrais. A forma pulmonar origina pneumonia hemorrágica com trombos vasculares e múltiplos infartos, observando-se à telerradiografia de tórax imagens pulmonares de cavitação ou mesmo infiltrados que não respondem à terapêutica indicada; já a gastrointestinal cursa com dor abdominal, perfuração e sinais de peritonite, podendo ocorrer em crianças com quadro de desnutrição grave.

A mucormicose rinocerebral tem forte correlação com o diabetes *mellitus*, em geral precedendo ou sucedendo episódio de descompensação metabólica do tipo cetoacidose. Desse modo, essa condição deve ser pensada em todos os pacientes diabéticos que apresentem quadro sugestivo de sinusite refratária ao tratamento com antibioticoterapia adequada, bem como naqueles que evoluam com rinorréia enegrecida ou sanguinolenta, ou com surgimento de lesão enegrecida no palato (o ideal é que seja estabelecido o diagnóstico antes da ocorrência desta última).

DIAGNÓSTICO

O diagnóstico necessita de alto grau de suspeição clínica, sendo premente o início da terapêutica, melhorando o prognóstico, já que a letalidade ainda se mantém em torno de 50%. Os exames de imagem como a tomografia computadorizada (TC) de crânio e de seios da face e a avaliação histopatológica orientam para o diagnóstico, com a terapia devendo ser implementada de forma rápida e eficaz. Ao exame histopatológico são vistas hifas não septadas em ângulo reto, além de tecido necrótico, corados pela hematoxilina-eosina.

TRATAMENTO

A conduta no tratamento da enfermidade consiste em três pilares: debridamento cirúrgico (medida fundamental), tratamento ou correção da doença de base e início precoce de antifúngico, sendo no caso a droga de escolha a anfotericina B, que deve ser ministrada na dose de 1 a 1,5 mg/kg/dia em uma única dose diária, chegando a um total de dois a três gramas, acumulados em duas semanas.

BIBLIOGRAFIA RECOMENDADA

Chun SFS, Stevens DA. Mucormicose. *In* Goldman LG, Bennett JC: *Cecil Tratado de Medicina Interna.* 21ª edição. Rio de Janeiro: Guanabara-Koogan, 2001.

Fauci AS, Braunwald E, Isselbacher KJ, Wilson JD, Martin JB, Kasper DL, Houser SL, Longo DL. *Harrison Medicina Interna.* 14ª ed. Rio de Janeiro: Guanabara-Koogan, 1998.

Jiang RS. Endoscopic sinus surgery for rhinocerebral mucormycosis. *Am J Rhinol* 1999;13–105–111.

Reese RE, Betts RF. *A Practical Approach to Infectious Diseases.* 4ª ed. Boston: Little, Brown & Co., 1996.

Siqueira-Batista R, Gomes AP, Palheta-Neto FX, Pezzin-Palheta AC, Melo MH, Fehlberg GOD, Victorino RCC. Mucormicose rinocerebral. *Rev FMT* 2002; 4(1):30-32.

Sugar AM. Agents of mucormycosis and related species. *In* Mandell G, Bennett JE, Dolin R: *Principles and Practice of Infectious Diseases.* 5th ed. Philadelphia: Churchill Livingstone, 2000.

CAPÍTULO 124
Paracoccidioidomicose

Sávio Silva Santos ◆ Flávio Taira Kashiwagi
Eduardo Cesar Faria ◆ Domenico Capone

CONCEITO

Infecção fúngica sistêmica de evolução predominantemente crônica, causada pelo *Paracoccidioides brasiliensis*.

ETIOLOGIA E PATOGÊNESE

Paracoccidioides brasiliensis é um fungo dimórfico (micélios/leveduras), que tem como *habitat* o solo de áreas endêmicas. Infecta seu hospedeiro através de formas denominadas conídios, que ao atingirem os alvéolos são fagocitados por macrófagos e, multiplicando-se em seu interior, iniciam assim o processo inflamatório pulmonar. Ao atingirem os linfonodos hilares estabelecem o chamado complexo primário, que se constitui de lesão associada a acometimento linfonodal. Concomitantemente, há disseminação hematogênica para outros órgãos e tecidos, podendo originar focos metastáticos. Após esta fase, três eventos são passíveis de ocorrer: cura, doença ou regressão com fungos viáveis em estado de latência.

Faz-se necessário ressaltar que a virulência do fungo está relacionada a sua habilidade de conversão dimórfica micélio-levedura.Carboidratos específicos como o alfaglucan predominam na forma leveduriforme, com maior capacidade de causar doença, estando presentes em cepas mais agressivas do fungo.

EPIDEMIOLOGIA

A enfermidade é endêmica na América Latina, sendo o Brasil responsável por 80% dos casos relatados, havendo predomínio nas regiões Sudeste, Sul e Centro-oeste. Na natureza, o fungo é preferencialmente encontrado nas florestas tropicais ou sub-tropicais, com alta pluviosidade. Um dado epidemiológico importante em relação à moléstia é a maior ocorrência em indivíduos que vivem em áreas rurais, sobretudo nos lavradores.

A paracoccidioidomicose (PCM) é adquirida nas duas primeiras décadas de vida e evolui para doença, mais freqüentemente entre 30 e 50 anos, por reativação de focos endógenos. Nessa faixa etária, o homem é mais acometido que as mulheres (9:1), e possivelmente esta diferença se deve a um efeito inibitório que a progesterona exerce sobre a conversão de micélio para levedura. Apesar de não existirem dados oficiais, estima-se uma incidência anual em áreas endêmicas com variação de 1 a 3 por 100.000 habitantes; já a mortalidade por PCM é estimada ente 4,8% até 22%.

ASPECTOS CLÍNICOS

O polimorfismo clínico é influenciado pelo ambiente, patogenicidade do parasita e da resposta imune do hospedeiro (principalmente a imunidade celular mediada pelos linfócitos T).

Trabalhos mostram que existe depressão da resposta imune, que se relaciona de modo direto com a gravidade de evolução da doença.

As formas de apresentação e o quadro clínico correspondente são descritos no Quadro 124-1.

DIAGNÓSTICO

É realizado a partir da suspeição clínico-epidemiológica, podendo-se lançar mão dos seguintes exames complementares:

- *Microscopia direta:* secreção, escarro, raspado de lesão, urina centrifugada, lavado brônquico centrifugado, liquor centrifugado ou fragmento de tecido. A lâmina deve ser montada com solução de KOH a 10%; a visualização do agente etiológico não é difícil, tendo em vista sua peculiaridade morfológica.
- *Cultura:* semeados em ágar de Sabouraud-glicose 2% ou meio seletivo com antibiótico. Identifica-se o fungo por conversão da colônia filamentosa à fase leveduriforme.
- *Histopatologia:* coloração com PAS ou impregnação argêntica evidenciando gemulação múltipla ("roda-de-leme").
- *Sorologia:* Imunodifusão dupla em gel de ágar ou reação de fixação do complemento. A imunodifusão dupla é indicadora do diagnóstico e de doença em atividade.

TRATAMENTO

Deve-se aconselhar o repouso e a suspensão do tabagismo e do alcoolismo. Doenças associadas como tuberculose, síndrome de imunodeficiência adquirida (AIDS), neoplasias, doença pulmonar obstrutiva crônica (DPOC) e verminoses devem, obviamente, receber tratamento adequado. Devido à extensão da terapêutica, a adesão por parte do paciente constitui medida fundamental. Em relação à monitoração fazem-se necessários os seguintes exames: hemograma, velocidade de hemossedimentação (VHS), dosagem de aminotransferases (AST e ALT), fosfatase alcalina, uréia, creatinina, eletrólitos, proteínas séricas, evidenciação do *P. brasiliensis* em espécimes clínicos, exame de análise de sedimentos (EAS), cortisol plasmático após estímulo rápido com

Capítulo 124 ✔ Paracoccidioidomicose   **489**

Quadro 124-1. Aspectos clínicos da paracoccidioidomicose	
Forma de apresentação	*Aspectos clínicos*
1. PCM-infecção	Ausência de sinais e sintomas clínicos.Teste intradérmico com paracoccidioidina positivo. Pode evoluir para cura, doença ou regressão das lesões com fungos viáveis
2. PCM-doença aguda ou subaguda (tipo juvenil)	Conseqüente à disseminação primária, acometendo principalmente baço, linfonodos, fígado e medula óssea. Os sinais mais expressivos são: febre, emagrecimento, diarréia, linfadenite superficial, anemia e hepatoesplenomegalia. As linfadenomegalias podem fistulizar, drenando material rico em parasitas. Eventualmente, pode ocorrer um quadro pulmonar inespecífico, porém o achado radiológico de espessamento hilar é freqüente
Crônica do adulto	Forma mais prevalente de apresentação. Pode envolver um único órgão (unifocal) ou vários simultaneamente (multifocal). Desenvolve-se a partir de reativação de focos endógenos ou reinfecção exógena O pulmão é o principal sítio de acometimento, porém é comum a disseminação para pele e mucosas, linfonodos e adrenais A sintomatologia pulmonar é escassa e inespecífica, ao contrário das queixas relacionadas a mucosas e pele. Lesões mucosas ocorrem preferencialmente em orofaringe, nariz e lábios, causando úlceras arrastadas, dolorosas e de base granulomatosa. As lesões cutâneas são ulcerocrostosas ou vegetantes e geralmente localizam-se na face. Linfadenomegalias volumosas podem drenar secreção espessa, rica em fungos As adrenais podem ser lesadas e proporcionar um quadro que varia de discreta hipofunção até doença de Addison
Seqüelas	Resultantes da reparação cicatricial induzida por tratamento. As principais são DPOC (início ou acentuação do quadro); cicatrizes atróficas; microstomia; estreitamento laríngeo e insuficiência adrenal

ACTH, telerradiografia de tórax e sorologia específica por imunodifusão dupla em gel de ágar.

A associação de sulfametoxazol e trimetoprim (SMX/TMP) constitui a terapia de escolha. Reserva-se a anfotericina em caso de doença grave, resistência ou intolerância às sulfas e na forma infanto-juvenil ou disseminada (Quadro 124 - 2).

Critérios de cura

Podem ser usados como parâmetros os seguintes quesitos:

- *Cura clínica:* desaparecimento de sinais e sintomas presentes antes do tratamento.
- *Cura micológica:* negativação de exames nos quais foi identificado o parasita.
- *Cura sorológica:* negativação ou declínio dos níveis de anticorpos.
- *Cura radiológica:* desaparecimento ou melhora do aspecto radiológico.
- Normalização ou melhora de exames inespecíficos.

Quadro 124-2. Tratamento – posologia		
Fármaco	*Dose*	*Duração*
Sulfametoxazol/trimetoprim	1.200/240 mg- 12/12h VO (nos casos graves iniciar por via intravenosa) 800/160 mg – 12/12h VO)	Por dois meses Por mais 22 meses
Anfotericina B	Dose máxima por aplicação de 50 mg IV em 50 ml de soro glicosados 5% em dias alternados (dose total de 2 a 4 g)	Em média de quatro a oito meses
Cetoconazol	400 mg por dia VO 200 mg por dia VO	Por dois meses Por mais 22 meses
Itraconazol	200 mg por dia VO 100 mg por dia VO	Por seis a 12 meses Por mais seis a 12 meses
Fluconazol	100 a 200 mg VO	12 a 24 meses (nos casos graves iniciar por via IV)

VO = Via oral.

BIBLIOGRAFIA RECOMENDADA

Valle ACF, Costa RLB. Paracoccidioidomicose. *In*: Siqueira-Batista R, Gomes AP, Igreja RP, Huggins DW. Medicina Tropical – Abordagem Atual das Doenças Infecciosas e Parasitárias. Rio de Janeiro: Cultura Médica, 2001.

Wanke B. Micoses profundas. *In:* Schechter M, Marangoni DV. Doenças Infecciosas: conduta diagnóstica e terapêutica. Rio de Janeiro, Guanabara Koogan, 1998.

PARTE VIII

Doenças Causadas por Algas

熱

CAPÍTULO 125
Algas Tóxicas

Andréia Patrícia Gomes ◆ Rodrigo Siqueira-Batista

CONCEITO

Tem-se observado, com o passar dos anos, o agravamento do problema associado às doenças produzidas por algas tóxicas, sendo mais freqüente, nas últimas décadas, o acometimento de humanos por essas condições. Cogita-se que, em decorrência das interrelações homem-ambiente, tenha havido mudanças no ecossistema, com desequilíbrio e aumento da incidência de moléstias relacionadas ao envenenamento por algas, através do consumo de peixes e mariscos. Contudo, é conveniente comentar que tais acontecimentos representam uma parcela muito pequena e, na maioria das vezes, as algas são atóxicas, não causando qualquer dano ao homem.

ETIOLOGIA

A doença por algas tóxicas pode ser causada por diversos agentes produtores de toxinas. São mais comuns *Gambierdiscus toxicus,* produtor da ciguatoxina, *Alexandrium* spp produtor da saxitoxina, *Gymnodinium breve,* produtor da brevetoxina, *Dinophysis* spp e *Pseudonitzschia* spp e a *Pfiesteria piscida*, que não possui ainda toxina identificada.

EPIDEMIOLOGIA

O envenenamento se dá, na maioria das vezes, pela ingestão de mariscos contaminados com as toxinas oriundas das algas tóxicas. Os quadros são geralmente de manifestações gastrointestinais e neurológicas.

ASPECTOS CLÍNICOS

Os quadros associados à toxicidade por algas se apresentam de forma mais comum como gastroenterite aguda, cursando com diarréia, cólica, cefaléia, náuseas e vômitos, associados a manifestações neurológicas como parestesias, paralisia muscular ou alterações da memória. Além disso, há a possibilidade de algumas toxinas, quando aerossolizadas, produzirem quadros respiratórios do tipo asmático. Costumam ser divididos em síndromes paralítica, neurotóxica e amnésica, intoxicação pela histamina, síndrome do restaurante chinês e intoxicação pela ciguatoxina.

A **forma paralítica** caracteriza-se pelo surgimento, geralmente após uma hora da ingestão, de parestesias nos lábios e boca, face e extremidades, podendo evoluir, em casos mais graves, com dispnéia, disfagia, ataxia, fraqueza muscular, paralisia e insuficiência respiratória (nas primeiras 12 horas, mais comumente). Pode haver concomitância de quadros de diarréia e vômito, sendo a enfermidade causada pela saxitoxina e outras substâncias neurotóxicas.

A **forma neurotóxica** apresenta manifestações similares à paralítica – com exceção da paralisia, que não é observada –,

sendo causada por toxinas (brevetoxinas), com evolução também em poucas horas.

A **forma amnésica** é inicialmente, no princípio do quadro, inespecífica, cursando com vômitos, náuseas, diarréia e cólicas abdominais. Os pacientes idosos e com insuficiência renal podem apresentar evolução com confusão mental, amnésia, coma e instabilidade hemodinâmica mais freqüentemente que os demais. A amnésia é característica da enfermidade, sendo encontrada em 25% dos casos, podendo ser permanente em decorrência da destruição do hipocampo pela própria toxina. O tempo de incubação é curto, sendo de 15 minutos a seis horas, mais freqüentemente, observado o início dos sintomas.

A **síndrome do restaurante chinês** ocorre após a ingestão alimentar, sendo associada com a presença de L-glutamato em peixes, cursando com prurido no pescoço, tronco, face e membros, queimação em lábios e garganta, cefaléia, lacrimejamento, diaforese, *flush*, cólicas abdominais, náuseas e sede. Já na intoxicação por peixe produzida por histamina, podem ser observados broncoespasmo e urticária, em casos mais graves, surgidos de cinco minutos até a uma hora após a alimentação.

A **intoxicação pela ciguatoxina** é caracterizada por dor abdominal, vômitos e diarréia, associados a parestesia, prurido, cefaléia, boca seca, mialgia, visão borrada e fotofobia, podendo evoluir com bradicardia, hipotensão e paralisia respiratória.

Além dos sintomas comentados, há também uma evolução com confusão mental, alterações de memória e deficiência de aprendizado, irritação ocular e manifestações respiratórias associadas à enfermidade causada por *P. piscida*, que não está associada à ingesta de peixe ou frutos do mar contaminados, e sim por contato direto com a pele ou via respiratória por aerossolização das toxinas.

DIAGNÓSTICO

O diagnóstico inicial é clínico, devendo ser sempre suspeitado nos casos de gastroenterite e alterações neurológicas, sobretudo nos surtos associados à ingestão de peixes e frutos do mar. Em relação à síndrome do restaurante chinês, pode-se verificar a presença do L-glutamato, e na intoxicação por histamina, esta pode ser demonstrada no peixe, confirmando-se o diagnóstico. Nos casos de ciguatoxina, pode-se identificá-la através do método ELISA, em peixes; no caso de intoxicações causadas por moluscos, pode-se demonstrar a toxina nos moluscos.

TRATAMENTO

Medidas de suporte são geralmente suficientes para o tratamento de tais quadros, devendo-se realizar hidratação por via oral ou intravenosa, na dependência do estado de cada paciente. Nas intoxicações onde o comprometimento neurológico possa levar à insuficiência respiratória, a ventilação mecânica se faz imprescindível. Preconiza-se também a utilização de catárticos e enemas objetivando a eliminação de toxinas ainda não absorvidas. Nos casos de intoxicações com peixes associadas à histamina, os anti-histamínicos são benéficos, assim como o manitol no caso das formas paralíticas.

PREVENÇÃO

As intoxicações alimentares podem ser prevenidas por monitorização adequada dos alimentos e suas fontes, além de cuidados de higiene satisfatórios.

Para a contenção do episódio, deve-se verificar atentamente as possíveis fontes, diante de um contexto de surto.

BIBLIOGRAFIA RECOMENDADA

Lowitt MH, Kauffman L. *Pfiesteria* and the skin: A practical update for clinicians. *Med J* 1998;47:124–126.

Morris JG. Human illness associated with harmful algal blooms. *In* Mandell G, Bennett JE, Dolin R: *Principles and Practice of Infectious Diseases.* 5th ed. Philadelphia: Churchill Livingstone, 2000.

Tauxe RV, Swerdlow DL, Hughes JM. Foodborne diseases. *In* Mandell G, Bennett JE, Dolin R: *Principles and Practice of Infectious Diseases.* 5th ed. Philadelphia: Churchill Livingstone, 2000.

CAPÍTULO 126
Infecções por *Prototheca*

Rodrigo Siqueira-Batista

CONCEITO

Prototheca compõe um grupo de algas unicelulares, desprovidas de clorofila e que se reproduzem por endosporulação, sendo capazes de promover infecções em pacientes imunocompetentes e imunodeprimidos – em especial nos infectados pelo vírus da imunodeficiência humana (HIV) –, com acometimento de diferentes tecidos.

EPIDEMIOLOGIA

A alga apresenta distribuição ubíqua na natureza, já tendo sido descrita na água do mar, água doce, solo, lodo e alimentos. Os microrganismos penetram na pele por traumatismo ou iatrogenia (aplicação de injeções – sobretudo intrarticulares – e cirurgia).

ASPECTOS CLÍNICOS

A enfermidade tem curso insidioso evoluindo por semanas ou meses. A pele é um dos principais órgãos acometidos na prototecose, com surgimento de lesão única da pele (placa ou lesão papulonodular bem circunscrita, que pode evoluir para ulceração), bem como comprometimento do tecido subcutâneo. Outros locais afetados são a nasofaringe (ulceração associada à intubação prolongada), peritonites (associadas à diálise ambulatorial), sistema nervoso central (SNC) – meningite em paciente com síndrome de imunodeficiência adquirida (AIDS) – bursa olecraniana e as bainhas tendinosas.

DIAGNÓSTICO

É feito através da biópsia das lesões com estudo histopatológico (coloração de PAS) e cultura (ágar-Sabouraud), com crescimento do microrganismo.

TRATAMENTO

O tratamento específico é realizado através do debridamento cirúrgico associado à anfotericina B intravenosa (para prescrição ver Capítulo 1). Terapia prolongada com cetoconazol, itraconazol ou fluconazol apresenta sucesso nas lesões de pele.

PREVENÇÃO

Desconhecem-se medidas preventivas aplicáveis à doença.

BIBLIOGRAFIA RECOMENDADA

Carey WP, Kaykova Y, Bandres JC. Cutaneous protothecosis in a patient with AIDS and severe functional defect: Successful therapy with amphotericin B. *Clin Infec Dis* 1997;25:1265–1266.

Kaminski ZC, Kapela R, Shaner LR. Meningitis due to *Prototheca wickerhamii* in a patient with AIDS. *Clin Infect Dis* 1992;15:704–706.

Hospenthal DR, Bennett JE. Miscellaneous fungi and *Prototheca*. *In* Mandell GL, Bennett JE, Dolin R: *Principles and Practice of Infectious Diseases*. 5th ed. Philadelphia: Churchill Livingstone, 2000.

PARTE IX

Animais e Plantas de Importância Médica

CAPÍTULO 127

Araneísmo

Marcílio Lisbôa Vital ◆ Rodrigo Siqueira-Batista
Andréia Patrícia Gomes ◆ Marcelo Luiz Carvalho Gonçalves

CONCEITO

O araneísmo caracteriza-se pela ocorrência de acidentes provocados por aranhas, os quais têm importância médica por sua freqüência de ocorrência e potencial risco de complicações associadas. O tratamento depende do diagnóstico acertado e da identificação do aracnídeo e, por vezes, inclui soroterapia. A notificação dos casos é indispensável para garantir o fornecimento adequado de soro pelo sistema de saúde, além de permitir um melhor conhecimento de sua relevância epidemiológica.

ETIOLOGIA E EPIDEMIOLOGIA

No geral, os aracnídeos têm hábitos noturnos, alimentam-se de pequenos insetos, e por isso os acidentes ocorrem, sobretudo, no domicílio ou em regiões do peridomicílio. No Brasil, mais de 95% dos casos notificados de araneísmo ocorrem nas regiões Sudeste e Sul. Locais mais freqüentemente acometidos são os membros superiores e inferiores com 85% dos acidentes. Os gêneros de aranhas com maior importância médica no Brasil são apresentados no Quadro 127-1, sendo detalhadas a morfologia e os hábitos das mesmas.

PATOGÊNESE

As peçonhas de aranhas possuem um grande numero de efeitos deletérios sobre o organismo. As ações patogênicas dos aracnídeos são apresentadas no Quadro 127-2.

ASPECTOS CLÍNICOS

Um sumário das manifestações clínicas do araneísmo são apresentadas no Quadro 127-3.

DIAGNÓSTICO

O diagnóstico etiológico é baseado na identificação do araneídeo, seja por suas características anatômicas (Quadro 127-1), seja por suas ações patogênicas (Quadro 127-2) e apresentação clínica dos acidentes (Quadro 127-3). Os exames laboratoriais visam apenas ao acompanhamento clínico do paciente (distúrbios hidroeletrolíticos, alterações cardiovasculares e função renal).

TRATAMENTO

Específico. Aplicação precoce de soros heterólogos, preferindo a via intravenosa, em 15 a 20 minutos, nas situações indicadas, visando neutralizar o veneno circulante.

O Quadro 127-4 apresenta os soros disponíveis e as doses recomendadas.

Inespecífico. Analgesia: deve ser eficiente nos acidentes neurotóxicos, com anestesia local ou troncular utilizando-se xilocaína 2% ou marcaína 0,5% sem vasoconstritor. Administrar inicialmente três a quatro mililitros, em adultos, ou um a dois mililitros, em crianças, que podem ser repetidos a cada 30-60 minutos, até três administrações. Analgesia sistêmica está indicada, podendo se fazer uso de opiáceos e sedativos. É a única conduta necessária em 95% dos casos, devendo a soroterapia ser aplicada no caso de persistência da dor, apesar das medidas empregadas.

Gluconato de cálcio 10%: é indicado no caso de espasmos musculares. Deve-se administrar por via intravenosa, lentamente, até 10 ml. Em caso de recidiva, usar miorrelaxantes. A vítima deve ser colocada em ambiente escuro e calmo.

Cuidados locais em feridas cutâneas são importantes, especialmente no acidente por *Loxosceles*. Usar anti-séptico local e limpeza periódica da ferida com sabão neutro e compressas de permanganato de potássio (1:40.000) ou água boricada 10%, por 5 a 10 minutos, duas vezes ao dia. Alguns trabalhos apontam utilidade no uso de dapsona (50 a 100 mg diários por via oral, 14 dias). O uso de corticosteróides e anti-histamínicos e a excisão cirúrgica da ferida são controversos.

Devem-se monitorizar funções vitais e corrigir distúrbios hidroeletrolíticos e hemodinâmicos, podendo necessitar tratamento dialítico por insuficiência renal.

Assistência ventilatória mecânica é freqüentemente necessária nos acidentes neurotóxicos graves.

No acidente grave por *Phoneutria* (mais raro), os pacientes devem ser mantidos sob monitorização em UTI, especialmente crianças menores de sete anos e maiores de 60 anos. Esta conduta torna possível a atuação rápida em caso de complicações cardiovasculares (arritmias, edema agudo de pulmão e choque), que podem levar a óbito. A atropina (0,01 a 0,02 mg/kg/dose) deve ser aplicada, com cautela, especialmente em crianças que desenvolvem bradicardia sinusal ou bloqueio atrioventricular total. Hipertensão arterial grave, associada ou não a edema agudo de pulmão, deve ser tratada com clorpromazina 0,5 a 1 mg /kg/dose IV. Prazosin (0,125 mg em crianças e 0,5 mg em adultos, via oral) é apontado como alternativa.

PROGNÓSTICO E COMPLICAÇÕES

O prognóstico dos acidentes por aranha é em geral favorável; pormenores são discutidos no Quadro 127-5.

CONDUTA NOS CASOS DUVIDOSOS

Conforme Artemenko (2001), se no acidente por aranha a vítima não traz o animal ou não o reconhece num mostruário, nem é possível a identificação através de descrição ou do quadro clínico, deve ser mantida em observação para reavaliação

500 ❑ PARTE IX ✔ ANIMAIS E PLANTAS DE IMPORTÂNCIA MÉDICA

Quadro 127-1. Aranhas de importância médica no Brasil

Gênero	Tamanho do corpo	Envergadura	Coloração	Observações
Loxosceles	1 cm	3 cm	Cor marrom clara uniforme, dorso verde-oliva, pernas finas e longas; pêlos escassos	São responsáveis por cerca de 20% do total de acidentes no Brasil. São consideradas aranhas mansas, picando quando espremidas contra o corpo. Têm hábitos noturnos e constroem teias irregulares em fendas de barrancos e cascas de árvores. Dentro de casa situam-se, geralmente, atrás de móveis, rodapés soltos, cantos de parede, sótãos, garagens, pilhas de tijolos ou telhas. Este acidente, muitas vezes, é inicialmente negligenciado pela ausência de manifestações precoces, mas pode evoluir e produzir quadros graves. É mais comum em mulheres adultas, com picadas geralmente na coxa, tronco ou braços. É conhecida popularmente como aranha marrom
Phoneutria	4-5 cm	15 cm	Colorido acinzentado ou marrom, corpo coberto de pêlos cinzentos e curtos	São as responsáveis pela maioria dos acidentes em quase todas as regiões brasileiras. De hábito noturno, não fazem teia e ao serem molestadas apóiam-se nas patas traseiras e erguem as dianteiras preparando-se para atacar. Abrigam-se em roupas, sapatos, madeiras, materiais de construção acumulados, bananeiras, folhagens e cupinzeiros inativos. Os acidentes acometem principalmente mãos e pés. Seus principais nomes populares são: aranha armadeira, aranha da banana e aranha dos mercados de frutas
Latrodectus	1,5 cm	3 cm	Abdome globoso, quase esférico, com manchas vermelhas em fundo negro; mancha vermelha em forma de ampulheta no ventre	Há poucos casos registrados no país, sendo relatados especialmente no Nordeste. São de hábito diurno e teia irregular encontrada em casas de zona rural, plantações, praias, arbustos, montes de lenha e cupinzeiros. As fêmeas são pequenas, de abdome globular e picam quando espremidas contra o corpo. Os machos são muito menores (três milímetros) e não causam acidentes. Os nomes populares mais comuns são: viúva negra, aranha ampulheta, flamenguinha
Lycosa	2-3 cm	5 cm	Ventre negro e dorso do abdome com desenho em forma de seta	São aranhas que não constroem teia. Vivem em gramados, junto a piscinas e jardins e a materiais empilhados. Não são agressivas, picando quando se sentem ameaçadas. Os acidentes são, em geral, sem gravidade. Seus nomes populares são: tarântula, aranha da grama, aranha do campo, aranha de jardim
Grammostola	2 a 7 cm	Até 20 cm	Cor negra ou castanho-clara, corpo densamente coberto de pêlos	São aranhas muito pilosas, encontradas em terrenos pedregosos e seus arredores, importantes pela liberação de pêlos urticantes (nuvem de pêlos). Os sintomas geralmente são passageiros. É a popular caranguejeira

Quadro 127-2. Efeitos patogênicos das peçonhas de aranhas

Tipo de ação	Efeitos deletérios	Gêneros envolvidos
Neurotóxica	A peçonha no acidente por *Phoneutria* causa despolarização de fibras musculares e terminações nervosas sensitivas, motoras e autônomas, com liberação de neurotransmissores responsáveis pelas reações locais e sistêmicas. Em casos graves pode haver choque neurogênico e óbito. *Latrodectus* tem ação também sobre o sistema nervoso central, nos centros vasomotores do bulbo e da medula espinhal	*Phoneutria e Latrodectus*
Proteolítica	Enzimas proteolíticas promovem destruição local e reação inflamatória geralmente restritas à pele. A necrose dolorosa é tardia e resolve-se com descamação epitelial	*Loxosceles e Lycosa*
Hemolítica	Acredita-se que a enzima esfingomielinase-D ative as cascatas do sistema complemento, da coagulação e das plaquetas, levando à hemólise intravascular, hemoglobinúria e lesão tubular renal	*Loxosceles*
Urticante	Relaciona-se à presença de fator mecânico (pêlo) e à reação de hipersensibilidade, havendo inflamação local com altos níveis de IgE	*Grammostola*

Capítulo 127 ✔ ARANEÍSMO ❑ **501**

Quadro 127-3. Clínica dos acidentes por aranhas		
Aranha agressora	_Sinais e sintomas_	
	Precoces	_Tardios (>12-24 h)_
Loxosceles	Ausentes ou dor local discreta	**Forma cutânea** (87% a 98%): dor local (queimadura) de intensidade crescente; sinais locais discretos, evoluindo com vesículas e flictênulas hemorrágicas, que necrosam e ulceram (difícil cicatrização); hipertermia, náusea, mal-estar, cefaléia, exantema pruriginoso morbiliforme ou petequial **Forma cutaneovisceral** (hemolítica) 1% a 13%: icterícia, hemoglobinúria, insuficiência renal aguda, anemia hemolítica (4%) e trombocitopenia
Phoneutria	Dor (ardência ou ferroada) intensa com irradiação, associada ou não à sudorese e a edema e eritema locais, cãibras, mialgias, hiperreflexia, náusea; **nos casos graves**: choque neurogênico com sudorese fria, agitação, salivação, broncorréia, priapismo, taquicardia e arritmias respiratórias	
Latrodectus	Dor intensa, irradiada; hiperestesia, eritema e sudorese locais, contraturas musculares generalizadas, rigidez muscular, mialgia, convulsões tetânicas, sialorréia, priapismo, bradicardia, hipotensão Fácies latrodectísmica (em 5% dos casos com eritema facial, blefaroconjuntivite, queilite e trismo dos masseteres), febre, hipertensão liquórica, arritmias, psicoses	
Lycosa	Dor local leve a moderada Edema e eritema locais discretos	Necrose superficial (< 1% dos casos)
Grammostola	Prurido local intenso; edema e pápulas locais, irritação de mucosas com tosse, às vezes, intensa	

Quadro 127-4. Soroterapia nos acidentes por aranhas			
Aranha	_Quadro_	_Soro_	_Dose (nº de ampolas)_
Phoneutria	**Leve** dor local e eventualmente taquicardia e agitação	NÃO USAR	–
	Moderado dor local intensa com: sudorese e/ou vômitos e/ou agitação e/ou hipertensão arterial	Antiaracnídico	2 a 4 (crianças)
	Grave anteriores e: sudorese profusa, sialorréia, vômitos freqüentes, hipertonia muscular, priapismo, choque e/ou edema pulmonar agudo	Antiaracnídico	5 a 10
Loxosceles	**Leve** lesão cutânea incaracterística, sem alterações gerais ou laboratoriais; _Loxosceles_ identificada	NÃO USAR (acompanhar por 72 horas e rever classificação)	–
	Moderado com ou sem identificação da aranha, lesão sugestiva, com alterações sistêmicas, porém sem alterações sugestivas de hemólise	Antiaracnídico	5 **e/ou** prednisona por 5 dias: adultos 40 mg/dia crianças 1 mg/kg/dia
	Grave lesão cutânea característica, anemia aguda, icterícia, evolução rápida e alterações indicativas de hemólise	Antiaracnídico	10 **e** prednisona por 5 dias: adultos 40 mg/dia crianças 1 mg/kg/dia
Latrodectus	**Leve** dor local, edema discreto, sudorese local, dor em membros inferiores, parestesia em membros, tremores e contraturas	NÃO USAR	–
	Moderado Sintomas do quadro leve e: dor abdominal, sudorese generalizada, ansiedade/agitação, mialgia, dificuldade de deambulação, cefaléia e tontura, hipertermia	Antilatrodéctico	1 ampola IM
	Grave todos os acima, mais taqui/bradicardia, hipertensão arterial, taqui/dispnéia, náusea e vômito, priapismo, retenção urinária, fácies latrodectísmica	Antilatrodéctico	1 a 2 ampolas IM
Lycosa	Todos os casos	NÃO USAR	–

Quadro 127-5. Prognóstico do araneísmo		
Gênero agressor	**Prognóstico**	**Complicações**
Loxosceles	Bom; as ulcerações de pele evoluem lentamente para necrose, apesar da soroterapia, deixando cicatrizes. A hemoglobinúria desaparece em 48 horas a sete dias. A insuficiência renal não oligúrica é de bom prognóstico, porém comprometimento renal obriga a tratamento hospitalar. Apesar do prognóstico mais reservado da lesão renal, a letalidade não é elevada	A lesão cutânea pode evoluir para necrose e ulceração de difícil cicatrização, necessitando de enxerto. Infecções secundárias agravam a evolução, devendo ser tratadas com antibioticoterapia sistêmica. A necessidade de amputação é rara. A principal complicação sistêmica é a insuficiência renal aguda
Phoneutria	Bom; os sintomas agudos geralmente involuem em 12 a 48 horas. Parestesia ou hipoestesia podem persistir por alguns dias	–
Latrodectus	Bom; os casos registrados no país (Nordeste) têm-se mostrado de pouca gravidade. A soroterapia leva à remissão total em 24 h mas, sem tratamento, as manifestações podem persistir por 21 dias. As alterações laboratoriais podem persistir por 10 dias. Astenia está geralmente presente na convalescença	Não foram relatadas no Brasil, mas são descritas como complicações: edema agudo pulmonar, trombose arterial e venosa, neurite periférica e polimiosite
Lycosa	Bom prognóstico	–
Grammostola	Bom prognóstico	–

em 12 a 24 horas, pensando-se na possibilidade de acidente por *Loxosceles*, e na possível evolução com complicações.

PREVENÇÃO

As principais medidas para evitar acidentes por aranha são:

- Manter limpos os domicílios, quintais, jardins, sótãos e garagens.
- Evitar acúmulo de lixo e entulho próximo a domicílios.
- Eliminar ou empilhar adequadamente sobras de materiais de construção, jornais e outros.
- Proteger mãos e pés ao manipular entulhos ou sobras de materiais.
- Observar com cuidado sapatos e roupas, sacudindo-os antes do uso.
- Preservar predadores naturais (sapos, galinhas, pássaros, lagartos).
- Usar inseticidas como BHC e DDT em forros, porões e depósitos.

BIBLIOGRAFIA RECOMENDADA

Cardoso JLC, França FDS, Von Eickstedt VDR, Borges I, Nogueira MT. Loxoscelismo: Estudo de 242 casos (1980–1984). *Rev Soc Bras Toxicol* 1988;1:58–66.

Artemenko SRT. Araneísmo e escorpionismo. *In* Siqueira-Batista R, Gomes AP, Igreja RP, Huggins DW: *Medicina Tropical — Abordagem Atual das Doenças Infecciosas e Parasitárias.* Rio de Janeiro: Cultura Médica, 2001.

Artemenko SRT. Araneísmo e escorpionismo. *In* Schechter M, Marangoni DV: *Doenças Infecciosas e Parasitárias: Conduta Diagnóstica e Terapêutica.* 2ª ed. Rio de Janeiro: Guanabara-Koogan, 1998.

Lucas S. Review Article: Spiders in Brazil. *Toxicon* 1988;26:759–772.

Maretic Z. Review Article: Latrodectism — Variations in clinical manifestations provoked by *Latrodectus* species of spiders. *Toxicon* 1983;21:457–466.

Rodrigues DS, Nunes TB. Latrodectismo na Bahia. *Rev Baiana Saúde Publ* 1985;12:38–43.

CAPÍTULO 128
Escorpionismo

Marcílio Lisbôa Vital ◆ Andréia Patrícia Gomes
Marcelo Luiz Carvalho Gonçalves ◆ Rodrigo Siqueira-Batista

No Brasil, cerca de 80% dos acidentes por escorpião são registrados na região Sudeste e 15% na região Nordeste, com coeficiente de incidência anual de 2,5 casos por 100.000 habitantes e letalidade em torno de 1%.

ETIOLOGIA E EPIDEMIOLOGIA

Geralmente os escorpiões apresentam hábitos notívagos, alimentando-se de pequenos insetos. A maioria dos acidentes ocorre no domicílio e peridomicílio, onde coabitam com o homem.

Os acidentes têm ocorrência regional e sazonal, sendo a maioria em indivíduos de 15 a 50 anos, com discreto predomínio no sexo masculino. Os membros superiores e inferiores são os locais mais acometidos (70% dos casos). O gênero *Tityus* é o que tem maior importância no Brasil.

Tityus

São os escorpiões mais comumente envolvidos em acidentes. As duas espécies de importância médica são: *Tityus serrulatus* e *Tityus bahiensis* (o primeiro de ocorrência na região Sudeste, Goiás e Bahia e o último também em Santa Catarina e Mato Grosso do Sul). Outras espécies também têm sido observadas causando acidentes em humanos: *Tityus stigmurus* (Nordeste), *Tityus cambridgei* (região Amazônica) e *Tityus Metuendus* (Amazonas, Acre e Pará). Freqüentemente escondem-se sob madeiras, pedras, cascas de árvores, tijolos, folhas, junto a domicílios. Os acidentes são comuns e, muitas vezes, graves, com alta letalidade, especialmente em crianças (menores de sete anos) e idosos (maiores de 60 anos), nos quais são indispensáveis diagnóstico e soroterapia específica precoces.

Nomes populares: *T. serrulatus* – escorpião amarelo
                       T. bahiensis – escorpião marrom
                       T. cambridgei – escorpião preto

As características básicas dos escorpiões são apresentadas no Quadro 128-1.

PATOGÊNESE

A patogenia dos acidentes por escorpião resulta das ações neurotóxicas da sua peçonha, promovendo alterações nos canais de sódio, levando à despolarização das terminações nervosas pós-ganglionares, com liberação de catecolaminas e acetilcolina, que determinam o acometimento de todos os sistemas orgânicos.

Quadro 128-1. Características morfológicas básicas dos escorpiões

Gênero	Tamanho corpo	Espécies	Coloração/corpo
Tityus	6 a 7 cm	T. serrulatus	Tronco amarelo-escuro, telson com mancha escura ventral
		T. bahiensis	Tronco marrom-escuro, patas manchadas

ASPECTOS CLÍNICOS

As manifestações clínicas observadas nos acidentes por escorpiões são apresentadas no Quadro 128-2.

CONDUTA NOS CASOS DUVIDOSOS

A observação dos sintomas e sinais apresentados com o escorpionismo deve sempre sugerir o diagnóstico, mesmo nos casos em que não há história de picada.

COMPLICAÇÕES

Um grande número de complicações pode advir, tanto da ação direta da toxina do escorpião, quanto das descargas de neurotransmissores causadas por esta. Disfunção do ventrículo esquerdo é uma manifestação grave que contribui para falência cardiovascular e edema agudo de pulmão, levando a vítima ao óbito.

Hemorragias cerebrais difusas, congestão e edema, trombose de pequenos vasos e infartos cerebrais são outras complicações potenciais dos acidentes por escorpião.

DIAGNÓSTICO

O diagnóstico de acidentes por escorpiões é possível através da identificação do agressor ou da apresentação clínica.

O diagnóstico etiológico é baseado na identificação do escorpião, seja por suas características anatômicas (Quadro 128-1), seja pelas características clínicas resultantes das ações neurotóxicas da peçonha (Quadro 128-2).

Exames laboratoriais se prestam ao acompanhamento clínico do paciente (distúrbios hidroeletrolíticos, alterações cardiovasculares e função renal). Técnicas de imunodiagnóstico, como ELISA, para detecção do veneno, têm auxiliado no diagnóstico em formas moderadas e graves.

Quadro 128-2 . Classificação dos acidentes por escorpiões*

Leves	Moderados	Graves
Dor imediata, intensa, irradiada Parestesia local	Dor imediata, intensa, irradiada Náuseas, vômitos, sialorréia, palidez Sudorese, hipo ou hipertermia, agitação Hipertensão arterial	Além das manifestações prévias agravadas, pode haver: bradicardia, quadro tetaniforme com dislalia, disfagia e diplopia, convulsões, insuficiência cardíaca, edema agudo de pulmão, choque, coma, insuficiência renal

*As manifestações sistêmicas nos casos moderados e graves podem surgir após intervalo de minutos até poucas horas (2-3). A gravidade destes acidentes depende da espécie e tamanho do escorpião (os acidentes com escorpiões amarelos têm maior gravidade), da quantidade de veneno inoculado e da sensibilidade do paciente ao veneno. Influirão na evolução do quadro a precocidade diagnóstica, o tempo decorrido desde a picada até o início do atendimento, o uso de soroterapia e a perfeita manutenção das funções vitais.

TRATAMENTO

Específico

Indicam-se soros heterólogos em algumas situações para neutralizar o veneno circulante. Os soros existentes para uso são:
- Antiaracnídico.
- Antiescorpiônico.

O Quadro 128-3 apresenta a dose de soro necessária quando indicada a soroterapia. A administração é preferencialmente intravenosa em 15 a 20 minutos.

Inespecífico

De vital importância é o combate à dor e o controle das funções vitais.

Analgesia: deve ser eficiente nos acidentes neurotóxicos, sendo indicada a anestesia local ou troncular com xilocaína 2% ou marcaína 0,5% sem vasoconstritores. Administrar inicialmente três a quatro mililitros, em adultos, ou um a dois mililitros, em crianças, que podem ser repetidos a cada 30 - 60 minutos, até um total de três administrações. Também a analgesia sistêmica está indicada, podendo ser necessários opiáceos e sedativos. É a única conduta necessária em 95% dos casos, devendo a soroterapia ser aplicada no caso de persistência da dor, apesar das medidas previamente comentadas.

Gluconato de cálcio 10%: é indicado no caso de espasmos musculares. Deve-se administrar por via intravenosa, lentamente, até 10 ml. Em caso de recidiva, usar miorrelaxantes. A vítima deve ser colocada em ambiente escuro e calmo.

Cuidados com antisséptico e limpeza periódica da ferida com sabão neutro e compressas de permanganato de potássio (1:40.000) ou água boricada 10%, por cinco a 10 minutos, duas vezes ao dia. Outras medidas propostas, mas ainda controversas, incluem: uso de corticóides, excisão cirúrgica da ferida e anti-histamínicos.

A manutenção de funções vitais, correção de distúrbios hidroeletrolíticos e hemodinâmicos e hidratação adequada são indispensáveis, podendo ser necessário tratamento dialítico em caso de insuficiência renal.

Assistência ventilatória mecânica é freqüentemente necessária nos acidentes neurotóxicos graves.

Nos acidentes escorpiônicos, os pacientes devem ser mantidos sob monitorização em UTI (por cerca de 72 horas), especialmente crianças menores de sete anos e idosos maiores de 60 anos. A atropina (0,01 a 0,02 mg/kg/dose) deve ser aplicada, com cautela, especialmente em crianças que desenvolvem bradicardia sinusal ou bloqueio atrioventricular total. Hipertensão arterial grave, associada ou não a edema agudo de pulmão, deve ser tratada com clorpromazina 0,5 a 1 mg/kg/dose IV. Prazosin (0,125 mg em crianças e 0,5 mg em adultos, via oral) tem sido apontado como alternativa.

PROGNÓSTICO

Prognóstico geralmente bom, principalmente se causado por *T. bahiensis*. A letalidade com tratamento fica em torno de 1% e, sem tratamento, 6%. As alterações eletrocardiográficas geralmente desaparecem em três dias, mas podem persistir por cerca de sete.

PREVENÇÃO

As principais medidas para minorar a ocorrência dos acidentes por escorpiões são:
- Manter limpos os domicílios, quintais, jardins, sótãos e garagens.
- Evitar acúmulo de lixo ou entulho próximo a domicílios.
- Eliminar ou empilhar adequadamente sobras de materiais de construção, jornais e outros.

Quadro 128-3. Soroterapia nos acidentes por escorpiões

Acidente	Quadro	Soro	Dose (número de ampolas)
Escorpionismo	Leve*	NÃO USAR	–
	Moderado	Antiescorpiônico ou antiaracnídico	2 a 3
	Grave	Antiescorpiônico ou antiaracnídico	4 a 6**

* O tempo de observação das crianças picadas deve ser de seis a 12 horas.
** Na maioria dos casos graves, quatro ampolas são suficientes para o tratamento, pois neutralizam o veneno circulante e mantêm concentrações elevadas de antiveneno circulante por pelo menos 24 horas após a administração da soroterapia.

- Proteger mãos e pés ao manipular entulhos ou sobras de materiais.
- Observar com cuidado sapatos e roupas, principalmente os menos usados.
- Preservar os predadores naturais, como sapos, galinhas, pássaros, lagartos.
- Uso de inseticidas como BHC e DDT em forros, porões e depósitos.

BIBLIOGRAFIA RECOMENDADA

Artemenko SRT. Araneísmo e escorpionismo. *In* Siqueira-Batista R, Gomes AP, Igreja RP, Huggins DW: *Medicina Tropical – Abordagem Atual das Doenças Infecciosas e Parasitárias*. Rio de Janeiro: Cultura Médica, 2001.

Artemenko SRT. Araneísmo e escorpionismo. *In* Schechter M, Marangoni DV: *Doenças Infecciosas e Parasitárias: Conduta Diagnóstica e Terapêutica*. 2ª ed. Rio de Janeiro: Guanabara-Koogan, 1998.

Freire-Maia L, Campos JA, Amaral CFS. Approaches to the treatment of scorpion envenoming. *Toxicon* 1994;32:1009–1014.

Ismail M. Review article: The scorpion envenoming syndrome. *Toxicon* 1995;33:825–858.

Lucas S. Review Article: Spiders in Brazil. *Toxicon* 1988;26:759–772.

Von Eickstedt VDR. Escorpionismo por *Tityus stigmurus* no Nordeste do Brasil (Scorpiones; Buthidae). *Memórias do Instituto Butantan* 1983/84;47/48:133–137.

Cupo P, Azevedo-Marques MM, Hering SE. Escorpionismo. *In* Barraviera B: *Venenos Animais – Uma Visão Integrada*. Rio de Janeiro: EPUC, 1994.

CAPÍTULO 129
Ofidismo

Rodrigo Siqueira-Batista ◆ Marcelo Luiz Carvalho Gonçalves ◆ Sávio Silva Santos

CONCEITO

Os acidentes por cobras são eventos importantes do ponto de vista da saúde pública, sobretudo nos países subdesenvolvidos — regiões tropicais — por sua freqüência e potencial gravidade. Estima-se que, anualmente, atinjam cerca de um milhão de pessoas, com um número de óbitos estimado em 30 a 50 mil.

É importante que o médico possua noções para identificação do ofídio agressor, caracterizando-o como peçonhento ou não, pois um grande número de casos de ofidismo ocorre por serpentes não peçonhentas. A identificação do gênero é importante nos casos de serpentes peçonhentas, uma vez que a soroterapia específica é o recurso terapêutico fundamental para o paciente. A identificação pode ser realizada através de suas características anatômicas ou de manifestações clínicas apresentadas pelo paciente, já que as características das peçonhas se mantêm relativamente constantes entre os ofídios do mesmo gênero.

A apresentação dos aspectos gerais dos acidentes ofídicos, bem como das informações relativas à conduta a ser adotada nas vítimas, constituem o objetivo do presente capítulo.

ETIOLOGIA – OFÍDIOS PEÇONHENTOS

Em nosso país são catalogadas 256 espécies de serpentes, das quais 69 são peçonhentas, distribuídas por quatro gêneros de interesse médico: *Bothrops*, *Crotalus*, *Lachesis* (estes três gêneros pertencentes à família *Viperidae*) e *Micrurus* (este gênero pertencente à família *Elapidae*). As principais características anatômicas dos ofídios peçonhentos e não peçonhentos ocorrentes no Brasil são apresentadas no Quadro 129-1.

A distribuição das serpentes brasileiras está intimamente relacionada a suas características ecológicas, conforme o apresentado no Quadro 129-2.

EPIDEMIOLOGIA

O ofidismo é um evento intimamente relacionado à atividade rurícola, subjugando o camponês e adquirindo, de certa forma, a característica de ser um acidente de trabalho. Isto é reforçado pela observação de que os acidentes têm maior incidência nos meses nos quais o trabalho agrícola é intensificado. Além da maior exposição, as precárias condições de trabalho, muitas vezes sem os mínimos itens de segurança, são fatores determinantes da incidência, morbidade e mortalidade dos acidentes ofídicos no país.

Em relação à faixa etária, os indivíduos mais acometidos encontram-se na fase de maior produtividade laboral, ocorrendo mais da metade dos acidentes entre os 15 e 50 anos. O sexo mais acometido é o masculino, admitindo-se que essa diferença seja fruto de características trabalhistas, apesar da efetiva participação do sexo feminino nessas atividades laborais. As

---

Quadro 129-1. Principais diferenças anatômicas entre cobras peçonhentas e não peçonhentas encontradas no Brasil

Características anatômicas	Bothrops Lachesis Crotalus	Micrurus*	Não peçonhentas
Cabeça	Triangular	Arredondada	Arredondada
Pupilas	Em fenda	Redondas	Redondas ou em fendas
Fosseta loreal **	Presente	Ausente	Ausente
Presas inoculadoras	Grandes, móveis, anteriores, inseridas no maxilar superior, ocas como agulhas de injeção (solenóglifas)	Pequenas, fixas, inseridas mais no interior da boca, sulcadas (proteróglifas)	Ausentes ou pequenas inseridas bem posteriormente na boca (áglifas e opistóglifas)
Cauda	Curta e com afilamento súbito; lisa: *Bothrops* Escamas eriçadas: *Lachesis* Em chocalho: *Crotalus*	Lisa e com afilamento em geral progressivo	Lisa e com afilamento em geral progressivo

Fonte: Ministério da Saúde. *Manual de Diagnóstico e Tratamento de Acidentes Ofídicos*, 2001.
* A diferenciação entre as corais e as falsas corais é difícil; em geral, nas corais os anéis coloridos (pretos e vermelhos intercalados com anéis brancos ou amarelados) envolvem toda a circunferência do corpo; nas falsas corais, em geral, os anéis se interrompem na região ventral. Há na região amazônica algumas corais de cor marrom-escura, sem anéis e com manchas avermelhadas na região ventral.
** Orifício localizado entre o olho e a narina, com função sensitiva.

Quadro 129-2. Gêneros e espécies de cobras peçonhentas no Brasil

Gênero	Características relevantes	Principais espécies
Bothrops	As 32 espécies de serpentes do gênero *Bothrops* são responsáveis por cerca de 90% dos casos de ofidismo no país (no Estado do Rio de Janeiro, representa praticamente 100% dos casos). Estes ofídios distribuem-se amplamente no território nacional, habitando preferencialmente as áreas rurais e regiões periféricas das grandes cidades, sobretudo nos locais de maior umidade (áreas cultivadas, matas) e onde exista a proliferação de roedores (silos, paióis). Os nomes populares mais encontrados são jararaca, jararacuçu, urutu, cruzeiro, caiçara e outras	*Bothrops alternatus, Bothrops atrox, Bothrops bilineatus, Bothrops cotiara, Bothrops erythromelas, Bothrops jararaca, Bothrops jararacussu, Bothrops moojeni, Bothrops neuwiedi, Bothrops pirajai, Bothrops pradoi*
Crotalus	As serpentes do gênero *Crotalus* são responsáveis por 8% a 10% dos acidentes ofídicos no Brasil. Há apenas uma espécie e é encontrada em todo o país (à exceção da Floresta Amazônica, Mata Atlântica, Pantanal e regiões litorâneas), a *Crotalus durissus*, com seis subespécies. Não tem por hábito atacar; entretanto, quando excitada, denuncia sua presença pelo ruído característico do guizo (ou chocalho). Ao contrário das serpentes do gênero *Bothrops*, habita preferencialmente as áreas secas e arenosas. Os nomes populares mais encontrados são cascavel, boiquira e boicininga	*Crotalus durissus cascavella, Crotalus durissus collilineatus, Crotalus durissus marajoensis, Crotalus durissus ruruima, Crotalus durissus terrificus, Crotalus durissus trigonicus*
Lachesis	Devido a sua distribuição é pequeno o número de acidentes documentados pelo gênero *Lachesis*. Há uma única espécie, a qual distribui-se pelas grandes florestas tropicais do país — Floresta Amazônica e Mata Atlântica	*Lachesis muta muta Lachesis muta noctivaga*
Micrurus	Os acidentes elapídicos (gênero *Micrurus*) são bastante raros no nosso meio. Há cerca de 20 espécies que se distribuem por todo o país. Pouco agressivas, têm hábitos subterrâneos. Os principais nomes populares são coral, coral verdadeira e ibiboboca	*Micrurus corallinus, Micrurus frontalis, Micrurus ibiboboca, Micrurus lemniscatus, Micrurus surinamensis*

regiões inferiores do corpo são as mais afetadas – mais da metade dos acidentes acontecendo em áreas abaixo dos joelhos. O acidente nas mãos e antebraços ocorre, geralmente, no momento em que o indivíduo manipula a terra nas atividades da lavoura.

Os acidentes por *Bothrops* são os mais comuns no país, havendo, por exemplo, no Rio de Janeiro, exclusividade de acidentes botrópicos (100% da casuística). A gravidade e a letalidade estão relacionados ao tempo transcorrido entre o acidente e o atendimento do enfermo. De modo geral, gravidade e letalidade são maiores para os empeçonhamentos por ofídios do gênero *Crotalus*, seguindo-se a ele os acidentes pelos gêneros *Lachesis*, *Micrurus* e *Bothrops*.

PATOGÊNESE

Para a compreensão do quadro clínico dos acidentes ofídicos é importante conhecer os efeitos fisiopatogênicos das diferentes peçonhas, conforme o apresentado no Quadro 129-3.

ASPECTOS CLÍNICOS

O quadro clínico dos acidentes ofídicos é dependente das ações fisiopatogênicas das peçonhas inoculadas. Em linhas gerais, temos:

Acidente botóprico. Ocorrem manifestações locais e sistêmicas. Logo após a picada, em geral dentro dos primeiros 30 minutos, surgem no local dor (de moderada a intensa), edema, calor e rubor, havendo relação entre a intensidade das manifestações e a quantidade de peçonha inoculada. Seis a 12 horas

depois, surgem bolhas, equimoses, podendo posteriormente surgir áreas de necrose de extensão variável. Achados locais exuberantes são muito sugestivos de empeçonhamento botrópico (sobretudo nas áreas onde não se encontram serpentes do gênero *Lachesis*). Em termos sistêmicos, observa-se a ocorrência de hemorragias, secundárias aos distúrbios da coagulação (mensurável pela execução do tempo de coagulação, em geral muito aumentado). As hemorragias, por vezes fatais, podem ocorrer no local da picada e em regiões distantes, surgindo gengivorragias, epistaxe, hematêmese, enterorragia, hematúria, bem como em outras localizações. Insuficiência renal aguda secundária às alterações de coagulação na vasculatura renal pode também ocorrer. Acidentes por *Bothrops moojeni* são os que apresentam maior freqüência de evolução para distúrbios hemorrágicos sistêmicos. Nos acidentes causados por filhotes de *Bothrops*, os achados locais podem estar ausentes, pelas características da peçonha (discreta atividade proteolítica), predominando as alterações do tempo de coagulação.

Acidente crotálico. Ao contrário do encontrado no acidente botrópico, no empeçonhamento por serpentes do gênero *Crotalus* não se observam sinais locais, sendo este um importante marcador de diferenciação diagnóstica. Pode ocorrer, de todo modo, um discreto edema e a sensação de "adormecimento" no local da picada, que eventualmente permanece por alguns meses. Evolutivamente, ocorre mialgia generalizada que pode ser intensa (acompanhada ou não de edema dos grupamentos musculares) e comprometimento neurológico que cursa com dor cervical, redução da acuidade visual, ptose palpe-

508 ❑ PARTE IX ✔ ANIMAIS E PLANTAS DE IMPORTÂNCIA MÉDICA

Quadro 129-3. Patogênese dos acidentes ofídicos		
Ação	*Parâmetros importantes*	*Ofídio relacionado*
Proteolítica	É também chamada por alguns autores de ação citotóxica. A presença de enzimas proteolíticas induz reação inflamatória e destruição tecidual, ocorrendo mionecrose, liponecrose e necrose das paredes vasculares. Nos casos graves, há liberação de mediadores vasoativos, como a bradicinina, podendo sobrevir hipotensão e choque. As espécies nas quais se observa peçonha com ação proteolítica são as pertencentes ao gênero *Bothrops* e *Lachesis*	*Bothrops, Lachesis*
Coagulante	Ocorre pela ativação da cascata da coagulação. A peçonha botrópica tem efeito ativador, isolada ou conjuntamente, sobre o fator X, a protrombina e o fibrinogênio, enquanto as peçonhas laquéticas e crotálicas ativam o fibrinogênio para a sua conversão em fibrina. O mecanismo de atividade coagulante é distinto da trombina, pois a ação não pode ser antagonizada pela heparina. A ativação do fator X leva ao consumo de plaquetas e dos fatores V e VIII, podendo ocorrer coagulação intravascular disseminada, com deposição de microtrombos na parede capilar, o que pode levar à insuficiência renal aguda. Os sítios mais freqüentes de sangramento são o trato gastrointestinal, sistema nervoso central, vias aéreas (superiores e inferiores) e pele	*Bothrops, Lachesis, Crotalus*
Miotóxica	A atividade miotóxica é sistêmica (e não apenas no local da picada), com rabdomionecrose, mioglobinemia e mioglobinúria, podendo levar à insuficiência renal aguda, sendo observada em empeçonhamentos por serpentes do gênero *Crotalus*. A responsável pela miotoxicidade é a fração **crotoxina** (uma proteína composta de duas subunidades, a crotapotina e a fosfolipase A_2, esta última parecendo ser responsável pelos efeitos fisiopatogênicos da crotoxina)	*Crotalus*
Neurotóxica	Atividade neurotóxica é observada nas peçonhas de serpentes do gênero *Crotalus* e *Micrurus*, com ambas bloqueando a junção mioneural. Na peçonha crotálica a ação é pré-sináptica (a responsável é a fração **crotoxina**, a qual inibe a liberação de acetilcolina), enquanto na elapídica pode ser pré ou pós-sináptica. Nesta última situação, pode haver reversão do bloqueio com anticolinesterásicos. Acredita-se que a peçonha elapídica tenha ação mais precoce devido ao seu baixo peso molecular e por ser mais lipofílica Nos acidentes laquéticos também se observa uma ação neurotóxica, porém, de um outro tipo, caracterizada por excitação vagal	*Lachesis, Crotalus, Micrurus*
Vasculotóxica	Eventualmente, as peçonhas botrópicas podem causar hemorragias por um mecanismo que independe de sua ação coagulante, surgindo sangramentos locais e sistêmicos em diferentes sítios (cérebro, rins, pulmões, pele, trato gastrointestinal). Estão implicados mecanismos inerentes à coagulação intravascular disseminada, além da lesão tóxica do endotélio, causada por componentes chamados **hemorraginas**. Assim, explica-se a ocorrência de acidentes hemorrágicos fatais em pacientes nos quais não pode ser documentada alterações no sistema de coagulação	*Bothrops*
Nefrotóxica	A nefrotoxicidade é evento relativamente comum nos acidentes crotálicos. Estudos têm demonstrado uma ação tóxica direta da peçonha crotálica sobre os rins, sobretudo no néfron intermediário e, além disso, secundariamente pela ação miotóxica da peçonha (com a ocorrência de rabdomiólise observada no acidente crotálico) Há comprometimento renal também nos acidentes botrópricos e laquéticos, pela ação coagulante da peçonha, com deposição de microtrombos na parede capilar renal e diminução do fluxo sangüíneo para o órgão	*Crotalus*

bral bilateral (fácies miastênica, também chamada de "fácies neurotóxica de Rosenfeld"), oftalmoplegia, midríase bilateral, nistagmo, plegia dos movimentos do olhar conjugado (diplopia), alterações da gustação, anosmia, miofasciculações (nos casos graves, paralisia da musculatura respiratória, velopalatina e dos membros), sonolência, obnubilação e coma. Há, na avaliação fundoscópica, borramento da papila e ingurgitamento venoso bilateral. Apesar do tempo de coagulação poder estar alterado nos acidentes crotálicos, as hemorragias não são freqüentes. Em geral, 24 a 48 horas após o acidente sobrevêm as alterações renais, evidenciadas inicialmente pela coloração avermelhada da urina (mioglobinúria), havendo evolução ou não para insuficiência renal aguda. Como nos demais acidentes ofídicos, a gravidade é diretamente proporcional ao tempo decorrido entre o empeçonhamento e a instituição do tratamento com a soroterapia específica.

Acidente laquético. Os achados clínicos do acidente laquético assemelham-se aos do acidente botrópico, podendo ocorrer confusão diagnóstica entre eles, pois as manifestações locais são igualmente muito exuberantes. Após a picada surgem sintomas e sinais intensos, havendo dor, edema, calor e rubor. A evolução dos sintomas locais é similar à observada nos acidentes por *Bothrops*. Alterações da coagulação são também identificadas, contribuindo para o surgimento de hemorragias sistêmicas. Nota-se, em muitos casos, a ocorrência de sintomas neurotóxicos configurando quadro típico de síndrome de excitação vagal, com bradicardia, diarréia e hipotensão arterial (por vezes, choque).

Acidente elapídico. Neste acidente predominam os sintomas neurotóxicos, de alta incidência e rápida instalação, graças, provavelmente, ao baixo peso molecular das neurotoxinas. Os sintomas locais são inexpressivos. O paciente apresenta-se com face miastênica, havendo ptose palpebral e paralisia muscular flácida que pode ser ascendente, com evolução para paralisia dos músculos respiratórios e morte por asfixia, semelhante ao observado no empeçonhamento crotálico.

No Quadro 129-4 encontra-se sumarizada a apresentação clínica dos acidentes ofídicos acima descritos.

Complicações. Durante o acompanhamento dos pacientes vítimas de ofidismo, deve-se estar atento para o surgimento de complicações, conforme o apresentado no Quadro 129-5.

DIAGNÓSTICO

Para firmar-se o diagnóstico de acidente ofídico é conveniente a identificação da serpente agressora ou, quando isto não é possível, a observação atenta do quadro clínico, cabendo ressaltar que pode haver confusão diagnóstica entre os empeçonhamentos botrópicos e laquéticos (por conta da similaridade da sintomatologia local), nos locais onde as serpentes do gênero *Lachesis* são epidemiologicamente importantes (por exemplo, na região Amazônica). Por outro lado, pode ser difícil em momentos iniciais, diferenciar-se os acidentes elapídicos e crotálicos, pela semelhança e exuberância do quadro neurológico em ambos. Métodos laboratoriais podem ser utilizados, sem embargo, para auxiliar no diagnóstico e no manejo clínico dos pacientes.

O mais importante exame complementar é, sem dúvida, o **tempo de coagulação** (TC), devendo ser sempre realizado nos casos de ofidismo, por ser de execução fácil e rápida, e muito útil para o diagnóstico e para o acompanhamento dos empeçonhamentos com ação coagulante. Considera-se um TC normal até 10 minutos, aumentado se entre 10 e 30 minutos e incoagulável quando maior do que 30 minutos. Em geral, o tempo de coagulação tende à normalização após 12 horas de decorrida a instituição da soroterapia específica. Caso isso não se observe, dever-se-á aplicar nova dose do soro para otimização da terapêutica.

No **hemograma**, pode notar-se a existência de leucocitose com desvio para a esquerda e linfopenia, acompanhada ou não de plaquetopenia. A velocidade de hemossedimentação (VHS) está em geral com valores muito baixos, havendo correlação entre esta e as alterações da coagulação sangüínea.

O **EAS** (pesquisa de elementos anormais e avaliação do sedimento urinário) mostra proteinúria, hematúria e glicosúria nos acidentes por *Bothrops*. Nos acidentes crotálicos pode haver alterações semelhantes, acrescendo-se a presença de mioglobinúria, secundária a lesão muscular observada neste tipo de empeçonhamento.

Quadro 129-4. Principais manifestações clínicas dos acidentes ofídicos por serpentes encontradas no Brasil		
Acidente	**Sinais e sintomas de aparecimento precoce (< 6 horas)**	**Sinais e sintomas de aparecimento tardio (> 6 horas - 12 horas)**
Botrópico*	Dor imediata, edema e rubor no local (choque nos casos graves)	Bolha, equimose e necrose local (insuficiência renal aguda nos casos graves)
	Aumento do tempo de coagulação (hemorragia nos casos graves: epistaxe, gengivorragias e hemorragias digestivas)	
Laquético	Manifestações clínicas semelhantes ao acidente botrópico, acrescidas de bradicardia e diarréia	
Crotálico	Ptose palpebral bilateral (fácies miastênica), oftalmoplegia, distúrbios de acomodação visual, fasciculações musculares (nos casos graves, paralisia da musculatura respiratória, velopalatina e dos membros)	
	Aumento do tempo de coagulação (raramente, hemorragias)	
	Mialgia generalizada, discreto edema local, urina avermelhada	Insuficiência renal aguda
Elapídico *(Micrurus)*	Ptose palpebral bilateral (fácies miastênica), oftalmoplegia, distúrbios de acomodação visual, paralisia da musculatura respiratória, velopalatina e dos membros, com alta incidência e rápida instalação	

Fonte: Ministério da Saúde. *Manual de Diagnóstico e Tratamento de Acidentes Ofídicos*, 2001.
* Nos acidentes por *Bothrops* jovens predomina a ação coagulante, podendo estar ausentes os sinais locais como dor e edema.

Quadro 129-5. Principais complicações dos acidentes ofídicos

Complicações	Observações relevantes

Infecção secundária	Segundo Gonçalves (1998), surgem na evolução de até 20% dos acidentes proteolíticos (*Bothrops* e *Lachesis*). A ocorrência de febre, recrudescência dos sinais flogísticos locais e o aparecimento de linfadenite regional são as características clínicas mais importantes. Os agentes mais comuns são bactérias constituintes da microbiota da cavidade oral da cobra (bactérias gram-negativas), bem como da microbiota da pele do paciente (bactérias gram-positivas). Os agentes de importância incluem *Enterobacter* spp, *Escherichia coli*, *Klebsiella* spp, *Morganella morgani*, *Providencia* spp e menos comumente *Staphylococcus aureus* e *Staphylococcus epidermidis*), havendo evolução para celulite local e muitas vezes para a formação de abscessos
	No tratamento importam:
	
	• Antibioticoterapia orientada por bacterioscopia pelo método de Gram, bem como pela cultura obtida de coleções fechadas (sem continuidade com o meio externo). Caso não seja exequível a realização destes métodos, pode-se utilizar um dos seguintes esquemas:
	
	  — amoxicilina com ácido clavulânico
	
	  — clindamicina (ou oxacilina + penicilina cristalina) associada a um aminoglicosídeo
	
	  — cefalotina
	
	• Drenagem cirúrgica dos abscessos, devendo-se nesses casos colher material que deve ser enviado para bacterioscopia e cultura, a fim de ajustar-se o esquema antibiótico em uso

Ulcerações com necrose	Observadas nos acidentes proteolíticos. Seu tratamento consiste no debridamento cirúrgico, devendo-se avaliar a necessidade de enxertos
Síndrome compartimental	É evento incomum na evolução dos acidentes proteolíticos, caracterizando-se pela presença de edema muscular acentuado que, pela contenção imposta pela aponeurose, promove fenômenos compressivos vasculares, podendo seguir-se necrose muscular e lesão dos nervos. A síndrome compartimental, geralmente encontrada nos acidentes por *Bothrops moojenei*, precisa ser prontamente identificada, para rápida instituição da terapêutica. Para o tratamento está indicada a fasciotomia, após criterioso diagnóstico clínico e complementar (uso do *doppler*, atestando a diminuição do fluxo sangüíneo no local). Nos casos de surgimento precoce da síndrome compartimental com necessidade de cirurgia, atentar para a presença de incoagulabilidade sangüínea

A dosagem de enzimas musculares, entre elas **creatinofosfocinase** (CPK), **desidrogenase lática** (LDH), **aspartato-aminotransferase** (AST), e a **aldolase** são úteis para o diagnóstico e o acompanhamento de acidentes crotálicos, já que o seu aumento se correlaciona com a miotoxicidade da peçonha. Em acidentes botrópicos e laquéticos graves, pode haver elevação dos níveis séricos dessas enzimas, mas em níveis não tão expressivos quanto os encontrados no acidente crotálico.

A avaliação da função renal pela dosagem de escórias nitrogenadas (**uréia** e **creatinina**) e eletrólitos (**sódio** e **potássio**) é mandatória para o seguimento dos acidentes botrópicos graves e crotálicos, com vistas à decisão terapêutica em relação à necessidade de métodos dialíticos, nos pacientes com comprometimento renal grave. Entretanto, em pacientes com empeçonhamento crotálico, a indicação de diálise tende a ser precoce, não se aguardando muitas vezes a definição do quadro de insuficiência renal.

Em relação ao diagnóstico etiológico, técnicas recentes vêm sendo utilizadas para a detecção da peçonha, empregando-se hemaglutinação passiva, imunodifusão, contra-imunoeletroforese, radioimunoensaio e ELISA. De todos esses métodos, o mais exequível é o ELISA, por ser simples, rápido, sensível e específico — os demais apresentam baixa sensibilidade, além de problemas metodológicos. Entretanto, as características socioeconômicas e ambientais das áreas onde em geral ocorrem os casos de ofidismo tornam impraticáveis o uso em larga escala desses ensaios (a não ser com finalidades de pesquisa), graças à pobreza e aos poucos recursos inerentes a maior parte destas localidades.

TRATAMENTO

O determinante crucial para o prognóstico do ofidismo é a precocidade de atendimento e tratamento soroterápico específico do paciente. Na conduta do paciente vítima do empeçonhamento ofídico, importam medidas gerais e específicas.

Medidas gerais

A aplicação da soroterapia específica é a medida mais premente no atendimento à vítima de ofidismo, devendo ser instituído com toda a brevidade possível. Entretanto, algumas condutas complementares são necessárias para a otimização terapêutica.

Logo após a picada, a primeira providência é tranqüilizar o paciente, mantendo-o em repouso, com a finalidade de retardar a absorção da peçonha. Os cuidados locais devem ser instituídos imediatamente, constando da limpeza do local (com água e sabão, permanganato de potássio etc.), tendo o cuidado para não romper as lesões bolhosas, o que poderá servir de porta de entrada para germes causadores de infecção secundária. Avaliar o paciente com exame clínico, atentando para os sinais vitais e débito urinário. É contra-indicado o uso de heparina, pois esta não neutraliza a ação trombina-símile das peçonhas com ação coagulante.

Tão logo seja exequível, instituir a profilaxia do tétano dentro da normatização vigente, considerando como ferimento propenso ao tétano os acidentes botrópicos, elapídicos e crotálicos.

São erros grosseiros e, portanto, deverão ser evitados:

• Uso de torniquete, pois há somente o agravamento das lesões locais, no caso das peçonhas com ação proteolítica.

Quadro 129-6. Acidente botrópico - quantidade de ampolas do soro antiveneno (SAB, ou na sua falta SABC ou SABL) a ser utilizada de acordo com a avaliação clínica

Avaliação inicial da gravidade	Manifestações locais (principalmente edema)	Manifestações sistêmicas (hemorragia grave, choque e anúria)	Tempo de coagulação	Quantidade de ampolas a ser utilizada
Leve	Ausentes ou discretas	Ausentes	Normal ou ↑	2-4 ampolas
Moderada	Evidentes	Ausentes	Normal ou ↑	4-8 ampolas
Grave	Intensas	Presentes	Normal ou ↑	12 ampolas

Fonte: *Manual de Diagnóstico e Tratamento de Acidentes por Animais Peçonhentos*, 2001.

- Incisão no local da picada, com sucção, pois pode acentuar o sangramento e favorecer a ocorrência de infecções secundárias, além do risco de transmissão de patógenos (como o vírus da hepatite B e o HIV), pelo contato das secreções sanguinolentas com a mucosa do indivíduo que atende ao acidentado.
- Antibioticoprofilaxia, a qual não impede infecção secundária.
- Uso de sedativos e tranqüilizantes, os quais comprometem a avaliação clínica.

Tratamento específico

A soroterapia específica é a medida fundamental, pois quanto mais precoce o seu uso, menores serão a morbidade e a letalidade, principalmente nos acidentes graves. Atualmente, encontram-se disponíveis os seguintes soros antiofídicos (de origem eqüina):

- Antibotrópico (SAB).
- Antilaquético (SAL).
- Anticrotálico (SAC).
- Antibotrópico/crotálico (erroneamente chamado polivalente) (SABC).
- Antibotrópico/laquético (SABL).
- Antielapídico (SAE).

Os soros estão disponíveis na apresentação forma líquida, sendo distribuídos gratuitamente pelo Ministério da Saúde, devendo ser conservados entre 2° e 8°C (entretanto, não devem ser congelados). A capacidade neutralizante (quantidade de peçonha neutralizada por mililitro de soro) é expressa na embalagem. Se necessário, mesmo vencido o prazo de validade, os soros antiofídicos podem ser utilizados, administrando-se porém doses mais elevadas. Vale ressaltar que o prazo máximo após a ocorrência do empeçonhamento, em que o soro ainda é eficaz não está bem estabelecido. Acredita-se que mesmo alguns dias após o acidente pode ser benéfico contra algumas manifestações sistêmicas.

A dose a ser aplicada dependerá da estimativa da quantidade de peçonha inoculada, avaliada em função do quadro clínico (Quadros 129-6, 129-7 e 129-8), sendo independente do peso do paciente. A administração do soro antiofídico deverá ser feita de uma só vez, preferencialmente por via intravenosa (pela biodisponibilidade imediata), gota a gota, com ou sem diluição em solução salina isotônica. Como há possibilidade de ocorrerem reações adversas graves ao soro heterólogo, entre elas o choque anafilático, deve-se ter sempre disponíveis drogas para o tratamento dos efeitos adversos (adrenalina, anti-histamínicos e corticosteróides) e material necessário para assistência ventilatória, além de uma via venosa pérvia. Deve-se manter o paciente em observação durante a administração do soro e por algumas horas subseqüentes. *O teste intradérmico não é mais recomendado*, por seus baixos valores preditivos positivos e negativos, além de retardar a soroterapia. Alguns autores preconizam a administração prévia de anti-histamínicos por via parenteral, mas esta medida não é definitivamente estabelecida.

Em pacientes com história de reações graves ao soro, nos empeçonhamentos considerados sem muita gravidade, a avaliação do risco-benefício pode não indicar o uso do soro antiofídico.

Medidas particulares

Algumas condutas devem ser tomadas em relação aos acidentes ofídicos, na dependência do ofídio agressor, conforme o apresentado no Quadro 129-9.

Quadro 129-7. Acidente crotálico - quantidade de ampolas do soro antiveneno (SAC, ou na sua falta SABC) a ser utilizada de acordo com a avaliação clínica

Avaliação inicial da gravidade	Fácies miastênica/ visão turva	Mialgia	Urina avermelhada ou marrom	Oligúria/ anúria	TC	Quantidade de ampolas a ser utilizada
Leve	Ausente ou tardia	Ausente ou discreta	Ausente	Ausente	Normal ou ↑	5 ampolas
Moderada	Discreta ou evidente	Discreta	Ausente ou pouco evidente	Ausente	Normal ou ↑	10 ampolas
Grave	Evidente	Intensa	Presente	Ausente ou Presente	Normal ou ↑	20 ampolas

Fonte: *Manual de Diagnóstico e Tratamento de Acidentes por Animais Peçonhentos*, 2001.

512 ❑ PARTE IX ✔ ANIMAIS E PLANTAS DE IMPORTÂNCIA MÉDICA

Acidente	Orientação	Quantidade de ampolas a ser utilizada
Quadro 129-8. Acidentes laquético e elapídico - quantidade de ampolas do soro antiveneno a ser utilizada de acordo com a avaliação clínica		
Laquético	Gravidade avaliada pelos sinais locais e intensidade das manifestações vagais	10 a 20 ampolas SAL ou SABL
Elapídico	Sempre considerado grave pela possibilidade de insuficiência respiratória	10 ampolas SAE

Fonte: Manual de Diagnóstico e Tratamento de Acidentes por Animais Peçonhentos, 2001.

RESPOSTA AO TRATAMENTO

Nos acidentes botrópicos e laquéticos, a eficácia do tratamento pode ser avaliada pela determinação do tempo de coagulação (TC). No geral, tende a normalizar-se cerca de seis horas após a administração do soro eficaz. Caso o sangue permaneça incoagulável após 12 horas da soroterapia, deve-se administrar nova dose de soro (capaz de neutralizar 100 mg de peçonha, para os acidentes por *Bothrops*, e 150 mg para os acidentes por *Lachesis*). A insuficiência renal aguda, quando ocorre, tem boa evolução, salvo nos casos em que há necrose cortical.

Nos acidentes crotálicos é crítico o tratamento da insuficiência respiratória aguda, a qual, em geral, é reversível após alguns dias. A insuficiência renal, geralmente por necrose tubular aguda, evolui satisfatoriamente com o tratamento usual.

Para os acidentes elapídicos é também crucial o tratamento da insuficiência respiratória aguda, também, em geral, reversível após alguns dias.

Conduta nos casos de empeçonhamento duvidoso

Muitas vezes, no atendimento dos casos de ofidismo, não é possível o exame do animal agressor. Além disso, considerando-se que boa parte dos acidentes é produzida por ofídios não peçonhentos ou por peçonhentos sem inoculação significativa de veneno, vale observar alguns passos importantes no acompanhamento das vítimas:

• Anamnese, especificando-se as queixas locais, a existência de sangramentos e a presença de sintomas compatíveis com neurotoxicidade.

• Exame físico, com observação cuidadosa do local da picada e de alterações neurológicas.

• Determinação do tempo de coagulação na avaliação inicial e a seguir a cada duas horas.

• Nos casos nos quais não é possível afastar acidente crotálico, indicar a dosagem sérica de enzimas musculares, bem como de hemoglobina e mioglobina na urina.

• Reavaliação clínica amiúde e pormenorizada, principalmente no que se refere aos sintomas de neurotoxicidade e à presença de hemorragias.

A observação destas linhas gerais de conduta possibilita a detecção da ocorrência (ou não) de empeçonhamento. Se após observação por um período de 12 horas não surgirem alterações clínicas e laboratoriais, poder-se-á dar alta ao paciente.

Vale sempre ressaltar a importância da avaliação da história vacinal para o tétano, instituindo-se as medidas necessárias (ver Capítulo 72).

Gênero agressor	Terapia
Quadro 129-9. Medidas terapêuticas específicas dos diferentes acidentes ofídicos	
Bothrops e *Lachesis*	• Hidratação abundante, com o objetivo de minorar o risco de insuficiência renal aguda • Elevar o membro acometido, somente após a soroterapia, como forma de reduzir o edema • Tratamento local com permanganato de potássio, na diluição 1:40.000 • Tratamento da infecção secundária • Em caso de choque, medidas habituais para falência circulatória • Em caso de insuficiência renal aguda, tratamento dialítico
Crotalus	• Hidratação abundante, com o objetivo de minorar o risco de insuficiência renal aguda; avaliar instituição de manitol (manter por 3-5 dias), com os objetivos de reduzir o risco de insuficiência renal aguda; pode-se também utilizar furosemida • Alguns autores preconizam a utilização do bicarbonato de sódio com o objetivo de alcalinizar a urina, reduzindo o impacto das lesões renais, favorecidas pelo pH ácido urinário • Em caso de choque, medidas habituais para falência circulatória • Em caso de insuficiência renal aguda, tratamento dialítico • Em caso de insuficiência respiratória, instituir suporte ventilatório de acordo com o caso
Micrurus	• Em caso de insuficiência respiratória, instituir suporte ventilatório de acordo com o caso Usar anticolinesterásicos na tentativa de reduzir o bloqueio neuromuscular pós-sináptico, no seguinte esquema: neostigmina 1 ml (0,5 mg), IV, a cada 30 minutos, até 5 doses; antes de cada dose administrar atropina 0,6 mg (1,2 ml), IV, para antagonizar a bradicardia Pode-se aplicar novas doses de neostigmina, conforme a resposta clínica

PREVENÇÃO

Em relação às medidas preventivas relativas ao acidente ofídico, importam o conhecimento de fatores relacionados às serpentes, bem como da atividade humana. Isto torna a profilaxia do ofidismo um objetivo difícil de ser alcançado, pela complexidade das possibilidades de interação ofídio-homem. Sem embargo, algumas medidas gerais são factíveis na diminuição do risco do empeçonhamento ofídico, a saber:

- Evitar andar descalço, pois as porções inferiores do corpo (pés e pernas) são os locais mais atingidos nas picadas; o uso de botas é aconselhável nos locais de ocorrência de ofídios.
- Observação cuidadosa ao caminhar em locais de mata e capinzais, áreas nas quais podem ser encontradas serpentes.
- Uso de luvas resistentes para determinadas atividades agrícolas, como corte de cana, capinagem, além de não revirar montes de lenha ou inspecionar buracos na terra diretamente com as mãos desprotegidas, uma vez que aproximadamente 15% dos acidentes ofídicos são nas mãos e antebraços.
- Cuidado ao subir em árvores, pois são descritos acidentes na cabeça, ombros e braços.
- Manter limpo o terreno peridomiciliar, evitando o acúmulo de lenha, tijolos, pedras etc., além de se evitar trepadeiras que encostem nas paredes da casa ou alcancem os telhados ou forros.
- A criação de determinadas aves ofiófagas (como gansos e emas, dentre outros) ajuda a afugentar as serpentes.
- Evitar caminhadas desnecessárias noturnas em locais de mata e capinzais, dados os hábitos noturnos (saída para alimentação) de boa parte das serpentes peçonhentas.

BIBLIOGRAFIA RECOMENDADA

Amaral CFS, Magalhães RA, Resende NA. Comprometimento respiratório secundário a acidente ofídico crotálico (*Crotalus durissus*). *Rev Inst Med Trop São Paulo* 1991;33:251–5.

Barraviera B. *Venenos Animais*. Rio de Janeiro: Editora de Publicações Científicas, 1994.

Barraviera B. Ofidismo. In Veronesi R, Foccacia R. Tratado de Infectologia. São Paulo: Atheneu, 1997.

Gonçalves MLC. Ofidismo. *In* Schechter M, Marangoni DV: *Doenças Infecciosas: Conduta Diagnóstica e Terapêutica.* 1ª ed. Rio de Janeiro: Guanabara-Koogan, 1994.

Gonçalves MLC. Ofidismo. *In* Schechter M, Marangoni DV: *Doenças Infecciosas: Conduta Diagnóstica e Terapêutica.* 2ª ed. Rio de Janeiro: Guanabara-Koogan, 1998.

Gonçalves MLC, Siqueira-Batista, Gomes AP, Igreja RP, Argento CA, Santos SS. Ofidismo no Brasil. *Ars Cvrandi* 2000;33:56–64.

Gonçalves MLC, Siqueira-Batista R. Ofidismo. *In* Siqueira-Batista R, Gomes AP, Igreja RP, Huggins DW: *Medicina Tropical — Abordagem Atual das Doenças Infecciosas e Parasitárias.* Rio de Janeiro: Cultura Médica, 2001.

Jorge MT, Mendoça JS, Ribeiro LA, Silva ML, Kusano EJ, Cordeiro CL. Flora bacteriana da cavidade oral, presas, veneno de *Bothrops jararaca*: Possível fonte de infecção no local da picada. *Rev Inst Med Trop São Paulo* 1990;32:6–10.

Ministério da Saúde. Acidentes por Animais Peçonhentos. *Guia de Vigilância Epidemiológica.* Brasília, Ministério da Saúde, 1994.

Ministério da Saúde. Manual de Diagnóstico e Tratamento de Acidentes por Animais Peçonhentos. Brasília, Ministério da Saúde, 1998.

Ministério da Saúde. Manual de Diagnóstico e Tratamento de Acidentes Ofídicos. Brasília, Ministério da Saúde, 2001.

Pereira NG, Lopes PFA, Argento CA. O que fazer no tratamento por serpentes venenosas no Brasil. *Ars Cvrandi* 1987;3:91–102.

Siqueira-Batista R. Ofidismo (Monografia). Rio de Janeiro: Hospital Universitário Clementino Fraga Filho, Universidade Federal do Rio de Janeiro, 1999.

Siqueira-Batista R, Gomes AP, Santos SS, Gonçalves MLC. Venenos animais: Principais serpentes peçonhentas brasileiras e breve estudo clínico. Lecture Note Series do Instituto de Ciências Exatas e Naturais, Universidade Católica de Petrópolis. Petrópolis, junho 2001.

Siqueira-Batista R. Contribuição ao Estudo do Acidente ofídico (Dissertação de Mestrado). Rio de Janeiro: Departamento de Medicina Preventiva, Faculdade de Medicina, Universidade Federal do Rio de Janeiro, 2002.

CAPÍTULO 130
Pararama

Marcelo Luiz Carvalho Gonçalves ◆ Rodrigo Siqueira-Batista

CONCEITO

A pararama – também conhecida por pararamose ou doença dos seringais – é uma enfermidade causada pelo contato com a larva da mariposa *Premolis semirufa*, que evolui, em um certo número de casos, para alterações funcionais das articulações interfalangianas.

ETIOPATOGENIA E EPIDEMIOLOGIA

A doença é causada pela larva da mariposa *Premolis semirufa*, a qual se alimenta das folhas da seringueira (*Hevea brasiliensis*), sem, no entanto, causar maiores prejuízos ao vegetal. *P. semirufa* possui, em sua fase larvar, numerosas cerdas de diferentes tamanhos – pequenas, médias e grandes. São as pequenas cerdas dispostas nos segmentos corpóreos (segundo ao oitavo segmento) que, após contato com a pele, acabam por penetrar na intimidade dos tecidos, evocando reações inflamatórias agudas e crônicas nesses sítios, graças a sua longa permanência – as cerdas são constituídas de material quitinoso, de difícil absorção.

É a partir do contato com as pequenas cerdas dorsais da larva que são desencadeados os processos fisiopatogênicos da pararama. Na fase inicial, as manifestações são atribuídas ao contato traumático com as cerdas, além da liberação de mediadores como serotonina e histamina ou da provável ação de substâncias carreadas pelas cerdas de *Premolis semirufa*, capazes de aumentar a permeabilidade vascular. Na fase crônica, alterações granulomatosas envolvendo o periósteo, a membrana sinovial e a cartilagem articular, além da fibrose, levam ao surgimento das alterações degenerativas e progressivas. O processo inflamatório crônico é decorrente da migração e permanência das cerdas no interior dos tecidos.

Os casos relatados até o presente momento dizem respeito a áreas de atividade seringueira na Amazônia brasileira, no Estado do Pará, sendo os extratores do látex o grupo preponderantemente acometido. O sexo masculino é o mais atingido, com a quase totalidade dos casos (> 90%), com o comprometimento de uma ou das duas mãos – principalmente a direita –, ainda que haja um relato na literatura de uma população na qual predominavam os acidentes na mão esquerda, o que é atribuído ao provável uso incorreto da luva de proteção. Parece haver correlação entre a ocorrência de acidentes repetidos e o surgimento das alterações crônicas da pararama.

ASPECTOS CLÍNICOS

A pararama é um tipo particular de erucismo, pois não há casos similares descritos na literatura causados por lepidópteros. Os sinais e sintomas iniciais são dor, edema e rubor nas áreas acometidas, os quais permanecem por alguns dias. Há evolução, em alguns casos, para o surgimento de dor e edema nas áreas periarticulares, o que provoca limitação transitória dos movimentos. Eventualmente essas alterações articulares se perpetuam, persistindo por longos períodos, podendo levar a anquilose com incapacidade funcional. O diagnóstico diferencial na fase inicial deve ser feito, principalmente, com outros tipos de erucismo e com artrite reumatóide, na fase crônica.

DIAGNÓSTICO

É feito em bases clínicas, uma vez que não existem métodos específicos para o diagnóstico. Avaliação radiológica é útil para a observação das alterações articulares.

TRATAMENTO

O tratamento nas fases indiciais é similar ao descrito para outros acidentes por lagarta (ver Capítulo 131), constando de anti-histamínicos, compressas locais com vinagre ou álcool mentolado e analgésicos. Nos casos de evolução crônica, não se conhecem medidas terapêuticas capazes de promover o restabelecimento do paciente.

PREVENÇÃO

A pararama é uma doença profissional, prevenível com medidas simples como o uso adequado de luvas. A educação e informação dos profissionais que extraem o látex constituem-se na principal medida profilática contra a doença.

BIBLIOGRAFIA RECOMENDADA

Artemenko SRT. Araneísmo, escorpionismo e outros animais peçonhentos. *In* Schechter M, Marangoni DV: *Doenças Infecciosas: Conduta Diagnóstica e Terapêutica.* 2ª ed. Rio de Janeiro: Guanabara-Koogan, 1998.

Costa RM. Pararamose: Uma reumatose ocupacional. *Rev Bras Reumatol* 1981;21:132–136.

Costa RM. Artropatia da pararamose. Epidemiologia, clínica e modelos experimentais. Tese de Doutoramento em Reumatologia. Escola Paulista de Medicina, 1991.

Dias LB, Azevedo MC. Pararama, a disease caused by mouth larvae: Experimental findings. *Bulletin of Pan American Health Organization* 1973;7:9–14.

Dias LB, Rodrigues MG. Pararamose. *In* Leão RNQ: *Doenças Infecciosas: Enfoque Amazônico.* Belém: CEJUP, 1997.

Fraiha H, Ballarini AJ, Leão RNQ. Síndrome hemorrágica por contato com larvas de mariposa (*Lepidoptera, Saberniidae*). Instituto Evandro Chagas, 50 anos de contribuição às Ciências Biológicas e à Medicina Tropical. Belém, Fundação Serviço de Saúde Pública, 1986;2:811–818.

Gonçalves MLC, Siqueira-Batista R. Pararama. *In* Siqueira-Batista R, Gomes AP, Igreja RP, Huggins DW: *Medicina Tropical — Abordagem Atual das Doenças Infecciosas e Parasitárias.* Rio de Janeiro: Cultura Médica, 2001.

CAPÍTULO 131
Acidentes por Outros Animais de Importância Médica

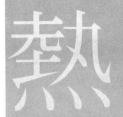

Marcelo Luiz Carvalho Gonçalves ◆ Marcílio Lisbôa Vital ◆ Andréia Patrícia Gomes
Rodrigo Siqueira-Batista ◆ Elizabeth de Andrade

Além de ofídios, escorpiões e aranhas, há outros animais que, apesar de serem responsáveis por número muito menor de acidentes, não perdem em importância médica. Estes acidentes podem estar relacionados a substâncias tóxicas ou a ações físicas diretas do animal sobre o homem. Exemplos importantes incluem os acidentes por peixes (marinhos e fluviais), celenterados, poríferos, equinodermos, himenópteros, lepdópteros, besouros, moscas e escaravelhos, cada um dos quais com mais particularidades fisiopatogênicas, de aspectos clínicos e de conduta terapêutica. O Quadro 131-1 apresenta alguns dados sobre estes acidentes.

Quadro 131-1. Acidentes por animais de interesse médico

Animais	Nome do acidente	Características do acidente		Quadro clínico	Tratamento
Peixes marinhos e fluviais	Ictismo	Ativo (ação direta do animal)	Peçonhento (acantóxico) ⇒ inoculação de peçonha a partir de lesão por espinho ou ferrão (Arraias, bagres, mandis, peixe escorpião, peixe sapo)	Ferimento puntiforme ou lacerante com hiperemia até necrose, dor, náuseas, vômitos, sudorese, hipotensão e choque. Óbito pode ocorrer em acidentes graves	Lavar, imergir a lesão em água morna por 30 a 60 minutos, anestesiar o local, remover corpos estranhos
			Não peçonhento (traumático) ⇒ ação física direta de dentes, esporões, descarga elétrica (piranhas, traíras, tubarões, poraquês, candiru, arraia treme-treme) O candiru (*Vandellia cirrhosa*) invade orifícios naturais humanos	Hemorragia, dor local	Combate à hemorragia e à dor. Limpeza local e profilaxia do tétano. Antibiótico em casos de mordeduras graves ou em mãos. No caso do candiru, retirada do animal
		Passivo (sarcotóxico) ⇒ ingestão do animal e toxina presente em sua carne (Baiacu, garoupa, barracuda, bicuda)		Formigamento de face e dedos, mialgias, astenia, alterações de marcha, vertigem, distúrbios visuais, náuseas, vômitos, diarréia e dor abdominal, convulsões e falência respiratória	Suporte Antieméticos, lavagem gástrica e laxantes Assistência ventilatória, se necessária

(Continua)

516 ❏ PARTE IX ✔ ANIMAIS E PLANTAS DE IMPORTÂNCIA MÉDICA

Quadro 131-1. Acidentes por animais de interesse médico (Continuação)

Animais	Nome do acidente	Características do acidente	Quadro clínico	Tratamento
Caravelas, hidras, medusas	Acidentes por celenterados	Possuem tentáculos com células que, ao serem tocadas, projetam um microaguilhão que penetra na superfície corporal do indivíduo e libera um líquido urticante	Dor intensa em queimação durante horas. Náuseas, vômitos, febre, choque e arritmias cardíacas indicam gravidade. Há dermatites de graus variados, podendo evoluir com necrose	Repouso do segmento afetado. Retirada dos tentáculos. Compressas (ou banhos) locais com vinagre, por 30 minutos. Aplicação de uma pasta de bicarbonato de sódio, talco e água do mar e retirada de nematocistos, utilizando superfície afiada após secagem. Compressas locais com água do mar fria ou bolsa de gelo por 10 minutos, várias vezes ao dia, corticóides tópicos, duas vezes ao dia, e analgésicos
Esponjas (marinhas ou fluviais)	Acidentes por poríferos	Acidente por contato com toxinas das esponjas por sua manipulação ou por contato com água contaminada com tal toxina	Dor, ardência, queimação, edema cutâneo com pápulas e/ou vesículas, prurido. Mal-estar, náuseas, vômitos, fraqueza, síncope, parestesias, cãibras	Secar o local; retirar espículas com fita adesiva; compressas com vinagre ou álcool 70%, duas a três vezes ao dia, por 15 dias
Pepino-do-mar, ouriço-do-mar, estrela-do-mar	Acidente por equinodermos	Perfuração e liberação de toxina por espinho do animal Contato com grãos presentes entre os espinhos de superfície do ouriço e que mantém o envenenamento mesmo após removidos. O pepino-do-mar libera a toxina na água, levando à dermatite de contato e/ou cegueira	Dor, edema e eritema locais. Paralisia parcial do membro afetado, edema facial, arritmias cardíacas	Sintomáticos e remoção de corpos estranhos
Abelhas, vespas, formigas-de-fogo, marimbondos, mamangabas, tocandira, zangões, caçunungas	Himenopterismo	O acidente se dá por picada do inseto com liberação de dopamina, noradrenalina, histamina, bradicinina e serotonina (as três últimas por vespas e abelhas), enzimas como fosfolipases (lise celular), hialuronidase e peptídeos como melitina (somente nas abelhas), apamina (somente abelhas), peptídeo degranulador de mastócito e substâncias que provocam bloqueio neuromuscular e ação hemolítica direta	Dor local, prurido, eritema e edema com ou sem linfangite. Urticária, angioedema, exantema, broncoespasmo, edema de glote, hipotensão e choque. Rabdomiólise, hemólise, icterícia, insuficiência renal aguda, hipertermia, sudorese, taquicardia, síndrome de angústia respiratória do adulto, lesões cardíacas e hepáticas, coagulopatias, convulsão e óbito	Retirar os ferrões por raspagem com lâmina (ou agulha), colocar compressa local com solução de sal e vinagre ou álcool (mentolado ou canforado). Pode-se utilizar cremes com corticosteróides, analgésicos e anti-histamínicos sistêmicos. No caso de choque anafilático, instituir medidas específicas
Mariposas	Lepidopterismo	Pêlos abdominais que causam dermatite pruriginosa quando em contato com a pele Escamas e cerdas: ação mecânica e tóxica	Pápulas pruriginosas que evoluem para a cura em sete a 14 dias	Compressa fria, creme de corticóide, anti-histamínico

Capítulo 131 ✔ ACIDENTES POR OUTROS ANIMAIS DE IMPORTÂNCIA MÉDICA □ 517

Quadro 131-1. Acidentes por animais de interesse médico *(Continuação)*

Animais	Nome do acidente	Características do acidente	Quadro clínico	Tratamento
Lagartas	Erucismo	Penetração de cerdas do animal na pele com estimulo a liberação de histamina As cerdas podem migrar para tecidos profundos produzindo intensa inflamação em sinóvia, periósteo e cartilagens articulares (*Premolis semirufa*) Toxicidades local e sistêmica por ação de toxinas liberadas pelo contato com o animal (*Lonomia* spp)	Dermatite urticariforme, pruriginosa, com sinais flogísticos, vesículas e infarto ganglionar. Acidentes por *Lonomia* spp podem evoluir com hemorragia, coagulopatia de consumo (com plaquetopenia) e insuficiência renal aguda Artropatia interfalangiana, fibrose periarticular e anquilose no caso da pararama (*Premolis semirufa*)	Anestésicos locais, compressas frias e corticóides tópicos. Tratar hemorragias, coagulopatia e insuficiência renal aguda (IRA) Analgésicos, AINEs e corticóides sistêmicos e extirpação de granulomas Soro antilonômico vem sendo testado com sucesso nos casos mais graves
Besouros, escaravelhos, moscas	Cantaridismo	Ação cáustica e urticante do líquido liberado pelos animais quando comprimidos contra a pele	Cutâneo: dermatite vesicular com dor intensa e edema	Lavagem com água fria e analgesia
			Ingestão: dor abdominal, diarréia, vômitos, priapismo, choque, necrose tubular aguda	Lavagem gástrica, hidratação venosa e medidas de suporte

BIBLIOGRAFIA RECOMENDADA

Artemenko SRT. Araneísmo, escorpionismo e outros animais peçonhentos. *In* Schechter M, Marangoni DV: *Doenças Infecciosas — Conduta Diagnóstica e Terapêutica.* 2ª ed. Rio de Janeiro: Guanabara-Koogan, 1998.

Barravieira B. *Venenos Animais. Uma Visão Integrada.* Rio de Janeiro: Editora de Publicações Científicas, 1994.

Cardoso JLC, Borges Filho TS, Carneiro ECG, Moraes RMP. Surto de dermatite por *Hylesia paulex* no litoral do Estado de São Paulo, Bertioga, verão de 1990. *Memórias do Instituto Butantan* 1990;52:82.

Dias LB. Pararama. Instituto Evandro Chagas, 50 anos de contribuição às Ciências Biológicas e à Medicina Tropical. Belém: Fundação Serviço de Saúde Pública, 1986;2:799–809.

Fonseca F. Acidentes por animais peçonhentos. Instituto Butantan, São Paulo, 1949.

Fraiha H, Ballarini AJ, Leão RNQ. Síndrome hemorrágica por contato com larvas de mariposa (*Lepidoptera, Saberniidae*). Instituto Evandro Chagas, 50 Anos de Contribuição às Ciências Biológicas e à Medicina Tropical. Belém, Fundação Serviço de Saúde Pública, 1986;2:811–818.

França FOS, Cardoso JLC, Wen FH. Acidentes por aracnídeos e insetos. *In* Veronesi R, Foccacia R: *Tratado de Infectologia.* Rio de Janeiro: Atheneu, 1997.

Habermann E. Bee and wasp venoms. *Science* 1972;177:314–322.

Hughes MJ, Trauxe RV. Food-borne disease. *In* Mandell GL, Bennett JE, Dolin R: *Principles and Practice of Infectious Diseases.* 4th ed. London, and New York: Churchill Livingstone, 1995.

Krinsky WL. Arthropods and Leeches. *In* Wyngaarden JB, Smith LH: *Cecil Textbook of Medicine.* Philadelphia: WB Saunders, 1988.

Mejia G, Arbelalz M, Henao JE. Acute renal failure due to multiple stings by Africanized bees. *Annals of Internal Medicine* 1986;104:210–211.

Ministério da Saúde. Manual de Diagnóstico e Tratamento de Acidentes por Animais Peçonhentos. Brasília, Ministério da Saúde, 1998.

Ministério da Saúde. Manual de Diagnóstico e Tratamento de Acidentes por Animais Peçonhentos. Brasília, Ministério da Saúde, 2001.

Rodrigues MG. Efeitos danosos da lagarta pararama em seringueiros no Estado do Pará. *Boletim da Faculdade de Ciências Agrárias do Pará* 1976;8:5–31.

Sakhuja V, Bhalla A, Pereira BJG, Kapoor MM, Bhusnurmath SR, Chugh KS. Acute renal failure following multiple hornet stings. *Nephron* 1988;49:319–321.

Schvartsman S. *Plantas Venenosas e Animais Peçonhentos.* 2ª ed. São Paulo: Sarvier, 1992.

Warrel DA. Injúria, envenenamento, intoxicação e reações alérgicas causadas por animais. *In* Lendingham W, Oxford W: *Tratado de Medicina Interna.* São Paulo: Rocca, 1992.

Warrel DA. Animal Toxins. *In* Cook GC: *Mansons' Tropical Diseases.* Philadelphia: WB Saunders, 1996.

CAPÍTULO 132

Plantas Tóxicas

Elizabeth de Andrade

Em tempos antigos, as plantas foram utilizadas pelo homem tanto para fins terapêuticos, como para fins homicidas, onde a base do conhecimento da toxidez de algumas espécies veio através da observação de quadros graves e/ou fatais de homens e animais após exposição. Atualmente, somente uma pequena fração destas plantas foi estudada e classificada quanto aos seus princípios ativos, o que provoca dúvidas no diagnóstico e na terapêutica. Além da ação tóxica intrínseca das plantas (casos acidentais ou auto-medicação), observar quadros de intoxicação por presença de agrotóxicos em elevadas concentrações em vegetais comestíveis; aparecimento de substâncias tóxicas devido ao armazenamento inadequado de certos vegetais; e utilização de plantas alucinógenas por questões alimentar (cogumelos), cultural (indígenas e seitas religiosas) e modismo (drogas de abuso). Neste capítulo serão abordados alguns aspectos tóxicos e ações mais comuns de plantas com importância média.

EPIDEMIOLOGIA

As crianças de um a 10 anos são as maiores vítimas (curiosidade e brincadeiras) de acidentes por plantas ornamentais em seus domicílios e espaços públicos (ruas e praças), além do uso de chás e infusões por responsáveis. Adultos têm quadros de intoxicação relacionados a tentativas de abortamento e suicídio, trabalho e automedicação. Regiões Sudeste e Sul apresentam altas incidências, sendo estas mais comuns em zona urbana. Os dados epidemiológicos são coletados por sistemas de informações toxicológicas regionais ou em parcerias interregionais, o que pode significar número de casos abaixo da realidade.

VEGETAIS CIANOGÊNICOS

Mandioca-brava *(Manihot utilissima),* **Feijão-trepador** *(Phaseolus multiflorus),* **Pessegueiro-bravo** *(Prunus sphaeocarpa).*

Toxicologia. Presença de glicosídeos (amigdalina, durina, linamarina) capazes de liberar ácido cianídrico. A mandioca tóxica (amarga) é indistinguível da atóxica (doce), mas por processos domiciliares ou industriais são submetidas à ação de calor (fervura, secagem) eliminando sua toxicidade (substância termolábil).

Aspectos clínicos. Náuseas, vômitos, dores abdominais, diarréia, sonolência, convulsão tônico-clônica, opistótono, midríase, dispnéia, broncorréia, apnéia, cianose, arritmias cardíacas, hipotensão arterial, coma e morte.

Tratamento geral. Eméticos e lavagem gástrica (sem alterações neurológicas), reposição hidroeletrolítica, suporte respiratório (oxigenoterapia em concentrações elevadas) e cardiocirculatório.

Tratamento específico. Em casos graves (UTI), usar nitrito de amila (inalação de 30 segundos a cada 2 minutos), seguido de solução de nitrito de sódio a 3% (1 a 10 ml de acordo com a gravidade), seguido de solução de hipossulfito de sódio a 25% (1 ml/kg) feitos por via intravenosa sob observação rigorosa (hipotensão arterial) e hidroxicobalamina (50-100 mg/kg).

VEGETAIS BELADONADOS

Trombeteira *(Datura suaveolens),* **doce-amarga** *(Solanum dulcamara),* **erva-moura** *(Solanum nigrum),* **figueira-do-inferno** *(Datura stramonium),* **peloteira** *(Solanum pseudocapsicum).*

Toxicologia. Presença de alcalóides com propriedades anticolinérgicas como hiosciamina, escopolamina (hioscina) e atropina em sementes, frutos imaturos, flores e folhas.

Aspectos clínicos. Náuseas, vômitos, taquicardia, pele seca e vermelha, hipertermia, midríase, agitação psicomotora, confusão mental, alucinações, depressão neurológica e coma. Distúrbios cardiovasculares e respiratórios ocorrem em casos graves levando ao óbito.

Tratamento geral. Eméticos e lavagem gástrica (cateter calibroso), medidas físicas (compressas frias e gelo) para a hipertermia, benzodiazepínicos ou barbitúricos (observar depressão neurológica), reposição hidroeletrolítica, suporte respiratório e cardiocirculatório em casos graves.

Tratamento específico. Casos graves (UTI), usar fisostigmina em 10 ml de SF a 0,9%, por via intravenosa, lentamente *(criança* – 0,02 mg/kg/dose inicial; *adulto* – 0,5 a 2 mg/ dose).

VEGETAIS COM GLICOSÍDEOS CARDIOATIVOS

Espirradeira *(Nerium oleander)* **chapéu-de-napoleão** *(Thevetia nerifolia).*

Toxicologia. Todas as partes são tóxicas pela presença de glicosídeos cardioativos (oleandrina, tevetina), além de substâncias ativas nos sistemas digestivo e nervoso. Acidentes ocorrem por sugar o néctar, mastigação, contaminação de água potável, utilização de galhos no preparo de alimentos e infusões das folhas.

Aspectos clínicos. Náuseas, vômitos, dores abdominais, diarréia mucossanguinolenta, arritmias cardíacas (extra-sístoles, bloqueio atrioventricular, taquicardia ventricular paroxística, fibrilação atrial, fibrilação ventricular, parada cardíaca em sístole). O látex provoca fenômenos irritativos de mucosas (digestiva ou ocular).

Tratamento. Lavagem gástrica eventual (efeitos irritativos), antiespasmódicos, antieméticos, protetores de mucosa, reposição hidroeletrolítica (observar potássio), monitorização cardiológica (UTI) com correção das arritmias conforme seu surgimento.

VEGETAIS COM OXALATO DE CÁLCIO

Copo-de-leite *(Zantedeschia aethiopica)*, **comigo-ninguém-pode** *(Dieffenbachia picta)*, **filodendro** *(Philodendrom bipinnatifidum)*, **banana-de-macaco** *(Monstera deliciosa)*, **tinhorão** *(Caladium bicolor)*, **antúrio** *(Anthurium spp.)*, **taioba** *(Colocasia antiquorum)*.

Toxicologia. Espécies que possuem em todas suas partes (caule, folhas e látex) ráfides de oxalato de cálcio que agridem pele e mucosas por uma ação mecânica irritativa.

Aspectos clínicos. Edema labial, lingual e de palato, dor e queimação, náuseas, vômitos, dores abdominais, podendo ocorrer edema de glote (asfixia).

Tratamento. Emético e lavagem gástrica (cateter calibroso), protetores de mucosa, anti-histamínicos, corticóides e suporte respiratório se necessário.

VEGETAIS COM TOXALBUMINAS

Acácia-salsa *(Robinia pseudo-acacia)*, **mamona** *(Ricinus communis)*, **pinhão-de-Purga** *(Jatropha curcas)*.

Toxicologia. Espécies onde se sobrepõem a ação de toxalbuminas (ricina, curcina, fasina, abrina) encontradas principalmente nas sementes. Casos de mastigação da forma natural ou industrializada (tortas) levam a quadros digestivos graves por ação direta em mucosa, podendo ocorrer alterações hematológicas relacionadas a algumas espécies. São também descritos alergênicos (cutâneos e respiratórios) em trabalhadores industriais.

Aspectos clínicos. Dor e queimação, náuseas, vômitos incoercíveis, diarréia mucossanguinolenta, dores abdominais que evoluem para desidratação (graus variados), insuficiência renal e choque.

Tratamento. Lavagem gástrica abundante (sonda calibrosa), reposição hidroeletrolítica rigorosa, antiespasmódicos, antieméticos, antidiarréicos. Observar alterações hematológicas.

OUTROS VEGETAIS E SUAS AÇÕES

Irritativas da pele

Aroeira-brava *(Lithraea malleoides)*, **urtiga** *(Urtica baccifera)*, **castanha de caju** *(Anacardium occidentale)*, **cipó-barba-branca** *(Clematis dioica)*, **eucalipto** *(Eucalyptus globulus)*, **gravatá-açu** *(Agave americana)*, **piteira** *(Fourcroya gigantea)*.

Dermatites por ação traumática (espinhos, pêlos, farpas, bordas serrilhadas) associada ou não a substâncias tóxicas ou alergizantes. O tratamento deverá se basear na forma de apresentação das lesões (eritema, vesículas, bolhas) e sintomas associados (prurido, dor) localizados ou generalizados. Utilizar soluções antissépticas, analgésicos, antiinflamatórios, anti-histamínicos e corticóides (tópicos ou sistêmicos), sem esquecer de retirar fragmentos do vegetal.

Irritativas das mucosas

Açucena *(Hippeastrum spp.)*, **alamanda** *(Allamanda cathartica)*, **angelim** *(Andira anthelmintica)*, **arrebenta-cavalo** *(Solanum aculeatissimum)*, **avelós** *(Euphorbia gynmoclada)*, **bico-de-papagaio** *(Euphorbia polcherrima)*, **caruru-bravo** *(Phytolacca americana)*, **coroa-de-cristo** *(Euphorbia milii)*, **fedegoso-grande** *(Cassia occidentalis)*, **flor-do-paraíso** *(Poinciana pulcherrima)*, **hera** *(Aedera helix)*.

Presença de substâncias cáusticas em toda planta (látex, seiva, bulbos), que pelas mãos são levadas aos olhos e boca, ou mesmo mastigadas e ingeridas. Nos olhos ocorre prurido, dor, lacrimejamento, ardor, fotofobia e edema palpebral, que devem ser tratados com lavagem cuidadosa e abundante, além da utilização de colírios anti-sépticos. Na mucosa digestiva, podem ocorrer desde sintomas locais (edema labial, prurido, dor, ardor, sialorréia) até náuseas, vômitos, dores abdominais e diarréia, que devem ser tratados de forma sintomática quando local, ou com medidas sistêmicas de reposição hidroeletrolítica, protetores de mucosa, antiespasmódicos, antieméticos, sem lavagem gástrica (substância cáustica).

Fotossensibilização

Figo *(Ficus carica)*, **arruda** *(Ruta graveolens)*, **tangerina** (sumo), **limão** (sumo).

Algumas plantas possuem furanocumarinas (psoraléns) que por mecanismo fitotóxico tornam a pele sensível à exposição solar, induzindo a uma dermatite que pode apresentar eritema, pápula, vesículas ou bolhas que evoluem posteriormente para uma hiperpigmentação no local. Observar quadros graves causados por bronzeadores domésticos à base de chá de folhas de figo. O tratamento deve se basear em soluções anti-sépticas, cremes ou pomadas de corticóides associados a antibióticos tópicos, com curativos diários para formas mais graves.

BIBLIOGRAFIA RECOMENDADA

Livros

Corrêa AD, Siqueira-Batista R, Quintas LEM. *Plantas Medicinais. Do Cultivo à Terapêutica.* 4ª ed. Petrópolis: Editora Vozes, 2001.

Duncan BB, Schmidt MI, Giugliani ERJ. *Medicina Ambulatorial — Condutas Clínicas em Atenção Primária.* 2ª ed. Porto Alegre: Artes Médicas, 1996.

Goodman LS, Gilman AG, Rall TW, Murad F. *As Bases Farmacológicas da Terapêutica.* 7ª ed. Rio de Janeiro: Guanabara-Koogan, 1987.

Mendes E. *Alergia no Brasil — Alérgenos Regionais e Imunoterapia.* São Paulo: Manole, 1989.

Sampaio SAP, Rivitti EA. *Dermatologia.* 1ª ed. Porto Alegre: Artes Médicas, 1998.

Schvarstman S. *Intoxicações Agudas.* 4ª ed. São Paulo: Sarvier, 1991.

Schvarstman S. *Plantas Tóxicas e Animais Peçonhentos.* 2ª ed. São Paulo: Sarvier, 1992.

Internet

Barcellos DC. Plantas ornamentais tóxicas. Monografia de paisagismo (set 2001).
URL:http://www.plantastoxicas.hpg.ig.com.br.

Centro de Informações Toxicológicas do Rio Grande do Sul (CIT-RS). Plantas tóxicas (set 2001).
URL:http://www.cit.rs.gov.br/plantas.htm.

Plantas tóxicas no jardim e no campo. Livro de Padre Dr. José Maria de Albuquerque (set 2001).
URL:http://www.geocites.com/HotSpring/Villa/3944.

Sistema Nacional de Informações Tóxico-Farmacológicas (SINITOX-FIOCRUZ.

Casos registrados de intoxicações humana e envenenamento, Brasil, 1999 (set 2001).
URL:http://dcc007.cict.fiocruz.br/cict/sinitox.

Sistema Nacional de Informações Tóxico-Farmacológicas (SINITOX-FIOCRUZ.

Programa nacional de informações sobre plantas tóxicas (set 2001).
URL:http://dcc007.cict.fiocruz.br/cict/sinitox/prognacional.htm.

CAPÍTULO 133
Mordedura Animal

Ianick Souto Martins ◆ Andréia Patrícia Gomes ◆ Nelson Gonçalves Pereira

CONCEITO

A mordedura animal é freqüentemente causa de procura de assistência médica, sobretudo nos setores de emergência. A condução desses casos deve ser de conhecimento de todos os médicos, que, porventura, possam deparar-se com o quadro, em vista dos seguintes parâmetros: (1) potencial gravidade do acometimento e (2) importância de um atendimento adequado em termos de prevenção da infecção secundária e demais agentes etiológicos, que possam ser transmissíveis por esta via de infecção.

EPIDEMIOLOGIA

As mordeduras são, na maioria, causadas por cães, sendo estimado que 80% das ocorrências são pequenos ferimentos, não havendo necessidade de atendimento médico de urgência, restringindo-se este a pacientes que possuem lesões graves e com risco de complicações (cerca de 1%).

Em relação ao local, as crianças apresentam mais comumente lesões em face; já os adultos apresentam, sobretudo, acometimento de extremidades, principalmente mãos.

As feridas causadas por felinos (mordeduras e arranhões) infectam-se em mais de 50% das vezes; entretanto, as humanas são as que causam lesões mais graves e com maior ocorrência de infecção.

ETIOLOGIA

Nas mordeduras animais, os aeróbios variam em incidência de acordo com o animal responsável pela lesão e com os

Quadro 133-1. Agentes mais freqüentemente isolados em mordeduras animais	
Anaeróbios	**Aeróbios**
Peptostreptococcus spp	*Streptococcus* spp
Bacteroides fragilis	*Staphylococcus aureus*
Provotella spp	*Eikenella corrodens*
Porphyromonas spp	*Pasteurella multocida*
Fusobacterium spp	*Capnocytophaga canimorsus*
Veillonella spp	*Corynebacterium* spp

fatores do acometido, já os anaeróbios são isolados em até 76% dos casos. Para maiores detalhes, ver o quadro abaixo em geral. Os principais patógenos responsáveis por mordeduras animais infectadas são apresentados no Quadro 133-1.

Dependendo do animal agressor, haverá prevalência maior de determinados agentes, como mostrado no Quadro 133-2.

Outros microrganismos mais raramente isolados em mordeduras animais são: *Afipia felis*, *Blastomyces dermatidis*, *Clostridium tetani*, *Fransciscella tularensis*, *Leptospira* spp, *Spirilum minus*, *Sporotrichia* spp, *Streptobacillus* spp e *Yersinia pestis*.

PATOGÊNESE E ASPECTOS CLÍNICOS

Os pacientes devem ser agrupados conforme o tempo decorrido após a agressão: antes de oito horas e aqueles que excedem oito horas. Os primeiros, na maioria das vezes, apre-

Quadro 133-2. Agentes etiológicos e animais agressores relacionados		
Bactéria	**Animal**	**Observações**
Streptococcus alfa-hemolítico	Cão	Encontrado na maioria
P. multocida	Cão	30% dos casos
S. aureus	Cão	30% dos casos
E. corrodens, *C. canimorsus* e outros gram-negativos	Cão	Encontrados com menor freqüência
P. multocida	Gato	Encontrado em até 80% dos casos
Streptococcus do grupo *viridans*	Homem	Mais comum
S. aureus	Homem	40% dos casos
E. corrodens	Homem	30% dos casos
Anaeróbios	Homem	Produtores de beta-lactamases em até 45% dos casos

Capítulo 133 ✔ Mordedura Animal ❑ 521

Quadro 133-3. Fatores que elevam o risco de infecção	
Relacionados com o hospedeiro	**Relacionados com a lesão**
Idade superior a 50 anos	Localização em mãos, pés, couro cabeludo, face e articulações
Desordens do sistema imune	Lesões puntiformes, ou com perda de substância
Uso de corticoterapia	Retardo no tratamento
Asplenismo funcional ou anatômico	Inóculo bacteriano
Alcoolismo crônico	Presença de equimoses, hematomas, fraturas e tecido desvitalizado
Diabetes *mellitus*	
Doença vascular	
Articulações ou válvulas protéticas	
Edema afetando extremidade acometida	
Mastectomia	

sentam lesões, necessitando de hemostasia, limpeza, reparos e profilaxia. Os últimos, mais freqüentemente, possuem complicações infecciosas. Além da abordagem inicial tardia e/ou inadequada, há outros fatores que elevam o risco e gravidade da infecção, independentemente do tipo de animal agressor (Quadro 133-3).

As mordeduras podem apresentar-se de diversas maneiras, com complicações e quadros determinados (ver Quadro 133-4).

Além das complicações relacionadas diretamente ao traumatismo causado pelas mordeduras animais, são de relevância médica as doenças infecciosas causadas por bactérias, fungos, vírus e espiroquetas, que podem ser transmitidas por esse mecanismo (Quadro 133-5).

DIAGNÓSTICO

O diagnóstico da mordedura animal é clínico. Alguns métodos complementares podem ser utilizados para otimizar a avaliação clínica, como a radiografia simples da área envolvida à procura de fraturas, sinais de osteomielite, lesões articulares e corpos estranhos, a ultra-sonografia de partes moles na suspeita de infecções profundas e/ou coleções, e a coleta de material de coleções fechadas ou tecido profundo infectado para cultura de aeróbios e anaeróbios, principalmente nos casos mais graves, com história de uso prévio de antibiótico, ou não resposta à terapêutica antibiótica instituída. Alguns parâmetros com implicação diagnóstica, prognóstica e terapêutica são apresentados no Quadro 133-6.

TRATAMENTO

Em todo atendimento de casos de mordedura animal deve-se realizar procedimentos básicos, como o mostrado no Quadro 133-7.

PREVENÇÃO

Como as lesões por mordedura animal são episódios acidentais, torna-se difícil estabelecer medidas de prevenção para as mesmas. A profilaxia da raiva e do tétano deve ser implementada quando houver indicação (consultar Capítulos 36 e 72, respectivamente).

Quadro 133-4. Características das infecções ligadas a mordeduras	
Mordedura	**Observações**
Canina	Ocorre mais freqüentemente em mão. Risco aumentado de celulites, abscessos, artrite séptica e tenossinovite. Crianças preferencialmente são acometidas em cabeça, pescoço e tronco, locais em que o comprometimento de grandes vasos pode levar à hemorragia fatal
Felinos	Freqüentemente lesões puntiformes e profundas, penetrando facilmente em ossos e articulações. Dificuldade de limpeza adequada. Ocorrência de celulites, abscessos, artrites e osteomielites
Humana	As agressões causadas por humanos são divididas em três grupos: **Ferida oclusional simples:** os dentes penetram na pele sem atingir estruturas profundas **Lesões oclusionais de mão:** maior risco de complicações que as acima **Lesões de punho cerrado:** É a mais perigosa, medindo geralmente de três a 8 milímetros, com laceração da pele sobre o 3º metacarpo e/ou do dorso da mão. Na dependência da força desprendida durante o soco, pode haver perfuração da cápsula do 3º metacarpo, lesão tendinosa e fraturas de metacarpo e falanges.Casos mais graves, como celulite de progressão súbita com descarga purulenta, sepse, meningite e doença hepática crônica estão freqüentemente relacionados a germes incomuns como a *P. multocida*. Infecções graves são vistas por *C. canimorsus*, ocorrendo, na maioria das vezes, em pacientes com imunossupressão. Pode haver presença de comprometimento sistêmico e lesões de partes moles com gangrena e fascite

522 ❑ PARTE IX ✔ ANIMAIS E PLANTAS DE IMPORTÂNCIA MÉDICA

Quadro 133-5. Doenças infecciosas transmitidas por mordedura animal

Condição	Agente etiológico	Animal
Doença da arranhadura do gato	Bartonella henselae	Gato
Tularemia	Francisella tularensis	Gato e coelho
Doença da mordedura do rato	Streptobacillus moniliformis/ Spirillum minus	Rato
Peste	Yersinia pestis	Gato e rato
Esporotricose	Sporothrix schenckii	Gato
Blastomicose	Blastomyces dermatitidis	Cão e gato
Brucelose	Brucella canis	Cão
Meningoencefalite herpética	Herpesvírus	Primata
Leptospirose	Leptospira spp	Rato e gato
Hepatite B e C	Vírus da hepatite B e C	Homem
Herpes simples 1 e 2	Herpesvírus	Homem
Síndrome de imunodeficiência adquirida	HIV	Homem
Sífilis	Treponema pallidum	Homem
Tétano	Clostridium tetani	Homem e outros

Quadro 133-6. Aspectos relevantes da mordedura animal

	Dados relevantes
História clínica	Qual o tipo de animal agressor?
	O animal é observável?
	Há quanto tempo ocorreu a lesão?
	Há presença de estados mórbidos associados (p. ex., imunodepressão)?
	Como é a história de imunização para tétano e raiva?
	Há relato de anafilaxia com uso de antibiótico, anestésico e/ou soro heterólogo
Exame físico	Qual a localização e o número de lesões?
	Há algum sinal de infecção de partes moles e/ou osteoarticulares?
	Há lesão de nervos?
	O suprimento vascular é adequado?
	Há outros fatores complicantes associados (fraturas, roturas de tendão ou lesão de cápsula articular)?

Quadro 133-7. Terapia da mordedura animal

Conduta	Considerações
Medidas Inespecíficas	• Limpeza com água e sabão; irrigar abundantemente com soro fisiológico a 0,9%, de preferência com alta pressão • Solicitar assistência conjunta de cirurgião plástico, vascular e de mãos se necessário • Debridamento de tecidos necróticos e retirada de corpos estranhos • Fechamento por primeira intenção: é um assunto controverso. Porém, é de aceitação geral que não deva ser realizado em ferida com mais de 24 horas de evolução, lesões puntiformes profundas, clinicamente infectadas e localizadas em mãos. Todos os tipos de mordeduras em cabeça e face devem ser suturadas pesando-se benefícios cosméticos e risco de infecção. O procedimento deve ser feito de preferência por um cirurgião plástico • Imobilização em posição funcional • Elevação do membro

Quadro 133-7. Terapia da mordedura animal *(Continuação)*		
Conduta		*Considerações*
Antimicrobianos	Profilático	Entre os que procuram assistência antes de oito horas de evolução, a maioria não evoluirá com infecção, desde que a abordagem inicial da ferida seja adequada. Nestes, a indicação de profilaxia antimicrobiana é controversa, sendo defendida por alguns autores. Sua realização é justificada em pacientes com risco aumentado de complicações infecciosas. Pode ser feita com antibióticos de espectro não ampliado visando aos agentes mais comumente observados, levando em consideração o animal agressor, as drogas disponíveis no local de atendimento e o poder aquisitivo do paciente. São suficientes três a cinco dias de duração do esquema escolhido
	Terapêutico	Está indicada naqueles que procuram atendimento médico após decorridas oito horas do acontecimento da lesão e em presença de sinais de infecção locais ou sistêmicos. Os esquemas sugeridos são: (1) amoxicilina associada ao clavulanato; (2) associação de penicilina e eritromicina; (3) tetraciclina, sulfametoxazol-trimetoprim, eritromicina, ciprofloxacina e clindamicina, sendo a associação dos dois últimos boa escolha para os pacientes com infecção grave. O tempo de tratamento variará de semanas a meses conforme o quadro clínico. Doses e efeitos adversos devem ser consultados no Capítulo 1

BIBLIOGRAFIA RECOMENDADA

Fleisher GR. The management of bite wounds. *N Engl J Med* 1999;340:138–140.

Goldstein EJC. Bites. *In* Mandell GL, Bennett JE, Dolin R: *Mandell, Douglas and Bennett's Principles and Practice of Infectious Diseases*. 5th ed. Philadelphia: Churchill Livingstone, 2000.

Martins IS. Mordedura animal. Monografia de Especialista em Doenças Infecciosas e Parasitárias. Rio de Janeiro: Hospital Universitário Clementino Fraga Filho, Universidade Federal do Rio de Janeiro, 1999.

Martins IS, Gomes AP, Mascarenhas LA, Pereira NG. Mordedura animal. *In* Siqueira-Batista R, Gomes AP, Igreja RP, Huggins DW: *Medicina Tropical — Abordagem Atual das Doenças Infecciosas e Parasitárias*. Rio de Janeiro: Cultura Médica, 2001.

PARTE X

Doenças Causadas por Ectoparasitas

CAPÍTULO 134
Escabiose

Adaucto Hissa-Elian ◆ Renata Antunes Joffe

CONCEITO

Dermatozooparasitose exclusivamente humana conhecida popularmente como sarna. Seu quadro clínico é causado pela fêmea fecundada do ácaro denominado *Sarcoptes scabiei* variante *hominis*.

EPIDEMIOLOGIA

Doença cosmopolita, sem preferência por sexo, etnia ou idade. O contágio é direto e pessoal e menos freqüentemente através de lençóis e roupas infestadas.

Incide preferencialmente em populações de baixa renda com poucos recursos de higiene. Observam-se surtos epidêmicos associados a agrupamentos humanos (prisioneiros, indivíduos em asilos, alojamentos, orfanatos, creches e outros). Em alguns hospitais, verifica-se um índice alto e constante de contágio nos pacientes internados.

PATOGÊNESE E ASPECTOS CLÍNICOS

A fêmea fecundada, incentivada pelo calor do leito, escava à noite uma espécie de túnel (galeria escabiótica) na epiderme, onde deposita seus ovos durante algumas semanas antes de morrer. A transformação do ovo em ácaro adulto se processa em 10 a 15 dias.

A tradução clínica da galeria escabiótica é uma saliência linear de mais ou menos 1,0 cm a 1,5 cm de comprimento apresentando uma lesão papulovesiculosa em uma das extremidades (eminência acarina – ponto onde se encontra o parasita). O prurido intenso, constante e acentuadamente noturno leva à coçadura com escoriações das eminências acarinas, transformando-as em lesões puntiformes eritematoexulcerocrostosas.

A topografia da escabiose tem caráter regional. O ácaro aloja-se na região subungueal e segue um itinerário conhecido: região interdigital, punho, cotovelos, pregas anteriores das axilas, mamilos e aréolas mamárias (na mulher), região periumbilical, nádegas e pênis e bolsa escrotal no homem. Alguns elementos importantes em relação à escabiose são:

- No adulto hígido, face e pernas são consideradas topografia de exclusão.
- Nos lactentes, couro cabeludo, face, palmas e plantas estão acometidos.
- O intenso prurido determina infecção secundária com freqüência. A piodermização estreptocócica das lesões oferece risco de desenvolvimento de glomerulonefrite difusa aguda (GNDA).
- *Sarna norueguesa:* é o nome que se dá à escabiose do imunodeprimido (ocorrendo também em indivíduos de hábitos higiênicos precários e pacientes psiquiátricos). Apresenta-se com lesões crosto-escamosas, estratificadas, abundantes, muito contagiosas devido ao elevado número de parasitas, localizados preferencialmente em eminências ósseas e habitualmente atingindo distribuição universal.

DIAGNÓSTICO

As grandes coordenadas para o diagnóstico clínico da escabiose são:

- A ectoscopia com atenção ao quadro lesional e a topografia característica.
- O prurido constante e principalmente noturno.
- História de outros casos na família e referências a surtos epidêmicos.

O diagnóstico pode ser laboratorial, através da pesquisa direta. Cureta-se a eminência acarina e com uma solução de potassa, em preparado entre lâmina e lamínula, observa-se ao microscópio óptico em pequeno aumento. Permite o achado de ovos, larvas e ninfas do ectoparasita.

TRATAMENTO

Tópico

- *Lindano (hexaclorogamabenzeno):* loção a 1%. É neurotóxico. Não deve ser aplicado após o banho devido ao aumento da sua absorção, devendo ser evitado em crianças com menos de dois anos de idade, gestantes e mulheres em aleitamento.
- *Benzoato de benzila:* loção ou creme a 25%. Pode determinar dermatite por irritação química.
- *Monossulfeto de tetraetiluram (monossulfiram):* em solução a 25%. A solução deve ser preparada no momento de sua utilização. A diluição é de uma parte do medicamento para 2-3 partes de água. Pode produzir efeito antabuse quando associado à ingestão de bebida alcoólica.
- *Permetrina:* creme ou loção cremosa a 5%. É um derivado sintético da deltametrina. É indicado no tratamento de gestantes, lactentes, crianças e mulheres em aleitamento.
- *Outras substâncias utilizadas incluem:* deltametrina, tiabendazol e a pasta d'água com enxofre de 5% a 10%.
  - modo de utilização no tratamento tópico da escabiose: aplica-se uma vez ao dia durante três a cinco dias com pausa de cinco dias e repetição do tratamento por mais três a cinco dias.

Oral

- *Ivermectina*: 200µg/kg, para adultos e crianças acima de cinco anos, dose única, via oral. Pode ser repetida após sete dias.

- Anti-histamínicos por via oral podem ser úteis para diminuição do prurido durante o tratamento.
- Em caso de infecção secundária das lesões, o uso de antibióticos se torna necessário.

Tratamento profilático

- É necessário tratar simultaneamente todas as pessoas envolvidas com o paciente.
- Não repetir a indumentária; cuidados com a roupa de banho e de cama devem fazer parte da orientação terapêutica.

BIBLIOGRAFIA RECOMENDADA

Farinazzo RJM, Huggins DW. Escabiose. *In* Siqueira-Batista R, Gomes AP, Igreja RP, Huggins DW: *Medicina Tropical — Abordagem Atual das Doenças Infecciosas e Parasitárias.* Rio de Janeiro: Cultura Médica, 2001.

Mathieu ME, Wilson BB. Scabies. *In* Mandell GL, Bennett JE, Dolin R: *Principles and Practice of Infectious Diseases.* 5th ed. Philadelphia: Churchill Livingstone, 2000.

CAPÍTULO 135
Miíase

MARCELO MARI DE CASTRO ◆ RODOLPHO J. M. FARINAZZO ◆ DONALD WILLIAM HUGGINS

INTRODUÇÃO

Miíase são afecções dos tecidos e/ou órgãos dos vertebrados, causadas por larvas de moscas pertencentes à ordem dos dípteros. Esta dermatozoonose pode ter como origem larvas biontófagas (afinidade por tecidos sadios) oriundas de moscas das espécies *Dermatobia hominis* e *Callitroga americana* ou necrobiontófagas (invasoras de tecidos previamente necrosados) de moscas das espécies *Sarcophaga haemorrhoidalis, Calliphora vicina, Lucilia ilustris, Musca domestica.*

CLASSIFICAÇÃO

As miíases podem ser classificadas de duas formas distintas: (1) primária e secundária e (2) específicas, semi-específicas e acidentais.

A primeira baseia-se no tipo de tecido invadido pela larva e, a segunda, pela freqüência com a qual a larva é encontrada no ser humano.

Devemos ainda lembrar que há autores que adotam outra forma de classificação, dividindo-as em doenças cutâneas e cavitárias. Aquelas serão descritas abaixo e representam a grande maioria dos casos relatados. Já as miíases cavitárias, apesar de possuírem uma diversificada localização, representam uma pequena porcentagem.

Primária – furunculóide (berne). Este tipo é causado por larvas biontófagas, principalmente por aquelas oriundas das espécies de mosca *Dermatobia hominis* e mais raramente pelas *Callitroga americana.*

Secundária (bicheira). Causadas por larvas necrobiontófagas representadas em sua grande maioria pelas moscas da espécie *Callitroga macellaria* (varejeira).

Específicas. Nestas enquadram-se as moscas produtoras obrigatórias de miíase. Comparativamente, coincidem com as miíases primárias.

Semi-específicas. São moscas produtoras facultativas, pois se desenvolvem em lixos, estercos, ou cadáveres e eventualmente contaminam os vertebrados. Neste grupo encontram-se: *Sarcophara haemorrhoidalis, Cochliomyia macellaria,* entre outras.

Acidentais (intestinais e vias urinárias). São larvas que raramente contaminam o ser humano. Dentre os gêneros possíveis, encontram-se *Musca, Mucina, Fannia, Sarcophaga,* entre outras.

PATOGÊNESE

De acordo com os autores que utilizam a classificação entre primárias e secundárias, temos as de acometimento primário na qual a mosca se utiliza de um hospedeiro intermediário para transportar seus ovos e depositá-los em pele íntegra. O principal representante em nosso meio é a mosca *Neyvamya luzi.* Após serem depositados, a larva projeta-se para fora, abandonando o ovo. Inicia-se o processo de digestão da pele para que se atinja a derme ou o subcutâneo. Neste local de penetração, dá-se início à formação de lesões furunculóides, de aspecto inflamatório e com orifício central por onde a larva respira. Posteriormente, abandonam o hospedeiro, caem no solo, transformam-se em pupa, que darão origem a um inseto alado. Nas secundárias, os ovos não são depositados em pele íntegra, e sim por sobre lesões ulcerosas, orifícios ou cavidades naturais (globo ocular, trato urinário, conduto auditivo), desde que previamente infectados. O odor destas feridas é o atrativo das moscas. Após a deposição, as larvas eclodem, passando a alimentar-se do tecido necrosado. Neste local, dá-se o desenvolvimento do parasita.

Uma forma rara de contaminação (miíase acidental) ocorre através da ingesta de alimentos contaminados por ovos de moscas produtoras obrigatórias de miíase, devido à fragilidade de seus ovos à ação do trato gastrointestinal. As miíases cavitárias dependem da deposição dos ovos próximo ao local, assim como a migração do mesmo para o interior do organismo.

ASPECTOS CLÍNICOS

O quadro clínico varia com a espécie e a localização do parasita, podendo configurar desde quadros assintomáticos a formas graves com sérias complicações, levando até mesmo à morte. A larva que parasita pele, couro cabeludo, cavidades e orifícios naturais pode determinar quadros localizados ou disseminar para órgãos internos e causarem sintomatologia sistêmica.

As miíases furunculóides caracterizam-se por lesões em números variados, do tipo nodular, eritematosa, com orifício central, apresentando ou não secreção do tipo serosa. Seu diâmetro varia entre um a três centímetros. O paciente queixa-se de dor do tipo "ferroada". A larva permanece no interior da lesão por um período aproximado de 50 dias, completando sua evolução no solo. A saída da larva deixa a lesão exposta a infecções secundárias, podendo evoluir com erisipela, abscessos, linfangites e, eventualmente, complicações mais graves como o tétano.

Nos casos de miíase secundária cutânea, que ocorre em tecidos necrosados, podem ser vistas larvas movimentando-se na superfície erosada. Nas cavitárias, há presença de larvas de moscas facultativas que parasitam o local infectado, incapacitam e ameaçam a vida. A gravidade dependerá da localização e do grau de destruição.

Em formas acidentais (intestinais), as manifestações se apresentam como enterocolite aguda. O paciente queixa-se de dor abdominal, diarréia e sangramento anal. Proteinúria, disúria, hematúria e piúria estão presentes nas formas urinárias. A ocorrência destas está ligada, quase sempre, à precária higiene pessoal.

As miíases migratórias, na qual a larva percorre caminhos por sobre a pele, não são descritas em nosso meio.

DIAGNÓSTICO

O diagnóstico pode ser feito por visualização direta do parasita através do orifício nas formas furunculóides e secundárias superficiais. Nas formas acidentais e disseminadas, a visualização das larvas exige a utilização de métodos especiais para o diagnóstico. Quando se suspeita de miíase intestinal, é importante que se faça a distinção dos casos autênticos para os falsos. No primeiro, as larvas se encontram em fezes recém-emitidas; nas outras, as larvas aparecem em fezes expostas ao contato com as moscas.

TRATAMENTO

Nas miíases furunculóides, a retirada mecânica da larva é a terapêutica indicada. Em alguns casos, pode haver necessidade de excisão e alargamento do orifício central para manobra de remoção. Irrigação com clorofórmio ou solução salina sob anestesia complementam o ato. Uma outra forma de tratamento consiste em obstrução do orifício central. Para tal, utiliza-se vaselina pastosa, parafina, geléia, esmalte de unha ou toucinho. Estes elementos asfixiam a larva, obrigando-a a sair, o que facilitaria sua retirada. Após a remoção, recomenda-se o uso de antisséptico. Antibioticoterapia está indicada nos casos de infecção secundária bacteriana.

Nas miíases cavitárias, deve-se utilizar primeiro um material que imobilize as larvas para facilitar sua retirada mecânica. Para tal recomenda-se: éter, cloreto de etila, clorofórmio ou iodofórmio.

PREVENÇÃO

A profilaxia consiste no combate às espécies de moscas cujas larvas são produtoras de doença, cobertura adequada de feridas abertas, ulcerações com tecidos necrosados, assim como eczemas infectados. Uma higiene adequada do corpo e do ambiente também constituem medidas profiláticas.

BIBLIOGRAFIA RECOMENDADA

Farinazzo RJM, Igreja RP, Huggins DW. Miíase. *In* Siqueira-Batista R, Gomes AP, Igreja RP, Huggins DW: *Medicina Tropical — Abordagem Atual das Doenças Infecciosas e Parasitárias.* Rio de Janeiro: Cultura Médica, 2001.

Farinazzo RJM, Igreja RP. Miíase. *Rev FMT* 2001;3:17–20.

Nogueira AS, Leles JLR, Araújo LMA, Lemes RS. Miíase humana associada a carcinoma epidermóide de lábio inferior. *J Bras Med* 2000;79:66–70.

Souza JJ. Marinho LAC. *In* Veronesi R, Focaccia R: *Tratado de Infectologia.* Rio de Janeiro: Atheneu, 1997.

Torres RJA, Shiokawa N, Torres R, Almeida J. Oftalmomiíase interna posterior. *Arq Bras Oftalmol* 2001;64:139–141.

Tuma G, Castro A, Gonzalez M. Miiasis furunculoide. *Rev Chir Dermatol* 2000;16:219.

CAPÍTULO 136
Pediculose

Eduardo de Morais-Silva ◆ Rodolpho J. M. Farinazzo

Pediculose consiste da infestação do corpo por piolhos (artrópodos cujas principais espécies de interesse em medicina humana são *Pediculus* spp e *Pthirius pubis*), sendo problema relativamente comum, sobretudo na faixa etária pediátrica.

ETIOLOGIA

As principais espécies causadoras de pediculose humana são:

- *Pediculus capitis*: infesta o couro cabeludo, com seus ovos (lêndeas) permanecendo aderidos à base dos fios de cabelo.

- *Pediculus humanus*: popularmente conhecidos como "muquirana", habitam áreas corpóreas recobertas por roupas (seus ovos, em geral, se encontram aderidas a estas).

- *Phthirius pubis*: (popularmente chamados de chato) infestam pêlos das regiões pubianas e perineais.

EPIDEMIOLOGIA

Esta ectoparasitose tem sido observada em toda área habitada da terra, atingindo os mais diversos estratos sociais e econômicos.

A infestação é transmitida pelo contato íntimo, empréstimo de vestimenta, condições de aglomeramento e pelo uso prolongado de roupas íntimas e de cama não lavadas. Têm também importância por transmitirem tifo exantemático *(Rickettsia prowazekii)*, febre recorrente *(Borrelia recurrentis)* e febre das trincheiras *(Bartonella quintana)*.

ASPECTOS CLÍNICOS

As manifestações clínicas ocorrem devido à hipersensibilidade à saliva do piolho injetada na pele durante a picada, formando uma lesão papulosa, elevada e hiperêmica, acompanhada de um prurido intenso.

O piolho da cabeça causa prurido do couro cabeludo, nuca, pescoço e ombros.

As lesões do corpo concentram-se na linha do pescoço e, quando não tratadas, resultam em hiperpigmentação e liquenificação, que caracteriza a "doença dos vagabundos".

O piolho pubiano provoca prurido perioculares, axilares e pubianos intenso, com surgimento de máculas azuladas de dois milímetros nos locais das picadas.

As escoriações provocadas pelo ato de coçar disfarçam as lesões das picadas e tornam o ambiente propício ao aparecimento de infecções secundárias no local, como impetigo ou lesões furunculares ou eczematosas.

DIAGNÓSTICO

P. capitis – a infestação por piolhos de cabeça deve ser lembrada quando há queixa de prurido no couro cabeludo, especialmente em crianças. O diagnóstico se dá pela identificação de lêndeas ou de piolhos adultos no couro cabeludo (principalmente na nuca e atrás das orelhas);

P. humanus e *P. pubis* – observação de piolhos em pregas de roupas íntimas, pêlos pubianos ou pela presença de sinais de picadas nas regiões acometidas.

Diagnóstico diferencial. A infestação por piolhos do corpo é diferenciada da escabiose pela falta de lesões nas mãos e nos pés e pela ocorrência comum de lesões na região intra-escapular. O diagnóstico diferencial de dermatite induzida por piolhos devido a várias lesões induzidas por ácaros ou por dermatoses não associadas a artrópodos é realizado pelo achado de lêndeas ou piolhos.

TRATAMENTO

Tratamento tópico. O tratamento mais simples da pediculose da cabeça consiste na raspagem do cabelo. Outras abordagens terapêuticas incluem o uso de xampus, cremes e loções contendo inseticidas. As preparações mais comumente utilizadas contêm lindano ou piretrina. Malation e permetrina estão sendo utilizados com maior freqüência devido a seu efeito ovicida.

Um tratamento efetivo para os piolhos de cabeça consiste no **xampu com permetrina** a 1%, deixando agir de 5 a 10 minutos e depois enxaguar. O procedimento deverá ser repetido após uma semana.

As infestações por piolhos pubianos nas regiões não oculares são efetivamente tratadas com aplicações de **xampu de lindano** durante cinco minutos nas áreas comprometidas. Na infestação dos cílios, pode-se usar vaselina, duas vezes ao dia durante oito dias, ou **óxido de mercúrio amarelo** a 1%, quatro vezes ao dia por duas semanas.

A loção de malation é o único produto com excelente atividade ovicida, tendo como objeção ao seu uso o odor desagradável e o tempo prolongado da terapia – são necessárias de oito a 10 horas de uso.

Após o tratamento, os piolhos e as lêndeas são removidos utilizando-se um pente de metal com dentes a intervalos de 0,1 milímetro, embebido no vinagre. As vestimentas e roupas de cama devem ser lavadas em água quente a 60°C por 20 minutos ou a seco.

Tratamento por via oral. A pediculose da cabeça também pode ser tratada com ivermectina (para adultos e crianças maiores de cinco anos) em dose oral única, sem necessidade de água para aplicação ou remoção do produto. A dose é de aproximadamente $200\mu g$ de ivermectina por quilo de peso corporal, devendo o paciente ser reavaliado no intervalo de uma a duas semanas. A ivermectina tem sido citada como a melhor escolha no tratamento dos casos resistentes.

Quando a infecção secundária está presente, comumente é causada pelo *Staphylococcus aureus*. Neste caso, os pacientes devem ser tratados com antibióticos sistêmicos, como a cefalexina, amoxicilina + ácido clavulânico ou clindamicina, dependendo da situação.

PREVENÇÃO

Para profilaxia e o controle das pediculoses, as seguintes medidas devem ser tomadas:

- Evitar contato físico com as pessoas infestadas, assim como as suas roupas e objetos de uso pessoal, como cama, vestimentas, chapéus, escova de cabelo e outros.
- Nos casos de surtos de pediculose, comuns em escolas e instituições fechadas, fazer inspeção periódica dos cabelos e o tratamento dos pacientes acometidos.
- Hábito de trocar de roupa para dormir contribui de forma decisiva para diminuir a incidência, visto que a pediculose raramente é vista em pessoas que adotam medidas de boa higiene e que trocam de roupa diariamente.
- Nas epidemias, fazer o tratamento de massa.
- Incluir a prevenção da pediculose nos programas de educação sanitária.

BIBLIOGRAFIA RECOMENDADA

Fauci AS, Braunwald E, Isselbacher KJ, Wilson JD, Martin JB, Kasper DL, Hauser SL, Longo DL. *Harrison Medicina Interna*. Tradução da 14ª edição americana. Rio de Janeiro: Guanabara-Koogan, 1998.

Farinazzo RJM, Huggins DW. Pediculose. *In* Siqueira Batista R, Gomes AP, Igreja RP, Huggins DW: *Medicina Tropical — Abordagem Atual das Doenças Infecciosas e Parasitárias*. 1ª ed. Rio de Janeiro: Cultura Médica, 2001.

Siqueira-Batista R, Igreja RP. Visão geral dos artrópodos vetores de doenças humanas. *In* Siqueira Batista R, Gomes AP, Igreja RP, Huggins DW: *Medicina Tropical — Abordagem Atual das Doenças Infecciosas e Parasitárias*. 1ª ed. Rio de Janeiro: Cultura Médica, 2001.

CAPÍTULO 137
Tungíase

Marcus Acioly ◆ Rodolpho J. M. Farinazzo

É uma ectoparasitose causada pela pulga *Tunga penetrans*, ocorrendo com maior freqüência onde há o hábito de andar descalçado. Acomete preferencialmente os porcos; no entanto, homens, cães, gatos, ratos e o gado bovino também podem ser infectados.

ETIOLOGIA

Tunga penetrans é a menor das pulgas conhecidas, alcançando um milímetro de comprimento quando atinge a fase adulta. Há várias denominações leigas para a condição, como "pulga da areia", "bicho-de-pé" ou "bicho-do-porco", tendo em vista que há um parasitismo preferencial deste animal, como o exposto anteriormente.

A fêmea possui uma peculiaridade, a fronte terminada em ponta aguda, proporcionando-lhe a capacidade de penetrar na pele, fato este que ocorre após a fecundação da mesma. Sua porção anterior – cabeça e tórax – adentra a pele, enquanto sua porção posterior – estigma respiratório e segmento anal – permanece exteriorizada para a eliminação de excrementos e ovos. Ao final de uma semana, a fêmea atinge o tamanho pouco menor que uma ervilha devido ao acúmulo de ovos no abdome, havendo liberação dos mesmos e conseqüente saída da fêmea, quer espontaneamente, quer pela reação inflamatória do hospedeiro.

EPIDEMIOLOGIA

Com o fluxo de pessoas entre os diversos países, foram relatados alguns casos fora da América tropical e África, principais áreas geográficas. Lugares secos e arenosos, chiqueiros, ranchos e peridomicílio correspondem ao *habitat* destes parasitas.

ASPECTOS CLÍNICOS

As áreas comumente acometidas são as extremidades inferiores, como região peri ou subungueal, calcanhares, artelhos, espaços interdigitais e planta dos pés, embora mãos também possam ser envolvidas. O número de parasitos é variável. Os principais sintomas referidos são prurido, agradável para alguns e relacionados à penetração da pele, e dor, devido ao crescimento da pulga sob a pele. Piodermite, celulite e linfadenites são condições infecciosas secundárias que podem acompanhar o quadro. Tétano e gangrena gasosa são complicações que podem acontecer pela exposição a *Clostridium tetani* e *Clostridium perfringens*, respectivamente. Isto se deve ao fato da contaminação com terra nos indivíduos que mantém o hábito de andar descalçado.

DIAGNÓSTICO

O diagnóstico é realizado através da história epidemiológica e dos achados clínicos, que, aliados ao exame direto com visualização do parasita após abertura da lesão com agulha estéril, não deixam dúvidas para o diagnóstico.

TRATAMENTO

A retirada da pulga é o tratamento preconizado. Cabe ressaltar que só deve ser realizada depois de adequada desinfecção da pele e da utilização de agulhas estéreis. A destruição do parasita com o uso de eletrocautério ou eletrocirurgia com anestesia local são tratamentos alternativos.

A infestação é combatida com o uso de ungüento de mercúrio, pomadas à base de gamexane ou de outros inseticidas ou medicação sistêmica. A opção é o tiabendazol, na dose de 25 mg/kg, uma ou duas tomadas diárias por três a cinco dias. Os antibióticos são utilizados apenas nos casos de infecção secundária.

PROFILAXIA

O uso de calçados e a desinfecção de chiqueiros consistem em medidas fundamentais.

BIBLIOGRAFIA RECOMENDADA

Farinazzo RJM, Huggins DW. Tungíase. *In* Siqueira Batista R, Gomes AP, Igreja RP, Huggins DW: *Medicina Tropical — Abordagem Atual das Doenças Infecciosas e Parasitárias*. 1ª ed. Rio de Janeiro: Cultura Médica, 2001.

Rey L. *Parasitologia*. 3ª ed. Rio de Janeiro: Guanabara-Koogan, 2001.

Siqueira-Batista R, Igreja RP. Visão geral dos artrópodos vetores de doenças humana. *In* Siqueira Batista R, Gomes AP, Igreja RP, Huggins DW: *Medicina Tropical — Abordagem Atual das Doenças Infecciosas e Parasitárias*. 1ª ed. Rio de Janeiro: Cultura Médica, 2001.

PARTE XI

Enfermidades de Etiologia Desconhecida

CAPÍTULO 138
Aftas e Úlceras Aftóides

Cristiano Hayoshi Choji ◆ Carlos Eduardo da Silva Figueiredo

CONCEITO

Aftas são lesões esbranquiçadas/ulcerosas além de dolorosas, que acometem a mucosa oral e esofágica, de etiologia multifatorial, incluindo fatores químicos, mecânicos, imunológicos e infecciosos. A doença é autolimitada no período de seis a dez dias em média. Com o advento da síndrome da imunodeficiência adquirida (AIDS), as lesões da cavidade oral alcançaram novo patamar de relevância clínica, mudando sua abordagem diagnóstica e terapêutica.

EPIDEMIOLOGIA

A úlcera aftosa é doença pouco freqüente na infância, apresentando maior incidência ao final da terceira década de vida, acometendo de maneira esporádica de 20% a 60% da população. Não é tão freqüente entre os doentes com AIDS, atingindo cerca de 3% dos mesmos; porém, adquire caráter muito destrutivo, além de não ser observado declínio em sua incidência apesar das opções terapêuticas anti-retrovirais mais eficazes, contrariando assim a tendência observada para outras afecções da cavidade oral como a candidíase, leucoplasia oral pilosa e sarcoma de Kaposi.

ETIOLOGIA E PATOGÊNESE

Sua etiologia é multifatorial, estando envolvidos aspectos nutricionais, imunológicos, infecciosos, traumáticos e químicos, além do estresse.

Deficiências de vitaminas do complexo B e ingesta de glúten foram correlacionadas com a sua ocorrência. Outro fator relevante é o uso de próteses dentárias mal acopladas e quedas transitórias de imunidade (neutropenia cíclica). A afta pode ser também parte de uma doença sistêmica. Vírus como o citomegalovírus e o *Varicella-zoster* também estão correlacionados com a sua cronificação.

No caso de pacientes com o sistema imune debilitado decorrente da infecção pelo vírus da imunodeficiência humana (HIV), foi notado que as úlceras aftosas não tenderam a redução em sua incidência ou agressividade com a instituição das terapias anti-retrovirais de alta eficácia. Ademais, a própria terapia específica para AIDS é causadora de úlceras aftosas, notadamente os fármacos estavudina, ddI e ddC.

ASPECTOS CLÍNICOS E DIAGNÓSTICO

Em pacientes imunocompetentes seu aparecimento pode ser precedido por prurido e queimação no local acometido, antecedendo em um dia o aparecimento das lesões. Estas se apresentam inicialmente hiperemiadas, com zona esbranquiçada central que se ulcera, formando bordas eritematosas, locali-zadas na mucosa oral, palato mole, língua, orofaringe e, raramente, gengivas. Caracteristicamente as lesões são dolorosas, não causam repercussões sistêmicas, como febre ou linfadenomegalia, exceto se em grande extensão e acometidas de infecção secundária. A regressão ocorre de maneira espontânea e sem deixar seqüelas, após seis a 10 dias. Sua forma *major* é definida pela extensão lesional maior que um centímetro, muitíssimo dolorosas e com recorrências características.

No enfermo de AIDS, as lesões adquirem aspecto extremamente destrutivo com extensas áreas necróticas além de intensamente dolorosas, decorrendo odinofagia, perda de peso e desnutrição acentuadas. O acometimento pode ser apenas da mucosa oral mas em alguns casos há extensão para o esôfago. Pode ser fenômeno inicial de apresentação da síndrome ou sinal de progressão da imunossupressão.

As aftas têm como diagnóstico diferencial a doença de Behçet, Crohn, herpes zoster e pênfigo, entre outros. O exame histopatológico da úlcera aftosa demonstra apenas processo crônico ulcerativo não específico, com sinais de hipersensibilidade tardia.

TRATAMENTO

O uso de corticosteróides é indicado nas aftas recorrentes ou *major*, sendo utilizados de modo intralesional com triancinolona, repetida após 15 dias; ou prednisona oral na dose inicial de 40 mg/dia por quatro dias e manutenção de 10 mg/dia.

Visando evitar infecções secundárias, prover conforto e diminuir a duração da doença, são utilizados bochechos com:

- Suspensão de tetraciclina (250 mg/5 ml) três vezes ao dia.
- Aplicação de lidocaína por bochecho ou gel.
- Bicarbonato de sódio a 10%.

Nos enfermos com AIDS, os resultados com o uso de corticosteróides não são satisfatórios (além de acentuar a imunossupressão). A talidomida na dose de 100 a 200 mg/dia por 14 dias se mostrou eficaz (em recente estudo obteve melhora em 90% dos pacientes, diminuindo a extensão das lesões e a odinofagia, sendo que 55% obtiveram cicatrização em quatro semanas). Entretanto o fármaco apresenta notório efeito teratogênico não devendo ser usado em mulheres em idade fértil. Outro paraefeito relevante da talidomida é a neuropatia periférica.

BIBLIOGRAFIA RECOMENDADA

Cunha PR. Aftas: *In* Veronesi R, Focaccia R: *Veronesi Tratado de Infectologia.* Rio de Janeiro: Atheneu, 1997.

Greenspan D, Canchola AJ, MacPhail LA, Cheikh B, Greenspan JS. Effect of highly active antiretroviral therapy on frequency of oral warts. *Lancet* 2001;357:823.

Jacobson JM, Greenspan JS, Spritzler J, Ketter N, Fahey JL, Jackson JB, Fox LA, Chernoff M, Wu AW, MacPhail DLA, Vasquez GJ, Wohl DA. Thalidomide for the treatment of oral aphthous ulcers in patients with human immunodeficiency virus infection. *N Engl J Med* 1997;336(21):211.

Lacerda MCR. Manifestações Gastrointestinais. *In* Schechter M, Marangoni DV: *Doenças Infecciosas: Conduta Diagnóstica e Terapêutica*. Rio de Janeiro: Guanabara-Koogan, 1998.

Lacerda MCR. Manisfestações Gastrointestinais da AIDS. *In* Siqueira Batista R, Gomes AP, Igreja RP, Huggins DW: *Medicina Tropical — Abordagem Atual das Doenças Infecciosas e Parasitárias*. Rio de Janeiro: Editora Cultura Médica, 2001.

CAPÍTULO 139
Doença de Kawasaki

FRANCISCO CHAMIÉ ◆ DANIEL CHAMIÉ ◆ GIBRAN RODER FEGURI

INTRODUÇÃO

A doença de Kawasaki, também conhecida por síndrome do linfonodo mucocutâneo, é uma doença multissistêmica aguda, de caráter febril, que acomete principalmente crianças abaixo dos 5 anos de idade, podendo ocorrer também em adultos. É amplamente distribuída em todo o mundo, estando as crianças asiáticas entre as de maior risco para aquisição desta enfermidade, que é cerca de 10 vezes mais comum no Japão. A relação entre meninos e meninas é de 1,5:1.

A doença de Kawasaki e a febre reumática constituem as duas principais causas de doença cardíaca adquirida na infância nos Estados Unidos da América. Durante sua fase aguda, podem ocorrer arterites de grandes, médios e pequenos vasos, bem como a formação de aneurismas vasculares (arteriais e venosos), valvulites e miocardite. De particular interesse, são os aneurismas nas artérias coronárias, que podem precipitar trombose ou evoluir com estenoses segmentares na fase crônica.

ETIOLOGIA

Sua origem ainda permanece desconhecida, mas o início agudo, a febre, o exantema e a ocorrência de epidemias, agregações e picos estacionais, levam a crer que a etiologia seja infecciosa. Embora ainda não tenha se identificado nenhum agente etiológico, uma teoria seria que a doença de Kawasaki seja uma vasculite generalizada imunologicamente mediada, desencadeada no hospedeiro suscetível por uma variedade de agentes infecciosos prevalentes na comunidade. Vários microrganismos já foram considerados, como *Streptococcus* spp, *Staphylococcus* spp, *Propionibacterium acne*, vírus Epstein-Barr, vírus herpes simples, *Chlamydia* spp, *Rickettsia* spp, *Candida* spp e retrovírus. Recentemente foi estudada a participação de enterotoxinas e exotoxinas de *Staphylococcus* spp e *Streptococcus* spp, que poderiam atuar como superantígenos, mas esta associação não foi confirmada.

ASPECTOS CLÍNICOS

A doença de Kawasaki se apresenta como uma doença febril de início agudo com adenite cervical não supurativa assimétrica – visto em 75% dos pacientes –, daí o nome *síndrome do linfonodo mucocutâneo*, e alterações cutâneas e de membranas mucosas, como surgimento de erupções morbiliformes ou escarlatiniformes (mais proeminentes no tronco que na face), edema, conjuntivite (a congestão conjuntival é típica mas não diagnóstica da doença de Kawasaki), eritema da cavidade oral (língua em framboesa e rágades), lábios e palmas das mãos e planta dos pés. Um achado bem característico é a presença de descamação na ponta dos dedos. As alterações cutâneas e de mucosas ocorrem cerca de três a quatro dias após o início da febre, enquanto a descamação da ponta dos dedos e da sola dos pés, cerca de 10 a 18 dias após.

É uma doença benigna e autolimitada, que está associada a aneurismas de artéria coronária em cerca de 25% dos casos, com uma taxa de letalidade de 0,5% a 2,8%. Tais complicações geralmente ocorrem entre a terceira e a quarta semana da doença, já na fase de convalescença. A vasculite das artérias coronárias é vista em quase todos os casos fatais em autópsias.

DIAGNÓSTICO

Não existe nenhum exame diagnóstico reconhecido, sendo a síndrome reconhecida por critérios clínicos diagnósticos estabelecidos pela American Heart Association, que exige: **febre por mais de cinco dias e quatro dos seguintes critérios principais:**

- Conjuntivite não exsudativa bilateral.
- Alterações de membranas mucosas de, pelo menos, um tipo: exantema em cavidade oral e faringe, fissuras labiais, língua em framboesa.
- Alterações de extremidades de, pelo menos, um tipo: edema, descamação, eritema.
- *Rash* polimorfo.
- Linfadenopatia cervical maior que 1,5 centímetro.

Pode-se ainda encontrar outros achados clínicos e laboratoriais importantes mas não específicos da doença. Na ausculta cardíaca, pode-se observar a presença de um ritmo de galope ou bulhas hipofonéticas. O ECG pode mostrar arritmias, ondas Q patológicas, intervalos PR e/ou QT prolongados, ocasionalmente baixa voltagem, ou alterações no segmento ST. Ao ecocardiograma, pode-se encontrar derrame pericárdico, aneurismas coronarianos ou diminuição da contratilidade. Insuficiência valvar mitral e/ou aórtica também podem estar presentes. Em alguns casos, pode-se observar a presença de aneurismas de artérias periféricas (por exemplo, axilar), angina *pectoris* ou mesmo infarto do miocárdio.

Os aneurismas, caracteristicamente, só se formam após os primeiros 10 mm das artérias e podem ser fusiformes ou saculares, sendo que os últimos têm pior prognóstico. Os aneurismas com mais de oito milímetros de diâmetro são chamados de aneurismas gigantes e também são maior causa de preocupação pela pior evolução.

Caracteristicamente, a lesão coronariana se inicia com uma ectasia do vaso, que pode evoluir para a formação aneurismática. A maioria dos aneurismas involuem e o fluxo se normaliza na circulação coronariana, mas a fase de cicatrização, com a resolução dos aneurismas, pode dar lugar à presença de lesões estenóticas de dificílima visualização ecocardiográfica, o que justificaria um controle angiográfico de todos os pacientes que apresentassem comprometimento da circulação coronariana.

Com relação à parte cutânea, pode-se encontrar na fase subaguda, além das manifestações já mencionadas, *rash* e descamação perineal. Já na fase de convalescença, podem aparecer sulcos transversos nas unhas (linhas de Beau).

Quanto à parte gastrointestinal, podem estar presentes, diarréia, vômitos, dor abdominal, aumento da vesícula biliar, íleo paralítico, leve icterícia e leve aumento de aminotransferases séricas.

Também pode se evidenciar a presença de tosse, rinorréia, infiltrados pulmonares, artralgia e artrites.

Ao exame hematológico podem estar presentes leucocitose (intensa em alguns casos) com desvio para a esquerda, VHS aumentado, proteína C reativa positiva, hipoalbuminemia e leve anemia na fase aguda da doença. Trombocitose pode aparecer na fase subaguda. No exame de urina, pode-se ter piúria de origem uretral e, ocasionalmente, proteinúria. No liquor pleocitose com predomínio de mononucleares é descrita em um terço dos casos.

TRATAMENTO

Como anteriormente mencionado, a doença de Kawasaki é benigna e autolimitada e, exceto pelos cerca de 2% a 3% dos pacientes que desenvolvem complicações fatais, o prognóstico é excelente.

O esquema de tratamento recomendado é feito com altas doses de gamaglobulina intravenosa (2 g/kg/dia infundido durante 10 horas) junto com aspirina 100 mg/kg/dia nos primeiros 14 dias; diminuem-se as doses de aspirina a partir de então, fazendo 3-5 mg/kg/dia por semanas a meses. Este esquema tem sido eficaz na redução da ocorrência de anormalidades coronarianas quando administrado no início da doença. Plasmaférese pode ser útil em casos que não responderam à imunoglobulina.

Os corticosteróides são contra-indicados, pois existem alguns relatos japoneses de que seu uso poderia aumentar o desenvolvimento dos aneurismas coronarianos, embora já existam alguns autores que os usem em casos refratários ao tratamento recomendado.

O warfarin está indicado em casos de aneurismas coronarianos com diâmetro maior que 6,5 milímetros.

Terapia antimicrobiana não tem ação na doença.

BIBLIOGRAFIA CONSULTADA

Diagnostic Guidelines for Kawasaki Disease. American Heart Association Guidelines, 2000.

Carlini ME, Shandera WX. Kawasaki disease [in infectious diseases — viral and rickettsial]. *In* Tierney Jr., McPhee P: *Current Medical Diagnosis and Treatment.* 40th ed. New York: McGraw-Hill, 2001.

Fauci AS. Kawasaki disease in vasculitis syndrome. *In* Fauci AS, Braunwald E, Isselbacher KJ, Wilson JD, Martin JB, Kasper DL, Hauser SL, Longo DL: *Harrison's Principles of Internal Medicine.* 14th ed. New York: McGraw-Hill, 1998.

Fernandes SRM, Neto JFM. Vasculites sistêmicas. *Ars Cvrandi* 1999;32:27–32.

Guidelines for the Long-Term Management of Patients with Kawasaki Disease — Report from the Committee on Rheumatic Fever, Endocarditis, and Kawasaki Disease, Council on Cardiovascular Disease in the Young. American Heart Association, 2001.

Kawasaki Disease. American Heart Association Guidelines A to Z, 2001.

Kawasaki Disease. American Heart Association Guidelines, 2001.

Oliveira SKF. Doença de Kawasaki. *In* Oliveira SKF, Azevedo ECL: *Reumatologia Pediátrica.* 2ª ed. Rio de Janeiro: Revinter, 2001.

Schaller JG. Vasculitis syndrome. *In* Behrman RE, Kliegman RM, Arvin AM: *Nelson Textbook of Pediatrics.* 15th ed. Philadelphia: WB Saunders, 1996.

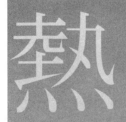

140
Febre Negra de Lábrea

Renato Henriques Tavares ◆ Joaquim Maurício da Motta-Leal-Filho ◆ Adbeel Franco-Barbosa
Fabiano Alves Squeff ◆ Leônidas Braga Dias ◆ Rodrigo Siqueira-Batista

CONCEITO

A febre negra de Lábrea é uma entidade clínica que ocorre em algumas regiões da Amazônia Ocidental. Esta denominação vem sofrendo renovação de conceito desde sua descoberta, até os dias atuais. Pelos habitantes da região é conhecida como Febre Negra, Febre de Lábrea ou Doença da Loucura. No meio médico foi denominada, inicialmente, Hepatite de Lábrea pelos patologistas que estudaram os primeiros casos; posteriormente deu-se o nome de Hepatoencefalopatia Amazônica e, mais recentemente, foi denominada de Hepatite Fulminante da Amazônia Ocidental. Caracteriza-se por hepatopatia grave e encefalopatia, em boa parte das vezes fatal.

HISTÓRICO

As primeiras descrições anatomopatológicas da Febre Negra de Lábrea foram feitas por um de nós (L. D.) em 1967, anatomopatologista do Instituto Evandro Chagas, Belém — através de viscerotomias de fígado em que descreveu o aspecto típico de degeneração em "mórula". Em estudos retrospectivos Dias encontrou descrições anatomopatológicas semelhantes datadas de 1945, realizadas por Gast Galvis através de estudos de viscerotomias em hepatite regional da Zona de Bananera na Colômbia. No entanto, Gast Galvis descreveu as degenerações dos hepatócitos semelhantes a "células em aranhas".

Pelletier e colaboradores, na Guiana Francesa, descreveram em 1968 uma hepatite de curso clínico atípico, sem lesões hepáticas típicas (corpúsculos de Councilman). As descrições de Pelletier e colaboradores assemelhavam-se às existentes em Lábrea. Popper e colaboradores, em 1983, publicaram um estudo histopatológico realizado com material de 10 necropsias e cinco biópsias hepáticas de índios Yucpa da Venezuela, em que correlacionavam a associação (superinfecção) dos vírus das hepatites B e D com quadros graves de hepatites potencialmente fatais. Os achados histopatológicos se superpuseram aos da febre negra de Lábrea.

Boshell, na década de 60 do século recém-findo, realizando estudos epidemiológicos retrospectivos, constatou que essa entidade já datava de 1927, com evidências de surtos relatados pelas famílias ribeirinhas do interior do município de Lábrea.

ETIOLOGIA E EPIDEMIOLOGIA

A doença ocorre na região ocidental da Amazônia nas áreas de praias, seringais e principalmente nas localidades rurais dos rios Purús e Juruá. Também há relatos de casos descritos em áreas de território colombiano, venezuelano e da Guiana Francesa. A taxa de letalidade é elevada (em torno de 90%), ocorrendo maior número de casos em crianças e adolescentes (principalmente de dois a dezesseis anos), com predileção para o sexo masculino (70%). A incidência nesta faixa etária vem diminuindo consideravelmente em decorrência da aplicação da vacina para a hepatite B. Em várias ocasiões foram observadas microepidemias familiares.

A etiologia permaneceu motivo de controvérsia por muito tempo, tendo se demonstrado a presença do vírus da hepatite B em cerca de 90% dos casos, havendo associação da infecção pelo vírus da hepatite D em 75% desses pacientes (superinfecção do vírus da hepatite D em portadores crônicos do vírus da hepatite B). Entretanto, foram documentados casos em que não foi identificado o HDV ou mesmo qualquer outro vírus implicado nas hepatites virais (situações em que a etiologia da doença permanece desconhecida). Ainda neste contexto, Barros e colaboradores, em 1992, descreveram acometimento hepático microscópico semelhante ao da febre negra de Lábrea ao estudarem três crianças indígenas Yanomami que faleceram de febre amarela. Uma das crianças apresentava no fígado alterações degenerativas intensas com numerosas células em "mórula".

PATOGÊNESE

O substrato anatomopatológico da Febre Negra de Lábrea é difuso e tem intenso envolvimento parenquimatoso hepático, com distribuição uniforme em todos os lobos, havendo necrose lítica e infiltração de mononucleares no espaço porta. Juntamente com a ocorrência desta necrose lítica centrozonal os hepatócitos remanescentes revelam degeneração multivacuolar devido à infiltração gordurosa em gotículas e provável degeneração hidrópica, resultando no aspecto característico de "mórula", segundo Dias, ou em "células em aranha", segundo Gast Galvis. Associados a estes achados podem ser encontrados sinais de regeneração hepatocitária e canalicular. Geralmente não são descritos sinais de colestase ou, quando presentes, são de pequena monta e observados em indivíduos com idade mais avançada. Em alguns casos nota-se a presença de hepatócitos retraídos, arredondados, semelhantes aos corpúsculos de Councilman. Em relação às células de Kupffer, observou-se hipertrofia e hiperplasia.

ASPECTOS CLÍNICOS

O período de incubação da doença ainda é desconhecido. Sua evolução é grave e pode levar ao óbito em poucos dias, cinco a dez.

Em termos clínicos possui, na maior parte das vezes, caráter bifásico, surgindo quadro inicial com anorexia, apatia, adinamia, febre baixa, náuseas, vômitos, dor abdominal — principalmente em região epigástrica e de hipocôndrio direito. Evolui com alterações neurológicas de instalação abrupta — diminuição do nível de consciência, convulsões, agitação psicomotora, alternada com períodos de acalmia. Em alguns casos esta agitação é tamanha que pode ser observada agressividade e delírio (sintomas mais freqüentes da fase encefalopática). Pode ocorrer amaurose, hepatoesplenomegalia e *rash* cutâneo (manifestações infreqüentes), ou ainda icterícia, um achado clínico tardio, de difícil observação ("subclínica") que guarda "relação" com a letalidade, pois os pacientes que apresentam icterícia raramente evoluem para o óbito — a doença toma outro curso.

Os casos graves fatais terminam com estados de agitação psicomotora, hemorrágicas como epistaxe e hematêmese (vômitos negros — que dá nome à doença) e coma. A febre não é significativa e há uma diminuição do tamanho do fígado.

DIAGNÓSTICO

As alterações laboratoriais mais proeminentes são discreta leucocitose com neutrofilia, hipoglicemia, elevação de aminotransferases e bilirrubinas, além de retenção de escórias nitrogenadas nos pacientes com insuficiência renal associada. A evolução para uma hepatite fulminante pode ser caracterizada, bioquimicamente, pela elevação brusca das bilirrubinas (já aumentadas previamente) e queda acentuada das aminotransferases (Sinal da Cruz), devido à necrose hepatocelular. A dosagem de proteínas evidencia pequena diminuição da albumina com elevação das gamaglobulinas. Marcadores para hepatite B, em associação ou não com marcadores para hepatite D, estão presentes na grande maioria dos casos, conforme o mencionado.

Em termos de diagnóstico diferencial, devem ser distinguidas outras doenças endêmicas da região como a malária, a leptospirose, a febre amarela e outras arboviroses. Também é de grande importância afastar outras doenças de incidência universal como intoxicações por tetracloreto de carbono, clorofórmio, aflatoxina (produzida pelo *Aspergillus flavus*, fungo que se desenvolve nos estoques de alimentos típicos da região, como a castanha do Pará), esteatose gravídica, síndrome de Reye e lesões hepáticas iatrogênicas causadas pelo uso de fármacos.

PROFILAXIA

Uma vez que a maioria absoluta dos casos da doença está associada à infecção pelo vírus da hepatite B, e sabendo que a vacinação contra este agente previne também a infecção pelo vírus da hepatite D, está recomendada a imunização ativa, não só para os residentes da região e viajantes, como para a população em geral.

TRATAMENTO

Não há tratamento específico, este é baseado em medidas de suporte, conforme o apresentado no Capítulo 145.

BIBLIOGRAFIA RECOMENDADA

Barros VLR, Moraes MAP, Bensabath G, Silva MA. Aspecto Histológico Incomum em Caso de Febre Amarela Ocorrido no Grupo Indígena Yanomami. *Rev Soc Bras Med Trop* 1992; 25:279-280.

Bensabath G, Cartágenes PRB, Dias LB, Crescente JAB, Miranda ECBM. Hepatites por vírus. *In*: Leão RNQ. Doenças Infecciosas e Parasitárias. Enfoque Amazônico. Belém, Cejup, 1997.

Bensabath G, Dias LB. Hepatite de Lábrea (Febre Negra de Lábrea) e outras hepatites fulminantes em Sena Madureira, Acre e Boca do Acre, Amazonas, Brasil. *Rev Inst Med Trop São Paulo* 1983; 25:182-194.

Bensabath G, Hadler SC, Soares MCP, Fields H, Dias LB, Popper H, Maynard JE. Hepatitis delta virus infection and Labrea hepatitis. JAMA 1987; 258:479-483.

Bensabath G, Soares MCP, Cartágenes PR, Dias LB. Hepatites B e D. Febre Negra de Lábrea. *In*: Veronesi R, Foccacia R. Tratado de Infectologia. São Paulo, Atheneu, 1997.

De Paola D, Duarte F, Madi K, Lacerda PRS. Febre negra da Amazônia (doença de Lábrea). Reflexões sobre o sinergismo causal. *F méd (BR)* 1987; 94(4): 171-3.

De Paola D, Pinheiro AF, Dias LB, Lacerda PRS. A "febre negra" da Amazônia. *O Hospital* 1967; 71: 123-131.

Dias LB, Moraes M. Hepatite de Lábrea. *Rev Inst Med Trop São Paulo* 1973; 15: 86-93.

Dias LB. Hepatites na Amazônia. *Rev Pa Med* 1981; 3: 7-21.

Dias LB, Coura JR. Hepatite de Lábrea. Estudo de revisão em viscerotomias hepáticas dos anos de 1934 a 1940. *Rev Inst Med Trop São Paulo* 1985; 27: 242-248.

Fonseca JCF, Ferreira LCL, Guerra ALPS, Passos LM, Simonetti JP. Hepatite fulminante e febre de Lábrea: estudo de 5 casos procedentes de Codajás, Amazônia, Brasil. *Rev Soc Bras Med Trop* 1983; 16: 144-147.

Gast-Galvis A. Viscerotomia en Colombia (Resultado del examen histopatológico de 22.000 muestras de higado humano). *Rev Méd* (Bogotá) 1945; 553-554: 1-44.

Gomes AP, Gouvêa EF, Costa VC, Igreja RP. Hepatite B. *Rev FMT* 2001; 3: 23-28.

Pelletier L, Lecante A, Destombes P & Série Ch. La fievre noire amazonienne en Guyane Française?. Arch. Inst. Pasteur Guyane Française et l'Inini 21 1969; Pub. nº 518: 79-82.

Popper H, Thung SN, Gerber MA, Hadler SC, Monzon M, Ponzetto A, Anzola E, Rivera D, Mondolfi A, Bracho A, Francis DP, Gerin JL, Maynard JE, Purcell RH. Histologic Studies of Severe Delta Agent Infection in Venezuelan Indians. *Hepatology* 1983; 3(6): 906-912.

Prata A, Bina JC, Dourado HV, Andrade Z. Apresentação de um caso de febre negra no rio Purus. *Rev Soc Bras Med Trop* 1972; 6:438.

Siqueira-Batista R, Gomes AP, Pacheco SJB, Igreja RP. Hepatites virais. *In*: Siqueira-Batista R, Gomes AP, Igreja RP, Huggins DW. Medicina Tropical. Abordagem Atual das Doenças Infecciosas e Parasitárias. Rio de Janeiro: Cultura Médica, 2001.

Squeff FA, Motta-Leal-Filho JM, Franco-Barbosa A, Tavares RH, Vilarinho de Oliveira AR, Gomes AP, Siqueira-Batista R. Labrea Black Fever. An Important Illness of the Tropical Amazon Region. *N Zeal Med J* (in press).

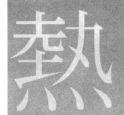

CAPÍTULO 141
Síndrome Hemorrágica de Altamira

Fabiano Alves Squeff ◆ Renato Henriques Tavares ◆ Adbeel Franco-Barbosa
Joaquim Maurício da Motta-Leal-Filho ◆ Ricardo Pereira Igreja ◆ Rodrigo Siqueira-Batista

CONCEITO

A síndrome hemorrágica de Altamira (SHA) é uma doença da Região Amazônica – áreas da rodovia Transamazônica – de etiologia não perfeitamente esclarecida. Acredita-se que esta síndrome resulta de múltiplas picadas do mosquito do gênero *Simulium*, popularmente conhecidos como borrachudos ou piuns. Em conseqüência das picadas encontramos manifestações hemorrágicas mucocutâneas e alterações plaquetárias, características marcantes nessa entidade patológica.

ETIOLOGIA E EPIDEMIOLOGIA

A enfermidade é descrita em uma localidade restrita da Amazônia, região de Altamira (Estado do Pará), em área florestal de clima tropical e úmido. Casos esporádicos na zona urbana já foram observados. A maior parte dos casos ocorre nos primeiros meses do ano, época em que os índices pluviométricos são mais elevados, favorecendo o aumento significativo na densidade de *Simulium* spp. Durante a estação seca os simulídeos praticamente desaparecem da área.

Desde as primeiras descrições da síndrome em janeiro de 1972, inúmeros estudos foram realizados no intuito de detectar sua etiologia. Vírus, bactérias, fungos, protozoários e helmintos foram exaustivamente investigados, sem que qualquer destes patógenos tenham sido isolados de pacientes acometidos pelo mal. Apesar de sua etiologia ainda desconhecida, dados epidemiológicos e sorológicos sugerem sua associação à picada do simulídeo. Acredita-se atualmente que a síndrome deve-se a uma reação de hipersensibilidade à saliva do mosquito, levando às alterações de coagulação. Outra hipótese aventada seria a liberação de endotoxinas pelo inseto, produzindo insuficiência de maturação dos megacariócitos medulares com conseqüente plaquetopenia.

No período de janeiro de 1972 a dezembro de 1993, foram relatados aproximadamente 320 casos, sendo a maioria dos pacientes menores de 18 anos de idade. Em relação ao sexo não houve diferença significativa. Observou-se alguns casos de ocorrência familiar.

Estudos posteriores demonstraram que o soro dos pacientes acometidos pela síndrome hemorrágica de Altamira são capazes de reagir (precipitação) com fluido coletado da probóscida de *Simulium guianense*, fato não observado em indivíduos da mesma região não atingidos pela moléstia. Sem embargo, a inexistência da síndrome em outras regiões densamente povoadas por *Simuilium* spp é um problema para essa proposta de explicação – autores acreditam que um agente viral ainda não detectado deva estar implicado.

ASPECTOS CLÍNICOS

Não se conhece o período de incubação. Em geral não há febre. O início é abrupto com aparecimento de alterações hemorrágicas, inicialmente pápula urticariforme com pontos purpúricos centrais, seguido de petéquias, equimoses, gengivorragia, epistaxe e, ocasionalmente, hemorragia conjuntival, melena, hemoptise e menorragia – relacionadas a plaquetopenia. Estas perdas levam a anemia, por vezes grave, podendo haver insuficiência circulatória em alguns casos. Linfadenomegalia (cadeias axilares e inguinais – linfonodos indolores, não aderidos a planos profundos). Em alguns casos tem-se a presença de hepatomegalia e esplenomegalia. Edema de membros inferiores também costuma estar presente nos pacientes vitimados de síndrome hemorrágica de Altamira. A enfermidade habitualmente caminha para cura; sem embargo, foram descritos três casos de óbito atribuíveis à síndrome.

No diagnóstico diferencial têm-se como principais condições a púrpura trombocitopênica idiopática (PTI), as febres hemorrágicas – dengue e outras arboviroses –, riquetsioses e meningococcemia, principalmente. Como outras possibilidades podem ser citados lúpus eritematoso sistêmico, linfoma e leucemias.

DIAGNÓSTICO

Por ser desconhecida a etiologia da enfermidade, o diagnóstico é estabelecido em bases clínicas, epidemiológicas (procedência e história de picada por *Simulium* spp) e por exclusão de outras condições possíveis. Exames laboratoriais inespecíficos mostram plaquetopenia (quase invariavelmente abaixo de 100.000/mm^3, descrevendo-se casos com níveis inferiores a 10.000/mm^3), anemia e leucocitose eventual; exames de bioquímica sangüínea em geral são normais. As aminotransferases e a uréia podem apresentar-se ligeiramente elevadas.

O teste de Outcherlony — pesquisa de anticorpos precipitantes contra extrato de Simulium spp – encontra-se reativo em mais de 90% dos pacientes; os anticorpos surgem por volta do sexto dia de enfermidade, permanecendo por semanas. É o teste mais usado. Outras alternativas são a reação intradérmica (semelhante à prova turbeculínica) através da saliva extraída do mosquito, utilizada como antígeno, semelhante à prova tuberculínica e o mielograma, cujo aumento dos megacariócitos é característico.

TRATAMENTO

Não há tratamento específico. Corticosteróides – prednisona 1mg/kg/dia – costumam ser eficazes para conter a trombocitopenia. Transfusão de plaquetas está justificada em enfermos com plaquetopenia severa (em geral abaixo de 10.000/mm³), com sinais ativos de sangramento. Cada unidade de concentrado de plaquetas é capaz de elevar em 10.000/mm³ a contagem destes elementos figurados. Hemotransfusões de concentrado de hemácias ficam restritas a pacientes com anemia grave, nos quais a clínica norteie neste sentido – disfunção de perfusão periférica, hipotensão postural, e outras.

Durante a doença é importante manter o paciente a salvo de novas picadas de *Simulium* spp.

PREVENÇÃO

É baseada em medidas para evitar a picada de *Simulium* spp (uso de repelentes, telas nas janelas das casas, e outras).

BIBLIOGRAFIA RECOMENDADA

Costa Júnior D, Pinheiro FP, Travassos da Rosa APA, Fraiha Neto H, Lins-laison ZC. Síndrome hemorrágica de Altamira. *In*: Leão RNQ. Doenças Infecciosas e Parasitárias: enfoque amazônico. Belém, Editora Cejup, 1997.

Gouveia, GF. Incidência do Número de Casos de Síndrome Hemorrágica em Altamira no Período de 1998-91: JBM, vol. 61, 30-36, setembro-1991.

Maguire, JH, Spielman, A. *In:* Infestações por Ectoparasitos e Picadas e Ferroadas de Artrópodes. Harrison, Fauci AS, Braunwald E, Isselbacher KJ, Wilson JD, Martin JB, Kasper DL, Hauser SL, Longo DL. Medicina Interna vol 2. 14ª edição. Rio de Janeiro, McGraw – Hill. Interamericana do Brasil Ltda, 1998.

Pinheiro FP, Costa Júnior D, Bensabath G, Andrade AHP. Síndrome hemorrágica de Altamira. *In*: Veronesi R, Foccacia R. Tratado de Infectologia. São Paulo, Atheneu, 1997.

Squeff FA, Motta-Leal-Filho JM, Franco-Barbosa A, Tavares RH, Igreja RP, Siqueira-Batista R. Síndrome Hemorrágica de Altamira. Breve Revisão. *J Bras Med* (no prelo).

PARTE XII

Temas Correlatos de Importância em Infectologia

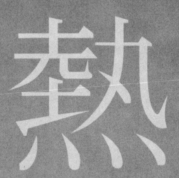

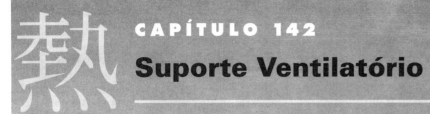

CAPÍTULO 142
Suporte Ventilatório

Cristiano Hayoshi Choji ◆ Daniel Chamié ◆ Carlos Eduardo da Silva Figueiredo

INTRODUÇÃO

Insuficiência respiratória (IR) é a situação clínica na qual o sistema cardiorrespiratório se torna incapaz de suprir as demandas de oxigenação dos tecidos, sua patogenia apresenta duas condições básicas: a do tipo 1 ou **hipoxêmica**, decorrente de alteração na relação ventilação/perfusão (V/Q); e a do tipo 2, ou **ventilatória**, na qual além da hipóxia ocorre a hipercarbia. As duas situações clínicas ocorrem durante a evolução de diversas moléstias infecto-contagiosas, levando muitas vezes à necessidade de suporte ventilatório como medida adjuvante ao tratamento.

INSUFICIÊNCIA RESPIRATÓRIA (IR)

O sinal cardinal da insuficiência respiratória é a dispnéia (podendo ou não ser objetiva), usualmente acompanhada da taquipnéia (FR>20), podendo também ser encontrado durante o exame físico, tiragem intercostal e de fúrcula esternal, batimento de asa de nariz, além do uso exagerado da musculatura acessória. Outros achados menos específicos da IR são a taquicardia, a cianose ($HbCO_2 \geq = 5$ mg/%), a agitação/desorientação e a depressão do sensório; esses porém são dependentes da condição geral do paciente e, principalmente, da fase evolutiva em que se encontra no momento da avaliação. A sua tradução gasométrica se faz por uma $PaO_2 < 60$ mmHg e saturação arterial de $O_2 < 90\%$ ou a $PaCO_2 > 50$ mmHg com pH inferior a 7,35.

Insuficiência respiratória por alteração da relação ventilação/perfusão (V/Q), essa forma é decorrente do desequilíbrio entre a área pulmonar ventilada e sua perfusão sanguínea. Ocorrem áreas onde existe grande disponibilidade de oxigênio para saturar a hemoglobina no capilar adjacente ao alvéolo em questão, porém o fluxo de sangue que passa por esse vaso sangüíneo é insuficiente para seu bom aproveitamento ou, inversamente, um bom fluxo sangüíneo sem adequada disponibilização de oxigênio, fenômeno denominado de efeito *shunt*. Essa forma é denominada de tipo 1, sendo sua principal conseqüência a hipoxemia, existindo inúmeras situações nas quais ocorrem: pneumonias, síndrome da angústia respiratória do adulto (SARA), entre outros. Caracteristicamente, apresenta hipoxemia sem hipercapnia.

Insuficiência respiratória por deficiência de ventilação, decorre da incapacidade do fole torácico em suprir a pressão negativa necessária para a adequada mecânica ventilatória. O parênquima pulmonar pode inclusive estar preservado; entretanto, não é ofertado gás para que ocorra a hematose, criando uma situação de hipoxia com hipercarbia, pois, mesmo o CO_2 sendo dezenas de vezes mais difusível que o O_2, o primeiro não consegue ser eliminado da circulação sangüínea. Nessa IR, denominada de tipo 2, ocorrem tanto situações de afecções intratorácicas (como um grande empiema), quanto doenças extratorácicas, tendo como exemplo a poliomielite (cuja epidemia culminou com a inserção da ventilação mecânica com pressão positiva na prática clínica), as infecções graves do SNC, entre outras patologias que levam à insuficiência respiratória de origem neurogênica.

Essa classificação está longe de ser perfeita (ocorrendo muitas vezes sobreposição dos dois quadros clínicos), porém auxilia na decisão quanto ao suporte a ser instituído, a fim de possibilitar adequado tratamento do paciente. Sendo de extrema relevância o fato de que o objetivo maior é o tratamento e reversão do quadro de base, do qual decorreu a insuficiência respiratória.

Na IR por alteração da relação V/Q, o enfermo responde a oxigenoterapia, a mesma sendo a primeira medida de suporte (quando do não preenchimento de critérios para intubação e início de ventilação mecânica). Porém na ocorrência de uma evolução desfavorável, o quadro terá sobreposto insuficiência ventilatória, decorrente da exaustão muscular, secundária ao esforço compensatório pela perda de parênquima pulmonar funcionante.

Quando o quadro inicial já aponta para deficiência de ventilação, a mesma deverá ser suprida com o uso de ventilação mecânica.

OXIGENOTERAPIA E SUPORTE NÃO INVASIVO

Sempre que a condição clínica do paciente permitir, o suporte não invasivo será indicado a fim de se evitar intubação e ventilação mecânica invasivas. Isso é decorrente das complicações inerentes à invasão das vias aéreas, como trauma do trato aéreo superior, dentição, traquéia, entre outros; além de complicações tardias, como estenoses e facilitação de infecções secundárias ao *by pass* promovido pelo tubo orotraqueal e traumas associados à própria ventilação mecânica (volutrauma/barotrauma).

Em quadros hipoxêmicos, em que ainda não existe falência da musculatura diafragmática e acessória, o paciente pode receber suplementação de oxigênio através de cateter de O_2, máscara de Hudson, máscara de Venturi ou suporte pressórico não invasivo (ex., CPAP).

O cateter nasal possui duas grandes limitações, que são a pequena porcentagem de oxigênio suplementar que fornece ao paciente e o incômodo que lhe causa. Fluxos de oxigênio superiores a 4 l/min dificilmente são suportáveis, decorrente do ressecamento e irritação que causam às mucosas. A concentração ofertada é a seguinte 1-2 l/min = 25%, 3 l/min = 33% e 4 l/min = 37 %.

548 ❑ PARTE XII ✔ TEMAS CORRELATOS DE IMPORTÂNCIA EM INFECTOLOGIA

Máscaras faciais promovem maior conforto além de maior oferta de oxigênio, ainda apresentando como vantagem adicional a possibilidade do uso de medicações através de aerossóis. A quantidade de O_2 ofertada é dependente do tipo de máscara facial e do fluxo utilizado. A máscara com o chamado efeito Venturi consegue os melhores resultados, ao ser utilizado um fluxo de 8 l/min atinge uma concentração de 60 %.

O suporte com ventilador mecânico pode ser realizado sem intubação através de máscaras faciais ou nasais que promovam adequada vedação. Essas técnicas são denominadas suporte ventilatório não invasivo. O paciente com indicação é aquele no qual apenas a suplementação de O_2 se mostra ineficaz, mas ainda não necessitando de intubação. Porém o enfermo não pode apresentar traumas ou deformações que impeçam a adequada adaptação da máscara; deve estar colaborativo e principalmente hemodinamicamente estável. São utilizados modos pressóricos como o CPAP (pressão contínua em vias aéreas), BIPAP (duas variações pressóricas) ou mesmo o PSV (discutido adiante).

INDICANDO A VENTILAÇÃO MECÂNICA (VM) INVASIVA

Existem três critérios para indicar VM invasiva: clínico, gasométrico e espirométrico.

A avaliação clínica será sempre a mais importante na tomada da decisão; levando-se em conta o *status* hemodinâmico, a presença concomitante de co-morbidades e a associação de taquipnéias (freqüência respiratória $\geq$ 35i/min após supementação de oxigênio adequada.

VENTILAÇÃO MECÂNICA BÁSICA

Os objetivos da VM têm sido alvo de sistematizações consensuais. São divididos em objetivos fisiológicos (manter ou modificar a troca gasosa, ventilação alveolar, oxigenação arterial, aumentar o volume pulmonar, insuflação pulmonar inspiratória final, prevenir e tratar atelectasia, otimizar a capacidade residual funcional, reduzir o trabalho muscular respiratório) e clínicos (reverter a hipoxemia, reverter a acidose respiratória aguda, reduzir o desconforto respiratório, permitir sedação/analgesia ou uso de bloqueadores neuromusculares, reduzir o consumo de oxigênio sistêmico e miocárdico, reduzir a

pressão intracraniana, estabilizar a parede torácica). O ventilador (não respirador, apesar de o termo estar consagrado pelo uso), basicamente executa apenas três funções: fornece uma FiO_2 (fração inspirada de oxigênio) a qual determinamos entre 21% e 100%, um VT (volume corrente) que dita o quanto "inflamos" os pulmões com a mistura escolhida e o modo pelo qual conseguimos os outros dois (modo ventilatório, fluxos inspiratórios e expiratórios, freqüência respiratória, ondas de fluxo, entre outros). Seu uso básico reflete a necessidade clínica de se diminuir o esforço muscular durante a inspiração, reverter a hipoxemia e também a acidose, essas decorrentes da doença de base. Portanto, o ventilador nunca será usado como tratamento em si, mas como parte do mesmo. Os ventiladores de pressão positiva classicamente são ciclados a tempo, pressão-volume ou fluxo.

A FiO_2 pode ser a ambiente (21%) até o oxigênio puro (100%), sendo que qualquer valor acima de 50% é lesivo ao parênquima pulmonar, se utilizado por mais de 24 horas; usualmente iniciamos com altas concentrações e tentamos, dentro do possível, reduzi-las ainda dentro das primeiras horas de VM. Fazemos isso nos guiando por dois tipos de monitorização, a oximetria de pulso e a gasometria arterial; o objetivo maior é se obter uma saturação de hemoglobina maior ou igual a 90% (compatível com uma PO_2 entre 60 e 80) com a menor FiO_2 possível, sem esquecer, entretanto, do aspecto clínico do paciente.

O volume corrente é o volume o qual fornecemos ao paciente a cada ciclo inspiratório. Este volume é a mistura por nós determinada com o valor da FiO_2, atualmente se valoriza mais a lesão causada por excesso de volume (volutrauma) do que o causado por excesso de pressão (barotrauma). Habitualmente são utilizados valores antes considerados baixos, entre 5 e 12 ml por quilo de peso ideal (lembrando que engordar não aumenta a capacidade pulmonar), com certas nuances relativas ao paciente, que serão discutidas adiante. Este parâmetro interfere diretamente no equilíbrio acido básico, isso através da alteração dos valores da PO_2, da PCO_2, sendo a última intimamente relacionada ao VT. Isto porque o CO_2 é muitas vezes mais difusível que o O_2, logo toda vez que se aumentar o VT estaremos diminuindo a PCO_2. O VT também interage com os valores pressóricos obtidos com a VM, sendo que tentamos utilizar um VT que não leve a uma pressão de platô maior que 35 cm H_2O. Outro dado importante é que nos modelos de ventiladores

Gasométrico	Indicação de VM	Normal	Espirométrico	Indicação de VM	Normal
$PaCO_2$ (mmHg)	50-55	35-45	Volume corrente (ml/kg)	< 5	5-8
PaO_2 (FiO_2 = 0,21)	< 50	> 75	Capacidade vital (ml/kg)	< 10-15	65-75
$P(A\text{-}a)O_2$ (FiO = 0,21)	> 350-450	< 30-60	Vol expiratório forçado em 1 seg (ml/kg)	< 10	50-60
PaO_2/FiO_2	< 200	> 350	Volume minuto (L/min)	> 10	5-6
PaO_2/PAO_2	0,15	0,75	Ventilação voluntária máxima (L/min)	< 20 ou < 2 × CV	120-180
Qs`/Qr`	< 7,0	> 20-25	Pressão inspiratória máxima (cmH$_2$O)	<- 20 a -30	80-120
			Espaço morto (%)	> 60	25-40

Baseado no Consenso Brasileiro de Ventilação Mecânica, 2000.

Capítulo 142 ✔ Suporte Ventilatório ❑ **549**

mais antigos, os sensores não contabilizavam a perda do volume decorrente da distensibilidade do circuito, nem do aumento do espaço morto causado pelo mesmo (incluindo o tubo orotraqueal).

A freqüência respiratória usualmente é regulada entre 8 e 20 ciclos por minuto, dependendo da resposta do paciente ao tratamento, seu aumento leva a maiores índices de hematose e oxigenação e na diminuição do gás carbônico. Freqüências muito altas tendem a causar hiperinsuflação pulmonar, devido ao aprisionamento de ar e, conseqüentemente, volutrauma/barotrauma. Interfere diretamente na relação inspiração: expiração (I:E).

Relação I:E é um dado temporal, lembrando que a inspiração é feita pelo ventilador e que a expiração é passiva (nesse caso), a regulagem visa determinar como será permitido ao paciente expirar durante o ciclo, de vez que a inspiração é suprida pelo aparelho. Usualmente são utilizadas relações entre 1:1,5 e 1:2, pequeno período para a expiração tem interação muito semelhante ao aumento da freqüência respiratória (diretamente relacionada a este), levando ao não esvaziamento total da mistura (FiO_2) que se encontrava nos pulmões.

O PEEP (pressão expiratória final positiva) é decorrente da modulação do ventilador durante a expiração, fazendo com que o paciente só expire até ser alcançada a pressão positiva predeterminada. Existem técnicas para determinar seu valor ideal, que não serão discutidas neste artigo, porém valores em torno de 5 cm H_2O são usualmente recomendados.

Limite de pressão existe para evitar que variáveis, que porventura ocorram durante a inspiração, venham a aumentar o risco de barotrauma (rolhas de secreção, piora da doença de base, entre outros). Entretanto, existem duas variáveis, a pressão de pico e a pressão de platô. A pressão de pico corresponde à pressão inicial gerada quando da passagem do fluxo inspiratória pelo tubo orotraqueal e brônquios fontes. A pressão de platô tem maior importância e corresponde à pressão final alcançada em todo o sistema ao final da inspiração para evitar barotrauma devem ser evitadas pressões superiores a 35 cm/H_2O.

Fluxo inspiratório é definido como a velocidade que o aparelho fornece o volume corrente para o paciente, sua regulagem deve guardar relação com o modo de ventilação utilizado, e com a adaptação do paciente à prótese ventilatória. Modos controlados usualmente têm como adequados fluxos entre 40 e 60 l/min, bem como modos assistidos entre 60 e 90 l/min.

Ondas de fluxo, simplificadamente são os gráficos gerados pelo modo como o ventilador oferece o volume corrente para o paciente. Estão em uso difundido as ondas quadradas e as decrescentes. A onda de fluxo quadrada é a mais utilizada, e é tida como padrão da ventilação ciclada a volume. A onda de fluxo decrescente é cada vez mais utilizada, e tem como maior vantagem menores níveis pressóricos para um mesmo volume corrente.

Sensibilidade, esse parâmetro existe exclusivamente quando do uso de modos assistidos de ventilação, existe para que o ventilador realize seu ciclo apenas no momento em que o paciente inicie um esforço inspiratório, sendo o parâmetro que em muito define a boa adaptação do paciente ao aparelho, usualmente varia entre –0,5 e –2 cm H_2O.

Os modos ventilatórios são inúmeros, porém podem ser divididos didaticamente em modos nos quais o paciente comanda o ventilador, e nos modos em que o ventilador comanda o paciente. Os modos ditos controlados, nos quais o ventilador comanda totalmente a respiração, são usualmente a opção do início da ventilação mecânica, além de serem indicados em casos nos quais não existe possibilidade de o paciente exercer esforço inspiratório, seja pela gravidade do quadro, seja pela sedação. Os modos nos quais o paciente interage com o aparelho são os motivos das pesquisas e, conseqüentemente, do maior número de novidades, sendo abordados em separado.

MODOS VENTILATÓRIOS

CMV (ventilação controlada ou mandatória a volume), o paciente não interage; os parâmetros controlarão toda a mecânica ventilatória.

ACMV (ventilação assistido-controlada), nesse modo, o paciente interage com o ventilador. Toda vez que ocorrer uma pressão negativa que atinja valores pré-determinados, o aparelho irá ciclar e oferecer ao paciente a inspiração determinada pelos parâmetros reguláveis baseados no volume corrente; se o paciente não atingir a freqüência programada, o aparelho se encarregará disso (FR de *back-up*).

Quadro 142-2. Aspectos gerais da ventilação mecânica básica			
Parâmetro	*Sigla*	*Valor Usual*	*Monitorização*
Fração inspirada de oxigênio	FiO_2	21% a 100 %	Sat O_2 > 90 e PO_2 > 80
Volume corrente	VT	5 a 12 ml/Kg	PCO_2 entre 40 e 90
Freqüência respiratória	FR	8 a 20 i/min	PCO_2 entre 40 e 90
Relação inspiração: expiração	I:E	1:2	Pressão de platô e auto-PEEP
Pressão expiratória final positiva	PEEP	5 cm H_2O	Repercussão hemodinâmica
Limite de pressão		35 cm H_2O	Barotrauma (pneumotórax, pneumomediastino), choque
Fluxo inspiratório		40 a 60 l/min	Coordenação tórax/abdome
Sensibilidade		-0,5 a –2 cm/H_2O	Idem+sincronismo paciente/ventilador

Baseado no Consenso Brasileiro de Ventilação Mecânica, 2000.

Os modos anteriores também podem ser ciclados por pressão (como no ventilador *Bird Mark)*; porém mesmo ventiladores ciclados exclusivamente a volume são também limitados a pressão. Ou seja, ciclam a volume, porém, ao atingir uma pressão maior que a indicada, irão disparar alarme sonoro e abortar essa ciclagem.

SIMV-V, ventilação mandatória intermitente sincrônica volumétrica, é em si um modo assistido ciclado a volume, porém permite que o paciente respire livremente pelo circuito ventilatório entre um ciclo do aparelho e outro. O *S* de sua sigla significa **sincrônico**, o que determina que durante um esforço inspiratório do próprio paciente o aparelho não irá *remontar* sobre o volume inspirado pelo paciente, e sim ajudá-lo a completar a tarefa. É um dos modos mais utilizados nos ventiladores modernos, principalmente associado ao PSV.

No PSV, o paciente determina a freqüência e o volume dos quais necessita. O ventilador oferece apenas uma mistura gasosa e a pressão de suporte necessária para que o paciente ventile de maneira adequada.

Existem inúmeras variáveis de modos ventilatórios; atualmente, porém, estes são os mais utilizados na prática clínica.

BIBLIOGRAFIA RECOMENDADA

Araújo de Azevedo JR. *Insuficiência Respiratória. In* Ratton JLA: *Medicina Intensiva.* Rio de Janeiro: Atheneu, 1999.

Barbas CSV, Amato MBP Jr., Milton R. Técnicas de Ventilação Mecânica. *In* Knobel E: Condutas no Paciente Grave. Rio de Janeiro: Atheneu, 1999.

Choji CH, Chamié D, Gomes AP, Figueiredo CES. Suporte ventilatório na asma brônquica. J Bras Med 2002; 82:106-109.

II Consenso Brasileiro de Ventilação Mecânica, AMIB, 2000.

Emmerich JC. *Suporte Ventilatório: Conceitos Atuais.* Rio de Janeiro: Revinter, 1994.

Lee KH, Kerwin BA, Miro AM. Respiratory Function. *In* Shoemaker: Textbook of Critical Care. Philadelphia: WB Saunders, 1996.

Lorenzi Filho G, Barbas CSV, Rothman A. Insuficiência Respiratória Aguda. *In* Knobel E: *Condutas no Paciente Grave.* Rio de Janeiro: Atheneu, 1999.

Marino PL. Compêndio de UTI. 2ª ed. Porto Alegre: Artes Médicas, 2000.

Rigatto M. Insuficiência Respiratória. *Tarantino Doenças Pulmonares.* 4ª ed. Rio de Janeiro: Guanabara-Koogan, 1997.

CAPÍTULO 143
Tratamento da Insuficiência Circulatória (Choque)

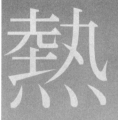

Carlos Eduardo da Silva Figueiredo ◆ Andréia Patrícia Gomes
Loriléa Chaves de Almeida ◆ Cristiano Hayoshi Choji

CONCEITO

Situação clínica em que ocorre uma diminuição da perfusão tissular, ou seja, existe um desequilíbrio entre a oferta (DO_2) e o consumo (VO_2) de oxigênio pela célula.

CLASSIFICAÇÃO

Os sistemas de classificação são muito variáveis e sujeitos a críticas tendo seu uso limitado, mas seu valor é devido à sua aplicação prática e didática. O principal sistema de classificação é aquele baseado nos mecanismos fisiopatológicos que levaram à hipoperfusão tecidual.
- *Hipovolêmico*: causado por hemorragia ou perda de volume plasmático.
- Cardiogênico.
- *Distributivo*: séptico, neurogênico e anafilático.
- *Obstrutivo*: embolia pulmonar, tamponamento cardíaco.

CHOQUE HIPOVOLÊMICO

Deve-se à perda volêmica causada por hemorragia significativa (> 15% da massa sangüínea) ou por perda de líquidos para o espaço extravascular (ex., queimaduras, pancreatite, algumas doenças infecciosas etc.) ou desidratação grave (ex., diarréia, vômitos etc.), levando à diminuição do volume circulante efetivo e conseqüente queda do débito cardíaco.

Na fase inicial do choque, temos a ação de mecanismos compensatórios (aumento do tônus adrenérgico, liberação de ADH, ativação do sistema renina-angiotensina-aldosterona, fechamento dos esfíncteres pré-capilares na microcirculação, que é mediado por substâncias vasoativas que leva à desidratação celular e contração dos vasos de capacitância e do baço) que resulta no aumento do retorno venoso, aumento da resistência vascular, aumento do cronotropismo e inotropismo, conseqüentemente aumentando o débito cardíaco. Tais fenômenos tendem a manter a homeostase corporal por um período não muito longo e variável de acordo com a gravidade do quadro. Nesta fase, é comum perceber clinicamente uma redução na pressão de pulso, elevação na freqüência cardíaca e respiratória, pouco se altera o débito urinário e há hipotensão arterial significativa.

Na perpetuação da injúria, os mecanismos compensatórios falham, então os esfíncteres pré-capilares se abrem e há queda significativa do volume circulante causando alterações graves na microcirculação, que levam à piora da acidose e hipóxia celular, culminando com fenômenos de microtrombose vascular e levando à anóxia e morte da célula. Durante este período o tratamento eficaz deverá ser instituído rapidamente. É comum observar neste período hipotensão franca, cianose de extremidades, sudorese fria, pele pegajosa, queda do débito urinário, taquicardia, taquipnéia, deterioração do nível de consciência e agitação.

TRATAMENTO

Lembre-se que por trás do choque hipovolêmico existe uma entidade grave associada e, portanto, outras medidas deverão ser tomadas em conjunto. Sugerimos inicialmente aplicar o ABC da ressuscitação já tão difundidos em nosso meio.

O acesso vascular é primordial para a reposição volêmica, inicialmente podemos fazê-lo por meio de venopunção periférica de calibre adequado em número de duas. Posteriormente, é fundamental ter um acesso venoso central.

Iniciar a infusão de solução cristalóide isotônica com solução de Ringer com lactato ou fisiológica com volume de 1.000 a 2.000 ml.

A reposição de sangue se faz necessária nos casos de choque hemorrágico e deverá representar um terço das perdas estimadas.

A solução salina hipertônica a 7,5% (4 ml/kg) só tem indicação nos casos de choque hemorrágico grave e sua utilização é controversa na literatura. A solução se faz com soro fisiológico 0,9% 65 ml e cloreto de sódio 20% 35 ml.

Expansores plasmáticos colóides, como gelatina e albumina, entre outros, também têm uso discutido.

Tratar a causa base da perda volêmica.

MONITORIZAÇÃO

Pressão venosa central (PVC). Fácil mensuração, baixo custo, baixo valor preditivo positivo. Freqüentemente está abaixo de 8 cmH_2O, mas valores maiores de 12 cmH_2O não significam necessariamente hipervolemia.

Monitorização invasiva com cateter de Swan-Ganz. Alto custo, benefício questionável, alta sensibilidade e especificidade, requer treinamento prévio, indicado apenas quando há dúvida na etiológia do choque.

Gasometria arterial. Fácil de ser coletada, baixo custo, a perpetuação da acidemia sugere que seu protocolo de tratamento e diagnóstico deverão ser revistos.

Monitorização invasiva da pressão arterial. Melhor que a não invasiva, maior acurácia e precisão, facilmente mensurável, baixo custo.

Tonometria gástrica. Alto custo, baixa acurácia e precisão, baixo valor preditivo.

Débito urinário. Baixo custo, fácil mensuração. Um débito urinário de 0,5 a 1,0 ml/kg/h significa que a perfusão tissular está ocorrendo de forma adequada.

CHOQUE CARDIOGÊNICO

Deve-se à diminuição do débito cardíaco por disfunção contrátil do miocárdio (IAM, miocardites e outros) ou por alteração mecânica intracardíaca (lesão valvular). As manifestações clínicas são semelhantes às do choque hipovolêmico e outros, como hipotensão severa, cianose de extremidades, lentificação do enchimento capilar, oligúria, sinais de hipertensão venocapilar pulmonar (estertoração pulmonar bilateral, turgência jugular), presença de terceira bulha.

TRATAMENTO

Está indicado o uso de amina vasopressora, preferencialmente dobutamina (dose variando de 3 a 25 µg/kg/min); nos casos refratários, podemos associar outras aminas.

Uso de vasodilatadores: avaliar primeiramente o risco/benefício da droga, não deverá ser utilizado se a pressão sistólica for menor ou igual a 80 mmHg.

Avaliar necessidade de intervenção cirúrgica no caso da doença coronariana. Em algumas situações pode estar indicado utilização de balão intra-aórtico.

MONITORIZAÇÃO

O processo de monitorização é semelhante ao do choque hipovolêmico, exceto pelo fato de que a monitorização hemodinâmica invasiva é fundamental para tal processo.

CHOQUE SÉPTICO

O choque séptico é causado por infecções de origem bacteriana, fúngica, viral ou protozoária. É uma das causas mais comuns de morte em UTIs clínicas ou cirúrgicas, e as taxas de mortalidade variam de 16% (nos pacientes com sepse) a 40% e 60% (nos pacientes com choque séptico). As infecções bacterianas são as mais comuns, e os sítios mais acometidos são o trato respiratório, a cavidade abdominal e o trato urinário. A bacteremia ocorre em até 60% dos pacientes mas somente em 10% a 30% o agente etiológico é isolado, provavelmente relacionado ao uso prévio de antibióticos. Inicialmente os relatos de sepse reportavam-se aos bastonetes gram-negativos mas a incidência dos gram-positivos tem-se elevado gradativamente, o mesmo ocorrendo com as infecções fúngicas. Ambos relacionados ao número cada vez maior de técnicas de monitorização invasiva, à permanência do paciente por período prolongado em ambiente de terapia intensiva e ao uso indiscriminado de antibióticos, que, inclusive, aumentam a taxa de resistência aos agentes terapêuticos mais comuns. Cabe aqui a definição de alguns termos relacionados ao tema (ver também Capítulo 20).

Sepse. É uma síndrome causada por qualquer um dos agentes infecciosos já citados acima, levando a um processo inflamatório sistêmico (SIRS), na presença de dois ou mais dos seguintes dados clínicos: febre ou hipotermia, taquicardia e taquipnéia.

Sepse grave. É o desenvolvimento de hipoperfusão com disfunção orgânica.

Choque séptico. Hipoperfusão e hipotensão persistente, com necessidade de utilização de amina vasopressora para melhora dos níveis tensionais.

PATOGÊNESE

Os pacientes com choque séptico têm uma resposta imunológica bifásica. A manifestação inicial da infecção é a ativação da cascata da inflamação de forma avassaladora, seguida de um período de imunodepressão. A cascata da inflamação é ativada a partir da liberação local de produtos bacterianos e outros mediadores químicos. Estas substâncias são: endotoxinas, exotoxinas, enterotoxinas, proteases, hemolisinas e ácido lipotecóico. Estes, por sua vez, estimulam a liberação de citocinas pelos macrófagos que amplificam a resposta inflamatória como: fator de necrose tumoral (TNF), interleucinas (IL) 1 e 8.

Substâncias antiinflamatórias também são liberadas para modular a resposta inflamatória do hospedeiro, entre elas: IL4, IL6, IL10, prostaglandina E2, receptores solúveis de TNF e antagonistas de IL1. Estas substâncias alteram a imunidade levando a um período de imunodepressão.

ALTERAÇÕES HEMODINÂMICAS E METABOLISMO OXIDATIVO

As principais alterações hemodinâmicas estão relacionadas à queda da resistência vascular, causada pela vasodilatação promovida pela resposta inflamatória, ocasionando o aumento da freqüência cardíaca e conseqüentemente a elevação de débito cardíaco e hipotensão arterial.

A hipovolemia tem papel fundamental nesta instabilidade e muitos são os fatores que contribuem para sua ocorrência: perda do tônus venoso e aumento da capacitância venosa, que causam redução no retorno venoso, perda de líquido para o terceiro espaço devido ao aumento da permeabilidade capilar.

Disfunção miocárdica é vista em muitos pacientes com choque séptico; substâncias que deprimem o miocárdio estão envolvidas nesta questão: óxido nítrico, TNF α e IL1. Hipertensão pulmonar e *down regulation* de receptores β-adrenérgicos são outros fatores que podem contribuir na deterioração da função cardíaca na sepse.

O mecanismo que altera o metabolismo do oxigênio tissular no choque séptico é extremamente complexo. Alguns pacientes têm redução do débito cardíaco levando o metabolismo oxidativo ao limite através da diminuição do fluxo sangüíneo. Em outros pacientes, a redução daquele se deve à incapacidade em se extrair o oxigênio da circulação sangüínea. É comum a elevação do lactato plasmático, que reflete alterações no fluxo do piruvato e diminuição da atividade da piruvato-desidrogenase.

QUADRO CLÍNICO E LABORATORIAL

As manifestações clínicas e laboratoriais são variadas e dependentes do sítio de infecção, e estão sumarizadas no Quadro 143-1.

Quadro 143-1. Manifestações clínicas e laboratoriais da sepse

Comuns	Menos freqüentes
Febre	Hipotermia
Calafrios	Choque
Mialgia	Acidose láctica
Taquicardia	Proteinúria
Taquipnéia	Oligúria, azotemia
Hipoxemia	Trombocitopenia
Leucocitose	CID
Eosinopenia	Anemia
Hipoferremia	Alterações neurológicas
Irritabilidade	Hemorragia digestiva alta
Letargia	Lesões cutâneas
Hiperglicemia em diabéticos	Hipoglicemia
Leves anormalidades da função hepática	Alterações de fundo do olho

Adaptado de: Rocco JR. Sepse. *In*: Schechter M, Marangoni DV. Doenças Infecciosas. Diagnóstico e Tratamento. Rio de Janeiro, Guanabara Koogan, 1998.

Quadro 143-2. Drogas vasoativas utilizadas no choque séptico

Droga/dose	Diluição
Dobutamina 2 a 20 µg/kg/min	SG5% 230 ml + dobutamina 20 ml (1 mg/ml) SG5% 210 ml + dobutamina 40 ml (2 mg/ml)
Dopamina 1 a 28 µg/kg/min	SG5% 200 ml + dopamina 50 ml (1 mg/ml) SG5% 150 ml + dopamina 100 ml (2 mg/ml)
Noradrenalina 0,03 a 1,5 µg/kg/min	SG5% 246 ml + noradrenalina 4 ml (16 mcg/ml)
Adrenalina 0,1 a 0,5 µg/kg/min	SG5% 248 ml + adrenalina 2 ml (400 mcg/ml)

Adaptado de: Rocco JR. Sepse. *In*: Schechter M, Marangoni DV. Doenças Infecciosas. Diagnóstico e Tratamento. Rio de Janeiro, Guanabara Koogan, 1998.

FALÊNCIA ORGÂNICA

A falência orgânica aumenta consistentemente o risco médio de morte em 15% a 20 % por órgão acometido. É definida como a alteração da função do órgão no paciente agudamente enfermo no qual a homeostasia não poderá ser mantida sem intervenção clínica. Pode haver disfunção respiratória, renal, miocárdica, gastrointestinal, endócrina, do sistema nervoso central, e hematológica, entre outras. Em média quando dois órgãos estão em falência, a mortalidade é de 30% a 40%.

TRATAMENTO

O tratamento não é baseado apenas em uma única intervenção mas no conjunto de medidas, sumarizadas abaixo:
- Antibioticoterapia: após a coleta de culturas, baseada em dados epidemiológicos, doses máximas, uso parenteral, tempo adequado (ver Capítulos 1 e 20).
- Reposição volêmica: colóide e cristalóide.
- Manter níveis adequados de hemoglobina (>10 mg/dl).
- Infusão de aminas (Quadro 143-2).
- Suporte ventilatório.
- Suporte nutricional.
- Remoção de pus e necrose.
- Monitorização adequada do paciente (PAM, monitorização hemodinâmica invasiva).

A utilização de aminas vasoativas no choque séptico deve estar de acordo com as medidas do débito cardíaco e resistência vascular. Nas situações em que a monitorização do débito demonstra uma elevação do mesmo, a amina a ser administrada deverá ser a dopamina, e nas situações em que o débito está baixo a droga de eleição será a dobutamina. A associação de drogas por vezes se faz necessária e deverá ser orientada também pela monitorização hemodinâmica invasiva.

BIBLIOGRAFIA RECOMENDADA

Akamine N, Júnior CJF, Knobel E. Fisiopatologia dos estados de choque. *In* Knobel E: *Condutas no Paciente Grave. 2ª edição* Rio de Janeiro: Atheneu, 1999.

Akamine N, Júnior CJF, Wey SB, Knobel E. Choque Séptico e Mecanismo de Agressão Tecidual. *In* Knobel E: *Condutas no Paciente Grave*. 2ª edição Rio de Janeiro: Atheneu, 1999.

Amorin R. Choque. *In* Martins S, Souto MID: *Manual de Emergências Médicas — Diagnóstico e Tratamento*. Rio de Janeiro: Revinter, 1998.

Anderson RW. Choque: Causas e controle do colapso circulatório. *In* Sabiston D: *Tratado de Cirurgia*. Rio de Janeiro: Guanabara-Koogan, 1999.

Astiz ME, Rackow EC. Septic Shock. *Lancet* 1998;351:1501–1505.

Hendel D, Topol EJ, Callif RM, Berger PB, Holmes DR. Cardiogenic Shock Complicating Acute Coronary Syndromes. *Lancet* 2000;749–756.

Knobel E, Júnior IG, Cirenza C. Choque Cardiogênico. *In* Knobel E: *Condutas no Paciente Grave. 2ª edição* Rio de Janeiro: Atheneu, 1999.

Landry DW, Olivier JA. The Pathogenesis of Vasodilatory Shock. *N Engl J Med* 2001;345:588–595.

Rocco JR. Sepse. *In* Schechter M, Marangoni DV: *Doenças Infecciosas — Diagnóstico e Tratamento*. Rio de Janeiro: Guanabara-Koogan, 1998.

Wheeler AP, Bernard GR. Treating patients with severe sepsis. *N Engl J Med* 1999;340:207–214.

CAPÍTULO 144

Tratamento da Insuficiência Renal Aguda

GETULIO MENEGAT ◆ MARIA SUELI CORRÊA

CONCEITO

A insuficiência renal aguda (IRA) pode ser definida como uma síndrome caracterizada por rápida deterioração da função renal, reversível na maioria das vezes, cursando com desequilíbrio nos sistemas hídrico, eletrolítico e ácido-básico, além de retenção de compostos nitrogenados, levando a um quadro clínico definido com uremia.

Esta condição necessita de medidas terapêuticas precoces, uma vez que pode colocar em risco a vida do paciente.

ETIOLOGIA E CLASSIFICAÇÃO

Pré-renal

É a causa mais comum de IRA e se apresenta como uma resposta fisiológica à hipoperfusão renal. Em geral, o retorno da função renal ocorre tão logo haja correção do volume plasmático efetivo, sem provocar lesão renal intrínseca.

As principais causas de queda da perfusão renal são:
- Diminuição do volume plasmático.
- Diminuição do débito cardíaco.
- Vasodilatação periférica.
- Vasoconstrição renal.
- Oclusão arterial.

Insuficiência pós-renal

Nas situações de obstrução do fluxo urinário, a infecção do trato urinário desempenha um importante papel coadjuvante na evolução da lesão renal.

As causas de IRA pós-renal podem ser classificadas, segundo sua localização:
- Obstrução ureteral bilateral: intra ou extra-ureteral.
- Obstrução do colo vesical.
- Obstrução uretral.

Insuficiência renal intrínseca ou parenquimatosa

Necrose tubular aguda (NTA)

- *Isquêmica*: todas as causas de doença pré-renal podem desencadear NTA isquêmica relacionadas ao tempo e grau de isquemia, ou ao nível de função renal prévia do paciente.
- *Nefrotóxica*: algumas substâncias causam lesão das células renais pela indução de vasoconstrição, obstrução intratubular ou por lesão direta à célula tubular. Dentre as principais causas podemos citar: (1) drogas e toxinas exógenas: aminoglicosídeos, cefalosporinas, anfotericina B, agentes

de radiocontraste, anestésicos e metais pesados; (2) pigmentos: mioglobina e hemoglobina.

Lesão tubulointersticial aguda (NTIA)

Caracteriza-se por infiltrado inflamatório intersticial e lesão tubular. Pode ser causado por:
- *Nefrotoxicidade*: o quadro de lesão renal mais comumente oriundo de toxicidade é representado pelos antibióticos β-lactâmicos e se acompanha de febre, *rash* cutâneo, eosinofilia e eosinofilúria. Outras causas de NTIA são os antiinflamatórios não hormonais (AINHs), meticilina, furosemida, tiazídicos, alopurinol, difenil-hidantoína, rifampicina, sulfas e outros. A IRA é não oligúrica em cerca de dois terços dos casos.
- *Infecção*. As infecções mais importantes são:
  1. Bacteriana: pielonefrite aguda:
     - leptospirose;
     - febre tifóide;
     - escarlatina;
     - brucelose.
  2. Viral: citomegalovírus:
     - vírus de Epstein-Barr.
  3. Outras:
     - candidíase;
     - toxoplasmose e outras.

Necrose cortical bilateral

Caracteriza-se por necrose maciça de estruturas glomerulares e tubulares do córtex renal. Pode ser total ou parcial manifestando-se tipicamente com anúria. A maioria dos casos ocorre em pacientes obstétricas com descolamento prematuro de placenta; mas também têm sido descrito casos relacionados a acidentes ofídicos.

A necrose cortical bilateral total invariavelmente evolui para insuficiêncla renal crônica e deve ser considerada nos casos de suposta NTA com mais de seis semanas de oligoanúria.

Causas glomerulares e vasculares

Têm-se como exemplos: poliarterite nodosa (PAN), granulomatose de Wegener, síndrome hemolítico-urêmica, endocardite bacteriana, lúpus eritematoso sistêmico, glomerulonefrite pós-estreptocócica, e outras.

Situações peculiares

Dentre estas situações destacaremos algumas mais freqüentes causas infecciosas que levam ao envolvimento renal:

Capítulo 144 ✔ Tratamento da Insuficiência Renal Aguda 555

1. **Leptospirose:** a IRA ocorre devido a uma nefrite tubulointersticial aguda focal, às vezes associada a uma proliferação mesangial discreta. A agressão renal se faz de forma direta pela *Leptospira*, sendo sua presença detectada nos glomérulos e interstício renal num curto intervalo de tempo após sua inoculação. As lesões tubulares (degeneração focal dos túbulos contornados proximais e distais) surgem após seis horas de inoculação e são graves durante a segunda e terceira semanas.

A deposição isolada de C_3 na parede arteriolar ou ocasionalmente nos glomérulos tem sido descrita como característica da lesão renal da leptospirose.

A instalação da IRA, oligúrica ou não, costuma acompanhar-se de potássio sérico normal ou baixo. Isto parece ser devido a uma menor reabsorçao tubular proximal de Na^+, com maior oferta deste íon ao túbulo distal, onde a troca por K^+ leva à perda urinária aumentada do mesmo.

A indicação precoce de diálise tem grande impacto na morbidade e letalidade da leptospirose.

2. **Malária:** a principal causa de IRA deve-se ao agente *Plasmodium falciparum* (malária terçã maligna), sobretudo nos pacientes não imunes e em gestantes, quando, em geral, há parasitemia elevada.

O substrato anatomopatológico é de NTA, com ou sem nefrite intersticial concomitante, tendo a hipovolemia e a hemoglobinúria importante papel no desencadeamento da IRA, geralmente oligúrica.

O tratamento dialítico é recomendado quando o paciente continua oligúrico ou anúrico, depois de reidratação parcimoniosa (manter PVC entre 1-2cm H_2O para minimizar o risco de edema pulmonar, quase invariavelmente fatal), caso haja aumento progressivo de escórias nitrogenadas.

3. **Acidentes por animais peçonhentos:** a IRA é uma das principais complicações do acidente ofídico. Lesão renal tem sido descrita com praticamente todas as serpentes, porém é mais freqüente com os gêneros *Bothrops* e *Crotalus*.

No acidente botrópico pode ocorrer IRA nos casos graves secundária às alterações de coagulação na vasculatura renal (deposição de microtrombos glomerulares). No acidente crotálico em geral, 24 a 48 horas após o evento aparecem as alterações renais, evidenciadas inicialmente pela coloração avermelhada da urina (mioglobinúria secundária à lesão muscular) com evolução ou não para IRA, freqüentemente oligúrica e hipercatabólica.

A alteração histopatológica renal mais comum é a NTA, porém outras lesões como necrose cortical, nefrite intersticial aguda, arterite e necrose de papila também são descritas. Devido à gravidade do caso, o tratamento dialítico deve ter indicação precoce.

4. **Doenças causadas por vírus:** na síndrome de imunodeficiência adquirida (AIDS), a NTA isquêmica por sepse é a causa mais comum de IRA, seguida de nefropatia associada ao vírus da imunodeficiência humana (HIV).

Em algumas circunstâncias a IRA é causada por drogas nefrotóxicas utilizadas no tratamento das infecções oportunistas, levando à NTA ou nefrite intersticial. O tratamento dialítico destes pacientes é considerado como em pacientes não portadores de HIV.

Outras viroses podem também cursar com IRA, como, por exemplo, febre amarela e outras arboviroses, hantaviroses, citomegaloviroses, infecções por vírus do Epstein-Barr e outras.

5. **Observação importante:** no caso das doenças causadas por fungos, deve-se ter cuidado com os fármacos utilizados, por seu efeito nefrotóxico, com especial ênfase na anfotericina B.

Este medicamento provoca intensa constrição vascular renal, com diminuição do fluxo sangüíneo e, conseqüentemente, diminuição da filtração glomerular, além de alterações degenerativas nos túbulos proximal e distal (diminuindo a capacidade de concentração e acidificação urinárias, com perda excessiva de eletrólitos).

Os efeitos tóxicos para o rim são somativos, sendo em geral reversíveis quando se usa uma dose total em média inferior a quatro gramas. Doses superiores a este limite podem levar à insuficiência renal irreversível.

A hipopotassemia é um efeito adverso freqüente em quase todos os pacientes em uso prolongado da droga.

A nefrotoxicidade do fármaco pode ser reduzida ou prevenida com suplementação de cloreto de Na^+ e uso de expansores do volume plasmático.

ABORDAGEM DIAGNÓSTICA

Os dados fundamentais na abordagem diagnóstica são:
1. Anamnese e exame físico bem minuciosos.
2. Diurese horária e balanço hídrico de 24 horas.
3. Exames complementares:
   - Sangue:
     - hemograma: avaliar sinais de infecção, grau de anemia e presença de eosinofilia;
     - bioquímica: dosagem diária de glicose, uréia, creatinina, Na^+, K^+;
     - gasometria arterial;
     - outros: hemoculturas, ASO, CPK e outros que se julguem necessários.
   - Urina: EAS, urinocultura.
   - Eletrocardiograma.
   - Imagem: ultra-sonografia renal.

Com estes primeiros passos é possível, na maioria das vezes, estabelecer o diagnóstico diferencial entre IRA pré-renal e NTA. O limite entre as duas condições depende da intensidade e tempo da isquemia renal, bem como de fatores de risco como idade avançada, diabetes *mellitus*, doença vascular e dados laboratoriais de importância para este diagnóstico diferencial, como o mostrado no Quadro 144-1.

TRATAMENTO DA IRA

Pré-renal

O tratamento deve ser voltado para a causa básica da IRA.

Uma vez estabelecido o diagnóstico de IRA pré-renal por hipovolemia, deve-se iniciar a reposição de volume com soro fisiológico ou expansores plasmáticos, com monitorização através da PVC (pressão venosa central) e vigilância constante da diurese horária. Vale ressaltar os casos de malária, onde a IRA

556 ❏ PARTE XII ✔ TEMAS CORRELATOS DE IMPORTÂNCIA EM INFECTOLOGIA

caracteriza-se por suscetibilidade ao edema pulmonar, deven-do-se ter maior atenção à hidratação.

Nos casos de diminuição do débito cardíaco, deve-se utilizar drogas inotrópicas positivas associadas a drogas vasodilatadoras com ação na pós-carga.

Uso de diuréticos. Se parâmetros clínicos e hemodinâmicos indicarem volemia adequada e ainda assim o paciente mantiver diurese protraída, os diuréticos como furosemida e manitol podem ser empregados. Cuidados devem ser observados com o uso do manitol, que, por se tratar de solução hipertônica, aumenta o volume plasmático e pode precipitar edema agudo pulmonar.

Doses: *Furosemida* intravenosa em *bolus* (0,5-5 mg/kg); repetir após 2 horas se necessário.

Manitol solução a 20% – 1 frasco (250 ml), via intravenosa.

NTA

Instalada a IRA intrínseca ou parenquimatosa, devem ser adotadas medidas rigorosas no controle do balanço hídrico-eletrolítico além de outros cuidados de igual importância. Parâmetros importantes:

1. **Reposição de volume:** restringe-se a 500 ml de solução fisiológica + volume urinário nas 24 h + reposição de possíveis perdas (febre, perdas gastrointestinais e outras).
2. **Condução na hiperpotassemia:** K^+ sérico > 6,5 mEq/l. Clinicamente manifesta-se por fraqueza muscular, distensão abdominal, diarréia, bradicardia. ECG: onda T apiculada, prolongamento do intervalo PR, desaparecimento da onda P e alargamento do complexo QRS.
   Medidas:
   - *Gluconato de cálcio a 10%:* 10 ml, via intravenosa, em 3 a 5 minutos. Duração da ação de 30 a 60 minutos. Repetir após 20 minutos se não houver melhora.
   - *Bicarbonato de sódio 8,4%:* se pH plasmático < de 7,1 ou HCO_3 inferior a 12 mEq/l.

   Dose: usar a seguinte fórmula: bicarbonato = peso × BE × 0,3 (fazer um terço da dose).
   - *Glicoinsulinoterapia:* uma unidade de insulina regular para cada 5 g de glicose.

   Exemplo: 5U de insulina regular em uma solução de 50 ml de glicose 50%. Repetir, se necessário, após duas horas.
   - *Nebulização com β_2-agonista seletivo:* albuterol em dose de 10-20 mg por nebulização.
   - *Resina de troca:* apresentação: Sorcal® – envelopes com 30 g. Fazer 15 g diluídos em água, via oral, ou sob a forma de enema, a cada seis horas
   - Terapia de substituição renal.
3. **Acidose metabólica:** em geral não requer tratamento com bicarbonato, a não ser que o mesmo se encontre abaixo de 12 mEq/l ou pH seja inferior a 7,1.
   A administração desnecessária pode resultar em sobrecarga de volume, insuficiência cardíaca e hipernatremia.
   Dose: como no tratamento da hiperpotassemia.
4. **Hiperfosfatemia:** pode ser reduzida com a administração de quelantes do fósforo da dieta, como carbonato de cálcio. Dose: 1 a 2 g junto com as refeições.
5. **Hipervolemia ou edema agudo de pulmão:**
   - *Se há débito urinário – usar furosemida:* 5 mg/kg, via intravenosa, em *bolus*.

- Otimizar relação conteúdo/continente: reduzir os níveis tensionais através de vasodilatação: morfina 1 mg, via intravenosa, diluída.
- Ultrafiltração quando medidas anteriores não forem eficazes.

6. **Correção da anemia:** nos casos de grandes perdas sangüíneas, com pacientes sintomáticos:
   - *Hemotransfusão:* cada unidade (300 ml) de concentrado de hemácias ou sangue total aumenta o hematócrito em 3% a 4 % e a hemoglobina, em 1 g/dl.
   - *Eritropoietina:* apresentação: ampolas de 1 ml com 2.000, 4.000 ou 10.000 U/ml. Dose: 50-200 U/kg, IV (em *bolus*) ou SC, três vezes por semana.

7. **Prevenção de lesão aguda da mucosa gastroduodenal:** não é necessária se o paciente estiver com alimentação oral. Caso contrário:
   - *Cimetidina:* apresentação: ampolas de 10 ml com 300 mg. Dose corrigida pelo *clearance* de creatinina: Se < 10 ml/min = 300-600 mg/dia; entre 10 e 50 ml/min = 600-900 mg/dia; se > 50 ml/min = 1.200 mg/dia.
   - *Ranitidina:* apresentação: ampolas de 5 ml com 50 mg. Dose corrigida pelo *clearance* de creatinina: Se < 50 ml/min = 50 mg de 12/12 h; Se > 50 ml/min = 50 mg de 8/8 h ou 6/6 h.

8. **Diátese hemorrágica:** contornável pelas seguintes medidas:
   - *Transfusão de concentrado de plaquetas:* uma unidade para cada 10 kg de peso corporal.
   - DDAVP (acetato de desmopressina): dose: 0,3 mg/kg.
   - Tratamento substitutivo.

9 **Nutrição:** seguir as seguintes recomendações:
   - Dieta hipercalórica e hipoprotéica: nos pacientes com boa aceitação oral, uma dieta em média com 1.800 a 2.500 kcal/dia e 0,6 g/ kg/dia de proteínas de alto valor biológico. Nos estados hipercatabólicos (por exemplo, sepse) a necessidade protéica pode elevar-se. Quando for necessária a utilização de nutrição parenteral, glicose hipertônica e aminoácidos essenciais devem ser administrados.
   - Restrição de fosfato: 800 mg/dia.
   - Restrição de potássio: 40 mEq/dia, exceto nos casos que cursam com hipopotassemia.
   - Restrição de sódio: quando se fizer necessário.

10. **Retirada ou correção da dose de drogas nefrotóxicas.** A correção pode ser feita através da determinação do *clearance* de creatinina (taxa de filtração glomerular) pela seguinte fórmula:

$$Cl\ Cr = (140 - idade) \times Peso\ /\ 72 \times creatinina\ plasmática$$

OBS.: Na mulher o valor encontrado é multiplicado por 0,8.
ou
ajuste de dose:
   - Dose ideal ÷ pela creatinina plasmática = dose corrigida.
   ou
ajuste do intervalo:
   - Intervalo ideal × creatinina plasmática = intervalo corrigido.

11. **Indicação de terapia de substituição renal.** São as seguintes:

- Hipervolemia, hiperpotassemia e acidose metabólicas severas não responsivas às medidas conservadoras citadas acima.
- Síndromes catabólicas, como grandes queimados, sepse e traumas.
- Pericardite e diáteses hemorrágicas.
- Alterações neurológicas.

OBS.: O tipo de diálise se baseia nas condições do paciente e na doença prévia apresentada.

Pós-renal

Avaliação urológica e desobstrução das vias urinárias.

BIBLIOGRAFIA RECOMENDADA

Livros e Artigos

Bulbol WS, Silva EB, Souza JJS, Gozzana ML. Insuficiência renal aguda: Alterações renais em paciente com malária por *Plasmodium falciparum. J Bras Nefrol* 1998;20:198–206.

Cruz J, Praxedes JN, Cruz HMM. *Nefrologia.* São Paulo: Saraiva, 1995.

Cruz J, Barros RT. *Atualidades em Nefrologia.* São Paulo: Sarvier, 1996.

Martins S, Souto MID. *Manual de Emergências Médicas: Rotinas do Serviço de Emergência do HUCFF.* Rio de Janeiro: Revinter, 1999.

Pinho FO, Vidal EC, Budmann EA. Atualização em insuficiência renal aguda: Insuficiência renal aguda após acidente crotálico. *J Bras Nefrol* 2000;22:162–168.

Riella MC. *Princípios de Nefrologia e Distúrbios Hidroeletrolíticos.* 3ª ed. Rio de Janeiro: Guanabara-Koogan, 1996.

Siqueira-Batista R, Gomes AP, Igreja RP, Huggins DW. *Medicina Tropical. Abordagem Atual das Doenças Infecciosas e Parasitárias.* Rio de Janeiro: Cultura Médica, 2001. 2 volumes.

Siqueira-Batista R, Gomes AP, Santos SS, Gonçalves MLC. Venenos animais: Principais serpentes peçonhentas brasileiras e breve estudo clínico. Série de Monografias do Instituto de Ciências Exatas e Naturais, Universidade Católica de Petrópolis, junho 2001.

Tavares W. *Manual de Antibióticos, Quimioterápicos e Antiinfecciosos.* 3ª edição Rio de Janeiro: Atheneu, 2001.

Internet

Gomes AP, Siqueira-Batista R. Malaria. Sociedad Iberoamericana de Información Científica (site) —www.siicsalud.com/dato/dat015/00222024.htm.

Santos SS, Siqueira-Batista R, Engel DC, Almeida LC, Choji CH, Gomes AP. Leptospirose: Um olhar sobre o agente e a doença. Sociedad Iberoamericana de Información Científica (site) www.siicsalud.com/dato/dat024/01706034a.htm.

CAPÍTULO 145

Tratamento da Insuficiência Hepática Aguda

Joaquim Maurício da Motta-Leal-Filho ◆ Ana Cândida Arruda Verzola ◆ Fabiana Ribeiro Queiroz de Oliveira
Waldir Ferreti Júnior ◆ Sérgio Pettendorfer ◆ Rodrigo Siqueira-Batista

CONCEITO

A insuficiência hepática aguda é uma síndrome clínica resultante de destruição súbita e maciça dos hepatócitos, levando à impossibilidade de o fígado desempenhar normalmente suas funções. Não deve haver evidência de doença hepática prévia até 12 semanas antes do início do quadro (sinais cutâneos de hepatopatia, hipertensão porta ou ascite volumosa no início do quadro de encefalopatia descartam o diagnóstico de insuficiência hepática aguda).

Pode ser classificada de acordo com o tempo entre o reconhecimento clínico da hepatopatia e o início da encefalopatia hepática (e/ou comprometimento da função), conforme proposto em 1993 por Grady e colaboradores:

- *Insuficiência hepática hiperaguda:* a encefalopatia hepática ocorre em sete dias do início da icterícia.
- *Insuficiência hepática fulminante propriamente dita:* a encefalopatia hepática ocorre em sete a 28 dias da icterícia.
- *Insuficiência hepática subaguda:* a encefalopatia hepática ocorre em cinco a 12 semanas do surgimento da icterícia.

ETIOLOGIA

As principais causas de insuficiência hepática aguda são:
- Hepatite viral A, B, C, D, E e G; herpes tipos 1,2 e 6; adenovírus; citomegalovírus (CMV); Epstein-Barr e febre amarela.
- *Fármacos:* paracetamol, clorpromazina, eritromicina, fenitoína, halotano, propiltiouracil, rifampicina, isoniazida, alfametildopa, tetraciclina, antidepressivos tricíclicos, antiinflamatórios não esteroidais, inibidores da monoaminoxidase, sais de ouro, cetoconazol, difenil-hidantoína, amiodarona, sulfonamidas, ácido valpróico, diclofenaco, oxacilina e outros.
- *Tóxicos:* tetracloreto de carbono, envenenamento por cogumelo da espécie *Amanita phalloides* e álcool.
- *Causas metabólicas:* doença de Wilson, fígado gorduroso da gravidez, síndrome de Reye.
- *Causas isquêmicas:* síndrome de Budd-Chiari aguda, tamponamento pericárdico, doença venoclusiva e falência circulatória aguda.
- *Miscelânea (outras causas):* infiltração maligna maciça grave (linfomas, metástases), infecção bacteriana, hepatite autoimune, *bypass* jejunoileal, hipertermia, ausência de função do enxerto primário, hepatectomia parcial e deficiência de α_{-1} antitripsina, intolerância hereditária a frutose e tirosinemia hereditária.

Dentre as causas mais comuns, temos o vírus da hepatite B, bem como exposição a fármacos e toxinas, correspondendo a quase 80% das etiologias.

O paracetamol é a droga mais importante na hepatite tóxica. Existem dois tipos principais de hepatotoxicidade química: (1) tóxica direta e (2) idiossincrásica. Na lesão tóxica direta, a ocorrência é previsível, dose-dependente e o período de latência entre a exposição e a lesão hepática é curto, embora as manifestações clínicas demorem 24 a 48 horas para surgir. As anormalidades morfológicas são razoavelmente características para cada toxina, como, por exemplo, tetracloreto de carbono provoca necrose da zona centrolobular e os octapeptídeos da *Amanita phalloides,* em geral, causam necrose hepática maciça. Na lesão idiossincrásica, a ocorrência de hepatite é infreqüente, não previsível e não é dose-dependente, podendo surgir em qualquer momento durante a exposição ao agente. Como protótipo desse tipo de alteração, temos o halotano, que causa lesão com quadro clínico e morfológico indistinguível da hepatite virótica. A clorpromazina causa lesão que simula clinicamente obstrução extra-hepática do ducto biliar, com evidências morfológicas de colestase e lesão hepatocelular mínima. A despeito de tais ponderações, em muitos casos, a etiologia para insuficiência hepática aguda não é determinada em 30% a 40% dos casos, apesar de extensa investigação.

ASPECTOS CLÍNICOS

A insuficiência hepática aguda não é uma doença apenas do fígado. Os achados primordiais para o diagnóstico são **encefalopatia**, **icterícia** e **coagulopatia**, além de hipoglicemia e acidose metabólica, os quais são resultantes da perda dos hepatócitos funcionantes. A gravidade da encefalopatia pode ser aferida por uma escala de um a quatro, conforme apresentado no Quadro 145-1.

Podem surgir manifestações sistêmicas, caracterizadas por comprometimento circulatório, renal, pulmonar, da medula óssea e cerebral, semelhante à síndrome de resposta inflamatória sistêmica (SIRS) e/ou disfunção de múltiplos órgãos. A incapacidade do fígado em depurar os produtos bacterianos intestinais são os prováveis responsáveis pelas manifestações citadas.

É importante lembrar que pacientes com icterícia ou com provas de função hepática alteradas devem ser questionados a respeito da exposição a substâncias químicas (no trabalho e/ou em casa) e fármacos ingeridos com ou sem prescrição médica.

Quadro 145-1. Estágios clínicos da encefalopatia hepática	
Graus	**Aspectos clínicos**
1	Paciente acordado e coerente, mas desatento. Há deterioração das funções intelectuais e da função psicomotora. *Flapping* pode estar presente ou não
2	Enfermo vígil e atendendo às solicitações, porém confuso e desorientado. *Flapping* geralmente presente
3	Doente letárgico desorientado, respondendo apenas a ordens simples; eventualmente, encontra-se agitado e agressivo. *Flapping* geralmente presente
4	Paciente comatoso, eventualmente respondendo a estímulos álgicos. Evidências de hipertensão intracranianas são encontradas. *Flapping* costuma estar ausente

INVESTIGAÇÃO DIAGNÓSTICA

A avaliação inicial deve incluir testes laboratoriais, com o objetivo de determinar a etiologia, avaliar a severidade da falência hepática e orientar tratamentos específicos.

- *Exames bioquímicos:* (1) glicemia (geralmente, há hipoglicemia); (2) sódio, podendo observar-se hipernatremia ou hiponatremia; (3) potássio (geralmente está diminuído); (4) bicarbonato; (5) cálcio; (6) uréia (encontra-se habitualmente aumentada); (7) creatinina, importante parâmentro para avaliar a função renal; (8) amilase; (9) fosfatase alcalina; (10) aminotransferases: apresentam pequeno valor prognóstico; seus níveis tendem a cair quando pacientes apresentam piora clínica; (11) albumina: usualmente normal, no início, mas a queda tardia reflete pior prognóstico; (12) globulina; (13) imunoglubulinas; (14) bilirrubinas e frações: seus níveis são mensurados para checar a progressão da doença; (15) TAP; (16) gama GT; (17) gasometria arterial. O melhor parâmetro para avaliação da função hepática é a mensuração diária do tempo de protrombina.
- *Exames microbiológicos:* pesquisa de marcadores virais, para hepatite, CMV, Epstein-Barr e para herpes simples (ver capítulos específicos).
- *Ensaios adicionais: screening* toxicológico para paracetamol; teor alcoólico sangüíneo.
- *Estudo de imageamento:* principalmente, ultra-sonografia abdominal (USA) e tomografia computadorizada (TC), para avaliar o tamanho do fígado e detectar os "estigmas" da hipertensão porta.
- *Biópsia hepática:* deve-se ter cautela em realizá-la, uma vez que há grande possibilidade de sangramento devido à coagulopatia grave.

TRATAMENTO

O tratamento clínico da hepatite fulminante consiste em terapia de suporte (medidas gerais de tratamento), medidas específicas (de acordo com a etiologia provável) e acompanhamento seqüencial e pormenorizado destes pacientes. Esta perspectiva terapêutica é crucial na decisão sobre a indicação (ou não) do transplante hepático (tratamento cirúrgico) – por exemplo, condições neurológicas em que o enfermo se encontra (quadro neurológico reversível ou não). Assim, pacientes com encefalopatia hepática avançada (graus III e IV) devem ser transferidos com urgência para centros de transplante hepáti-

co, visto que esta modalidade de tratamento continua sendo a única intervenção verdadeiramente eficaz nesses casos.

Medidas de suporte e acompanhamento

Tendo em vista as altas taxas de letalidade (superiores a 80% nesta condição) e a dificuldade em se conseguir órgãos para transplante, torna-se imprescindível o suporte clínico adequado, visando proporcionar tempo suficiente para a regeneração hepática e o acompanhamento evolutivo através de índices prognósticos, para que se indique e realize o tratamento cirúrgico no momento ideal, e não em fases mais avançadas de doença hepática.

Internação. Deve-se considerar internação hospitalar para todos os pacientes com encefalopatia hepática, devendo os portadores de graus 2, 3 e 4 serem acompanhados em unidade de terapia intensiva (UTI).

Monitorização. A monitorização do paciente com insuficiência hepática aguda tem início na primeira avaliação clínica do médico, na qual são verificadas os sinais vitais (temperatura, pressão arterial, freqüência cardíaca, freqüência respiratória). A abordagem segue com cateterização de veias profundas para avaliação da pressão venosa central, ou a instalação do cateter de Swan-Ganz, que favorece uma avaliação mais precisa do doente. Também faz parte do acompanhamento a avaliação hemodinâmica, a quantificação da diurese horária (cateter vesical – Foley) e a prevenção da hipotermia.

Falência respiratória. Nos pacientes em que se observa comprometimento pulmonar, cursando com insuficiência respiratória aguda, há necessidade de intubação endotraqueal (não traqueostomia), ventilação mecânica e oxigênio a 100%. Nos estágios III e IV da encefalopatia, a IOT é mandatória para impedir a ocorrência de broncoaspiração. Não se deve esquecer que uma complicação freqüente nestes casos é o edema agudo de pulmão, devido a um excessivo aporte de fluidos e alteração da permeabilidade capilar alveolar.

Suporte nutricional. O aporte nutricional com baixa oferta de proteínas é suficiente para suprir a demanda metabólica e prevenir o catabolismo das proteínas de reserva no organismo. Nas encefalopatias graus I e II, a nutrição oral ou enteral já é suficiente. Nos casos graus III e IV, a nutrição parenteral é mandatória. A utilização de aminoácidos de cadeia ramificada pode ser útil nestes pacientes, já que competem pelos mesmos receptores dos aminoácidos aromáticos da barreira hematoencefálica do sistema nervoso central (SNC), apesar disso não estar estabelecido. Ácido ascórbico e vitamina B podem ser administrados. Deve-se, quando indicado, usar o cateter nasogástrico (CNG).

Hipoglicemia. É uma complicação freqüente, geralmente abrupta, devendo ser evitada. A administração de 100 ml de glicose a 50%, oral ou intravenosa, deve ser feita para manter glicemia acima de 100 mg/d. Os níveis glicêmicos sangüíneos não devem baixar de 60 mg/dl. A glicemia deve ser checada de hora em hora e, se obtidos valores abaixo de 90 mg/dl, deve-se administrar glicose a 50%. Posteriormente, o acompanhamento poderá ser feito de 4/4 horas ou 6/6 horas. Para evitar a hipoglicemia, deve-se infundir continuamente 3 litros de líquido/dia com glicose a 10%.

Profilaxia de sangramento do trato gastrointestinal. É baseada no uso de bloqueadores H_2 (ranitidina 50 mg, via IV, de 8/8 horas), ou inibidores de bomba de próton (omeprazol, 20 a 40 mg, via IV, por dia).

560 ❑ PARTE XII ✔ TEMAS CORRELATOS DE IMPORTÂNCIA EM INFECTOLOGIA

Sucralfato costuma ser melhor que as drogas anti-secretoras, pois estas predispõem ao crescimento bacteriano e à proliferação de gram-negativos no TGI, favorecendo a ocorrência de pneumonia nosocomial.

Exame neurológico. O exame neurológico deve ser realizado sistematicamente, de 4/4 horas, descrevendo-se principalmente nível de consciência, cognição, comportamento, função motora e avaliação psicométrica (Quadro 145-1). É conveniente realizar o EEG uma vez ao dia, pois este apresenta boa correlação com o estado clínico e o índice prognóstico.

Exames complementares. Glicemia, eletrólitos, fibrinogênio, fator V, hematócrito, plaquetas, TAP, PTT, lactato venoso devem ser avaliados de 8/8 horas, nas primeiras 48 horas após o início de encefalopatia, e, em seguida, uma a duas vezes ao dia. Outros exames de avaliação diária: eletrólitos urinários (quando há disfunção renal), bilirrubinas, fosfatase alcalina, gama-GT, aminotransferases e leucograma.

Medidas específicas de tratamento

Algumas medidas terapêuticas, específicas associadas às de suporte, podem ser úteis no tratamento da hepatite fulminante, para alguns agentes etiológicos conhecidos.

Outros tratamentos propostos, que não demonstraram benefícios, incluem o uso indiscriminado de corticosteróides, insulina, glucagon, prostaglandina (PGE) e as transfusões de troca.

Tratamento das complicações

Encefalopatia hepática. É a complicação mais freqüentemente encontrada na hepatite fulminante; ocorre na ausência de hipertensão portal. Parece haver correlação dos níveis de amônia sérica com o grau do edema cerebral e a patogênese da encefalopatia. O tratamento visa a quatro objetivos: (1) diminuir a produção e absorção intestinal de possíveis toxinas; (2) melhorar a função hepática e a depuração das toxinas; (3) impedir a penetração das toxinas potenciais no cérebro e (4) corrigir a atividade neuronal anormal.

A lactulose diminui a absorção da amônia pelo TGI; é utilizada em doses de 30 a 120 ml/dia, por CNG ou via retal (menor eficácia), tendo como objetivo, além de acidificar o conteúdo intestinal, promover duas a quatro evacuações diárias.

A neomicina modifica a microbiota intestinal, diminuindo, desta maneira, a produção de substâncias nitrogenadas (reduz a amônia no sangue) pelas bactérias. Deve ser administrada inicialmente na dose de 1 a 2 g, VO, quatro vezes ao dia. Observar os efeitos ototóxicos e nefrotóxicos que esta droga promove. A opção para o fármaco é a administração de metronidazol 250 mg, VO, três vezes ao dia, como monoterapia, ou em associação com a própria neomicina. Seus efeitos colaterais relevantes são a neuropatia periférica e disgeusia.

Ainda com o intuito de diminuir a produção de amônia, pode-se reduzir a ingesta protéica. Deve-se utilizar 1,2 g/kg/dia de proteína e, em alguns casos, somente 70 g/dia, implementando-se o aporte calórico. A utilização de zinco suplementar e a ornitina-aspartato podem reduzir o nível de amônia sangüíneo, através de ureagênese e síntese da glutamina no fígado.

Valina, leucina, isoleucina (aminoácidos de cadeia ramificada) são úteis para normalizar a relação com os aminoácidos aromáticos. Este tratamento não é, muitas vezes, recomendado, pois há dificuldade em se demonstrar efeitos benéficos.

O benzoato e o fenilacetato fornecem vias alternativas para excreção de moléculas que contêm nitrogênio através da urina. Deve-se observar que estas substâncias ainda estão sendo estudadas.

Flumazenil costuma ser útil para melhorar a encefalopatia. Encontra-se disponível somente na forma intravenosa. Bromocriptina produz efeito, exclusivamente, se o paciente apresentar manifestações extrapiramidais, não alterando o nível de consciência da encefalopatia. A utilização de benzodiazepínicos pode piorar a encefalopatia. Se absolutamente necessário (pacientes agressivos), utilizar pequenas doses de midazolam por via intravenosa.

Edema cerebral. É a principal causa de morbi-mortalidade, atingindo até 75% a 80% dos pacientes com encefalopatia grau IV. Ocorre provavelmente devido ao aumento da permeabilidade da barreira hematoencefálica (edema vasogênico), da citotoxicidade pela amônia, glutamina e outros aminoácidos e da disfunção da bomba de NA-KATPase.

Deve-se ficar atento ao aumento da pressão intracraniana (PIC), nas fases iniciais da hepatite fulminante, visto que os sinais clássicos de hipertensão intracraniana (HIC) freqüentemente encontram-se ausentes. Algumas manifestações neurológicas incluem hipertemia, hiper-reflexia e alterações pupilares.

Todos os pacientes devem ser submetidos a TC de crânio (exclusão de massas, hemorragias e herniação de tronco cerebral).

Quadro 145-2. Tratamento específico na insuficiência hepática aguda	
Agressão	**Medida específica**
Intoxicação por paracetamol 0-15 g ou 140 mg/kg 4 g de paracetamol + abuso de álcool	N-acetilcisteína venosa dose de ataque 150 mg/kg em 200 ml de SG 5%, em 15 minutos, seguida de 50 mg/kg em 4 horas e 100 mg/kg em 16 horas, melhora consideravelmente o prognóstico, principalmente se administrado precocemente Efeitos colaterais: náuseas e esporadicamente arritmias cardíacas
Hepatite pelo herpesvírus	Aciclovir venoso, na dose de 8 a 10 mg/kg, 3 vezes ao dia. Suspeitar principalmente em imunodeprimidos que apresentam febre e altos níveis de aminotransferase (70 × > o valor normal)
Fígado gorduroso da gravidez	Parto imediato
Hepatite auto-imune	Prednisolona (1 a 5 mg/kg/dia), associada a azatioprina (50 a 100 mg/dia). Reduzir a dose do corticosteróide, quando a função hepática melhorar (menos de 1 mg/kg/dia)
Intoxicação por *Amanita phalloides*	Induzir diurese Utilizar carvão ativado
Síndrome de Budd-Chiari aguda (Trombose de veia supra-hepática)	Trombólise, descompressão cirúrgica e o *shunt* transjugular intra-hepático portossistêmico (TIPS)

A monitorização da PIC nestes pacientes torna-se essencial, exceto se o paciente for portador de coagulopatia grave; nestes casos dar-se-á preferência aos cateteres epidurais. É necessário que a PIC permaneça abaixo de 20 mmHg e a pressão de perfusão cerebral (PPC) acima de 50 mmHg. Aumentos da PIC, para 25 a 30 mmHg sustentados por mais de 5 minutos, devem ser tratados.

Manitol, na dose de 1 g/kg de peso, deve ser administrado por via intravenosa, em *bolus* de solução a 20%, devendo ser utilizado somente se for instalada a PIC, ou se houver edema cerebral progressivo, caso o paciente tenha função renal preservada. É eficaz em 60% dos casos de HIC . Se houver falência renal, deve-se utilizar ultrafiltração.

Tiopental em infusão de 3 a 5 mg/kg IV, durante 15 minutos, seguido de infusão contínua de 1 a 3 mg/kg, é útil no controle da PIC, nos casos em que o manitol e a ultrafiltração não resolvem. Também é útil para manter a PIC < 20 mmHg e não deve ser administrado sem monitorização.

Outras medidas no tratamento do edema cerebral são:

- Elevação da cabeceira do paciente 30° a 45° (evitar Trendelenburg).
- Hiperventilação para manter $PaCO_2$ entre 25-30 mmHg é discutível; estudos demonstram não haver benefício.
- Corticosteróides não oferecem benefícios.
- Uso controlado (controle rigoroso na infusão) de cristalóides e colóides para combater a hipotensão, pois estes podem exacerbar as elevações da PIC.

Insuficiência renal. Pode acometer 30% a 50% dos pacientes com hepatite fulminante, tendo como fisiopatologia a hipovolemia, necrose tubular aguda ou síndrome hepatorrenal. Devem ser evitadas drogas como aminoglicosídeos, AINES e contrastes venosos, por motivos óbvios.

A hemofiltração contínua deve ser indicada quando houver persistência da oligúria com PVC adequada. Esta modalidade de tratamento diminui a quantidade de líquido (evitando o acúmulo) e corrige a hipercalemia e a acidose.

Infecção. Na hepatite fulminante, observa-se alta incidência de sepse, devido ao incremento na taxa de mortalidade da doença. Estes pacientes tornam-se mais suscetíveis devido à deficiência do complemento, redução do mecanismo de opsonização, disfunção de leucócitos e das células de Kupffer, translocação bacteriana e a liberação de citocinas e endotoxinas em propriedades imunossupressoras.

Os germes mais freqüentes, por ordem de importância, são gram-positivos (principalmente *Staphylococcus aureus* e *Streptococcus* sp.), fungos (fase tardia) e bastonetes gram-negativos. A infecção deve ser detectada o mais precocemente possível e, por isso, deve-se fazer a vigilância com culturas seriadas de sangue, urina e secreção traqueal.

Não se deve fazer antibioticoprofilaxia de largo espectro; somente faz-se a administração quando há suspeita de infecção. A escolha é baseada no espectro de bactérias prováveis e na sensibilidade antimicrobiana hospitalar. O tratamento empírico inicial de escolha inclui vancomicina + cefalosporina de terceira geração ou ciprofloxacina.

Coagulopatia. É freqüentemente encontrada nos pacientes com insuficiência hepática aguda, devido à plaquetopenia e síntese inadequada dos fatores de coagulação (II, V, VII, IX), que resulta no alongamento do TAP e PTT.

A administração de vitamina K é mandatória, quando há coagulopatia (infusão IV lenta nos três primeiros dias e depois

---

Quadro 145-3. Critérios de O'Grady (King College, 1989)

Insuficiência hepática fulminante por paracetamol:

- PH < 7,30 ou
- TAP – 6,5 INR[1] e creatinina sérica > 300 mmol/L (3,4 mg/dl)

Insuficiência hepática fulminante secundária à hepatite viral ou drogas

- TAP – 6,5 INR ou três das seguintes variáveis:
  - Hepatite não-A, não-B ou reação a drogas
  - Idade < 10 anos e > 40 anos
  - Duração da icterícia antes da encefalopatia > 7 dias
  - Bilirrubina sérica > 300 mmol/l (17,6 mg/dl)
  - TAP – 3,5 INR

[1] INR = *International normalized ratio*

---

de forma intermitente), para avaliar se há melhora do quadro ou não, principalmente nos pacientes com TAP < 50%.

Plasma fresco congelado está indicado, quando o paciente necessita realizar procedimentos invasivos (por exemplo: endoscopia, colocação de cateteres centrais), ou quando houver hemorragia. Não deve ser usado profilaticamente, pois, além de não alterar a morbi-mortalidade, interfere na avaliação hepática e pode agravar o edema cerebral por sobrecarga de volume.

Complicações metabólicas. Temos como complicações metabólicas o desequilíbrio hidroeletrolítico e ácido-básico e a hipoglicemia (manejo descrito anteriormente).

O distúrbio ácido-básico mais freqüente nas fases iniciais é a alcalose metabólica. Posterior e progressivamente, surge a acidose metabólica, que tem valor prognóstico (hipoperfusão tissular e infecções presentes).

Os distúrbios eletrolíticos mais importantes são hipocalemia, hiponatremia e hipofosfatemia, os quais devem ser corrigidos.

Alterações hemodinâmicas e arritmias cardíacas. As principais condições que podem levar o paciente a evoluir com arritmias cardíacas são hipoxemia, hipotensão, infecção, alterações hidroeletrolíticas ou ácido-básicas. Deve-se corrigi-las com os antiarrítmicos convencionais, porém, é necessária atenção especial à dosagem empregada.

Para o controle de hipotensão grave, devem-se utilizar baixas doses de dopamina. A pressão arterial média deve ser mantida em torno de 60 mmHg (garantir perfusão cerebral), porém, em caso de hipertensão arterial, deve-se dar preferência aos beta-adrenérgicos, em relação aos vasodilatadores.

Tratamento cirúrgico

Transplante hepático. Atualmente (devido à seleção dos pacientes, das técnicas operatórias e dos esquemas imunossupressores empregados), o transplante hepático ortotópico pode ser considerado um procedimento seguro para o tratamento das hepatites fulminantes, principalmente nos pacientes com encefalopatia graus III e IV, com taxas de sobrevida que variam de 55% a 89%, taxas muito superiores às obtidas com o tratamento clínico (14% a 39%). Na doença de Wilson e na deficiência de α_{-1} antitripsina, a realização do transplante tem caráter efetivamente curativo. Obviamente, devem-se respeitar os critérios de indicação (seleção do paciente) e daí a importância do encaminhamento precoce desses pacientes para a terapia cirúrgica.

Seleção dos doadores. Baseia-se inicialmente na compatibilidade do tipo sangüíneo ABO e do biótipo entre doadores e receptores.

A dificuldade de se conseguirem órgãos para transplante hepático e a demanda cada vez maior, devido à melhora nas taxas de sobrevida nos pacientes com hepatite fulminante, criaram a necessidade de se estabelecerem indicadores precoces de prognósticos e selecionar quais os pacientes com maior benefício para o transplante hepático.

Outra dificuldade é decidir o momento apropriado para se indicar a cirurgia, visto que uma indicação precipitada (cirurgia desnecessária) fará com que o paciente use drogas imunossupressoras para o resto da vida; ao contrário, se a indicação for tardia, as chances de sucesso diminuem.

Alguns indicadores prognósticos, como idade, etiologia, tempo entre a icterícia e a encefalopatia, tempo de protrombina e níveis de bilirrubina, identificam 95,5% dos casos fatais.

Dentre os critérios propostos para seleção dos candidatos a transplante, os mais utilizados são os critérios de O'Grady (King's College, 1989 – Quadro 145-3); no entanto, falham em estabelecer fatores de sobrevida dos pacientes.

Podem fazer parte da avaliação tempo seriado de protrombina, relação do fator VIII/V e tamanho do fígado pela TC e APACHE (muito utilizado em CTI). Particularmente nos casos de intoxicação por paracetamol, os níveis de gamaglobulina, a_{-2} globulina parecem predizer a sobrevida.

Contra-indicações para o transplante hepático

Incluem as seguintes: (1) soropositividade para HIV; (2) etiologia alcoólica ou abuso de drogas; (3) doença cardiopulmonar avançada ou insuficiência de qualquer outro órgão; (4) sepse incontrolável; (5) trombose de veia porta ou mesentérica extensa; (6) dano cerebral irreversível, PIC > 50 mmHg sustentada, pressão de perfusão cerebral < 40 mmHg, por mais de 2 horas; (7) FiO_2 > 60 mmHg, SARA; (8) PA sistólica mantida < 100 mmHg; (9) doença maligna extra-hepática; (10) sinais de melhora da função hepática.

Transplante de fígado auxiliar. É uma opção terapêutica atual, devido à escassez de órgãos. Tem como princípio o uso de porções de fígado de doadores vivos, ou partilha de órgãos de cadáver. É realizado retirando-se uma porção (lateral esquerda) do fígado do doador, que será implantada como enxerto, próximo ao fígado nativo ou no leito hepático.

Esse método é utilizado geralmente em pacientes com possibilidade de regeneração do órgão nativo – principalmente na insuficiência hepática fulminante causada por toxina. Tem como vantagem a imunossupressão temporária.

Novas formas de tratamento. Outras formas atuais de tratamento, além do transplante de fígado auxiliar, são o fígado artificial, semelhante à máquina de diálise para a insuficiência renal e que necessita de estudos aprimorados que definam sua eficácia e segurança, e o xenotransplante, transplante de órgão não humano, que, apesar de resultados desapontadores, tem sido reavaliado devido aos avanços na imunossupressão e à habilidade de manipular os antígenos dos doadores.

Complicações pós-transplante. As complicações mais freqüentemente observadas em pacientes transplantados são: vasculares (exemplo: trombose de artéria hepática ou veia porta anostomosada), biliares (estenose, extravasamento biliar para cavidade), insuficiência renal (isquemia renal intra-operatória,

toxicidade pós-operatória relacionada a ciclosporina, disfunção renal preexistente), rejeição e infecção. Dentre as complicações pós-operatórias mais comuns estão as infecciosas. Estas apresentam pelo menos um episódio infeccioso bacteriano e cerca de metade destes pacientes irão desenvolver infecção fúngica (*Candida* spp e *P. carinii*) e viral (CHV, herpesvírus). O tratamento destas condições é discutido no Capítulo 7.

Imunossupressão. As drogas de escolha mais comumente utilizadas na imunossupressão, ciclosporina e tacrolimo, interferem na produção de interleucina-2 (IL-2) e impedem a proliferação celular. Devem ser iniciadas no período pós-transplante imediato e mantidas por toda a vida.

Apresentam como efeitos colaterais, a neurotoxicidade (cefaléia e tremor), nefrotoxicidade, hipercalemia, intolerância a glicose e aumento dos riscos de fenômenos linfoproliferativos.

CONSIDERAÇÕES FINAIS

Devido ao comportamento agressivo e prognóstico reservado da insuficiência hepática aguda, prognóstico este que varia com a etiologia da doença e o surgimento de complicações, medidas de suporte clínico incisivas e precoces devem ser instituídas. Terapia adequada propicia uma melhor evolução clínica, através da manutenção de condições próximas ao ideal, visando à realização de um possível procedimento cirúrgico.

Não se deve aceitar o transplante hepático como inequívoco tratamento ideal para hepatite fulminante; sem embargo, nos casos com encefalopatia graus III e IV, este costuma ser a única modalidade terapêutica exeqüível.

BIBLIOGRAFIA RECOMENDADA

Arkadopoulos N, Detry, O, Rozga J et al. Liver assis sistemic: state of the art. Int J Artif Organs 1998; 21:78.

Capacci MLP, Ribeiro MFGS, Strauss E. Falência Hepática Fulminante. *In* Gayotto LCC, Alves VAF: *Doenças do Fígado e Vias Biliares*. Rio de Janeiro: Atheneu, 2001.

Chlindano MC. Hepatite fulminante. *In* Moraes Coelho HS: *Hepatites*. Rio de Janeiro: Rubio, 2001.

Dienstag JL, Isselbacher KJ. Hepatite Tóxica e Induzida por Fármaco. *In* Harrison, Fauci AS, Braunwald E, Isselbacher KJ, Wilson JD, Martin JB, Kasper DL, Hauser SL, Longo DL: *Medicina Interna*. Vol. 1. 14ª ed. Rio de Janeiro: McGraw-Hill Interamericana do Brasil, 1998.

O'Grady JG, Alexander GJM, Hayllar KM et al. Early indicators of prognosis in fulminant hepatic failure. Gastroenterology 1989; 97:439-445.

O'Grady JG, Schalm S, Williams R. Acute liver failure: redefining the syndromes. Lancet 1993;342:373-375.

O'Grady JG, Portmann B, Williams R. Fulminant hepatic failure. In Schiffi L, Schiff R. Disease of the liver. Philadelphia: Lippincott, 1993.

Ribeiro Filho S, Oliveira ME, Moreira LFP. Transplante Hepático. *In* Vieira OM, Chaves CP, Manso JEF, Eulálio JMR: *Clínica Cirúrgica. Fundamentos Teóricos e Práticos*. Vol. 2. Rio de Janeiro: Atheneu, 2000.

Sherlock S, Dooley J. *In* Sherlock S, Dooley J: *Diseases of the Liver in Biliary System*. 9th ed. Oxford: Blackwell Scientific Publications, 1993.

Tavares GC. Insuficiência hepática aguda. *In* Martins S, Souto MID: *Manual de Emergências Médicas*. 1ª ed. Rio de Janeiro: Revinter, 1999.

Índice Remissivo

Abscesso(s)
de parede, 54
abdominal, 54
intra-abdominais, 106
intraperitoneais, 106
subfrênico, 106
pélvicos, 106
entre alças, 107
bloqueados, 107
retroperitoneais, 107
viscerais, 107, 297
quadro clínico, 297
tratamento, 297
hepático, 107
piogênico, 107
amebiano, 107
esplênico, 108
pancreático, 108
renais, 108
pulmonar, 135
patogênese, 135
aspectos clínicos, 135
diagnóstico, 135
tratamento, 136
intracranianos, 149
epidemiologia, 149
etiologia, 149
patogênese, 149
patologia, 150
aspectos clínicos, 150
diagnóstico, 150
diferencial, 151
tratamento, 151
prognóstico, 151
Acácia-Salsa
toxicologia, 519
aspectos clínicos, 529
tratamento, 519
Acanthamoeba
spp, 364
clínica, 364
diagnóstico, 364
tratamento, 364
prevenção, 364
Acetato
de caspofungina, 18
espectro, 18
efeitos adversos, 18

dose, 18
observações, 18
Aciclovir
espectro, 19
efeitos adversos, 19
dose, 19
observações, 19
Acidente(s)
com material biológico,
32-34
conceito, 32
profilaxia, 32
pré-exposição, 32
pós-exposição, 32
botóprico, 507
crotálico, 507
laquético, 509
elapídico, 509
por outros animais,
515-517
de importância médica,
515-517
Ácido(s)
clavulânico, 9
amoxicilina e, 9
espectro, 9
efeitos adversos, 9
dose, 9
observações, 9
ticarcilina e, 9
espectro, 9
efeitos adversos, 9
dose, 9
observações, 9
Actinomicose
conceito, 259
etiologia, 259
epidemiologia, 259
aspectos clínicos, 259
diagnóstico, 259
tratamento, 259
cervical, 260
aspectos clínicos, 260
torácica, 260
aspectos clínicos, 260
abdominal, 260
aspectos clínicos, 260

pélvica, 260
aspectos clínicos, 260
no SNC, 260
aspectos clínicos, 260
disseminada, 260
aspectos clínicos, 260
Afta(s), 537
conceito, 537
epidemiologia, 537
etiologia, 537
patogênese, 537
aspectos clínicos, 537
diagnóstico, 537
tratamento, 537
AIDS
conceito, 169
epidemiologia, 169
transmissão, 169, 187
em acidentes, 187
com material
perfuro-cortante,
187
prevenção da, 187
materno-infantil, 187
prevenção da, 187
diagnóstico, 169
laboratorial, 169
tratamento, 170
anti-retroviral, 170
aspectos clínicos, 174
infecções, 187
oportunistas, 187
profilaxia das, 187
Albendazol
espectro, 22
efeitos adversos, 22
dose, 22
observações, 22
Alga(s)
tóxicas, 493-494
conceito, 493
etiologia, 493
epidemiologia, 493
aspectos clínicos, 493
diagnóstico, 493
tratamento, 493
prevenção, 494

Altamira
síndrome de, 543-544
hemorrágica, 543-544
Alveolite
alérgica, 462
extrínseca, 462
Ameba(s)
de vida livre, 363-364
conceito, 363
etiologia, 363
aspectos clínicos, 363
diagnóstico, 363
tratamento, 363
Amebíase
conceito, 361
epidemiologia, 361
etiologia, 361
ciclo evolutivo, 361
patogênese, 361
aspectos clínicos, 361
diagnóstico, 362
tratamento, 362
prevenção, 362
Amicacina
espectro, 13
efeitos adversos, 13
dose, 13
observações, 13
Aminoglicosídeo(s)
mecanismo de ação, 5
Amoxicilina
espectro, 8
efeitos adversos, 8
dose, 8
observações, 8
e ácido, 9
clavulânico, 9
espectro, 9
efeitos adversos, 9
dose, 9
observações, 9
Ampicilina
espectro, 8
efeitos adversos, 8
dose, 8
observações, 8
e sulbactam, 9
espectro, 9

Í N D I C E   R E M I S S I V O

efeitos adversos, 9
dose, 9
observações, 9
Ancilostomiase, 405-406
etiologia, 405
epidemiologia, 405
aspectos clínicos, 405
diagnóstico, 406
tratamento, 406
prevenção, 406
Anfotericina
B, 18
espectro, 18
efeitos adversos, 18
dose, 18
observações, 18
Angiostrongilíase
abdominal, 408-409
etiologia, 408
epidemiologia, 408
aspectos clínicos, 408
diagnóstico, 408
tratamento, 409
prevenção, 409
Antibioticoprofilaxia
em cirurgia, 27-31
breve comentário, 27
sítio cirúrgico, 27
infecção do, 27
classificação, 27
conceitos importantes, 28
indicação, 28
situações especiais, 28
esquemas
recomendados, 28
Antifúngico(s), 7
Antimicrobiano(s)
conceitos gerais, 3
o enfermo, 3
o patógeno, 4
uso de, 4
fármacos, 5
espectro, 8
efeitos adversos, 8
posologia, 8
na gravidez, 8
Antimoniato
de meglumina, 21
espectro, 21
efeitos adversos, 21
dose, 21
observações, 21
Antiparasitário(s), 7
Anti-retroviral(is), 7
Antiviral(is), 7
Antraz
etiologia, 261
epidemiologia, 261
patogênese, 261

aspectos clínicos, 261
diagnóstico, 261
tratamento, 261, 294
prevenção, 261
quadro clínico, 294
Antúrio
toxicologia, 519
aspectos clínicos, 519
tratamento, 519
Araneísmo, 499-502
conceito, 499
etiologia, 499
epidemiologia, 499
patogênese, 499
aspectos clínicos, 499
diagnóstico, 499
tratamento, 499
específico, 499
inespecífico, 499
prognóstico, 499
complicações, 499
casos duvidosos, 499
conduta nos, 499
prevenção, 502
Arbovirose(s), 190-192
febres, 190
hemorrágicas, 190
virais, 190
Artemisinina
espectro, 21
efeitos adversos, 21
dose, 21
observações, 21
Artrite
infecciosa, 110
epidemiologia, 110
etiologia, 110
diagnóstico, 112
tratamento, 113
prevenção, 113
quadro clínico, 297
tratamento, 297
Artrópode(s)
febres não transmitidas
por, 190
hemorrágicas, 190
virais, 190
Ascaridíase
conceitos gerais, 410
etiologia, 410
epidemiologia, 410
aspectos clínicos, 410
diagnóstico, 410
laboratorial, 410
prevenção, 411
Asma, 462
Aspergillus
sinusite por, 462
Aspergiloma, 462
Aspergilose

conceito, 461
etiologia, 461
epidemiologia, 461
manifestações, 461
pulmonares, 461
extrapulmonares, 462
broncopulmonar, 461
alérgica, 461
critérios maiores, 461
critérios menores, 461
pulmonar, 462
invasiva, 462
aguda, 462
crônica, 462
cerebral, 462
meníngea, 462
ocular, 462
cutânea, 463
óssea, 463
cardiovascular, 463
micotoxicose, 463
diagnóstico, 463
micológico, 463
histopatológico, 463
sorodiagnóstico, 463
tratamento, 463
Atovaquone
espectro, 27
efeitos adversos, 21
dose, 21
observações, 21
Azitromicina
espectro, 15
efeitos adversos, 15
dose, 15
observações, 15
Aztreonam
espectro, 12
efeitos adversos, 12
dose, 12
observações, 12

Babesiose
humana, 366-367
conceito, 366
etiologia, 366
epidemiologia, 366
aspectos clínicos, 366
diagnóstico, 367
laboratorial, 367
tratamento, 367
prevenção, 367
Bacillus
anthracis, 261
etiologia, 261
epidemiologia, 261
patogênese, 261
aspectos clínicos, 261
diagnóstico, 261

tratamento, 261
prevenção, 262
Bacteremia, 288
manifestações clínicas, 302
tratamento, 302
Bactéria(s)
aeróbias, 132
infecções por, 132
anaeróbias, 133
infecções por, 133
Baço
candidíase do, 467
Balamuthia
mandrillaris, 364
clínica, 364
diagnóstico, 364
tratamento, 364
prevenção, 364
Banana-de-Macaco
toxicologia, 519
aspectos clínicos, 519
tratamento, 519
Bartonelose
conceito, 263
etiologia, 263
epidemiologia, 263
patogênese, 263
aspectos clínicos, 263
diagnóstico, 263
tratamento, 263
prevenção, 263
Benzonidazol
espectro, 21
efeitos adversos, 21
dose, 21
observações, 21
Bicho
geográfico, 446
conceito, 446
etiologia, 446
epidemiologia, 446
aspectos clínicos, 446
diagnóstico, 446
tratamento, 446
prevenção, 446
Bitinol
espectro, 22
efeitos adversos, 22
dose, 22
observações, 22
β-lactâmico(s)
mecanismo de ação, 5
Blenorragia
conceito, 71
epidemiologia, 71
aspectos clínicos, 71
complicações, 71
diagnóstico, 71
laboratorial, 71
tratamento, 72

Botulismo
conceito, 267
etiologia, 267
epidemiologia, 267
patogênese, 267
aspectos clínicos, 267
diagnóstico, 267
diferencial, 267
laboratorial, 267
tratamento, 267
prevenção, 268
Bouba
conceito, 265
etiologia, 265
epidemiologia, 265
aspectos clínicos, 265
diagnóstico, 265
laboratorial, 265
tratamento, 265
prevenção, 265
primário, 265
aspectos clínicos, 265
secundário, 265
aspectos clínicos, 265
terciário, 265
aspectos clínicos, 265
Bronquiectasia(s), 137
patogênese, 137
etiologias, 139
aspectos clínicos, 139
diagnóstico, 139
tratamento, 139
Brucelose
etiologia, 269
epidemiologia, 269
patogênese, 269
aspectos clínicos, 269
diagnóstico, 269
tratamento, 269
prevenção, 269
subclínica, 270
características, 270
aguda, 270
características, 270
opções terapêuticas, 271
subaguda, 270
características, 270
crônica, 270
características, 270
opções terapêuticas, 271
localizada, 270
características, 270
Bubão
venéreo, 69
conceito, 69
epidemiologia, 69
aspectos clínicos, 69

diagnóstico, 69
clínico-epidemiológico, 69
laboratorial, 69
sorológico, 69
imunológico, 69
tratamento, 69

Calazar
conceito, 381
etiologia, 381
epidemiologia, 381
aspectos clínicos, 381
formas de, 381
assintomática, 381
oligossintomática, 381
aguda, 381
clássica, 381
diagnóstico, 382
tratamento, 382
controle de cura, 382
prevenção, 383
Cálcio
oxalato de, 519
vegetais com, 519
Cambendazol
espectro, 22
efeitos adversos, 22
dose, 22
observações, 22
Cancro
mole, 68
conceito, 68
epidemiologia, 68
aspectos clínicos, 68
diagnóstico, 68
diferencial, 68
tratamento, 68
venéreo, 68
simples, 68
conceito, 68
epidemiologia, 68
aspectos clínicos, 68
diagnóstico, 68
diferencial, 68
tratamento, 68
Cancróide
conceito, 68
epidemiologia, 68
aspectos clínicos, 68
diagnóstico, 68
diferencial, 68
tratamento, 68
Candidemia, 468
Candidíase
conceito, 465
etiologia, 465
ecologia, 465
epidemiologia, 465
aspectos clínicos, 465

oral, 465
cutânea, 465
síndrome da, 465
generalizada, 465
disseminada, 466, 468
síndrome da, 468
perianal, 466
mucocutânea, 466
crônica, 466
do SNC, 466
do trato, 466, 467
respiratório, 466
urinário, 467
cardíaca, 467
do peritônio, 467
do fígado, 467
do baço, 467
da vesícula, 467
biliar, 467
ocular, 467
tratamento, 468
Capilaríase
conceito, 412
etiologia, 412
epidemiologia, 412
intestinal, 412
etiologia, 412
epidemiologia, 412
aspectos clínicos, 412
diagnóstico, 412
hepática,
etiologia, 412
epidemiologia, 412
aspectos clínicos, 412
diagnóstico, 412
tratamento, 412
prevenção, 412
Carbenicilina
espectro, 9
efeitos adversos, 9
dose, 9
observações, 9
Carrapato(s)
febre por picada de, 342
africana, 342
de Queensland, 342
tipo do, 342
diagnóstico, 342
tratamento, 342
Caspofungina
acetato de, 18
espectro, 18
efeitos adversos, 18
dose, 18
observações, 18
Caxumba
conceito, 193
etiologia, 193
epidemiologia, 193
patogênese, 193

aspectos clínicos, 193
diagnóstico, 195
diferencial, 195
achados laboratoriais, 195
tratamento, 195
prevenção, 195
Cefaclor
segunda geração, 10
espectro, 10
efeitos adversos, 10
dose, 10
observações, 10
Cefadroxil
primeira geração, 10
espectro, 10
efeitos adversos, 10
dose, 10
observações, 10
Cefalexina
primeira geração, 10
espectro, 10
efeitos adversos, 10
dose, 10
observações, 10
Cefalosporina(s)
mecanismo de ação, 5
Cefalotina
primeira geração, 10
espectro, 10
efeitos adversos, 10
dose, 10
observações, 10
Cefazolina
primeira geração, 10
espectro, 10
efeitos adversos, 10
dose, 10
observações, 10
Cefepima
quarta geração, 11
espectro, 11
efeitos adversos, 11
dose, 11
observações, 11
Cefodizima
terceira geração, 10
espectro, 10
efeitos adversos, 10
dose, 10
observações, 10
Cefotaxima
terceira geração, 10
espectro, 10
efeitos adversos, 10
dose, 10
observações, 10
Cefoxitina
segunda geração, 10
espectro, 10
efeitos adversos, 10

Í N D I C E   R E M I S S I V O

dose, 10
observações, 10
Cefpiroma
quarta geração, 11
espectro, 11
efeitos adversos, 11
dose, 11
observações, 11
Ceftazidima
terceira geração, 11
espectro, 11
efeitos adversos, 11
dose, 11
observações, 11
Ceftriaxona
terceira geração, 10
espectro, 10
efeitos adversos, 10
dose, 10
observações, 10
Cefuroxima
segunda geração, 10
espectro, 10
efeitos adversos, 10
dose, 10
observações, 10
Celulite
quadro clínico, 295
tratamento, 295, 301
manifestações clínicas, 301
Ceratofitose(s), 482
Cetoconazol
espectro, 18
efeitos adversos, 18
dose, 18
observações, 18
Chagas
moléstia de, 391-393
Chapéu-de-Napoleão
toxicologia, 518
aspectos clínicos, 518
tratamento, 518
Chlamydia
spp, 73
uretrites por, 73
conceito, 73
etiologia, 73
epidemiologia, 73
aspectos clínicos, 73
diagnóstico, 73
tratamento, 73
prevenção, 73
Choque(s)
tóxico, 298, 302
síndrome do, 298, 302
características
principais, 298
manifestações clínicas,
302
tratamento, 302

hipovolêmico, 551
tratamento, 551
monitorização, 551
cardiogênico, 552
tratamento, 552
monitorização, 552
séptico, 552
patogênese, 552
alterações, 552
hemodinâmicas, 552
metabolismo, 552
oxidativo, 552
quadro, 552
clínico, 552
laboratorial, 552
falência orgânica, 553
tratamento, 553
Ciclofovir
espectro, 19
efeitos adversos, 19
dose, 19
observações, 19
Ciprofloxacina
espectro, 14
efeitos adversos, 14
dose, 14
observações, 14
Cirurgia(s)
antibioticoterapia em,
27-31
breve comentário, 27
sítio cirúrgico, 27
infecção do, 27
classificação, 27
conceitos importantes,
28
indicação, 28
situações especiais, 28
esquemas
recomendados, 28
Cisticercose
humana, 414-415
conceito, 414
etiologia, 414
epidemiologia, 414
aspectos clínicos, 414
diagnóstico, 414
laboratorial, 414
tratamento, 415
prevenção, 415
Citomegalovirose
conceito, 196
etiologia, 196
epidemiologia, 196
patogênese, 196
aspectos clínicos, 197
diagnóstico, 198
tratamento, 199
prevenção, 199

Claritromicina
espectro, 15
efeitos adversos, 15
dose, 15
observações, 15
Clindamicina
mecanismo de ação, 6
espectro, 15
efeitos adversos, 15
dose, 15
observações, 15
Clonorquiase
conceito, 416
etiologia, 416
epidemiologia, 416
aspectos clínicos, 416
diagnóstico, 416
tratamento, 416
prevenção, 417
Cloranfenicol
mecanismo de ação, 6
espectro, 16
efeitos adversos, 16
dose, 16
observações, 16
Cloroquina
espectro, 20
efeitos adversos, 20
dose, 20
observações, 20
Coccidioidomicose
conceito, 470
etiologia, 470
epidemiologia, 470
aspectos clínicos, 470
diagnóstico, 470
laboratorial, 470
tratamento, 470
Cólera
etiologia, 272
epidemiologia, 272
patogênese, 272
aspectos clínicos, 272
diagnóstico, 273
tratamento, 273
prevenção, 273
Colistina
espectro, 13
efeitos adversos, 13
dose, 13
observações, 13
Colite
disentérica, 361
não disentérica, 361
Comigo-Ninguém-Pode
toxicologia, 519
aspectos clínicos, 519
tratamento, 519
Copo-de-Leite
toxicologia, 519

aspectos clínicos, 519
tratamento, 519
Coqueluche
conceito, 275
etiologia, 275
epidemiologia, 275
patogênese, 275
aspectos clínicos, 275
complicações, 275
diagnóstico, 275
tratamento, 276
prevenção, 276
Cotrimoxazol
espectro, 16
efeitos adversos, 16
dose, 16
observações, 16
Criptococose
etiologia, 472
epidemiologia, 472
aspectos clínicos, 472
em pacientes, 472
imunocomprometidos,
472
com AIDS, 472
diagnóstico, 472
tratamento, 473
prevenção, 473
Criptosporidíase
conceito, 368
epidemiologia, 368
etiologia, 368
ciclo evolutivo, 368
aspectos clínicos, 368
diagnóstico, 368
tratamento, 369
prevenção, 369
Cromoblastomicose
conceito, 474
etiologia, 474
epidemiologia, 474
aspectos clínicos, 474
diagnóstico, 474
diferencial, 474
tratamento, 475
Cromomicose
conceito, 474
etiologia, 474
epidemiologia, 474
aspectos clínicos, 474
diagnóstico, 474
diferencial, 474
tratamento, 475
Crupe, 130

Dalfopristina
e quinupristina, 13
espectro, 13
efeitos adversos, 13
dose, 13
observações, 13

Dengue
  conceito, 201
  epidemiologia, 201
  aspectos clínicos, 201
  clássico, 201
  hemorrágico, 201
  diagnóstico, 202
    diferencial, 202
  tratamento, 202
  prevenção, 205
Dermatite(s)
  verrucosa, 474-475
    cromoparasitária,
      474-475
      conceito, 474
      etiologia, 474
      epidemiologia, 474
      aspectos clínicos, 474
      diagnóstico, 474
        diferencial, 474
      tratamento, 475
    cromomicótica, 474-475
      conceito, 474
      etiologia, 474
      epidemiologia, 474
      aspectos clínicos, 474
      diagnóstico, 474
        diferencial, 474
      tratamento, 475
Dermatofitose(s), 483
Derrame
  pericárdico, 95
Diálise
  peritoneal, 104
    contínua, 104
      peritonite na, 104
Diarréia(s)
  infecciosas, 61-63
    conceito, 61
    classificação, 61
    epidemiologia, 61
    patogênese, 61
    etiologia, 62
    aspectos clínicos, 62
    diagnóstico, 62
    tratamento, 62
    prevenção, 63
    controle, 63
  osmótica, 61
  secretória, 61
  por lesão, 61
    da mucosa, 61
  motora, 61
Dietilcarbamazina
  espectro, 22
  efeitos adversos, 22
  dose, 22
  observações, 22
Difilobotríase
  conceito, 418
  etiologia, 418

patogênese, 418
epidemiologia, 418
aspectos clínicos, 418
diagnóstico, 418
tratamento, 418
prevenção, 418
Difteria
  conceito, 277
  etiologia, 277
  epidemiologia, 277
  aspectos clínicos, 277
  diagnóstico, 277
  tratamento, 277
  prevenção, 278
Doce-Amarga
  toxicologia, 518
  aspectos clínicos, 518
  tratamento, 518
    geral, 518
    específico, 518
Doença(s)
  sexualmente
    transmissíveis, *ver DST*,
    64-73
  de Nicolas-Favre-Duraud,
    69
    conceito, 69
    epidemiologia, 69
    aspectos clínicos, 69
    diagnóstico, 69
      clínico-epidemio-
        lógico, 69
      laboratorial, 69
      sorológico, 69
      imunologico, 69
    tratamento, 69
  inflamatória, 124
    pélvica, 124
      etiologia, 125
      epidemiologia, 125
      aspectos clínicos, 125
      diagnóstico, 126
        diferencial, 126
      tratamento, 126
        ambulatorial, 126
        hospitalar, 126
      complicações, 126
        agudas, 126
        crônicas, 126
    da arranhadura do gato,
      279
      conceito, 279
      etiologia, 279
      epidemiologia, 279
      patogênese, 279
      aspectos clínicos, 279
      diagnóstico, 279
      tratamento, 279
      prevenção, 279

de Lynce, 281-282
  conceito, 281
  etiologia, 281
  epidemiologia, 281
  aspectos clínicos, 281
  diagnóstico, 282
    diferencial, 282
  tratamento, 282
  profilaxia, 282
de Whipple, 284
  conceito, 284
  etiologia, 284
  epidemiologia, 284
  aspectos clínicos, 284
  diagnóstico, 284
    diferencial, 284
  tratamento, 284
  prognóstico, 284
do sono, 370-374
  conceito, 370
  etiologia, 370
  epidemiologia, 370
  vetores, 371
  transmissão, 371
  patogênese, 371
  aspectos clínicos, 371
  diagnóstico, 372
  tratamento, 372
  prevenção, 374
de Jorge Lobo, 476
  conceito, 476
  etiologia, 476
  epidemiologia, 476
  aspectos clínicos, 476
  diagnóstico, 476
  tratamento, 476
de Kawasaki, 539-540
  introdução, 539
  etiologia, 539
  aspectos clínicos, 539
  diagnóstico, 539
  tratamento, 540
Donovanose
  epidemiologia, 70
  aspectos clínicos, 70
  diagnóstico, 70
  tratamento, 70
Doxiciclina
  espectro, 16
  efeitos adversos, 16
  dose, 16
  observações, 16
Droga(s)
  intravenosas, 77
    ilícitas, 77
      endocardite em
        usuários de, 77
      infecciosas, 77
DST(s), 64-73

Eflornitina
  espectro, 21
  efeitos adversos, 21
  dose, 21
  observações, 21
Empeçonhamento
  casos duvidosos de, 512
  conduta nos, 512
Empiema(s)
  pleural, 139
  subdural, 151
    etiologia, 151
    epidemiologia, 151
    patogênese, 151
    aspectos clínicos, 151
    diagnóstico, 152
      diferencial, 152
    tratamento, 152
    prognóstico, 152
  epidural, 152
  espinhal, 152
    etiologia, 152
    patogenia, 152
    aspectos clínicos, 152
    diagnóstico, 152
      diferencial, 153
    tratamento, 153
    prognóstico, 153
  intracraniana, 153
    etiologia, 153
    patogênese, 153
    aspectos clínicos, 153
    diagnóstico, 153
      diferencial, 153
    tratamento, 153
    prognóstico, 153
  quadro clínico, 296
  tratamento, 296
Endocardite, 289
  infecciosa, 75
    conceito, 75
    patogênese, 75
    etiologia, 75
    classificação, 75
    em valvas, 76
      nativas, 76
      protéticas, 76
    em usuários, 77
      de drogas
        intravenosas, 77
        ilícitas, 77
    aspectos clínicos, 77
    achados laboratoriais,
      78
    diagnóstico, 82
    tratamento, 82
    prevenção, 86
  quadro clínico, 296
  tratamento, 296

ÍNDICE REMISSIVO

Endometrite
etiologia, 53
quadro clínico, 53
diagnóstico, 53
tratamento, 53
Enterobacteriose
septicêmica, 286-287
prolongada, 286-287
conceito, 286
etiologia, 286
epidemiologia, 286
aspectos clínicos, 286
diagnóstico, 286
laboratorial, 286
tratamento, 286
prevenção, 287
Enterobíase
conceito, 420
etiologia, 420
epidemiologia, 420
aspectos clínicos, 420
diagnóstico, 420
tratamento, 420
prevenção, 421
Enterococcia(s)
conceito, 288
etiologia, 288
epidemiologia, 288
patogênese, 288
aspectos clínicos, 288
tratamento, 289
prevenção, 289
Epiglotite, 130
aguda, 131
agentes etiológicos, 131
quadro clínico, 131
diagnóstico, 131
tratamento, 131
complicações, 131
Episiotomia
infecção da, 54
Equinococose
conceito, 439
etiologia, 439
epidemiologia, 439
aspectos clínicos, 439
diagnóstico, 440
tratamento, 440
prevenção, 441
Erisipela
manifestações clínicas, 301
tratamento, 301
Eritromicina
espectro, 15
efeitos adversos, 15
dose, 15
observações, 15
Erlichiose
conceito, 291
etiologia, 291

epidemiologia, 291
aspectos clínicos, 291
diagnóstico, 291
tratamento, 291
prevenção, 291
monocítica, 292
humana, 292
manifestações clínicas, 292
diagnóstico, 292
tratamento, 292
prevenção, 292
granulocítica, 292
humana, 292
manifestações clínicas, 292
diagnóstico, 292
tratamento, 292
prevenção, 292
humana, 344
tratamento, 344
Erva-Moura
toxicologia, 518
aspectos clínicos, 518
tratamento, 518
geral, 518
específico, 518
Escabiose, 527-528
conceito, 527
epidemiologia, 527
patogênese, 527
aspectos clínicos, 527
diagnóstico, 527
tratamento, 527
tópico, 527
oral, 527
profilático, 528
Escarlatina
manifestações clínicas, 301
tratamento, 301
Escorpinismo, 503-505
etiologia, 503
epidemiologia, 503
patogênese, 503
aspectos clínicos, 503
casos duvidosos, 503
conduta nos, 503
complicações, 503
diagnóstico, 503
tratamento, 504
específico, 504
inespecífico, 504
prognóstico, 504
prevenção, 504
Espiramicina
espectro, 15
efeitos adversos, 15
dose, 15
observações, 15

Espirradeira
toxicologia, 518
aspectos clínicos, 518
tratamento, 518
Esporotricose
conceito, 477
etiologia, 477
epidemiologia, 477
aspectos clínicos, 477
diagnóstico, 477
tratamento, 477
Esquistossomose
humana, 422-428
conceito, 422
Estafilococcia(s)
conceito, 293
etiologia, 293
patogênese, 293
aspectos clínicos, 293
tratamento, 293
prevenção, 293
Estreptococcia(s)
etiologia, 299
aspectos clínicos, 300
diagnóstico, 300
tratamento, 300
Estreptogramina(s)
mecanismo de ação, 5
Estreptomicina
espectro, 13
efeitos adversos, 13
dose, 13
observações, 13
Estrongiloidíase
conceito, 429
etiologia, 429
epidemiologia, 429
aspectos clínicos, 429
diagnóstico, 430
laboratorial, 430
tratamento, 430
prevenção, 430
Etambutol
espectro, 17
efeitos adversos, 17
dose, 17
observações, 17
Etionamida
espectro, 17
efeitos adversos, 17
dose, 17
observações, 17
Exantema(s)
súbito, 206-207
conceito, 206
etiologia, 206
epidemiologia, 206
aspectos clínicos, 206
diagnóstico, 206
tratamento, 207
prevenção, 207

Fanciclovir
espectro, 19
efeitos adversos, 19
dose, 19
observações, 19
Faringoamigdalite(s)
inespecíficas, 129
específicas, 129
hemopáticas, 130
manifestações clínicas, 301
tratamento, 301
Fármaco(s)
principais grupos de, 5
Fasciite
necrotizante, 302
manifestações clínicas, 302
tratamento, 302
Fasciolíase
hepática, 431-432
conceito, 431
etiologia, 431
epidemiologia, 431
aspectos clínicos, 431
aguda, 431
crônica, 431
diagnóstico, 432
tratamento, 432
prevenção, 432
Febre(s)
de origem obscura, 35-38
conceito, 35
etiologias, 35
investigação da, 38
insucesso na, 38
motivos para, 38
retardo na, 38
motivos para, 38
provas terapêuticas, 38
indicações de, 38
amarela, 42, 208-210
vacina contra, 42
tipo, 42
indicação, 42
contra-indicação, 42
efeitos adversos, 42
conceito, 208
etiologia, 208
epidemiologia, 208
patogênese, 209
aspectos clínicos, 209
diagnóstico, 209
tratamento, 209
prevenção, 209
hemorrágicas, 190
virais, 190
não transmitidas, 190
por artrópodes, 190
purpúrica, 305
brasileira, 305
conceito, 305

etiologia, 305
epidemiologia, 305
aspectos clínicos, 305
diagnóstico, 305
diferencial, 306
tratamento, 306
prevenção, 306
tifóide, 307
conceito, 307
etiologia, 307
epidemiologia, 307
patogênese, 307
aspectos clínicos, 307
complicações, 308
diagnóstico, 308
diferencial, 308
laboratorial, 308
bacteriológico, 308
sorológico, 308
inespecíficos, 308
tratamento, 309
específico, 309
de suporte, 309
prevenção, 309
maculosa, 341
das montanhas
rochosas, 341
patogênese, 341
aspectos clínicos, 341
diagnóstico, 342
tratamento, 342
específico, 342
do mediterrâneo, 342
diagnóstico, 342
tratamento, 342
japônica, 342
africana, 342
por picada de carrapato, 342
Q, 343
diagnóstico, 343
tratamento, 343
das montanhas rochosas, 344
sem mácula, 344
tratamento, 344
negra, 541-542
de Lábrea, 541-542
conceito, 541
histórico, 541
etiologia, 541
epidemiologia, 541
patogênese, 541
aspectos clínicos, 541
diagnóstico, 542
profilaxia, 542
tratamento, 542
Feijão-Trepador
toxicologia, 518
aspectos clínicos, 518

tratamento, 518
geral, 518
específico, 518
Ferida(s), 289
cirúrgica, 54
infecções da, 54
Fígado
candidíase do, 467
Figueira-do-Inferno
toxicologia, 518
aspectos clínicos, 518
tratamento, 518
geral, 518
específico, 518
Filariíase(s)
bancroftiana, 433
etiologia, 433
epidemiologia, 433
aspectos clínicos, 433
comprometimento, 433
linfático, 433
extralinfático, 433
diagnóstico, 434
tratamento, 434
prevenção, 434
Filodendro
toxicologia, 519
aspectos clínicos, 519
tratamento, 519
Flucitosina
espectro, 18
efeitos adversos, 18
dose, 18
observações, 18
Fluconazol
espectro, 18
efeitos adversos, 18
doses, 18
observações, 18
Foliculite
quadro clínico, 294
tratamento, 294
Foscarnet
espectro, 19
efeitos adversos, 19
dose, 19
observações, 19
Fotossensibilização, 519
Fungo(s)
infecções por, 136
Furúnculo
quadro clínico, 294
tratamento, 294
Fusarium
infecção por, 481

Ganciclovir
espectro, 19
efeitos adversos, 19
dose, 19
observações, 19

Gangrena
gasosa, 311
conceito, 311
etiologia, 311
aspectos clínicos, 311
diagnóstico, 311
tratamento, 311
prevenção, 312
Gatifloxacina
quarta geração, 14
espectro, 14
efeitos adversos, 14
dose, 14
observações, 14
Gentamicina
espectro, 13
efeitos adversos, 13
dose, 13
observações, 13
Germe(s)
"atípicos", 136
infecções por, 136
Giardíase
conceito, 375
epidemiologia, 375
etiologia, 375
ciclo evolutivo, 375
patogênese, 375
aspectos clínicos, 375
diagnóstico, 375
tratamento, 375
prevenção, 376
Ginecologia
infecções em, 124-126
Glicopeptídeo(s)
mecanismo de ação, 5
Glicosídeo(s)
cardioativos, 518
vegetais com, 518
Gonorréia
conceito, 71
epidemiologia, 71
aspectos clínicos, 71
complicações, 71
diagnóstico, 71
laboratorial, 71
tratamento, 72
Granuloma(s)
inguinal, 70
epidemiologia, 70
aspectos clínicos, 70
diagnóstico, 70
tratamento, 70
venéreo, 70
epidemiologia, 70
aspectos clínicos, 70
diagnóstico, 70
tratamento, 70
Gravidez
antimicrobianos na, 8

toxoplasmose na, 397
diagnóstico, 398
tratamento, 398
Gripe
vacina contra, 42
tipo, 42
indicação, 42
contra-indicação, 42
efeitos adversos, 42
Griseofulvina
espectro, 18
efeitos adversos, 18
dose, 18
observações, 18

Haemophilus
influenzae, 41
B, 41
vacina contra, 41
tipo, 41
indicação, 41
contra-indicação, 41
efeitos colaterais, 41
Halofantrina
espectro, 20
efeitos adversos, 20
dose, 20
observações, 20
Hanseníase
conceito, 313
etiologia, 313
epidemiologia, 313
aspectos clínicos, 313
diagnóstico, 314
tratamento, 314
prevenção, 315
Hantavirose(s)
conceito, 211
etiologia, 211
aspectos, 211
epidemiológicos, 211
clínicos, 214
epidemiologia, 213
no continente
americano, 213
diagnóstico, 214
diferencial, 214
laboratorial, 214
tratamento, 214
prevenção, 215
Helicobacter
pylori, 317
infecções por, 317
epidemiologia, 317
patogênese, 317
aspectos clínicos, 317
diagnóstico, 317
tratamento, 318

Helmintíase
  migrante, 446
    conceito, 446
    etiologia, 446
    epidemiologia, 446
    aspectos clínicos, 446
    diagnóstico, 446
    tratamento, 446
    prevenção, 446
Hepatite(s)
  A, 41, 216
    vacina contra, 41
      tipo, 41
      indicação, 41
      contra-indicação, 41
      efeitos adversos, 41
    etiologia, 216
    epidemiologia, 216
    aspectos clínicos, 216
    diagnóstico, 216
    tratamento, 216
    prevenção, 216
  B, 41, 217
    vacina contra, 217
      tipo, 41
      indicação, 41
      contra-indicação, 41
      efeitos adversos, 41
    etiologia, 217
    epidemiologia, 217
    aspectos clínicos, 217
    diagnóstico, 218
    tratamento, 218
    prevenção, 219
  C, 219
    etiologia, 219
    epidemiologia, 219
    aspectos clínicos, 219
    tratamento, 220
    prevenção, 220
  D, 220
    etiologia, 220
    epidemiologia, 220
    aspectos clínicos, 220
    diagnóstico, 220
    tratamento, 220
    prevenção, 220
  E, 220
    etiologia, 220
    epidemiologia, 220
    aspectos clínicos, 220
    diagnóstico, 221
    tratamento, 221
    prevenção, 221
  G, 221
Herpes
  simples, 226-230
    infecções por, 226-230
      conceito, 226
      etiologia, 226

epidemiologia, 226
patogênese, 226
aspectos clínicos, 226
diagnóstico, 228
tratamento, 229
prevenção, 229
zoster, 250-252
  conceito, 251
  epidemiologia, 251
  patogênese, 251
  aspectos clínicos, 251
  complicações, 251
  diagnóstico, 251, 252
    diferencial, 251
  tratamento, 252
Hidatidose
  humana, 439-441
    conceito, 439
    etiologia, 439
    epidemiologia, 439
    aspectos clínicos, 439
    diagnóstico, 440
    tratamento, 440
    prevenção, 441
Hidradenite
  quadro clínico, 295
  tratamento, 295
Himenolepíase
  conceito, 442
  epidemiologia, 442
  etiologia, 442
  aspectos clínicos, 442
  diagnóstico, 442
  tratamento, 442
  prevenção, 442
Histoplasmose
  conceito, 479
  etiologia, 479
  epidemiologia, 479
  aspectos clínicos, 479
  diagnóstico, 479
  tratamento, 479
Hordéolo
  quadro clínico, 295
  tratamento, 295
HTLV
  conceito, 223
  etiologia, 223
  epidemiologia, 223
  aspectos clínicos, 223
  diagnóstico, 223
  prevenção, 223

IHA
  tratamento da, 558-562
  conceito, 558
  etiologia, 558
  aspectos clínicos, 558
  investigação diagnóstica,
    559

tratamento, 559
  medidas, 559
    de suporte, 559
    específicas, 560
  acompanhamento, 559
  cirúrgico, 561
complicações, 560
  tratamento das, 560
transplante, 562
  hepático, 562
    contra-indicações
      para, 562
considerações finais, 562
Imipenem
  espectro, 12
  efeitos adversos, 12
  dose, 12
  observações, 12
Impetigo
  quadro clínico, 295
  tratamento, 295, 301
  manifestações clínicas, 301
Imunodeficiência
  adquirida, 169-188
    síndrome de, *ver AIDS*,
      169-188
Infecção(ões)
  do sítio cirúrgico, 27
    prevenção da, 27
  hospitalares, 45-48
    conceito, 45
    complicações, 45
      infecciosas, 45
    epidemiologia, 45
    tratamento, 45
    prevenção, 45
  em pacientes, 49-52
    imunodeprimidos, 49-52
      conceitos gerais, 49
      parasita *versus*
        hospedeiro, 49
      prevenção, 51
      profilaxia, 51
      considerações gerais,
        52
  no puerpério, 53-55
    conceito, 53
    fatores de risco, 53
  da ferida, 54
    cirúrgica, 54
  da episiotomia, 54
  pudenda, 55
  transfusionais, 56-58
    conceito, 56
  cardiovasculares, 75-101
  intra-abdominais, 103-108,
    289
    introdução, 103
    classificação, 103

genital, 104
  peritonite na, 104
pancreática, 108
osteoarticulares, 110-118
  focos contíguos de, 115
    osteomielite por, 115
      aguda, 115
        conceito, 115
        etiologia, 115
        epidemiologia, 115
        aspectos clínicos,
          115
        diagnóstico, 115
        tratamento, 115
      crônica, 115
        conceito, 115
        etiologia, 115
        epidemiologia, 115
        aspectos clínicos,
          115
        diagnóstico, 115
        tratamento, 115
fúngicas, 116
  osteoarticulares, 116
    diagnóstico, 116
    profilaxia, 116
do trato, 119, 288, 297
  urinário, 119, 288, 297
    conceito, 119
    etiologia, 119
    epidemiologia, 119
    patogênese, 119
    aspectos clínicos, 119
    diagnóstico, 119
      laboratorial, 119
    tratamento, 120, 297
    prevenção, 123
    quadro clínico, 297
em ginecologia, 124-126
das vias aéreas, 127-140
  superiores, 127-131
    considerações iniciais,
      127
  inferiores, 132-140
    conceitos gerais, 132
por bactérias, 132
  aeróbias, 132
  anaeróbias, 133
por germes, 136
  "atípicos", 136
por micobactérias, 136
por fungos, 136
por vírus, 137
do SNC, 142-154
  conceito, 142
oportunistas, 187
  em AIDS, 187
    profilaxia das, 187
por herpes, 226-230
  simples, 226-230
    conceito, 226

etiologia, 226
epidemiologias, 226
patogênese, 226
aspectos clínicos, 226
diagnóstico, 228
tratamento, 229
prevenção, 229
pélvicas, 289
tissulares, 289
por *streptococcus*, 300
pyogenes, 300
complicações das, 300
não supurativas, 300
por *Helicobacter*, 317
pylori, 317
epidemiologia, 317
patogênese, 317
aspectos clínicos, 317
diagnóstico, 317
tratamento, 318
por *Pseudomonas*, 319
aeruginosa, 319
conceito, 319
etiologia, 319
epidemiologia, 319
patogênese, 321
aspectos clínicos, 321
diagnóstico, 321
tratamento, 321
prevenção, 323
pelo *Schistosoma*, 427
por *Fusarium*, 481
por *Penicillium*, 481
por *Protolheca*, 495
conceito, 495
epidemiologia, 495
aspectos clínicos, 495
diagnóstico, 495
tratamento, 495
prevenção, 495
Influenza
conceito, 231
etiologia, 231
epidemiologia, 231
aspectos clínicos, 232
diagnóstico, 232
tratamento, 232
prevenção, 233
Insuficiência(s)
renal, 8, 554-557
aguda, ver *IRA*, 554-557
intrínseca, 554
parenquimatosa, 554
hepática, 8; 558-562
aguda, *ver IHA*, 558-562
vascular, 115
conceito, 115
etiologia, 115
epidemiologia, 115

aspectos clínicos, 115
diagnóstico, 115
tratamento, 115
respiratória, 547
suporte na, 547
ventilatório, 547
circulatória, 551-553
tratamento da, 551-553
conceito, 557
classificação, 557
Intoxicação
pulmonar, 298
características principais, 298
IRA, 554-557
tratamento da, 554-557
conceito, 554
etiologia, 554
classificação, 554
pré-renal, 554
tratamento, 555
pós-renal, 554
tratamento, 557
causas, 554
glomerulares, 554
vasculares, 554
abordagem diagnóstica, 555
tratamento, 555
Isoniazida
espectro, 17
efeitos adversos, 17
dose, 17
observações, 17
Isosporose
conceitos, 377
etiologia, 377
epidemiologia, 377
aspectos clínicos, 377
diagnóstico, 377
laboratorial, 377
tratamento, 377
prevenção, 377
Itraconazol
espectro, 18
efeitos adversos, 18
dose, 18
observações, 18
Ivernectina
espectro, 22
efeitos adversos, 22
dose, 22
observações, 22

Jorge Lobo
doença de, 476

Kawasaki
doença de, 539-540

Lábrea
febre negra de, 541-542
Lagoquilascaríase
conceito, 444
etiologia, 444
epidemiologia, 444
aspectos clínicos, 444
diagnóstico, 444
tratamento, 444
prevenção, 444
Lancefield
Streptococcus de, 303
do grupo B, 303
do grupo C, 303
do grupo D, 303
do grupo G, 303
Laringite(s), 130
catarral, 131
aguda, 131
agentes etiológicos, 131
quadro clínico, 131
exame físico, 131
diagnóstico, 131
tratamento, 131
complicações, 131
fusoespiralar, 131
agentes etiológicos, 131
quadro clínico, 131
exame físico, 131
diagnóstico, 131
tratamento, 131
complicações, 131
flegmonosa, 131
agentes etiológicos, 131
quadro clínico, 131
exame físico, 131
diagnóstico, 131
tratamento, 131
complicações, 131
Larva
migrans, 446-448
cutânea, 446
conceito, 446
etiologia, 446
epidemiologia, 446
aspectos clínicos, 446
diagnóstico, 446
tratamento, 446
prevenção, 446
visceral, 447-448
conceito, 447
etiologia, 447
epidemiologia, 447
aspectos clínicos, 447
diagnóstico, 447
tratamento, 447
prevenção, 448
Legionelose
conceito, 324

etiologia, 324
epidemiologia, 324
patogênese, 324
aspectos clínicos, 324
diagnóstico, 325
diferencial, 325
tratamento, 325
prevenção, 325
Leishmaniose
tegumentar, 378-380
conceito, 378
etiopatogenia, 378
epidemiologia, 378
aspectos clínicos, 378
diagnóstico, 379
diferencial, 379
tratamento, 379
prevenção, 380
ulcerada, 378
difusa, 378
anérgica, 378
visceral, 381-383
conceito, 381
etiologia, 381
epidemiologia, 381
aspectos clínicos, 381
formas de, 381
assintomática, 381
oligossintomática, 381
aguda, 381
clássica, 381
diagnóstico, 382
tratamento, 382
controle de cura, 382
prevenção, 383
Leptospirose
conceito, 326
etiologia, 326
epidemiologia, 326
patogênese, 326
aspectos clínicos, 327
diagnóstico, 327
diferencial, 327
tratamento, 327
anictérica, 327
aspectos clínicos, 327
ictérica, 327
aspectos clínicos, 327
prevenção, 329
Lesão(ões)
da mucosa, 61
diarréia por, 61
Levamisol
espectro, 22
efeitos adversos, 22
dose, 22
observações, 22
Levedurose(s), 483
Levofloxacina
quarta geração, 14
espectro, 14

efeitos adversos, 14
dose, 14
observações, 14
Linfadenite
tuberculosa, 352
Linfogranuloma(s)
venéreo, 69
conceito, 69
epidemiologia, 69
aspectos clínicos, 69
diagnóstico, 69
clínico-epidemioló-gic
o, 69
laboratorial, 69
sorológico, 69
imunológico, 69
tratamento 69
inguinal, 69
conceito, 69
epidemiologia, 69
aspectos clínicos, 69
diagnóstico, 69
clínico-epidemioló-gic
o, 69
laboratorial, 69
sorológico, 69
imunológico, 69
tratamento, 69
Lyme
doença de, 281-282

Macrolídeo(s)
mecanismo de ação, 6
Mácula
febre sem, 344
das montanhas
rochosas, 344
tratamento, 344
Malária
conceito, 384
etiologia, 384
epidemiologia, 384
patogênese, 385
aspectos clínicos, 385
grave, 385
por *Plasmodium*, 386
vivax, 386
tratamento, 386
ovale, 386
tratamento, 386
malariae, 386
tratamento, 386
em gestantes, 386
tratamento, 386
diagnóstico, 386
diferencial, 386
tratamento, 386
prevenção, 388
Mamona
toxicologia, 519

aspectos clínicos, 519
tratamento, 519
Mandioca-Brava
toxicologia, 518
aspectos clínicos, 518
tratamento, 518
geral, 518
específico, 518
Mastite
puerperal, 54
etiologia, 54
quadro clínico, 54
tratamento, 54
quadro clínico, 295
tratamento, 295
Mebendazol
espectro, 22
efeitos adversos, 22
dose, 22
observações, 22
Mefloquina
espectro, 20
efeitos adversos, 20
dose, 20
observações, 20
Meglumina
antimoniato de, 21
espectro, 21
efeitos adversos, 21
dose, 21
observações, 21
Melasorprol
espectro, 21
efeitos adversos, 21
dose, 21
observações, 21
Meningite, 289
bacteriana, 142
aguda, 142
etiologia, 142
epidemiologia, 142
patogênese, 142
aspectos clínicos, 143
diagnóstico, 143
diferencial, 143
tratamento, 143
prevenção, 144
fúngica, 147
etiologia, 147
epidemiologia, 147
patogênese, 147
aspectos clínicos, 147
diagnóstico, 147
diferencial, 147
tratamento, 148
profilaxia, 148
prognóstico, 148
tuberculosa, 148
diagnóstico, 148
tratamento, 148

prognóstico, 149
quadro clínico, 297
tratamento, 297
Meningoencefalite
viral, 146
epidemiologia, 146
etiologia, 146
aspectos clínicos, 146
diagnóstico, 146
diferencial, 147
achados laboratoriais,
146
tratamento, 147
vacinação, 147
prognóstico, 147
Meropenem
espectro, 12
efeitos adversos, 12
dose, 12
observações, 12
Metronidazol
espectro, 20
efeitos adversos, 20
dose, 20
observações, 20
Micobactéria(s)
infecções por, 136
Micobacteriose(s)
não-tuberculosas, 331
conceitos gerais, 331
clínica, 331
diagnóstico, 331
tratamento, 331
disseminada, 332
agentes etiológicos,
332
clínica, 332
tratamento, 332
pulmonar, 332
agentes etiológicos,
332
clínica, 332
tratamento, 332
cutânea, 333
agentes etiológicos,
333
clínica, 333
tratamento, 333
osteoarticular, 333
agentes etiológicos,
333
tratamento, 333
Micose
de Petroso-Lane, 474-475
conceito, 474
etiologia, 474
epidemiologia, 474
aspectos clínicos, 474
diagnóstico, 474
diferencial, 474

tratamento, 475
superficiais, 482
conceitos gerais, 482
diagnóstico, 482
Microsporidiose
introdução, 389
etiologia, 389
ciclo de vida, 389
epidemiologia, 389
vias de infecção, 389
transmissão, 389
aspectos clínicos, 389
diagnóstico, 390
tratamento, 390
Miíase, 529-530
introdução, 529
classificação, 529
primária, 529
secundária, 529
específica, 529
semi-específica, 529
acidental, 529
patogênese, 529
aspectos clínicos, 529
diagnóstico, 530
tratamento, 530
prevenção, 530
Minocidina
espectro, 16
efeitos adversos, 16
dose, 16
observações, 16
Miocardite(s), 96
causas de, 96
infecciosas, 96
aspectos clínicos, 97
exames, 97
complementares, 97
diagnóstico, 97
tratamento, 98
viral, 99
agentes, 99
clínica, 99
diagnóstico, 99
tratamento, 99
bacteriana, 99
agentes, 99
clínica, 99
diagnóstico, 99
tratamento, 99
fúngica, 101
agentes, 101
clínica, 101
diagnóstico, 101
tratamento, 101
por protozoários, 101
agentes, 101
clínica, 101
diagnóstico, 101
tratamento, 101

ÍNDICE REMISSIVO □ 573

Miosite
  manifestações clínicas, 301
  tratamento, 301
Moléstia(s)
  de Chagas, 391-393
    conceito, 391
    etiologia, 391
    epidemiologia, 391
    aspectos clínicos, 391
    fases de, 391
      aguda, 391
      crônica, 391
      indeterminada, 391
      cardíaca, 391
      digestiva, 391
    diagnóstico, 392
    métodos
      complementares, 392
    tratamento, 392
    preveção, 393
Mononucleose
  infecciosa, 163-165
    síndrome de, 163-165
      conceito, 163
      etiologia, 163
      epidemiologia, 163
      aspectos clínicos, 163
      diagnóstico, 164
      tratamento, 165
      prevenção, 165
Mordedura(s)
  animal, 520-523
    conceito, 520
    epidemiologia, 520
    etiologia, 520
    patogênese, 520
    aspectos clínicos, 520
    diagnóstico, 521
    tratamento, 521
    prevenção, 521
Moxifloxacina
  quarta geração, 14
    espectro, 14
    efeitos adversos, 14
    dose, 14
    observações, 14
Mucormicose
  conceitos, 486
  etiopatogenia, 486
  epidemiologia, 486
  aspectos clínicos, 486
  diagnóstico, 486
  tratamento, 486
Mucosa
  lesão da, 61
    diarréia por, 61

*N*aegleria
  fowleri, 363
    clínica, 363

  diagnóstico, 363
  tratamento, 363
  prevenção, 363
Neisseria
  meningitidis, 42
    vacina contra, 42
      tipo, 42
      indicações, 42
      contra-indicação, 42
      efeitos adversos, 42
Neomicina
  espectro, 13
  efeitos adversos, 13
  dose, 13
  observações, 13
Nicolas-Favre-Durand
  doença de, 69
Nifurtimox
  espectro, 21
  efeitos adversos, 21
  dose, 21
  observações, 21
Nistatina
  espectro, 18
  efeitos adversos, 18
  dose, 18
  observações, 18
Nocardiose
  conceito, 335
  epidemiologia, 335
  aspectos clínicos, 335
  diagnóstico, 335
  tratamento, 335
  prognóstico, 336
Norfloxacina
  espectro, 14
  efeitos adversos, 14
  dose, 14
  observações, 14

Oclusão
  intestinal, 411
    tratamento da, 411
Ofídio(s)
  peçonhentos, 506
Ofidismo, 506-513
  conceito, 506
  etiologia, 506
  ofídios, 506
    peçonhentos, 506
  epidemiologia, 506
  patogênese, 507
  aspectos clínicos, 507
  acidente, 507
    botóprico, 507
    crotálico, 507
    laquético, 509
    elapídico, 509
  complicações, 509
  diagnóstico, 509

  tratamento, 510
    medidas, 510
      gerais, 510
      particulares, 511
    específico, 511
    resposta ao, 512
  prevenção, 513
Ofloxacina
  espectro, 14
  efeitos adversos, 14
  dose, 14
  observações, 14
Oncocercose
  conceito, 434
  etiologia, 434
  epidemiologia, 434
  aspectos clínicos, 434
  diagnóstico, 436
  tratamento, 436
  prevenção, 436
Opistorquíase
  conceito, 449
  etiologia, 449
  epidemiologia, 449
  aspectos clínicos, 449
  diagnóstico, 449
  profilaxia, 449
  controle, 449
Osetalmivir
  espectro, 19
  efeitos adversos, 19
  dose, 19
  observações, 19
Osteomielite(s)
  aguda, 113, 115
    conceito, 113
    epidemiologia, 113
    diagnóstico, 115
      diferencial, 115
    tratamento, 115
    prevenção, 115
    por focos contíguos, 115
      de infecção, 115
        conceito, 115
        etiologia, 115
        epidemiologia, 115
        aspectos clínicos,
          115
        diagnóstico, 115
        tratamento, 115
  crônica, 115
    por focos contíguos, 115
      de infecção, 115
        conceito, 115
        etiologia, 115
        epidemiologia, 115
        aspectos clínicos,
          115
        diagnóstico, 115
        tratamento, 115

  quadro clínico, 296
  tratamento, 296
Oxacilina
  espectro, 9
  efeitos adversos, 9
  dose, 9
  observações, 9
Oxalato
  de cálcio, 519
    vegetais com, 519
Oxaminiquine
  espectro, 22
  efeitos adversos, 22
  dose, 22
  observações, 22
Oxigenoterapia, 547

Paracoccidioidomicose
  conceito, 488
  etiologia, 488
  patogênese, 488
  epidemiologia, 488
  aspectos clínicos, 488
  diagnóstico, 488
  tratamento, 488
Paragonimíase
  conceito, 450
  etiologia, 450
  epidemiologia, 450
  aspectos clínicos, 450
  formas de, 450
    pulmonar, 450
    outras, 451
  diagnóstico, 451
  tratamento, 451
  prevenção, 451
Pararama, 514
  conceito, 514
  etiopatogenia, 514
  epidemiologia, 514
  aspectos clínicos, 514
  diagnóstico, 514
  tratamento, 514
  prevenção, 514
Parede(s)
  abdominal, 54
    abscesso de, 54
Paroníquia
  quadro clínico, 295
  tratamento, 295
Parvovírus
  etiologia, 234
  patogênese, 234
  epidemiologia, 234
  aspectos clínicos, 235
  diagnóstico, 235
  tratamento, 235
  prevenção, 236
Pediculose, 531-532
  etiologia, 531

epidemiologia, 531
aspectos clínicos, 531
diagnóstico, 531
tratamento, 531
tópico, 531
oral, 531
prevenção, 532
Pefloxacina
espectro, 14
efeitos adversos, 14
dose, 14
observações, 14
Pele
escaldada, 298
síndrome da, 298
características
principais, 298
Peloteira
toxicologia, 518
aspectos clínicos, 518
tratamento, 518
geral, 518
específico, 518
Penicilina(s), 5
mecanismo de ação, 5
G, 8
espectro, 8
dose, 8
observações, 8
V, 8
espectro, 8
efeitos adversos, 8
dose, 8
observações, 8
Penicillium
marneffei, 481
infecções por, 481
Pentamidina
espectro, 21
efeitos adversos, 21
dose, 21
observações, 21
Pericardite(s)
conceito, 89
aspectos clínicos, 89
classificação das, 90
clínica, 90
etiológica, 90
viral, 91
agentes, 91
clínica, 91
diagnóstico, 91
tratamento, 91
bacteriana, 92
agentes, 92
clínica, 92
diagnóstico, 92
tratamento, 92
tuberculosa, 93
agentes, 93

clínica, 93
diagnóstico, 93
tratamento, 93
fúngica, 94
agentes, 94
clínica, 94
diagnóstico, 94
tratamento, 94
exames, 95
complementares, 95
quadro clínico, 296
tratamento, 296
Peritônio
candidíase do, 467
Peritonite
primária, 103
bacteriana, 103
espontânea, 103
na infância, 104
na infecção, 104
genital, 104
nos imunodeprimidos, 104
na tuberculose, 104
na diálise, 104
peritoneal, 104
contínua, 104
secundária, 105
supurativa, 105
aguda, 105
traumática, 105
química, 106
pós-cirúrgica, 106
terciária, 106
Pessequeiro-Bravo
toxicologia, 518
aspectos clínicos, 518
tratamento, 518
geral, 518
específico, 518
Peste
conceito, 337
etiologia, 337
epidemiologia, 337
aspectos clínicos, 337
diagnóstico, 337
tratamento, 337
prevenção, 338
Petroso-Lane
micose de, 474-475
Pinhão-de-Purga
toxicologia, 519
aspectos clínicos, 519
tratamento, 519
Pinta
conceito, 339
etiologia, 339
epidemiologia, 339
aspectos clínicos, 339
diagnóstico, 339
laboratorial, 339

tratamento, 339
prevenção, 339
Piomiosite
quadro clínico, 297
tratamento, 297
Piperacilina
tazobactame, 9
espectro, 9
efeitos adversos, 9
dose, 9
observações, 9
Pirazinamida
espectro, 17
efeitos adversos, 17
dose, 17
observações, 17
Pirimetamina
espectro, 21
efeitos adversos, 21
dose, 21
observações, 21
Planta(s)
tóxicas, 518-519
epidemiologia, 518
vegetais, 518
cianogênicos, 518
beladonados, 518
com glicosídeos, 518
cardioativos, 518
com oxalato, 519
de cálcio, 519
com toxalbuminas, 519
Plasmodium
vivax, 386
malária por, 386
tratamento, 386
ovale, 386
malária por, 386
tratamento, 386
malariae, 386
malária por, 386
tratamento, 386
Pneumonia(s)
nosocomial, 140
quadro clínico, 296
tratamento, 296
Polimixina
mecanismo de ação, 6
B, 13
espectro, 13
efeitos adversos, 13
dose, 13
observações, 13
E, 13
espectro, 13
efeitos aversos, 13
dose, 13
observações, 13

Poliomielite
etiologia, 237
epidemiologia, 237
patogênese, 237
aspectos clínicos, 237
diagnóstico, 237
tratamento, 237
prevenção, 238
Praziquantel
espectro, 22
efeitos adversos, 22
dose, 22
observações, 22
Primaquina
espectro, 20
efeitos adversos, 20
dose, 20
observações, 20
Prious
conceito, 255
epidemiologia, 255
aspectos clínicos, 255
diagnóstico, 256
tratamento, 256
prevenão, 256
Prototheca
infecções por, 495
conceito, 495
epidemiologia, 495
aspectos clínicos, 495
diagnóstico, 495
tratamento, 495
prevenção, 495
Protozoário(s)
miocardite por, 101
agentes, 101
clínico, 101
diagnóstico, 101
tratamento, 101
Pseudomonas
aeruginosa, 319
infecções por, 319
conceito, 319
etiologia, 319
epidemiologia, 319
patogênese, 321
aspectos clínicos, 321
diagnóstico, 321
tratamento, 321
prevenção, 323
Puerpério
infecções no, 53-55
conceito, 53
fatores de risco, 53

Queensland
carrapato de, 342
tipo de, 342
Quinino
espectro, 20

efeitos adversos, 20
dose, 20
observações, 20
Quinolona(s)
mecanismo de ação, 6
Quinupristina
dalfopristina e, 13
espectro, 13
efeitos adversos, 13
dose, 13
observações, 13

Raiva
humana, 240-242
etiologia, 240
epidemiologia, 240
patogênese, 240
aspectos clínicos, 240
diagnóstico, 240
tratamento, 241
prevenção, 241
Ribavirina
espectro, 19
efeitos adversos, 19
dose, 19
observações, 19
Rifampicina
espectro, 17
efeitos adversos, 17
doses, 17
observações, 17
Rinolaringite(s)
descendentes, 131
agentes etiológicos, 131
quadro clínico, 131
diagnóstico, 131
tratamento, 131
complicações, 131
Rinosporidiose
conceito, 394
epidemilogia, 394
etiologia, 394
aspectos clínicos, 394
diagnóstico, 394
diferencial, 394
tratamento, 395
prevenção, 395
Riquetsiose(s)
introdução, 341
variceliforme, 343
diagnóstico, 343
tratamento, 343
Roxitromicina
espectro, 15
efeitos adversos, 15
dose, 15
observações, 15
Rubéola
introdução, 243
etiologia, 243

epidemiologia, 243
aspectos clínicos, 243
pós-natal, 243
congênita, 243
síndrome da, 243
diagnóstico, 243
laboratorial, 243
tratamento, 244
prevenção, 244

Sarampo
vacina contra, 41
tipo, 41
indicação, 41
contra-indicação, 41
efeitos adversos, 41
conceito, 246
etiologia, 246
epidemiologia, 246
patogênese, 246
aspectos clínicos, 247
fases do, 247
prodrômica, 247
catarral, 247
exantemática, 247
convalescente, 247
manifestações clínicas, 247
modificado, 247
atípico, 247
hemorrágico, 247
grave, 247
negro, 247
complicações, 247
transmissão, 248
diagnóstico, 248
diferencial, 248
achados laboratoriais, 248
tratamento, 248
prevenção, 249

Schistosoma
mansoni, 122
etiologia, 422
epidemiologia, 422
aspectos clínicos, 423
diagnóstico, 423
exames
parasitológicos, 423
métodos
imunológicos, 423
avaliação, 423
inespecífica, 423
tratamento, 423
prevenção, 426
outras infecções pelo,
427
Secnidazol
espectro, 20
efeitos adversos, 20
dose, 20
observações, 20

Sepse
conceitos gerais, 156
etiologia, 156
patogênese, 156
comunitária, 157, 161
nosocomial, 157, 161
aspectos clínicos, 158
diagnóstico, 159
tratamento, 160, 296
prevenção, 160
neonatal, 289
quadro clínico, 296
Sífilis
introdução, 64
epidemiologia, 64
classificação, 64
aspectos clínicos, 64
primária, 64
aspectos clínicos, 65
diagnóstico, 65
tratamento, 65
controle de cura, 66
secundária, 64
aspectos clínicos, 65
diagnóstico, 65
tratamento, 65
controle de cura, 66
maligna, 64
precoce, 64
latente, 64
aspectos clínicos, 65
diagnóstico, 65
tratamento, 65
terciária, 64
aspectos clínicos, 65
diagnóstico, 65
tratamento, 65
controle de cura, 66
diagnóstico, 65
tratamento, 65
controle de cura, 66
congênita, 66
precoce, 66
tardia, 66
diagnóstico, 66
Síndrome(s)
de mononucleose, 163-165
infecciosa, 163-165
conceito, 163
etiologia, 163
epidemiologia, 163
aspectos clínicos, 163
diagnóstico, 164
tratamento, 165
prevenção, 165
de imunodeficiência,
169-188
adquirida, *ver AIDS*,
169-188

da rubéola, 243
congênita, 243
da pele, 298
escaldada, 298
características
principais, 298
do choque, 298, 302
tóxico, 298, 302
características
principais, 298
manifestações clínicas,
302
tratamento, 302
hemorrágica, 543-544
de Altamira, 543-544
conceito, 543
etiologia, 543
epidemiologia, 543
aspectos clínicos, 543
diagnóstico, 543
tratamento, 543
prevenção, 544
da candidíase, 465
cutânea, 465
disseminada, 468
Sinusite(s), 127
aguda, 127
crônica, 127
por *Aspergillus*, 462
Sistema(s)
nervoso, 142, 466
central, *ver SNC*, 142,
466
SNC
infecções do, 142-154
conceito, 142
candidíase do, 466
Sono
doença do, 370-374
conceito, 370
etiologia, 370
epidemiologia, 370
vetores, 371
transmissão, 371
patogênese, 371
aspectos clínicos, 371
diagnóstico, 372
tratamento, 372
prevenção, 374
Soro(s), 42
antitetânico, 43
indicação, 43
dose, 43
efeitos adversos, 43
antidiftérico, 43
indicação, 43
dose, 43
efeitos adversos, 43
anti-rábico, 43
indicação, 43

dose, 43
efeitos adversos, 43
antibotrópico, 43
indicação, 43
dose, 43
efeitos adversos, 43
anticrotálico, 43
indicação, 43
dose, 43
efeitos adversos, 43
antilaquético, 43
indicação, 43
dose, 43
efeitos adversos, 43
antielapédico, 43
indicação, 43
dose, 43
efeitos adversos, 43
antiescorpiônico, 43
indicação, 43
dose, 43
efeitos adversos, 43
antiaracnídico, 43
indicação, 43
dose, 43
efeitos adversos, 43
Soroterapia
conceitos gerais, 40
Streptococcus
pneumoniae, 42, 304
vacina contra, 42
tipo, 42
indicação, 42
contra-indicação, 42
efeitos adversos, 42
pyogenes, 299
infecções por, 300
complicações das, 300
não supurativas, 300
infecções por, 300
agalactiae, 303
do grupo B, 303
de Lancefield, 303
do grupo C, 303
e Lancefield, 303
do grupo D, 303
de Lancefield, 303
do grupo G, 303
de Lancefield, 303
do complexo *viridans*, 304
Sulbactam
ampicilina e, 9
espectro, 9
efeitos adversos, 9
dose, 9
observações, 9
Sulfa(s)
mecanismo de ação, 6

Sulfadiazina
espectro, 16
efeitos adversos, 16
dose, 16
observações, 16
Sulfametoxazol
etrimetoprim, 16
espectro, 16
efeitos adversos, 16
dose, 16
observações, 16
Suporte(s)
ventilatório, 547-550
introdução, 547
na insuficiência, 547
respiratória, 547
oxigenoterapia, 547
não-invasivo, 547
VM, 548
modos ventilatórios, 549
Supuração
intracraniana, 297
quadro clínico, 297
tratamento, 297
Suramina
espectro, 21
efeitos adversos, 21
dose, 21
observações, 21

Taioba
toxicologia, 519
aspectos clínicos, 519
tratamento, 519
Tamponamento
cardíaco, 95
Tozobactam
piperacilina e, 9
espectro, 9
efeitos adversos, 9
dose, 9
observações, 9
Teicoplamina
espectro, 12
efeitos adversos, 12
dose, 12
observações, 12
Teníase
conceito, 452
etiologia, 452
epidemiologia, 452
aspectos clínicos, 452
diagnóstico, 452
tratamento, 453
prevenção, 453
Tétano
conceito, 345
etiologia, 345
epidemiologia, 345

patogênese, 345
aspectos clínicos, 345
localizado, 345
neonatal, 345
generalizado, 345
gravidade, 346
classificação da, 346
complicações, 346
diagnóstico, 346
diferencial, 346
tratamento, 346
prevenção, 348
Tetraciclina(s)
mecanismo de ação, 6
espectro, 16
efeitos adversos, 16
dose, 16
observações, 16
Tiabendazol
espectro, 22
efeitos adversos, 22
dose, 22
observações, 22
Ticarcilina
e ácido, 9
clavulâmico, 9
espectro, 9
efeitos adversos, 9
observações, 9
dose, 9
Tifo
do carrapato, 342
de Queensland, 342
diagnóstico, 342
tratamento, 342
epidêmico, 343
diagnóstico, 343
tratamento, 343
endêmico, 343
diagnóstico, 343
tratamento, 343
rural, 343
diagnóstico, 343
tratamento, 343
Tinhorão
toxicologia, 519
aspectos clínicos, 519
tratamento, 519
Tinidazol
espectro, 20
efeitos adversos, 20
dose, 20
observações, 20
Tityus, 503
Tobramicina
espectro, 13
efeitos adversos, 13
dose, 13
observações, 13

Toxalbumina(s)
vegetais com, 519
Toxoplasmose
conceito, 396
etiologia, 396
epidemiologia, 396
patogênese, 396
aspectos clínicos, 396
ocular, 397
diagnóstico, 398
tratamento, 398
na gravidez, 397
diagnóstico, 398
tratamento, 398
congênita, 397
diagnóstico, 398
tratamento, 398
diagnóstico, 397
tratamento, 398
prevenção, 399
Transmissão
do HIV, 169, 187
nos acidentes, 187
com material
perfuro-cortante, 187
prevenção de, 187
materno-infantil, 187
prevenção da, 187
Transplante(s)
hepático, 562
contra-indicações para, 562
Trato(s)
urinário, 119, 288, 297, 467
infecções do, 119, 288, 297
conceito, 119
etiologia, 119
epidemiologia, 119
patogênese, 119
aspectos clínicos, 119
diagnóstico, 119
laboratorial, 119
tratamento, 120, 297
prevenção, 123
quadro clínico, 297
candidíase do, 467
respiratório, 466
candidíase do, 466
Tricomoníase
conceito, 400
etiologia, 400
epidemiologia, 400
transmissão, 400
aspectos clínicos, 400
diagnóstico, 400
tratamento, 400
prevenção, 400

Triconstrongilíase
  epidemiologia, 454
  aspectos clínicos, 454
  diagnóstico, 454
  tratamento, 454
  prevenção, 454
Tricuríase
  conceito, 455
  etiologia, 455
  epidemiologia, 455
  aspectos clínicos, 455
  diagnóstico, 455
  tratamento, 455
  prevenção, 455
Trimetoprim
  mecanismo de ação, 6
  sulfametoxazol e, 16
    espectro, 16
    efeitos adversos, 16
    dose, 16
    observações, 16
Tripanossomíase
  humana, 370-374
    africana, 370-374
      conceito, 370
      etiologia, 370
      epidemiologia, 370
      vetores, 371
      transmisssão, 371
      patogênese, 371
      aspectos clínicos, 371
      diagnóstico, 372
      tratamento, 372
      prevenção, 374
Triquinelose
  etiologia, 456
  epidemiologia, 456
  patogênese, 456
  aspectos clínicos, 456
  diagnóstico, 457
  tratamento, 457
  prevenção, 457
Trombeteira
  toxicologia, 518
  aspectos clínicos, 518
  tratamento, 518
    geral, 518
    específico, 518
Tromboflebite
  pélvica, 54
    séptica, 54
      etiologia, 54
      quadro clínico, 54
      diagnóstico, 54
      diferencial, 54
      tratamento, 54
    supurativa, 153
      intracraniana, 153
        etiologia, 153
        patogênese, 153

aspectos clínicos, 153
  diagnóstico, 154
  diferencial, 154
  tratamento, 154
  prognóstico, 154
Tuberculose
  peritonite na, 104
  osteoarticular, 116
    etiologia, 116
    epidemiologia, 116
    aspectos clínicos, 116
    diagnóstico, 116
    tratamento, 116
    profilaxia, 116
  considerações iniciais, 350
  magnitude do problema, 350
  história natural, 350
  aspectos clínicos, 351
  pulmonar, 351
    primária, 351
    pós-primária, 351
    secundária, 351
  e HIV, 352
    co-infecção, 352
  pleural, 352
  meningoencefálica, 352
  urinária, 352
  osteoarticular, 352
  vertebral, 352
  genital, 352
  cutânea, 352
  adrenal, 352
  entérica, 352
  hepática, 352
  peritoneal, 352
  pericárdica, 352
  ocular, 352
  auditiva, 352
  diagnóstico, 353
    clínico, 353
    radiológico, 353
    imunológico, 353
    bacteriológico, 353
    histopatológico, 353
  tratamento, 353
  prevenção, 353
  profilaxia, 354
  vacinal, 354
  quimioprofilaxia, 354
  quimioterapia, 354
Tuberculostático(s)
  mecanismo de ação, 6
Tularemia
  conceito, 357
  etiologia, 357
  epidemiologa, 357
  aspectos clínicos, 357
  diagnóstico, 357
  tratamento, 357
  prevenção, 357

Tungíase
  etiologia, 533
  epidemiologa, 533
  aspectos clínicos, 533
  diagnóstico, 533
  tratamento, 533
  profilaxia, 533

Úlcera(s)
  aftóides, 537
    conceitos, 537
    epidemiologia, 537
    etiologia, 537
    patogênese, 537
    aspectos clínicos, 537
    diagnóstico, 537
    tratamento, 537
Uretrite
  gonocócica, 71
    conceito, 71
    epidemiologia, 71
    aspectos clínicos, 71
    complicações, 71
    diagnóstico, 71
      laboratorial, 71
    tratamento, 72
  por *Chlamydia*, 73
    conceito, 73
    etiologia, 73
    epidemiologia, 73
    aspectos clínicos, 73
    diagnóstico, 73
    tratamento, 73
    prevenção, 73

Vacina(s), 40
  BCG, 41
    tipo, 41
    indicações, 41
    contra-indicações, 41
    efeitos adversos, 41
  DPT, 41
    tipo, 41
    indicação, 41
    contra-indicação, 41
    efeitos adversos, 41
  SABIN, 41
    tipo, 41
    indicação, 41
    contra-indicação, 41
    efeitos adversos, 41
  SALK, 41
    tipo, 41
    indicação, 41
    contra-indicação, 41
    efeitos adversos, 41
  contra *Haemoplilus*, 41
    influenzae, 41
      B, 41
        tipo, 41

indicação, 41
  contra-indicação, 41
  efeitos adversos, 41
contra sarampo, 41
  tipo, 41
  indicação, 41
  contra-indicação, 41
  efeitos adversos, 41
tríplice, 41
  viral, 41
    tipo, 41
    indicação, 41
    contra-indicação, 41
    efeitos adversos, 41
contra hepatite, 41
  B, 41
    tipo, 41
    indicação, 41
    contra-indicação, 41
    efeitos adversos, 41
  A, 41
    tipo, 41
    indicação, 41
    contra-indicação, 41
    efeitos adversos, 41
contra varicela, 41
  tipo, 41
  indicação, 41
  contra-indicação, 41
  efeitos adversos, 41
contra *Streptococcus*, 42
  pneumoniase, 42
    tipo, 42
    indicação, 42
    contra-indicação, 42
    efeitos adversos, 42
contra *Neisseria*, 42
  meningitidis, 42
    tipo, 42
    indicação, 4
    contra-indicação, 42
    efeitos adversos, 42
contra febre, 42
  amarela, 42
    tipo, 42
    indicação, 4
    contra-indicação, 42
    efeitos adversos, 42
anti-rábica, 42
  tipo, 42
  indicação, 4
  contra-indicação, 42
  efeitos adversos, 42
contra gripe, 42
  tipo, 42
  indicação, 4
  contra-indicação, 42
  efeitos adversos, 42
Vacinação, 40-43
  conceitos gerais, 40

Vaginose
  bacteriana, 124
  etiologia, 124
  epidemiologa, 124
  aspectos clínicos, 124
  diagnóstico, 124
  tratamento, 124
Valaciclovir
  espectro, 19
  efeitos adversos, 19
  dose, 19
  observações, 19
Valva(s)
  nativas, 76
    endocardite em, 76
      infecciosas, 76
    protéticas, 76
      endocardite em, 76
        infecciosas, 76

Vancomicina
  espectro, 12
  efeitos adversos, 12
  dose, 12
  observações, 12
Varicela
  vacina contra, 41
    tipo, 41
    indicação, 41
    contra-indicação, 41
    efeitos adversos, 41
  epidemiologia, 250
  transmissão, 250
  patogênese, 250
  aspectos clínicos, 250
  complicações, 250
  diagnóstico, 250
    diferencial, 250
  tratamento, 250
    específico, 250

  prevenção, 250
Varíola
  conceito, 253
  etiologia, 253
  epidemiologia, 253
  patogênese, 253
  aspectos clínicos, 253
  diagnóstico, 254
  laboratorial, 254
  tratamento, 254
  prevenção, 254
Vegetal(is)
  cianogênicos, 518
  beladonados, 518
  com glicosídeos, 518
    cardioativos, 518
  com oxalato, 519
    de cálcio, 519
  com toxalbuminar, 519

Ventilação
  mecânica, *ver VM*, 548
Vesícula(s)
  biliar, 467
    candidíase da, 467
Via(s) Aérea(s)
  superiores, 127-131
    infecções das, 127-131
      considerações iniciais,
      127
  inferiores, 132-140
    infecções das, 132-140
      conceitos gerais, 132
Vírus
  infecções por, 137
VM
  invasiva, 548
  básica, 548

Whipple
  doença de, 284